总主编　李宏军

感染与炎症放射学

儿 童 卷

主　编　乔中伟　梅海炳　唐文伟

科学出版社

北　京

内 容 简 介

《感染与炎症放射学·儿童卷》共十五篇四十八章，内容基本涵盖了儿童各系统、器官和组织的感染与炎症疾病，包括概述、病理学表现、影像学表现、诊断要点、鉴别诊断，并简明扼要地对研究现状与进展做了初步探讨。

本书数据翔实、图文并茂，内容重点突出，适合影像专业的医师和医学生阅读，尤其适合影像科医师和儿科临床医师使用。

图书在版编目（CIP）数据

感染与炎症放射学·儿童卷 / 李宏军主编；乔中伟，梅海炳，唐文伟本册主编 . —北京：科学出版社，2022.3

ISBN 978-7-03-071760-3

Ⅰ . ①感… Ⅱ . ①李… ②乔… ③梅… ④唐… Ⅲ . ①感染 – 疾病 – 放射医学 ②炎症 – 疾病 – 放射医学 ③小儿疾病 – 感染 – 疾病 – 影像诊断 ④小儿疾病 – 炎症 – 疾病 – 影像诊断 Ⅳ . ① R81 ② R72

中国版本图书馆 CIP 数据核字（2022）第 037292 号

责任编辑：丁慧颖 杨小玲 / 责任校对：张小霞
责任印制：肖 兴 / 封面设计：吴朝洪

科 学 出 版 社 出版
北京东黄城根北街 16 号
邮政编码：100717
http://www.sciencep.com

北京九天鸿程印刷有限责任公司 印刷
科学出版社发行 各地新华书店经销

*

2022 年 3 月第 一 版 开本：889×1194 1/16
2022 年 3 月第一次印刷 印张：28 1/4
字数：745 000
定价：238.00 元
（如有印装质量问题，我社负责调换）

总主编简介

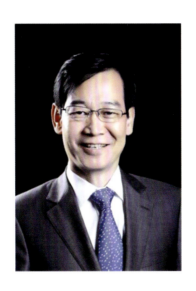

李宏军　医学博士，主任医师、教授，博士生导师。现任首都医科大学附属北京佑安医院医学影像中心主任，首都医科大学医学影像学系副主任。北京市首批"十百千"卫生人才。北京市首批"215"高层次卫生人才学科（骨干）带头人。*Radiology of Infectious Diseases* 主编，*BMC Neurology* 副主编。中华放射学分会传染病学组组长，中国医师协会放射医师分会感染影像专业委员会主任委员，中国研究型医院学会感染与炎症放射学专业委员会主任委员，中国性病艾滋病防治协会感染（传染病）影像工作委员会主任委员，北京影像诊疗技术创新联盟理事长。

主要从事感染与炎症影像诊断研究，培养博士、硕士研究生 20 余名。近年承担课题 10 余项，其中国家科技重大专项 1 项，国家自然科学基金重点项目 1 项、面上项目 2 项。主编教材 2 部，主编中英文专著 28 部，主译专著 3 部，英文专著总下载量达到 16 万次。主编的 *Radiology of HIV/AIDS*，*Radiology of Infectious Diseases 1-2* 分别获得 2014 和 2015 年度"输出版优秀图书奖"、2017 年获得国家新闻出版广电总局"普遍奖励"。发表论文 200 余篇，其中 SCI 文章 60 余篇。获国家发明专利 2 项，知识产权登记 16 项。获中华医学科技奖等省部级奖项 9 项。获北京市总工会授予的"名师带徒"称号；所带领的科研团队由北京市医院管理局授予"科技创新培育团队"称号，并由北京市总工会与北京市科学技术委员会联合授予"市级职工创新工作室"称号。

主编简介

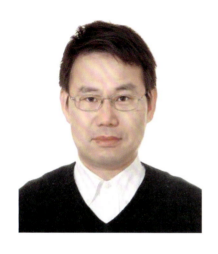

乔中伟 医学博士，主任医师，博士生导师。现任国家儿童医学中心复旦大学附属儿科医院放射科主任，复旦儿科医联体影像中心学术委员会主任，复旦大学医学功能与分子影像研究所研究组成员与骨干（儿科项目负责人）。曾为国际医学磁共振学会（ISMRM）会员，海外华人磁共振协会会员。兼任上海市医学会放射学分会委员／妇儿／儿科学组副组长，中华医学会放射学分会儿科学组儿科放射学专业委员会委员，中华医学会儿科学分会放射学组委员，中国医师协会儿科医师分会儿童影像学组组长，中国医师协会青春期医学专业委员会临床影像学组委员，中国研究型医院学会感染与炎症放射学专业委员会委员，中国研究型医院学会感染与炎症放射学专业委员会儿童感染放射诊断学组主任委员，中国研究型医院学会上海感染与炎症放射学专业委员会副主任委员，中国抗癌协会肿瘤影像专业委员会委员。擅长儿科影像学诊断，发表学术论文 40 余篇，参编专著 4 部，主持或参与多项国家级、省部级课题。

梅海炳 副主任医师，宁波市妇女儿童医院影像科主任。中国研究型医院学会感染与炎症放射学专业委员会儿童感染放射诊断学组副组长，中国抗癌协会肿瘤影像专业委员会儿科影像学组副组长，中国医师协会儿科医师分会儿童影像专业委员会华东协作组副组长，中国医学装备协会磁共振成像装备与技术专业委员会儿科学组委员，中国妇幼保健协会放射介入专业委员会委员，浙江省抗癌协会肿瘤影像专业委员会委员，浙江省放射学会妇儿学组组员等。擅长儿科及妇产科影像学诊断及介入治疗，专注于MR 检查应用下儿童与胎儿神经系统和胎盘的影像学诊断，以及应用介入手段解决儿科及妇产科的血管性疾病问题。以第一作者及通信作者发表论文 10 余篇。

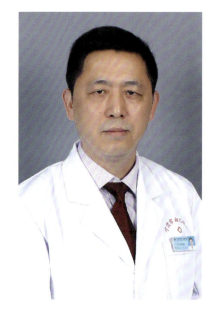

唐文伟 主任医师，硕士研究生导师，南京医科大学附属妇产医院放射科主任，中华医学会放射学分会儿科专业委员会委员，中国医师协会放射医师分会儿科影像专业委员会委员，中国妇幼保健协会放射医学专业委员会委员，中国医学救援协会儿科分会放射专业委员会副主任委员，长江三角洲城市经济协调会智慧医疗发展联盟 - 妇儿影像医学专科副会长，江苏省医学会放射学分会委员会委员，江苏省医学会放射学分会儿科学组名誉组长，江苏省医师协会放射医师分会委员会委员。从事儿科影像学诊断 20 余年，主要从事儿科及妇产科影像诊断的临床研究，发表论文 20 余篇，主编、参编专著 3 部。

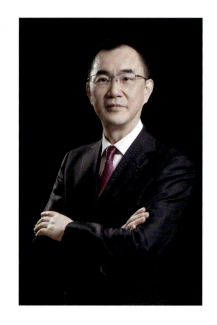

《感染与炎症放射学》编委会

《感染与炎症放射学·儿童卷》编者名单

主　　编　乔中伟　梅海炳　唐文伟

副 主 编　何　玲　张欣贤　刘俊刚　张　勤　赵建设

编　　者　（以姓氏汉语拼音为序）

陈　宇　贵阳市妇幼保健院

董素贞　上海交通大学医学院附属上海儿童医学中心

杜桂枝　临沂市妇女儿童医院

段晓岷　首都医科大学附属北京儿童医院

范　淼　中山大学附属第一医院

郭翠萍　杭州市儿童医院

何　玲　重庆医科大学附属儿童医院

胡喜红　复旦大学附属儿科医院

黄　芳　福建医科大学附属第二医院

江　虹　昆明市儿童医院

赖　华　电子科技大学医学院附属妇女儿童医院

赖清泉　福建医科大学附属第二医院

劳　群　杭州市儿童医院

李成龙　徐州市儿童医院

李钱程　徐州市儿童医院

梁静玲　昆明市延安医院

林　云　电子科技大学医学院附属妇女儿童医院

刘春英　电子科技大学医学院附属妇女儿童医院

刘俊刚　厦门市儿童医院（复旦大学附属儿科医院厦门分院）

梅海炳　宁波市妇女儿童医院

彭丽娜　宁波市妇女儿童医院

乔中伟　复旦大学附属儿科医院

覃文华　柳州市妇幼保健院

覃钊凡　宁波市妇女儿童医院

沈　军　复旦大学附属儿科医院

施莺燕　复旦大学附属儿科医院
石　浩　昆明市儿童医院
苏晓艳　长春市儿童医院
唐文伟　南京医科大学附属妇产医院
田忠甫　南京医科大学附属妇产医院
王　昶　安徽省儿童医院
王　辉　淄博市妇幼保健院
王　强　泉州市妇幼保健院儿童医院
王春祥　天津市儿童医院
王静石　大连市妇女儿童医疗中心
王玉琴　昆明市儿童医院
王圆圆　南京医科大学附属儿童医院
翁淑萍　福建省妇幼保健院
吴永彦　贵阳市妇幼保健院
徐　健　宁波市妇女儿童医院
徐　晔　重庆医科大学附属儿童医院
闫　喆　天津市儿童医院
杨鸣姝　复旦大学附属儿科医院
杨兴惠　浙江大学医学院附属儿童医院
尹传高　安徽省儿童医院
印洪刚　南通市妇幼保健院
于　彤　首都医科大学附属北京儿童医院
余远曙　杭州市儿童医院
张　琳　厦门市儿童医院（复旦大学附属儿科医院厦门分院）
张　勤　南通市妇幼保健院
张晓军　南京医科大学附属儿童医院
张欣贤　徐州市儿童医院
章　瑜　宁波市妇女儿童医院
赵建设　山东大学齐鲁儿童医院
赵俊峰　郑州大学第三附属医院

编写秘书　杨皓玮　彭丽娜

序

随着现代社会经济的飞速发展，人们的生活方式及人口流动发生改变，感染与炎症疾病对人类生存和社会经济发展的影响日益显著。国家卫健委发文强调全国二级以上医院需要成立感染性疾病科及感染控制办公室，空前重视感染性疾病对人类健康的危害。近30年来，医学影像学诊疗技术的发展极大地促进了现代诊疗模式的改变。现代医学对医学影像技术的高度依赖，赋予了医学影像学专业在感染与炎症疾病的诊断与鉴别诊断领域的重要使命。

在长期的临床实践及科学研究过程中，我和我的团队认识到，正是因为人们忽视和缺乏对感染与炎症疾病的重点学科体系建设及系统理论体系、规范指南的研究，严重影响了患者的诊疗质量及效果，造成了临床抗生素的滥用，影响了患者健康和生存质量，加重了家庭及社会的经济负担。基于以上考虑，本书汇集中华医学会放射学分会传染病学组、中国医师协会放射医师分会感染影像专业委员会、中国研究型医院学会感染与炎症放射学专业委员会、中国性病艾滋病防治协会感染（传染病）影像工作委员会、中国医院协会传染病医院分会传染病影像学组和北京影像诊疗技术创新联盟等学（协）会的众多专家、学者，整合全国的感染与炎症疾病的临床资源，系统总结感染与炎症疾病的影像学特征、演变规律；揭示感染与炎症疾病的病理基础，提出感染与炎症疾病的影像诊断与鉴别诊断要点。我相信本套图书的出版将促进我国感染与炎症疾病的防控、合理用药及放射影像诊断方面的学术发展，有效服务于临床的精确诊疗。

本套图书首次以感染与炎症放射学为主题进行系统理论阐述。共分为6卷，包括颅脑脊髓卷、头颈卷、心胸卷、腹盆卷、骨肌卷和儿童卷。内容涵盖与感染性疾病相关的四大类病原体（细菌、真菌、病毒、寄生虫）感染及自身免疫性疾病等炎症性疾病。

本套图书具有三大特色：①贴近临床，病种齐全，涵盖临床常见、多发和罕见的感染与炎症疾病；②资料完整，注重诊断的客观依据，尤其是病例和影像图片的完整性、代表性、连续性和真实性；③绝大部分资料来源于编者的临床经验和积累，小部分资料得到国际同道的授权，整体吸收和引用国内外最新研究成果，图书的编排形式和内容均使人耳目一新。

为了本套图书的顺利出版，我们成立了顾问委员会和专家委员会，科学设计，系统论证，从设计大纲到修改成稿历时1年余。在出版中文版的同时，Springer出版集团将发行英文版。编委会高度重视，先后多次组织编委集中进行写作规范化培训，讲解专业审稿、定稿等流程，抽调专人组织审核、修稿与补充。作为本书的总主编，我对此表示衷心感谢！同时，对参与本书编写的全国传染病影像学团队成员所付出的努力表示衷心的感谢。

　　面对目前感染与炎症疾病防治的严峻形势，这套专著的出版将作为向感染与炎症疾病宣战的又一有力武器，为提升医生的诊疗水平，改善病人的生存质量，延长病人的生命发挥重要的作用。

　　科学发展的过程也是人们逐步认识完善的过程，偏失在所难免，敬请同道不吝赐教，期待日臻完善。

李宏军

首都医科大学附属北京佑安医院医学影像中心

2019 年 11 月

前　言

　　编写本书的想法最早是在 2017 年 5 月中国研究型医院学会感染与炎症放射专委会下属的"儿科感染放射诊断学组"在浙江省宁波市成立之后产生的，作为学组的牵头人，我最初是想和学组的成员一起为学组做些许学术贡献。一般性的学术贡献包括申请课题、撰写文章、建立专家共识等，也包括撰写专著。事实上，撰写专著是一件不容易的事情，其难度和艰辛程度绝不亚于发表几篇论文和申请几项课题。

　　撰写一本以儿童感染性疾病影像诊断为主要内容的图书是必要的。目前国内外都缺乏此类专著。儿童感染与炎症疾病既是常见疾病，又是重大疾病。临床医师面对患者询问病史及进行体格检查、实验室检查，特别是病原菌培养等，都是试图获得正确诊断的重要手段。影像学检查包括超声、核医学范畴的泛影像科的检查，对感染与炎症疾病的辅助诊断有重要的价值。在"非典"时期，X 线片对确定肺部是否有炎症起到决定性的作用。H7N9 禽流感病毒感染时，通过 X 线片判断肺部有无浸润对诊断也同等重要。即使是社区获得性肺炎，当出现严重症状时，给予适当的影像学检查，包括 X 线检查、超声和 CT 扫描，对判断有无肺炎并发症也是非常重要的。

　　本书基本涵盖了儿童各系统、器官和组织的感染与炎症疾病，包括概述、病理学表现、影像学表现、诊断要点、鉴别诊断和一些前沿的影像学知识。

　　本书既可以供影像专业的医生和医学生使用，也可以供儿科专业的医生和医学生阅读。不同专业的阅读者可以从不同的角度了解本书的内容。儿科专业读者在阅读疾病的临床一般表现时，可能会发现书中的表述有并不完全恰当的地方；或者影像学专业的读者在阅读疾病的影像学描述时，可能会发现不具有普适性或特征性的表现，被赋予了"特异性表现"。出现上述情况不足为怪。其一，医学知识日新月异，本书作者在查阅文献时，难免会有遗漏，或者对文献的理解会有偏差；其二，影像学表现同病异影、同影异病的现象比比皆是。希望本书在读者的"批判性阅读"中得以不断完善。

　　本书在内容上尽量减少与其他同类著作的重复，因此在创作初期，作者阅读了大量的文献，汇总大量的资料，力图取众家之长。在创作时，作者对一种疾病的阐述，通常会融入其个人的经验或观察，如每一张展示的图片，均取自作者工作中精心挑选的真实案例。这种经验可能是来自于大量案例的实践，也可能仅仅是对早期的少许病例的观察得出的结果，这并不妨碍这些观察或经验成为读者日常工作的参考，并时常思考作者的经验是否具有普遍性。

　　本书的成稿，离不开各位作者的辛勤劳动，也离不开作者所在单位同事、作者家人的支持。在此一并给予衷心感谢！本书难免有疏漏之处，请读者及时给予指出，以便后期校正。

乔中伟

2021 年 9 月于上海

目　录

第四篇　颈部感染与炎症疾病

第五篇　五官感染与炎症疾病

第六篇　心血管感染与炎症疾病

第七篇　胸部感染与炎症疾病

第八篇 肝胆胰脾感染与炎症疾病

第九篇 胃肠道感染与炎症疾病

第一篇

总　论

第一章　儿科感染性疾病概述

生命的早期，是人体接触各种病原体，尤其是病原微生物并建立相应免疫的重要时期。人类被各种病毒、细菌和支原体等病原微生物和寄生虫感染后，可以表现为亚临床无症状感染并发生血清学的转换，也可以表现为病情程度不一、累及不同器官或系统、结局多变，其中部分疾病可以在影像学上有一定的表现。

病原体感染宿主后的表现常与年龄有关。在处理儿科感染时，医生应该考虑患儿的年龄段（如新生儿）、是否有免疫性疾病或基础性疾病（如先天性心脏病）、可能的病原体（如细菌、病毒、其他病原体）和累及的感染部位、如何确定致病原与感染部位（如选择可能的影像学检查）、就诊前的治疗情况和是否需要抗生素，以及对患儿的治疗策略应何时给予再评估或调整等。

儿科感染性疾病有时还需了解产前及母体感染性疾病的情况，患儿出生后的免疫接种史及临床流行病学史（如旅游史、感染性疾病暴露史），详细而完整的体格检查是诊断感染性疾病的关键。一些感染最初的表现没有特异性，反复询问病史和体检可能会发现一些细节；有些症状和体征具有特殊性可帮助判断，如某些症状可以提示可能的感染部位或系统（表1-0-1）。

儿科感染性疾病有时需要与结缔组织疾病、肿瘤性疾病相鉴别，尤其是患儿伴有发热、皮疹等情况时，结合患儿的年龄、症状、体格检查、病史发现，对患儿进行有针对性的实验室和影像学检查以确定可能病因，有时尚需要病理学检查。

感染性疾病病原学检查的金标准是培养出微生物或找到寄生虫虫体。病原特异性检查，如血清学和分子生物学、免疫组化、干扰素激发试验等，对病原学的诊断有提示作用。影像学检查对明确感染部位和疾病轻重、病情变化与观察治疗效果、疾病鉴别诊断等有一定的帮助，但一般对病原体的诊断帮助作用较小。基于患儿的可能疾病，是否需要及开展合适的影像学检查，是儿科医生面临的困难决策之一。

表 1-0-1　感染的定位表现

部位或系统	症状	体征
上呼吸道	流涕、打喷嚏、咳嗽、咽痛、喘鸣、鼻窦痛、发热、耳痛或溢液	鼻充血、咽红、扁桃体肿大伴渗出、会厌红肿、鼓膜充血并凸出
下呼吸道	咳嗽、发热、胸痛、呼吸困难、痰液增多	啰音、喘息、局部呼吸音减低、肋间隙凹陷、呼吸急促
胃肠道	呕吐、腹痛、腹泻、发热、厌食、便血	肠鸣音活跃、腹部触痛
肝脏	厌食、呕吐、尿色深、粪便颜色浅淡	黄疸、肝大、肝区触痛
泌尿生殖系统	排尿困难、尿频、尿急、尿痛、发热、腰腹部或耻骨上区疼痛、阴道分泌物增加	肋脊角或耻骨上区压痛、宫颈活动时触痛或附件触痛
运动系统	跛行、骨痛、发热、假性麻痹	局部红、肿、热、痛、活动受限
中枢神经系统	发热、淡漠、激惹、头痛、颈部僵硬及抽搐	凯尔尼格征、布鲁辛斯基征、囟门凸出、局部神经功能缺失
心血管系统	呼吸困难、心悸、运动耐受性减低、胸痛、发热、休克	心动过速、血压降低、心脏扩大、肝脾大、啰音、瘀点、新出现的杂音、颈静脉怒张、心包摩擦音、心音弱而遥远

呼吸道和消化道感染是最常见的儿科疾病。胸部 X 线片可以评估是否存在支气管肺炎、肺水肿及心脏的大小等。当患儿存在持续发热、咳嗽症状明显、临床治疗效果不理想情况，需要考虑完成胸部的计算机断层扫描（computed tomographic,

CT）或磁共振成像（magnetic resonance imaging，MRI），以了解有无肺部的实变和脓肿形成等情况[1]。一般的儿童消化道感染不需要影像学检查，但存在不明原因哭闹、腹痛、呕吐明显、腹胀或腹部体格检查有异常情况时，需要及时开展超声、CT和MRI检查，以帮助评估腹部情况。这些检查可检测脓肿、肿瘤和淋巴结肿大。例如，对于腹痛疑似阑尾炎患儿，首先进行腹部X线检查确认是否存在临床怀疑的肠梗阻或穿孔；CT扫描通常比超声更普及，并且对操作者的依赖性更小，也有助于诊断腹痛的其他病因；当腹部超声检查结果不能确定诊断时，MRI检查比CT检查更可取。

临床上，根据儿童不同的感染部位，如中枢神经系统、泌尿系统、皮肤软组织、骨关节的感染，开展不同的影像学检查，常用的有超声、X线、CT或MRI。其他的影像学检查方法，如镓和铟-111标记的WBC扫描，能突出显示炎症性病变和肿瘤，提供了全身的非侵袭性筛查；正电子发射计算机断层扫描（positron emission tomography，PET）和免疫闪烁成像术也可用于检测肿瘤、感染和炎症。例如，对临床怀疑中枢神经系统感染的患儿，开展MRI和CT可检查颅腔脓肿、水肿、脑疝形成、骨折、缺氧缺血性损伤、局灶性梗死、脑积水、肿瘤包块[2]；对泌尿道感染儿童进行肾脏和膀胱超声（renal and bladder ultrasonograph，RBUS）、排尿期膀胱尿道造影（voiding cystourethrogram，VCUG）检查，可确定患儿是否需要额外评估或处理的泌尿生殖道畸形（如梗阻性尿路疾病、扩张型膀胱输尿管反流）[3]。对于儿童的皮肤软组织感染，如咽后感染，则颈部侧位X线片和（或）颈部增强CT是诊断的关键[4]。

而血源性骨髓炎，则应拍摄受累部位的X线片，作为初始影像学检查，并进一步选择MRI、闪烁成像、CT和（或）超声等其他的影像学检查[5]。

另外，由于儿童心理和生理的不成熟，对儿童感染性疾病开展影像学检查，需要尤其注意患儿的配合情况和放射性暴露预防情况。在儿童中，辐射剂量较为重要，因为CT扫描导致的辐射暴露似乎可小幅增加终身癌症风险，脑部早期辐射可能损害远期认知功能，应尽力减少CT检查对儿童的辐射剂量。

儿科的感染性疾病，常较成人变化快，重症感染也相对多见，充分结合病史特点及可能的病原学检查等信息，合理选择患儿的影像学检查，并根据病情的变化选择重复或不同的影像学方法，可发挥影像学独一无二的优势，指导临床对儿童感染性疾病的诊治。

参 考 文 献

[1] Bradley JS, Byington CL, Shah SS, et al. The management of community-acquired pneumonia in infants and children older than 3 months of age：clinical practice guidelines by the Pediatric Infectious Diseases Society and the Infectious Diseases Society of America. Clin Infect Dis, 2011, 53（7）：e25.

[2] Tunkel AR, Glaser CA, Bloch KC, et al. The management of encephalitis：clinical practice guidelines by the Infectious Diseases Society of America. Clin Infect Dis, 2008, 47（3）：303-327.

[3] Shaikh N, Ewing AL, Bhatnagar S, et al. Risk of renal scarring in children with a first urinary tract infection：a systematic review. Pediatrics, 2010, 126（6）：1084.

[4] Tebruegge M, Curtis N. Infections related to the upper and middle airways. In：Long SS, Pickering LK, Prober CG. Principles and Practice of Pediatric Infectious Diseases, 3rd ed. New York：Elsevier Saunders, 2012：205.

[5] Faust SN, Clark J, Pallett A, et al. Managing bone and joint infection in children. Arch Dis Child, 2012, 97（6）：545-553.

（梁静玲　沈　军）

第二章 儿科感染性疾病的影像学检查

儿科感染性疾病会涉及神经系统、呼吸系统、消化系统、泌尿生殖系统及运动系统等。儿科常用的影像学检查手段包括 X 线、超声、CT 和 MRI 等，对于不明原因的感染，PET/CT 是不可缺少的检查手段。

X 线检查常用于肺部和运动系统的感染性疾病。肺部感染的 X 线检查，正位胸部 X 线片可以做出基本的放射诊断。当心脏、纵隔或膈肌与肝脏遮蔽一些病灶，如儿童常见的心后区炎症或后肋膈角病变，仅采用正位胸部 X 线检查不足以确定时，根据需要给予侧位 X 线摄片，一般采用左侧位摄片，但明确是右侧肺部病变时，需采用右侧位摄片。

需要注意的是，对急性感染和慢性感染导致的肺部改变，可能会掩盖一些潜在的先天性病变，如肺隔离症伴感染等，肺部 X 线检查常无法明确。这时候，进行额外的 CT 检查特别是增强 CT 检查是非常必要的。如果在 CT 上观察到急性感染，尚不能确定有无潜在的基础病变，抗感染治疗后进行随访是非常必要的。例如，感染伴支气管扩张时，在急性感染期即使是 CT 检查，也难以确定支气管扩张的程度和范围。对于肺部感染有严重并发症时，进行 CT 检查也是非常必要的。CT 可以观察到 X 线检查所不能确定的脓气胸、心包积液等[1]。对于怀疑有纵隔和肺门淋巴结肿大的肺部感染，如结核、真菌感染等，需要进行增强 CT 检查以辅助诊断[2]。

尽管骨关节感染的首选检查方法是 X 线检查，但是由于 X 线检查的低敏感度，对于骨髓炎早期的改变，常会漏诊，所以这时 MRI 具有不可取代的能力。过去常认为骨髓炎发病 2 周 X 线才能发现骨骼系统的改变，而在急性发病时最早在感染 1 ~ 2 天后，MRI 即可以发现骨髓水肿[3]。急性骨髓炎的其他表现有骨内和骨膜下脓肿、窦道、骨膜炎和蜂窝织炎等[4]。MRI 也有助于观察骨关节周围的软组织水肿及关节腔内的积液。

在显示中枢神经系统的感染病灶方面，MRI 远比 CT 敏感。因此在感染急性期，如果 CT 未发现明确病变，并不能排除感染导致的脑部异常。增强 CT 可以提高检查的敏感度，特别是脑膜的异常强化和血管炎症。MRI 检查，特别是 DWI 和增强 MRI，应该是颅脑感染检查时必要的序列和方法[5]。

X 线、超声、CT 和 MRI 对消化系统病变各自具有自身的优势。X 线可以观察异常的肠道充气。需要注意的是，小婴儿的肠道充气过少或大龄儿童的肠道充气过多，均可能是异常改变。阑尾炎时，超声应该是首选方法[6]。CT 平扫检查对诊断肠道感染的肠壁水肿或炎症的敏感度低于超声，增强 CT 可以观察到肠壁缺血，可以表现为低强化和高强化影像[7]。肠壁早期强化减弱，可能是动脉栓塞，而强化过度常考虑肠道充血水肿或缺血再灌注，延迟增强强化减弱常提示肠道缺血改变。MRI 肠道成像和增强 MRI 有助于特异性肠炎的诊断。

泌尿生殖系统感染诊断多依赖于超声检查，而 CT 和 MRI 可以作为检查手段的补充。MRI 增强和 DWI 有助于肾脏炎症和瘢痕的诊断，核医学检查也仍然是临床足以信赖的检查手段。核医学检查是不可取代的判断肾功能异常的金标准。排泄性膀胱造影有助于膀胱输尿管反流和相关性肾炎的诊断[8]。过去曾经采用动态的静脉肾盂造影显示肾功能异常，包括肾实质和肾盂形态异常改变，目前随着 CT 成像的应用，逐渐被淘汰。

参 考 文 献

[1] Donnelly LF，Klosterman LA. The yield of CT of children who have complicated pneumonia and noncontributory chest radiography. Am J Roentgenol，1998，170（6）：1627-1631.

[2] Andronikou S，Goussard P，Sorantin E. Computed tomography in children with community-acquired pneumonia. Pediatr Radiol，2017，47（11）：1431-1440.

[3] Jaramillo D. Infection：musculoskeletal. Pediatr Radiol，2011，41（Suppl 1）：S127-S134.

[4] Lee YJ，Sadigh S，Mankad K，et al. The imaging of osteomyelitis. Quant Imaging Med Surg，2016，6（2）：184-198.

[5] Nickerson JP，Richner B，Santy K，et al. Neuroimaging of pediatric intracranial infection—part 1：techniques and bacterial infections. J Neuroimaging，2012，22（2）：e42-e51.

[6] Gonzalez DO，Lawrence AE，Cooper JN，et al. Can ultrasound reliably identify complicated appendicitis in children? J Surg Res，2018，229：76-81.

[7] Dhatt HS，Behr SC，Miracle A，et al. Radiological evaluation of bowel ischemia. Radiol Clin North Am，2015，53（6）：1241-1254.

[8] Schaeffer AJ，Greenfield SP，Ivanova A，et al. Reliability of grading of vesicoureteral reflux and other findings on voiding cystourethrography. J Pediatr Urol，2017，13（2）：192-198.

（乔中伟）

第二篇

颅脑感染与炎症疾病

第三章　病毒性脑炎

第一节　概　述

病毒性脑炎是指由病毒感染造成脑实质病变，并引起一系列相关临床表现的传染病。能引起病毒性脑炎的病毒较多，其传播途径、地理分布、起病方式及临床和影像学表现不尽相同。

引起脑炎的病毒可大致分为以下几类[1]：①疱疹病毒科病毒，包括单纯疱疹病毒、水痘带状疱疹病毒、EB病毒等。②虫媒病毒，主要是黄病毒科成员，包括虫传病毒，如乙型脑炎病毒、圣路易斯脑炎病毒、西尼罗河病毒；蜱传病毒，如中欧蜱传脑炎病毒，俄罗斯春夏季脑炎病毒等；披膜病毒科，经蚊子传播的东方马脑炎病毒，西方马脑炎病毒，委内瑞拉马脑炎病毒，布尼亚病毒科经虫子传播的加利福尼亚脑炎病毒。③副黏液病毒科病毒，包括麻疹病毒、风疹病毒、流行性腮腺炎病毒，以及亨德拉病毒等。④肠道病毒，主要是柯萨奇病毒和埃可病毒，以及肠道病毒71型。

所有累及中枢神经系统的病毒感染表现为两个主要病理特征：神经元变性和炎症。虽然有些病毒，如脊髓灰质炎病毒，可产生特定的临床症状，但大多数病毒会产生许多不同的临床症状，这些症状取决于受累大脑的特定区域。因此，临床表现多有重叠，同样影像学表现也有重叠。故而根据临床表现或影像学特征很难鉴别大多数病毒感染。影像学检查对病毒性脑炎的价值在于帮助与代谢/中毒性疾病和炎性脱髓鞘性疾病相鉴别，并可推测患儿预后[2-6]。

参 考 文 献

[1] 江载芳，申昆玲，沈颖. 诸福棠实用儿科学. 第8版. 北京：人民卫生出版社，2015.

[2] 朱光斌，张雪林，伍筱梅，等. 磁共振成像在病毒性脑炎诊断与预后评价中的价值. 实用医学影像杂志，2012，13（1）：5-8.

[3] 侯晓君，谢文煌. 重症病毒性脑炎患儿的磁共振影像特点. 中国实用儿科杂志，2006，21（7）：537-538.

[4] Parmar H，Ibrahim M. Pediatric intracranial infections. Neuroimaging Clin N Am，2012，22（4）：707-725.

[5] Ai J，Xie Z，Liu G，et al. Etiology and prognosis of acute viral encephalitis and meningitis in Chinese children：a multicentre prospective study. BMC Infect Dis，2017，17（1）：494-500.

[6] Silvia MT，Licht DJ. Pediatric central nervous system infections and inflammatory white matter disease. Pediatr Clin North Am，2005，52（4）：1107-1126.

第二节　疱疹病毒性脑炎

一、单纯疱疹病毒性脑炎

【概述】

单纯疱疹病毒性脑炎（herpes simplex encephalitis，HSE）于出生后发生者，几乎均由Ⅰ型单纯疱疹病毒（herpes simplex virus-1，HSV-1）导致[1]。儿童期好发于6个月～3岁。本病进展较快，早期表现为头痛、发热、不适、呕吐和行为异常。所有患者均出现局部神经症状，如部分性癫痫、偏瘫或失语症。40%的患儿出现部分或全身性癫痫发作。

【病理学表现】

病理学上本病表现为暴发性坏死性脑膜脑炎。在年长儿和青少年中，感染通常是潜伏在三叉神经半月节内的HSV-1的再活所致。最常见累及部位是边缘系统，包括颞叶内侧、岛叶和扣带回。受累的大脑弥漫性软化、出血，伴有神经元和神经胶质丢失。在新生儿和婴儿中，感染被认为是通过血行播散，病毒通过不成熟的血-脑脊液屏障，而不是神经分支直接累及大脑皮质，导致以血管分布为特点的损伤[2]。

【影像学表现】

1. CT 对本病不敏感，特征性表现在症状出现5天后才出现。最初，表现为颞叶前内侧皮质和皮质下白质边界不清的低密度区有轻度占位效应，可延伸至额叶和顶叶皮质。偶尔，在受累的脑组织内可见斑点状、片状高密度出血灶。增强扫描病变早期强化不明显，强化多见于平扫发现病变区密度减低以后，表现为脑皮质脑回样或斑片状强化，脑膜受累时可见脑膜强化。中晚期病变区脑组织变性、萎缩，可合并钙化、脑室扩大等。

2. MRI 影像学表现随患者年龄、感染的严重程度和阶段而变化。新生儿和婴儿的中枢神经系统受累，其表现类似梗死[3]。

年长儿和青少年主要表现为边缘系统受累。DWI最早24小时内即可表现为受累皮质的扩散受限，可持续1周时间。随疾病进展，细胞坏死和血管源性水肿导致扩散增加。发病第1周末，在疾病的急性晚期/亚急性早期，在同一次检查中，可以在大脑的不同区域见扩散受限和增加的区域。出血表现为圆形或曲线样 T_1WI 高信号、T_2WI 低信号，可在第一周出现在皮质或皮质下白质。出血可能导致DWI信号的变化。在长TR梯度回波序列或SWI序列，血肿低信号尤为显著。

症状出现后几天内，受累区域在 T_2WI 和 T_2 FLAIR序列上表现为高信号。继发出血或钙化时，可导致 T_1WI 信号增高，T_2WI 信号减低。增强扫描后可出现不同程度强化；皮质和柔脑膜强化，提示脑膜脑炎。病变多单侧发生，也可双侧不对称发生[4]。

尽管HSE好发于颞叶内侧、岛叶和额叶眶面，尤其是扣带回，但大脑任何区域都可能受累，可同时累及丘脑和基底节区。

【诊断要点】

（1）本病急性起病，临床有头痛、癫痫病史。

（2）影像学表现可根据儿童感染时的年龄而变化。典型表现为边缘系统脑炎，或弥漫性皮质损伤，局灶性血管分布区域梗死。对于所有因新发癫痫和精神状态改变而来就诊的患儿，尤其是发热时，需要高度怀疑HSE。

（3）血清或脑脊液中的HSV DNA，可确诊HSE。

【鉴别诊断】

本病需要与急性播散性脑脊髓炎、多发性脑梗死、低级别星形细胞瘤相鉴别。急性播散性脑脊髓炎病变累及白质为主，无占位效应，双侧多发，不对称，可向皮质进展，部分患者累及基底节区及脊髓，增强扫描不完整环形强化。多发性脑梗死的病变区与血管供血区分布一致，起病急，患者多年龄偏大，儿童及青年多发性脑梗死多与感染或心脏病病史有关。低级别星形细胞瘤病变局限，有占位效应，DWI呈低信号，MRS提示肿瘤表现，出血少见，增强扫描无或轻度强化，不出现脑回样强化。

【研究现状与进展】

早期检查对本病及时诊断治疗非常重要。除了DWI可用于疾病的早期观察外，MRS可在HSE早期显示N-乙酰天门冬氨酸（NAA）下降、乳酸峰出现及胆碱和谷氨酰胺-谷氨酸复合物（Glx）升高。可疑病变内出血时，可行SWI加以确定。

二、水痘–带状疱疹病毒性脑炎

【概述】

水痘–带状疱疹病毒（varicella-zoster virus，VZV）沿神经上行进入中枢神经系统，导致水痘–带状疱疹病毒性脑炎（varicella-herpes zoster encephalitis）。儿童期常见于15岁以下，主要累及小脑、大脑皮质及灰白质交界。急性小脑共济失调是最常见表现，通常在皮疹发生后约10天开始，少数发生于水痘皮疹之前或水痘疫苗接种后，表现为共济失调、易怒、构音障碍、眼球震颤和呕吐，还可能出现头痛、失语、偏瘫或颅内压升高的表现[5]。

【病理学表现】

病变侵入颅内后，主要引起脑炎和脑膜炎。病毒可侵犯小血管引起多灶性白质脑病，少数儿童在水痘或带状疱疹眼病后可导致大血管炎，引起脑梗死。

【影像学表现】

1. CT 平扫表现为弥漫性脑实质肿胀，呈边界模糊的片状低密度区，累及小脑、大脑皮质及灰白质交界区。增强扫描呈不均匀脑回状强化。血管侵犯时，可合并出血，水肿区内可见点、线状高密度影，也可见基底节区脑梗死。

2. MRI 为弥漫性小脑肿胀，呈长 T_1 长 T_2 信号，可见点片状或线状短 T_1 信号出血灶。在大脑皮质白质交界区及基底节也可见大小不等的病变。病毒侵犯小血管可导致皮质和皮质下白质多发小斑片状病灶，T_2WI 呈高信号，早期 DWI 扩散受限，很少强化。侵犯大血管时，可表现为急性基底节区梗死，最常见于壳核和尾状核，伴有不同程度的大脑中动脉分布区域的皮质梗死。MRA、CTA 或 DSA 可能正常，也可能显示颈内动脉远端和大脑中动脉近端变窄。

【诊断要点】

（1）典型急性小脑共济失调的临床表现。

（2）影像学表现为小脑或大脑皮质及皮质下白质弥漫性肿胀，可合并出血、梗死。

（3）逆转录聚合酶链反应（RT-PCR）检测出脑脊液 VZV 特异性 IgM 或脑脊液中 VZV DNA 可确诊。

【鉴别诊断】

本病需与急性播散性脑脊髓炎、多发性硬化、原发性脑白质病相鉴别。急性播散性脑脊髓炎和多发性硬化的临床病程和 MRI 表现较具有特征性。多发性硬化具有复发/缓解交替的病程特点，病灶与侧脑室壁相垂直。急性播散性脑脊髓炎表现为自限性病程，MRI 随诊有助于鉴别。原发性脑白质病常为双侧对称性脑白质受累，多具有特征性的影像学表现。

【研究现状与进展】

对可疑皮质梗死患者，可行 MRI 灌注成像（PWI），以观察缺血、梗死区域的范围，帮助判断预后。

三、其他

（一）EB 病毒性脑炎

EB 病毒性脑炎（Epstein-Barr virus encephalitis）约占儿童急性脑炎的 5%，可引起发热、头痛、意识改变和癫痫发作（包括急性癫痫持续状态）。在单纯疱疹性脑炎的流行病学研究中，EBV 是最常见的出现类似 HSV 脑炎的感染源。爱丽丝梦游仙境症（Alice in wonderland syndrome）是 EBV 感染的一种神经学表现，可引起人格变化，大小、形状或距离（变形）扭曲幻象。与 EBV 感染相关的其他神经系统疾病包括视神经炎、吉兰-巴雷综合征、急性偏瘫、急性共济失调和免疫功能低下儿童的淋巴细胞增生综合征。

EB 病毒性脑炎影像学表现为多灶性 CT 低密度，或 MRI 长 T_1 长 T_2 信号病变，好发于丘脑、基底节，伴有大脑皮质/皮质下白质受累，少数可累及脑干或小脑。增强扫描后病变无强化，DWI 无异常。MRS 显示 NAA 降低，胆碱轻度升高，GLX 升高。部分患者可累及视神经，导致视神经炎。

（二）人疱疹病毒 6 型脑炎

人疱疹病毒 6 型（human herpes virus-6，HHV-6）有两个变种（HHV-6a 和 HHV-6b）；后者常导致儿童发热性疱疹、幼儿急疹。HHV-6 具有嗜神经性，通常累及颞叶内侧和边缘系统，常导致迁延复发性癫痫，据估计 30% 的婴儿首次发作发热性惊厥为 HHV-6 导致。少数情况下，可导致基底节病变和（或）坏死性脑病。

参 考 文 献

[1] 江载芳，申昆玲，沈颖．诸福棠实用儿科学．第 8 版．北京：人民卫生出版社，2015.

[2] Barkovich AJ，Raybaud C. Pediatric Neuroimaging. 5th ed. Philadelphia: Wolters Kluwer Health/Lippincott Williams & Wilkins，2012.

[3] 张岩岩，李云芳，王杏，等．单纯疱疹病毒性脑炎的 CT 及 MRI 表现．放射学实践，2014，29（3）：276-278.

[4] Schleede L，Bueter W，Baumgartner-Sigl S，et al. Pediatric herpes simplex virus encephalitis: a retrospective multicenter experience. J Child Neurol，2013，28（3）：321-331.

[5] Science M，MacGregor D，Richardson SE，et al. Central nervous system complications of varicella-zoster virus. J Pediatr，2014，165（4）：779-785.

第三节 虫媒病毒性脑炎

一些病毒可通过蜱虫和蚊子传播给人类，引起中枢神经系统感染，统称虫媒病毒（arthropod-borne viruses）。此类病毒感染有一定的季节性和地理分布。虫媒病毒性脑炎的临床表现无特异性，可表现为头痛、发热、抽搐和意识改变等。

一、流行性乙型脑炎

【概述】

流行性乙型脑炎（epidemic encephalitis B）简称乙脑，是由乙型脑炎病毒（encephalitis B virus）引起的一种中枢神经系统的急性传染病。由于该病最早在日本出现流行，故又称日本脑炎[1]，该病主要在亚洲及东南亚热带和亚热带地区的一些国家流行，近年来乙脑流行地区有所扩大。

人类对乙脑病毒普遍易感，但绝大多数为无症状的隐性感染，仅极少数人发病，主要为儿童。本病主要流行于夏秋季，当人体被携带乙脑病毒的蚊子叮咬后，病毒将经皮肤进入血液循环。当人体抵抗力低，感染病毒量大且毒力强时，病毒经血液循环，通过血 - 脑脊液屏障进入中枢神经系统，在神经细胞内复制，引起一系列脑炎症状[2]。

临床过程可分为潜伏期、初期、极期、恢复期和后遗症期，初期为发病的第 1 ～ 3 天，表现为发热、头痛、恶心、呕吐，可伴有精神倦怠和嗜睡等意识障碍。极期为发病的第 4 ～ 10 天，表现为体温持续上升，初期症状加重，出现嗜睡、昏睡，甚至昏迷等意识障碍。重者可出现全身抽搐、强直性痉挛或瘫痪。体检可发现脑膜刺激征、锥体束征等阳性体征[3]。

【病理学表现】

病毒侵入中枢神经系统后，可导致大脑至脊髓的广泛受累，以丘脑、中脑黑质、基底节区最常见，大脑、小脑、延脑及脑桥次之，脊髓的病变最轻，主要是颈段受累[4]。病理表现包括脑脊髓血管扩张充血，血管内皮细胞肿胀坏死脱落，血管周围环状出血，血管周围淋巴细胞极大，单核细胞浸润形成血管套袖，胶质细胞弥漫增生，神经细胞变性及坏死，软化灶形成。

【影像学表现】

1. CT 初期可无阳性发现，或表现为斑片状稍低密度影，边界不清，主要累及丘脑、中脑黑质、基底节、额叶及颞叶等。极期典型表现为丘脑、中脑黑质、基底节及大脑半球多发或单发片状低密度影，边缘清晰或不清晰，可伴占位效应，增强扫描后无明显强化，可见弥漫性脑水肿、脑积水等改变。部分患者可伴有出血。恢复期及后遗症期病变边界趋于清晰，水肿消退，可形成软化灶。伴有不同程度的脑水肿和脑萎缩。

2. MRI 丘脑（后内侧核）、中脑黑质、纹状体、大脑皮质、脑干、小脑等斑片状异常信号，几乎所有病例均累及丘脑和中脑黑质，2/3 的病例累及海马和纹状体。初期和极期病变呈 T_1WI 低信号，T_2WI 高信号，DWI 呈稍高信号。恢复期，T_1WI 呈稍低或等信号，DWI 呈高信号[5]。部分患者可伴有出血，导致信号不均匀。增强扫描后，病变强化不明显，软脑膜可见轻度强化。

【诊断要点】

1. 夏秋季，乙脑流行地区蚊子叮咬史，以及急性起病，发热、头痛、呕吐及意识障碍等典型临床表现。

2. 丘脑、中脑黑质、基底节及大脑皮质多发异常密度或信号病变。

3. 血或脑脊液抗 IgM 抗体阳性，或脑脊液分离出乙脑病毒。

【鉴别诊断】

乙脑需与化脓性脑膜炎、结核性脑膜炎等感染性疾病相鉴别。化脓性脑膜炎可见脑沟、脑池形态增宽，可伴有 CT 密度增高或 MRI 信号异常，增强扫描后脑表面可见线样或脑回样强化。脑脊液培养发现致病菌可帮助鉴别。结核性脑膜炎起病缓慢，脑基底池密度或信号异常，可伴有脑积水，增强扫描后可见基底池脑膜强化。胸部病变及结核菌素等实验室检查可帮助诊断。

【研究现状与进展】

DWI 对乙脑的分期、定量诊断及随访观察有一定的帮助，初期和极期 DWI 可较其他序列更敏感地发现病变，随病程延长，敏感度减低。MRS 可定量分析病变区域代谢物的变化，表现为 NAA 峰不同程度的下降，Cho 及 Cr 峰稳定，Lac 峰升高，少数可见 MI 峰。NAA 峰显著下降提示预后较差，可能出现后遗症；轻度下降者经积极治疗多能痊愈。

二、其他

其他虫媒病毒性脑炎临床及影像学表现无特异性，东方马脑炎可能表现为脑干 / 大脑皮质和脑室周围白质多灶性 T_2WI 高信号病变。西尼罗河病毒可表现为类似乙脑的无菌性脑膜炎、脑膜脑炎，以及基底节、丘脑和黑质的局灶性T_2WI高信号，也可表现为放射冠白质、内囊和深部灰质结构、脑桥和中脑扩散受限。发生血管炎时，可出现脑卒中表现。La Crosse病毒脑炎可表现为与HSE非常类似的影像学特征[6]。

参 考 文 献

[1] Slovis TL，Shore RM. Caffey's Pediatric Diagnostic Imaging. 11th ed. Philadelphia：Mosby Elsevier，2008.

[2] Barkovich AJ，Raybaud C. Pediatric Neuroimaging. 5th ed. Philadelphia：Wolters Kluwer Health/Lippincott Williams & Wilkins，2012.

[3] 白洁，程敬亮，张会霞，等 . 儿童与成人病毒性脑炎 MRI 表现的对比分析 . 中国实用神经疾病杂志，2007，10（6）：23-24.

[4] 侯晓君，谢文煌 . 重症病毒性脑炎患儿的磁共振影像特点 . 中国实用儿科杂志，2006，21（7）：537-538.

[5] 宋海乔，黄丽娜，黄咏文 . 儿童流行性乙型脑炎 MRI 及扩散加权成像早期诊断的优势 . 中国实用神经疾病杂志，2015，18（9）：76-77.

[6] Jordan B，Kösling S，Emmer A，et al. A study on viral CNS inflammation beyond herpes encephalitis. J Neurovirol，2016，22（6）：763-773.

第四节 副黏液病毒科病毒性脑炎

一、麻疹脑炎

【概述】

麻疹（measles）是麻疹病毒（measles virus）感染所致的，是具有高度传染性的急性出疹性呼吸道传染病，主要临床特点为发热和皮疹。麻疹病毒的流行有一定的季节性，发病高峰多在春季后期，但一年四季均可发病[1]。

麻疹病毒累及中枢神经系统时，可导致3种不同表现[2]。

（1）急性麻疹脑炎：在免疫正常儿童中发生率约1/1000，通常在麻疹发作后7天内开始，10岁以下的儿童占大多数。临床表现包括高热、头痛、易怒、嗜睡、昏迷和癫痫发作，部分患儿可出现共济失调、舞蹈手足徐动症或局灶性神经功能缺损。

（2）亚急性麻疹脑炎：发生于麻疹感染或免疫缺陷宿主（通常是急性白血病儿童）免疫接种后1～7个月。典型临床表现为意识改变和全身或局灶性癫痫，包括持续性癫痫，15%～40%的患者有偏瘫、共济失调、失语症或出现视觉症状。

（3）亚急性硬化性全脑炎（subacute sclerosing panencephalitis，SSPE）：是麻疹的一种远期并发症，常在麻疹感染后2～17年（平均7年）发病，属慢性或亚急性进行性脑炎，患者逐渐出现智力障碍，性格改变，运动不协调，语言和视听障碍，最后因昏迷、强直性瘫痪而死亡[3]。

【病理学表现】

急性麻疹脑炎为感染后髓鞘蛋白质产生变态反应而导致，而不是直接由病毒感染脑组织引起。

亚急性麻疹脑炎时，麻疹病毒可能发生变异，对中枢神经系统的亲和力增强，致使脑、脊髓均发生弥漫性病理改变，大量神经元变性，小胶质细胞、星形胶质细胞大量增生，脑膜及血管周围有单核细胞浸润[4]。

亚急性硬化性全脑炎被认为是因宿主与有缺陷的麻疹病毒发生复杂的相互作用所致。发病初期炎症较轻，脑膜、大脑皮质灰质、皮质下灰质及白质均受累，在血管周围有浆细胞和淋巴细胞组成的套袖样改变，胶质细胞增生；疾病后期，神经元丧失，以及继发于神经元变性的髓鞘丧失。

【影像学表现】

1. 急性麻疹脑炎 CT早期可正常，几周后多表现为广泛的皮质轻度萎缩，以额叶、顶叶为主，少数可表现为下丘脑局限萎缩。MRI早期表现可正常，随后表现为丘脑、纹状体（尾状核和壳核）和大脑皮质T_2WI高信号和急性期DWI扩散受限。随着疾病进展，脑室周围白质可出现散在T_2WI高信号病灶，最终发生脑萎缩。

2. 亚急性麻疹脑炎 CT多表现为基底节区、灰白质交界处的多发斑片状低密度影，增强扫描轻度强化或无强化，晚期皮质明显萎缩或全脑萎缩。MRI表现为多发片状T_2WI高信号，边界欠清，可累及丘脑和基底节、双侧半卵圆中心、灰白质交界处、小脑脑干和脊髓，增强扫描少数脑部病灶强化。脊髓病变表现为节段性带状T_2WI高信号，异常信号增强显示轻度异常强化。

3. 亚急性硬化性全脑炎 CT在疾病早期无异常表现，后期可表现为弥漫性全脑萎缩，伴有多发性脑室周围和皮质下白质低密度病灶。MRI结果在临床表现出现后的前3个月可能正常。随后，在大脑皮质和皮质下白质出现 T_2WI 高信号，常双侧发生，但不对称，以顶叶和颞叶常见，早期可见占位效应，增强扫描后可有强化。随着疾病进展，T_2WI 高信号可延伸至脑室周围白质和胼胝体，至疾病最后阶段出现弥漫性萎缩[5, 6]。少数患者可累及基底节、脑干，特别是中脑、脑桥和小脑中脚。

【诊断要点】

1. 急性麻疹脑炎 表现为高热、头痛、嗜睡、昏迷和癫痫发作等症状，脑脊液麻疹 IgM 抗体阳性。MRI 显示丘脑、纹状体（尾状核和壳核）和大脑皮质 T_2WI 高信号和急性期 DWI 扩散受限。

2. 亚急性麻疹脑炎 有免疫抑制剂治疗史或获得性免疫抑制病史。影像学表现为丘脑和基底节、双侧半卵圆中心、灰白质交界处、小脑脑干和脊髓病变。

3. 亚急性硬化性全脑炎 典型的麻疹临床病程或既往麻疹病毒感染史；脑脊液中高水平麻疹病毒抗体；特征性脑电图改变，在低波幅活动中周期性出现高波幅慢波和尖慢波；MRI 显示脑内病变呈弥漫分布，灰白质均受累，晚期出现脑萎缩。

【鉴别诊断】

急性麻疹脑炎与常见病毒性脑炎的表现多有重叠特征，确诊需要结合临床表现及脑脊液检查。

亚急性硬化性全脑炎需要与单纯疱疹病毒性脑炎、进行性多灶性白质脑病相鉴别。单纯疱疹病毒性脑炎，MRI 表现为颞叶、岛叶、额叶的类圆形或肿块状病变，T_2WI 呈高信号，增强扫描后轻度强化，伴有占位效应和病灶内出血。进行性多灶性白质脑病好发于额叶和顶枕叶，MRI 表现为皮质下多发脱髓鞘病变，T_1WI 呈低信号，T_2WI 呈高信号，无占位效应，边缘锐利，有融合趋势。

【研究现状与进展】

MRS 显示 NAA 峰降低，疾病晚期可出现 MI 峰，可能有助于揭示脑组织的变化及亚急性硬化性全脑炎的程度和进展。

二、流行性腮腺炎性脑炎

【概述】

流行性腮腺炎（mumps）是全球流行的传染病，全年均可发病，温带地区以春冬季发病最多，我国以 2～5 月份发病较多见。

腮腺炎病毒（mumps virus）对神经系统有较高亲和性，儿童免疫系统发育尚未成熟，血 - 脑脊液屏障功能差，病毒易侵犯中枢神经系统，发生脑膜炎、脑炎、脑膜脑炎和急性横贯性脊髓炎。中枢神经系统临床表现可出现于腮腺肿大的前 6 天至 2 周。主要表现为发热、头痛、呕吐，伴有意识障碍、脑膜刺激征等表现。少数患者可出现听神经损害，表现为听力损失、眩晕、耳鸣等，其他表现还包括小脑共济失调、面瘫及急性感染性多发性神经根炎（吉兰 - 巴雷综合征）等。

【病理学表现】

病理上，脑炎和脑膜炎主要表现为感染后血管周围神经脱髓鞘，单核细胞围绕血管浸润广泛，小神经胶质细胞增多，神经元丢失，软脑膜充血、水肿。脊髓炎表现为血管扩张，血管周围脱髓鞘和神经胶质细胞增生，前角细胞变性和脊神经水肿。

【影像学表现】

脑炎影像学表现可无异常，或表现为脑白质水肿，CT 平扫病灶为稍低密度，灰白质分界不清，增强扫描病灶无强化；MRI 显示病灶内长 T_1、长 T_2 信号，多位于尾状核、豆状核、内囊前肢、丘脑、中脑和小脑半球等，DWI 可见病变扩散受限。可伴有脑室扩张。

脊髓炎影像学表现无特征性，MRI 显示节段性脊髓肿胀增粗，T_1WI 呈等或低信号，T_2WI 呈高信号，增强扫描无强化，或呈小斑片状强化，少数可见软脊膜强化。

【诊断要点】

曾患或现患腮腺炎患者，出现神经系统症状时，应高度怀疑本病。影像学检查可提示病变发生，脑脊液检查有助于确诊。

【鉴别诊断】

病毒性脑炎需要与其他病毒性脑炎相鉴别，影像学检查无特异性，鉴别诊断主要依靠病史和实验室检查。

脊髓炎需要与脊髓肿瘤、多发性硬化相鉴别，脊髓肿瘤多起病缓慢，脊髓呈梭形肿胀，外缘可凹凸不平，可因坏死产生囊变空洞，肿瘤实质部分显著强化，多发性硬化症状较轻，脊髓肿胀不明显，多发性硬化斑块一般位于脊髓的侧后部，病灶大小常为一个椎体的长度，脑白质内同时也可有病灶存在。

【研究现状与进展】

病变早期，DWI 可见病变扩散受限，但特异性不高。此外，MRS 对显示病变区域异常代谢可能有一定的帮助。

参 考 文 献

[1] 李宏军. 实用传染病影像学. 北京：人民卫生出版社，2014.

[2] Slovis TL，Shore RM. Caffey's Pediatric Diagnostic Imaging. 11th ed. Philadelphia：Mosby Elsevier，2008：44-72.

[3] Barkovich AJ，Raybaud C. Pediatric Neuroimaging. 5th ed. Philadelphia：Wolters Kluwer Health/Lippincott Williams & Wilkins，2012.

[4] Silvia MT，Licht DJ. Pediatric central nervous system infections and inflammatory white matter disease. Pediatr Clin North Am，2005，52（4）：1107-1126.

[5] Jagtap SA，Nair MD，Kambale HJ. Subacute sclerosing panencephalitis：a clinical appraisal. Ann Indian Acad Neurol，2013，16（4）：631-633.

[6] Gutierrez J，Issacson RS，Koppel BS. subacute sclerosing panencephalitis：an update. Dev Med Child Neurol，2010，52（10）：901-907.

（刘俊刚）

第五节　其 他 感 染

一、手足口病脑脊髓炎

【概述】

手足口病（hand foot and mouth disease，HFMD）是由肠道病毒（enterovirus，EV）感染引起的一种儿童常见传染病，儿童普遍易感，以 5 岁以下儿童为主[1]。2008 年 5 月，手足口病列入我国法定的丙类传染病进行管理。

1. 病原学　HFMD 主要致病血清型以柯萨奇病毒 A 组 16 型（coxsackie virus A16，CV-A16）和肠道病毒 71 型（enterovirus A71，EV-A71）最常见，近年来其他肠道病毒，如 CoxA10、CoxA6 及 B 型等，在 HFMD 病原谱中的比重逐渐增加[2]。重症及死亡病例多由 EV-A71 所致。

2. 流行病学　患儿和隐性感染者为主要传染源，隐性感染率高。主要经粪 - 口途径传播，通过接触被病毒污染的手、毛巾、牙杯、玩具、餐具及衣物等引起感染。持续肠道排毒是手足口病流行的潜在危险因素[3]。

3. 临床表现　根据疾病的发生和发展过程，将其分为出疹期、神经系统受累期、心肺功能衰竭前期、心肺功能衰竭期、恢复期。

少数患儿发病后迅速累及神经系统，表现为脑干脑炎、脑脊髓炎、脑脊髓膜炎等。其多发生在病程 1 ～ 5 天内，表现为精神差、嗜睡、吸吮无力、易惊、头痛、呕吐、烦躁、肢体抖动、肌无力、颈项强直等。重者出现严重脑衰竭，临床可见抽搐、严重意识障碍等。

【病理学表现】

神经组织病理学变化主要表现为脑干和脊髓上段有不同程度的炎性反应、嗜神经现象、神经细胞凋亡坏死、单核细胞及小胶质细胞结节状增生、血管套形成、脑水肿、小脑扁桃体疝。

【影像学表现】

1. 无菌性脑膜炎　CT、MRI 平扫无异常改变，增强扫描通常脑膜无强化，与细菌性脑膜炎不同。

2. HFMD 并发脑炎　病变以累及灰质为主，白质亦可受累，多呈对称性分布，额顶、颞叶、半卵圆中心、内囊、基底节、丘脑、大脑脚、脑干及小脑均可受累。病变 MRI 表现为斑点、斑片、片带状异常信号，T_1WI 稍低、低或等信号，以稍低信号为主，T_2WI、FLAIR、DWI 呈稍高或高信号，多为稍高信号，T_1WI、T_2WI 大部分与周围脑组织信号差别不明显，部分病灶不易显示，FLAIR 或 DWI 序列上信号差别相对较大，病灶显示较明显[4-6]。

重者 CT 表现为斑片状低密度灶。病灶形态不规则，边缘模糊，周围无明显水肿带，仅少部分周围脑沟及邻近脑室、脑池稍窄，中线结构无明显移位，占位效应不明显（图 3-5-1）。

3. HFMD 并发脑干脑炎、脊髓炎　病变多见于延髓、脑桥、中脑，常为脑干背侧。急性期仅在 T_2WI 显示为高信号，无明显占位效应。病变进展期，呈长 T_1、长 T_2 信号，FLAIR、DWI 高信号，边界模糊，占位征象不明显（图 3-5-2）。部分病例可累及上段颈髓，可见长 T_1、长 T_2 异常信号灶（图 3-5-3）。CT 对脑干、颈髓病变显示欠佳。

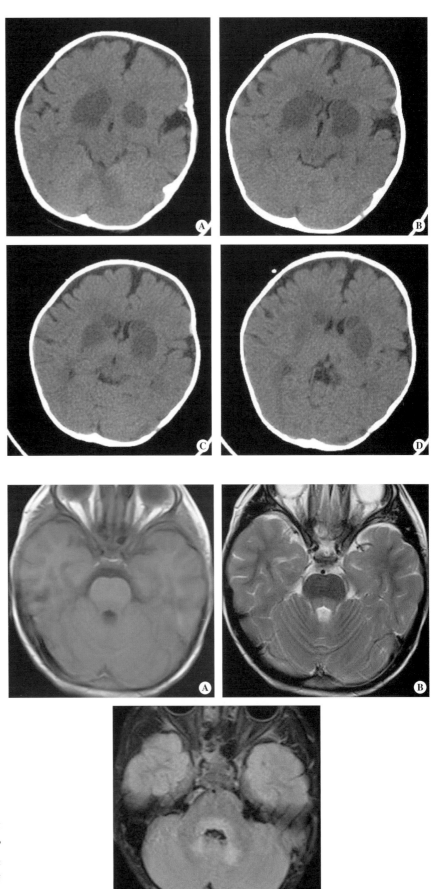

图 3-5-1 手足口病脑脊髓炎（1）
患儿，男性，9 个月。口腔疱疹 3 天，昏迷、左手心皮疹 1 天。临床诊断"手足口病（危重型）；脑干脑炎"。实验室检查：血白细胞计数 38×10⁹/L，EV-A71-IgM 阳性。脑脊液常规提示脑炎。A ～ D. CT 平扫示双侧基底节区多发片状低密度影，边界较清，无明显占位效应，呈对称性分布

图 3-5-2 手足口病脑脊髓炎（2）
患儿，女性，3 岁。发热、口腔及双手疱疹 3 天，头痛、呕吐 1 天。查体：口腔、双手疱疹，肌力Ⅴ级，颈抵抗（＋），腱反射（＋＋＋）。实验室检查：血白细胞计数 14.6×10⁹/L，CRP 26mg/ml，EV-A71-IgM 阳性。脑脊液常规提示脑炎。头颅 CT 未见明显异常。A ～ C. 脑干背侧及小脑齿状核可见 T_1WI 稍低、等信号，T_2WI 及 FLAIR 呈稍高信号

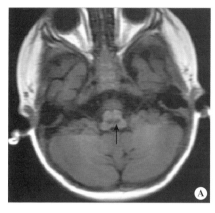
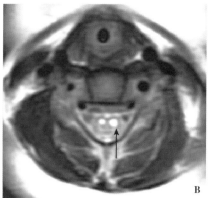
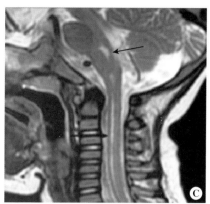

图 3-5-3　手足口病脑脊髓炎（3）

患儿，女性，1岁。发热4天，口腔、手及足散在疱疹2天，嗜睡1天。查体：眼球运动障碍，肢体无力、伴肌力和腱反射减弱。实验室检查：血清及脑脊液核酸抗体 EV-A71 阳性。A～C. MRI 示延髓及上段颈髓可见条形长 T₁、长 T₂ 信号灶

4. HFMD 并发急性弛缓性麻痹（AFP） AFP 急性期（发病7～10天）病变以水肿和炎症反应为主，主要累及脊髓前角区域和前根，为其特征性表现，且单侧多于双侧，MRI 表现为单侧或双侧的脊髓前角区长 T_1、长 T_2 信号，FLAIR 呈高信号，横断位呈类圆形病灶。矢状面呈条状或串珠样异常信号灶，增强扫描可见强化（图3-5-4）。重者可发生囊性变[4-6]。

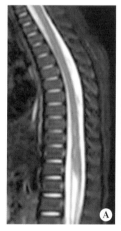
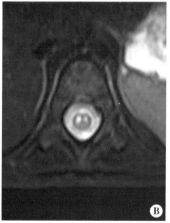
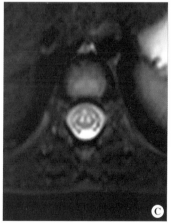
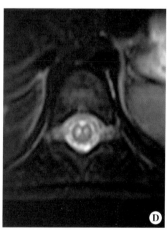

图 3-5-4　HFMD 脑脊髓炎

患儿，男性，25个月。发热、皮疹2天，肢体抖动1天。查体：口腔、双手疱疹，肌力Ⅴ级，颈抵抗（+），腱反射（+++）。实验室检查：血白细胞计数 $14.6×10^9$/L，CRP 26mg/ml，EV-A71-IgM 阳性。脑脊液常规提示脑炎。头颅 CT 未见明显异常。A～D. MRI T₂WI 示下胸段脊髓内可见条片状高信号灶，主要累及脊髓前角，对称分布

【诊断要点】

（1）结合流行病学史、临床表现和病原学检查做出诊断。

（2）HFMD 相关的脑炎，病变多位于延髓、脑桥、中脑，累及基底核团、小脑齿状核等灰质核团，重症者 CT 呈低密度影，边缘尚清。MRI 可表现为大片状、小片状或团块状的长 T₁、长 T₂ 信号，增强扫描多有强化，占位效应不明显。

（3）EV-A71 引起的脑干脑炎，病变多见于延髓、脑桥背侧，可累及颈髓。急性期呈等 T₁、长 T₂ 信号，无明显的占位效应，若病变进展，表现为长 T₁、长 T₂ 信号，FLAIR 及 DWI 高信号，边缘模糊不清或清晰。

（4）急性松弛性麻痹可显示受累节段脊髓前角区的斑点状对称或不对称的长 T₁、长 T₂ 信号灶。

（5）神经系统受累时，脑脊液符合病毒性脑膜炎和（或）脑炎改变，脑脊液白细胞计数增多，以单核细胞为主（早期以多核细胞升高为主）。脑脊液检测及脑脊液 IgM 抗体可成为重症 HFMD 患儿危险的判断因素之一[7]。

【鉴别诊断】

1. 细菌性脑膜炎 临床多有菌血症表现，极少有手足皮疹；早期在 MRI T_1WI 及 T_2WI 上均为不均匀高信号，脑膜有强化，脑炎可逐渐形成脑脓肿。

2. 脱髓鞘病变 临床多无发热、感染等表现，影像学表现多两侧对称。

3. 脑干星形细胞瘤 表现与 HFMD 脑干脑炎相似，但肿瘤病灶内易出现坏死、出血，密度不均匀，瘤周水肿及占位效应明显。

4. 脊髓灰质炎 重症病例合并急性弛缓性瘫痪时需与脊髓灰质炎相鉴别，后者主要表现为双峰热，病程第 2 周退热前或退热过程中出现弛缓性瘫痪，症状多在热退后到达顶点，无皮疹。

【研究现状与进展】

1. MRI 是首选影像学检查，常规 T_1WI、T_2WI、T_2 FLAIR、DWI 均为必要的平扫检查序列，部分平扫阴性的病例可通过增强扫描检出。

2. DWI 对早期病变的检出具有优越性。脑炎急性期，病毒致神经细胞变性坏死、钠钾泵功能失调、形成细胞毒性水肿，DWI 上受累区域呈高信号；而随病程进展，水分子扩散速率增加，细胞毒性水肿演变成血管源性水肿，导致 DWI 信号逐渐减低，T_2WI 信号逐渐增高，因此 DWI 能显著提高早期病变的检出率。

3. 氢质子磁共振波谱（^{1}H-MRS） 代谢改变可反映病情严重程度及预后。在脑炎急性期，^{1}H-MRS 特征性表现为 NAA/Cr、NAA/Cho、NAA/（Cho+Cr）比值下降，提示早期以神经元损害为主，神经元丢失或功能障碍；危重症患儿可伴 Cho/Cr 比值增高，提示胶质细胞增生或髓鞘破坏。

二、非脊髓灰质炎肠道病毒脑炎

非脊髓灰质炎肠道病毒（nonpolio enteroviruses），包括柯萨奇病毒、埃可病毒和肠道病毒 68 ～ 71 型等，经粪－口途径传播，可导致咽炎、疱疹性咽峡炎、胃肠炎、手足口病、新生儿败血症、中枢或周围神经系统病变。偶尔会出现急性脑炎，伴有发热、癫痫、嗜睡、昏迷、局限性缺陷。感染患儿可出现类似 HSE 局灶性缺陷。EV-A71 除了可导致脑炎和无菌性脑膜炎外，还可引起急性神经系统疾病，伴有单侧或双侧松弛性麻痹，类似于脊髓灰质炎或吉兰－巴雷综合征。其他一些非脊髓灰质炎性肠病毒与急性脊髓灰质炎样综合征有关[8]。

非脊髓灰质炎肠道病毒感染的新生儿或幼儿，可能患有的播散性疾病，类似细菌性、化脓性或播散性单纯疱疹病毒（HSV）感染[9]。临床特征包括发热、呼吸窘迫、癫痫发作、嗜睡、休克或DIC；心肌病可使严重感染复杂化，尤其是由于柯萨奇病毒引起的感染，并可能对某些婴儿致命。在婴幼儿患者群中，中枢神经系统受累可能包括急性出血性坏死性脑炎，基底节一般不受累。肠道病毒感染的诊断，需要通过 RT-PCR 检测脑脊液或血清中的肠道病毒 RNA。

非脊髓灰质炎肠道病毒的影像学表现多种多样，包括无菌性脑膜炎、脑炎、菱脑炎、小脑炎、急性横贯性脊髓炎、动脉病和吉兰－巴雷综合征中的轻度软脑膜强化。

慢性肠道病毒性脑病（chronic enteroviral encephalopathy）是一种罕见的疾病，发生于患有 X-连锁无丙种球蛋白血症的男孩，偶尔也发生在患有其他免疫缺陷疾病或恶性肿瘤化疗诱导免疫抑制的患者。全身特征包括肝炎和皮肌炎样皮疹；神经表现包括虚弱、嗜睡、痴呆、头痛、癫痫、感觉异常和共济失调。利用 RT-PCR 检测肠道病毒 RNA，可明确诊断。治疗主要由免疫球蛋白替代物组成，通常用高滴度的肠道病毒特异性制剂。影像学可显示非特异性脑膜脑炎伴萎缩。边缘性脑炎可类似HSV-1 脑炎的 MRI 表现[10, 11]。

三、进行性多灶性白质脑病

进行性多灶性白质脑病（progressive multifocal leukoencephalopathy，PML）是免疫缺陷宿主的中枢神经系统脱髓鞘性疾病，是由 JC 多瘤病毒（JC polyomavirus）在中枢神经系统再激活引起。这种病毒在大多数正常人通常不引起症状；但在免疫功能紊乱的情况下，病毒会被重新激活，感染少突胶质细胞，并导致脱髓鞘和进行性中枢神经系统功能紊乱，通常导致虚弱和死亡。

与 PML 相关的疾病包括 HIV/AIDS 和其他与 $CD4^+$ 和 $CD8^+$ 淋巴细胞计数减少相关的疾病，

如免疫抑制疗法或恶性肿瘤。PML 的临床表现包括共济失调、麻痹、视力损害和认知功能障碍。用 PCR 检测脑脊液中 JC 病毒的 DNA 可以确诊 PML。

儿童 PML 的影像学表现与成人完全相同，表现为白质单个或多个区域 CT 密度减低或 MRI 长 T_1、长 T_2 信号病灶；病变无占位效应，无强化，偶尔 MRI 显示轻微边缘强化。最常见的部位是额叶和枕顶叶，但大脑的任何髓鞘化区域，包括胼胝体、丘脑和基底节都可受累[12]。

四、狂犬病

狂犬病（rabies）在非洲和亚洲人群的发生率为每年 1/100 万～1/10 万，造成数千人死亡。人感染狂犬病毒后，首先出现非特异性寒战、发热、头痛、喉咙痛、不适、恶心或腹痛；可伴有接触部位的疼痛或瘙痒。累及神经系统时，可表现为躁动、流涎、谵妄，偶尔可出现阿片运动姿势。其他表现还包括延髓功能障碍、双侧面瘫、心律失常、昏迷、呼吸停止和死亡。

由于进展非常迅速，狂犬病患者很少进行影像学检查。CT 检查通常显示基底节、脑室周围白质、海马和脑干的弥漫性或局灶性低密度。MRI 在疾病早期显示大脑皮质、基底节、大脑深部白质、海马和脊髓的边界不清的 T_2WI 高信号病变。疾病后期，脑干、脊髓和颈椎神经根可出现强化[13]。

参 考 文 献

[1] 中华人民共和国国家卫生健康委员会. 手足口病诊疗指南（2018 年版）. 中华临床传染病杂志，2018，3：161-166.

[2] 周俊，吴亦栋，岳美娜，等. 杭州市儿童常见肠道病毒型别感染流行病学调查. 中华传染病杂志，2018，36（3）：160-163.

[3] 赵仕勇，王娟，滕淑，等. 柯萨奇病毒 A 组 6 型所致手足口病患儿肠道排毒时间的观察研究. 中华儿科杂志，2017，55（5）：369-372.

[4] 李宏军. 实用传染病影像学. 北京：人民卫生出版社，2014.

[5] Chen F，Liu T，Li J，et al. MRI characteristics and follow-up findings in patients with neurological complications of enterovirus 71-related hand，foot，and mouth disease. Int J Clin Exp Med，2014，7（9）：2696-2704.

[6] Zeng H，Huang W，Wen F，et al. MRI signal intensity differentiation of brainstem encephalitis induced by Enterovirus 71：a classification approach for acute and convalescence stages. Biomed Eng Online，2016，15（1）：25.

[7] 王洁，周俊，吴亦栋，等. 2016 年杭州地区重症手足口病原流行特点及脑脊液分析. 中华传染病杂志，2018，36（5）：264-265.

[8] Slovis TL，Shore RM. Caffey's Pediatric Diagnostic Imaging. 11th ed. Philadelphia：Mosby Elsevier，2008：44-72.

[9] Barkovich AJ，Raybaud C. Pediatric Neuroimaging. 5th ed. Philadelphia：Wolters Kluwer Health/Lippincott Williams & Wilkins，2012.

[10] Jagtap SA，Nair MD，Kambale HJ. Subacute sclerosing panencephalitis：a clinical appraisal. Ann Indian Acad Neurol，2013，16（4）：631-633.

[11] Gutierrez J，Issacson RS，Koppel BS. Subacute sclerosing panencephalitis：an update. Dev Med Child Neurol，2010，52（10）：901-907.

[12] Schwenk H，Ramirez-Avila L，Sheu SH，et al. Progressive multifocal leukoencephalopathy in pediatric patients：case report and literature review. Pediatr Infect Dis J，2014，33（4）：e99-105.

[13] Netravthi，Udani V，Mani Rs，et al. Unique clinical and imaging findings in a first ever documented PCR positive rabies survival patient：a case report. J Clin Virol，2015，70（9）：83-88.

（余远曙　劳　群　郭翠萍　刘俊刚）

第四章 真菌感染

第一节 概 述

中枢神经系统真菌感染相对少见，几乎只发生在免疫缺陷宿主中。本病是由易感宿主通过吸入环境土壤中的真菌孢子，经多种途径播散至中枢神经系统而导致的机会性感染。

一、病原体

真菌病原体可分为三种基本形态或生长模式：酵母、霉菌和双态真菌[1]。酵母（yeast）约占真菌的 1%，是一种单细胞真核微生物，通过不对称分裂（如芽殖）繁殖。常见致病原包括新型隐球菌（*Cryptococcus neoformans*）、白色念珠菌（*Candida albicans*），格特隐球菌（*Cryptococcus gattii*）等。霉菌（mold）与酵母不同，以多细胞菌丝方式生长。致病性霉菌主要包括曲霉菌（aspergillus）和毛霉菌（mucorales）。双态真菌（dimorphic fungi），在室温下以霉菌的形式生长，在体温下以酵母的形式生长。主要致病原包括皮炎芽生菌（*Blastomyces dermatitidis*）、粗球孢子菌（*Coccidioides immitis*）和荚膜组织胞浆菌（*Histoplasma capsulatum*）。

二、临床风险因素

免疫损害是中枢神经系统真菌感染发展的主要危险因素，因此，任何有神经系统症状和体征的免疫损害患者，尤其是在急性发作时，通常与治疗有关，都应怀疑有高度毒性的真菌感染[2]。化疗可导致严重的中性粒细胞减少和免疫功能减退。移植后患者的免疫抑制治疗也是免疫损害的常见原因。皮质类固醇治疗自身免疫性疾病，如炎性肠病、类风湿关节炎、多发性硬化等，是免疫抑制的一个普遍被忽视的原因。另一些时候，免疫力降低与内在或外在疾病有关，如原发性免疫缺陷、淋巴瘤/白血病、HIV/AIDS 或糖尿病患者。由于免疫损害可能不是临床表现的一个显著特征，也可能从转诊指征中被忽略，因此任何可能具有传染性的新颅内病变患者都应特别寻找免疫妥协的证据。

除了免疫损害，另一个风险因素为居住于特殊真菌感染分布区域，如美国西南部、中西部和东北部分别为球孢子菌病、芽生菌病和组织胞浆菌病疫区。

三、感染途径

脑部真菌感染最常见的途径为血行播散、脑脊液种植，或直接蔓延[3]。

所有致病真菌均可经血行播散至中枢神经系统。早期引起影像学表现阴性的脑炎，多邻近血管，随后形成脓肿，伴有扩散受限。播散型感染者，真菌性血管病/血管炎继发的脓毒梗死主要发生在灰白质交界处或穿支动脉处，伴有轻微增强和不均匀性扩散受限。这种解剖分布与其他梗死、脑炎或脓肿不同。因此，虽然在免疫功能低下的患者中，对单发或多发病变的鉴别诊断必须包括真菌感染、细菌感染、脓毒栓子、多发性梗死、转移瘤和淋巴瘤，但当病变发生在灰白质交界处及穿支动脉供血区，可特别提示真菌感染。

脑脊液种植并不常见，通常发生在隐球菌或曲霉菌感染时。这些感染产生不同的影像学表现：脑膜病变（强化或无强化）、脉络丛或室管膜病变、脑积水和（或）白质水肿。

从鼻窦直接向颅内蔓延发生于毛霉菌或曲霉

菌感染，在靠近后组鼻窦的额叶下部产生特征性病变[4]。

参考文献

[1] Slovis TL，Shore RM. Caffey's Pediatric Diagnostic Imaging. 11th ed. Philadelphia：Mosby Elsevier，2008.

[2] Barkovich AJ，Raybaud C. Pediatric Neuroimaging. 5th ed. Philadelphia：Wolters Kluwer Health/Lippincott Williams & Wilkins，2012.

[3] Shih RY，Koeller KK. Bacterial, fungal, and parasitic infections of the central nervous system：radiologic-pathologic correlation and historical perspectives. Radiographics，2015，35（4）：1141-1169.

[4] Góralska K，Blaszkowska J，Dzikowiec M. Neuroinfections caused by fungi. Infection，2018，46（4）：443-459.

第二节 酵母感染

一、隐球菌病

【概述】

隐球菌病（cryptococcosis）主要致病原为新型隐球菌和格特隐球菌，以新型隐球菌常见，其为一种有荚膜的酵母，存在于动物粪便中，尤其是鸽子和其他鸟类，也包括一些哺乳动物。在动物宿主外，新型隐球菌形成有性孢子或酵母细胞，脱水、荚膜变薄。荚膜由一种高分子量多糖组成，当在宿主体内再水化时，该多糖会变厚，并产生胶状特征。处于脱水状态的新型隐球菌孢子小至足以被吸入肺内，或经消化道、皮肤破损处侵入人体，继而引起中枢神经系统感染[1]。

本病多见于HIV感染、长期应用免疫抑制剂或抗生素（如恶性肿瘤、结核、白血病）等免疫缺陷患者，少部分发生于免疫正常儿童，多有家禽接触史或生活在农场史。

隐球菌具有嗜中枢神经性，在中枢神经系统真菌感染中最为常见。临床表现以颅内压升高为主，头痛为最常见，并呈进行性加重，严重者出现精神状态改变。其次为发热，多为低热，少数可呈高热。本病相对其他真菌感染，致命性较低。

【病理学表现】

新型隐球菌进入中枢神经系统后，早期因浆液性渗出而引起脑膜增厚、混浊，治疗不及时则可由于脑膜粘连而引起脑积水。随病变进展，新型隐球菌沿血管周围间隙繁殖、聚集，并向深部脑组织侵犯，导致血管周围间隙扩大，并形成胶样假囊，其内含新型隐球菌及其荚膜产生的黏液样物质。因淋巴回流受阻可导致脑肿胀。新型隐球菌围绕血管周围可导致动脉壁炎症，进而发生脑梗死。后期，病灶在脑实质内，或沿室管膜、脉络丛形成慢性肉芽肿，即隐球菌瘤。脑膜病变和隐球菌瘤更常见于免疫正常患者，而在HIV感染等免疫缺陷患者中，由于炎症反应较轻而不明显。

【影像学表现】

脑膜炎患者无特异性表现，MRI增强扫描显示大脑基底部和表面、小脑背侧、环池脑膜增厚并呈线状强化。

随病变进展，可出现本病特征性的胶样假囊，好发于深穿支动脉分布区域的两侧大脑半球深部白质、基底节、丘脑、中脑、小脑等部位，以双侧基底节区最常见。早期表现为血管周围间隙扩大，直径多≤3mm，呈多发长T_1、长T_2信号。随后可见单房或多房胶样假囊形成，直径>5mm，T_1WI呈稍低或等信号，T_2WI呈高信号，T_2FLAIR因病变内含有黏多糖而呈高信号，含水较多时，T_2FLAIR可减低。部分病灶于DWI扩散受限。部分病灶可相互融合成较大病灶。增强扫描后，囊壁呈环形强化[2]。

合并血管炎时，可出现脑梗死，病变主要位于双侧基底节区及额颞、顶叶，表现为多发斑片状长T_1、长T_2信号。隐球菌瘤表现为脑实质内单发或多发圆形、类圆形病灶，T_1WI呈稍低或等信号，T_2WI呈低或等信号，部分病灶中心呈高信号。增强扫描后呈结节状、环状或均匀强化。其他表现还包括脑水肿、脑积水等。

【诊断要点】

1. 脑脊液墨汁染色或培养可见隐球菌。

2. 血管周围间隙扩大、胶样假囊，是本病特征性的影像学表现。

【鉴别诊断】

本病脑膜病变需要与化脓性脑膜炎、结核性脑炎等相鉴别，胶样假囊需要与腔隙性脑梗死相鉴别，隐球菌瘤需要与脑肿瘤等相鉴别。临床病史和实验室检查对鉴别诊断非常重要。

【研究现状与进展】

T_1WI增强扫描是显示脑膜炎脑膜异常强化的

经典方法。增强 T_2 FLAIR 序列对脑膜病变的显示较敏感，可以正确区分强化的皮质静脉及静脉窦，并可显示脑脊液的强化，可作为 T_1WI 的补充。新的研究显示，DTI 在检测脑膜炎方面有更高的敏感性。一项化脓性脑膜炎的研究显示，强化和未强化皮质区域的 FA 值均有增加，这表明在血-脑脊液屏障未破坏至足以强化的区域存在早期炎症，可更早发现异常。另有研究显示，磁化转移成像技术（magnetization transfer imaging，MTI）有助于鉴别不同性质的脑膜病变。一项研究显示，结核性脑膜炎的磁化传递率高于病毒性脑膜炎，但低于化脓性和真菌性脑膜炎。但这些新技术的可靠性和敏感性尚需进一步研究。

二、念珠菌病

【概述】

念珠菌病（candidiasis）是最常见的院内真菌感染。念珠菌是一种小的、圆形至椭圆形、薄壁、酵母样真菌，缺乏性周期，通过芽胞或融合繁殖。其中，最常见的为白念珠菌，其他包括光滑念珠菌（Candida glabrata）和近平滑念珠菌（Candida parasilosis）。

本病危险因素包括细菌性败血症的治疗、静脉高营养、低 CD4 计数的 HIV 感染（＜ 135/mm³）、免疫抑制、血源性恶性肿瘤和早产。

临床表现多样，常见为嗜睡、精神状态改变等。中枢神经系统感染几乎总是由血行播散和弥漫性全身感染引起[3]。

【病理学表现】

念珠菌具有从酵母转化为假菌丝的能力，可引起更具侵袭性的实质性疾病，常导致散在的大脑微脓肿，或伴有血栓和出血的血管侵犯，少数可发生大脓肿和脑膜炎。

【影像学表现】

本病最常见的表现为多发微脓肿，多位于大脑皮质髓质交界区、基底节或小脑，直径一般小于 3mm。CT 平扫呈等密度或低密度，增强扫描后呈结节样强化。MRI 显示病变在 T_1WI 呈低信号，T_2WI 呈高信号，合并出血时信号可减低。DWI 显示病灶扩散受限。增强扫描后可见病变强化[4]。

在累及血管时可导致脑梗死，常见于基底节区；或可引起真菌性动脉瘤，可发生蛛网膜下腔出血。少数患者可发生脑膜炎。大脓肿不常见，可以单发或多发，常位于枕叶旁，也可以发生于小脑。

【诊断要点】

1. 脑脊液墨汁染色或培养可见念珠菌。

2. 大脑皮髓质交界区、基底节或小脑多发微脓肿，是本病较具特征性的影像学表现。

【鉴别诊断】

念珠菌微脓肿的鉴别诊断包括金黄色葡萄球菌感染、结核分枝杆菌感染、转移瘤和多发性硬化。影像学检查有时难以鉴别本病，患者免疫状况及实验室检查对诊断有帮助。

参 考 文 献

[1] Barkovich AJ，Raybaud C. Pediatric Neuroimaging. 5th ed. Philadelphia：Wolters Kluwer Health/Lippincott Williams & Wilkins，2012.

[2] Li XQ，Xia S，Ji JS, et al. Comparison and correlation of magnetic resonance imaging and clinical severity in nonhuman immunodeficiency virus patients with cryptococcal infection of central nervous system. Chin Med J（Engl），2018，131（24）：2930-2937.

[3] Liu L，Guo L，Liu Y, et al. Clinical characteristics and prognosis of pediatric cryptococcosis in Beijing Children's Hospital，2002-2014. Eur J Pediatr，2017，176（9）：1235-1244.

[4] McCarthy MW，Kalasauskas D，Petraitis V, et al. Fungal infections of the central nervous system in children. J Pediatric Infect Dis Soc，2017，6（3）：e123-e133.

第三节　霉菌感染

一、曲霉病

【概述】

曲霉病（aspergillosis）为曲霉菌感染所致。曲霉菌是一种腐生机会致病性真菌，存在于土壤和腐烂植物中。曲霉菌呈现有隔膜的分支菌丝，呈"Y"形。

本病危险因素包括任何类型的免疫缺陷，相对而言 HIV 患者由于多形核细胞功能相对保留而少见。中枢神经系统感染多由肺部病变播散而来，少数为鼻窦感染向颅内蔓延或头部外伤时直接感染所致。患者的临床表现不一，常见为精神状态改变、虚弱和癫痫，伴或不伴发热。

【病理学表现】

曲霉菌具有血管侵袭性。它们产生弹性蛋白酶，消化动脉内弹性层，导致局灶性微出血。被消化的薄弱的动脉壁常发生真菌性动脉瘤，继发蛛网膜下腔出血。真菌也可填充血管，导致动脉闭塞、栓塞和出血性梗死。梗死区域脑组织的破坏导致真菌直接蔓延至周围的大脑，因此曲霉血管病/血管炎介导的败血症梗死常导致出血和感染迅速扩展至周围组织，并伴有脑炎和脓肿形成。部分患者可发生脑膜炎和脑室炎。

【影像学表现】

脑动脉炎常累及脑基底部的近端血管，并发梗死的可能性大，好发于基底节、丘脑和胼胝体。CT 表现为低密度区，T_2 FLAIR 和 DWI 表现为扩散受限的高信号区。伴发出血时，CT 表现为高密度，MRI 上 T_1WI 信号升高，T_2WI 信号降低。动脉瘤的发生率较低，真菌菌丝可能造成长段血管壁的破坏，导致大脑底部近端脑血管梭状扩张的动脉瘤[1]。

炎症/脓肿通常多发，多位于灰白质交界处，也可能累及基底节等深部灰质核团。MRI 显示病变可呈分叶状，外周 T_2WI 呈中-低信号，中心呈高信号；DWI 显示病变中心呈低信号，周围呈高信号，ADC 值减低，呈典型的环状扩散受限。环壁较薄，在免疫缺陷患者常无强化；而在免疫正常患者，可由于慢性炎症及肉芽组织形成包膜而出现强化[2]。

脑膜炎和脑室炎通常在影像学上无阳性发现，脑积水或脑室不对称可能是唯一线索。

【诊断要点】

1. 脑脊液墨汁染色或培养可见曲霉。
2. 影像学表现可见胼胝体梗死，大脑底部近端脑血管梭状扩张的动脉瘤，位于灰白质交界处的多发炎症、脓肿外周 T_2WI 呈中-低信号，中心高信号，以上是本病较具特征性的表现。

【鉴别诊断】

本病主要与化脓性、结核性脑炎/脑膜炎相鉴别。胼胝体梗死很少见于化脓性、结核性感染。感染性中枢神经系统动脉瘤的发生率很低，多为细菌感染所致，真菌非常罕见。细菌感染性动脉瘤通常表现为多发的、小的球形病灶，发生于远端脑血管，而真菌感染性动脉瘤常导致近端脑血

管梭状动脉瘤。炎症/脓肿外周 T_2WI 呈中-低信号及 DWI 扩散受限的特点可帮助与化脓性、结核性感染相鉴别。

此外，本病还需要与囊性肿瘤及肿瘤坏死相鉴别。结合临床病史及实验室检查一般诊断不困难。

【研究现状与进展】

真菌性脓肿 MRS 扫描在 3.6 ~ 3.8ppm 存在多个波峰，是真菌壁中海藻糖所致，有助于真菌性脓肿与细菌性脓肿的鉴别。DTI 对鉴别真菌性脓肿和坏死肿瘤有一定的价值。DTI 扫描显示真菌性脓肿 FA 值升高而平均扩散系数较低，而肿瘤则相反。此外，MRI 灌注扫描对比观察脓肿壁与肿瘤实性成分的 rCBV 值，有助于二者鉴别。

二、毛霉病

【概述】

毛霉病（mucormycosis）也称为藻菌病（phycomycosis）或接合菌病（zygomycosis），由毛霉属（Mucor）、根霉属（Rhizopus）和犁头霉属（Absidia）感染导致。毛霉菌病的危险因素包括糖尿病、酸中毒、类固醇使用、血液恶性肿瘤、实体器官移植、中性粒细胞减少和肾衰竭。

【病理学表现】

毛霉菌科真菌广泛存在，最常见于腐烂的有机物中。这些微生物的孢子可以在鼻黏膜、口咽部或呼吸道中发现，可以通过鼻窦和眼眶蔓延直接侵入脑实质，导致鼻脑毛霉病（accessory nasal cavity mucormycosis），或偶尔可由于原发肺部感染经血行播散至中枢神经系统。

【影像学表现】

最具特征性的表现为鼻脑毛霉病和血管侵犯[3]。鼻窦病变最常累及筛窦，表现为非特异性结节性黏膜增厚，无气-液平面；随后通过无瓣膜静脉向眼眶、鼻、海绵窦或脑实质扩散。眼眶的蔓延导致邻近的内直肌增厚和移位，软组织水肿、眼球突出和脂肪浸润，尤其是眶尖部。脑实质受累几乎总是累及额叶，一般为双侧，但也可见单侧病变。病变在 T_2WI 上表现不一，可呈低-高信号，DWI 常显示显著扩散受限。与曲霉病一样，病变有侵犯血管导致梗死的倾向，同时可导致颅底骨

质的侵蚀[4]。

【诊断要点】

鼻脑毛霉病与糖尿病有高度相关性。糖尿病患者发生额叶病变，特别是额叶底部病变，都应怀疑毛霉病。

【鉴别诊断】

曲霉病有时也可经鼻向颅内侵犯，此时二者鉴别有困难。实验室检查对鉴别诊断有意义。

参 考 文 献

[1] Barkovich AJ, Raybaud C. Pediatric Neuroimaging. 5th ed. Philadelphia: Wolters Kluwer Health/Lippincott Williams & Wilkins, 2012.

[2] Starkey J, Moritani T, Kirby P. MRI of CNS fungal infections: review of aspergillosis to histoplasmosis and everything in between. Clin Neuroradiol, 2014, 24（3）: 217-230.

[3] McCarthy MW, Kalasauskas D, Petraitis V, et al. Fungal infections of the central nervous system in children. J Pediatric Infect Dis Soc, 2017, 6（3）: e123-e133.

[4] Dotis J, Iosifidis E, Roilides E. Central nervous system aspergillosis in children: a systematic review of reported cases. Int J Infect Dis, 2007, 11（5）: 381-393.

第四节　双态真菌感染

一、球孢子菌病

【概述】

粗球孢子菌（*Coccidioides immitis*）是一种在土壤中发现的真菌。球孢子菌病为美国西南部，特别是南加州和亚利桑那州，以及中美洲和南美洲的部分地区的流行病[1]。

【病理学表现】

吸入真菌孢子通常仅引起自限性轻度呼吸道疾病，包括发热、咳嗽和胸痛。体内播散性病变发生率＜1%，而HIV感染患者的发病率可达30%。肺外播散可导致骨髓炎、皮肤病变和中枢神经系统受累。中枢神经系统感染可引起脑膜炎、脑实质病变和血管侵犯。患者常出现头痛、嗜睡和发热。

【影像学表现】

脑膜炎的典型表现是基底池、外侧裂及邻近脑膜的强化[2]。阻塞脑脊液循环时，可导致脑积水。本病亦常见血管侵犯，可导致脑梗死。脑炎、脓肿比较少见。

【诊断要点】

疫区生活史和HIV感染为本病发生的高危因素。存在以上因素者，出现典型影像学表现时，应考虑本病可能。

二、芽生菌病

【概述】

芽生菌病（blastomycosis）是由二态型真菌皮炎芽生菌（*Blastomyces dermatitidis*）引起的。它在环境中以霉菌的形式存在，在体温下以酵母菌的形式存在。

【病理学表现】

感染通常为散发。公认的危险因素是生活在美国中西部的地方病流行地区，传统上靠近俄亥俄州或密西西比沿线。吸入孢子后肺部病变最常见，也可导致皮肤、泌尿生殖系统和中枢神经系统感染，糖尿病或免疫抑制患者可单独发生中枢神经系统感染，临床表现为脑膜炎，导致非特异性头痛、精神状态改变、发热、视力变化和癫痫等症状。

【影像学表现】

脑膜炎典型表现为脑膜异常强化，少数可表现为实质内增强肿块，DWI显示病变中心扩散受限[3]。

【诊断要点】

疫区生活史和免疫缺陷患者为本病发生的高危因素。

三、组织胞浆菌病

【概述】

组织胞浆菌病（histoplasmosis）由组织胞浆菌引起。与芽生菌一样，组织胞浆菌在环境中以霉菌的形式存在，在体温下以酵母菌的形式存在。

【病理学表现】

与芽生菌病一样，组织胞浆菌感染通常是偶发性的，公认的危险因素是生活在美国中西部地区，最常见于俄亥俄州、密西西比河和圣劳伦斯河谷，孢子通常存在于蝙蝠洞、鸟粪和鸡笼中。本病可发生于免疫正常婴幼儿，吸入孢子可能导致轻度呼吸道症状，随后机体对致病原产生肉芽肿反应。HIV

感染患者易发展为播散性组织胞浆菌病，少数累及中枢神经系统。患者可能出现精神错乱、嗜睡、虚弱和发热。

【影像学表现】

肉芽肿性病变较具特征性，被称为"组织胞浆菌瘤"，病变呈圆形，多直径小于2cm，常多发，位于皮质下灰质、灰白质交界区、小脑、脑干或脊髓。病变在T_1WI呈低信号，根据炎症细胞的存在与否和坏死的类型（如凝固或液化），T_2WI信号不一，DWI扩散受限的程度各异，增强扫描后可见环形强化。此外，可发生弥漫性脑膜炎，且孤立性脑膜受累倾向较曲霉病和毛霉病高[4]。

【诊断要点】

疫区生活史和免疫缺陷患者为本病发生的高危因素。结合典型影像学表现和实验室检查可帮助诊断。

参 考 文 献

[1] McCarthy MW，Kalasauskas D，Petraitis V，et al. Fungal infections of the central nervous system in children. J Pediatric Infect Dis Soc，2017，6（3）：e123-e133.

[2] Jackson NR，Blair JE，Ampel NM. Central nervous system infections due to coccidioidomycosis. J Fungi（Basel），2019，285（3）：E54.

[3] Madigan T，Fatemi Y，Theel ES，et al. Central nervous system blastomycosis in children：a case report and review of the literature. Pediatr Infect Dis J，2017，36（7）：679-684.

[4] Esteban I，Minces P，De Cristofano AM，et al. Central nervous system histoplasmosis in an immunocompetent pediatric patient. Arch Argent Pediatr，2016，114（3）：e171-174.

（刘俊刚）

第五章 细菌性感染

第一节 细菌性脑膜炎

【概述】

不同年龄的儿童，脑膜炎病原体有所不同。3 个月以上的儿童，常见病原体为脑膜炎奈瑟菌、肺炎链球菌和 B 型流感嗜血杆菌，而新生儿脑膜炎常见病原体是 B 组链球菌和大肠埃希菌。无菌性脑膜炎患者临床进行病原培养为阴性，但脑脊液细胞数增多，蛋白水平升高。这种情况占脑膜炎病例的大多数。

细菌性脑膜炎的临床症状包括脑膜刺激症状和颅内压升高症状，表现为剧烈头痛，喷射性呕吐，小儿前囟饱满、视盘水肿等症状和体征。脑脊液检查结果包括压力增高、脑脊液混浊或呈脓性、蛋白含量增多和糖量减少等。可通过脑脊液涂片和培养确定致病菌。

【病理学表现】

正常情况下，血 - 脑脊液屏障可以阻止病原体经血流侵入脑组织。病原体或其毒素产生炎症反应，释放炎性因子，刺激内皮细胞表达相应的受体，细菌与内皮细胞受体结合，侵入蛛网膜下腔和脑室内，感染脑脊液，导致脑膜和室管膜发生炎性反应，累及脑实质可引起脑膜脑炎。病理学上可观察到蛛网膜下腔和脑室内脓性渗出物。炎性渗出物阻塞脑脊液循环系统，可引起脑积水和脑室扩张。显微镜下可观察到脑膜血管充血，蛛网膜下腔和脑室内大量中性粒细胞浸润，浆液和纤维素渗出。脑膜感染邻近脑皮质可有轻度水肿，或炎症导致神经细胞变性，形成脑膜脑炎。感染扩散至脑血管，血管栓塞或痉挛可导致脑缺血和梗死。脑膜血管充血，蛛网膜下腔脓性渗出物积聚，蛛网膜颗粒因脓性渗出物的阻塞而导致脑脊液吸收障碍等而使颅内压升高，若伴有脑水肿则颅内压升高更显著。严重脑水肿、颅内压升高和脑血流改变，可造成弥漫性脑组织损伤。

由于新生儿免疫力相对不足，血 - 脑脊液屏障功能差，感染不易局限，易透过血 - 脑脊液屏障，与较大年龄的婴儿相比，新生儿脑膜炎的神经病理学改变更为严重。新生儿脑膜炎急性期常见脑水肿、脑室膜炎、脑脓肿、动静脉栓塞、硬膜下积液等，慢性期常见脑积水、脑萎缩等。

【影像学表现】

在影像学上，细菌性脑膜炎可以观察到脑膜异常强化、硬膜下和蛛网膜下腔积液或积脓、脑室内积脓、脑室扩张和脑积水等脑膜受累的表现。新生儿或婴幼儿脑膜炎患儿多数有脑实质异常，包括脑水肿、脑梗死、脑脓肿、脑出血等，其他影像学异常发现包括静脉窦血栓、脑室炎和脉络丛炎等[1, 2]。

脑膜受累时，增强 CT 和 MRI 可以显示脑膜异常强化，以及脑膜血管增粗增多表现。DWI 可显示脑膜增厚和异常高信号。DWI 有助于识别单纯的脑外间隙增宽、蛛网膜下腔积液和积脓[3]。单纯的脑外间隙增宽在各序列上均显示与脑脊液 MRI 信号一致。无菌积液的血性浆液和高浓度蛋白虽然 T_1WI、T_2WI 信号与脑脊液相仿，但是质子密度成像和 T_2 FLAIR 序列上信号略高于脑脊液。蛛网膜下腔积脓 T_1WI 信号高于脑脊液，T_2WI 为混杂信号，DWI 呈高信号，ADC 为低信号（图 5-1-1），增强 MRI 为厚壁强化。

脑膜炎症所覆盖的脑皮质发生水肿，可在 T_2WI 上呈高信号。DTI 检查可见软脑膜 - 皮质 - 皮质下白质区域的各向异性分数（FA）图异常高信号，可能与脑膜炎性反应的黏附分子有关[4]。抗生素治疗后软脑膜 - 皮质 - 皮质下白质区 FA 值会显著下降。

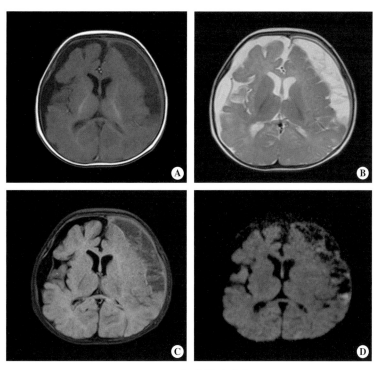

图 5-1-1 细菌性脑膜炎

患儿，3 个月。细菌性脑膜炎，左侧硬膜下积脓。A. MRI T_1WI 信号比脑脊液信号强；B. MRI T_2WI 呈混杂信号；C. MRI T_2 TIRM（Siemens 1.5T）呈混杂信号；D. DWI 示扩散受限；注意右侧硬膜下积液在 MRI T_1WI、T_2WI、T_2 TIRM 和 DWI 均显示与脑脊液相仿的信号，提示为无脓液的单纯积液

脑膜炎患者脑室旁白质损伤可以表现为 DWI 高信号和 ADC 图低信号，可能是脑膜炎引起早期脑缺氧所致。Malik 等研究中观察到新生儿脑膜炎急性期的脑室旁白质 ADC 值显著降低，并且与 3 月龄时患儿的神经发育评估落后有关[5]。该作者同时发现脑膜炎新生儿脑室旁白质 FA 值下降，反映了白质纤维结构损伤[6]。脑白质弥漫受累的表现可以用白质对损伤的易感性增加来解释。

细菌性脑膜炎导致的深部严重脑组织病变包括脑炎、脑脓肿、动静脉血栓和脑梗死。脑炎在 CT 上表现为脑组织密度减低，MRI 上 T_1WI 呈低信号，T_2WI 呈高信号，DWI 呈高信号或等信号，ADC 图表现为等信号或低信号。脑炎形成早期增强 CT 和 MRI 检查病变区通常无明显强化。脑脓肿形成可以在增强 CT 和 MRI 上见结节状强化，或脓肿壁的环形强化。脑膜炎脑梗死可以表现为单发局灶性或多灶性，也可以是弥漫性病灶，以及缺血性或出血性梗死。MRI 检查病灶多表现为 T_1WI 低信号，T_2WI 高信号，DWI 显示高信号，ADC 图呈低信号。

脑膜炎脑卒中有两种局灶性梗死形式：①深部穿支动脉（豆纹动脉、丘纹动脉）卒中（动脉缺血性卒中），累及基底节、丘脑和（深部）脑室旁白质；②浅表的斑片状损伤，为皮质表面局灶性梗死，难以区分是动脉性还是静脉性病灶或脑炎引起。这些病灶在急性期 MRI 上显示为 T_1WI 低信号，T_2WI 高信号，DWI 显示高信号，ADC 图呈低信号（图 5-1-2），随病情演化，病灶形成脑软化，MRI 表现为 T_1WI 低信号，T_2WI 高信号，DWI 低信号，ADC 图高信号。长期随访，患儿临床结局差，有运动功能障碍、语言障碍、大脑发育延迟、视力损害、脑积水和癫痫等症状。

通常认为新生儿脑膜炎时脑梗死高发，脑梗死通常是静脉性梗死，继发于纤维蛋白血栓，偶尔也可以是基底动脉受累引起的动脉性梗死。动脉缺血性卒中的主要诊断依据为病变区域 T_1WI 呈低信号、T_2WI 呈高信号及发病 1 周内梗死区域 DWI 呈高信号、ADC 图呈低信号。

新生儿感染和脑膜炎，若深部脑白质发生出血性静脉性梗死，可继而坏死、液化和形成空腔。

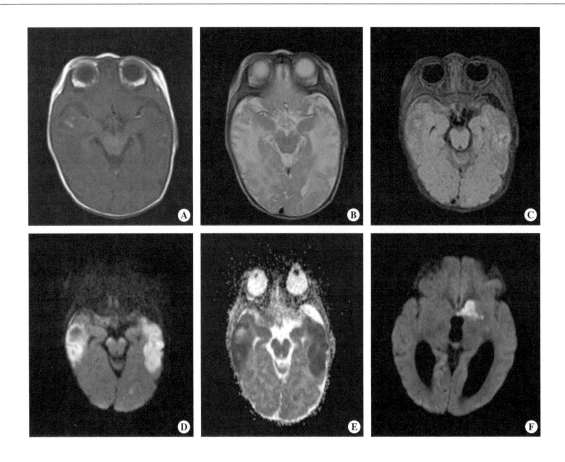

图 5-1-2 细菌性脑膜炎

婴儿，16 天。败血症，细菌性脑膜炎，脑积水。双侧大脑中动脉栓塞，双侧颞叶见大片状病变。A. MRI T$_1$WI 呈低信号为主的混杂信号；
B. MRI T$_2$WI 呈稍高信号为主的混杂信号；C. MRI T$_2$ TIRM（Siemens 1.5T）呈稍低信号为主的混杂信号；D. MRI DWI 显示病变区高信号；
E. ADC 图显示为扩散受限；F. 左侧基底节出现梗死，DWI 呈高信号

这种影像改变容易与脑脓肿混淆[7]。深部白质出血性静脉性梗死后坏死和液化的 MRI 表现为空腔性坏死和软化灶，较大病灶附着有亚急性的出血性碎片，病灶可出现邻近小血管静脉血栓，这与脑脓肿有本质差异，此类病例可以避免不必要的神经外科穿刺。

脑室扩张可以是脑室炎和室管膜炎导致，增强 MRI 可见室管膜强化。脑室内可见碎片样的炎性物质，在 DWI 上呈高信号。脉络膜炎表现为脉络膜丛增大，增强扫描后明显强化。

【诊断要点】

1. 增强 CT 和 MRI 可见脑膜异常强化、脑膜血管增粗增多。蛛网膜下腔积脓在 MRI DWI 上表现为高信号，ADC 图呈低信号。DWI 可见脑膜呈增厚高信号。软脑膜 – 皮质 – 皮质下白质区域 FA 值增高。

2. 脑室扩张和脑积水是常见的并发症。脑室炎和室管膜炎导致的脑室扩张，增强 MRI 可见室管膜强化。脑室内可见碎片样的炎性物质呈 DWI 高信号。

3. 脑实质损伤包括皮质和白质水肿、梗死和脑脓肿等。损伤急性期脑水肿 MRI 表现为扩散受限，可导致脑室扩大和（或）脑萎缩。脑膜炎的脑脓肿多数为微小脓肿。

4. 动脉性梗死包括深部穿支动脉栓塞和皮质浅表动脉栓塞，分别导致深部灰质核团和皮质梗死。静脉性梗死可以是出血性梗死，导致脑坏死、液化。

【鉴别诊断】

婴幼儿感染导致的硬膜下积液、蛛网膜下腔积液需要与受虐儿童综合征导致的慢性硬膜下出血进行鉴别。尽管出血的 CT 密度或 MRI 信号与单纯积液或感染导致的积脓的 CT 密度或 MRI 信号有差异，但是如果怀疑为受虐儿童综合征，则应给予一些关键部位的检查，如四肢长骨的检查，确定有无骨折，有利于鉴别诊断。慢性硬膜下出

血伴有颅骨骨折，也有利于受虐儿童综合征的诊断。

6～18个月婴儿常会出现良性硬膜下积液，这种现象在婴儿出现发热或病毒感染时，会更为明显，要注意与细菌性感染导致的硬膜下积液或积脓相鉴别。DWI发现积液信号不同于正常脑脊液信号，有助于积脓的诊断。另外，良性硬膜下积液常是双侧对称的，同时伴有蛛网膜下腔积液的存在。硬膜下积脓以硬膜下间隙增宽为主，双侧常是不对称的。

脑炎有时需要与脑低级别胶质瘤如弥漫性星形细胞瘤相鉴别。弥漫性星形细胞瘤表现为无明显占位效应的脑实质异常密度或信号，增强扫描并没有显著强化，有时与局限性脑炎鉴别比较困难。总体来讲，在DWI上弥漫性星形细胞瘤表现为轻度扩散受限的异常改变，而脑炎可以表现为扩散受限、弥散增加或正常弥散。短期内随访，炎症的信号特征或病变范围会有所改变，而弥漫性星形细胞瘤改变不明显。仔细观察胶质瘤内扩散受限和强化的组织成分，有利于两者的鉴别诊断。炎症常会伴有出血性改变，有助于与弥漫性星形细胞瘤相鉴别。其他有一些特殊的脑肿瘤，如生殖细胞瘤，会表现为负占位效应，注意不要与炎症导致的脑萎缩混淆。

【研究现状与展望】

颅脑感染性疾病的影像学检查，由于CT敏感度较低，并不作为主要检查手段。但是紧急情况下，CT检查可以观察到一些细微的改变，如脑肿胀等，需要引起警惕。MRI常规序列可以发现与病因及损伤时间有关的脑损伤形式，为预后提供有价值的信息。DWI较之常规序列可提供更多的信息，被推荐应用于所有临床MRI研究。DTI、DTT、BOLD、静息态功能磁共振、灌注成像和ASL已在脑膜炎检查中使用。有部分研究发现，儿童脑膜炎患者存在脑区域性高灌注现象，并与相应的神经症状有关[8]。

参 考 文 献

[1] Jaremko JL，Moon AS，Kumbla S. Patterns of complications of neonatal and infant meningitis on MRI by organism：a 10 year review. Eur J Radiol，2011，80（3）：821-827.

[2] Oliveira CR，Morriss MC，Mistrot JG，et al. Brain magnetic resonance imaging of infants with bacterial meningitis. J Pediatr，2014，165（1）：134-139.

[3] Wong AM，Zimmerman RA，Simon EM，et al. Diffusion-weighted MR imaging of subdural empyemas in children. AJNR Am J Neuroradiol，2004，25（6）：1016-1021.

[4] Trivedi R，Malik GK，Gupta RK，et al. Increased anisotropy in neonatal meningitis：an indicator of meningeal inflammation. Neuroradiology，2007，49（9）：767-775.

[5] Malik GK，Yadav A，Trivedi R，et al. Temporal alterations in brain water diffusivity in neonatal meningitis. Acta Paediatr，2009，98（9）：1426-1432.

[6] Malik GK，Trivedi R，Gupta A，et al. Quantitative DTI assessment of periventricular white matter changes in neonatal meningitis. Brain Dev，2008，30（5）：334-341.

[7] Ruess L，Dent CM，Tiarks HJ，et al. Neonatal deep white matter venous infarction and liquefaction：a pseudo-abscess lesion. Pediatr Radiol，2014，44（11）：1393-1402.

[8] Wong AM，Yeh CH，Liu HL，et al. Arterial spin-labeling perfusion imaging of childhood meningitis：a case series. Childs Nerv Syst，2016，32（3）：563-567.

第二节 特定细菌性感染

影像学对于脑膜炎的诊断价值在于观察脑膜炎的累及范围和确定是否存在并发症。本节中所述的特定病原体的病变特征，只是在临床诊疗中所观察到的现象，并不能代表就是此类或此种病原体感染必须出现的改变或者特征性改变。

有研究发现，革兰氏阳性菌感染者MRI异常表现显著高于革兰氏阴性菌感染者[1]。革兰氏阳性菌感染者的MRI表现主要为脑白质损伤，脑室炎少见；革兰氏阴性菌感染者的MRI表现主要为脑白质损伤和脑室膜炎。革兰氏阴性菌感染时的脑室膜炎比革兰氏阳性菌更为常见[2]。既往研究认为，肺炎链球菌和B型流感嗜血杆菌与硬膜下积脓有关。但Oliveira等[1]报道在小于1岁婴儿细菌性脑膜炎研究中发现硬膜下积脓者B组链球菌感染最多，约占1/2，其次是肺炎球菌、大肠埃希菌感染等。可形成脑脓肿的病原体包括大肠埃希菌、金黄色葡萄球菌、柠檬酸杆菌属、肠杆菌属、B组链球菌和沙雷菌属等。

一、革兰氏阳性球菌感染

1. 金黄色葡萄球菌 耐甲氧西林金黄色葡萄球菌脑膜炎可以由社区感染或院内感染获得。社区感染常发生于免疫缺陷患儿。脑部损伤可见硬膜下积脓、海绵窦栓塞、穿支动脉栓塞或广泛的脑水肿等。

2. B 组链球菌 是新生儿期败血症和脑膜炎最常见的病原体。脑部感染 MRI 典型表现为脑实质多发或弥漫性梗死，常见基底节区受累[3]。脑外间隙积液常伴对称性额叶周围间隙扩大，但脑外间隙积液在 DWI 上扩散受限少见。脑室炎也不常见。

3. 肺炎链球菌 是儿童大叶性肺炎最常见的病原体，也是常见的脑膜炎致病菌。肺炎链球菌易累及脑血管，导致脑血管痉挛、闭塞，供应脑组织的血流量减少，导致脑缺血、脑坏死，最终出现囊性脑软化和脑萎缩。赵莹莹等[4] 报道约 1/2 的患儿出现脑膜强化和硬膜下积液或积脓，1/3 的患儿出现脑梗死和脑软化。

二、革兰氏阴性球菌感染

奈瑟菌是常见的婴儿和儿童脑膜炎病原体，历史上有多次脑膜炎暴发流行，奈瑟菌脑膜炎可以是流行性的、群发的、持续高发或散发的。临床上常有败血症和脑膜炎同时发生，以及皮疹等表现。发生脑膜炎后，颅内压增高是死亡的主要原因。MRI 可见皮质急性的细胞毒性水肿，脑白质较少受累，脑 MRA 基底动脉环无异常表现。随访受累皮质表现为萎缩和软化。

三、革兰氏阳性杆菌感染

1. 李斯特菌 是相对比较罕见的感染，多见于新生儿和免疫缺陷的儿童。新生儿感染常出现败血症，脑膜炎时可出现梗死、脑室内出血和脑室炎[3]。早期 MRI DWI 可出现局灶性或广泛性脑白质损伤，伴或不伴皮质损伤。李斯特菌也可累及脑干。

2. 芽孢杆菌 该感染导致脑膜炎非常少见，Lequin 等[5] 报道早产儿芽孢杆菌脑膜炎 MRI 常规序列显示白质内血肿或出血性病变，DWI 则可发现散在分布的大脑皮质、基底节、丘脑多发扩散受限病灶。需要注意的是，新生儿出血性脑膜脑炎更常见于沙雷菌感染。

四、革兰氏阴性杆菌感染

1. 大肠埃希菌 是新生儿和婴儿脑膜炎最常见的病原体之一。大肠埃希菌感染脑部 MRI 典型表现为脑外间隙增宽，聚集的液体在 DWI 上表现为扩散受限，其发生率显著高于链球菌脑膜炎；脑室扩大和脑室炎也是大肠埃希菌脑膜炎常见表现[3]。额叶周围脑外间隙扩大则较链球菌脑膜炎少见。脑实质梗死较链球菌脑膜炎少见，且不如链球菌脑膜炎病变广泛，只发生在炎性脑膜覆盖处的小范围内，较少累及基底节区。国内报道，新生儿期大肠埃希菌脑部感染主要表现为脑室炎，可发生硬膜下积液、脑梗死及不同程度的脑白质损伤[2]。Shah 等[6] 报道大肠埃希菌脑膜炎易出现弥漫性脑白质损伤，导致脑室扩大和（或）脑萎缩，以及伴发脑内小脓肿。

2. 沙雷菌属 通常定植于新生儿重症监护病房，既往有关沙雷菌属院内感染暴发的报道中也有多发脑脓肿的描述。文献报道的沙雷菌属脑膜炎均发生于早产儿，T_2WI 可见多发的边界清晰的巨大脑实质脓肿[3]。其他表现包括脑室炎、血管炎、广泛的坏死出血性脑炎等。

3. 柠檬酸菌属 Jaremko 等[3] 报道柠檬酸菌属脑膜炎（枸橼酸杆菌脑膜炎）均存在 1 个或 2 个血管区域的梗死，可伴脑室炎；也有报道在足月儿及晚期早产儿柠檬酸菌属感染形成脑脓肿[7]。国内报道新生儿化脑是枸橼酸杆菌感染的可以出现严重脑室炎伴脑室扩张和严重脑白质损伤[2]。

4. 克雷伯菌 该菌感染导致的脑膜炎少见，早产儿、低出生体重儿和有先天性泌尿道畸形的患儿是本病的易患人群。克雷伯菌感染导致的脑膜炎可出现皮质梗死、脑白质损伤、脑内脓肿，以及脑室内出血[3]。

参 考 文 献

[1] Oliveira CR, Morriss MC, Mistrot JG, et al. Brain magnetic resonance imaging of infants with bacterial meningitis. J Pediatr, 2014, 165（1）: 134-139.

[2] 张静，毛健，李娟，等. 新生儿不同病原菌化脓性脑膜炎在磁共振影像学上的特点. 中国当代儿科杂志，2012，14（7）: 489-495.

[3] Jaremko JL, Moon AS, Kumbla S. Patterns of complications of neonatal and infant meningitis on MRI by organism: a 10 year review. Eur J Radiol，2011，80（3）: 821-827.

[4] 赵莹莹, 刘佳佳, 张家伟, 等. 儿童不同病原菌所致化脓性脑膜炎的影像学特征. 中国医学计算机成像杂志, 2019, 25 (2): 106-110.

[5] Lequin MH, Vermeulen JR, van Elburg RM, et al. Bacillus cereus meningoencephalitis in preterm infants: neuroimaging characteristics. AJNR Am J Neuroradiol, 2005, 26 (8): 2137-2143.

[6] Shah DK, Daley AJ, Hunt RW, et al. Cerebral white matter injury in the newborn following Escherichia coli meningitis. Eur J Paediatr Neurol, 2005, 9 (1): 13-17.

[7] Vaz Marecos C, Ferreira M, Ferreira MM, et al. Sepsis, meningitis and cerebral abscesses caused by Citrobacter koseri. BMJ Case Rep, 2012, 2012: bcr1020114941.

（杨鸣姝　乔中伟）

第三节　脑　脓　肿

【概述】

脑脓肿的致病菌多数是革兰氏阳性球菌或革兰氏阴性杆菌。脑脓肿的发病部位和数目与感染途径有关。一般由局部感染灶直接蔓延所致的脑脓肿常为单个。其中耳源性（化脓性中耳炎、乳突炎）脑脓肿多见于颞叶或小脑；鼻窦（额窦）炎引起的脑脓肿多见于额叶[1]。血源性感染者常为多发性，可分布于大脑各个部位，可见于先天性心脏病和免疫缺陷儿童。在本章的第一节中，介绍了脑脓肿是脑膜炎感染的并发症之一；在第二节中，介绍各种病原体感染时，提及脑内病变会出现脑脓肿改变。本节主要介绍一些发生在儿童常见的局部感染进一步导致脑脓肿的临床特征。

【病理学表现】

脑脓肿的形成一般分为三个阶段。第一阶段是急性脑炎期。当病原体侵入脑内时，引起局部脑组织充血水肿，炎性细胞浸润。第二阶段是化脓期。脑小血管出现脓毒性静脉炎或化脓性栓塞，可出现局部脑组织小区域的出血性坏死和脑软化。小区域的坏死液化区扩大和互相融合，形成较大的脓腔，周围形成炎性肉芽组织，邻近脑组织出现水肿。第三阶段是脑脓肿和包膜形成阶段。脓肿外周逐步形成由肉芽组织、纤维组织和胶质细胞构成的包膜，邻近脑组织出现较严重的脑水肿。

【影像学表现】

在急性脑炎期，CT 和 MRI 主要表现为局部的脑组织肿胀，在 CT 上表现为低密度，MRI 上表现为 T_1WI 低信号，T_2WI 高信号，DWI 无明显扩散受限，ADC 表现为略高信号或等信号（图 5-3-1）。此时增强扫描炎症区脑组织可以无明显强化，或周边区域轻微强化。同时需要注意观察邻近的脑膜是否强化，以及邻近是否出现颅外的感染源。在化脓期，病变区 T_1WI 和 T_2WI 已经不表现为单纯的低信号和高信号，而会出现高低不等的混杂信号，这是由于出血性坏死或脓肿出现导致的。化脓期增强 CT 或 MRI 检查可观察到结节状或小环形强化的微小脓肿，DWI 可以表现为扩散受限，增强扫描后病变内出现结节样强化，已经具备脑脓肿的诊断特征。在脑脓肿和包膜形成阶段，病变区在 T_1WI 低信号和 T_2WI 高信号的背景下，出现 T_1WI 略高信号，T_2WI 低信号的环形脓肿壁，增强 CT 或 MRI 检查出现典型的环形强化，DWI 检查脓肿壁表现为扩散受限，脓腔内为等低信号，这是脑脓肿的典型表现（图 5-3-1）。

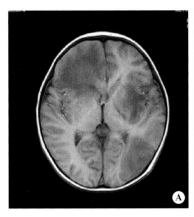
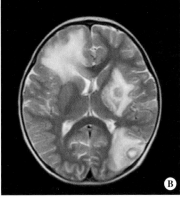
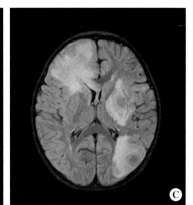

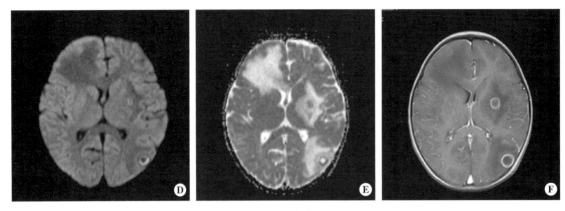

图 5-3-1 脑脓肿（1）

患儿，男性，2岁。免疫缺陷病，多发脑脓肿。左侧大脑枕叶、左侧基底节、右侧大脑额叶可见大片脑组织病变。A. MRI T₁WI 病变区呈低信号；B. MRI T₂WI 病变区呈稍高信号为主的混杂信号，病变内见环状低信号；C. MRI T₂ TIRM（Siemens 1.5T）病变区呈高信号为主的混杂信号，环状病变内呈低信号；D. 在 T₂ TIRM 呈高信号的病变区域，在 DWI 呈低信号；在 T₂ TIRM 环状病变内呈低信号区域，在 DWI 呈高信号或环状高信号；E. ADC 图显示左侧大脑枕叶病变内环状扩散受限，左侧基底节结节状扩散受限，其余区域呈弥散增加；F. 增强 T₁WI 左侧大脑枕叶、左侧基底节可见环状强化，右侧额叶病变无强化，邻近脑膜轻微增厚强化

在儿童，如果观察到脑内炎症、脓肿形成，需要了解病变邻近区域是否有鼻窦炎、中耳炎、乳突炎（图 5-3-2）或结膜炎，这些都是儿童局灶性脑脓肿的主要原因。其他儿童脑脓肿的原因包括先天性心脏病[2]、免疫缺陷等，这些都是血源性感染的主要原因，常表现为多发病灶。

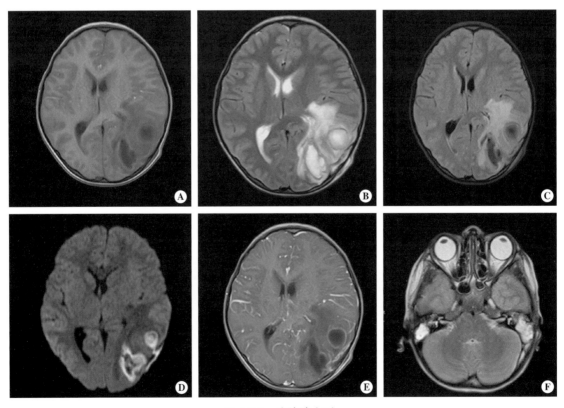

图 5-3-2 脑脓肿（2）

患儿，男性，9岁。双乳突炎，脑脓肿。左侧大脑颞枕叶大片脑组织病变。A. MRI T₁WI 病变区呈低信号；B. MRI T₂WI 病变区呈稍高信号为主的混杂信号，病变内见环状和类环状低信号；C. MRI T₂ TIRM（Siemens 1.5T）病变区呈高信号为主的混杂信号，环状和类环状病变内呈低信号；D. 在 T₂ TIRM 呈高信号的病变区域，在 MRI DWI 呈低信号；在 T₂ TIRM 环状和类环状病变内呈低信号区域，在 DWI 呈高信号，病变邻近的脑膜增厚，呈 DWI 高信号；E. MRI 增强 T₁WI 可见环状和类环状强化，以及邻近脑膜增厚强化；F. 双侧乳突内病变呈 MRI T₂WI 高信号

【诊断要点】

1. 脑炎期 主要表现为 T_1WI 低信号、T_2WI 高信号、DWI 无明显扩散受限，ADC 表现为略高信号或等信号。增强扫描炎症区脑组织可以无明显强化，或周边区域轻微强化。

2. 化脓期 增强 CT 或 MRI 检查可见结节状或小环形强化的微小脓肿，DWI 可以表现为扩散受限，增强扫描后病变内出现结节样强化。

3. 脑脓肿和包膜形成时 增强 CT 或 MRI 检查出现典型的脓肿壁环形强化，DWI 检查脓肿壁表现为扩散受限，脓腔内为等低信号。

【鉴别诊断】

脑脓肿在形成早期阶段表现为脑炎，需要与病毒性脑炎、弥漫性星形细胞瘤相鉴别。增强 MRI 如果能观察到邻近脑膜强化，以及邻近颅外感染源，如鼻窦炎、中耳炎等，有助于鉴别诊断。在化脓期和脑脓肿形成期，一般根据典型表现即可诊断，在儿童期与其他肿瘤性病变鉴别的必要性不大。

【研究现状与展望】

一般根据临床表现及 MRI 增强检查和 DWI 的特征，诊断儿童脑脓肿并不困难。但是在成人疾病中，由于需要与囊变坏死性脑肿瘤、胶母细胞瘤、囊性转移瘤等相鉴别，常需要借助更多的检查方法，如 DTI、^{1}H-MRS 及 MRI 纹理分析技术等[3-5]。

参 考 文 献

[1] Mameli C，Genoni T，Madia C，et al. Brain abscess in pediatric age：a review. Childs Nerv Syst，2019，35（7）：1117-1128.

[2] Udayakumaran S，Onyia CU，Kumar RK. Forgotten？Not yet. Cardiogenic brain abscess in children：a case series-based review. World Neurosurg，2017，107：124-129.

[3] Gupta RK，Hasan KM，Mishra AM，et al. High fractional anisotropy in brain abscesses versus other cystic intracranial lesions. AJNR Am J Neuroradiol，2005，26（5）：1107-1114.

[4] Muccio CF，Caranci F，D'Arco F，et al. Magnetic resonance features of pyogenic brain abscesses and differential diagnosis using morphological and functional imaging studies：a pictorial essay. NeuroRadiol，2014，41（3）：153-167.

[5] 李顺，邱娜，叶成坤，等. MRI 纹理分析在脑脓肿与胶质母细胞瘤鉴别诊断中的应用价值. 临床神经外科杂志，2019，16（3）：245-249.

（乔中伟）

第三篇

脊髓感染与炎症疾病

第六章　化脓性脊髓炎（脊髓脓肿）

【概述】

急性化脓性脊髓炎（脊髓脓肿）少见，截至2011年，全球报道的病例数不足120例[1]，主要源于全身或局部感染，细菌经血液循环或直接蔓延等途径进入脊髓，其中以金黄色葡萄球菌感染最为常见，此外肺炎链球菌、嗜血杆菌、变形杆菌、李斯特菌等也是致病菌之一[2]。脊髓脓肿以胸髓受累为主，表现为部分或完全性脊髓横贯性炎性损害[3]。成人化脓性脊髓炎大多数是由远处病灶的血源性播散引起的，如尿路或呼吸道感染，或由邻近的感染灶（如椎体化脓性骨髓炎或椎管内脓肿）的直接蔓延引起；儿童化脓性脊髓炎大多继发于先天性真皮窦[4]，由于真皮窦继发感染、椎管内积脓，继而蔓延至脊髓，从而引起化脓性脊髓炎。一项研究报告显示，在5岁以下患有脊髓脓肿的儿童中，68%的儿童存在先天性脊柱裂，而在5岁或5岁以上的儿童中，只有15%的儿童存在先天性脊柱裂，后者明显低于前者[5]。有研究者发现，婴儿阶段是本病发病的高峰期。

【病理学表现】

化脓性脊髓炎早期病理表现为炎症、充血、炎性细胞浸润，继而局部坏死，脓肿形成，其病理表现与脑脓肿相同。以往本病预后不良，随着影像学诊断水平的提高，有效的抗生素的使用和外科技术的改进，化脓性脊髓炎的总病死率已从1944年的90%显著降低至2009年的4%。目前尚无统一治疗方案，必须根据患者的具体临床情况认真选择治疗方案。一般情况下，早期引流和静脉内快速使用抗生素，预后良好。与保守治疗或延迟引流相比，症状出现后5天内进行外科引流可显著改善神经功能。

【临床表现】

患者多有全身或局部化脓性感染后出现高热、乏力等全身症状，以及背痛、截瘫、大小便障碍等横贯性脊髓炎症状；血液细菌培养可见葡萄球菌生长；血常规检查白细胞计数增高，以中性粒细胞增高为主，红细胞沉降率升高，C反应蛋白水平增高。腰椎穿刺脑脊液检查：白细胞计数增多，以中性粒细胞为主，蛋白定量数值升高，葡萄糖和氯化物水平可降低。

【影像学表现】

化脓性脊髓炎的MRI表现随着病程的改变而表现不一，这与脑脓肿的表现相一致；在T_2WI上早期表现为片状高信号，信号均匀或不均匀，边缘模糊，局部脊髓肿胀；增强扫描表现为模糊片状强化。一周后脓肿形成，此时原弥漫性脊髓水肿减轻，病灶边缘逐渐变清晰，增强扫描显示脓肿壁呈环形强化，壁完整，厚薄均匀，强化一致；脓腔内无强化；DWI上脓肿呈高信号，ADC图上脓肿呈低信号，此表现与脑脓肿表现相一致，反映了脓肿内扩散受限[6]。有学者认为此表现具有诊断和鉴别诊断意义[7]。此外还有继发脊膜炎征象，表现为脊膜增厚，明显强化；蛛网膜下腔粘连、闭塞，神经根模糊不清等。继发于真皮窦的化脓性脊髓炎，MRI检查可同时显示真皮窦和（或）背部软组织感染的表现（图6-0-1）。

【诊断要点】

本病诊断不难，起病急，临床上常有发热等全身症状，以及背痛、截瘫等脊髓病变症状，血常规可有白细胞计数增高；根据MRI典型表现可做出诊断。

【鉴别诊断】

急性化脓性脊髓炎罕见，根据临床表现，MRI不难诊断；早期需要与脊髓梗死、病毒性脊髓炎和炎性脱髓鞘病变（如视神经脊髓炎、多发性硬化和急性播散性脑脊髓炎）等相鉴别；脓肿形成后需与低级别星形细胞瘤和室管膜瘤等相鉴别。

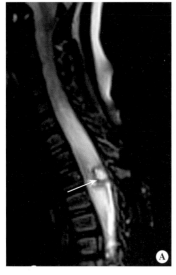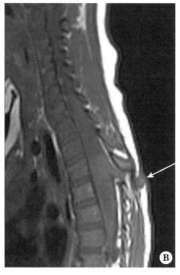

图 6-0-1 脊髓脓肿（继发于真皮窦感染）

患儿，女性，2岁4个月。发热、呕吐、颈部活动受限4天。A、B. MRI示颈胸髓肿胀，T₂水平脊髓脓肿（A. MRI矢状面 T₂WI+FS；B. T₁WI）。手术病理诊断：真皮窦伴感染，胸髓内脓肿形成

1. 脊髓梗死 在儿童期极罕见，呈卒中样起病，脊髓症状常在几分钟或数小时达到高峰；以脊髓前动脉栓塞多见，因此出现脊髓前动脉综合征，以中胸段或下胸段多见，首发症状常为突然出现病损水平的相应部位的根性疼痛或弥漫性疼痛，短时间内发生迟缓性瘫痪，脊髓休克期过后转变为痉挛性瘫痪；并出现分离性感觉障碍，痛温觉缺失而深感觉保留（后索未受累），大小便障碍较明显。梗死范围较大时也可出现脊髓截瘫症状。患者通常无发热等全身症状；脑脊液压力正常，椎管通畅，细胞数及生化检查正常，偶有蛋白、细胞数轻度升高。MRI：早期病变节段增粗，T₁WI呈等或低信号，T₂WI呈高信号，DWI呈高信号，异常信号多局限在脊髓前2/3区域，可见"H"征及"猫头鹰眼"征，此征象与灰质较白质易受缺氧损害，且从解剖学特点上与脊髓前角供血更为薄弱有关。早期强化不明显或轻度强化，3天后可出现不均匀强化。

2. 星形细胞瘤 是儿童最常见的脊髓肿瘤，起病较缓慢，临床表现有肢体疼痛、麻木、下肢乏力等运动和感觉障碍症状。脊髓星形细胞瘤最多见于胸段脊髓，其次为颈髓、腰骶段脊髓。肿瘤呈浸润性生长，与周围组织界线不清；MRI上可见病变节段的脊髓均有不同程度的增粗，平扫图像肿瘤边界常显示不清；肿瘤在T₁WI上多表现为等信号或低信号，在T₂WI上多表现为高信号，瘤内可有出血、坏死、囊变等。增强扫描后大多呈轻度强化，少数可呈明显强化或不强化。肿瘤强化不均匀，可表现为散在斑片状强化、结节状或团块状

肿瘤实体强化，或呈广泛大片状强化。肿瘤常呈偏心性生长，53%的肿瘤位于脊髓背侧，偏心性生长且边界不清有助于脊髓星形细胞瘤的诊断。

【研究现状与进展】

由于脊髓脓肿发病率低，文献上大多为个案报道，有学者认为DWI有助于脊髓脓肿的诊断和鉴别诊断，DWI上脓肿信号的特点与脓肿内的成分有关，脓肿内的大分子、细胞等限制水分子的运动，故脓肿形成早期DWI上呈高信号，ADC图上呈低信号[6, 7]。

参 考 文 献

[1] Boutsikaris DG，Winters ME. Spinal cord abscess//Vincent JL，Hall JB. Encyclopedia of Intensive Care Medicine. New York：Springer，2012.

[2] Hung PC，Wang HS，Wu CT，et al. Spinal intramedullary abscess with an epidermoid secondary to a dermal sinus. Pediatr Neurol，2007，37（2）：144-147.

[3] 王晓菊，张剑平. 急性化脓性脊髓炎一例. 中国现代神经疾病杂志，2011，11（1）：113-114.

[4] Al Barbarawi M，Khriesat W，Qudsieh S，et al. Management of intramedullary spinal cord abscess：experience with four cases，pathophysiology and outcomes. Eur Spine J，2009，18（5）：710-717.

[5] Guzel N，Eras M，Guzel DK. A child with spinal intramedullary abscess. Childs Nerv Syst，2003，19（10/11）：773-776.

[6] Dörflinger-Hejlek E，Kirsch EC，Reiter H，et al. Diffusion-weighted MR imaging of intramedullary spinal cord abscess. AJNR Am J Neuroradiol，2010，31（9）：1651-1652.

[7] Roh JE，Lee SY，Cha SH，et al. Sequential magnetic resonance imaging finding of intramedullary spinal cord abscess including diffusion weighted image：a case report. Korean J Radiol，2011，12（2）：241-246.

（杨兴惠）

第七章　病毒性脊髓炎

第一节　概　　述

病毒性脊髓炎是由一组病毒感染引起的脊髓急性炎症性疾病，最常见的是肠道病毒（enterovirus，EV）和疱疹病毒（herpes virus）。肠道病毒属包括脊髓灰质炎病毒（poliovirus）在内共 12 个不同种类，其中部分种类的病毒具有嗜神经性，可选择性地侵犯中枢神经系统引起相应的疾病，如脊髓灰质炎。随着全球消灭脊髓灰质炎目标的即将实现，脊髓灰质炎已淡出人们的视线。目前引起脊髓炎的主要肠道病毒有 EV-A71 和近几年被发现的 EV-D68 病毒，并在世界范围内流行。疱疹病毒也具有嗜神经性，也是引起脊髓炎的主要病原体之一，包括 α 疱疹病毒（如单纯疱疹病毒 1 型、单纯疱疹病毒 2 型、水痘带状疱疹病毒）、β 和 γ 疱疹病毒（如巨细胞病毒、EB 病毒、人类疱疹病毒 6 型、人类疱疹病毒 8 型等）。此外，腺病毒、日本脑炎病毒、登革热病毒、埃博拉病毒等也可引起脊髓炎。

病毒性脊髓炎根据临床表现及累及的部位、病变的大小分为弛缓性脊髓炎（主要累及脊髓灰质）、横贯性脊髓炎和播散性脊髓炎。弛缓性脊髓炎是指出现一个或多个肢体的急性弛缓性麻痹或急性延髓麻痹发作，病变主要累及脊髓灰质（尤其是前角），如果由脊髓灰质炎病毒引起，则称为脊髓灰质炎，它是一种较典型的弛缓性脊髓炎，曾经是引起弛缓性脊髓炎的主要原因；由于脊髓灰质炎在我国已基本被消灭，因此目前最常见引起弛缓性脊髓炎的是非脊髓灰质炎病毒，如 EV-A71、EV-D68、单纯疱疹病毒、EB 病毒、登革热病毒等，其中 EV-A71 等肠道病毒较多引起的是弛缓性脊髓炎。病毒性脊髓炎也可以呈横贯性脊髓炎表现，但横贯性脊髓炎较多的是由病毒感染后免疫反应所引起，其临床及 MRI 表现与自身免疫性炎性脱髓鞘病（如视神经脊髓炎谱系病，MOG 相关性脑脊髓炎等）极为相似。病毒性脊髓炎的病灶可呈长段型（病灶长度大于 3 个椎体），严重病例可累及脊髓全长；也可能呈短段型（病灶长度小于 3 个椎体）或播散型；病灶的长度对于鉴别诊断有重要意义。病毒性脊髓炎存在季节性发病的特点，夏季和秋季一般是发病高发季节，这主要是由虫媒病毒和肠道病毒的流行和地方性循环造成的，如日本脑炎病毒在我国主要于 7 ～ 9 月流行；不同国家或地区引起病毒性脊髓炎的主要病原体不尽相同，某些病毒可能仅在一些地区发病率较高，如埃博拉病毒主要见于非洲，而登革热病毒较多见于东南亚国家。此外，相同的病毒在不同种族人群中的发病率也不尽相同。由于人类活动、战争和自然灾害等，一些曾经熟知的病毒经变异后重新出现，不同病毒的流行此起彼伏，某种病毒在某些年份和地区流行，随着人群免疫力的提高又开始消沉，另一种病毒又开始流行。

不同病毒引起的脊髓炎，其临床表现大同小异、缺乏特征性，因此需要结合临床表现、病原学检测和神经影像学进行综合考虑才能明确诊断，其中病原学检测，包括血清学检测、病毒分离和 PCR，在流行病学诊断中起着决定性作用，尤其是脑脊液中病毒 DNA-PCR 检测是诊断病毒性脑炎／脊髓炎的一种高敏感度和高特异度的方法。尽管影像学检查不足以进行病因学诊断，但神经影像学检查为临床诊断提供了重要依据，是一项不可或缺的检查方法。

第二节　脊髓灰质炎

【概述】

脊髓灰质炎又称小儿麻痹症（poliomyelitis），

是由脊髓灰质炎病毒（poliomyelitis virus）引起的弛缓性脊髓炎，曾经是导致小儿麻痹的主要原因，在我国属法定报告的乙类传染病。随着疫苗的普及，本病在我国及世界上大多数国家已基本被消灭，但要实现全球消灭脊髓灰质炎的目标尚存在许多障碍和挑战，如 2008 年在尼日利亚脊髓灰质炎再次蔓延至邻近多个国家[1]。我国仍面临输入性病例的风险，如 1995～1996 年及 1999 年，我国云南省和青海省发生了分别由缅甸和印度输入的脊髓灰质炎野毒株病例，经当地疾病预防控制部门采取紧急有效的措施后，才未发生二代病例。尽管相关机构正式宣布我国和其他多个国家已维持无脊髓灰质炎状态，但仍面临输入性病例及疫苗相关性脊髓灰质炎的风险[2-4]，因此需要引起疾病预防控制部门和临床医生的高度重视。

本病潜伏期为 8～12 天，临床上根据病变的程度可分为隐性感染、顿挫型、无瘫痪型和瘫痪型。又根据病程分为以下五期。

1. 前驱期 此期症状不典型，全身症状主要有发热、食欲缺乏、多汗、烦躁等，此外亦可有头痛、恶心、呕吐、腹痛、腹泻、便秘等症状，以及上呼吸道感染样症状，如鼻炎、咳嗽、咽喉痛、咽渗出物等，持续 1～4 天。若病情不发展，即为顿挫型。

2. 瘫痪前期 多数由前驱期继续发展进入本期，少数于前驱期症状消失数天后再次发热而来，或无前驱期直接进入瘫痪前期。患儿出现高热、头痛，颈背、四肢痛，活动或变换体位时加重。同时可有烦躁不安、多汗等兴奋状态和神经系统体征（如脑膜刺激征阳性等）。小婴儿拒抱，较大婴儿体检可见三角征、吻膝试验征和头下垂征阳性。若病情到此为止，3～5 天后热退，即为无瘫痪型；如病情继续发展，则进入瘫痪期。

3. 瘫痪期 一般于起病后 1 周内或第 2 次发热后 1～2 天出现不对称性肌群无力，甚至弛缓性麻痹，且随着发热的加重而加重。一般无横贯性脊髓炎症状（如感觉障碍、大小便功能障碍等）。根据病变累及部位可分为脊髓型、脑干型、脑型和混合型；其中脊髓型最为常见，主要表现为弛缓性麻痹，患儿腱反射消失，肌张力减退。脑干型又称球型，是脑神经的运动神经核和延髓的呼吸、循环中枢受累所致。此型较少见，可有呼吸

不规则、呼吸暂停及血压和脉率的变化，两者均为致命性病变。脑型少见。患儿表现为高热、烦躁不安、惊厥、嗜睡、昏迷等表现。混合型即有以上几型任何组合存在的表现，以脊髓型和脑干型并存最常见。

4. 恢复期 一般在瘫痪后 1～2 周逐渐开始恢复，持续数周至数月不等。

5. 后遗症期 严重者神经功能不能恢复，受累肌肉出现萎缩，无力，严重者可有下肢畸形等。

血常规检查一般正常。瘫痪前期及瘫痪早期脑脊液检查可有细胞数增多，蛋白增加不明显，呈细胞蛋白分离现象，对诊断有一定的参考价值。病毒分离是本病确诊最重要依据。起病 1 周内可从咽部及粪便内分离出病毒；发病 1 周内，血、脑脊液中也可分离出病毒。血清学检查也是诊断的主要依据之一，近期未服用过脊髓灰质炎疫苗的患儿，血液及脑脊液中抗脊髓灰质炎病毒 IgM 阳性，可帮助早期诊断；恢复期患儿血清中特异性 IgG 抗体滴度较急性期有 4 倍以上增高，有诊断意义。

【病理学表现】

脊髓灰质炎病毒为小 RNA 病毒科的肠道病毒属，为单股 RNA 病毒，组成病毒核衣壳的每个微粒含四种结构蛋白，即 VP1～VP4，其中 VP1 与人类细胞膜受体有较强特殊亲和力，与病毒的致病性和毒性有关。人类是脊髓灰质炎病毒的天然宿主和储存宿主，病毒与神经元表面特异受体结合后被摄入细胞内，在细胞质中复制繁殖，同时释放出抑制物抑制宿主细胞 RNA 和蛋白质的合成，从而导致神经元的变性和坏死。

脊髓灰质炎病毒进入人体后首先在咽部和肠道的淋巴组织，包括扁桃体、咽部深部淋巴结和回肠集合淋巴结中复制、繁殖，排出病毒进入血液引起第一次病毒血症，病毒随血流到达全身其他部位再度繁殖，然后再次引起病毒血症，在隐性感染或顿挫型中，感染到此为止。在第二次病毒血症时，病毒可到达脑膜引起无菌性脑膜炎，也可随血流到达中枢神经系统引起脊髓灰质和脑组织局部炎症、坏死。

脊髓灰质炎病毒选择性地侵犯神经元，以脊髓灰质的前角细胞最易侵犯，病毒在细胞内复制过程直接导致细胞的损害或完全破坏，从而导致

下运动神经元性瘫痪。病理改变包括神经元损害及局部的炎症反应，神经元损害表现为细胞质的尼氏小体和染色质的溶解，直至细胞完全死亡消失形成坏死灶；炎症反应继发于神经元的破坏，表现为局部炎性细胞浸润，以淋巴细胞为主，伴有白细胞、浆细胞浸润；炎症和水肿可压迫邻近神经细胞，导致相应功能的暂时丧失。在后遗症期，炎症消退，大量神经元坏死区域可形成空洞和周围胶质增生。受损神经元所支配的肌肉发生萎缩，从而引起弛缓性麻痹。

除脊髓前角最显著外，也可波及脊髓后角和背根神经节；脊髓病变以颈段和腰段受损较明显，尤其是腰段受损导致下肢瘫痪。脊髓灰质炎病毒也可累及大脑、脑干及小脑，其中以网状结构、前庭核、小脑蚓部和小脑灰质核团最多见，除前中央回的运动区外，其他大脑皮质一般不受侵犯。

【影像学表现】

1. 脊髓 脊髓灰质炎以累及腰髓和颈髓较多，病变主要位于脊髓前角，严重病例可累及后角及全部灰质，呈短段型或散在分布，早期 T_1WI 呈等或稍低信号，T_2WI 呈高信号，边缘欠清，增强扫描可有轻度强化；累及背根神经节可有神经根的强化，一般表现为轻度均匀强化；随着病变进展加重，并出现坏死时病灶呈明显长 T_1、长 T_2 信号，周围白质可有轻度水肿，增强扫描可呈轻度不规则环状强化。后遗症期，前角萎缩，并有小软化灶存在。

2. 脑 少数脊髓灰质炎患者可累及脑组织，包括大脑、脑干及小脑，其中以网状结构、前庭核、小脑蚓部和小脑灰质核团最多见，除前中央回的运动区外，其他大脑皮质一般不受侵犯。CT 表现为斑片或小片低密度灶，边缘模糊，早期一般无明显强化。MRI 表现为斑片或小片稍长 T_1、长 T_2 信号，边缘模糊，无占位效应；早期增强扫描可有不规则斑片状强化，中后期出现坏死时可出现坏死周围不规则边缘强化。

【诊断要点】

诊断主要根据流行病学史、临床表现、实验室检测和脊髓 MRI 表现，其中实验室检测是诊断的主要依据。由于疫苗的普及，在全世界范围内其发病率已降至极低的水平[5]，而在我国脊髓灰质炎已基本消失，因此临床上出现弛缓性脊髓炎，一般不考虑脊髓灰质炎的可能。

【鉴别诊断】

脊髓灰质炎与其他弛缓性脊髓炎的临床表现和 MRI 表现非常相似，鉴别诊断非常困难，主要依靠病毒学检测。由于在我国脊髓灰质炎已基本消失，因此出现弛缓性麻痹首先考虑的是其他病毒感染所致，如 EV-71、EV-D68 等，此外还需与急性横贯性脊髓炎、吉兰-巴雷综合征、家族性瘫痪、低钾性周期性麻痹等相鉴别。MRI 诊断需要密切结合临床及实验室结果。

【研究现状与进展】

在我国及世界上大多数国家脊髓灰质炎已基本被消灭，因此，影像学研究大多停留在以前的水平，疫苗性脊髓炎的 MRI 表现与其他病毒性脊髓炎也较相似，常规 MRI 检查难于鉴别，有待进一步研究。

参 考 文 献

[1] 梁云梅. 疫苗可预防性儿科感染性疾病：脊髓灰质炎. 中华实用儿科临床杂志，2013，28（22）：1684-1689.

[2] 林志强，吴瑞红，吴江南，等. 福建省 2008—2011 年疫苗相关麻痹型脊髓灰质炎发生率及其影响因素研究. 中华流行病学杂志，2013，34（4）：413-414.

[3] Strebel PM, Sutter RW, Cochi SL, et al. Epidemiology of poliomyelitis in the United States one decade after the last reported case of indigenous wild virus-associated disease. Clin Infect Dis, 1992, 14（2）: 568-579.

[4] Hidalgo S, García Erro M, Cisterna D, et al. Paralytic poliomyelitis caused by a vaccine-derived polio virus in an antibody-deficient Argentinean child. Pediatr Infect Dis J, 2003, 22（6）: 570-572.

[5] Patel M, Orenstein W. A world free of polio-the final steps. N Engl J Med, 2016, 374（6）: 501-503.

第三节 肠道病毒 D68 脊髓炎

【概述】

肠道病毒 D68（enterovirus D68，EV-D68）是一种小单链 RNA 病毒，属肠道病毒属，于 1962 年首次在 4 例急性下呼吸道疾病儿童的呼吸道标本中被发现，以往大多为散发病例，主要引起上呼吸道感染轻症表现，如流鼻涕、咳嗽和肌肉酸痛等。然而近几年来发现该病毒的致病性发生了改变，不仅在世界范围内蔓延、病例数明显增加，而且会导致重症呼吸道感染，甚至出现死亡病例。2014 年该病在美国、加拿大暴发流行，2014 年 8 月至 2015 年 1 月共发现 1150 多例 EV-D68 感染病例[1]；而此次暴发在时间和地理上与发生急性弛缓性脊髓炎（AFM）病例数的增加相吻合，共发现了 120 例 AFM（占 10.4%）。继 2014 年流行之后，世界各地多个研究小组报道了相似的结果[2, 3]，即 EV-D68 可引起 AFM，目前 EV-D68 已成为 AFM 的另一个可能原因，并得到了尸检及动物实验的证实[2]。笔者所在医院 2018 年 7～10 月共发现 10 多例确诊病例，其流行病学特点、临床表现和 MRI 表现与国外文献报道的相一致。

EV-D68 一般在夏季末和秋季初（8～10 月）流行，主要引起呼吸道感染征象，大多病情较轻而自行缓解好转，少部分患者可出现重症呼吸道症状而需要住院治疗。EV-D68 引起的 AFM（EV-D68-AFM）同样在这个季节发病，而呼吸道疾病常是 EV-D68-AFM 的前驱症状。EV-D68-AFM 多见于年长的儿童，可在人与人之间传播。在患者的呼吸道分泌物和血液中可找到病原体，而在脑脊液中很少能发现 EV-D68。

患者常有前驱症状，包括多种不同的症状，如咳嗽、流鼻涕、肌肉疼痛和腹泻；全身症状有发热、乏力等；严重的患儿可出现呼吸窘迫，特别是 5 岁以下患儿。AFM 症状通常表现为不对称肌无力，在已报道的病例中主要影响上肢，一般无感觉障碍，深部腱反射减弱或消失。脑神经受累时其所支配的面部出现无力，并可出现构音障碍和吞咽困难等。脑脊液检查通常无特征性，其中大多数病例显示脑脊液细胞数增多，以淋巴细胞增多为主。呼吸道分泌物、血清和脑脊液病毒分离及抗体检测有助于诊断，但病毒分离阳性率低；脑脊液 PCR 检测对本病的诊断有重要价值。

【病理学表现】

EV-D68 脊髓炎的感染途径目前尚不清楚，可能与脊髓灰质炎病毒的感染途径之一相仿，即病毒通过神经肌肉接头和神经轴突进入中枢神经系统，该假设得到了动物实验的证实[4]，有学者在研究中给予小鼠肌内注射 EV-D68 病毒，导致相应节段的脊髓前角运动神经元损伤并出现瘫痪；该研究还发现 EV-D68 病毒在脊髓运动神经元中复制、繁殖，并导致神经症状的发展。EV-D68 所致的脊髓运动神经元损伤的发病机制和病理学表现目前尚不清楚，有学者对小鼠模型的组织病理学检查及免疫组化染色显示，病变区肌肉、脊髓呈嗜酸性坏死及肺泡壁增厚，说明 EV-D68 对肌肉、脊髓及肺有较强的趋向性。

【影像学表现】

脊髓 MRI 检查对 EV-D68-AFM 的诊断有重要价值，在矢状面上，病灶主要呈纵向长段型（图 7-3-1A），严重者甚至累及脊髓全长，少数呈短段型。横断面上显示病变主要累及脊髓中央区灰质（图 7-3-1B），以前角为重，双侧对称或不对称，也可累及全部灰质，病灶呈长 T_2 信号，边缘模糊；急性期病灶在 DWI 上可呈高信号；进入亚急性期后病灶边缘变清晰，肢体无力的分布也与前角病变分布相一致。病变也可同时累及中央区白质，严重者甚至累及较多白质而呈现横贯性脊髓炎表现，此时儿童的肢体无力通常更为严重。钆对比剂增强扫描：发病后 2 天内病灶常无强化，但此后几乎所有病灶都可出现强化[2]，呈斑片状轻-中度强化，若出现坏死时可呈不规则环状强化；受累节段的腹侧神经根可有强化。多数患者可出现马尾强化，强化主要出现在腹侧马尾神经（图 7-3-1C，图 7-1-3D），马尾神经呈均匀强化。部分患者可累及脑干，通常为严重的脊髓病变向上蔓延所致，病灶主要位于脑干背侧被盖，邻近第四脑室，呈片状长 T_2 信号[5]；但也可出现脑干腹侧病变；增强扫描病灶也可有强化，相对应的脑神经也可有强化；本病通常不累及大脑。

【诊断要点】

本病临床上有弛缓性麻痹的症状，MRI 表现为以前角为主的脊髓炎，最主要的是病毒学检测 EV-D68 阳性。

【鉴别诊断】

EV-D68 所致的脊髓炎与其他病毒所致的弛缓性脊髓的临床表现和 MRI 表现极为相似，鉴别诊断主要依赖于病原学检测。除了 EV-D68，引起弛缓性脊髓的其他病原体还有脊髓灰质炎病毒、EV-A71、EV-D70、西尼罗病毒、日本脑炎病毒等；这些病毒均主要累及脊髓灰质，尤其是前角，临床上均出现弛缓性麻痹表现，MRI 表现无特异性。

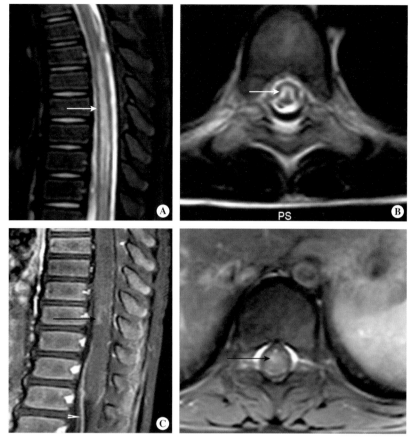

图 7-3-1 EV-D68 脊髓炎

患儿，女性，7 岁 7 个月。因突发不能行走 1 天入院。A、B. MRI T$_2$WI 示腰骶髓内长段型病灶，对称累及双侧脊髓灰质，局部区域同时累及周围白质；C、D. 6 天后 MRI 增强扫描示腰骶髓病灶内见斑片状轻度强化（黑箭），部分脊神经和马尾神经强化

1. 脊髓灰质炎　由脊髓灰质炎病毒感染引起，在我国曾经是麻痹性瘫痪的主要原因，由于疫苗接种的普及，本病在我国已消失。此外，疫苗相关性脊髓炎也需引起重视，与其他疾病的鉴别诊断依赖于病毒学检测。

2. 手足口病所致的脊髓炎　主要由 EV-A71 引起，临床上有手、足和咽部疱疹，若出现弛缓性麻痹，而 MRI 有脊髓灰质炎表现即可诊断本病。二者鉴别主要依赖于临床和实验室检查。

【研究现状与进展】

2014 年美国首次发现 EV-D68 所致脊髓炎以来，已有多个国家和地区流行病例的报道，目前已成为研究的热点，但大多基于临床、流行病学和致病机制的研究，而影像学研究相对较少，且主要为常规的 MRI 检查，因此有待影像学的进一步研究。

参 考 文 献

[1] Holm-Hansen CC，Midgley SE，Fischer TK. Global emergence of enterovirus D68: a systematic review. Lancet Infect Dis, 2016, 16(5)：e64-e75.

[2] Okumura A，Mori H，Fee Chong P，et al. Serial MRI findings of acute flaccid myelitis during an outbreak of enterovirus D68 infection in Japan. Brain Dev，2019，41（5）：443-451.

[3] Dyda A，Stelzer-Braid S，Adam D，et al. The association between acute flaccid myelitis（AFM）and Enterovirus D68（EV-D68）-what is the evidence for causation？Euro Surveill，2018，23（3）：17-00310.

[4] Hixon AM，Yu G，Leser JS，et al. A mouse model of paralytic myelitis caused by enterovirus D68. PLoS Pathog，2017，13（2）：e1006199.

[5] Maloney JA，Mirsky DM，Messacar K，et al. MRI findings in children with acute flaccid paralysis and cranial nerve dysfunction occurring during the 2014 enterovirus D68 outbreak. AJNR Am J Neuroradiol，2015，36（2）：245-250.

第四节　EB 病毒脊髓炎

【概述】

EB 病毒（Epstein-Barr virus，EBV）属于 γ 疱疹病毒。EBV 隐性感染率高，90% 以上的普通人群可检测到 EBV 抗体[1]，在 3 岁前的儿童中大多

数 EBV 抗体呈阳性。在某些情况下，可导致传染性单核细胞增多症，以及包括脑膜炎、脑炎和脊髓炎在内的中枢神经系统炎症性疾病等多种严重疾病[2]。EBV 脊髓炎并不常见。在成人，EBV 脊髓炎大多见于免疫功能低下（如 AIDS）或接受免疫抑制剂治疗的患者，而在儿童，可见于免疫功能相对正常的患儿。

EBV 主要通过唾液传播，大多在感染后呈潜伏状态，尤其在婴幼儿，仅间歇性地重新激活才引起疾病。EBV 对 B 细胞有趋向性，原发性感染后，EBV 在 B 细胞中建立潜伏感染，并受免疫系统控制。在免疫力较强的人中，原发性 EBV 感染或再激活通常会引起无症状感染，或仅仅血液中淋巴细胞增高，尤其在儿童；如果青春期或成年期才暴露于 EBV，则有 30% ~ 40% 的概率可发生传染性单核细胞增多症。如果 EBV 潜伏感染与免疫系统之间的平衡被打破，则可能导致一系列的严重疾病[3]，包括脑炎和脊髓炎。

EBV 脊髓炎可发生在任何年龄，大多见于儿童（3 ~ 17 岁，平均约 13 岁），发病前常有前驱症状，如咽炎；有的继发于传染性单核细胞增多症；EBV 脊髓炎发生时，除了有发热等全身症状，以及背痛外，临床上可表现为弛缓性麻痹；当 EBV 脊髓炎仅累及脊髓某一水平的一部分时，可表现为不对称运动障碍和感觉异常；严重病例出现横贯性脊髓炎时可表现为截瘫症状，除了肢体瘫痪、感觉功能异常等截瘫症状，还可同时出现自主神经功能障碍，如尿潴留、大便失禁或便秘等。脑脊液检查可有细胞数升高（主要是淋巴细胞）、蛋白水平增高、IgG 指数增高。EBV 脊髓炎与其他病毒感染所致的脊髓炎的临床表现、MRI 表现和常规实验室检测缺乏特征性，因此国际疱疹管理论坛（The International Herpes Management Forum）建议，对中枢神经系统的 EBV 感染的诊断应该包括脑脊液中 EBV-DNA 的 PCR 证据。一般来说，急性 EBV 脊髓炎经治疗后能有效缓解，无永久性后遗症。

【病理学表现】

EBV 脊髓炎的发病机制目前尚不完全清楚，但可能由病毒直接侵入脊髓导致神经元损伤所致。此外，脊髓损伤也可能是通过免疫介导引起，即通过具有细胞毒性的 CD8+ 淋巴细胞浸润至神经组织[4]，或抗体 – 抗原复合物的沉积导致神经元免疫损伤；或直接损伤和免疫损伤两种机制共同作用的结果；有研究发现，自身免疫机制可能在 EBV 引起的中枢神经系统疾病中起着更重要的作用，活检和尸检都提示在神经系统并发症的病理变化中，免疫机制比病毒复制更加重要。此外，EBV 脊髓炎在有或无传染性单核细胞增多症的患儿均可发生，研究表明，传染性单核细胞增多症与 EBV 感染所致的中枢神经系统疾病存在相关性，其中 1% ~ 5% 传染性单核细胞增多症患儿存在神经系统并发症[5]，包括脑膜脑炎、横贯性脊髓炎、吉兰 – 巴雷综合征、脑神经病和急性精神病等。EBV 脊髓炎患儿可同时伴有多发神经根炎。文献报道 EBV 感染还可诱导 MOG-IgG 的产生，引起 MOG-IgG 相关性脑脊髓炎的发生，由此认为 EBV 和髓鞘蛋白之间及 MOG 和 EBV 核抗原之间存在交叉反应活性[6]。EBV 脊髓炎的病理表现包括神经组织中血管周围淋巴细胞浸润，其中可见不典型淋巴细胞，还可发生实质水肿、小胶质细胞增生，有时可见神经元染色质溶解和炎性脱髓鞘病变。严重的病例可出现神经组织坏死的表现，甚至出现小的空腔。

【影像学表现】

MRI 检查难以做出病因诊断，其目的主要是发现脊髓炎，为临床诊断提供证据。EBV 脊髓炎 MRI 表现多样，轻者 MRI 检查可正常，因此 MRI 正常并不能排除 EBV 脊髓炎，需密切结合临床及实验室检查；重者可广泛累及脊髓灰质和白质。

1. 脊髓炎　EBV 脊髓炎可累及脊髓任何节段，可呈长段型或短段型，大多累及灰质，以前角为重，表现为对称性或不对称性小片 T_2WI 高信号（图 7-4-1），病变仅累及灰质时边缘尚清，早期病灶 DWI 上可呈高信号，增强扫描可有不规则轻度斑片强化。病变较重时可同时累及周围白质，甚至呈横贯性脊髓炎表现，此时病灶可大于脊髓横断面 50% 以上，病灶形态不规则且边缘模糊，脊髓肿胀。

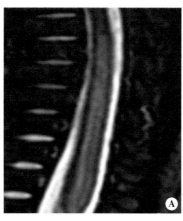
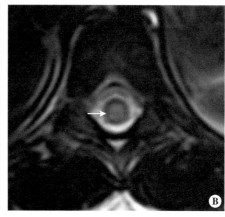

图 7-4-1　EBV 脊髓炎

患儿，女性，7 岁。腰背痛伴不能行走 1 天，脑脊液 EBV-DNA 拷贝阳性（ 5.81×10^2 拷贝 /ml）。A、B. MRI 平扫示腰骶髓内长段横贯性脊髓炎表现，主要累及中央区，以灰质为主（白箭）

2. 神经根炎　通常与脊髓炎伴发，但也可单独发生。多发神经根炎 MRI 平扫一般无异常表现，但增强扫描可显示脊神经根和马尾神经强化，呈均匀轻度强化。此外受累节段脊膜可有轻度增厚、强化。

3. EBV 脑炎　较多地累及深部灰质核团，MRI 表现为大脑半球皮质、脑干、双侧丘脑和基底神经节多发病灶，在 T_2WI 和 FLAIR 上呈高信号，边缘模糊，T_1WI 呈稍低信号；DWI 和 ADC 图显示病灶弥散不受限。

4. 其他　EBV 可诱导 MOG-IgG 产生，从而引起 MOG-IgG 相关性脑脊髓炎[7]，其发病机制目前尚不清，可能是多种因素协同作用的结果；EBV 也可诱导急性播散性脑脊髓炎（ADEM），其 MRI 表现详见相关章节。

【诊断要点】

EBV 脊髓炎需结合临床、实验室检查和 MRI 表现综合考虑后做出诊断，临床上出现弛缓性麻痹或截瘫应该考虑脊髓炎的可能，继发于传染性单核细胞增多症者，有利于本病的诊断；MRI 检查发现脊髓炎征象是诊断的主要依据之一；脑脊液 EBV-DNA 的 PCR 检测是明确诊断的主要依据。

【鉴别诊断】

EBV 脊髓炎需与其他病毒所致的脊髓炎和不明原因免疫相关性脑脊髓炎进行鉴别，但影像学上通常难以鉴别诊断，需要密切结合临床和实验室检查。EBV 脊髓炎可伴发传染性单核细胞增多症，有助于与其他病毒性脊髓炎相鉴别；但文献报道巨细胞病毒也可导致传染性单核细胞增多症，需引起临床重视；脑脊液中病毒 DNA 的 PCR 检测可有助于与其他病因引起的脊髓炎相鉴别。

参 考 文 献

[1] Merlo A，Turrini R，Dolcetti R，et al. The interplay between Epstein-Barr virus and the immune system：a rationale for adoptive cell therapy of EBV-related disorders. Haematologica，2010，95（10）：1769-1777.

[2] Majid A，Galetta SL，Sweeney CJ, et al. Epstein-Barr virus myeloradiculitis and encephalomyeloradiculitis. Brain，2002，125（1）：159-165.

[3] Xuan L，Jiang X，Sun J，et al. Spectrum of Epstein-Barr virus-associated diseases in recipients of allogeneic hematopoietic stem cell transplantation. Transplantation，2013，96（6）：560-566.

[4] Volpi A. Epstein-Barr virus and human herpesvirus type 8 infections of the central nervous system. Herpes，2004，11（Suppl 2）：120A-127A.

[5] Majid A，Galetta SL，Sweeney CJ, et al. Epstein-Barr virus myeloradiculitis and encephalomyeloradiculitis. Brain，2002，125(1)：159-165.

[6] Wang H，Munger KL，Reindl M，et al. Myelin oligodendrocyte glycoprotein antibodies and multiple sclerosis in healthy young adults. Neurology，2008，71（15）：1142-1146.

[7] Nakamura Y，Nakajima H，Tani H，et al. Anti-MOG antibody-positive ADEM following infectious mononucleosis due to a primary EBV infection：a case report. BMC Neurol，2017，17（1）：76.

第五节　手足口病所致脊髓炎（EV-A71 相关性脊髓炎）

【概述】

手足口病（hand-foot-mouth disease，HFMD）是由一组肠道病毒感染引起的全球性传染病，本病于 1957 年由加拿大学者 Robinson 等首次报道，好发于 5 岁以下儿童，1 岁以下婴儿发病率最高。主要在春季后期和夏季流行，不同年份和不同地区 HFMD 的年发病率不同，我国总体人群发病率为 0.12% 左右。常见的病原体包括柯萨奇病毒（Coxsachie virus）A 组 6、10、16 型（CA6、CA10、CA16）和肠道病毒 A71 型（enterovirus A71，EV-A71）。CA6 和 CA10 常导致社区轻症手足口病，而 CA16 和 EV-A71 是引起手足口病暴发流行最常见的病原体。在我国既往手足口病病原体主要为 CA16，但自 2008 年 3～5 月安徽阜阳暴发手足口病大流行以来，我国很多省份出现大范围流行的病原体多为 EV-A71，特别是重症、危重症和死亡病例[1]。EV-A71 感染可导致重症神经系统病变，严重危害儿童健康。EV-A71 引起的中枢神经系统病变包括脑膜炎、脑炎、脊髓炎或脑脊髓炎及脑干脑炎。在合并中枢神经系统并发症的患儿中，急性迟缓性脊髓炎（AFM）占 2%～10%。脊髓 MRI 检查有助于临床诊断及对预后的判断。

除了手、足皮肤和口腔黏膜出现典型斑疹外，当病变累及脊髓时，主要表现为急性迟缓性麻痹征象，根据受累部位不同可出现单侧或双侧下肢瘫，若病变位于颈髓时可出现上肢瘫，甚至四肢瘫；当病变累及脑组织时出现相应的临床表现。严重病例可出现神经性肺水肿、肺出血及呼吸衰竭等症状。尽管根据典型的临床表现可做出明确诊断，但实验室检查尤其是病毒学检查，对流行病学调查至关重要。

【病理学表现】

EV-A71 是一种具有高度嗜神经性的病毒，与脊髓灰质炎病毒同属微小 RNA 病毒科肠道病毒属。

EV-A71 感染中枢神经系统的途径可能是在感染后 2～5 天通过血液、脑神经或脊神经入侵所致，发病机制目前尚不十分清楚，动物实验及尸检病理研究发现，EV-A71 进入神经系统后首先位于脊髓低位节段（如腰骶髓），特别在脊髓灰质前角中出现，并迅速增加，随后扩散至脊髓高位节段和脑组织[2]。在脊髓病变中主要累及前角区域，病理表现为神经元变性、坏死或凋亡，并伴有噬神经现象；血管充血伴血管周围大量中性粒细胞和单核细胞浸润[3]；后期在坏死组织周围可见胶质增生；上述病理改变与其他肠道病毒脊髓炎病理改变基本一致。

【影像学表现】

1. 脊髓 MRI 是发现病灶及观察病灶的部位、大小和严重程度的推荐检查方法。EV-A71 脊髓炎早期主要累及低位脊髓节段，因此，下胸 – 腰骶髓病变最常见，其次是颈髓；高位颈髓炎可向上累及脑干而出现脑干脑炎。横断面上病变主要位于脊髓前角，病变较重时可累及前角周围白质及后角。单侧或双侧发病，一般以单侧较多见[2]，病灶的大小和信号强度可对称或不对称，以后者较多见。病变早期脊髓 MRI 检查可正常，因此临床高度怀疑的病例应复查 MRI。典型 MRI 表现为脊髓前角条状长 T_1、长 T_2 信号，矢状面呈短条状，横断位呈圆点状（图 7-5-1），早期病灶边缘模糊，后期病灶边缘清晰，病灶出现较长 T_1 信号提示病变的不可逆损伤。病灶纵向大多呈短段型，可单发或多发；横断位上病灶多数较小，呈圆点状，主要位于前角。在病变早期 DWI 上可呈高信号。增强扫描早期可强化，呈斑片状，边缘模糊，病灶坏死后可表现为不规则环状强化。脊神经根也可有强化，主要在脊神经腹侧根[2]。

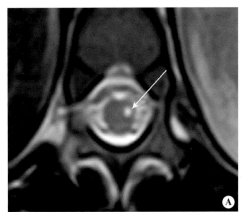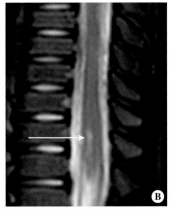

图 7-5-1 手足口病所致脊髓炎

患儿，男性，23 个月。EV-A71 手足口病，下肢乏力 3 天。A、B. MRI 平扫示相当于 $T_{11、12}$ 水平脊髓左侧前角位置见短条状长 T_2 信号，边缘清晰

2. 脑干脑炎　是 EV-A71 最典型表现，病变主要累及脑桥及延髓后部[4, 5]，中脑被盖及双侧小脑齿状核周围也可累及，少数累及丘脑及豆状核，较少累及双侧大脑半球。MRI 表现为斑片状及小片状长 T_2 信号，边缘模糊，增强扫描可见轻度斑片状强化。亦有报道，脑干脑炎可引起无菌性脑膜炎，增强扫描可见脑膜强化。脑干脑炎可能引起肺出血和肺水肿。

【诊断要点】

在流行季节患有手足口病的婴幼儿，若出现弛缓性麻痹症状，MRI 脊髓灰质（尤其是前角）在 T_2WI 上出现高信号，可初步做出诊断，结合流行病学阳性检测结果可明确诊断。

【鉴别诊断】

手足口病好发于婴幼儿，春夏季节流行，有典型的临床表现，一般诊断不难，MRI 检查主要是为了印证重症手足口病脑脊髓病变的存在，是临床诊断不可或缺的依据。鉴别诊断包括脊髓灰质炎、EV-D68 及其他病毒性脊髓炎。

1. 脊髓灰质炎　由脊髓灰质炎病毒感染引起，曾经是我国麻痹性瘫痪的主要原因，由于疫苗接种的普及，在我国已消失，但我国仍面临输入病例的风险。此外疫苗相关性脊髓炎也需引起重视。

2. EV-D68 脊髓炎　是近几年被发现的一种由 EV-D68 感染引起的迟缓性脊髓炎，一般在 7～10 月间流行，主要累及双侧或单侧脊髓前角，严重时可累及全部灰质甚至周围白质，可呈短段型，也可呈长段型，甚至累及整个脊髓灰质。MRI 增强扫描病变区可有强化，常伴有马尾神经强化。结合临床一般不难鉴别，但明确诊断需要病毒学检测。

参 考 文 献

[1] 葛艳玲，郑雅，旭潘浩，等．2010 至 2014 年上海地区儿童手足口病的流行病学监测．中华儿科杂志，2015，53（9）：676-683.

[2] Chen CY，Chang YC，Huang CC，et al. Acute flaccid paralysis in infants and young children with enterovirus 71 infection：MR imaging findings and clinical correlates. AJNR Am J Neuroradiol，2001，22（1）：200-205.

[3] Lum LCS，Wong KT，Lam SK，et al. Fatal enterovirus 71 enceph-alomyelitis. Pediatr，1998，133（6）：795-798.

[4] 任庆云，何丽，王伟秀，等．肠道病毒 71 型感染手足口病合并脊髓炎的 MRI 表现．实用放射学杂志，2012，28（8）：1258-1261.

[5] 程华，彭芸，段晓岷，等．肠道病毒 71 型病毒感染手足口病合并急性弛缓性麻痹的脊髓 MRI 特征．中华放射学杂志，2008，

42（12）：1237-1240.

第六节　单纯疱疹病毒脊髓炎

【概述】

单纯疱疹病毒（herpes simplex virus，HSV）根据抗原性的差异，可分为单纯疱疹病毒 1 型（HSV-1）和 2 型（HSV-2），与水痘 - 带状疱疹病毒（varicella-zoster virus）同属于 α 疱疹病毒亚科[1]。病毒通过接触感染进入皮肤或黏膜，并沿感觉神经逆行，在脑神经节（主要是三叉神经节）和脊神经节核内建立潜伏感染。当病毒在多种触发因素作用下重新激活时，可导致疾病发生。HSV 具有明显的神经毒性，致病原以 HSV-2 型较多见，其次是 HSV-1 型和水痘 - 带状疱疹病毒。病毒在 PKR 和 eIF-2 的介导下，通过 $\gamma_1 34.5$ 等多个基因侵入神经组织并在神经组织中复制，引起脑炎、脊髓炎。

HSV 脊髓炎可发病于任何年龄，儿童常见于 10～19 岁。临床主要表现为发热和麻痹性瘫痪，可以表现为不同程度的运动、感觉和（或）自主神经功能障碍[2]。症状持续数小时至数天，并可在数天至数周内恶化加重。HSV 也可引起多发神经根炎，出现相应临床症状。

实验室检查：血常规多无异常；脑脊液检查可有细胞数增多，蛋白水平增高等。血清 HSV-IgM 升高提示近期感染，HSV-IgG 增高需 4 倍以上才有诊断意义。脑脊液 DNA-PCR 检测对确诊有重要意义[3]。

【病理学表现】

HSV 脊髓炎在儿童以原发性感染较多见，即病毒直接沿神经逆行感染或经病毒血症侵犯脊髓，多累及脊髓灰质，也可同时累及白质；病理改变大致分为两期，第一期为发病初期，表现为脊髓局部炎症、水肿，甚至出现细胞坏死。第二期为坏死期，即出现神经元坏死、局部灶性出血，血管周围淋巴细胞和浆细胞浸润，病灶边缘部分的细胞内出现嗜酸性包涵体（Cowdry A 型），此包涵体内含有疱疹病毒颗粒和抗原，表明有病毒感染，具有特征性。后期可有神经胶质细胞增生和脊髓萎缩[4]。

【影像学表现】

1. 脊髓炎 可累及脊髓任何节段，HSV-1 型累及颈髓、胸髓较多，而 HSV-2 型累及下胸髓及腰骶髓较多；受累节段脊髓肿胀，病变可呈长段型或短段型脊髓炎表现，横断面上病变主要累及脊髓中央区灰质（图 7-6-1），病变较重时同时累及周围白质，甚至出现横贯性脊髓炎表现；

早期病灶边缘模糊，在 T_2WI 上呈高信号，在 T_1WI 上改变不明显，增强 T_1WI 上病灶内可见不规则斑片状强化。DWI 上可呈高信号。病变进入坏死期后，坏死区可出现更长 T_2 信号，甚至在 T_1WI 上出现低信号，表明不可逆的组织坏死，此时病灶边缘变清晰，增强扫描可呈不规则边缘强化。

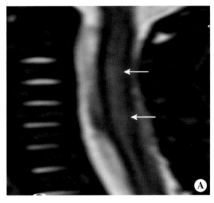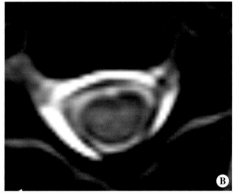

图 7-6-1　单纯疱疹病毒脊髓炎

患儿，男性，1 岁 11 个月。因发热 5 天，左上肢无力伴步态不稳 1 天入院。血清 HSV-1 型 IgM 阳性，脑脊液 DNA 拷贝阳性。HSV-1 型抗体测定 IgM 3.12COI。A、B. MRI 平扫示颈髓内病灶以累及灰质为主，同时累及周围白质，病灶边缘模糊，呈长段型，局部颈髓稍增粗

2. 多发神经根炎 可与脊髓炎同时存在或单独发生，MRI 平扫通常无明显异常，T_1WI 增强扫描表现为脊膜、神经根及马尾轻度均匀强化。

3. 脑炎 通常不与脊髓炎同时发生，病毒感染后迟发出现或诱发免疫相关性脑脊髓炎时 [如 MOG 相关性脑脊髓炎（MOEM）、急性播散性脑脊髓炎（ADEM）]，脑和脊髓可同时出现病灶。

【诊断要点】

相应的神经症状，脑脊液病毒 DNA-PCR 阳性，神经影像学提示脊髓炎症改变或正常图像，无其他病因证据，可做出诊断。

【鉴别诊断】

疱疹病毒脊髓炎与其他病毒所致脊髓炎，单纯影像学上无法进行鉴别诊断，需要密切结合临床和实验室检查。还需与免疫相关性脑脊髓炎进行鉴别，尽管免疫相关性脑脊髓炎也可能是由疱疹病毒感染引起，但二者在临床、实验室检查、影像学表现、治疗及预后等方面存在差异。

参 考 文 献

[1] Widener RW，Whitley RJ. Herpes virus. Handb clin Neurol，2014，123：251-263.

[2] Nardone R，Versace V，Brigo F，et al. Herpes simplex virus type 2 myelitis：case report and review of the literature. Front Neurol，2017，8（10）：199.

[3] Figueroa D，Isache C，Sands M，et al. An unusual case of acute transverse myelitis caused by HSV-1 infection. IDCases，2016，5：29-31.

[4] Sarioglu B，Kose SS，Saritas S. Severe acute disseminated encephalomyelitis with clinical findings of transverse myelitis after herpes simplex virus infection. Child Neurol，2014，29（11）：1519-1523.

第七节　乙型脑炎病毒脊髓炎

【概述】

乙型脑炎病毒属于虫媒病毒黄病毒科黄病毒属，是一种嗜神经病毒，引起流行性乙型脑炎（乙脑）。1935 年日本学者首先从脑炎死亡患者的脑组织中分离到该病毒，故国际上称为日本脑炎病毒（Japanese encephalitis virus，JEV）。乙脑是我国夏秋季流行的主要传染病之一，传播媒介主要为三带喙库蚊，除新疆、西藏、青海外，全国其他地区均有发生。自 1992 年乙脑疫苗被纳入计划免疫后，人群免疫接种得到普及，乙脑年发病率呈总体下降趋势 [1]。乙脑病毒也可引起脊髓炎，但发病率明显低于脑炎。JEV 脊髓炎可单独发病，但通常与乙脑并存。

本病潜伏期通常为 10 ～ 15 天。大多数患者症状较轻或呈无症状的隐性感染，若同时累及大脑则表现为高热、意识障碍、惊厥等。若仅累及脊髓，除了发热、乏力等全身症状外，可有背痛；JEV 脊髓炎通常表现为弛缓性麻痹，偏瘫为其主要表现。文献报道，极少数患者以急性横贯性脊髓炎为首发临床表现，并认为横贯性脊髓炎由免疫介导引起。接种乙脑疫苗后也可引起脊髓炎，细胞免疫机制可能对乙脑疫苗接种后脊髓炎起着重要作用。

JEV 脊髓炎主要诊断依据：①流行季节（7 ～ 9月），有蚊虫叮咬史；②相应临床症状；③实验室检查：乙脑病毒感染发病早期即产生特异性IgM，发病后 2 ～ 3 周达到高峰，故单份血清（或脑脊液）可做出早期诊断。

【病理学表现】

乙脑主要累及丘脑、黑质、大脑皮质、小脑，主要病理表现[2]：①病毒复制直接引起的神经元和胶质损伤；②炎症反应，包括血管周围小淋巴细胞、浆细胞和巨噬细胞的浸润；③由活化的小胶质细胞和单核细胞组成的细胞结节形成；④脑间质水肿。极少数患者中病毒侵入脊髓引起脊髓炎，造成神经元细胞变性坏死、毛细血管栓塞、单核细胞和淋巴细胞浸润，甚至出现局灶性神经组织坏死和软化。

JEV 脊髓炎主要累及脊髓前角，呈弛缓性脊髓炎表现[3]。也有文献报道，流行性乙脑后可继发免疫反应性横贯性脊髓炎。

【影像学表现】

1. 脊髓炎　通常累及脊髓前角，横断位图像表现为前角肿大，在 T_1WI 呈稍低信号，在 T_2WI 上呈高信号（图 7-7-1A，图 7-7-1B），早期病灶在 DWI 上可呈高信号；矢状面上病灶多数呈短段型，增强扫描病灶可有轻度强化。当神经元坏死并出现软化灶时，T_1WI 上呈明显低信号，增强扫描病灶周边可有不规则强化。继发免疫反应性横贯性脊髓炎表现为长段型横贯性脊髓炎[4]。

2. 脑炎　约占 JEV 感染者的 0.4%[5]，累及丘脑最常见，也可累及大脑皮质、下丘脑、基底核区及小脑，呈弥漫性和非对称性分布，表现为小片状长 T_1、长 T_2 信号，边缘模糊；早期 DWI 可呈高信号，ADC 图呈低信号，表明此时细胞肿胀，弥漫受限；有时可对称性地累及双侧全部丘脑，表现为丘脑肿大，T_2WI 上呈明显高信号（图 7-7-1C）。增强扫描病灶内可有不规则斑片状强化。

【诊断要点】

发生在流行季节，临床上出现发热及脑和脊髓症状，脊髓 MRI 为脊髓前角炎或横贯性脊髓炎表现，应怀疑本病的可能。MRI 检查对脊髓炎敏感度高，是不可或缺的临床诊断依据之一，但特异度较低，难以与其他病毒引起的脊髓炎进行鉴别，因此不能进行病因学诊断，诊断仍需依赖于实验室检查。血清特异性 IgM 阳性，可明显诊断本病。

JEV 脊髓炎通常伴发乙脑，因此，在行脊髓MRI 检查的同时需要行颅脑 MRI 检查，以便发现

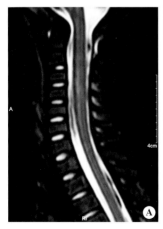 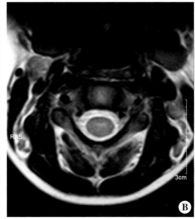 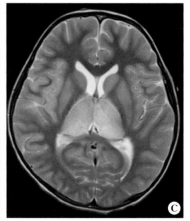

图 7-7-1　乙脑伴脊髓炎

患儿，男性，3 岁。发热 3 天，神志不清 2 天。A、B. MRI 颈髓矢状面和冠状面 T_2WI 示颈髓内见多发斑片状高信号，边缘模糊，以累及左侧前角和灰质联合为主；C. MRI 颅脑横断位 T_2WI 示双侧丘脑肿大，呈对称高信号，信号尚均匀

病变，为临床诊断提供帮助。

【鉴别诊断】

JEV 脊髓炎需要与其他病毒性脊髓炎相鉴别，如肠道病毒和疱疹病毒所致的脊髓炎，由于各种病毒性脊髓炎临床表现和 MRI 表现缺乏特征性，本病诊断主要依赖于实验室检查。

参 考 文 献

[1] 许丽娟，朱朝敏，高中敏. 2011—2017 年重庆市 612 例儿童流行性乙型脑炎流行特征分析. 重庆医学，2018，47（21）：73-75.

[2] Hase T，Summers PL，Dubois DR. Ultrastructural changes of mouse brain neurons infected with Japanese encephalitis virus. Int J Exp Pathol，1990，71（4）：493-505.

[3] Misra UK，Kalita J. Anterior horn cells are also involved in Japanese encephalitis. Acta Neurol Scand，1997，96（2）：114-117.

[4] Mohta S，Ray A，Sharma SK，et al. Longitudinally extensive transverse myelitis（LETM）in a case of Japanese encephalitis with an unexpected complication. J Vector Borne Dis，2017，54（3）：291-293.

[5] Verma R，Praharaj HN，Patil TB，et al. Acute transverse myelitis following Japanese encephalitis viral infection：an uncommon complication of a common disease. BMJ Case Rep，2012：e10-e15.

（杨兴惠）

第八章　脊髓真菌感染

【概述】

脊髓真菌感染罕见，主要见于免疫缺陷疾病、接受免疫抑制剂治疗、血液系统疾病和肿瘤患者，也可见于脊柱外伤和手术后，越来越多的研究发现，在儿童可发生于免疫功能正常者。

全世界大约致病性真菌有 300 种，其中只有 10% ～ 15% 能影响中枢神经系统，主要有三大类：酵母（主要有新型隐球菌和白念珠菌）、霉菌（如曲霉菌和毛霉菌）和双相真菌（如组织胞浆菌、芽生菌和球孢子菌）[1]。

酵母特别是新型隐球菌和白色念珠菌，通常在免疫缺陷患者中引起机会性感染，但也可能在免疫功能正常的儿童中引起播散性感染。新型隐球菌是一种在鸽粪中普遍存在的生物体，新型隐球菌感染常因吸入其繁殖孢子而引起。新型隐球菌几乎全部经肺入侵而感染人体，90% 的病变仅局限于肺部，10% 可经血行播散至其他器官。中枢神经系统是最常见的继发感染的部位之一，该病菌易侵犯中枢神经系统可能与脑脊液中存在的天门冬素及肌酐有助于病菌生长有关。白念珠菌是正常肠道菌群的组成部分，但在特定的条件下可诱发全身侵入性疾病而累及脊髓，如早产、低出生体重、神经外科手术、静脉导管使用、肠外营养、喂养不耐受、人类免疫缺陷病毒感染、免疫抑制治疗和癌症患者等。

曲霉菌和毛霉菌普遍存在于土壤，因吸入其孢子而感染呼吸道。中枢神经系统曲霉病通常见于血液系统肿瘤（尤其是髓细胞白血病）治疗后、造血干细胞移植原发免疫缺陷的患者。

组织胞浆菌病经蝙蝠、鸡或鸽子的分泌物传播，引起网状内皮系统的急、慢性感染，人群可吸入孢子而被感染，大多为局限性感染（如肺），仅少数在某些特定条件下发展为播散型，引起中枢神经系统感染，中枢神经系统组织胞浆菌病在免疫抑制患者中最为常见。

【病理学表现】

脊髓真菌感染的发病机制尚不完全清楚，病原体经血行播散至脊髓后，通过跨细胞迁移、细胞旁路迁移和特洛伊木马这 3 种可能的机制[2]，穿透血 - 脑脊液屏障，入侵中枢神经系统。免疫缺陷状态下，血 - 脑脊液屏障的通透性增加，为真菌侵入提供了条件[3]。病原体进入神经组织后进行增殖，引起组织炎症性改变及组织坏死，有的可形成真菌球，引起相应的临床表现。

1. 脊髓曲霉病　曲霉菌感染脊髓后，引起脊髓炎症性改变、组织坏死，形成单发或多发脓肿，有的可形成肉芽肿，同时可伴有继发性病变，如脊髓梗死、出血、软化等。曲霉菌也可感染脊膜，引起脊膜增厚和多发小曲霉球形成。

2. 新型隐球菌病和白念珠菌病　新型隐球菌可累及脊髓和脊膜，表现为脊膜增厚，并成结节状外观；脊髓内隐球菌瘤可表现为多发栗粒状结节或单发较大结节。播散性念珠菌病可导致散在的脑内或脊髓内小脓肿（通常直径＜ 3mm），也可侵犯血管从而出现血栓和出血，但大脓肿和脑脊膜炎并不常见。

3. 双相真菌病　组织胞浆菌病累及脑脊膜少见。球孢子菌微小的内生孢子更容易导致脑膜炎，约占播散性球孢子菌病的 50%；球孢子菌病较少引起脑实质和脊髓肉芽肿或脓肿。

【影像学表现】

对于怀疑脊髓真菌感染的患者，除了脊髓 MRI 检查，还应该同时进行颅脑 MRI 检查和胸部 CT 检查。由于中枢神经系统真菌感染较多累及颅内，而脊髓真菌病罕见，且常与颅内感染并存，因此，全面的影像学检查有助于诊断和鉴别诊断。

1. 脊髓曲霉病 MRI 主要表现为脊髓单发或多发脓肿和曲霉瘤。曲霉脓肿的特点：在 T_2WI 和表观扩散系数 MRI 上均呈低信号，该特点可与化脓性或结核性脓肿相鉴别；脓肿增强扫描呈环状强化；脓肿周围可有轻 – 中度水肿。曲霉病特点：结节状肿块，在 T_1WI 上呈等或稍低信号，有的可呈稍高信号；急性感染的病例在 T_2WI 上呈高信号，而慢性病例由于凝固性坏死或纤维组织增生而在 T_2WI 上呈等或低信号；增强扫描呈结节状强化。

曲霉病具有侵袭血管倾向，引起梗死和出血等卒中表现，早期脊髓局部梗死在高 b 值 DWI 图像上呈高信号，而软化灶形成时则呈低信号。曲霉菌感染脊膜时可表现为脊膜增厚，增强扫描脊膜强化明显，并有结节状外观，同时有蛛网膜下腔和脊神经形态的改变，如蛛网膜下腔宽窄不一，马尾神经聚拢等。有文献报道[4]播散性曲霉菌感染后可导致脊髓炎性脱髓鞘性病变，出现长段型横贯性脊髓炎表现。

2. 脊髓隐球菌病 脊髓隐球菌病可表现为多发粟粒状结节或单发的较大结节，小的结节在脊髓常规 MRI 平扫时容易漏诊，较大的结节可表现为 T_1WI 上呈中等信号，T_2WI 上呈等或高信号，周围可有不同程度的水肿；增强扫描有助于发现病灶，表现为结节状强化或环状强化；文献报道[5]，脊髓隐球菌病较多发生于胸髓和上段腰髓。累及脊膜时可表现为脑脊液混浊，蛛网膜下腔宽窄不一，形态不规则，马尾神经聚拢；增强扫描表现为脊膜增厚、强化明显，且呈结节状外观。

3. 组织胞浆菌病 脊髓 MRI 表现缺乏特征性，与其他真菌感染的影像学表现大同小异，脊髓内单发或多发散在结节灶，T_1WI 呈等或稍低信号，T_2WI 呈高信号，增强扫描结节明显强化。组织胞浆菌易累及脑脊膜，引起慢性淋巴细胞脊膜炎，可表现为脊膜增厚，常呈结节状增厚，增强扫描能清晰地显示结节状增厚的脊膜，且强化明显；局部蛛网膜下腔形态不规则，宽窄不一，局部闭塞，或呈囊肿状改变。

【诊断要点】

脊髓真菌感染见于免疫力低下或使用免疫抑制剂的患儿，通常继发于脑部、肺部感染，因此常规需进行相应部位的影像学检查，对诊断极有帮助。对于病程相对缓慢的有脊髓病变症状的患者，尤其是脑脊液检查淋巴细胞和单核细胞增高的患者，脊髓 MRI 检查若发现脊髓和脊膜病变，应考虑到本病。脑脊液实验室检查或活检可明确诊断。

【鉴别诊断】

各种脊髓真菌感染缺乏特征性，影像学难于定性，明确诊断需要结合实验室检查或病理学检查；脊髓真菌感染还需与其他疾病相鉴别，尤其是结核。

1. 结核 临床及影像学表现与真菌感染非常相似，如缓慢起病，病程长，临床无明显急性感染症状；可累及脊髓和脑脊膜，表现为脊髓内结核球和脑脊膜结节状增厚；且 MRI 信号表现与真菌感染也很相似，因此鉴别诊断需要密切结合临床，尤其是实验室检查。

2. 肿瘤 儿童常见髓内肿瘤有星形细胞瘤和室管膜瘤，常为单发肿块，肿块相对较大，通常脊膜无增厚，不难鉴别。

参 考 文 献

[1] Sharma RR. Fungal infections of the nervous system: current perspective and controversies in management. Int J Surg, 2010, 8 (8): 591-601.

[2] Koutsouras GW, Ramos RL, Martinez LR. Role of microglia in fungal infections of the central nervous system. Virulence, 2017, 8 (6): 705-718.

[3] Góralska K, Blaszkowska J, Dzikowiec M. Neuroinfections caused by fungi. Infection, 2018, 46 (4): 443-459.

[4] Mollahoseini R, Nikoobakht M. Diffuse myelitis after treatment of cerebral aspergillosis in an immune competent patient. Acta Med Iran, 2011, 49 (6): 402-406.

[5] Gültasli NZ, Ercan K, Orhun S, et al. MRI findings of intramedullary spinal cryptococcoma. Diagn Interv Radiol, 2007, 13 (2): 64-67.

（杨兴惠）

第九章 脊髓及脊膜结核

【概述】

中枢神经系统结核的发病率位居肺外结核的第三位，占全部结核的 1.5%～5%，是结核病危害最大的病理类型，其并发症严重、病死率高。中枢神经系统结核以结核性脑膜炎最多见，其次是脑实质结核；脊髓及脊膜结核发病率较低，大多为颅内结核随脑脊液播散所致，其次为血行播散或椎体结核向椎管内蔓延所致。脊髓结核常伴有颅内结核，或肺结核和肠结核等。

脊髓及脊膜结核以年轻人及儿童多见，尤其在发展中国家[1]。根据脊髓结核球的大小及周围水肿的程度可导致不全性或完全性脊髓横贯性损伤，通常为亚急性起病，主要临床表现为运动和感觉功能改变，运动功能改变可以是不对称性肌无力、下肢轻瘫或四肢轻瘫；感觉功能改变包括麻木和感觉障碍，甚至是分离性感觉丧失。脊膜结核可导致蛛网膜下腔、软硬脊膜及脊神经粘连，出现相应的神经根刺激症状；也可累及脊髓供血小动脉，导致脊髓局部缺血和梗死，从而出现相应的临床症状。全身症状可有低热、消瘦等。实验室检查：红细胞沉降率升高。脑脊液检查：蛋白定量增加，细胞数增多，淋巴细胞明显。糖及氯化物水平降低。若脑脊液中找到结核分枝杆菌或培养阳性，结合临床可明确诊断。

脊髓及脊膜结核诊断可参照中华医学会结核病学分会及英国传染病协会《中枢神经系统结核诊疗指南》[2,3]：①既往有结核病史、结核病接触史或存在中枢神经系统以外活动性结核的证据；②结核中毒症状伴有颅内压增高征象、癫痫或神经功能障碍；③神经影像学检查示椎管内病变；④抗结核治疗有效；⑤除其他良性及恶性的椎管内病变外；⑥脑脊液结核分枝杆菌检查或相关检查阳性；⑦椎管内病变病理或其内容物结核分枝杆菌培养阳性。具备第 7 条或第 6 条加其他任何 1 条，或具备其他任何 3 条以上者，即可诊断脊髓及脊膜结核。

【病理学表现】

脊髓结核多数表现为结核球，最常见于胸髓，其次依次是颈髓、腰骶髓，可单发或多发，典型结核球中央为干酪坏死组织，周围为炎性肉芽组织，外周为胶原纤维增生形成的假包膜。脊髓结核也可呈播散型，见于急性播散型结核，累及脊髓的范围较大，呈多发粟粒样病灶。

脊膜结核的病理特征与结核性脑膜炎改变基本相似，主要为含有丰富血管的软硬脊膜发生广泛炎性反应，蛛网膜下腔内出现大量炎性及纤维蛋白渗出，包绕脊髓和神经根，蛛网膜、硬脊膜、软脊膜与神经根粘连，可形成继发性蛛网膜囊肿。

目前越来越多的研究发现，除了上述结核直接侵入脊髓外，另一种现象需要引起重视，即其他部位结核感染，可出现视神经脊髓炎谱系疾病（NMOSD）和 MOG 相关性脑脊髓炎（MOEM）表现，出现脊髓的长节段横贯性脊髓炎（LETM），患儿血清和脑脊液中可有 AQP4-IgG 或 MOG-IgG 阳性。

【影像学表现】

1. 脊髓结核 结核球的 MRI 信号特点与病理变化的不同时期有关。

早期由于病灶局部炎性反应重，可出现局部脊髓水肿及脊髓增粗，由于胶原包膜形成不良及尚未出现干酪性坏死，在 T_1WI 上呈等或稍低信号，在 T_2WI 上呈等或稍高信号，增强扫描表现为结节状均匀或不均匀强化灶。

后期结核球包膜中胶原含量增加，病灶中央干酪坏死形成，T_1WI 上呈等信号，T_2WI 上呈等或低信号；增强扫描结核球中心区干酪样坏死物质不强化，周围炎性肉芽组织明显强化，因此呈环形强化。

随着结核球干酪样变的发展，T_2WI 上表现为典型的"靶"征，即病变在增强扫描时由中心到外周依次出现低信号靶心、高信号环、低信号环，其中干酪样物质构成靶心，周边的炎性肉芽组织构成增强的高信号环，最外层的低信号环由成纤维细胞产生的胶原纤维构成，一般也不强化。由于胶原纤维量的不同，低信号环可以不完整或缺如。"靶"征可能是结核球的特征性表现[4]。

2. 结核性脊膜炎　主要表现为脊膜增厚，累及范围广，长度常大于 7 个椎体，呈线样增厚、条带状增厚及丘状或结节状增厚；也可出现结核球，结核球可单发或成串；脊膜厚度一般不超过 5mm，增厚脊膜 T_1WI 序列呈等或稍高信号，T_2WI 序列呈高信号，增强扫描增厚脊膜明显强化（图 9-0-1）。脊膜结核球强化方式与脊髓结核球相仿，表现为环状强化。神经根鞘不规则增厚并强化，椎间孔脂肪变薄或消失，马尾神经表面软脊膜增厚强化、并相互粘连聚集。由于脊膜粘连，脊髓表面不光滑，边缘模糊，导致蛛网膜下腔不规则狭窄甚至闭塞，可出现蛛网膜下腔分房状改变，严重的可出现继发性蛛网膜囊肿。蛛网膜下腔可见线条状和片絮状信号异常，呈稍长 T_1、稍长 T_2 信号，增强扫描强化不明显[5]。

3. 长段型脊髓炎　通常见于其他部位结核感染后（如肺结核），出现炎性免疫性脊髓炎，主要为 NMOSD 和 MOEM，多数为 LETM[6]。

【诊断要点】

临床表现与椎管内其他肿瘤类似，仅凭临床表现难以准确做出诊断。因此，当年轻患者出现脊髓病变症状，而既往有肺结核或肺外结核病史时，应考虑结核球的可能。结核菌素试验阳性；脑脊液检查糖和氯化物水平下降；上述结合相应的 MRI 表现可做出诊断。

【鉴别诊断】

1. 肿瘤　脊髓结核需要与脊髓原发肿瘤相鉴别，如脊髓室管膜瘤和星形细胞瘤。脊膜结核需要与髓母细胞瘤等颅内恶性肿瘤的脑脊液种植转移相鉴别，脊膜转移瘤随机分布，脊膜呈局限性增厚，可厚度 ≥ 5mm，增强扫描结节灶呈均匀强化；而脊膜结核以胸段、颈段多见，可累及脊膜全长，结核结节增强扫描呈环状强化，结合临床有否原发肿瘤及肺结核等有助于鉴别诊断。

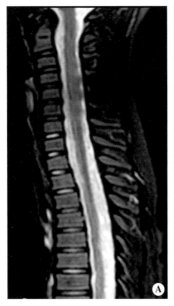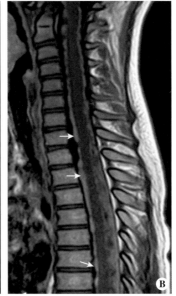

图 9-0-1　结核性脊膜炎

患儿，女性，6 岁 2 个月。发热、呕吐、嗜睡 3 天，抽搐 2 次。T_2WI+FS（A）和 T_1WI 增强扫描（B）示颈髓、胸髓脊膜明显不均匀增厚，强化明显，部分蛛网膜下腔闭塞

2. 化脓性脊髓炎　起病急，高热等全身症状重，临床表现为部分或完全性横贯性脊髓炎；血液细菌培养可见致病菌生长；腰椎穿刺椎管通畅，脑脊液白细胞计数增多，以中性粒细胞为主，蛋白定量升高，糖和氯化物水平降低；脊髓 MRI 检查病灶呈 T_1WI 低信号，T_2WI 高信号，脓肿未形成时增强扫描呈小片状强化，脓肿形成时则呈环状强化，脓肿壁完整，强化明显。

3. 真菌性脊髓炎　与其他部位的真菌感染一样，常见于免疫功能低下或使用免疫抑制剂的患儿，如白血病患儿。

4. 急性横贯性脊髓炎　脊髓结核可表现为横贯性脊髓炎症状，但一般呈不完全性，起病相对较慢，平扫可呈 LETM 表现，给鉴别诊断增加难度，但增强扫描脊髓出现环状强化可资鉴别。其他原因引起的横贯性脊髓炎呈急性起病，增强扫描可有轻度斑片状及小片状强化，一般无脊膜病变及蛛网膜下腔改变；若是 NMOSD 或 MOEM 则可伴有视神经或脑内炎性脱髓鞘病变，有助于鉴别。

参 考 文 献

[1] Lim YS，Kim SB，Kim MK，et al. Disseminated tuberculosis of central nervous system：spinal intramedullary and intracranial tuberculomas. J Korean Neurosurg Soc，2013，54（1）：61-64.

[2] 中华医学会结核病学分会. 肺结核诊断和治疗指南. 中华结核和呼吸杂志，2001，24（2）：70-74.

[3] Thwaites G，Fisher M，Hemingway C，et al. British Infection Society guidelines for the diagnosis and treatment of tuberculosis of the central nervous system in adults and children. J Infect，2009，59（3）：167-187.

[4] Lu M. Imaging diagnosis of spinal intramedullary tuberculoma：case reports and literature review. J Spinal Cord Med，2010，33（2）：159-162.

[5] 王东坡，吕岩，周新华，等. 脊膜脊髓结核 23 例核磁共振影像分析. 中华结核和呼吸杂志，2015，38（11）：828-832.

[6] Zatjirua V，Butler J，Carr J，et al. Neuromyelitis optica and pulmonary tuberculosis：a case-control study. Int J Tuberc Lung Dis，2011，15（12）：1675-1680.

（杨兴惠）

第十章 脊髓炎性脱髓鞘性病变

脊髓炎性脱髓鞘性病变是一组免疫介导性疾病，儿童和青壮年多见，呈急性起病，常有感冒、发热、感染、出疹、疫苗接种等前驱症状或病史；全面的神经系统查体通常能够在脊髓症状、体征外找到其他中枢神经系统受累的证据；脑脊液检查和血清检查免疫指标和脱髓鞘指标通常会增高；MRI 可发现异常信号。脊髓炎性脱髓鞘性病变可单独发生，但大多为中枢神经系统病变的一部分，儿童常见为视神经脊髓炎谱系病、MOG-IgG相关性脑脊髓炎、急性播散性脑脊髓炎和多发性硬化。

第一节 视神经脊髓炎谱系病

【概述】

视神经脊髓炎（neuromyelitis optica，NMO）是一种累及中枢神经系统的自身免疫性脱髓鞘性病变，主要表现为视神经炎和长段型横贯性脊髓炎，该病由法国神经病学家 Eugene Devic（1890年）首次命名[1]，因此又称 Devic 病。2004年 Lennon 和 Wingerchuk 发现了 NMO 免疫球蛋白 G（NMO-IgG），作为 NMO 的特异性抗体有助于与多发性硬化相鉴别。一年后 Lennon 等研究发现，NMO-IgG 选择性与水通道蛋白 4（AQP4）结合，因此将此免疫球蛋白称为抗 AQP4-IgG[2]。随后进一步研究发现，AQP4-IgG 是 NMO 的主要生物标志物，与其疾病的发生、发展密切相关。随着免疫、病理生理学、临床及放射学新的研究发现，NMO 的临床表型更广泛，临床上有一组尚不能满足 NMO 诊断标准的局限性脱髓鞘病变，可伴随或不伴随 AQP4-IgG 阳性，如单发或复发视神经炎，单发或复发脊髓炎，以及单发或复发脑炎等。

2007年 Wingerchuk 等提出了视神经脊髓炎谱系病（neuromyelitis optica spectrum disorders，NMOSD）的概念，它包含的临床表型较 NMO 更加广泛[3]。因此，目前以 NMOSD 来命名。NMOSD 的发病率为（1～3）/100 000，在亚洲和拉丁美洲的西印度群岛发病率较高。NMOD 多数散发，但也有家族性集群病例的报道。致病性的 AQP4-IgG 产生的病因目前尚不清楚，可能与多种因素有关，其中病毒感染可能是主要原因，如单纯疱疹病毒、EB病毒，支原体感染也是原因之一；此外，越来越多研究发现结核感染也是诱发因素之一[4]。

【诊断标准】

1999年 Wingerchuk 等提出第一个 NMO 诊断标准，并于 2006年对该标准进行了修订[5]，修订后的 NMO 诊断标准一直沿用了数年，其内容包括两个必要条件（视神经炎和急性横贯性脊髓炎），三个支持条件（MRI 显示为长段性脊髓炎，颅脑 MRI 不符合 MS 的诊断标准，血清 AQP4-IgG 阳性）；诊断必须满足两个必要条件，加上两个及以上支持条件。该标准对 NMO 诊断的敏感度达99%，特异度达90%。

2015年 NMO 诊断国际小组出版了《视神经脊髓炎谱系病（NMOSD）诊断标准国际共识》，此新标准将 NMOSD 分为 AQP4-IgG 阳性和 AQP4-IgG 阴性两种[6]。

1. AQP4-IgG 阳性 NMO 诊断标准

（1）至少 1 项以下核心临床症状：①视神经炎；②急性脊髓炎；③最后区综合征；④急性脑干综合征；⑤有症状发作性睡病或急性间脑综合征，MRI 有典型的 NMOSD 间脑病灶；⑥有症状的大脑综合征，MRI 有典型的 NMOSD 大脑病灶。

（2）基于细胞检测法的 AQP4-IgG 阳性。

（3）排除其他诊断。

2. 对 AQP4-IgG 阴性或未检测 AQP4-IgG 的诊断标准

（1）至少 2 个核心症状，且符合以下至少 1 项条件：①至少包括一个视神经炎、急性长段型横贯性脊髓炎或最后区综合征的核心症状；②空间多发（2 个或以上的核心症状）；③满足附加的 MRI 诊断的必要条件。

（2）应用最佳的方法检测 AQP4-IgG 阴性或 AQP4-IgG 未检测。

（3）排除其他诊断。

该诊断标准虽然对 AQP4-IgG 阴性病例较严格，但还是包含了其他疾病或符合其他疾病的诊断标准，如 MOEM 和 MS 等，需要引起临床重视。

儿童 NMOSD 临床表型虽然与成人有部分相同之处，但还是存在不少差异，但目前对儿童 NMOSD 诊断标准尚未形成统一的认识，有待进一步研究，但成人 NMOSD 诊断标准仍然适用于儿童。

NMOSD 的确切病因目前尚不清晰，有学者认为是一种多基因病。某些人类白细胞抗原（HLA）可能与 NMOSD 发病的高风险有关，如白色人种的 DRB1*0301 和亚洲人的 DPB1*0501[7]。进一步研究发现，NMOSD 的发病和复发可能存在着前驱促发因素，儿童发病可能与病毒感染有关。AQP4 主要位于星形细胞足突，自身抗体 AQP4-IgG 与 AQP4 结合，在补体和（或）T 淋巴细胞介导下，导致星形细胞损伤，从而导致脱髓鞘。在不同人种、不同性别和不同个体中 AQP4 的分布及密度可能存在差异，这种差异可能与疾病的多样性及病变在不同个体之间分布不一致等有关。

【临床表现】

本病女性好发，女男比为（2～10）∶1，其中复发病例中 90% 为女性[8]。以年轻人多见，平均年龄在 30 岁左右，而儿童平均发病年龄在 10 岁左右（7～14 岁）。NMOSD 可呈单时相病程或复发，80%～90% 有复发。发病前常有流感样前驱症状，以及病毒性或非病毒性感染症状，其中 1/3 的病例为急性发病，典型的临床表现有眼痛和视力下降（视神经炎），其中 40% 的视力完全消失；脊髓炎病变平面以下出现感觉异常、瘫痪和排尿功能障碍；累及脑干和大脑时出现最后区综合征及脑炎综合征等。脑脊液检查：细胞数增多，淋巴细胞和单核细胞增多，蛋白水平及 IgG 增高等。血清 AQP4-IgG 是本病诊断的生物学标志物，建议检查方法为基于细胞检测法。

【影像学表现】

典型 NMOSD 主要累及视神经和脊髓，但也可孤立性地累及视神经、脊髓和脑，或它们的任何组合。尽管 MRI 表现无特征性，但对临床诊断必不可少，同时对治疗后疗效的评价及预后的判断也具有重要意义。

1. 脊髓　NMOSD 可累及脊髓任何节段，一般以颈髓和胸髓较常见，颈髓长段型病灶向上可累及延髓；NMOSD 首次发病时 90% 表现为长段型横贯性脊髓炎（LETM，指连续病灶长度大于 3 个椎体）；10% 表现为短段型横贯性脊髓炎（SETM），而 SETM 复发时约 90% 转为 LETM。急性期受累脊髓可肿胀、增粗（图 10-1-1A）。

病灶位于脊髓中央区的灰质和白质，横断面上病灶的大小常超过脊髓横截面积的 50% 以上。病灶在 T_2WI 上呈高信号（图 10-1-1B），边缘模糊，信号可不均匀，伴有明亮斑点状病灶（bright spotty lesion，BSL），被认为是 NMOSD 的特征性表现[9]，其在 T_1WI 上呈斑片状低信号。增强扫描病变区可强化，急性期相对明显，呈斑片状模糊强化[10]。慢性期脊髓肿胀和病灶强化减轻，原长段型病灶变成短段型病灶，甚至病灶呈散在分布。如病变较重且治疗不及时，可导致脊髓内软化灶形成及脊髓萎缩。

2. 视神经　可单侧或双侧发病；累及视神经的眶内和颅内段多见，受累视神经位置相对偏后，同时可累及视交叉，MRI 表现为受累段视神经增粗，T_2WI 上信号均匀增高（图 10-1-1C），增强扫描可有轻度不均匀强化。若治疗不及时可导致视神经萎缩而致残。

3. 脑　NMOSD 发生率为 10%～20%，好发于丘脑及下丘脑，第三、四脑室和中脑水管周围，延髓背侧和最后区，以及皮质脊髓束，呈斑片状或条状 T_2 高信号影，有学者认为脑室周围条状和斑片状边缘模糊强化是 NMOSD 的典型表现[11]。部分患者可发生不典型的皮质下白质病变。另有 10% 的患者，其病变发展符合 MS 的诊断标准。

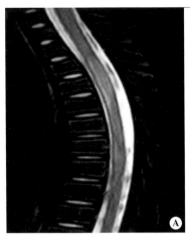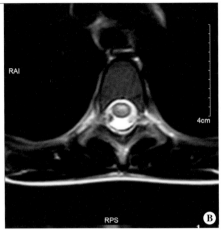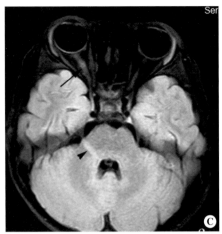

图 10-1-1 NMOSD

患儿，女性，7岁3个月。因排尿困难伴下肢疼痛、乏力2天入院。AQP4-IgG阳性。A、B.脊髓MRI示胸髓内见两个短段横贯性脊髓炎，累及中央区灰质和白质，病灶边缘模糊，局部脊髓稍增粗；C.FLAIR序列示右侧桥－小脑脚见条片状高信号，边缘欠清晰；右侧视神经眶内段增粗，信号增高

【诊断要点】

典型 NMOSD 同时累及脊髓和视神经，基于细胞检测法的血清 AQP4-IgG 阳性可明确诊断。对于不典型者，应严格按照 NMOSD 诊断标准进行。

【鉴别诊断】

NMOSD 表型多样，需要与许多中枢神经系统炎性脱髓鞘性疾病相鉴别，如多发性硬化、急性播散性脑脊髓炎、MOG-IgG 相关性脑脊髓炎、视神经炎、病毒性脊髓炎等。

1. 多发性硬化（MS） 相对少见，脑内多发病灶位于脑室旁、半卵圆中心，儿童 MS 较成人不典型。累及脊髓呈 SETM，病灶较分散地位于脊髓白质区。

2. 急性播散性脑脊髓炎（ADEM） 主要累及脑和脊髓，也可累及视神经，以脑内病变最显著。脑内多发病灶主要位于双侧大脑半球白质，也可累及双侧基底节区。脊髓炎也表现为 LETM，但常累及脊髓周围白质。急性播散性脑脊髓炎患者血清 AQP4-IgG 阴性，脑脊液寡克隆带可阳性。而 NMOSD 脑内病灶相对较轻。

3. MOG-IgG 相关性脑脊髓炎 在儿童脑内病灶更多地表现为 ADEM、皮质脑炎或皮质下脑炎；ADEM 样表现时常累及脑桥小脑三角，具有特征性。脊髓病变也表现为 LETM，可累及胸腰髓甚至圆锥，横断面上病灶虽位于中央区，但常累及后索。血清 MOG-IgG 阳性是重要的诊断指标。

4. 病毒性脊髓炎 肠道病毒性脊髓炎较多累及脊髓灰质，尤其是前角，表现为迟缓性瘫痪；

但也可表现为 LETM，结合实验室检查有助于鉴别。

【研究现状与进展】

对于常规 MRI 检查阴性而临床和实验室检查阳性的 NMO 患者，用高场强 MRI 进行 T_1 弛豫时间（T_1 mapping）和磁化转移率（MTR）的定量研究有助于发现白质内的病变。弥散张量成像（diffusion tensor imaging，DTI）能较好地显示脊髓受损情况。

参 考 文 献

[1] Devic E. Myélite subaiguë compliquée de névrite optique. Bull Med，1894，8：1033-1034.

[2] Lennon VA，Kryzer TJ，Pittock SJ，et al. IgG marker of optic-spinal multiple sclerosis binds to the aquaporin-4 water channel. J Exp Med，2005，202（4）：473-477.

[3] Wingerchuk D，Lennon V，Lucchinetti C，et al. The spectrum of neuromyelitis optica. Lancet Neurol，2007，6（9）：805-815.

[4] Siddiqi SA，Hashmi M，Azmat Z，et al. Pulmonary tuberculosis with neuromyelitis optica：an uncommon association of a common disease. J Coll Physicians Surg Pak，2012，22：527-528.

[5] Jarius S，Wildemann B. Aquaporin-4 antibodies（NMO-IgG）as a serological marker of neuromyelitis optica：a critical review of the literature. Brain Pathol，2013，23（6）：661-683.

[6] Wingerchuk DM，Banwell B，Bennett JL，et al. International consensus diagnostic criteria for neuromyelitis optica spectrum disorders. Neurology，2015，85（2）：177-189.

[7] Wingerchuk DM，Lennon VA，Lucchinetti CF，et al. The spectrum of neuromyelitis optica. Lancet Neurol，2007，6（9）：805-815.

[8] Weinshenker BG，Wingerchuk DM. Neuromyelitis spectrum disorders. Mayo Clinic Proceedings，2017，92（4）：663-679.

[9] Yonezu T，Ito S，Mori M，et al. 'Bright spotty lesions' on spinal magnetic resonance imaging differentiate neuromyelitis optica from multiple sclerosis. Mult Scler，2014，20（3）：331-337.

[10] Pekcevik Y，Mitchell CH，Mealy MA，et al. Differentiating neuromyelitis optica from other causes of longitudinally extensive transverse myelitis on spinal magnetic resonance imaging. Mult Scler，2016，22（3）：302-311.

[11] Wang KY，Chetta J，Bains P，et al. Spectrum of MRI brain lesion patterns in neuromyelitis optica spectrum disorder：a pictorial review. Br J Radiol，2018，91：20170690.

第二节　MOG-IgG 相关性脑脊髓炎

【概论】

髓鞘少突胶质细胞糖蛋白（myelin oligodendrocyte glycoprotein，MOG）主要位于髓鞘内，占髓鞘组成成分的极小部分。在过去几年中，抗 MOG-IgG 在中枢神经系统炎性脱髓鞘疾病中的作用已逐渐被重新认识。随着高精度新一代基于细胞检测法的应用，已经证实 MOG-IgG 与部分视神经炎（ON）（多为复发性）、脊髓炎、脑干脑炎及 ADEM 密切相关，在 AQP4-IgG 阴性的 NMOSD 患者中约近 50%MOG-IgG 阳性，因此认为是一种独立的新的疾病实体，被称为 MOG-IgG 相关性脑脊髓炎，简称为 MOG 相关性脑脊髓炎（MOEM）。

本病诊断主要基于以下证据[1]：①免疫学研究表明 MOG-IgG 的直接致病作用；②神经病理学研究证实非连续的组织病理学特征；③血清学检测发现几乎所有 MOG-IgG 阳性的患者中 AQP4-IgG 阴性；④队列研究结果显示，其临床表现、辅助检查、治疗反应和预后与经典的 MS 和 AQP4-IgG 阳性的 NMOSD 不同。

MOEM 以儿童多见，约占 70%，表型多样，主要取决于 MOG 的分布特点和 MOG 在局部组织中的多寡。MOEM 与 NMOSD、MS 和 ADEM 的临床表现和影像学表现存在诸多重叠特征，如绝大多数患者病情可复发，在病程中患者可符合上述多种疾病之一的诊断标准，因此过去许多 MOEM 患者被误诊为 MS、NMOSD 或 ADEM[2,3]。因此，越来越多的疑似或诊断为其他疾病的患者正在重新接受 MOG-IgG 检测，从而指导下一步追踪随访及治疗。

【病理学表现】

MOG 虽然仅占髓鞘组成成分的 0.5%，但其许多表位已被证明具有高度的免疫原性，临床和实验研究均证实 MOG-IgG 具有致病性。患者体内出现致病性 MOG-IgG 的机制目前尚不清楚，可能与感染等多种因素有关，如 EB 病毒、巨细胞病毒等。致病性 MOG-IgG 与髓鞘上 MOG 结合，在细胞免疫或补体的介导下直接导致炎症反应和脱髓鞘，但不损伤星形细胞[4]。镜检除了脱髓鞘以外，局部可见巨噬细胞和 T 淋巴细胞浸润，巨噬细胞内可见被降解的髓鞘碎片；也有报道有 B 细胞浸润、补体和 IgG 沉积。

【影像学表现】

MOEM 临床表现最常见的是视神经炎，其次为脊髓炎、脑干脑炎、急性（幕上）脑炎和小脑炎，可孤立和局限性地发生在一个部位，或表现为上述综合征的任何组合；复发病例中约 52% 的患者有两个部位病变同时发生，其中以视神经炎和脊髓炎同时发生最多见。

1. 视神经炎　单侧或双侧发病，可累及视神经的任何节段，其中以眶内段多见，较少累及视交叉，可有视盘水肿。视神经肿胀增粗（图 10-2-1A），呈较均匀长 T_2 信号，增强扫描可有轻度强化；视神经周围可见模糊晕状强化（图 10-2-1B），具有一定的鉴别诊断价值。

2. 横贯性脊髓炎　可发生于脊髓任何节段，与 NMO 较多累及颈髓和上胸髓不同，MOEM 可累及下胸髓及腰髓，甚至脊髓圆锥。90% 的 MOEM 为长段型脊髓炎（图 10-2-2A），10% 为短段型；主要累及脊髓中央区灰质和白质，其中白质病变以脊髓后束较多见（图 10-2-2B）。呈长 T_2 信号，信号尚均匀，边缘模糊，横断面上病变常超过脊髓横断面积的 50%，受累段脊髓可肿胀增粗；增强扫描可有不均匀强化[5]。

3. 脑炎　可累及脑干、丘脑、下丘脑、第四脑室和第三脑室周围，表现类似 NMOSD。儿童 MOEM 较多表现为 ADEM 样（图 10-2-2C）、皮质脑炎和皮质下脑炎表现。ADEM 样表现为不对称性侵犯双侧大脑半球白质、基底节区、丘脑、小脑、小脑脚和脑干，这与 MOG 在脑组织中的分布相关，其中累及大脑脚较有特征性。增强扫描病变可有强化。

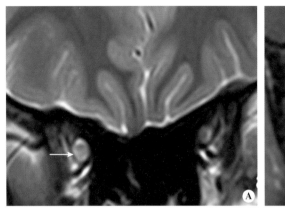
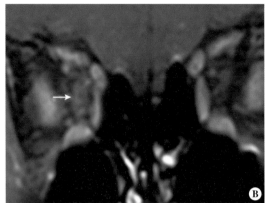

图 10-2-1　NMO

患儿，女性，10 岁。视物模糊 3 天，血清 MOG-IgG 阳性。A. MRI 冠状面 T₂WI 示右侧视神经增粗，信号增高；B. 增强扫描示右侧轻度强化，周围模糊晕状强化（白箭）

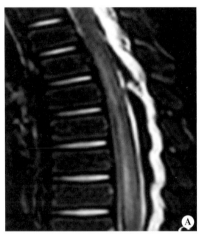
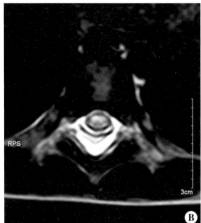
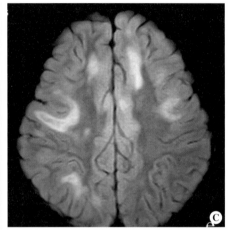

图 10-2-2　MOEM

患儿，男性，4 岁 4 个月。反复发热 10 余天、不愿行走 1 周入院。血清 MOG-IgG 抗体 1∶32（++），脑脊液抗生素 MOG 抗体 1∶1（+）。A、B. 脊髓 MRI 示颈髓、胸髓内多个病灶，其中胸髓内呈长段型病灶，以累及灰质前角为主，周围白质同时受累；C. 头颅 FLAIR 示双侧大脑半球白质、胼胝体、外囊、脑干及第四脑室周围多发小片状稍长 T₁、长 T₂ 信号，分布不对称，边缘模糊，无占位效应

【诊断标准】

MOEM 的诊断标准尚未完善，血清 MOG-IgG 阳性的病例中，并非都有相应的临床表现和 MRI 改变。因此，诊断的必要条件是不仅血清 MOG-IgG 阳性（基于细胞检测法），还要有疾病发作的临床表现。对于 MOG-IgG 阴性，而临床有"警示征象"的高度怀疑 MOEM 的患者，应复查血清 MOG-IgG，甚至复查 3 次。目前国际推荐的诊断标准为必须符合以下 3 条[3]。

（1）单相或复发性急性视神经炎、脊髓炎、脑干脑炎或脑炎，或以上任何组合。

（2）MRI 或电生理（孤立性视神经炎患者的视觉诱发电位）结果与中枢神经系统脱髓鞘疾病相一致。

（3）使用全长人类 MOG 作为靶抗原的基于细胞的检测证实血清 MOG-IgG 阳性。

【鉴别诊断】

由于 MOEM 的表型多样，需要与 ADEM、NMOSD、MS、视神经炎、其他脊髓炎和脑炎相鉴别。

1. ADEM　常在感染或疫苗接种后 1 周左右发病，分布相对较对称，主要位于白质，也可累及基底节区、丘脑、脑干、小脑，一般呈单相性，与 ADEM 样 MOEM 较难鉴别。病变也可累及视神经和脊髓，累及脊髓可呈短段型或长段型，在横断面上，主要位于脊髓白质，病灶不超过脊髓横断面的 50%。鉴别诊断需要密切结合临床，尤其是血清 MOG-IgG 检测。

2. NMOSD　根据目前国际诊断标准，部分 MOEM 被诊断为 AQP4 阴性的 NMOSD，因此需要引起临床重视，血清 MOG-IgG 和 AQP4-IgG 检测有助于鉴别，因为二者同时阳性的患者几乎没有，因此实验室检查对鉴别诊断至关重要。

3. MS　大多发病年龄在 10 岁以上，脊髓病变主要位于白质，呈斑片状、短段型，横断面不超过脊髓面积的 50%。脑内病灶位于白质或脑室旁白质，垂直于侧脑室或胼胝体的病灶有诊断意义。脑脊液寡克隆带阳性率达 90%[6]。

参 考 文 献

[1] Spadaro M, Gerdes LA, Mayer MC, et al. Histopathology and clinical course of MOG-antibody-associated encephalomyelitis. Ann Clin Transl Neurol, 2015, 2（3）: 295-301.

[2] Jarius S, Paul F, Aktas O, et al. MOG encephalomyelitis: international recommendations on diagnosis and antibody testing. J Neuroinflammation, 2018, 15: 134.

[3] Peschl P, Bradl M, Höftberger R, et al. Myelin oligodendrocyte glycoprotein: deciphering a target in inflammatory demyelinating diseases. Front Immunol, 2017, 8（8）: 529.

[4] Dale RC, Tantsis EM, Merheb V, et al. Antibodies to MOG have a demyelination phenotype and affect oligo-dendrocyte cytoskeleton. Neurol Neuroimmunol Neuroinflamm, 2014, 1（1）: e12.

[5] Dos Passos GR, Oliveira LM, da Costa BK. MOG-IgG-associated optic neuritis, encephalitis, and myelitis: lessons learned from neuromyelitis optica spectrum disorder. Front Neurol, 2018, 4（9）: 217.

[6] Ramanathan S, Prelog K, Barnes EH, et al. Radiological differentiation of optic neuritis with myelin oligodendrocyte glycoprotein antibodies, aquaporin-4 antibodies, and multiple sclerosis. Mult Scler, 2015, 22（4）: 470-482.

第三节　急性播散性脑脊髓炎

【概述】

急性播散性脑脊髓炎（acute disseminated encephalomyelitis, ADEM）是一种急性起病、临床表现多样的中枢神经系统炎性脱髓鞘疾病，好发于儿童，尤其是 10 岁以下的儿童。ADEM 患者中男性稍多于女性，男女比例约 1：0.8。ADEM 发病前常有前驱病史，多见于病毒感染或疫苗接种后，其中以麻疹病毒、水痘带状疱疹病毒、风疹病毒、腮腺炎病毒及流感病毒 A 和 B 最为多见[1]。疫苗接种后脑脊髓炎主要发生在狂犬病疫苗、百白破疫苗、天花疫苗接种后。

其他疾病（如 NMOSD 和 MOEM 的相似表型）可能被误诊为 ADEM，此外 ADEM 有可能转化为 MS 及 NMO，因此 ADEM 仅作为一组"临床综合征"[2]，而非独立疾病实体。根据 2012 年国际专家组推荐的诊断标准，ADEM 分为单相性 ADEM 和多相性 ADEM。ADEM 典型病程呈单相性，且需要长期回顾性观察以确认；而多相性 ADEM 可能包括 MOEM 等。本部分内容主要介绍单相性 ADEM。

ADEM 确切的发病机制目前尚不完全清楚，可能是细胞免疫介导的中枢神经系统急性炎症性脱髓鞘疾病，或由于接种疫苗或感染后的炎症和循环免疫复合物导致中枢神经系统血管通透性增加、血 - 脑脊液屏障发生破坏[3]。主要病理表现为静脉周围脱髓鞘，血管周围水肿，巨噬细胞、淋巴细胞浸润。

ADEM 临床表现复杂多样，轻重不一，与病变累及的部位和严重程度有关，常有发热、头痛、头晕、恶心、呕吐、脑病、脑膜刺激征和癫痫等症状，也可出现运动障碍、脑神经症状、小脑性共济失调和锥体外系症状。累及脊髓可出现肢体麻木、瘫痪、括约肌功能障碍等。儿童 ADEM 缺乏特异性的实验室改变，血液中白细胞计数可偏高，部分病例可以找到相关病毒感染的免疫学证据，在血清中检测到相关免疫球蛋白滴度异常升高。脑脊液检查可正常，也可出现白细胞计数升高（以淋巴细胞计数升高为主），可有蛋白水平轻度升高。大多数患者脑脊液中均无寡克隆区带（OCB），血清 AQP4 抗体阴性，MOG 抗体可阳性，目前 MOG-IgG 阳性者，已归入 MOEM 病例。

儿童 ADEM 诊断标准需要满足以下条件：

（1）首次发作多灶性临床中枢神经系统事件，推定是炎症性脱髓鞘性原因引起的。

（2）不能由发热解释的脑病症状。

（3）发病 3 个月或以上，没有新的临床或 MRI 表现出现。

（4）急性期（3 个月内）头颅 MRI 异常。

（5）典型头颅 MRI：①弥漫性、边界模糊、范围在 1～2cm 的病灶，主要累及脑白质；②脑白质区 T_1WI 低信号病变少见；③可存在深部灰质区病变（丘脑和基底神经节）[4]。

【影像学表现】

1. 脑部　双侧多发不对称病灶，边界不清，多累及双侧白质和基底节丘脑区，脑干和小脑也可受累（图 10-3-1A）；大多数病灶较大，为 1～2cm，在 T₁WI 上呈等信号，T₂WI 上呈均匀或稍不均匀高信号。单相性 ADEM 在 T₁WI 上灰质出现低信号或白质出现持续低信号少见。增强扫描后 14%～30% 的病灶可有强化，其形态无特异性，可呈斑点、结节样、散在结节样、不成形、脑回样、规则或不规则的环形强化等。

2. 脊髓 可累及任何节段，以颈髓和胸髓较多见，主要位于白质，也可累及脊髓灰质。病灶大小不一，多数呈短段型病灶（图 10-3-1B，图 10-3-1C），也可呈长段型病灶，在 T₁WI 上通常无明显信号改变，在 T₂WI 上呈高信号，边缘模糊；脊髓一般无增粗；增强扫描部分病灶可有不规则轻度强化。

3. 视神经 可累及单侧或双侧视神经，在 T₂WI 上表现为节段型高信号，可稍有增粗，以冠状面显示较好；T₁WI 上无明显信号改变；增强扫描有不规则斑片状强化。

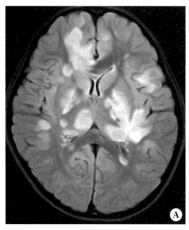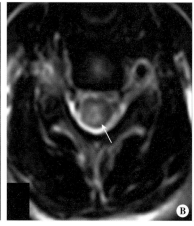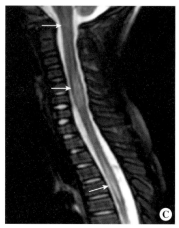

图 10-3-1 ADEM

患儿，女性，7 岁 4 个月。发热头痛伴右侧肢体乏力 3 天。A. 颅脑 FLAIR 示双侧大脑半球、基底节区、丘脑、脑干和小脑多发片状稍长 T₁、长 T₂ 信号，多数病灶边缘清晰，分布不对称，其中大脑病灶主要位于白质；B、C. 脊髓平扫示颈髓、胸髓内见 2 个短段型病灶，不对称分布，以右侧为重，累及白质和灰质，边缘模糊，局部脊髓稍增粗。增强扫描脑内病灶无强化

【诊断要点】

根据临床表现和典型的脑、脊髓 MRI 表现，只要符合 ADEM 诊断标准即可诊断，但还需要进一步行免疫学的检测以排除其他相似病变，尤其是 MOG-IgG 相关性脑脊髓炎[5]。

【鉴别诊断】

1. MS 儿童期大多发生于 10 岁以上，脊髓病灶相对较小，多位于白质内，边缘相对清晰；典型脑内病灶垂直于侧脑室或胼胝体，T₁WI 可呈显著低信号（"黑洞"征），时间和空间分布均呈多相性。

2. MOG-IgG 相关性脑脊髓炎 根据 ADEM 诊断标准，MOEN 的部分表型常被诊断为 ADEM，以往诊断 ADEM 中约 50%MOG-IgG 阳性，因此二者仅根据临床及 MRI 表现尚难于鉴别，还需要血清 MOG-IgG 检测来进行鉴别。MOEM 常为多相性，MRI 显示病变累及皮质及皮下白质，幕下常累及脑桥小脑三角。

【研究现状与进展】

单相性 ADEM 通常仅有脱髓鞘，而无轴索损伤；弥散张量成像能区分上述两种情况，因此测量各向异性分数和径向扩散度对于鉴别 ADEM 和 MS 的发病有意义。

参 考 文 献

[1] Huynh W, Cordato DJ, Kehdi E, et al. Post-vaccination encephalomyelitis: literature review and illustrative case. J Clin Neurosci, 2008, (15): 1315-1322.

[2] Hara T, Torisu H. Acute disseminated encephalomyelitis (ADEM). Nihon Rinsho, 2015, 73 (Suppl 7): 309-314.

[3] Torisu H, Okada K. Vaccination-associated acute disseminated encephalomyelitis. Vaccine, 2019, 37 (8): 1126-1129.

[4] Giri PP, Bhattyacharya S, Das D, et al. Acute disseminated encephalomyelitis: a clinical and neuroradiological profile of pediatric patients. Neurol India, 2016, 64 (6): 1187-1192.

[5] Krupp LB, Tardieu M, Amato MP, et al. International Pediatric Multiple Sclerosis Study Group criteria for pediatric multiple sclerosis and immune-mediated central nervous system demyelinating disorders: revisions to the 2007 definitions. Mult Scler, 2013, 19 (10): 1261-1267.

第四节　多发性硬化

【概述】

多发性硬化（multiple sclerosis，MS）是一种中枢神经系统慢性炎症性自身免疫性疾病，与遗传和环境等多因素相关，最常见于年轻成人，但也可以发生在儿童。儿童多发性硬化（pediatric-onset MS，POMS），又称早发型多发性硬化或青少年多发性硬化，是指发病年龄小于 16 岁的 MS（也有研究中指小于 18 岁的 MS）。儿童多发性硬化占全部 MS 的 3%～10%，以 13～16 岁的年龄段儿童 MS 的发病率最高，10 岁以下儿童发病率 < 1%。国外报道儿童 MS 年发病率约 0.94/10 万，女男比例为 2.8 : 1[1]。

根据 2012 年 MS 表型组的分型意见，MS 的主要临床分型如下所述。

1. 临床孤立综合征（CIS）　指首次临床发作，常累及双侧视神经、脊髓、脑干，也可累及大脑半球，病灶可能 1 个或多个，患者经历首次发作后并非全部进展为 MS。

2. 缓解复发型 MS（RRMS）　疾病早期阶段，患者经常反复发作，多数患者发作后症状完全缓解。60%～80% 的患者会经历此阶段。儿童 MS 以此型较多，占 85.7% 以上。

3. 继发进展型 MS（SPMS）　患者经历反复发作后，症状不能完全缓解，残留的症状逐渐累积出现不可逆的神经功能障碍。

4. 进展复发型 MS（PRMS）　部分患者一开始症状就逐渐积累，同时在病程中出现典型的发作症状。

5. 原发进展型 MS（PPMS）　患者从疾病开始就表现为隐匿的慢性进展性的脊髓病变。

6. 急性 MS　是 MS 的急性变异性，来势凶猛，短时间内快速进展，常同时出现多发的大病灶。

除了以上分型，还有一些变异型，如脱髓鞘假瘤、出血坏死性脑脊髓炎等。

与成人相比，POMS 的临床表型和 MRI 表现具有自身的特点，POMS 的脑内病灶缺乏典型的成人 MS 的特点；复发率比成人高，98% 的 POMS 呈现复发缓解过程；更易侵犯视神经，且常为首次发作的严重脱髓鞘事件，完全恢复率低；

致残年龄比成人患者提前约 10 年。因此正确认识 POMS，及时诊断和治疗[2]，对患儿预后非常重要。

根据 2012 年国际儿童多发性硬化研究小组诊断标准共识，满足以下任一条件，即可诊断 POMS：①两种或以上各自独立的非脑病性中枢神经系统临床事件，相隔超过 30 天以上，涉及超过 1 个中枢神经系统（CNS）区域；②单一临床事件和 MRI 特征在时间和空间上依赖 2010 版《McDonald 诊断标准》（但是诊断标准相关的时间上的单一事件和单一 MRI 仅适用于年龄 ≥ 12 岁的儿童，仅适用于没有 ADEM 发作的儿童）；③ ADEM 发生的 3 个月后出现一次非脑病性临床事件，头颅 MRI 出现新的病灶，与 MS 一致；④第一次、单一的急性事件，不满足 ADEM 诊断标准，MRI 表现与 2010 版《McDonald 诊断标准》在空间和时间上的表现吻合（适用于年龄 ≥ 12 岁的儿童）[3, 4]。

临床表现不典型，发病常从某一局灶性症状开始，随后或同时出现另外一个或数个与前一症状无明显关系的症状，即标志着中枢神经系统内存在多个病灶，从而表现为本病的临床特征。患儿可表现为脑病、惊厥发作、共济失调、意识障碍等。部分患儿以视力减退（单眼或双眼），复视或眼外肌麻痹为首发症状；累及脊髓时可表现为单肢或多肢麻痹、感觉异常，严重者可有排尿、排便障碍等。患儿出现 Charcot 三联征（共济失调、构音障碍和意向性震颤），或核间性眼肌麻痹及旋转性眼震颤，则高度提示本病。

脑脊液检查无特异性，细胞计数轻度升高或正常，以淋巴细胞和浆细胞为主；蛋白水平正常或轻度升高；70%～90% 的免疫球蛋白水平可增高；90% 以上寡克隆带阳性。

【影像学表现】

MS 的基本病理改变是中枢神经系统内出现多处炎性脱髓鞘性胶质斑块。在 MRI 上，MS 斑块表现为不均匀 T_1WI 低信号、T_2WI 高信号，多呈类圆形，可相互融合，大小差异很大，多数无灶周水肿和占位效应（急性期可出现轻度水肿和占位效应）。在时间和空间上病灶均具有新旧程度不一、多发和相互分离的显著特点。

MS 病灶位于中枢神经系统的白质部分，可累及大脑、脑干、小脑、脊髓和视神经等多个部位。

1. 脑　典型病灶表现为侧脑室周围的异常 T_2WI 高信号，沿血管长轴呈手指状放射分布，与胼胝体和侧脑室呈直角关系，故称"直角脱髓鞘"征，又称"道森手指"征（Dawson's fingers）。部分病灶在 T_1WI 上呈明显低信号，称"黑洞"征；有学者认为，"锥体束轨道征"是 POMS 较特征的 MRI 表现（图 10-4-1A，图 10-4-1B）。

2. 脊髓　病灶主要位于白质区（图 10-4-1C），一般不超过 2 个椎体节段，横断面上仅累及部分脊髓，且两侧不对称，呈多发斑片状长 T_2 信号，边缘尚清晰，有的病灶可呈长 T_1 信号（即"黑洞"征）[5]；活动期病灶增强扫描可强化。

与成人 MS 相比，POMS 有以下特点：①出现不可逆的皮质萎缩较少见；② MRI 所见与病程不完全相关，有时 MRI 显示病变严重，但临床表现为良性病程；③首次发作与 ADEM、多相性播散性脑脊髓炎（MDEM）很难鉴别；④较高的复发倾向（60% 会在第 1 次发病后 1 年内复发）。因此，所有儿童确诊和疑似 MS 病例均应进行 MRI 随访，间隔 3～5 个月，然后根据随访结果进行诊断。

【诊断要点】

POMS 发病年龄大多发生在 12 岁以上，有反复发作的病史，可参照 POMS MRI 诊断标准[5]。

1. 脑　①1 个强化病灶或 9 个 T_2WI 上的高信号病灶；②至少 1 个幕下病灶；③至少 1 个邻近皮质的病灶，如皮质下 U 形纤维受累；④至少 3 个脑室旁病灶。所有病灶直径应大于 3mm。上述 4 项中至少存在 3 项，可诊断 MS。计数时 1 个脊髓病灶可计为 1 个脑部病灶。

2. 脊髓　病灶在 T_2WI 上呈高信号，一般无水肿或伴轻微水肿。病灶直径应大于 3mm，但长度应小于 2 个椎体，横断面上病灶仅累及部分脊髓而不是全部脊髓。在颅脑 MRI 扫描未发现病灶的情况下，如脊髓内见到 2 个以上位置有明确分离的病灶，亦可考虑 MS 的诊断。

【鉴别诊断】

1. ADEM　二者鉴别诊断有一定困难，尤其 MS 首次发作时，需密切结合临床及随访。相对而言，与 MS 脊髓病灶相对较小不同，ADEM 脊髓病灶相对较大，甚至出现横贯性脊髓和长段型脊髓炎表现。此外，脑内病灶除累及白质外，可累及基底节区和丘脑，一般病灶较大，边缘模糊。

2. MOG-IgG 相关性脑脊髓炎　既往常被诊断为 NMOSD 或 POMS，随着特异性 MOG-IgG 抗体的发现，已与上述两种疾病区分出来。MOG-IgG 相关性脑脊髓炎累及脊髓时大多表现为长段型横贯性病灶，累及中央区白质和灰质，边缘模糊；而 POMS 常为斑片状短段型病灶，主要累及脊髓白质，边缘相对较清晰。

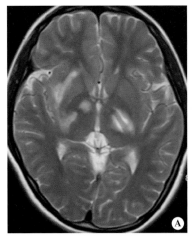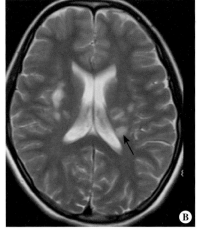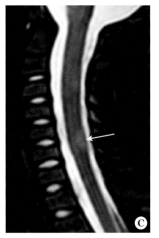

图 10-4-1　儿童多发性硬化

患儿，女性，13 岁 7 个月。因"右手乏力 1 周，右足乏力 4 天"入院。A、B. 颅脑 MRI 示双侧半卵圆中心、脑室旁、基底节区、脑干多发病灶，部分病灶边缘清晰；其中脑室旁病灶垂直于侧脑室，左侧内囊附近病灶见"锥体束轨道征"（黑箭）；C. 脊髓 MRI 示颈髓、胸髓内多发病灶，主要位于脊髓白质区，其中以侧索为著

3. NMOSD　脊髓病灶大多呈长段型病灶，横断面上主要位于脊髓中央区，多数大于脊髓横断面的50%，呈横贯性脊髓炎表现，边缘模糊；AQP4-IgG阳性有利于NMOSD诊断。

【研究现状与进展】

常规MRI检查在发现MS病变及在疾病的管理中起着重要作用，尤其是T_2WI，前后对照有利于发现新病灶；T_1增强和扩散加权也可评估病灶活动性；磁敏感加权成像（SWI）可发现病灶内铁的积聚，铁被认为以自由基的形式通过氧化应激损伤少突胶质细胞和髓鞘，在病灶周边的沉闷性炎症区域（smoldering inflammation）也发现铁的沉积，因此，SWI有助于评估病灶的活动性及渐进性，对临床有指导意义。DTI研究发现，MS早期可有FA值的降低，提示有轴索的损伤，DTI有助于MS与单相性ADEM鉴别。此外，T_1-mapping和磁化转移率的定量分析有助于发现亚临床的病灶（常规MRI阴性的病灶）。

参 考 文 献

[1] Alroughani R，Boyko A. Pediatric multiple sclerosis：a review. BMC Neurology，2018，18（1）：27.

[2] 孙小兰，钟建民. 儿童多发性硬化治疗研究进展. 国际儿科学杂志，2018，45（6）：433-437.

[3] Krupp LB，Tardieu M，Amato MP，et al. International Pediatric Multiple Sclerosis Study Group criteria for pediatric multiple sclerosis and immune-mediated central nervous system demyelinating disorders：revisions to the 2007 definitions. Mult Scler，2013，19（10）：1261-1267.

[4] 杨坤芳，陈育才. 儿童多发性硬化和其他中枢神经系统脱髓鞘疾病诊断标准共识（2012版）解读. 中国当代儿科杂志，2016，18（12）：1199-1204.

[5] 赵彩，蕾谢晟，肖江喜，等. 儿童多发性硬化的临床特点及MRI特征. 中华放射学杂志，2011，45（10）：942-946.

（杨兴惠）

第十一章　脊柱感染与炎症疾病

第一节　化脓性脊柱炎

【概述】

化脓性脊柱炎（pyogenic spondylitis）又称脊柱化脓性骨髓炎，是一种相对少见的由细菌感染引起的化脓性炎症。本病最常见的致病菌为金黄色葡萄球菌，其次为大肠埃希菌，其他少见菌属有铜绿假单胞菌、肺炎链球菌等。感染途径主要包括血源性感染、直接接种感染、脊柱术后术区感染，其中最常见的是血源性感染。

本病以青壮年居多，儿童少见[1]。儿童多为原发性感染，少数可继发于脊柱或椎间盘手术后，或者在免疫力低下及其他部位严重感染等情况下发生。临床症状主要包括急性或亚急性的胸腰背部疼痛、发热、胸腰部活动受限、神经系统损害相关表现，并常伴乏力、食欲下降等[2]。由于发病隐匿，缺乏特异性症状，早期诊断困难，从而延误治疗，导致儿童脊柱发育畸形、神经功能受损、功能瘫痪，甚至死亡等一系列严重的并发症。

【病理学表现】

与成人不同，儿童椎间盘含血管结构，且血管可穿过软骨终板、进入纤维环；8岁以后，椎间盘内的血管逐渐消失，但椎间盘周围仍有丰富的吻合血管网，因此儿童脊柱感染常较早累及椎间盘。感染性微小栓子经血液流至节段动脉、骶动脉，侵袭到脊椎软骨终板下，导致小血管感染性闭塞，进而引起椎体及椎间盘缺血、炎性渗出。随着病程进展椎体内骨质破坏加剧，骨质破坏速度大于骨质修复速度，导致晚期容易出现骨质缺损，甚至出现脊柱畸形。

炎症早期受累椎体病理表现以中性粒细胞浸润为主，骨质破坏，但不易形成死骨。中性粒细胞分泌蛋白水解酶，可直接溶解破坏邻近的椎间盘结构，并可导致感染病灶更容易扩散侵袭到其他组织结构，形成椎旁脓肿。随病变进展椎体形态发生变化，并以终板破坏为主[3]。苏木精－伊红染色法可见破坏组织内多量的中性粒细胞、单核细胞等炎性细胞浸润。骨质破坏与骨质增生硬化并存为其主要病理特点，早期主要为骨质破坏伴随骨质增生硬化，中晚期以增生硬化为主。

【影像学表现】

本病好发部位为腰椎，其次为胸椎、颈椎。按照累及部位的不同，分为椎体炎、椎间盘炎及硬膜外脓肿。化脓性椎体炎原发于软骨终板区域，主要累及椎体；化脓性椎间盘炎主要累及椎间盘，相应椎体上下缘亦常受累；硬膜外脓肿可继发于椎体和椎间盘的感染，也可原发于硬膜外组织。

疾病早期，X线平片、CT检查常为阴性，椎体、终板和椎间盘通常无异常表现，发病后2～3周才出现典型影像学表现；而MRI可见病变早期椎体内的信号异常，骨髓水肿等炎性渗出改变，对早期诊断可提供帮助。

1. X线　典型表现为椎体间隙变窄，邻近椎体骨质破坏，椎体变扁、塌陷，伴有周围增生、硬化。

2. CT　主要表现为椎间盘破坏、密度减低，椎间隙变窄；椎体骨质破坏，破坏部位可见"碎片状"增生硬化，密度增高，有时伴有骨桥形成。病变可侵犯周围软组织形成椎旁脓肿，侵入椎管内形成硬膜外脓肿[4]。CT引导下经皮穿刺活检，可帮助确诊化脓性脊柱炎。

3. MRI　能够很好地显示早期椎间盘、椎管内病变和椎旁软组织的炎性渗出及骨髓病变，诊断敏感度和特异度高达90%，是目前早期诊断的首选影像学检查方法。早期MRI典型表现为单个或邻近两个椎体内不均匀 T_1WI 低信号和 T_2WI 高信号，主要累及椎体前半部分；DWI 部分椎体可扩散受限而呈高信号，ADC 图呈低信号。增强扫描后，病灶呈明显弥漫性不均匀强化[5]。

随着病程进展，终板出现轻度侵蚀性破坏，一般不超过椎体高度的一半，但椎间盘破坏明显，表现为边缘不规则，内可见 T_2WI 不均匀高 / 低信号，增强扫描有不同程度的强化。

病变后期可有椎体变扁及椎间盘变薄、椎间隙变窄。病灶可向椎旁、前后纵韧带下侵袭蔓延，或延伸至邻近的腰大肌、膈肌等软组织结构（图 11-1-1），一般边界多模糊，范围较局限，增强扫描后多为蜂窝织炎表现，少数可形成厚壁脓肿[6]。

【诊断要点】

（1）病理组织检查见致病菌，穿刺活检细菌培养或血液细菌培养结果为阳性。

（2）存在急性炎症反应的证据，如发热、局部疼痛或神经系统受损症状。

（3）至少 1 项影像学检查提示椎体或椎间盘破坏，椎旁软组织感染[7]。

【鉴别诊断】

1. 脊柱结核 常伴有原发结核病史，病程缓慢，多见于胸腰椎。临床出现低热、乏力、盗汗等症状。病变常累及多个椎体，椎体破坏、塌陷，终板和椎间盘破坏，椎间隙狭窄或消失。脊柱结核常伴有椎旁冷脓肿，沿韧带下蔓延，达两个以

上椎体水平；强化扫描后脓肿壁薄，呈均匀强化。晚期可发生脊柱畸形。

2. 急性施莫尔结节 MRI 表现为终板软骨下结节周围单个椎体的骨髓水肿，围绕突出的结节周围呈同心环状弥漫分布，边界不清，可无椎间盘信号异常。

3. 强直性脊柱炎 典型表现为椎体竹节样改变、广泛性韧带钙化、小关节融合，但椎间隙无狭窄等。晚期常出现椎体 / 脊椎 – 椎间盘非炎症性破坏性病变，可合并横贯性脊柱骨折，为应力性、自发性损伤或外伤导致，好发于颈胸段或胸腰段交界处，若骨折未经及时处理形成假关节，则会出现终板侵蚀及软骨下骨硬化[8]。

4. 肿瘤和（或）转移瘤 肿瘤性病变呈软组织块状，具有占位效应，相对于炎症，肿瘤边界清晰，且肿瘤性病变椎间盘一般不受累，椎间高度及椎间隙正常。

【研究现状与进展】

脂肪抑制 T_2WI 序列 / 短时反转恢复（short T_1 inversion recovery，STIR）序列能够很好地显示骨髓水肿。增强扫描对无骨髓水肿的病灶诊断价值较小，因为超早期的炎性反应不明显。增强扫描主要用于显示椎旁软组织及椎管内炎性病变的受累范围，对鉴别诊断可提供帮助。对肾功能不全或对比剂过敏等增强 MRI 禁忌证者，DWI 有助于早期炎性病变和脓肿的诊断。

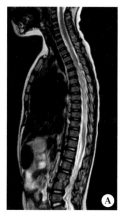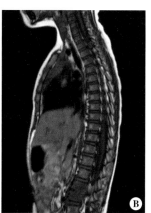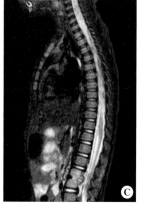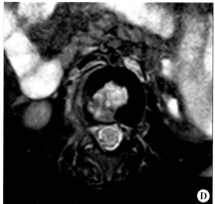

图 11-1-1 化脓性脊椎炎

A. MRI 矢状面 T_2WI 示 $L_{3、4}$ 椎间盘不规则变扁，信号不均匀，邻近椎体两缘呈不均匀高信号；B. 矢状面 T_1WI 示 L_3、L_4 椎体呈不均匀略低信号，椎间盘信号减低；C. 矢状面 T_2WI 脂肪抑制序列，椎体呈明显不均匀高信号，椎间盘呈高、低混杂信号，与椎体界线不清；D. 椎旁右侧软组织结构呈片状不均匀高信号，邻近右侧腰大肌受累

参 考 文 献

[1] Korovessis P，Petsinis G，Koureas G，et al. Anterior surgery with insertion of titanium mesh cage and posterior instrumented fusion performed sequentially on the same day under one anesthesia for septic spondylitis of thoracolumbar spine：is the use of titanium mesh cages safe. Spine（Phila Pa 1976），2006，31（9）：1014-1019.

[2] Boody BS，Jenkins TJ，Maslak J，et al. Vertebral osteomyelitis and spinal epidural abscess：an evidence based review. J Spinal Disord Tech，2015，28（6）：316-327.

[3] Cheung WY，Luk KD. Pyogenic spondylitis. Int Orthop，2012，36（2）：397-404.

[4] Yoon YK，Jo YM，Kwon HH，et al. Differential diagnosis between tuberculous spondylodiscitis and pyogenic spontaneous spondylodiscitis：a multicenter descriptive and comparative study. Spine J，2015，15（8）：1764-1671.

[5] Frel M，Białecki J，Wieczorek J，et al. Magnetic resonance imaging in differentatial diagnosis of pyogenic spondylodiscitis and tuberculous spondylodiscitis. Pol J Radiol，2017，82（10）：71-87.

[6] Jung NY，Jee WH，Ha KY，et al. Discrimination of tuberculous spondylitis from pyogenic spondylitis on MRI. AJR Am J Roentgenol，2004，182（6）：1405-1410.

[7] Bessho M，Ohnishi I，Matsumoto T，et al. Prediction of proximal femur strength using a CT-based nonlinear finite element method：differences in predicted fracture load and site with changing load and boundary conditions. Bone，2009，45（2）：226-231.

[8] Dave BR，Ram H，Krishnan A. Andersson lesion：are we misdiagnosing it? A retrospective study of clinico-radiological features and outcome of short segment fixation. Eur Spine J，2011，20（9）：1503-1509.

第二节 脊柱结核

【概述】

脊柱结核又称结核性脊柱炎（tuberculous spondylitis），是最常见的肺外结核之一[1]。儿童脊柱结核病程进展较快，椎体较多受累，严重影响患儿脊柱生长发育，致畸率高，后果严重。儿童因椎管矢状径较短，晚期病变易凸入椎管内，导致脊髓受压，发生神经功能障碍。诊断及治疗不及时，可因椎体病变、承重压力及邻近组织作用等造成椎体局部或全部塌陷，致脊柱后凸畸形[2]。

由于大部分脊柱结核起病缓慢，发病较隐匿，全身中毒症状通常较轻，且患者年龄较小，对自身病症常叙述不清晰，家长容易忽视，患儿首次就诊时已多属晚期，首诊原因以脊柱后凸畸形多见，其次为下肢无力。本病临床表现为盗汗、低热、食欲缺乏、乏力等全身结核中毒症状，患儿早期自诉颈、背、腰部僵硬疼痛，或者局部脊柱及肢体活动受限等，后期常出现姿势异常，脊柱后凸畸形可压迫脊髓，造成肢体不同程度瘫痪。儿童脊柱结核硬脊膜和神经根受压发生率高，易出现临床神经症状[2]。

【病理学表现】

结核分枝杆菌主要通过血液循环播散至脊柱，且儿童椎体骨化中心富含小动脉及静脉窦，结核分枝杆菌易停留在血供丰富的骨松质，因此儿童脊柱结核以中央型最常见。病变起始于椎体中心松质骨，椎体中央有肉芽组织生长，继而椎体呈向心性塌陷，导致髓腔内死骨及空洞形成。儿童椎体前后部皮质有骨髓存在，并见静脉窦形成，其中后部静脉窦与骨化中心静脉窦相通，且椎间盘内存在血管，致病变进展快，且很容易侵及整个椎体及椎间盘，并较成人侵及更广泛，晚期椎体破坏后呈楔形塌陷。儿童脊柱结核相邻多椎体发病比例高，单纯孤立脊柱附件骨质破坏很少，融椎是其典型椎体骨质破坏特征表现之一。儿童脊柱结核以胸椎中央型骨质破坏伴死骨形成最多见，且多伴椎旁脓肿。

脊柱结核病理学表现主要包括以下3种基本类型：炎性渗出型、增生型、坏死型。通常以某一种类型或两种类型为主要表现，但又可表现为多种类型同时存在。镜下主要表现为广泛的骨质破坏、伴局限性死骨碎片残留，同时伴有干酪坏死区域的产生，周围有新生骨组织的再生。同时出现不典型的急性炎性反应区，表现以纤维蛋白、血浆、巨噬细胞、淋巴细胞、中性粒细胞渗出为主。病程较长时主要表现以纤维组织、毛细血管增生的慢性炎症反应及不同程度的钙化为主[3]。

【影像学表现】

1. X 线 分为中心型、边缘型、韧带下型、附件型。

（1）中心型（椎体型）：好发部位主要为胸椎，表现为椎体内不同程度的骨质破坏，椎体出现不同程度的塌陷变扁。

（2）边缘型（椎间型）：多见于腰椎，病变首先累及椎体的前缘或上、下缘，再向椎体的中央区域和邻近的椎间盘扩散侵蚀，继而出现椎间隙的变窄。

（3）韧带下型（椎旁型）：好发部位主要为胸

椎，结核灶在前纵韧带以下区域侵蚀扩散，导致前缘的椎体骨质破坏，但椎间盘不受累。

（4）附件型：比较少见，主要表现为椎体附件骨质的破坏，当病灶侵蚀到关节突出时常跨越关节。

以上各型均可伴有椎旁冷脓肿的产生，可伴有死骨但较少见。

2. CT 与 X 线相比，CT 具有以下特点：①更清晰地呈现椎体的骨质破坏；②更容易发现病灶内的死骨及病理性骨折碎片；③更直观清晰地显示病变突入椎管内的情况，病变内部及周围的脓肿或骨碎片的位置、大小，以及其与周围邻近的血管、组织器官的关系。

3. MRI 是目前早期显示结核病灶和病变累及范围最敏感的影像手段，可早期发现 X 线、CT 表现阴性的脊柱结核，对观察病灶邻近软组织的受累范围和向椎管内侵犯优于 CT。脊柱结核 MRI 表现为相邻两个或以上椎体同时受累，受累椎体呈楔形改变，椎间隙变窄，椎旁超过受累椎体水平 T_1WI 低信号、T_2WI 高低混杂信号脓肿。MRI 可显示脊柱结核呈自前纵韧带向下延展特性。被破坏的椎体和椎间盘在 T_1WI 呈不均匀的较低信号，在 T_2WI 多呈不均匀混杂较高信号（图 11-2-1），静脉注射对比剂后病灶多呈不均匀明显强化。未液化的干酪样坏死灶在 T_1WI、T_2WI 及 T_2WI 脂肪抑制序列均表现为等 / 低信号，增强扫描后无强化。肉芽肿性病变及椎旁脓肿表现为 T_1WI 上呈低信号，T_2WI 多为混杂高信号，静脉注射对比剂后可呈不均匀、均匀或环状强化，脓肿壁薄且均匀的强化是其特点[4]。

【诊断要点】

（1）出现脊柱结核的相应临床症状，结核分枝杆菌相关实验室检查结果阳性。

（2）影像学表现为 2 个以上椎体或附件区的溶骨性破坏，椎体形态的改变，椎间隙变窄或消失，椎旁脓肿形成和软组织内多发散在钙化。

【鉴别诊断】

1. 化脓性脊柱炎 多发生于单个椎体或邻近两个椎体，骨质的破坏进展快，周围伴有较明显的骨质增生硬化、骨赘或骨桥形成。

2. 脊椎转移瘤 多表现为椎体广泛的骨质破坏，椎弓根破坏常是较明显观察到的影像学表现，但转移瘤很少累及椎间盘和前纵韧带以下区域，且不伴有椎旁脓肿的形成。

3. 椎体压缩骨折 外伤病史，多单个椎体受累，椎体塌陷呈楔状变形，不伴有骨质的侵蚀性破坏，椎间隙正常。

【研究现状与进展】

1. DWI 能从分子水平上反映人体各组织水分子的功能变化，可以检测组织中含水量改变有关的早期病理生理变化。DWI 序列对脊柱结核病变敏感度更高。DWI 异常信号主要分布在脊柱结核前中部，这是与结核分枝杆菌易侵入椎体前部或中央血流缓慢处，易导致椎体骨髓炎性水肿甚至骨质破坏有关。病变椎体、椎间盘及冷脓肿在 DWI 上主要表现为较均匀的高信号，均与结核分枝杆菌缺乏蛋白溶菌酶有关；椎旁脓肿在 DWI 上信号较高，ADC 值减低，这主要是由于脓液里所含蛋白质含量增加，限制水分扩散。

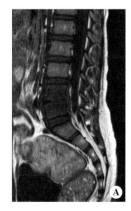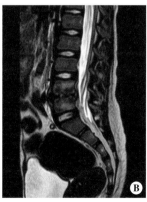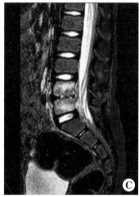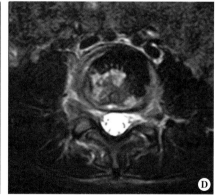

图 11-2-1　脊柱结核

A. MRI 矢状面 T_1WI 示 L_4、L_5 椎体呈不均匀低信号，椎间盘变窄，信号不均匀减低；B. 矢状面 T_2WI 相应椎体表现为不均匀高信号，椎间盘信号减低；C. 矢状面 T_2WI 脂肪抑制序列，椎体表现为不均匀高信号；D. 横断位 T_2WI 脂肪抑制序列，周围结构及右侧腰大肌受累，呈不均匀高信号

2. MRS 可显示正常椎体的两个波峰，即脂峰和水峰，水峰在右，位于 4.7ppm 附近，脂峰在左，位于 1.15ppm 附近。病变椎体脂峰降低，曲线下面积较小，水峰变高、变窄，水峰值减低。提示病变椎体脂肪减少，骨小梁密度减低，这与病变椎体的炎性反应等细胞应激反应通路的激活，使骨髓微环境发生变化，使前细胞老化，进而导致细胞因子生成增多，抑制脂肪形成有关。

参 考 文 献

[1] WHO. Global tuberculosis control 2009：epidemiology，strategy，financing. Geneva：World Health Organization，2009.

[2] Marais BJ，Graham SM，Maeurer M，et al. Progress and challenges in childhood tuberculosis. Lancet Infect Dis，2013，13（4）：287-289.

[3] 张光铂，吴启秋. 脊柱结核病学. 北京：人民军医出版社，2007.

[4] Ledermann HP，Schweitzer ME，Morrison WB，et al. MR imaging findings in spinal infections：rules or myths? Radiology，2003，228（2）：506-514.

第三节 真菌性脊柱炎

【概述】

真菌性脊柱炎（fungal spondylitis）在儿童中十分罕见，由于近年来抗生素的不规范使用，增加了本病的发生率。白念珠菌和曲霉菌是其主要的致病菌，其他少见的致病菌群包括芽生菌、球孢子菌、隐球菌等。有文献综述报道，约 60% 由白念珠菌引起的骨髓炎发生在脊柱[1]。

致病真菌可通过呼吸道、消化道、皮肤伤口等传播侵入人体，称为"外源性感染"。当人体免疫力低下或过量应用抗生素时，可导致曲霉菌、白念珠菌、隐球菌处于活跃状态，此时更容易感染，称为"机会性霉菌病"。致病菌主要通过以下 3 个途径侵入骨髓：①外伤后直接侵入；②其他部位的局部蔓延；③血源性感染。

临床表现初期一般无发热，可有全身不适及盗汗的症状，腰背疼痛有时是主要的临床表现，特别是由曲霉菌和白念珠菌导致的脊柱炎。当病变累及脊髓时可表现为神经功能障碍[2]。

【病理学表现】

最终确诊脊椎真菌感染的检查手段还是通过组织病理学检查。成人的椎间盘没有血管，其终板成为椎体与间盘的屏障，椎间盘不容易受累；

而正常的儿童椎间盘与成人不同，内见血管穿入，当机体的免疫力下降或菌群失调时，致病的真菌可以通过终板下的丰富血供到达椎间盘组织而引起椎间盘的破坏、变性，髓核的破裂，并可侵袭到邻近的椎体，导致椎体的破坏。

【影像学表现】

1. X线 早期无特异性表现，晚期有骨质破坏、椎间隙变窄等相应变化，部分椎体破坏可跳跃性发展。椎体表现为多发大小不等的类圆形透光区，且骨皮质及附件多受累，边缘毛糙不规则，有时可表现为整个横突或棘突的受累。由于平片不能显示椎间盘，椎间盘破坏的间接征象常表现为椎间隙的不规则变窄。

2. CT 平扫可清晰显示椎体的骨质破坏、病理性骨折、骨碎片的产生、骨质增生硬化及椎间隙的狭窄情况，增强扫描可更好地显示椎旁的软组织密度影。但有时软组织密度影与邻近脊髓密度类似，脊髓受压的程度不易分辨。

3. MRI 椎间盘的破坏可表现为 T_1WI 不均匀的低信号，T_2WI 明显不均匀的高信号。其髓核正常信号消失或部分消失，椎间隙狭窄。椎体的破坏表现为 T_1WI 不均匀低信号，T_2WI 不均匀高信号，严重时会有椎体的楔形变扁。可有椎体及椎间盘周围的炎性渗出，增强扫描表现为不同程度的强化。

【诊断要点】

（1）影像学表现主要为椎体不同程度破坏、骨质增生、椎间盘破坏、椎间隙变窄。

（2）最终确诊需要根据病变（或分泌物）分离培养出致病真菌，或依据病理切片所见进行诊断。

【鉴别诊断】

主要与脊柱其他感染性病变进行鉴别，除依据其他病变的特点外，最终诊断仍应以细菌学及组织学结果为根据。真菌性脊柱感染与脊椎结核的 X 线表现类似，均可表现为椎体的前部及其椎间盘破坏，以及软组织肿块或脓肿的形成[3]。与化脓性脊柱炎相比，真菌性脊柱炎通常侵及椎间盘，这并不是真菌性脊柱炎的特异性表现[4]。

【研究现状与进展】

磁共振 DWI 序列是目前唯一能观察到活体水分子微观运动的成像方法，从而使组织微观结构的变化得到间接表达。与其他常规脊柱序列比较，DWI 序列对脊柱真菌病变敏感度更高。PET/CT 对该病的诊断有较大优势，可在患者全身准确寻找其他病变，还可通过显像分型判断病情的严重程度及预后。但各种影像学检查均无较大特异性，只能辅助诊断，尚不能作为判定该病的金标准，最终确诊仍主要由病理检查完成。

参 考 文 献

[1] Kim CW, Perry A, Currier B, et al. Fungal infections of the spine. Clin Orthop Relat Res, 2006, 444（5863）：92.

[2] Friedman BC, Simon GL. Candida vertebral osteomyelitis：report of three cases and a review of the literature. Diagn Microbiol Infect Dis, 1987, 8（1）：31-36.

[3] Goldman AB, Freiberger RH. Localized infectious and neuropathic diseases. Semin Roentgenol, 1979, 14（1）：19-32.

[4] Williams RL, Fukui MB, Meltzer CC, et al. Fungal spinal osteomyelitis in the immunocompromised patient：MR findings in three cases. AJNR, 1999, 20（3）：381-385.

第四节　强直性脊柱炎

【概述】

强直性脊柱炎（ankylosing spondylitis, AS）是以骶髂关节和脊柱受累为主的慢性炎症性关节性疾病，也可累及周围关节及其他器官，因为其类风湿因子阴性，因此属于血清阴性脊柱关节病的一个亚型。一般认为 AS 与遗传、环境、感染及代谢异常等因素相关。儿童 AS 多以外周关节发病为主，且发病部位多从下肢关节开始，特别是双侧髋关节。早期 AS 临床症状多表现为腰骶部与双髋关节及双膝关节的疼痛、晨僵、麻木等，后期表现为中轴骨和外周受累关节的骨性强直。全身症状主要为发热、疲劳、乏力等表现。实验室检查在疾病进展期常表现为白细胞抗原阳性，C 反应蛋白水平含量显著升高，且 HLA-B27（人白细胞抗原 B27）具有重要的诊断价值。影像学上儿童 AS 多表现为骨质稀疏，小关节模糊，这可能与儿童正处于发育期有关，且比成人更易累及髋关节。近年来 AS 发病呈逐年上升趋势，如治疗不及时发展到晚期将导致骨性强直、致残。所以早期诊断和治疗非常重要。

【病理学表现】

病理学表现主要包括关节滑膜的水肿、充血、软骨及邻近骨质的破坏、周围韧带的骨化及骨性融合等改变。病程可交替出现活动期和静止期。

病程早期，由于巨噬细胞、淋巴细胞和浆细胞等炎性细胞的浸润，导致滑膜组织慢性、持续性的增生，同时可伴发骨髓炎，发生部位以骶髂关节前下部最常受累。若活动期的炎症不能及时控制，则可破坏相应骨组织内的血管翳并造成软骨及软骨下基质的破坏损伤，从而导致病情容易反复发作，最终引起关节软骨的纤维化、骨化，晚期出现关节强直。

【影像学表现】

1. X 线　根据病程进展可分为 5 级。早期（0～Ⅰ级）X 线表现为阴性。进展期（Ⅱ～Ⅲ级）出现关节面的侵蚀和破坏，随病程进展逐渐加重，范围扩大，继而关节间隙变窄，关节间隙也可表现为增宽，伴关节面下的囊肿形成。晚期（Ⅳ级）关节韧带出现骨化和骨桥，关节间隙变窄、消失，最终导致骨性融合、强直。脊椎的改变从下往上呈逐渐上行侵犯腰椎、胸椎、颈椎，表现为方椎及竹节样改变，同时伴有骨质疏松，椎小关节模糊，椎旁韧带骨化。外周关节侵犯以髋关节侵犯最常见。

2. CT　与 X 线相比，CT 可较早发现Ⅰ期的关节改变，表现为关节面模糊，局灶性骨质疏松等轻微病变，对于骨质侵蚀和骨质硬化的显示效果优于 MRI。其他各期与 X 线表现近似。但 CT 可以更为准确地测量、评价关节间隙的细节，增加对关节面的侵蚀、关节面下的囊性变和骨质改变的检出率。

3. MRI　可显示早期（图 11-4-1）或活动期滑膜充血水肿、软骨损伤、骨髓水肿及韧带附着点炎信号改变，中晚期的椎体终板炎、椎间盘炎及慢性期或稳定期的脂肪浸润。骨髓水肿表现为不均匀稍长 T_1、长 T_2 信号，T_2 FLAIR 呈不均匀高信号。晚期或稳定期骨髓脂肪浸润，表现为 T_1WI 或 T_2WI 的信号增高，T_1WI 或 T_2WI 脂肪抑制序列信号减低。关节软骨损伤的发生率较高。正常软骨在 T_1WI 上呈连续性等信号，AS 可使关节软骨损伤导致其变形、缺损等，表现为信号连续性的缺失、信号不均匀。病灶可导致骨质疏松，引起椎体隐匿性骨折。滑膜关节炎如椎小关节炎等，T_1WI 呈低信号，T_2WI 呈高信号，关节间隙显示模糊。肌腱韧带附着点炎，为关节或脊椎周围韧带与骨附着点炎性改变，T_2WI 脂肪抑制序列上呈高信号。晚期的特征性表现为韧带的骨化与骨性强直[1, 2]。

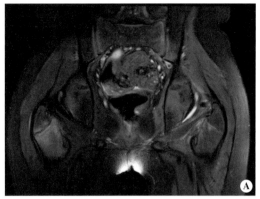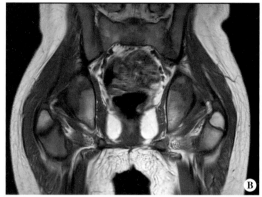

图 11-4-1 早期强直性脊柱炎

A. MRI 冠状面 T_2WI 脂肪抑制序列，双侧骶髂关节面毛糙，邻近关节面呈不均匀较高信号；B. MRI 冠状面 T_1WI，双侧骶髂关节面毛糙，邻近关节面呈不均匀稍高信号，关节间隙尚可

【诊断要点】

（1）14 岁以前发病。

（2）骶髂关节 X 线或 MRI 证实双侧或单侧骶髂关节病变。

（3）同时伴有下列条件中至少两条者，即可诊断：腰背痛病史，外周关节疼痛，尤其下肢关节疼痛明显，HLA-B27 阳性，红细胞沉降率增快，足跟痛及肌腱炎。

【鉴别诊断】

1. 脊柱结核 AS 与脊柱结核等特异性感染鉴别较为容易，脊柱结核患者结核菌素试验阳性但 HLA-B27 阴性。脊柱结核多好发于胸、腰椎，而 AS 首先以骶髂关节起病。MRI 检查脊柱结核表现为椎间隙变窄、椎旁伴有脓肿形成。

2. 致密性骶髂关节炎 骶髂关节髂骨部下 1/2～2/3 骨质密度增厚所引起的慢性腰腿痛。其 X 线特征表现为骶髂关节周边骨质均匀致密和硬化，无骨质疏松及破坏，关节间隙无狭窄，而 AS 晚期则有骨质的破坏和关节间隙的狭窄。

【研究现状与进展】

1. 全身磁共振成像技术（whole-body magnetic resonance imaging，WB-MRI） 它是近几年引进的对传统 MRI 进行改良的一种新技术，可行全脊柱扫描。据报道，AS 患者外周症状常见。行全身MRI 检查，可发现早期和晚期患者全脊柱异常信号改变。有报道 WB-MRI 有利于对 AS 患者进行全脊柱的评估[3]。

2. DWI 已被证明是一种有效检测 AS 活动

性的方法，而且其成像速度快，可以节省检查时间。AS 早期或急性期骨髓及软组织水肿，较多的水进入细胞外间隙，水的弥散不受限，ADC 值升高。骨髓血管源性水肿导致水分子运动加快，扩散增加，病变区 ADC 值升高，DWI 呈等或稍低信号[4]。

3. 动态对比增强 MRI（dynamic contrast-enhanced magnetic resonance imaging，DCE-MRI） DCE-MRI 能够量化评估 AS 活动期与静止期，反映组织血流灌注情况，血管通透性和细胞外间隙体积，采集组织 T_1 弛豫时间的动态变化参数，进行定量和半定量参数的分析。有学者研究 DCE-MRI 在诊断骶髂关节旁水肿时，随着水肿加重，强化越明显，所以 MRI 不仅可显示关节的水肿，而且可以通过强化程度，为诊断活动期提供依据。

4. 能谱 CT 利用物质在不同 X 线能量下产生的不同的吸收来提供比常规 CT 更多的影像学信息。将单能量能谱数据传输到工作站能谱分析软件进行分析，以水和钙作为基物质，获得水、钙基图。有报道血清阴性脊柱关节病组中骶骨和髂骨皮质下骨与腰大肌的水、钙含量比值均较对照组升高，且髂骨皮质下骨与腰大肌的水、钙含量比值变化较骶骨明显。这也说明能谱 CT 能够很好地显示骨髓的炎性水肿，同时为中轴型脊柱关节炎的诊断提供更多的定量参数，提高了诊断效率。

参 考 文 献

[1] Colbert RA. Early axial spondyloarthritis. Curr Opin Rheumatol，2010，22（5）：603-607.

[2] Rennie WJ，Dhillon SS，Conner-Spady B，et al. Magnetic resonance

imaging assessment of spinal inflammation in ankylosing spondylitis: standard clinical protocols may omit inflammatory lesions in thoracic vertebrae. Arthritis Rheum, 2009, 61 (9): 1187-1193.

[3] Mager AK, Althoff CE, Sieper J, et al. Role of whole-body magnetic resonance imaging in diagnosing early spondyloarthritis. Eur J Radio, 2009, 71 (2): 182-188.

[4] Bozgeyik Z, Ozgocmen S, Kocakoc E. Role of diffusion-weighted MRI in the detection of early active sacroilitis. AJR Am J Roentgenol, 2008, 191 (4): 980-986.

第五节　椎间盘炎

【概述】

椎间盘炎（spondylodiscitis）是指椎间盘及其邻近终板和椎体的感染性或炎性病变。儿童多为自发性，可能是椎间盘或终板感染或创伤导致的自身免疫反应。

本病比较少见，主要见于儿童，儿童椎间盘内有穿过软骨终板并进入纤维环的血管网，随着年龄的增长，约 8 岁以后，椎间盘内的血管结构逐渐消失，但其周围仍然存在丰富的血管吻合网，这种解剖特点是本病主要见于儿童的主要原因。

本病发病率为（1 ～ 2）/30 000，发病年龄呈双峰分布，第一个高峰为幼童期，第二个高峰为青少年期[1, 2]。发病的主要部位为腰椎及胸椎。儿童椎间盘炎缺乏特异性临床症状，实验室检查如白细胞计数、血培养等炎性指标为阴性，早期诊断困难。

【病理学表现】

病理学表现以炎性浸润和血管化为基础。电镜下椎间盘呈现广泛的基质坏死、溶解；胶原纤维不同程度地膨胀、断裂；髓核细胞破裂、坏死，周围高电子密度物质沉积等征象，即以椎间盘内组织结构破坏为主的组织学表现[3]。当椎间盘组织受到炎症反应侵袭时，其内的基质会产生坏死、胶原纤维的断裂、变性溶解、各类细胞坏死失活。随着机体的修复反应，自身免疫系统将椎间盘内坏死物作为自身抗原引发一系列的炎症反应，继而加重椎间盘组织的损伤，使髓核组织破碎溶解。

【影像学表现】

1. X 线　早期多为阴性，病程进展到 2 ～ 4

周后出现阳性表现，较具特征性征象为椎间隙狭窄、椎体终板模糊、硬化伴新骨生成，晚期出现自发性骨性融合。

按病理变化在 X 线片上椎间盘炎的影像学表现可分为 4 期[4]：①骨质破坏前期，平片检查或透视检查表现为肠管的扩张，肠腔积气。②骨质吸收期，病程第 3 ～ 5 周，当炎症累及纤维环、软骨终板和软骨下骨时，受累椎体骨质密度减低，椎体软骨下终板骨吸收，椎间隙变窄、模糊不清，呈棉花团状。③骨质破坏期，受累椎体表现为溶骨性破坏，椎体骨质疏松、骨质密度继续减低，椎间隙不同程度变窄，椎体边缘不规则破坏伴骨质增生硬化，或椎体终板和软骨呈齿状破坏。④修复重建期，受累椎体可见软骨下骨破坏、增生硬化，骨膜下新骨形成，骨质增生改变，椎间隙狭窄。

2. CT　早期诊断敏感度和特异度不高，出现骨质破坏时出现相应的表现。主要为终板和椎间隙侵蚀、破坏，椎间盘密度减低。增强扫描病变椎间盘和邻近椎体可有异常强化。

3. MRI　是早期发现和诊断椎间盘病变的最佳无创性影像学手段，具有较高的敏感度、特异度和准确性。MRI 主要表现为椎间盘不同程度变扁，T_2WI 信号不均匀减低，相应椎间隙狭窄，终板被侵蚀，相邻椎体骨髓信号异常，呈不均匀长 T_1、长 T_2 信号，有时椎旁可伴较局限、信号相对均匀的炎性包块形成。增强扫描后椎间盘及相邻椎体可见异常强化。椎间盘炎均为一个椎间盘及相邻两个椎体受累。

【诊断要点】

（1）临床表现及实验室检查无特异性。

（2）影像学表现为椎间盘变扁、信号异常，椎间隙狭窄，终板被侵蚀，可见椎旁炎性包块形成。增强扫描椎间盘及相邻椎体异常强化。

【鉴别诊断】

1. 脊柱结核　椎间盘炎与脊柱结核等感染鉴别较为困难，与脊柱结核的鉴别点在于结核菌素试验阴性，且 MRI 检查椎间盘可见椎间隙狭窄、椎板硬化骨形成，而脊柱结核 MRI 表现为椎间隙变窄、椎旁有稀薄状寒性脓肿。

2. 肿瘤　椎间盘炎与脊柱肿瘤都有剧烈疼痛、

夜间痛等临床症状，影像学检查可鉴别。脊柱肿瘤一般不侵犯椎间隙。

【研究现状与进展】

DWI 能从分子水平上反映人体各组织水分子的功能变化，可以检测组织中含水量改变有关的早期病理生理变化。DWI 序列对椎间盘炎的诊断有一定的价值，病变的椎体、椎间盘在 DWI 上可受限，主要表现呈不均匀的高信号。

参 考 文 献

[1] Chandrasenan J，Klezl Z，Bommireddy R，et al. Spondylodiscitis in children：a retrospective series. J Bone Joint Surg Br，2011，93（8）：1122-1125.

[2] Brown R，Hussain M，McHugh K，et al. Discitis in young children. J Bone Joint Surg Br，2001，83（1）：106-111.

[3] Fucs PM，Meves R，Yamada HH. Spinal infections in children：a review. Int Orthop，2012，36（2）：387-395.

[4] Gruss P，Tannenbaum H，Ott-Tannenbaum B，et al. Follow-up of spondylodiscitis following intervertebral disk operation-on the etiology，therapy and prevention. Neurochirurgia（Stuttg），1992，35（3）：79-84.

第六节 硬膜外脓肿

【概述】

硬膜外脓肿（epidural abscess）是椎管内硬膜外隙的化脓性炎症，通过血行播散或邻近组织直接蔓延，破坏椎体和椎间盘及椎管内结构而导致。本病可为原发性，或继发于脊髓脓肿、化脓性脊柱炎、椎间盘炎等。主要危险因素包括免疫力低下、颅脑与脊柱损伤和感染[1]。感染致病菌主要为金黄色葡萄球菌，其次为大肠埃希菌，其他少见菌属有链球菌、沙门菌、假单胞菌及念珠菌等[2]。

临床典型表现为腰背痛、高热、神经功能损伤。早期主要表现为持续高热、乏力、腰背痛，晚期出现神经根性放射痛、肢体瘫痪、尿潴留、肠功能障碍及脓肿相应节段以下感觉丧失等急性横贯性脊髓损害表现。多数儿童表现为腹部疼痛或全身不适。实验室检查可见红细胞沉降率（血沉）增快和白细胞计数增高，可以出现血小板升高。

【病理学表现】

硬膜外脓肿病理改变主要表现为炎性渗出、变性、坏死、液化。病变可伴有肉芽组织和纤维组织增生，主要从脓肿的周边开始，逐渐向病灶中心进展。脓肿形成的中后期，增生的肉芽组织和纤维组织构成脓肿壁，部分可伴有含铁血黄素沉积。脓肿周围脂肪由于受到炎症的累及，可完全或部分消失。

【影像学表现】

1. X 线 对硬膜外脓肿的诊断价值非常有限，最多只能提供脊柱骨髓炎的一些骨改变情况，如骨质溶解破坏或椎旁肿块等间接征象。

2. CT 平扫显示脓腔内密度较低，脓肿壁较均匀增厚。增强扫描后脓肿壁明显较均匀强化，脓腔内无强化，周围炎性渗出可有不同程度的强化。增强 CT 可较好地将脓肿和周围的炎性渗出、周围正常组织结构区分，提供更多的诊断参考。

3. MRI 常规 T_1WI、T_2WI 能清晰显示脊膜增厚、硬膜外脓肿的位置、大小、范围及与周围结构关系（图 11-6-1）。早期硬膜外结构表现为充血、水肿，呈稍长 T_1、长 T_2 信号，此时可有小脓肿形成，腔内表现为 T_1WI 低信号，T_2WI 高信号；小脓肿壁厚，平扫与充血水肿区分界欠清，增强扫描表现为较均匀强化，脓腔表现为小灶状无强化的低信号区[3]。病变进展形成较大脓肿时，脓腔内液体在 DWI 序列可表现为高信号，ADC 图呈低信号。增强扫描脓肿壁和硬膜下炎性组织强化，邻近硬膜囊肿胀，T_2WI 信号增高，增强扫描有强化。血行感染的硬膜外脓肿多发生于第 4 胸椎至第 2 腰椎水平背侧的硬膜外隙，病变累及范围较广泛；合并骨髓炎或椎间盘炎者，脓肿多位于颈或腰骶椎管内前方，范围较局限。

【诊断要点】

（1）多有明确化脓性细菌感染史。

（2）实验室检查可检测出相应病原体。

（3）影像学表现，CT 平扫脓液呈低密度，脓肿壁呈等或稍高密度。MRI 平扫脓腔内成分呈长 T_1、长 T_2 信号，T_2 FLAIR 呈高信号，DWI 扩散受限，增强扫描呈内壁光滑完整的环形强化[4]。

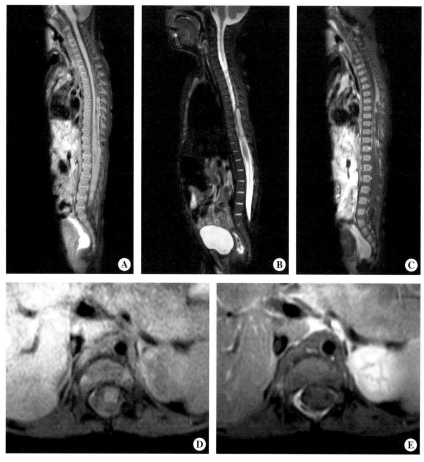

图 11-6-1　硬脊膜外脓肿

A. 矢状面 T_1WI 脂肪抑制序列，胸腰段水平椎管内脊髓外条状等或略高信号；B. 矢状面 T_2WI 脂肪抑制序列，脓腔内呈不均匀高信号，脊髓受压前移；C. 矢状面 T_1WI 脂肪抑制序列增强，脓肿壁及周围炎性渗出呈明显不均匀强化，正常脊髓无强化；D. 横断位 T_1WI 脂肪抑制序列，椎管内新月形不均匀等信号；E. 横断位 T_1WI 病变周边呈环状强化，腔内无强化，脊髓受压略向左前移位

【鉴别诊断】

1. 硬膜外血肿　多数有明显外伤史，且无感染的临床症状与实验室指标，可合并脑挫伤、颅内血肿、颅骨或脊柱骨折等表现。血肿在 CT 上多表现为不均匀高密度，不同时期的血肿 MRI 具有不同的信号特点。增强扫描急性期血肿无强化，慢性期可见血肿壁的强化。

2. 结核性硬膜外脓肿　主要临床表现为午后低热、乏力，颅内压增高，脑神经损害、昏迷等。结核性肉芽肿，T_1WI 多表现为稍长或等信号，T_2WI 多表现为等或稍短信号。脓肿形成时，干酪性坏死在 T_1WI 和 T_2WI 上均表现为低信号，增强扫描呈点状或环状强化。DWI 扩散受限改变。诊断主要依靠结核分枝杆菌培养结果。

3. 硬膜外肿瘤　如神经源性肿瘤、转移瘤等。病灶可单发或多发，范围相对较局限。MRI 上 T_1WI 多呈等信号，T_2WI 多呈略高或等信号，增强扫描呈明显均匀或不均匀强化，转移瘤可伴有椎体或椎弓的破坏，并可找到原发灶，神经源性肿瘤可通过椎间孔与椎旁肿块相连。

【研究现状与进展】

能谱 CT 的能谱曲线能够将炎性病灶与脊髓很好地区分开，并且能够很好地对椎管内的脂肪成分进行显示。磁共振脂肪抑制技术（fat suppressed，FS）T_2WI 序列 / 短时反转恢复（short TI inversion recovery，STIR）序列能够很好地显示骨髓水肿。增强扫描主要用于显示椎旁软组织及椎管内炎性病变的受累范围，对于鉴别诊断提供帮助[5]。对肾功能不全或对比剂过敏等 MRI 增强禁忌证的患者，DWI 有助于早期炎性病变和脓肿的诊断。

参 考 文 献

[1] Darouiche RO. Spinal epidural abscess. N Engl J Med, 2006, 355(19): 2012-2020.

[2] Lury K, Smith JK, Castillo M, et al. Imaging of spinal infections. Semin Roentgenol, 2006, 41（4）：363-379.

[3] Lang IM, Hughes DG, Jenkins J. MR imaging appearances of cervical epidural abscess. Clinical Radiology, 1995, 50（7）：466.

[4] Pradilla G, Nagahama Y, Spivak AM, et al. Spinal epidural abscess: current diagnosis and management. Curr Infect Dis Rep, 2010, 12（6）：484-491.

[5] Semlali S, Fikri M, Nassar I, et al. MRI appearance of lumbar epidural abscesses: report of three cases. J Neuroradiol, 2004, 31（2）：153-156.

第七节　化脓性脑脊髓膜炎

【概述】

化脓性脑脊髓膜炎（purulent cerebrospinal meningitis）是由多种细菌引起的软脑膜或软脊膜的非特异性中枢神经系统感染，好发于婴幼儿期，是危害儿童生长发育和后期认知学习的严重疾病。本病的致病菌，在新生儿最常见的为大肠埃希菌，婴幼儿多见于肺炎球菌及流感嗜血杆菌，儿童及青少年以脑膜炎双球菌多见，金黄色葡萄球菌、链球菌、铜绿假单胞菌可见于各年龄组。

本病发病机制主要是致病菌通过血-脑脊液屏障侵及脑脊膜并进行繁殖，导致细菌产物和宿主的炎症反应，继而引起脑实质和脊髓损伤。革兰氏阴性菌细胞壁产生的分子和内毒素是炎症反应的启动因素。在脑脊液内的细菌清除后，由细胞因子介导的炎症反应仍可继续存在，这可能是发生慢性炎症后遗症的原因之一。

本病进展迅速，典型临床症状包括颅内高压伴随不同程度脑膜刺激征，其余则表现为单一症状，如高热、低热或非特异性症状。体征方面，大部分脑脊髓膜炎患者出现抽搐、昏迷、颈项强直、病理反射征阳性，婴幼儿及新生儿则无特异性，有的仅表现为嗜睡或体温不升，病情通常进展较快。实验室检查可伴有血白细胞计数和C反应蛋白水平的升高。脑脊液常规检查白细胞计数升高、蛋白增多、糖含量减低[1]。脑脊液检查是确诊的主要手段，包括脑脊液细菌培养[2]。

【病理学表现】

病理学表现为蛛网膜下腔、脑室和软脑膜脊髓膜的炎性渗出。主要表现为蛛网膜下腔的扩张，其内充满大量炎性细胞，纤维素的渗出，蛛网膜下腔渗出物的堆积，其主要成分为分叶核中性粒细胞及少量淋巴细胞和巨噬细胞，在渗出物和细胞成分中可发现致病菌。病程的第2～3周，单核细胞、巨噬细胞逐渐增多，可见软脑膜纤维化。脑膜血管充血高度扩张，脓液增多导致蛛网膜颗粒阻塞，继而影响脑脊液的循环流动和吸收，导致脑积水，产生相应的颅内压增高的临床表现。血管壁的炎性细胞浸润、内皮细胞的增殖和血管的痉挛收缩，可导致管腔的狭窄、闭塞，继发导致相应脑或脊髓的缺血或梗死。其病理表现为皮质神经元固缩性病变，或伴有出血。软脑膜及软脊膜明显充血、水肿和白细胞渗出；当炎症累及脊髓神经根周围的蛛网膜、软脑膜、软脊膜，致使神经根通过椎间孔时受压，从而产生颈部或背部肌肉活动时的疼痛，引起相应的神经麻痹症状。脑脊液的变化主要表现为压力的升高，变混浊，由大量的脓细胞和较多蛋白成分构成，糖含量减少[2]。经涂片和培养检查可找到病原体。当致病菌侵入血流及皮肤细动脉、毛细血管发生细菌栓塞和产生内毒素对血管壁有损伤时，会导致败血症的发生。

【影像学表现】

化脓性脑脊髓膜炎在颅内主要表现为脑外间隙增宽、脑室扩大、脑室周围白质减少，并发症表现为硬膜下积液、脑室管膜炎、脑梗死、脓肿、脑白质损伤。在脊髓主要表现为脊膜增厚，脊髓脓肿、梗死，部分可伴脓肿形成。

1. CT　早期由于细菌渗出物较少，侵犯脑膜和脊膜程度较轻，CT平扫及增强扫描表现为阴性。随着病情发展，脑沟及脑脊髓蛛网膜下腔显影模糊，局限或广泛脑、脊髓水肿，表现为不规则低密度区。当病变进展到一定程度时，可显示脑沟、脑池、蛛网膜下腔等密度或稍高密度改变，脑池、脑裂等周边结构不清晰。可见脑膜、脊膜的局部或弥散性不均匀增厚，平扫呈等或稍高密度，增强扫描有不同程度的线样、结节样强化。除了脑脊膜强化，颅内动脉广泛性梭形扩张改变为较特征性的CT征象，可为化脓性脑脊髓膜炎的诊断提供帮助[3]。

2. MRI　脑膜和脊膜的局部或弥散性不均匀增厚在T_1WI、T_2WI呈等或略高信号，DWI扩散受限，增强扫描可见不同程度强化（图11-7-1），强化与纤维组织的增生及炎性反应有关。若为局部脑脊膜增厚，可出现病灶周围脑组织水肿。邻近脑

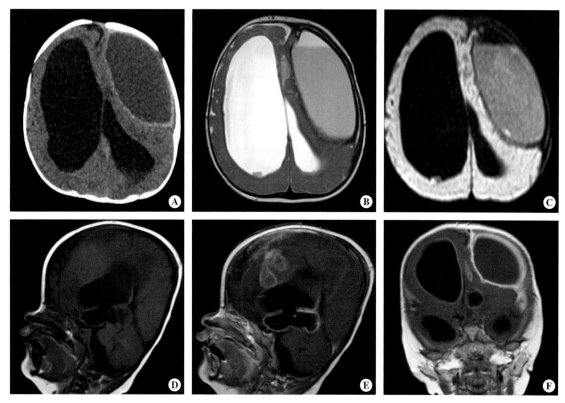

图 11-7-1 化脓性脑膜炎并脓肿形成

A. CT 平扫示左侧额顶部颅板下囊状低密度影，壁厚，邻近脑实质受压，右侧脑室扩张积水；B. MRI 横断位 T_2WI 示囊内呈等、稍长 T_2 信号，可见液－液平面，囊壁厚呈较低信号；C. 横断位 DWI 示囊内部分扩散受限，表现为高信号；D. 矢状面 T_1WI，脓肿壁呈较低信号，脓腔内呈较低信号；E. 矢状面 T_1WI 增强，脓肿壁呈环状强化，邻近脑膜见条状强化；F. 冠状面 T_1WI，清晰显示脓肿壁及脑膜的明显强化

实质及脊髓内 T_2WI 上可见片状高信号[4]。当伴有脓肿形成时，脓腔内表现为略长 T_1、长 T_2 信号，DWI 扩散受限，增强扫描脓肿壁有较均匀的环状强化。

【诊断要点】

（1）典型临床表现和症状。

（2）实验室指标，脑脊液常规白细胞计数增高，生化结果示糖水平减低，蛋白水平增高，细菌培养出相应的致病菌。

（3）影像学表现，脑脊膜不均匀增厚并强化及并发硬膜下积液、脑室膜炎、梗死、脓肿、脑白质损伤等。

【鉴别诊断】

1. 结核性脑膜炎 主要临床表现为午后低热、乏力，颅内压增高，脑神经损伤、昏迷等。诊断主要依靠结核分枝杆菌培养。影像学上病变主要位于基底池和外侧裂池区，增强扫描可伴有脑池内异常强化影。当生成结核性肉芽肿时，T_1WI 多表现为稍长或等信号，T_2WI 多表现为等或稍短信

号。当冷脓肿形成时，DWI 有扩散受限的改变。结核性干酪性坏死在 T_1WI 和 T_2WI 上均表现为低信号，增强扫描呈点状或环状强化。

2. 病毒性脑膜炎 多发生在夏秋季节，病程进展快。实验室检查脑脊液外观为无色透明，压力表现为正常或略有升高，以淋巴细胞为主，糖、氯化物正常。诊断多依靠实验室检查病毒阳性。影像学表现病灶多呈较为对称性分布，皮质及皮质下髓质主要受累，静脉注射对比剂后多数病灶无强化，少数可伴有脑回状强化。MRI 上 DWI 序列部分脑皮质表面可有扩散受限的表现。

3. 隐球菌性脑膜炎 病程缓慢进展，多伴有免疫功能缺陷，抗生素长期应用史。脑实质病灶多呈斑片状长 T_1、长 T_2 信号。中晚期可出现脑积水表现。增强 CT 或者 MRI 检查表现为脑沟及脑池呈线样强化。

【研究现状与进展】

磁共振 DWI 序列较平扫 CT 和其他磁共振序列可以更早地发现脑脊膜的信号异常，以及有无

脓腔的形成。尽管 DWI 可以显示水自由运动受限的程度，具有较高的敏感度，但 CT 或 MRI 增强是很有必要的，尤其是 3D 磁共振强化序列，可以更好地显示细微的解剖结构及脑脊膜的增厚和强化，对疾病的诊断具有很高的应用价值。

参 考 文 献

[1] Malla KK，Malla T，Rao KS，et al. Is cerebrospinal fluid C-reactive protein a better tool than blood C-reactive protein in laboratory diagnosis of meningitis in children？ Sultan Qaboos Univ Med J，2013，13（1）：93-99.

[2] Steelman Z，Meng Z，Traverso A J，et al. Brillouin spectroscopy as a new method of screening for increased CSF total protein during bacterial meningitis. J Biophotonics，2015，8（5）：408-414.

[3] Nagra I，Wee B，Short J，et al. The role of cranial CT in the investigation of meningitis. JRSM Short Rep，2011，2（3）：20.

[4] Jaremko JL，Moon AS，Kumbla S. Patterns of complications of neonatal and infant meningitis on MRI by organism：a 10 year review. Eur J Radiol，2011，80（3）：821-827.

（赵建设）

第四篇

颈部感染与炎症疾病

第十二章 颈部感染相关性疾病

第一节 木 村 病

【概述】

木村病（Kimura disease，KD）又称淋巴结嗜酸性肉芽肿是一种少见的慢性炎症性软组织疾病[1]。该病首先于 1938 年由我国学者金显宅等以"嗜酸性粒细胞增生性淋巴肉芽肿"为名描述报道，1948 年由日本学者 Kimura 等以"伴有淋巴组织增生的特殊肉芽肿"对其进行描述，提出该病可并发肾病，随后经过数年研究其临床演变过程及病理特征，最终于 1959 年使用"木村病"命名此病[2]。该病有明显地域性，亚洲尤其东亚及东南亚多见。该病最多见于 20 ～ 40 岁青年男性，儿童少见[3-5]。目前该病病因不明，考虑可能与自身免疫异常、过敏反应、肿瘤、感染、创伤等有关[2]。

该病典型临床表现为头颈部多发无痛性皮下软组织肿块，生长缓慢，类似于良性肿瘤的表现，常伴局部淋巴结病（主要为头颈部，偶见腋窝、腹股沟及滑车上），也可累及唾液腺（多位于大唾液腺，如腮腺、下颌下腺等），也有病例报道病变位于头面部、眼鼻部、口腔、神经、输精管等处[6]。通常不伴全身症状，如发热、咳嗽、体重减轻等，偶有肿块表面压痛、瘙痒、破溃等报道。该病具有典型三联征：①无痛性头颈部皮下软组织肿块；②外周血及组织中嗜酸性粒细胞增多；③血清 IgE 水平显著增高[7]。该病常合并肾病，常见肾病综合征，有时先于该病发生和发现[8]。该病目前未达成统一的诊断及治疗标准，一般根据临床表现结合实验室检查考虑此病，最终确诊仍需依靠病理学检查。治疗方法主要为手术切除、局部放疗及药物治疗（如局部或全身的甾体激素、非甾体抗炎药、细胞毒性药物等）。

【病理学表现】

组织病理学特征主要为淋巴滤泡结构完整、滤泡增生伴多发反应性生发中心、嗜酸性粒细胞浸润、聚集、毛细血管后微静脉增生；另外可见生发中心蛋白样沉积、血管化及坏死，并存在分散的多核树突状细胞（沃 – 芬型）、滤泡溶解、微脓肿形成、基质及静脉周围硬化；偶见生发中心进行性转化变异的特征。免疫组化显示，IgE 在生发中心呈特征性的网状型，并由非脱颗粒的肥大细胞包覆。

【影像学表现】

本村病影像学表现无显著特征，且发病率较低，诊断较困难，典型表现为头颈部皮下、唾液腺等处界线清晰的软组织结节或边界不清的浸润性肿物，并伴有颈部多发淋巴结大[9, 10]。

1. CT 可表现为单发或多发的稍低密度结节或肿块，单发及多发病灶征象不同。单发病灶多见于皮肤、皮下组织、唾液腺及邻近肌肉。病灶密度不均，边界不清，周围间隙密度增高，其内少见囊变、坏死或钙化；增强扫描呈中至重度强化，强化不均匀，其内可见强化均匀的结节灶，走行血管迂曲扩张。多发病灶表现为多发稍高密度结节影，边界较清，不融合，密度均匀，增强扫描呈中至重度均匀强化。常伴有引流区淋巴结肿大，颈部同侧或双侧淋巴结肿大，还可累及腋窝、腹股沟等处淋巴结，肿大淋巴结边界清，密度均匀，其内无坏死，互相不融合，增强扫描呈明显强化[11]。

2. MRI 常形成弥漫性肿块，形状不规则，大小不一，随病情进展可见皮下脂肪逐渐减少。MRI 信号特征为 T_1WI 呈稍高信号，T_2WI 和 STIR 呈高信号，DWI 呈稍高信号。而病灶 T_2WI 信号的高低与纤维成分增生程度有关，纤维成分多则

T_2WI 信号低。增强扫描亦无特异性表现，强化从轻度至明显都有，强化可均匀也可不均匀，考虑与病灶内不同程度的血管增殖和纤维化有关[12]。

【诊断要点】

该病无特异性影像学表现，单发与多发病灶影像学表现不同，常发生于头颈部皮下及大唾液腺，并伴有周围淋巴结肿大，病灶与淋巴结内均无囊变、坏死或钙化，增强扫描呈明显持续强化。若患儿出现皮下结节或肿块，触之无痛感，临床病史长，外周血嗜酸性粒细胞增多，血清 IgE 水平升高，需考虑本病。

【鉴别诊断】

1. 腮腺肿瘤 主要包括腮腺混合瘤、腮腺腺淋巴瘤、腮腺恶性肿瘤。腮腺混合瘤、腮腺腺淋巴瘤均多发于腮腺浅叶，一般表现为边界清晰的结节或肿块，其内可见囊变、坏死，密度高于腮腺，腮腺混合瘤增强扫描呈轻至中度渐进性强化；腺淋巴瘤多为无痛性肿块，无颈部淋巴结肿大，无外周血嗜酸性粒细胞增多，动脉期多呈明显强化；腮腺恶性肿瘤生长快，累及范围广，具有周围侵袭性，形态不规则，密度一般高于腮腺，增强扫描强化不均匀。

2. 淋巴瘤 表现为多发肿大淋巴结，位于颈部者多发生在颈深部，可融合，增强扫描呈轻至中度均匀强化，未见外周血嗜酸性粒细胞增高。

3. 血管淋巴样增生伴嗜酸性粒细胞增多症 多发生于西方中年女性，常见发病部位为头皮、耳廓及外耳道周围，表现为表面光滑的丘疹或结节，质地脆，轻微损伤可引起出血，病程缓慢，周围无淋巴结肿大，未见外周血嗜酸性粒细胞增高。

4. 淋巴结结核 影像学表现多样，不规则的环状强化，失去正常淋巴结结构及伴有脓肿，为特征性表现。

5. 转移瘤 有原发肿瘤病史，表现为散在或孤立肿大淋巴结，增强扫描一般呈薄壁环形强化，淋巴结内坏死常见。

参 考 文 献

[1] Chang AR，Kim K，Kim HJ，et al. Outcomes of Kimura's disease after radiotherapy or nonradiotherapeutic treatment modalities. Int J Radiat Oncol Biol Phys，2006，65（4）：1233-1239.

[2] 谢金华，梁海毛，黎床权，等. 头颈颌面部 Kimura 病的 CT 表现. 影像诊断与介入放射学，2015，24（3）：229-232.

[3] 胡祖，伍骥，吴迪，等. Kimura 病 1 例报道并 81 例文献复习. 中国骨与关节杂志，2015，4（9）：681-686.

[4] Zhang R，Ban XH，Mo YX，et al. Kimura's disease：the CT and MRI characteristics in fifteen cases. Eur J Radiol，2010，80（2）：489-497.

[5] Mrówka KK，Kata D，Kyrcz KS，et al. Kikuchi-Fujimoto and Kimura diseases：the selected，rare causes of neck lymphadenopathy. Eur Arch Otorhinolaryngol，2010，267（1）：5-11.

[6] Ceçen E，Kaçar-Döger F，Etensel B. An extremely rare cause of generalized lymphadenopathy in children：Kimura's disease. Turk J Pediatr，2011，52（5）：534-537.

[7] Meningaud JP，Pitak AP，Fouret P，et al. Kimura's disease of the parotid region：report of 2 cases and review of the literature. J Oral Maxillofac Surg，2007，65（1）：134-140.

[8] O'Malley DP，Grimm KE. Reactive lymphadenopathies that mimic lymphoma：entities of unknown etiology. Semin Diagn Pathol，2013，30（2）：137-145.

[9] Sah P，Kamath A，Aramanadka C，et al. Kimura's disease-An unusual presentation involving subcutaneous tissue，parotid gland and lymph node. J Oral Maxillofac Pathol，2014，17（3）：455-459.

[10] AlGhamdi FE，Al-Khatib TA，Marzouki HZ，et al. Kimura disease. No age or ethnicity limit. Saudi Med J，2016，37（3）：315-319.

[11] 陈宇雄，慕革非. 颌面区木村病的影像学表现（2 例报告并文献复习）. 临床放射学杂志，2016，35（10）：1622-1624.

[12] Park SW，Kim HJ，Sung KJ，et al. Kimura disease：CT and MR imaging findings. AJNR Am J Neuroradiol，2011，33（4）：784-788.

第二节　巨大淋巴结增生症

【概述】

巨大淋巴结增生症（angiofollicular lymph node hyperplasia）又称卡斯尔曼病（Castleman's disease，CD），是一种少见的血管滤泡性淋巴结增生性疾病。该病于 1954 年由 Castleman 等首次报道，后曾被学者以"血管淋巴滤泡增生症、血管瘤样淋巴结增生症和淋巴样错构瘤、大淋巴结增生症"等名称报道，两年后正式命名为卡斯尔曼病[1,2]。

该病目前病因不明，大多认为慢性炎症或感染、免疫抑制状态、自身免疫功能紊乱、副肿瘤综合征等有关。多种细胞因子如 IL-6、IL-2、肿瘤坏死因子 α（TNF-α）、血管内皮生长因子（VEGF）、IL-10 和趋化因子 CXCL-13 等均与该病相关，同时也与人类疱疹病毒 8 型（HHV-8）有关[3]。该病通常发生在淋巴结分布或走行区域，偶可波及结外组织。常见发病部位依次为胸部（纵隔及肺门）、颈部、腹部、腹膜后及盆腔，可多部位累及，也可单部位发生。此病可发生于任何年龄，但以中青年多见，35 ～ 55 岁最为好发[4]，儿童期少见，不同性别发病率差异不大。

临床上分为单中心型 / 局灶型（unicentric castleman's disease，UCD）和多中心型 / 弥漫性（multicentric castleman's disease，MCD）。单中心型 / 局灶型是指单一部位的淋巴结肿大，患者一般无全身症状，常因体检时发现肿大淋巴结就诊，其中颈部起病者一般都属于单中心型 / 局灶型；多中心型 / 弥漫性则表现为多部位的淋巴结肿大及外周淋巴结受累，多累及颈部以外腋窝、腹股沟、肠系膜及腹膜后淋巴结，临床表现复杂多变，常伴发热、体重减轻、肝大、脾大、贫血和红细胞沉降率加快等非特异性表现及全身多系统受累症状。

巨大淋巴结增生症临床表现无特异性，病变进展缓慢，临床上伴或不伴全身症状的淋巴结明显肿大者，应考虑巨大淋巴结增生症的可能，最终诊断主要依靠病理检查。目前该病尚无统一治疗方案，单中心型 / 局灶型一般首选手术切除，并清扫周围淋巴结，预后一般较好；而多中心型 / 弥漫性目前主要应用药物治疗，常用利妥昔单抗或化疗治疗，预后一般较差，治疗后需长期随访。

【病理学表现】

病理上分为 3 种类型。

1. 透明血管型（hyaline-vascular，HA）　临床上多为单中心型 / 局灶型，镜下表现为淋巴结内多发增大的淋巴滤泡，多个生发中心萎缩，滤泡间毛细血管管壁增厚并可伴玻璃样变性，有数根小血管垂直穿入滤泡，套层增厚呈同心圆状排列（图 12-2-1A，图 12-2-1B），呈典型“洋葱皮”样结构。

2. 浆细胞型（plasma cell，PC）　临床上以多中心型 / 弥漫性多见，镜下特征为滤泡间各级浆细胞成片增生，可见拉塞尔小体，同时有少量淋巴细胞及免疫母细胞。与透明血管型相比，血管玻璃样变性不明显，套层的小淋巴细胞同心圆排列层次减少。

3. 混合型　病理表现可以其中一型为主，也可两者兼有[5]。

另外，巨大淋巴结增生症的免疫组化结果可有树突细胞的 CD21、骨髓和各神经组织巨噬细胞的 CD68 阳性及滤泡套细胞内 CD57 的限制性表达。

【影像学表现】

巨大淋巴结增生症的影像学表现与病理分型密切相关，总体而言无明显特征性，但其中单中心型 / 局灶型影像学表现具有一定特点，病变的形态、边界、与周围组织的关系等具备良性病变征象。

1. CT

（1）单中心型 / 局灶型：多表现为单发圆形或类圆形肿块，可发生于任何部位，发生于颈部者多为沿淋巴链分布的单个淋巴结，也可为主灶周围多个卫星灶，边缘清晰，有完整包膜。

CT 平扫密度均匀，增强扫描呈显著强化，强化程度类似同层大血管，延迟后持续强化是其重要特征。这种增强扫描呈“快进慢出”表现（图 12-2-1C ～图 12-2-1F），与其病理特征有关，是由于病灶周围多发迂曲扩张、增厚、玻璃样变的供养血管，导致血液在微循环中停留时间延长，对比剂廓清缓慢。

由于淋巴细胞不易坏死，病变血供丰富、侧支循环良好[6]，病灶内较少出现出血、坏死及囊变。部分病灶内可产生钙化，为增生小血管玻璃样变，钙质沉积于退变血管壁所致。病变内点条状、分支状钙化，强烈提示透明血管型单中心型 / 局灶型。

病灶体积较大时，可呈不均匀强化，可见裂隙样低密度区，考虑为内皮细胞过度增生使血管闭塞，对比剂填充受限所致[7]。部分病灶增强扫描可呈中度强化，强化程度低于同层大血管，考虑可能与对比剂的注射方式、速率和剂量有关。

（2）多中心型 / 弥漫性：表现为多发淋巴结肿大，累及颈部淋巴结两组以上，以及腋窝、腹股沟等其他部位，肿大的淋巴结大小相近，增强扫描呈低至中度均匀强化，边缘强化明显。多中心型 / 弥漫性多属于浆细胞型，由于其病理上血管增生较少，血供不如透明血管型丰富，增强扫描后强化程度也低于透明血管型[8]。

2. MRI　常表现为等或短 T_1、长 T_2 信号，病灶边缘光整，肿块内见迂曲流空血管影，增强扫描后肿块呈明显强化，随时间推移，其强化程度下降不明显，同 CT 增强扫描的“快进慢出”表现[9]。MRI 软组织分辨率较 CT 有明显优势，且能多方位成像，平扫及增强扫描均能清晰显示病灶内部及周围的迂曲扩张小血管，但 CT 对钙化的显示优于 MRI。

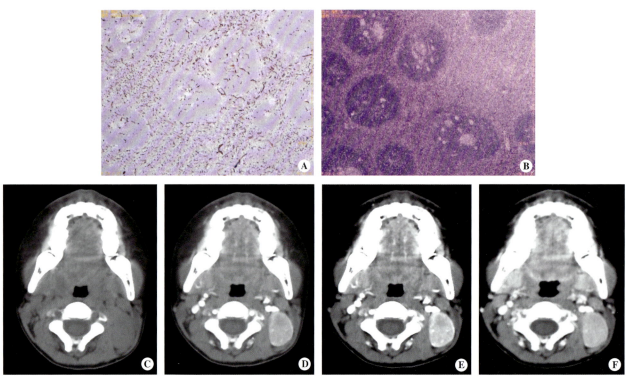

图 12-2-1 左侧颈部巨大淋巴结增生症（透明血管型）

患儿，男性，10 岁。左侧颈部类圆形病灶。A、B. 淋巴滤泡生发中心缩小，套层区增宽，毛细血管增生，部分透明性变，垂直穿入套层；C. CT 平扫呈边界清晰、密度均匀的软组织肿块；D. CT 增强扫描病灶明显强化；E、F. 随时间推移强化持续，呈"快进慢出"表现

【诊断要点】

单中心型/局灶型具有相对特征性的影像学表现，包括：①病灶内点条状、分支状钙化灶；②病灶内或周围见迂曲扩张的血管影；③增强扫描多呈持续明显强化，较大肿块增强扫描后可出现裂隙样、条片状低密度区；④主灶周围可伴卫星灶。故表现典型的巨大淋巴结增生症在术前多能明确诊断。多中心型/弥漫性及两者混合型病变范围广，多呈轻至中度强化，缺乏特征性影像学表现，确诊仍主要依靠病理学检查。

【鉴别诊断】

1. 淋巴瘤 一般累及多个淋巴结，部分融合成团，有时可因坏死而出现低密度区，增强扫描轻至中度强化，强化较均匀。

2. 神经源性肿瘤 多沿神经或血管走行分布，常伴有坏死、囊变，可有钙化或出血。

3. 淋巴结结核 CT 增强扫描多呈环状强化或间隔状强化，强化持续时间较短，而单中心型/局灶型增强扫描呈显著持续强化。

4. 淋巴结转移 有原发肿瘤病史，肿大淋巴结易坏死，密度多不均匀，增强扫描多呈中度环形强化。

【研究现状与进展】

PET/CT 对该病的诊断有较大优势，可在患者全身准确寻找和识别肿大的淋巴结，还可通过显像分型判断病情的严重程度及预后。但各种影像学检查均无较大特异性，只能辅助诊断，尚不能作为判定该病的金标准，最终确诊仍主要由患者淋巴结病理检查完成。

参 考 文 献

[1] 郑祥武，潘克华，董丽卿，等. 巨大淋巴结增生症的 CT 表现. 医学影像学杂志，2006（9）：910-913.

[2] 张峰煜，黄东海. 颈部 Castleman's 病 5 例临床分析. 中国耳鼻喉颅底外科杂志，2019，25（02）：188-192.

[3] Polizzotto MN, Uldrick TS, Wang V, et al. Human and viral interleukin-6 and other cytokines in Kaposi sarcoma herpesvirus-associated multicentric Castleman disease. Blood, 2013, 122（26）：4189-4198.

[4] 刘丽，王凌芳，桑建中. 始发于头颈部 Castleman 病的诊疗分析. 临床耳鼻咽喉头颈外科杂志，2018，32（11）：860-864.

[5] 成科，徐裕，江凯，等. Castleman 病 6 例 CT 与 MRI 分析. 现代实用医学，2014，26（10）：1297-1298，1307.

[6] 韩鸿雁，李晓兵，张博，等. Castleman 病临床病理分析并文献复习. 临床与实验病理学杂志，2015，31（1）：58-61.

[7] 王仁贵，那佳，宾怀有，等. 局限性 Castleman 病特征性钙化的 CT

表现和病理学对照.中华放射学杂志,2002(4):66-68.

[8] Sun X, Liu C, Wang R, et al. The value of MDCT in diagnosis of hyaline-vascular Castleman's disease. Eur J Radiol, 2012, 81(9): 2436-2439.

[9] 金佳熙,李华灿,刘耀.巨大淋巴结增生症的CT及MRI表现.肿瘤影像学,2015,24(4):303-307.

(石　浩　王玉琴)

第三节　结　节　病

【概述】

结节病(sarcoidosis)又称肉样瘤病,是一种非干酪性坏死性上皮肉芽肿性炎症性疾病,可累及多种组织和器官,病因尚不明确。肺和双侧肺门淋巴结是最常见发病部位,此外外周淋巴结、眼或皮肤、肝、肾、心脏等器官也可发生结节病[1]。

结节病在早期阶段常没有症状,但随着疾病的进展,可累及多种组织和器官,各个器官或系统受累出现相应的临床表现,故临床表现多样。结节病具有自限性,即使病情严重,经过糖皮质激素标准治疗后,大多数病例预后较好。

该病呈世界性分布,常见于寒冷地区的年轻人,40岁以下多发,女性发病略高于男性,约为7:5。目前,结节病发病机制尚未明确,可能与下列因素有关[2]。

1. 遗传因素　多基因遗传病,因患病有明显的地区和国家种族差异,故推测可能为细胞介导免疫遗传导致。

2. 环境与职业因素　长期暴露于某种因子或环境毒物,如工作环境中的发霉物质、毒素、过敏原等。

3. 感染因素　可能与细菌、病毒等的感染有关,但对激素治疗反应良好,尚未被证实与感染是否相关。

4. 免疫因素　局部过度的细胞介导的免疫应答可能与本病的发病相关。若机体免疫反应不能有效消除抗原,细胞因子反应失去控制,则肉芽肿病变继续发展;反之,则修复消退。

【病理学表现】

结节病的主要病理学变化是类上皮细胞浸润,聚集形成细胞群,含有少量巨细胞或无巨细胞,HE染色巨细胞内偶可见深蓝染色的绍曼(Schaumann)小体,这是线粒体和细胞器代谢退变而来的高电子密度颗粒物质。细胞群内有小血管,周围少量淋巴细胞,不发生干酪样坏死,细胞群中心可发生纤维素样坏死,见网状纤维围绕、穿过类上皮细胞群。随着结节病肉芽肿消退,类上皮细胞逐渐消失,形成纤维化[3-5]。

【影像学表现】

1. 脑实质受累　表现为发生在大脑半球表面的多发或单发的肉芽肿,集中在脑室周围、室管膜、脉络膜丛者常见,可伴有病灶周围水肿。

(1)CT:平扫常表现为稍高密度肿块,边界清晰,肿块周围可见水肿,增强扫描呈结节状强化或环形强化。

(2)MRI:信号多样,通常呈长T_1和长T_2信号改变。

2. 软脑膜受累　最具特点的表现形式。主要表现为肉芽肿性脑膜炎,常呈弥漫性或局限于脑底,最易累及鞍上,包括视交叉、垂体和下丘脑。MRI平扫表现为基底池模糊,脑室扩大。MRI增强扫描可见脑膜弥漫性或局灶性异常强化,呈斑片样、线状或结节状强化,结节病沿Virchow-Robin间隙扩散,病变可延伸至脑实质深部。

3. 颈部受累

(1)CT:稍高密度肿块,边界清晰,增强扫描呈结节状或环状强化。

(2)MRI:常为长T_1、长T_2信号肿块,增强扫描表现和CT相似。

4. 胸部受累　目前使用的是1961年Scadding的4期分期法。"0期"是指无结节证据;"Ⅰ期"是指肺门/纵隔淋巴结肿大或两者皆有;"Ⅱ期"是指淋巴结肿大并肺实质异常;"Ⅲ期"是指肺实质病变,但无胸部淋巴结肿大;"Ⅳ期"是指肺纤维化。以双侧肺门和纵隔淋巴结肿大最为常见,右侧气管旁淋巴结肿大亦可见。约40%的Ⅱ期或Ⅲ期患者可见结节、网状阴影、团块,出现纤维化者为10%~30%。

【诊断要点】

(1)因结节病累及几乎全身所有器官和组织,因此临床表现多种多样。

(2)对称性肺门淋巴结肿大和纵隔淋巴结肿大是X线检查的典型表现,肺内可有网状、片状或结节状阴影。

（3）结节病抗原试验（Kvein 试验）呈阳性反应。Kvein 试验是特殊细胞免疫异常反应，方法如下：在无菌操作下，将病变淋巴结组织捣碎，用生理盐水稀释（1：10），并用纱布过滤。滤液在 60℃下灭菌 2 小时后，加入石炭酸生理盐水稀释成含有 0.25% 碳酸的抗原液。抗原注射 6 周后，对注射部位皮肤进行组织活检。典型的结节病试验结果为阳性。结节病患者 Kvein 试验阳性率达90% 以上，而健康人和其他病患者的假阳性率很低，约为 5%，因此该检测的诊断价值非常高。但是，随着疾病缓解，Kvein 试验结果可转为阴性。

（4）组织活检病理证实或符合结节病。

（5）血钙、尿钙、碱性磷酸酶、血浆免疫球蛋白水平升高，IgG 升高更常见。

（6）血清 ACE 活性增高。

上述标准中第 2、3、4 条为诊断的主要依据，第 1、5、6 条是重要参考依据。

【鉴别诊断】

与结节病需要鉴别的皮肤病：

1. 肺门淋巴结结核 患者年龄多不超过 20 岁，常有结核感染低度毒性症状，结核菌素试验多为阳性，肺门淋巴结肿大（单侧），时有钙化，可见肺部原发病灶。

2. 淋巴瘤 常见的全身症状有发热、消瘦、贫血等，胸膜受累者常出现胸腔积液，多为单侧淋巴结肿大或双侧不对称肿大，常累及上纵隔、隆突下和纵隔淋巴结。

3. 肺门转移性肿瘤 肺癌和肺外癌肿转移至肺门淋巴结，进一步检查可疑原发灶有助于鉴别。

4. 其他 如皮肤白血病、晚期梅毒、硬斑病、面部肉芽肿、深部红斑狼疮、环状肉芽肿、结节性黄色瘤、蕈样真菌病等。

Kvein 试验及活体组织病理学检查有鉴别价值。

【研究现状与进展】

近年来，结节病患者检出数量明显增多，结节病的诊断和治疗水平有了一定的提高。但是，结节病临床经过较隐匿，因此早期诊断难度较大，应加强对病因和发病机制的基础研究，争取对结节病早期诊断、早期治疗。此外，结节病累及多系统、多组织，需要多学科之间的协作和联合研究[6]。

参 考 文 献

[1] Jerusalem F，Imbach P. Granulomatous myositis and muscle sarcoidosis. Clinical picture and biopsy histological diagnosis. Dtsch Med Wochenschr，1970，95（43）：2184-2190.

[2] Ueda-Hayakawa I，Nguyen CTH，Kishimoto I，et al. Clinical characteristics of sarcoidosis patients with systemic sclerosis-specific autoantibody：Possible involvement of thymus and activation-regulated chemokine and a review of the published works. J Dermatol，2019，46（7）：577-583.

[3] 刘小琴，丁晶晶，张英为，等 . 94 例结节病临床影像及病理特征分析 . 临床肺科杂志，2019，24（3）：487-490.

[4] Karadag AS，Parish LC. Sarcoidosis：a great imitator. Clin Dermatol，2019，37（3）：240-254.

[5] Arger NK，Ho M，Woodruff PG，et al. Serum CXCL11 correlates with pulmonary outcomes and disease burden in sarcoidosis. Respir Med，2019，152（1）：89-96.

[6] 李伟，彭霞，王杰 . 非典型胸部结节病患者的 CT 影像学表现及鉴别、诊断价值研究 . 影像研究与医学应用，2019，3（4）：79-80.

（石 浩 陈 跃）

第四节　罗萨伊 - 多尔夫曼病

【概述】

罗萨伊 - 多尔夫曼病（Rosai-Dorfman disease，RDD）又称窦组织细胞增生伴巨大淋巴结病（sinus histiocytosis with massive lymphadenopathy，SHML），属于良性淋巴组织增生性疾病。Azoury 和 Reed 于 1966 年首次报道，并于 1969 年由 Rosai 和 Dorfman 对其做了详细的研究，并正式命名为窦组织细胞增生伴巨大淋巴结病。

RDD 可发生于各年龄组，但好发于儿童及青少年，约 62% 患者小于 10 岁[1]。RDD 具有自限性，确切病因与发生机制不明，可能与感染、免疫功能紊乱或组织细胞异常活化有关。根据病变累及的范围，可分为淋巴结型、结外型及混合型 3种亚型，其中以淋巴结型最多见，多累及双侧颈部淋巴结，腋窝、主动脉旁、腹股沟及纵隔淋巴结也常受累。

患者多无明显临床症状，大多数的患者多以无痛性双侧颈部包块或不明原因的发热就诊。有时也会出现如皮肤、上呼吸道、眼球、骨骼等淋巴结外的病变。约 9% 患者出现皮肤损害，可单发或多发，呈丘疹或结节样，部分可呈黄瘤样。实验室检查常见有人血丙种球蛋白增多、红细胞沉降率加快、中性粒细胞升高、贫血、白细胞升高。最终确诊依靠组织病理学和免疫组化结果。

【病理学表现】

RDD 的组织学特性之一为淋巴结被膜纤维化，伴有被膜下纤维化和淋巴窦扩张，扩张淋巴窦内充填增生的组织细胞，即所谓的"诊断性组织细胞"：该细胞具有体积大、细胞质丰富、淡染的特点，但淋巴结结构尚存在。增生的组织细胞可能来源于单核细胞活化后的巨噬细胞[2]；另一特点是可见大量的淋巴细胞、中性粒细胞、浆细胞，这些细胞沿着组织细胞胞质周边排列，此表现被称为"吞噬现象"或"伸入运动"[3]。大量的浆细胞和红染的拉塞尔小体分布在淋巴窦之间的组织结构中，同时小的坏死区和微小脓肿同样可存在于扩张的淋巴窦中。

【影像学表现】

1. CT 平扫多数病灶大小和分布不一，不具有特异性，呈较均匀的稍低密度。由于组织细胞的填充导致淋巴结内的淋巴窦病理性扩张或淋巴结内分布较大片的组织细胞胞质，增强扫描表现为受累淋巴结内斑片状低强化区；周边可伴有正常淋巴结受压变扁，增强扫描表现为环状、半环状的较均匀强化。

2. MRI 肿块界线模糊并轻度累及邻近组织，类似于炎性病变。T_1WI 呈等或稍低信号，T_2WI 和 DWI 病灶呈不均匀性高信号；增强扫描实性成分呈轻 – 中度持续强化，坏死区无强化[4]。

【诊断要点】

（1）双侧颈部无痛性包块。

（2）影像学不具有特异性，主要表现为类圆形或不规则结节影，密度均匀或不均匀，一般边界欠清，增强扫描均匀强化或周边强化。

（3）确诊需组织病理学和免疫组化结果。

【鉴别诊断】

1. 急性炎性淋巴结肿大 淋巴结肿大，边界清晰，表面光滑，无淋巴结融合。临床症状可伴有触痛和疼痛感，血常规检查多伴有白细胞和中性粒细胞计数升高。影像学检查的主要目的在于发现炎性病变的累及范围和是否存在脓肿。淋巴结细菌培养和针对性的抗生素治疗常有效。

2. 淋巴结结核 受累淋巴结多表现为大小不等、边界欠清的结节，部分肿大淋巴结可发生融合，淋巴结内常发生干酪样坏死，晚期破溃坏死物流出，侵犯周围的组织结构并伴有窦道的形成，不容易愈合。增强 CT 或 MRI 检查显示受累的淋巴结为较薄的环形周边强化或不均匀强化，具有一定特征性。确诊依靠结核分枝杆菌的培养和结核菌素等试验检查。

3. 淋巴瘤 常表现为淋巴结无痛性肿大，触诊时颈部突起，触摸的结节质硬、无压痛，病变生长迅速，常累及多个部位和区域，肿大的淋巴结密度均匀，部分淋巴结可融合成团块状。CT 增强扫描肿大的淋巴结多呈较均匀的明显强化，坏死少见，可见"血管漂浮"征[5]。

【研究现状与进展】

磁共振 3D 序列由于层厚薄，分辨率高，较其他常规 MRI 成像能够提供更多的病灶的细节信息及与周围结构的组织关系。同时，由于层厚薄，可以对其进行任意角度的三围重建，这也是传统 MRI 所不具备的。增强后的 3D 序列能够较常规 MRI 增强更清晰地显示病变有无强化及周围炎性反应。

参 考 文 献

[1] Chuah KL，Tan PH，Hwang SG，et al. Cutaneous Rosai-Dorfman disease-a pathologic review of 2 cases. Singapore Med J，2000，41（3）：122-125.

[2] Pitamber HV，Grayson W. Five cases of cutaneous Rosai-Dorfman disease. Clin Exp Dermatol，2003，28（1）：17-21.

[3] Hassani J，Porubsky C，Berman C，et al. Intraperitoneal Rosai-Dorfman disease associated with clear cell sarcoma：first case report. Pathology，2016，48（7）：742-744.

[4] Wu M，Anderson AE，Kahn LB. A report of intracranial Rosai-Dorfman disease with literature review. Ann Diagn Pathol，2001，5（2）：96-102.

[5] Bode MK，Tikkakoski T，Johansson J，et al. Diagnostics and therapy of cervical lymphoma. Duodecim，2003，119（2）：131-134.

第五节　干燥综合征

【概述】

干燥综合征（sjögren syndrome，SS）是一种慢性自身免疫疾病，典型特征是外分泌腺体的多发淋巴细胞浸润和分泌量的减少（即口干症和干眼症），主要累及泪腺、涎腺及其他外分泌腺。

本病分为原发性 SS（primary Sjögren syndrome，pSS）和继发性 SS（secondary Sjögren syndrome，sSS）。pSS 只有口干症和干眼症，sSS 除口干症和干眼症之外还伴有其他自身免疫疾病，如类风湿关节炎或系统性红斑狼疮等[1]。

儿童 SS 多发生在 16 岁以下，发病率较低。儿童 pSS 多以腮腺肿大反复发作为首发症状，少数以口干、眼干、发热及皮疹等为首发症状。儿童 pSS 最常见的首发症状是肾小管酸中毒、反复腮腺炎和皮肤紫癜，而口干、眼干多于病程晚期出现，除了皮肤和腮腺表现，尚可出现发热、疲劳、关节痛、肌痛、腹痛、白细胞或血小板减低等表现。病理活检提示有灶性淋巴细胞浸润和抗 SSA/SSB 抗体阳性[2]。

【病理学表现】

本病病理机制可能是淋巴细胞浸润导致腺体实质纤维化，随后增殖的成纤维细胞经周围淋巴细胞和其他类型细胞所释放的诱导细胞分化的因子的介导作用，最终分化为脂肪细胞，此过程不可逆[2, 3]。组织学表现为受累唾液腺和泪腺等外分泌腺体内，可见大量淋巴细胞浸润腺体间质，腺体导管狭窄或扩张等。淋巴细胞被激活后，对自身组织产生免疫反应，并围绕分泌导管积聚成灶，甚而出现局部肿块[3, 4]。

【影像学表现】

1. X 线　造影检查多表现为涎腺末梢导管扩张，主导管边缘不整，呈花边状。这种表现是由于导管上皮完整性消失，周围结缔组织变性、断裂，造影时出现导管局部增宽，甚至出现对比剂外渗而形成的，其为 SS 重要的造影表现。但近年来 X 线造影已逐渐被 CT 和 MRI 所取代。

2. CT　典型表现为腮腺肿大，腮腺实质内可见小结节样钙化，通常双侧对称发生。增强扫描腮腺内结节大多不强化，少数可表现为导管周围纤维灶轻度强化。

3. MRI　腺体信号不均匀，表现为弥漫分布的脂肪信号，T_1WI 示弥漫性高信号，T_2WI 脂肪抑制序列显示相应区域呈低信号。由于 SS 患者导管受损，排空功能降低，唾液积聚于导管内，腮腺造影主要表现为主导管扩张、狭窄；末梢导管点、球状扩张；导管融合成腔状[5]。

【诊断要点】

（1）临床表现为反复性腮腺炎、口干、眼干等症状。

（2）影像学表现为涎腺增大，密度不均，内伴多发小点状高密度钙化影，主导管的扩张、狭窄，末梢导管的不规则扩张、融合。

【鉴别诊断】

儿童复发性腮腺炎：常表现为涎腺反复肿大，可伴疼痛及发热，与 SS 临床表现类似。复发性腮腺炎以男性儿童多见，涎腺肿大仅见于腮腺，未见颌下腺肿大的报道，也无口干、眼干的表现。导管造影显示主导管多正常，或可扩张呈慢性阻塞性腮腺炎样表现。

【研究现状与进展】

1. 腮腺 CT 造影（CTS）　即经腮腺导管注入对比剂，行 CT 螺旋扫描，经后处理重建出腮腺导管的形态。CTS 不仅具有 CT、MRI 等显示腮腺解剖、组织结构的功能，还有传统腮腺造影显示导管形态走行腺泡充盈功能，其三维成像结果立体直观，在诊断及治疗后复查等方面发挥重要作用。CTS 可弥补腮腺 X 线造影仅能显示导管形态且伪影较多的不足。

2. 腮腺导管 MR 成像（MR sialography，MRS）　随着影像学技术的发展，MRI 已逐渐应用于腮腺病变的检查，MRI 能清晰地观察腺实质的病变，特别是 MRS，能显示导管系统及腺泡的改变，较传统的涎腺造影有了一定进步。MRS 是一种基于水成像技术的检查方法，原理是根据人体内液体具有较长 T_2 弛豫值的特性，使含水器官成像，因此在腮腺区 T_2WI 上，腮腺导管内静止液体呈高信号，而富含脂肪的腮腺呈低信号，流动的血液因"流空效应"，在 MRS 上信号很低或无信号。这种成像特点，使含有唾液的腮腺导管、腺泡和周围组织之间产生较强对比。SS 患者腮腺的特点是分泌量减少，排空功能下降，唾液在腮腺导管、腺泡内积聚，使 SS 患者腮腺的 MRS 表现具有较明显的特征。

参 考 文 献

[1] Al-Hashimi I. Xerostomia secondary to Sjögren's syndrome in the elderly: recognition and management. Drugs Aging，2005，22（11）：

887-899.

[2] Nezos A，Mavragani CP. Contribution of genetic factors to Sjögren's syndrome and Sjögren's syndrome related lymphoma genesis. J Immunol Res，2015，3（2）：326-330.

[3] Izumi M，Eguchi K，Nakamura H，et al. Premature fat deposition in the salivary glands associated with Sjögren's syndrome：MR and CT evidence. AJNR Am J Neuroradiol，1997，18（5）：951-958.

[4] Price EJ，Venables PJ. The etiopathogenesis of Sjögren's syndrome.

Seminars in Arthritis and Rheumatism，1995，25（6）：117-133.

[5] Ohbayashi N，Yamada I，Sasaki T，et al. Sjögren syndrome：comparison of assessments with MR sialography and conventional sialography. Radiology，1998，209（3）：683-688.

（赵建设）

第十三章 其他合并感染

第一节 畸形合并感染

一、梨状窝瘘合并感染

【概述】

Huczovsky 于 1785 年首先报道了颈侧囊肿，此后使用的名称较多，如鳃裂囊肿、淋巴上皮囊肿等。Ascherson 于 1932 年把发生在颈部两侧的单纯性囊性病变，统一称为鳃源性囊肿。

先天性梨状窝瘘（congenital pyriform sinus fistula，CPSF）为早期胚胎发育过程中，咽囊闭合异常所致。因囊壁含有甲状腺或胸腺组织，被认为是第 4 咽囊或第 3 咽囊残留。本病占所有鳃裂畸形的 3% ～ 10%，绝大多数发生于左侧，可能与原始大动脉发育及双侧鳃器发育的不对称有关，或由于 C 细胞迁移紊乱所致。80% 以上发病于学龄前儿童，男女发病率基本相当。

梨状窝瘘多于继发感染后发病，临床表现为局部皮下软组织肿痛，可伴有进食困难或吞咽疼痛、颈部活动受限，神经受侵可导致声音嘶哑，气道受压可导致呼吸困难。查体可发现颈侧软组织的肿胀、触痛、局部波动感及带有分泌物的瘘口等。梨状窝瘘伴发感染的致病菌基本都是上呼吸道的常见菌群，儿童以金黄色葡萄球菌和链球菌多见[1]。

【病理学表现】

根据病理结合解剖情况（图 13-1-1），梨状窝瘘可以分成 4 型，梨状窝型、颈部蜂窝织炎、颈部肿块及甲状腺脓肿[2]。

【临床表现】

梨状窝瘘缺乏特异性的临床表现，仅以局部皮下软组织肿痛为主要表现，有时多继发于呼吸道感染之后，可伴有进食困难或吞咽疼痛、颈部的活动受限、神经受侵的声音嘶哑、甚至是气道受压后的呼吸困难。临床查体可以发现颈侧软组织的肿胀、触痛、局部波动感及带有分泌物的瘘口等体征。

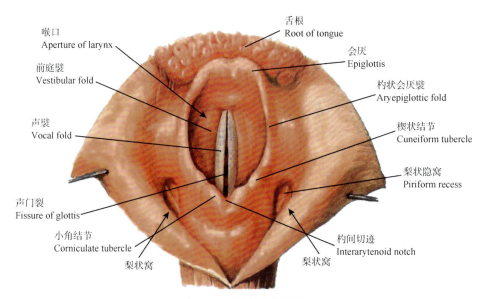

喉口 Aperture of larynx
舌根 Root of tongue
前庭襞 Vestibular fold
会厌 Epiglottis
杓状会厌襞 Aryepiglottic fold
声襞 Vocal fold
楔状结节 Cuneiform tubercle
梨状隐窝 Piriform recess
声门裂 Fissure of glottis
小角结节 Corniculate tubercle
梨状窝
杓间切迹 Interarytenoid notch
梨状窝

图 13-1-1 梨状窝解剖图

图片摘自《人体解剖彩色图谱》（第 2 版），北京：人民卫生出版社

【影像学表现】

1. 超声 梨状窝瘘的瘘管较细，管壁较为光滑，分界清晰。继发感染后，瘘管管壁增厚、毛糙，分界模糊，管腔内可闻及气体回声、无回声及点片状回声。超声可以追踪瘘管的走行和波及范围[3]（图 13-1-2，图 13-1-3）。

2. 上消化道造影 高密度对比剂可以充盈或潴留在梨状窝瘘的窦道或瘘管内（图 13-1-4）。

3. CT ①窦道和（或）瘘管：颈部软组织内混杂密度影，其间可见气体密度影。②甲状腺改变：

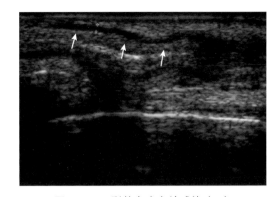

图 13-1-2 梨状窝瘘合并感染（1）

超声示瘘管较细，管壁光滑（白箭），分界清晰，管内回声尚均匀

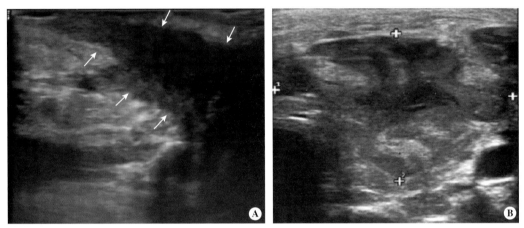

图 13-1-3 梨状窝瘘合伴感染（2）

A. 瘘管增粗（白箭），分界模糊，可及无回声区及点片状回声；B. 瘘管感染后所致的软组织脓肿（加号）

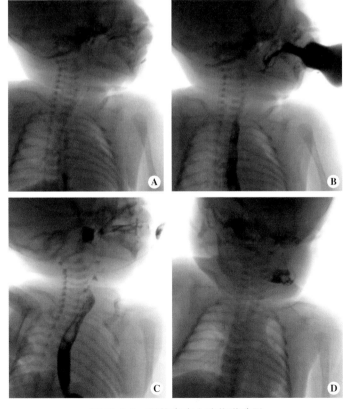

图 13-1-4 梨状窝瘘上消化道造影

A. 上消化道造影前；B、C. 上消化道造影中；D. 上消化道造影后

甲状腺密度欠均匀，形态增大。③软组织炎性改变：软组织密度不均匀，层次模糊，分辨不清。炎症期时，可以出现周围软组织受压，气道狭窄，脂肪间隙消失等间接表现（图 13-1-5）。增强 CT 薄层扫描可以较为准确地反映病变的范围及程度（图 13-1-6）。检查前，可将气体作为阴性对比剂，采取 Vasalva 动作，将气体导入梨状窝窦道或瘘管内，从而更好地形成密度差，有利于病灶管腔的显示。

4. MRI 颈深部软组织内可疑的条带状低信号或合并局部的无信号，增强扫描后可见线样强化的管壁信号。炎症期时，颈深部软组织内见斑片状混杂信号，T_1WI 呈等或低信号，T_2WI 及 T_2 脂肪抑制序列呈混杂高信号，病灶形态不规则，边界不清，邻近组织器官可出现受压移位，增强扫描后病灶呈不同程度的强化，边界显示较平扫更清晰，并且可以显示肌间隙的侵犯（图 13-1-7）。

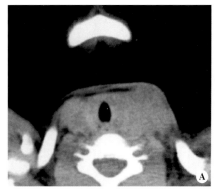
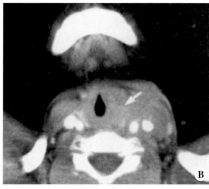
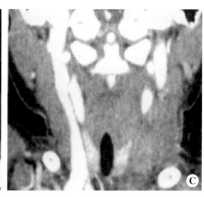

图 13-1-5 梨状窝瘘（1）
A.CT 平扫示左侧颈部软组织肿胀；B.增强扫描左侧颈部线样瘘管强化（箭）；C.冠状面增强示左侧颈部软组织肿胀

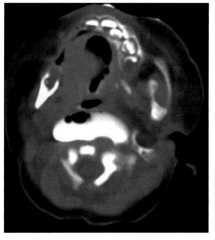

图 13-1-6 梨状窝瘘上消化道造影后 CT

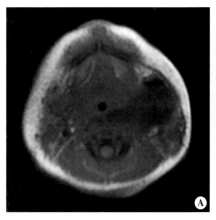
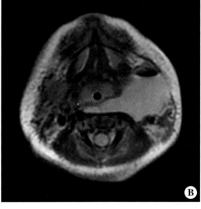
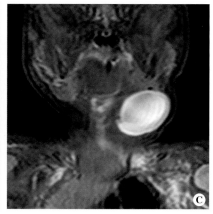

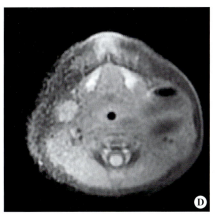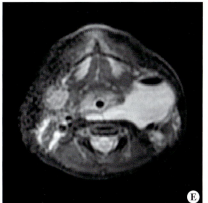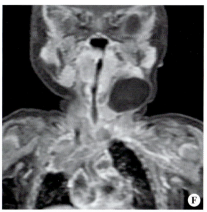

图 13-1-7　梨状窝瘘（2）
A. T₁WI 序列；B. T₂WI 序列；C. 冠状面 IDEAL 水成像；D. T₁WI 脂肪抑制序列；E. 增强 T₁WI 序列；F. 冠状面增强 T₁WI 序列

【诊断要点】

（1）上呼吸道感染后，反复出现的颈部蜂窝织炎、急性化脓性甲状腺炎、颈部脓肿等。

（2）颈部无痛性肿块，位于胸锁乳突肌中段旁，界清，质软，微动，生长缓慢。感染时局部出现红肿热痛，少数会突然增大，可压迫邻近的气管和食管，病灶有自行破溃的可能。

（3）部分病灶存在细小的瘘口，多位于胸锁乳突肌前缘下部，非感染期可间歇排出透明样液体，继发感染时可间歇排出脓性液体，同时伴有邻近软组织的红、肿、热、痛。

（4）无外部瘘口的梨状窝瘘缺乏典型的临床表现。感染后颈部软组织肿痛，伴有颈部活动受限、声音嘶哑、吞咽困难、呼吸困难等症状。

（5）喉镜（或食管镜）检查时发现梨状窝瘘的内瘘口，即可明确诊断（图 13-1-8）。

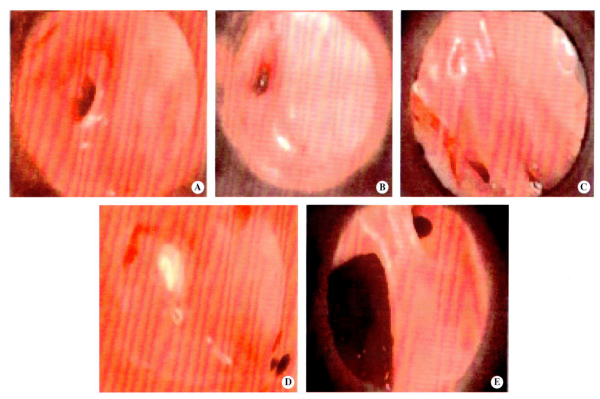

图 13-1-8　梨状窝瘘电子喉镜影像
A. 瘘口；B. 瘘口及周围黏膜的水肿；C. 针状瘘口；D. 瘘口伴脓性分泌物；E. 瘘口及局部黏膜局限性缺损

【鉴别诊断】

梨状窝瘘伴感染具有炎性病变的共同特点，但缺乏特异性，需要与以下病变进行鉴别，如甲状舌管瘘、第二鳃裂瘘管、颈部结核性瘘、化脓性甲状腺炎、表皮样囊肿伴感染、囊性畸胎瘤、蜂窝织炎、淋巴管畸形、颈部囊肿、甲状腺恶性肿瘤等相鉴别。

【研究现状与进展】

梨状窝瘘伴感染的治疗原则是抗感染后完整切除病灶，但实际情况是窦道或瘘管走行迂曲，且与周围重要组织器官紧邻，手术难以完整切除，导致复发率较高的同时，并发症也较多。

内镜下梨状窝瘘口封闭术是采用内镜下 CO_2 激光烧灼封闭瘘口，这种治疗方式具有简便、快速、微创、高效的优点，值得作为首选的治疗方法。

参考文献

[1] 杨宾，乔中伟，钱镜. 先天性梨状窝瘘的放射学诊断及初步分型. 放射学实践，2011，26（7）：766-769.

[2] 梁璐. 先天性梨状窝瘘的影像、细菌谱及内镜 CO_2 激光烧灼研究. 广州：南方医科大学硕士学位论文，2013.

[3] 王小花，潘尹，林益怡，等. 超声在小儿先天性梨状窝瘘诊断中的价值. 中国超声医学杂志，2016，32（10）：865-867.

（张欣贤　辛　涛　于　啸）

二、鳃器畸形合并感染

【概述】

鳃器畸形（branchial apparatus anomalies）是儿童颈部常见的发育异常，是胚胎发育过程中鳃器退化障碍所致，可累及第 1～4 鳃弓、鳃沟及其对应的咽囊（鳃弓、鳃沟、咽囊和鳃膜称鳃器官）。根据病变的形态可分为鳃器囊肿、窦道和瘘管，囊肿无开口，其内分泌物局限性潴留；瘘管皮外和咽内均有开口；窦道仅在咽内或颈侧皮肤一端有开口[1]。瘘管及窦道临床症状明显，早期即可发现，儿童多见；囊肿无感染时症状不明显，故成人鳃器畸形囊肿多见。

鳃器畸形病变的部位可分为第 1～4 鳃器畸形，其中最常见的为第 2 鳃器畸形，约占总数的 95%，其次为第 1 鳃器畸形，约占总数的 8%、第 3 鳃器畸形、第 4 鳃器畸形少见，分别占总数的 3%、1%～2%。

第 1 鳃器畸形：可分为 2 型。Ⅰ型，通常位于耳廓的前、下方或后方，表现为囊肿或窦道，一端邻近外耳道骨软骨连接部，与外耳道平行走行；Ⅱ型（图 13-1-9），表现为从外耳道骨软骨连接部向下颌角区后下间隙延伸的囊性病变，通常位于腮腺及腮腺周围，如咽旁间隙、腮腺的表浅间隙。

第 2 鳃器畸形：位于胸锁乳突肌前外或前方、下颌下腺的后外方及颈动脉鞘的外方。按 Bailey 分型可分为 4 型：Ⅰ型，位于颈阔肌的深部，胸锁乳突肌前方；Ⅱ型（图 13-1-10），位于胸锁乳突肌前方、下颌下腺后方及颈动脉鞘外方；Ⅲ型，位于颈内外动脉之间并向外突，可向咽外侧壁或颅底生长；Ⅳ型，邻近咽壁，可能源于第二咽囊的胚胎残存。

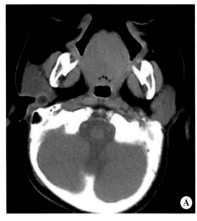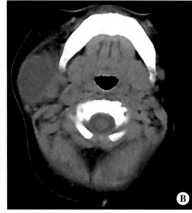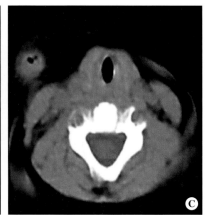

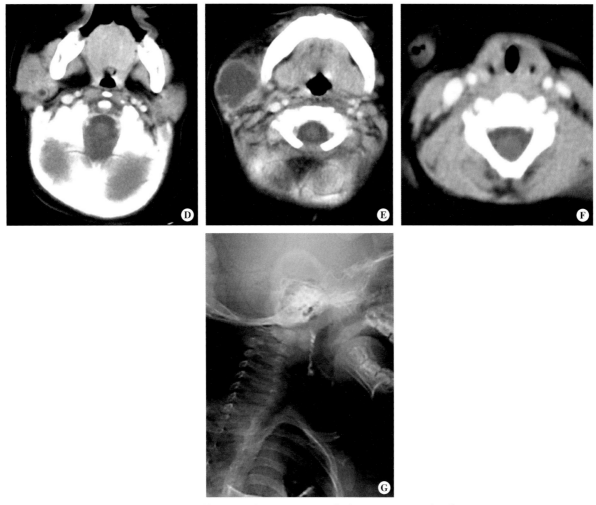

图 13-1-9　第 1 鳃器畸形 Ⅱ 型：鳃器囊肿、窦道及瘘口并感染

患儿，男性，1 岁。发现右颈部瘘口 11 个月，反复感染 2 个月。A ～ C. CT 平扫示右侧外耳道口前方至右侧颈部皮下细管状低密度灶、椭圆形囊性灶及皮肤瘘口；D ～ F. 增强扫描示管状、囊性病灶可见囊肿壁环形强化，内容物不强化；G. 经右侧颈部皮肤瘘口逆行 X 线造影示细管状瘘道，内壁不光滑呈串珠状，走向外耳道口

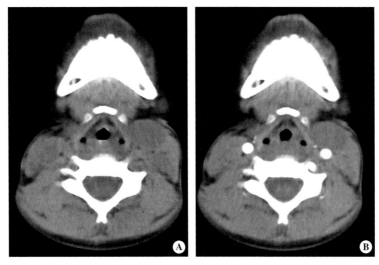

图 13-1-10　第 2 鳃器畸形 Ⅱ 型

患儿，女性，7 岁。发现左颈部肿物 7 年。A. CT 平扫示左侧胸锁乳突肌前方、皮下规则的类圆形囊性病灶，边界清；B. 增强扫描示病灶无强化

第3鳃器畸形：囊肿位于颈部上后间隙或下前间隙的单房囊肿，大小不等，通常2～3cm；窦道开口于喉咽上外侧的咽内或颈动脉前部锁骨上皮肤；瘘管一侧开口于喉咽上外侧的咽内，另一侧开口于锁骨上皮肤。

第4鳃器畸形：多位于左侧梨状窝至甲状腺左侧叶区域，可合并甲状腺炎或脓肿[2]（图13-1-11）。梨状窝瘘包含第3或第4鳃裂畸形，窦道逆行造影、食管造影检查、造影后CT检查对其诊断有帮助[3]，电子喉镜检查少数可见内瘘口，合并感染时一侧梨状窝变浅、消失（图13-1-12），咽侧壁肿胀，可见溢液。

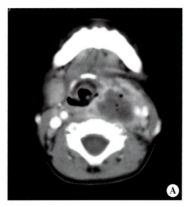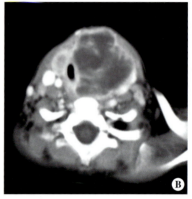

图 13-1-11 第4鳃器畸形（梨状窝瘘）并脓肿形成

患儿，男性，4岁1个月。左颈部脓肿切开术后2年，发现左颈部肿块3天。A、B. CT增强扫描示左侧梨状窝至颈根部类圆形混杂密度灶，内见气体及多发分隔，包膜厚薄不均匀，明显强化；占位效应明显，甲状腺左侧叶形态及结构不清，气管受推挤右移，甲状腺右侧叶见片状低强化灶

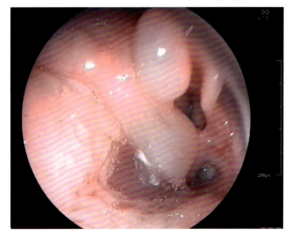

图 13-1-12 梨状窝瘘电子喉镜检查

患儿，男性，2岁。发现左颈部肿物1周。电子喉镜检查示左侧咽壁稍肿胀，左侧梨状窝消失，挤压肿物见梨状窝血性分泌物涌出

鳃器囊肿常无明显临床症状，可表现为上述病变区域类圆形或椭圆形无痛肿块，质软有波动感，生长缓慢，表面光滑，常因合并上呼吸道感染后迅速增大，伴有红、肿、热、痛症状；瘘管开口处无感染时可见针尖样开口，有清亮液体溢出，合并感染时红肿并流脓，易出现反复感染；第4鳃器畸形可表现为反复化脓性甲状腺炎或颈部感染并脓肿形成。

【病理学表现】

鳃器囊肿的囊壁组织可有两种来源，一是起源于外胚层鳃沟的复层扁平上皮（图13-1-13A），另一种起源于内胚层咽囊的假复层纤毛柱状上皮（图13-1-13B），两者可有混合。鳃器囊肿合并感染时，可见中性粒细胞、浆细胞、多核巨细胞浸润，以及肉芽组织、囊壁周围纤维结缔组织的增生，同时也有弥漫性或局灶性充血及出血。第1鳃器畸形可见皮肤及皮下脂肪、软骨成分。囊液在无感染情况下多为清亮液体，为淡黄色或棕褐色，可有胆固醇成分；当合并感染时囊液常为黄色浑浊液或脓性分泌物。

【影像学表现】

1. CT 虽然不同类型的鳃器畸形发生部位各不相同，但是均位于鳃弓分布区。典型的鳃器囊肿表现为边界清晰、壁薄光滑、密度均匀的囊性肿块，合并感染时其密度增高、囊壁增厚且不规则，周围脂肪间隙模糊，增强扫描时为环形强化。瘘管或窦道无感染时仅可见皮下管状密度增高影，合并感染时，病变更易发现，并可表现为局部感染征象，周围脂肪间隙模糊，增强扫描可见瘘管及窦道壁强化；梨状窝瘘合并感染表现为单侧梨状窝变浅，其下方组织间隙感染和气体密度影，食管造影及造影后CT检查可见瘘管[4-6]。

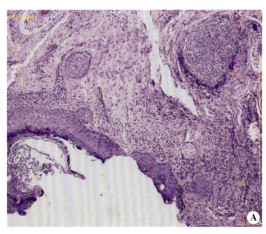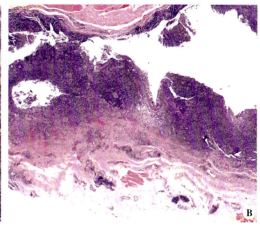

图 13-1-13　鳃器畸形合并感染

A. 囊壁内衬复层扁平上皮，见淋巴细胞浸润及淋巴滤泡形成；B. 囊壁内衬假复层纤毛柱状上皮，有密集的淋巴细胞及淋巴滤泡

2. 超声　鳃器囊肿内回声与其内衬上皮相关。当其为柱状上皮时，囊液为低回声液性暗区，少许有稀疏光点偶见线状分隔光带；当其为扁平上皮时，囊液常为混浊液或乳状液，超声可见含粗光点的模糊的液性暗区，偶见条状分隔；当其为两者混合时，其超声表现取决于上皮的比例。合并感染时，鳃器囊肿内容物的液性暗区不清晰，并可见囊肿壁增厚、毛糙、境界模糊、形态不规则[7]。瘘管及窦道亦可被超声探及，合并感染时探头加压可见脓液溢出。

3. MRI　鳃器囊肿内容物 T_2WI 为高信号，T_1WI 通常为低至中等信号，但慢性炎症及蛋白含量增高时呈高信号[5, 8, 9]。

4. X 线造影及造影后 CT 检查　是显示鳃器畸形瘘管及窦道直观而清晰的检查方法，可以了解鳃器畸形瘘管、窦道的形态、数目、位置及走行[10]。

【诊断要点】

第 1～4 鳃弓分布区有无痛性肿块或瘘管、窦道，感染后增大、疼痛，瘘道合并溢液、流脓，抗感染治疗有效，易反复感染，常需手术治疗；影像学检查提示存在瘘管、窦道或薄壁光滑的囊性密度灶；伴感染时壁增厚、环形强化。

【鉴别诊断】

1. 甲状舌管囊肿　位于颈部中线区和舌骨附近，少数可位于舌骨的上部外侧，可随吞咽或伸舌等上下活动；可伴感染，囊肿破溃可形成瘘道与第 2 鳃器囊肿类似，但甲状舌管囊肿多有内突尾状改变指向舌骨，可以此与第 2 鳃器囊肿相鉴别[4]。

2. 皮样 / 表皮样囊肿　多表现为位于舌下、口底区域，CT 负值的低密度病变，形态规则，临床检查可见其不随吞咽移动。

3. 淋巴管畸形　约80%发生于2岁以内儿童，多位于颈后三角区、单房或多房，沿间隙蔓延生长、张力高、范围广，常合并感染，伴有气道、血管、神经受压表现。

4. 腮腺囊肿　位于腮腺区，腮腺附近。

5. 神经鞘瘤囊变　病变部位为颈动脉鞘内侧、颈椎旁，鳃器囊肿位于颈动脉鞘外侧；神经鞘瘤囊变其内仍可有部分实性成分，增强扫描实性成分强化，鳃器囊肿不含实性成分。

6. 化脓性淋巴结炎　表现为多发肿大或融合的淋巴结，形成脓肿时脓肿壁常较厚，增强扫描呈环形强化，与鳃器囊肿合并感染的鉴别需要从病灶部位辅助判断。

7. 颈部间隙脓肿　感染发展迅速，常快速蔓延形成形态不规则的脓肿，其形态和累及区域与颈部间隙解剖关系密切；而鳃器囊肿的病史通常较长，形态尚规则，囊壁较清晰。

【研究现状与进展】

目前鳃器畸形的治疗分为急性炎症期和炎症静止期。急性炎症期给予降温、抗感染治疗，使用含抑制厌氧菌的广谱抗生素或敏感抗生素；手术是目前最有效的治疗方法，但需选择于炎症静止期进行。术前通过多种影像学方法可以了解鳃器畸形的位置、大小、形态、数目及有无瘘道形成，有助于完整切除病变，避免复发。

参 考 文 献

[1] 张海港，樊明月，窦训武. 25例鳃裂囊肿及瘘管临床分析. 中国耳鼻咽喉颅底外科杂志，2015，21（6）：493-495.

[2] 孙国强. 实用儿科放射诊断学. 北京：人民军医出版社，2011.

[3] 宫喜翔，陈良嗣，许咪咪，等. 先天性梨状窝瘘瘘管走形分段及毗邻解剖临床研究. 中华耳鼻喉头颈外科杂志，2018，53（8）：604-609.

[4] 王新辉，宋静. 鳃裂囊肿的CT诊断. 常州实用医学，2010，26（2）：103-105.

[5] Kawaguchi M，Kato H，Aoki M，et al. CT and MR imaging findings of infection-free and begign second branchial cleft cysts. La Radiogia Medica，2018，123（3）：199-205.

[6] Koeller KK，Alamo L，Adair CF，et al. Congenital cystic masses of the neck: radiologic-pathologic correlation. Radiographics，1999，19（1）：121-146.

[7] 郭军，孟庆江，石利强，等. 鳃裂囊肿和鳃裂瘘的超声诊断与手术病理对照分析. 中国超声医学杂志，2002，18（7）：552-554.

[8] 王志刚，徐泽宇，唐翔宇. 鳃裂囊肿CT、MRI表现及鉴别诊断. 江西医药，2015，50（9）：964-965.

[9] Hu S，Hu CH，Yang L，et al. Atypical imaging observations of branchial cleft cysts. Oncol Lett，2014，7（1）：219-222.

[10] 孟秀英，李琼，蓝鹏，等. 鳃裂囊肿及鳃裂瘘的X线造影检查（附63例分析）. 现代口腔医学杂志，2008，22（3）：239-330，299.

三、甲状舌管囊肿合并感染

【概述】

甲状舌管囊肿（thyroglossal duct cyst，TGDC）起源于甲状舌管的残留组织，是儿童颈部中线区最常见的发育畸形之一。甲状舌管囊肿的发生部位位于颈前舌盲孔至胸骨切迹间区域，通常位于中线区，也可偏向一侧；其中位于舌骨与甲状腺之间的甲状舌管囊肿最为常见，而发生于舌根部及向喉内延伸则较为少见。正常胚胎发育的过程中，在第3～4周时，甲状腺始基发育成甲状舌管并向下移行，在甲状软骨处发育成甲状腺；而甲状舌管在第10周后即退化消失。若甲状舌管退化停止或退化不全，则会导致甲状舌管囊肿的发生[1]。

临床查体于颈前中线区、舌骨与甲状腺之间触及边界清晰、表面光滑、质软或韧的包块，可有波动性，但无明显触痛，包块能随吞咽上下活动，

其直径通常为2～3cm。若甲状舌管囊肿出现包块逐渐增大、周围软组织肿胀等情况，同时伴有皮肤变红、皮温升高及疼痛等症状时常提示合并感染。极少数患者可出现上呼吸道阻塞的症状[2]。Danau等[1]在104例甲状舌管囊肿患者的回顾性研究中发现，约33.7%的患者因合并感染就诊，另有约12.5%的患者既往出现过感染症状，而在预后方面，约11.5%的患者术后有复发。

【病理学表现】

甲状舌管囊肿的囊壁通常有以下几种类型：最常见的是假复层纤毛柱状上皮及复层扁平上皮，也可见过渡类型上皮。通常复层扁平上皮多见于近口腔处的囊肿内衬，位置偏下则以纤毛柱状上皮内衬较为常见。甲状舌管囊肿不合并感染时内容物为清亮黏液样物质，若合并感染，则内容物为脓性物，见大量中性粒细胞、淋巴细胞浸润。因其与甲状腺的同源性，偶可见部分甲状腺组织出现在甲状舌管囊肿内，因此偶见甲状舌管囊肿伴甲状腺癌的报道。

【影像学表现】

1. 超声 皮下圆形、类圆形的无回声病灶，通常形态规则。无感染时囊壁光滑、囊内透声好，囊肿后方回声增强，可见囊内分隔，通常无明显血流信号[3]，部分可见血流信号[4]；合并感染时囊内回声不均匀并可见沉积物，囊壁增厚、毛糙，周围脂肪间隙模糊。

2. CT 圆形、类圆形囊性密度病灶，少数病灶形态不规则，部分囊内见分隔，无感染的囊肿边缘光滑，壁薄界清，囊内密度均匀。通常囊壁及囊内容物无增强，少数囊肿无感染时可有壁强化[5]；合并感染时甲状舌管囊肿囊壁增厚、边缘模糊，内容物密度增高，可见囊内分隔及囊壁软组织密度结节影，增强扫描实性部分有强化，囊内容物无强化[6]（图13-1-14，图13-1-15）。

3. MRI 甲状舌管囊肿常表现为T_2WI高信号，无感染时T_1WI表现为低信号，合并感染时T_1WI信号强度取决于囊内容物中水及蛋白质的比例，扩散加权成像示囊肿无扩散受限[7]。

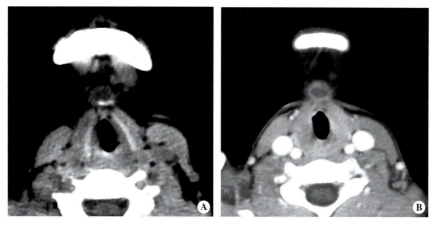

图 13-1-14　颈部正中甲状舌管囊肿合并感染（1）

A、B.CT 平扫可见颈中线区、舌骨下方类圆形低密度灶，壁稍增厚、边缘模糊，周围脂肪间隙稍模糊，增强扫描时囊壁呈环形强化

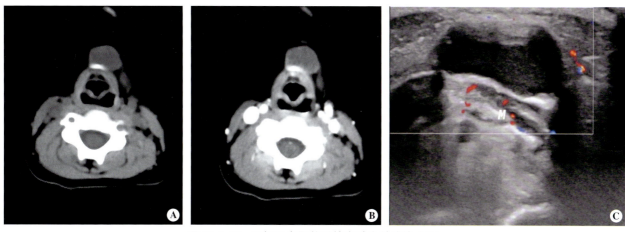

图 13-1-15　颈部正中甲状舌管囊肿合并感染（2）

A、B.CT 平扫及增强扫描示颈部中线偏左、舌骨旁类圆形低密度灶、边界清，增强扫描囊壁轻度强化；C. 超声示颈前舌骨旁、皮下类圆形低回声病灶、
其后方回声增强，周围见血流信号

【诊断要点】

临床表现为颈中线区或略偏向一侧的类圆形包块，可随伸舌运动上下移动，可合并感染症状。

影像学检查提示舌盲孔至胸骨切迹间存在圆形或类圆形囊性病灶，腔内密度 / 回声 / 信号均匀，病灶与舌骨关系紧密，病灶壁薄、界清，合并感染时囊壁增厚、强化，周围脂肪间隙模糊，腔内密度 / 回声 / 信号不均匀。

【鉴别诊断】

1. 皮样 / 表皮样囊肿　多位于舌下、口底区域，CT 负值的低密度病变，形态规则，临床检查可见其不随吞咽移动；Clemente 等 [4] 提出内部分隔、不规则囊壁、囊内固体成分可以作为鉴别甲状舌管囊肿和皮样囊肿的高阳性预测值。

2. 鳃器囊肿　位于鳃弓区，最多见于胸锁乳突肌前侧及前外侧，可合并窦道、瘘口形成，鳃器囊肿常见反复感染。鳃器囊肿有时与甲状舌管囊肿影像学表现相似，但甲状舌管囊肿有一特征性的表现，即常见指向舌骨的内突尾状改变 [8]，提示其与舌骨关系密切。

3. 淋巴管畸形　影像学表现为沿组织间隙生长的不规则囊性病灶，颈部淋巴管畸形多位于颈后三角区，增强扫描通常无明显强化，合并感染时淋巴管畸形可有囊壁及分隔的增厚、模糊、强化，当囊内合并出血时可见液 – 液平面 [9]。

【研究现状与进展】

甲状舌管囊肿的主要治疗方式是手术切除。因此，完整、安全的切除病变并降低手术后复发率是目前临床工作的重点，而甲状舌管囊肿的术后复发率与切除甲状舌管囊肿所选用的手术方式及甲状舌管囊肿曾经合并感染有一定相关性。因此，除了方便快捷的超声检查外，CT 及 MRI 检查有利于显示病变和周围结构的关系，有利于甲状舌管囊肿的术前评估，因此在早期诊断和术前诊断中评估感染及病变位置、范围、周围解剖关系显得尤为重要。

参 考 文 献

[1] Danau T，Verfaillie G，Gordts F，et al. Thyroglossal duct cysts in children：a 30-year survey with emphasis on clinical presentation，surgical treatment，and outcome. Acta Chir Belg，2019，119（6）：357-362.

[2] Wongrakpanich S，Romero GF，Punjabi C，et al. Upper airway obstruction from gonococcal thyroglossal duct cyst infection：a case report. Ann Am Thorac Soc，2015，12（2）：287-288.

[3] 邓美玲，陈冬军，张成生. 甲状舌骨囊肿六例超声表现分析. 实用医学影像杂志，2013，14（1）：74-75.

[4] Clemente EI，Oyewumi M，Probst E. Thyroglossal duct cysts in children Sonographic features every radiologist should know and their histopathological correlation. Clin Imaging，2017，46：57-64.

[5] 马洪元，孙雪峰，袁新宇. 儿童甲状舌管囊肿并发感染的 CT 影像特点研究. 临床放射学杂志，2013，32（8）：1142-1145.

[6] 黄建军，田志诚，胡华强. 甲状舌管囊肿 24 例 CT 表现分析. 现代医药卫生，2013，29（13）：1968-1971.

[7] Vaughn J. Imaging of pediatric congenital cystic neck masses. Operat Tech Otolaryngol Head Neck Surg，2017，28（3）：143-150.

[8] 王新辉，宋静. 鳃裂囊肿的 CT 诊断. 常州实用医学，2010，26（2）：103-105.

[9] 王晶，侯振洲，李荣品，等. 小儿常见颈部肿物的 CT、MRI 表现. 医学影像学杂志，2018，28（10）：47-51.

（石 浩 江 虹）

四、颈部淋巴管畸形合并感染

【概述】

淋巴管畸形为先天性脉管发育异常，由增生、扩张及紊乱的淋巴管组成。约于胚胎第 6 周，在前主静脉后方出现原始颈淋巴囊，之后发育成头颈淋巴管，在发育过程中，某一部分发生结构错误，就会发展成淋巴管畸形，本病儿童最常见，出生后淋巴系统发育加快，因此，大多在 2 岁之前被发现，全身多部位均可发生，颈部为其最好发的部位[1]。淋巴管畸形易合并感染，致病菌多为金黄色葡萄球菌。

淋巴管畸形多为多房性，偶为单房性，大小为数毫米至巨大，可跨中线生长，常伸入或包绕周围组织，有"见缝就钻"的爬行性生长的特点，境界清晰，活动度差，生长缓慢，合并感染时可突然增大。

临床表现：合并感染时，肿块可迅速增大，表面红肿热痛，多伴有发热，少数因压迫气管和食管可导致呼吸和吞咽困难等[2]。

实验室检查：血常规检查白细胞计数升高，以中性粒细胞升高为主，血培养阳性可明确致病菌，多为金黄色葡萄球菌。另外，淋巴管内皮透明质酸受体 -1 为淋巴管内皮细胞形成淋巴管的早期标志物，淋巴管内皮细胞表达血管内皮生长因子受体 -3 均可用于淋巴管畸形的诊断。

【病理学表现】

淋巴管畸形由扩大的单一或多个淋巴管腔组成，呈圆形、椭圆形或分叶形。囊壁可分为 3 层，内膜、中膜及外膜。囊壁血管分布匮乏，内膜由薄层结缔组织和内皮细胞组成，中膜由环形平滑肌组成，外膜由结缔组织构成，有时可见成纤维细胞[3]，在淋巴管畸形的发展过程中，内皮细胞数量没有增加，形态、功能也正常，仅表现为淋巴管腔隙的扩大，腔隙内为无色或淡黄色淋巴液，合并感染时，囊壁与周围组织分界不清，可见白细胞浸润，腔内液体浑浊。

【影像学表现】

1. 超声 操作方便，不需镇静，无辐射等特点，为该病的首选检查[4]，表现为无张力囊性回声，内部回声不均匀，有细密光点回声，加压后有流动感，少数病例表现与出血不易鉴别，囊壁光整，壁薄。

2. CT 平扫显示圆形、类圆形或不规则低密度灶，通常表现为多囊，偶可见单囊，钙化少见，囊壁稍高密度，与周围软组织分界不清，囊内液体密度增高，CT 值介于水和软组织密度之间，感染累及周围软组织，表现为组织间隙模糊，密度不均匀[5]。增强扫描后，囊壁环形强化，周围软组织不均匀强化，境界不清，囊内液体不强化。

3. MRI 平扫显示圆形、类圆形或不规则占位，与周围组织界线不清，腔内液体 T_1WI 呈等或稍低信号，T_2WI 呈高信号，T_2 FLAIR 呈高信号，DWI 呈高信号，囊壁 T_2WI 呈等或稍高信号，周围软组织间隙显示不清，不规则长 T_1、长 T_2 信号，DWI 呈高信号。增强扫描后，囊壁环形强化，周围软组织不均匀强化，边界不清，囊内液体不强化（图 13-1-16）。

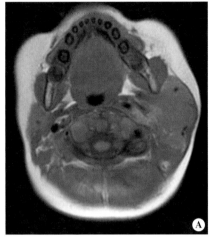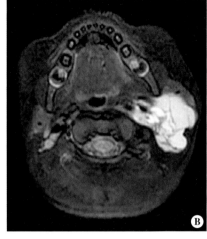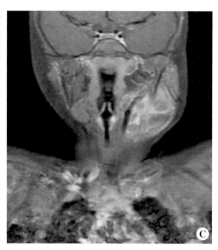

图 13-1-16 左侧颈部淋巴管瘤合并感染

A. MRI 横断位 T₁WI 平扫示左侧颈部见不规则低信号包块，与周围组织边界不清；B. 横断位 T₂FS 平扫示左侧颈部不规则包块呈混杂高信号表现；
C. 冠状面 T₁WI 增强示左侧颈部包块壁不均匀强化，与周围组织边界不清，内部见多个未强化区

【诊断要点】

（1）2 岁前发现，多有明确化脓性细菌感染的病史。

（2）颈部肿块迅速增大，皮肤表面红、肿、热、痛。

（3）CT 示脓腔呈等低密度，脓肿壁呈等或稍高密度。

（4）MRI 示脓液 T₁WI 呈等低信号，T₂WI 呈高信号，脓肿壁 T₂WI 呈等或稍低信号，增强扫描呈内壁光滑完整的环形强化[6]。DWI 序列呈高信号。

（5）穿刺检查示白细胞明显增多，病原学培养可找到致病菌。

【鉴别诊断】

1. 鳃器囊肿伴感染 鳃器囊肿根据起源鳃裂不同，位置相对固定，张力较高，发生感染后通常会有瘘口产生。

2. 甲状舌骨囊肿伴感染 位置固定，发生中线区甲状舌骨旁，类圆形单囊，通常较小，发生感染后周围组织界限不清。

3. 囊性畸胎瘤并感染 可发生在任何部位，合并脂肪钙化灶等成分易于鉴别，纯囊性结构，单囊，张力较高，无"爬行性"生长的特点，合并感染与周围组织界线不清[7]。

【研究现状与进展】

1. 磁共振磁敏感加权成像（SWI） 淋巴管畸形感染后囊内淋巴液含有炎性细胞、坏死组织、蛋白等，有时不易与出血相鉴别，SWI 可有效分辨囊肿内的铁成分，对囊内是否合并出血提供重要依据。

2. 治疗 目前淋巴管畸形的治疗多种多样[8]，包括手术治疗、介入硬化治疗、激光治疗及药物治疗等[3]，多种因素（发病部位、深度、年龄、分型，以及与周围组织的关系）影响治疗方法的选择，目前以手术和介入硬化治疗为主。

参 考 文 献

[1] 王颖、李晓艳. 小儿头颈部淋巴管畸形的诊断和治疗进展. 临床耳鼻喉头颈外科杂志, 2015, 29 (11): 1049-1052.

[2] 刘菊仙, 邱丽, 文晓蓉, 等. 小儿淋巴管瘤超声及病理特点. 四川大学学报（医学版）, 2017, 48 (6): 949-952.

[3] 陈天忠, 黄光群, 李国秀. 多层螺旋 CT 对全身淋巴管瘤的诊断价值. 影像研究与医学应用, 2018, 2 (24): 143-145.

[4] 王海, 何静波, 黄文雅, 等. 小儿淋巴管瘤的影像诊断. 临床小儿外科杂志, 2005, 4 (4): 299-302.

[5] 刘勃, 张增俊, 施伟东, 等. 小儿淋巴管瘤的 CT 和 MRI 诊断. 实用放射学杂志, 2011, 27 (9): 1410-1412.

[6] 林雁捷, 郑晓林, 王忠, 等. 小儿颈部淋巴管瘤的 MSCT 及 MRI 表现及分析. 中国 CT 和 MRI 杂志, 2018, 16 (5): 43-46.

[7] 朱丽婕, 张波, 耿伟, 等. 小儿颈部肿块的 CT 诊断分析与研究. 中国实用医药, 2018, 13 (24): 34-35.

[8] 陈昆山, 张靖, 申刚, 等. 泡沫治疗儿童淋巴管静脉畸形临床效果观察. 介入放射学杂志, 2018, 10 (27): 971-974.

（张欣贤 李成龙）

五、气管食管瘘合并感染

【概述】

气管食管瘘（tracheoesophageal fistula，TEF）是新生儿常见的消化道畸形之一，约占食管闭锁

的 6%[1, 2]。临床常表现为患儿出生后流口水，吐沫，饮水呛咳，憋气，发绀及口鼻喷奶等。由于儿童组织器官发育不成熟，抵抗力差及不能自述病情等，特别"H"形气管食管瘘瘘道通常细小，患儿临床症状不典型，病史较长，常因胃食管反流出现肺部反复吸入性感染及内容物反复刺激口腔及喉腔黏膜，诱发颈部炎性反应及组织坏死，形成颈部软组织感染[3]。

【病理学表现】

胚胎发育过程中食管和气管共管，在第 5 ～ 6 周时，前肠侧壁向内褶入，形成气管食管分隔，腹侧管向尾部分化成呼吸系统，背侧管向头部分化发育为食管。若气管食管隔存在分化缺陷，则形成气管食管瘘[4, 5]。另外，在胚胎时缺氧或有应激反应，亦可致血管损伤激局限性坏死，形成食管气管瘘[6]。胎儿出生后有反复胃食管反流、慢性炎性因子刺激、组织发育不成熟及反复呼吸道感染等诱因，导致颈部淋巴结炎、脓肿等[7]。另外颈部组织间隙多、血供丰富、儿童组织发育不完善及抵抗力差等也是致病因素之一。颈部感染多为需氧菌和厌氧菌混合感染，其中以金黄色葡萄球菌和溶血性链球菌为主。

【影像学表现】

1. X 线　临床诊断意义不大，仅能显示感染部位软组织肿胀、脂肪间隙变小或模糊及脓肿内积气和液平。通常临床检查中因颈部感染怀疑存在气管食管瘘病史，行上消化道造影检查明确病因及分型。

2. CT　颈部感染通常分为浅部感染和深部感染。浅部感染 CT 表现为皮下脂肪层次不清晰，密度不均匀增高。深部感染因存在食管气管瘘，通常以咽旁间隙、咽后间隙和气管前间隙感染多见，且彼此多相互交通蔓延。咽旁间隙感染部分病灶可延伸至舌下间隙和会厌后间隙；咽后间隙向下进入纵隔及气管旁；气管前间隙感染可致气管前带状肌肿胀。深部感染 CT 表现为脂肪间隙变小或消失，边缘模糊，内可见条片状或絮状软组织密度影，增强扫描呈环形或不规则轻中度强化[8, 9]。颈深部软组织感染进展，出现肉芽组织增生及坏死形成脓肿，脓腔内可见液平及积气，周围组织肿胀，边界不清晰，增强扫描呈规则均匀环形强化，较厚脓肿壁由内到外因细胞致密度差异可出现晕

轮状强化表现，即强化程度逐渐增强。脓肿内积气为特征性表现。儿童颈部感染性肿大淋巴结，边界模糊，平扫显示不良，增强扫描淋巴结强化清晰均匀，短径大于 10mm。

3. MRI　皮下脂肪层信号不均匀，内见条片状或网格状软组织信号影。深部肌组织体积增大水肿，在 T_2WI 上信号增高，信号不均匀，深部肌间隙变小或消失，内可及软组织病灶。组织液化坏死形成脓腔，外形呈圆形或类圆形。脓肿壁在 T_1WI 呈等或稍高信号，在 T_2WI 呈等低信号；脓液在 T_1WI 多呈低信号，部分病灶因含有蛋白成分而呈高信号，在 T_2WI 脓液呈高信号，内多因成分不同出现分层；脓肿内伴有少量出血时，病灶内出现短 T_1 信号；部分脓腔内出现气液平，气体表现为无信号[10]。DWI 序列表现为明显高信号，ADC 序列信号减低，特征性较明显；分析原因为脓液内含大量蛋白成分，组织致密，细胞间隙变小，水分子布朗运动受限。GD-DTPA 对比增强检查，脓肿壁强化类似 CT 所见。少部分病灶周围因纤维组织增生包裹可形成低信号环，脓腔周围软组织通常明显肿胀。

【诊断要点】

（1）明确气管食管瘘病史，确定感染的基础病因。

（2）颈部感染典型表现。

（3）DWI 和 ADC 序列呈典型脓液信号表现。

【鉴别诊断】

1. 淋巴管畸形合并感染　畸形淋巴管存在，病史较长，"见缝即钻"爬行生长特点，一般鉴别不难。

2. 鳃瘘合并感染　颈部典型部位见瘘管，瘘管周围软组织肿胀。

3. 颈部单纯软组织感染　无食管气管瘘病史。

4. 朗格汉斯细胞组织细胞增生症　通常有软组织包块和邻近骨质破坏，不典型病例需要活检；且抗感染治疗无效。

【研究现状与进展】

DWI 序列检查为颈部感染提供了重要诊断依据，也为治疗评估提供依据。不同时期感染的 DWI 信号表现不同。ADC 可作为定量研究感染的一个指标，不同组织感染、感染不同阶段及不同致病菌的 ADC 值是否存在差异，仍需大样本量研

究分析。

参 考 文 献

[1] 李正，王慧贞，吉士俊.实用小儿外科学.北京：人民卫生出版社，2001.
[2] 孙国强.实用儿科放射诊断学.北京：人民军医出版社，2011.
[3] 温洋，彭芸，翟仁友，等.小儿先天性 H 型气管食管瘘的诊断.医学影像学杂志，2012，22（10）：1665-1669.
[4] 李樱子，陈永卫.先天性食管闭锁并气管食管瘘病因的胚胎学探讨.中华小儿外科杂志，2005，26（7）：382.
[5] 白人驹，张雪林.医学影像诊断学.北京：人民卫生出版，2012.
[6] 刘晖，邵贝贝，冯翠萍.颌面颈部感染致坏死性纵隔炎的病原学分析与治疗.中华医院感染学杂志，2015，25（5）：1156-1158.
[7] 何来昌，曾献军，龚洪翰，等.先天性食管闭锁与食管气管瘘的X线、CT表现.临床放射学杂志，2008，7（11）：1546-1548.
[8] 魏懿，肖家和，周翔平，等.颈部感染及其在颈筋膜间隙中蔓延的CT观察.临床放射学杂志，2006，5（1）：37-41.
[9] 徐得志，邱健新.鼻道、面颈部多间隙感染11例诊疗分析.中华耳鼻咽喉头颈外科杂志，2012，8（47）：686-688.
[10] 潘恩源，陈丽英.儿科影像诊断学.北京：人民卫生出版社，2007.

（张欣贤 李钱程）

第二节 疾病合并感染

食管穿孔合并感染

【概述】

食管穿孔是一种罕见疾病，发生时病情凶险，可引起严重的并发症，如致死性纵隔炎症、纵隔脓肿、脓毒血症休克和主动脉破裂，病死率很高。食管穿孔病因可分为两类：创伤性和特发性。创伤性食管穿孔的原因有食管异物、医源性损伤和腐蚀性损伤。特发性食管穿孔多由过量饮酒、便秘、分娩、催吐、颅脑损伤等引起，此外不恰当的吞咽运动也可导致。各种原因使得食管腔内压力急剧上升，导致食管壁的黏膜层、黏膜下层、肌层或浆膜层，乃至全层破裂和穿孔，食管穿孔几乎都发生在下段食管。食管穿孔合并感染可由多种原因引起，食管和胃黏膜受到刺激或破坏、胃内酸性胃液反流刺激食管及细菌感染。

【病理学表现】

食管黏膜、肌层、浆膜破坏，受到胃内酸性胃液反流刺激，以及食管内细菌感染，周围组织发生炎症反应。炎症可沿疏松的颈部间隙和纵隔上下扩散，厌氧菌可导致腐臭性脓胸、颈部脓肿等，

脓毒血症可引起休克，空气经破裂气管进入胸腔可引起张力性气胸，导致呼吸与循环功能紊乱。

【影像学表现】

1. X线 40%的患者经X线检查可发现纵隔气肿。

（1）颈部食管穿孔：X线影像示颈部筋膜层中有游离气体，可有肿胀及皮下气肿，对比剂漏出食管外。

（2）胸部食管穿孔：X线影像示纵隔积气或纵隔影增宽，单侧或两侧液气胸。例如，形成纵隔脓肿，则可显示致密阴影、气－液平面等征象；食管造影可见造影剂溢出食管外。

2. CT 食管壁增厚、食管周围积液、食管腔外气体聚集、胸腔渗液，其中食管外游离气体是最有价值的征象（图13-2-1）。

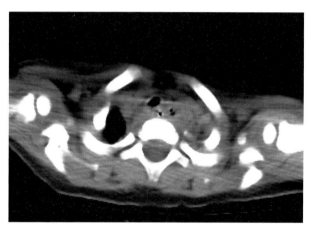

图 13-2-1 食管穿孔
CT示食管上段管壁增厚，周围可见游离气体

3. MRI 可全面显示并发症，对颈前纵隔内软组织肿胀、积液、气管移位、颈、胸椎骨折的显示清晰，对显示纵隔脓肿、胸腔积液敏感。

【诊断要点】

（1）颈部、胸部及腹部剧烈疼痛，吞咽困难，痛苦面容，强迫体位。

（2）严重情况下，颈部皮下气肿及纵隔气肿可扩展至颜面部和腹股沟。

（3）全身脓毒性感染症状。

（4）CT检查示食管连续性中断、食管壁增厚，周围气体聚集或气肿形成；颈部或纵隔感染征象。

【鉴别诊断】

（1）颈部食管穿孔应与器械检查损伤或未穿

孔的食管异物相鉴别。颈部疼痛及胀感随吞咽或颈部活动时可加剧，检查时胸锁乳突肌前缘通常有压痛，局部可有肿胀及皮下气肿，体温及白细胞计数逐渐增高。X线检查可示颈筋膜层有游离气体。

（2）下段的食管穿孔需与胃和十二指肠穿孔相鉴别。食管下段穿孔后常出现上腹部肌紧张，因纵隔炎脊柱活动可使疼痛加剧，感染波及膈上胸膜时可引起肩部疼痛[1-9]。

【研究现状与进展】

一旦出现严重的并发症，食管穿孔就更加险恶，病死率也很高。穿孔时间短的，可予抗感染、胃肠减压等保守治疗；穿孔超过6小时应积极手术治疗。一期穿孔修复适用于穿孔后12～24小时内的患者；脓肿形成后，进行胸腔纵隔引流。保守治疗组患者的生存率为67%～100%，食管愈合率为96%。穿孔后24小时的病死率高于早期修复（6～24小时）和立即修复。

参 考 文 献

[1] Armstrong WB，Detar TR，Stanley RB. Diagnosis and management of external penetrating cervical esophageal injuries. Ann Otol Rhinol Laryngol，1994，103（11）：863-871.

[2] Rotstein OD，Rhame FS，Molina E，et al. Mediastinitis after whiplash injury. Can J Surg，1986，29（1）：54-56.

[3] 辛兴，陈应泰，刘思杰. 异物性食管穿孔致纵隔脓肿未规律治疗痊愈一例并文献复习. 临床医学进展，2018，8（8）：760-764.

[4] 吴春雷，陈保富，马德华，等. 颈部食管穿孔并发纵隔感染诊治分析. 浙江实用医学，2018，23（4）：269-270.

[5] 徐洪. 食管异物并发食管穿孔及颈部脓肿临床治疗研究. 家庭医药，2018，（4）：140-141.

[6] 陈硕，李辉，胡滨，等. 食管异物所致食管穿孔合并纵隔脓肿的诊断与治疗. 中华胸心血管外科杂志，2017，33（7）：433-434.

[7] 刘彩云，李绍东. 食管穿孔及其纵隔、胸腔污染程度的综合影像诊断. 中国中西医结合影像学杂志，2016，14（5）：510-513.

[8] 李飞，刘磊峰，姚俊. 复杂性食管异物的诊疗现状. 国际耳鼻咽喉头颈外科杂志，2018，42（5）：297-301.

[9] 王桂香，赵靖，张杰. 儿童食管异物致食管穿孔的诊断及处理. 临床耳鼻咽喉头颈外科杂志，2015，29（16）：1435-1438.

（陈 跃 石 浩）

第五篇

五官感染与炎症疾病

第十四章　耳面部感染与炎症疾病

第一节　急性中耳炎

【概述】

急性中耳炎（acute otitis media）是指细菌和（或）病毒等病原体经咽鼓管直接进入鼓室引起儿童最常见的一种中耳感染性疾病，90%以上儿童有急性中耳炎病史，该病发生的高峰期年龄段为1～2岁，冬春季节是发病高发期[1, 2]。其常由细菌感染引起，以革兰氏阳性球菌最为多见，主要有金黄色葡萄球菌、凝固酶阴性葡萄球菌、肺炎链球菌[3]。此病一旦发现若不进行规范处理可能会导致患儿听力下降，严重者可引起颅内外并发症，包括耳后和耳下脓肿，以及脑膜炎、硬膜外脓肿、硬膜下脓肿等颅内外并发症，甚至危及生命。年龄是该病的主要危险因素，儿童咽鼓管较短、宽而平直，咽鼓管咽口位置较低，咽淋巴组织丰富，抵抗力差，邻近组织的炎症如鼻腔、鼻窦、扁桃体的炎症很容易波及咽鼓管咽口而逆行感染到中耳[4]。典型患儿多继发于上呼吸道和鼻咽部的感染，多表现为突发的耳痛及耳闷胀感，患者有明显的听力下降。耳镜检查示鼓膜内陷、充血、水肿，鼓室内充气减少或消失，听力检查多表现为典型的传导性耳聋，其起病急，病程持续时间短，预后较好[5-7]。

【病理学表现】

感染初期，中耳黏膜充血水肿及咽鼓管口闭塞，鼓室内氧气吸收后变为负压，血浆、纤维蛋白、红细胞及多形核白细胞渗出，黏膜增厚，纤毛脱落，杯状细胞增多。鼓室内有炎性渗出物聚集，逐渐转为脓性，积脓增多鼓室内压力增加，鼓膜受压而致血供障碍，鼓膜局限性膨出，严重波及鼓膜，加之血栓性静脉炎，终致局部坏死破溃，鼓膜穿孔，导致耳流脓。若治疗得当，局部引流通畅，炎症可自行消退，黏膜恢复正常，小的鼓膜穿孔可自行修复。

【影像学表现】

HRCT可以清晰地显示病变的部位、范围、气房间隔等骨质破坏情况，是急性中耳炎的首选方法。当病变向后、向上侵犯，引起乙状窦栓子和颅内感染时，需要采用增强CT及MRI检查[5]。

1. HRCT　多发生于气化型乳突；乳突气房、鼓室、鼓窦区积液模糊，密度增高，气体影减少或消失。少数呈融合型，乳突积液并部分乳突气房骨质破坏时，则出现大小不等的透光区（图14-1-1）。

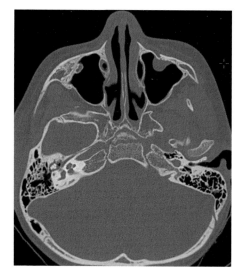

图14-1-1　急性中耳乳突炎

患儿，男性，9岁。右耳渗出4天，右耳后肿胀3天。CT示右侧鼓室密度增高，右侧外耳道通畅，乳突呈气化型

2. MRI　T_1WI呈等或低信号，T_2WI呈高信号（图14-1-2），增强T_1WI可见病灶弥漫性强化。

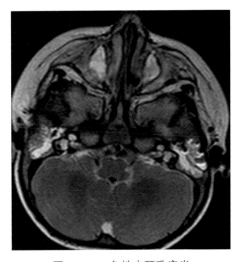

图 14-1-2 急性中耳乳突炎

患儿，男性，10 岁。听力下降 1 月余。MRI 示双侧乳突 T_2WI 呈高信号，双侧上颌窦 T_2WI 呈高信号

【诊断要点】

急性中耳乳突炎常见于儿童，急性发作，表现为耳痛、耳闷、耳胀感；多为传导性听力减退；疾病早期气房间隔多完整，后期出现气房减小、破坏，形成较大的低密度腔。

【鉴别诊断】

1. 朗格汉斯组织细胞增生症 骨质破坏呈溶骨性、增强扫描后呈不均匀强化。

2. 慢性中耳乳突炎 患者年龄较大，病程较长，多表现为多年的耳道流水、流脓病史；影像学上多有乳突气房间隔破坏，部分病例有听骨链破坏中断，甚至部分患者会出现鼓室内钙化灶。

3. 外耳道疖肿 可有挖耳等耳外伤史，一般无发热等明显全身症状，常在咀嚼或张口时耳痛加重。耳廓牵拉痛，耳屏压痛，但无乳突压痛。听力一般正常，仅外耳道明显红肿阻塞的患者可以有轻度的传导性听力下降。耳内流脓，不伴大量黏液。鼓膜完整，颞骨 CT 显示乳突及中耳内无高密度影，但外耳道软组织增厚。

【研究现状与进展】

根据临床症状、体征、耳镜、听力学检查做出诊断，不建议常规颞骨 CT 扫描，但是疑有颅内和颅外并发症者需要做颞骨 CT 和（或）MRI 检查。

参 考 文 献

[1] 李靖，党歌. 急性上呼吸道感染患儿继发性中耳炎临床疗效分析. 中华医院感染学杂志，2013，23（9）：2135-2137.

[2] 赵醴，王莹，沈晓明，等. 发热儿童中应常规进行耳镜检查. 中华
医学杂志，2006，86（44）：3154-3155.

[3] 颜善活，卓永光. 儿童急性中耳炎常见病原菌及耐药分析. 检验医学与临床，2010，7（10）：958-960.

[4] 李保平，田斐，马敏. 儿童反复发作分泌性中耳炎的病因分析. 中华耳科学杂志，2010，8（3）：348-349.

[5] 王振常，鲜军舫. 头颈部影像学——耳鼻咽喉头颈外科卷. 北京：人民卫生出版社，2014.

[6] 中华医学会耳鼻咽喉头颈外科学会耳科学组，中华耳鼻咽喉头颈外科杂志编辑委员会耳科组. 中耳炎临床分类和手术分型指南（2012）. 中华耳鼻咽喉头颈外科杂志，2013，42（2）：5.

[7] 中华耳鼻咽喉头颈外科杂志编辑委员会，中华医学会耳鼻咽喉头颈外科学会分会小儿学组. 儿童中耳炎诊断和治疗指南（草案）. 中华耳鼻咽喉头颈外科杂志，2008，43：884-885.

第二节 慢性中耳炎

【概述】

慢性中耳炎（chronic otitis media）又称慢性化脓性中耳炎，多源于未消散的急性或亚急性中耳炎，持续的中耳渗液导致一系列中耳组织学及生物化学的改变；少数无急性感染病史者，可因低毒性病原体而感染，常与慢性中耳炎合并存在，是耳部较常见的一种疾病，其病程较长，从几个月至几十年不等，可见于任何人群，无明显的性别和种族差异。其可单侧发病，亦可双侧发病。按病理及临床表现分为 3 型：单纯型、肉芽肿型、胆脂瘤型。

【病理学表现】

慢性中耳炎患者中耳乳突腔内多伴有增生的肉芽组织，多数患者会出现出血。显微镜下单纯型可见黏膜充血、水肿；肉芽肿型黏膜组织广泛破坏、邻近骨质破坏；胆脂瘤型病灶包膜为纤维组织，内含坏死上皮、角化物及胆固醇结晶。

【临床表现】

典型患者多表现为反复发作的耳道流水、流脓，迁延不愈。单纯型表现为间断性流脓，一般无臭味，传导性耳聋一般不重；肉芽肿型表现为持续性流脓，有臭味；胆脂瘤型表现为长期流脓，有特殊恶臭味，混合性耳聋，听力损伤较重。患者有不同程度的听力下降，呈传导性，可出现外耳道流脓。当病变侵犯面神经时，患者会出现周围性面瘫；当病变侵及半规管时，患者会出现眩晕；当病变侵及颅内时，会出现颅内感染的表现。

【影像学表现】

影像学上耳的结构主要由骨质构成，中耳及乳突腔内含有气体，因此能构成良好的天然对比，HRCT 可以清晰地显示疾病的部位、范围，气房间隔，听骨链，面神经管，以及骨迷路等骨质的破坏情况，是中耳乳突炎的首选检查方法。MRI 平扫及增强扫描能够鉴别积液、肉芽组织积液及胆脂瘤。当疾病出现迷路炎、面瘫及颅内感染等并发症时，需要采用增强 CT 和 MRI 检查。

1. HRCT　慢性中耳炎的 CT 特征是中耳腔填塞征、听骨链及骨质破坏、硬化型或板障型乳突。产生这些 CT 病理征象的病变有黏膜水肿增厚、肉芽组织、黏稠的积液和胆脂瘤等。炎症所致黏膜水肿增厚一般无中耳及乳突区结构破坏；肉芽组织病灶多表现为非低下部位密度增高，骨质破坏不明显；中耳腔积液或积脓，表现为中耳腔混浊，密度增高，可见随体位改变而改变的液平；胆脂瘤软组织病灶大多呈结节状，边界较清晰，与邻近骨壁间有环状低密度空气间隙，称为"空气间隙"征，而相邻骨壁则多呈致密硬化改变，呈连续或不连续的致密环影，此可能为胆脂瘤的特征性征象。胆脂瘤的受累部位一般以上鼓室—鼓窦入口—鼓窦顺序，再向周围侵犯。上鼓室胆脂瘤 74% 合并有砧骨长脚破坏（图 14-2-1）。鼓膜紧张部和鼓窦区胆脂瘤 90% 合并听骨破坏，砧骨长脚和镫骨首先受侵。胆脂瘤型常伴有面神经管、半规管、天盖等结构破坏，非胆脂瘤型中耳炎则少见。盾板破坏或局部变钝，以胆脂瘤可能性大。

2. MRI　中耳乳突积液一般呈 T_1WI 低信号、T_2WI 高信号，如液体中蛋白含量较高，可呈 T_1WI 高信号、T_2WI 高信号。胆脂瘤、肉芽肿则在 MRI 上信号变化多，胆脂瘤多呈 T_1WI 等低信号、T_2WI 高信号或低信号，增强扫描后胆脂瘤本身不强化，其周围肉芽组织可强化。胆固醇肉芽肿因富含胆固醇结晶和血液分解产物在 T_1WI 及 T_2WI 上均呈高信号。炎性肉芽肿 T_1WI 呈高或低信号，T_2WI 多呈高信号，增强扫描后弥漫性强化。MRI 在诊断中耳炎引起的并发症方面有一定的价值，可以早期发现迷路炎症，以及准确判断颅内感染情况及其范围[1]。

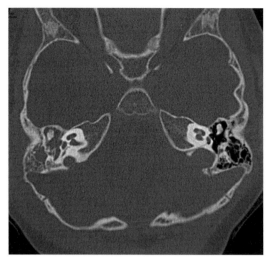

图 14-2-1　慢性中耳炎

患儿，女性，6 岁。间断右耳流脓半个月，发热 2 天。颞骨 CT 提示右侧外耳道、乳突、鼓室内密度增高、呈软组织密度充填。听骨链及骨质破坏

【诊断要点】

患者耳道流水、流脓，反复发作，病程较长，部分病例伴有耳鸣、眩晕，听力检查呈传导性听力下降，HRCT 可见中耳乳突腔内低密度影，多伴有听骨链的吸收破坏、鼓室硬化表现。

【鉴别诊断】

1. 朗格汉斯组织细胞增生症　溶骨性骨质破坏伴软组织形成，轮廓极不规则，边缘残存骨质内缘凹凸不平，但是边界清晰，无硬化边，软组织病变可有模糊的斑片状死骨，增强扫描后呈不均匀强化[2]。其可累及全身其他部位。

2. 急性中耳炎　常发生于儿童，突然发病，有明显的耳痛、耳闷和耳胀感，多继发于上呼吸道和鼻咽部感染。急性患者仅可见中耳乳突内液性密度影，一般无骨质吸收破坏。

3. 结核性中耳炎　本病多发于青年人或婴幼儿，中耳乳突腔内被软组织病灶填塞，无或仅有少量含气残腔，乳突骨壁蜂房状形态可保留，通常无硬化边形成，病变早期可无周围骨质的破坏，晚期可广泛累及邻近结构，严重者可侵犯颅底骨质，死骨形成是其特征性影像学表现。

4. 真性胆脂瘤　发生在岩乳突部的真性胆脂瘤为一边缘锐利的空腔，有时似乳突孤立的气房，与胆脂瘤型中耳炎相似，但是其多发生在乳突窦以外，无上鼓室和乳突窦入口部的扩大，鼓膜嵴

完整无缺。

【研究现状与进展】

多排螺旋 CT 高分辨率扫描可多方面、多角度观察中耳，能够明确病变部位及范围，有助于手术方案的制订，术中彻底清除病灶，能够明确听小骨受损情况，并观察中耳周围结构的变化及受损情况。CTVE 成像（仿真内镜）技术，可以观察中耳腔内壁结构，清晰地显示鼓室各壁、听小骨位置、形态、咽鼓管鼓口及骨性咽鼓管全程等精细结构，对听骨链病变的诊断及耳显微外科手术径路的选择具有重要参考价值，并可利用 CTVE 动态观察图像对某一患者的特殊解剖特点进行模拟手术处理[3]。

参 考 文 献

[1] 王振常，鲜军舫. 头颈部影像学——耳鼻咽喉头颈外科卷. 北京：人民卫生出版社，2014.
[2] 王振常. 中华临床医学影像学——头颈分册. 北京：北京大学医学出版社，2016.
[3] 曹向荣，叶斌强. 耳、鼻、咽、喉及颈部血管 CTVE 成像的方法和技巧. 中国医学文摘（耳鼻咽喉科学），2016，31（4）：192-194.

第三节　结核性中耳炎

【概述】

发生在耳部的结核多表现为结核性中耳炎（tuberculous otitis media），外耳结核极为罕见，多由面部皮肤结核蔓延而来[1]。耳部原发性结核少见，多继发于肺、肠道、鼻咽等部位结核，或者有结核接触史[2]。有三条不同的传播途径：通过咽鼓管侵入中耳；通过外耳道及鼓膜穿孔直接感染；通过血液循环或淋巴系统进入中耳及乳突[3]。本病多发于青少年或婴幼儿，多数在 15 岁以下，男性多见，男女比例为（1.4～2）：1[1]，可能与其骨髓丰富易被感染有关[4]。近年来结核病早期确诊治疗可有效防止致命性并发症的发生。结核性中耳炎的典型临床表现为无痛性耳漏，多发性鼓膜穿孔，面神经麻痹，大量苍白色肉芽组织及早期严重听力下降，甚至可以引起耳后瘘管，颅内并发症等。结核性中耳炎的确诊主要依靠中耳肉芽组织的检查及抗酸杆菌的培养。

【病理学表现】

结核性中耳炎的病原体是结核分枝杆菌，属于分枝杆菌。增殖为主的病变呈粟粒大小、灰白色透明组织。干酪样坏死呈淡黄色、质地较实，状似奶酪。显微镜下特征：上皮样细胞、朗格汉斯巨细胞、外周局部集聚的淋巴细胞和少许反应增生的成纤维细胞。

【影像学表现】

对于有结核病史的患者，影像学表现为中耳炎时，并且伴有严重的听力障碍或面神经麻痹，病程较短者应考虑该病，并行相关检查[5]。先行 CT 检查，怀疑有颅内感染时，应及时进一步行增强 MRI 检查予以明确。

结核性中耳炎在 CT 上的典型表现为大多数乳突气房发育良好，气房间隔模糊，乳突腔、鼓室、外耳道可见软组织影，可有骨质破坏或吸收，骨壁通常无硬化边形成[6]。晚期外耳道壁、鼓室、乳突气房骨壁、听骨链（以砧骨长突为常见）、内耳迷路骨壁都可见不同程度的虫蚀状骨质破坏，其边缘毛糙不规则，鼓室内软组织病灶内可发现碎片状高密度死骨，同时可伴发耳廓周围脓肿、乳突炎等，严重者病灶可侵犯颅底骨质，引起结核性骨髓炎；MRI 检查示中耳鼓室、乳突腔内异常软组织信号影，T_1WI 呈等、低信号，T_2WI 呈等、稍低或稍高信号，信号欠均匀。早期内耳通常不受累，晚期严重者病灶范围较广，可累及迷路、外耳道、耳廓等。侵及颅底骨质者可引起骨髓炎征象，如侵及面神经者可致面神经的强化，但通常与病灶难以区别[1]。

【诊断要点】

该病发病率较低，临床症状常不典型，影像学检查缺乏特征性表现，诊断有一定困难，而且并发症比慢性中耳炎发生更早，发生率更高，且更严重。主要有以下诊断要点：①好发于青少年或婴幼儿，男性多见；②病程短，无明显诱因短期内广泛的骨质破坏，抗生素治疗效果欠佳，容易复发；③早期出现严重听力损失，发展快且重，甚至发生严重感音性聋，面瘫发生较早；④耳镜检查示鼓膜多发穿孔，耳道或鼓室肉芽组织，呈苍白色；⑤有结核病史或既往有与结核患者接触史；⑥ CT 上的典型表现为中耳及乳突腔内被软组织病灶填塞，无或仅有少量含气残腔，乳突骨壁蜂房状形态可保留，通常无硬化边形成。病变早期可无周围骨质的破坏，晚期可广泛累及邻近结构，严重者可侵犯颅底骨质，死骨形成是其特征性影像学表现；MRI示病灶T_1WI呈等、低信号，T_2WI呈等、稍低或稍高信号，信号欠均匀，增强扫描后明显强化；⑦最终确诊要密切结合耳分泌物或病灶的实验室检查。

【鉴别诊断】

1. 胆脂瘤型中耳炎　好发于 Prussak 间隙，鼓室盾板为最先受损的骨质，其出现迷路瘘管、面瘫的概率也较结核性中耳炎明显降低。而结核性中耳炎鼓室盾板通常完好，其骨质破坏特点是无组织新生反应，残留的骨质边缘呈"锯齿"状或"鼠咬"状，常呈弥漫性骨质破坏。

2. 分泌性中耳炎　好发于鼻咽增殖体肥厚的幼儿，因咽鼓管阻塞导致鼓室内积液，鼓室周壁及听骨链一般无骨质破坏，MRI 检查示 T_2WI 表现为明亮的高信号。

【研究现状与进展】

结核性中耳炎属于少见病，由于抗生素的广泛使用，临床表现已变得不典型，容易造成漏诊和误诊。影像学检查对于结核性中耳炎诊断非常重要。在 CT 上显示为广泛骨质破坏，破坏的骨质不连续，呈跳跃性，初期以松质骨为主，呈"碎蛋壳状"，后期可累及所有骨质，死骨形成是其特征性表现；MRI 显示不均匀强化，为炎症表现。对于疑似病例应进行分泌物抗酸杆菌涂片、培养或聚合酶链反应等检测或进行肉芽组织活检，以便早期确诊和治疗、防止结核病在人群中的传播。

参 考 文 献

[1] 王振常，鲜军舫. 头颈部影像学——耳鼻咽喉头颈外科卷. 北京：人民卫生出版社，2014.

[2] 王振常. 中华临床医学影像学——头颈分册. 北京：北京大学医学出版社，2016.

[3] 付勇，龚树生. 结核性中耳炎. 中华耳鼻咽喉头颈外科杂志，2007，6（42）：471-473.

[4] Nishiike S, Irifune M, Kubo T. Seven cases of tuberculous otitis media. Nihon Jibiinkoka Gakkai Kaiho, 2000, 103（12）：1263-1271.

[5] Cho YS, Lee HS, Kim SW, et al. Tuberculous otitis media: a clinical and radiologic analysis of 52 patients. Laryngoscope, 2006, 116：921-927.

[6] 姜虹，王振常，鲜军舫，等. 结核性中耳乳突炎的 CT 诊断（附5例报告）. 中国医学影像技术，2008，24（11）：1746-1748.

第四节　迷　路　炎

【概述】

迷路炎（labyrinthitis）为病毒感染及中耳炎的直接侵犯，也可为细菌感染、外伤、过敏、免疫力低下等引起的内耳特别是膜迷路的感染性病变，可造成严重的听力下降及前庭功能的丧失。细菌感染较危险，多见于儿童。病毒感染最常见，常见于成年人。临床上根据迷路炎的发展过程，可将其分为局限性迷路炎、浆液性迷路炎、化脓性迷路炎、骨化性迷路炎等。按照感染途径可分为鼓室源性迷路炎、脑膜源性迷路炎、血源性迷路炎、免疫源性迷路炎[1]。感染来自鼓室的迷路炎通常为单侧，脑膜源性或血源性迷路炎通常为双侧。最常见的致病因素为中耳乳突的急、慢性感染性病变直接侵犯迷路，途径包括前庭窗、蜗窗、鼓岬、外半规管瘘管；也可由化脓性脑膜炎经蛛网膜下腔感染外淋巴液所致，多为化脓性迷路炎[2]。

临床表现：①局限性迷路炎，发作性或激发性眩晕，偶伴有恶心、呕吐，症状多次发作。眩晕多在快速转身、屈体、行车、受到震动、耳内操作（如挖耳等）或压迫耳屏时发作，眩晕可持续数分钟至数小时不等。炎症急性发作期间症状加重。临床症状与瘘管大小、所在部位、是否被肉芽组织堵塞等因素有关。有 10% 以上的瘘管可无任何症状。②浆液性迷路炎，眩晕，视物旋转伴恶心、呕吐、平衡失调为本病的主要症状。检查时可见自发性眼震，为水平旋转性。听力明显减退，为感音性耳聋，但未全聋。发生于急性中耳炎者可有耳深部疼痛。③化脓性迷路炎，急性期重度眩晕，有自发性眼震，患耳耳鸣，听力急剧下降，体温一般不高，如有发热、头痛、脑脊液中白细胞计数增多等，示感染已向颅内蔓延；在急性期症状消失 2～6 周，逐渐进入代偿期，眩晕及自发性眼震消失，逐渐恢复平衡，可自由行动，患耳全聋并且对冷热试验刺激无反应[3]。

【病理学表现】

局限性迷路炎常由中耳炎所致的充血性骨质疏松、胆脂瘤的侵蚀及微生物破坏骨壁引起，仅限于局部的骨迷路及其骨内膜，膜迷路本身常无炎症，可因炎性刺激发生眩晕等症状；浆液性迷路炎是内耳非化脓性炎症或化学性刺激所引起的炎症反应，可视为前者的进一步发展，炎症经骨内膜进入外淋巴腔，造成浆细胞和淋巴细胞浸润，因膜迷路组织结构尚未破坏，前庭及听觉功能可恢复正常。前两型迷路炎的加重恶化，都可转化为化脓性迷路炎，使整个膜迷路内外淋巴腔充满脓液，以致内耳前庭和感觉终器发生不可逆性破坏。化脓性迷路炎的显微镜下特征分为3期：①急性期，淋巴细胞周围间隙可见白细胞，同时伴有浆液性渗出；②慢性纤维化期，可见肉芽组织形成，包含肥大的成纤维细胞及血管；③骨化期，从耳蜗基底圈开始，可见新生编织骨逐渐形成，即发展为骨化性迷路炎。

【影像学表现】

对于计划行人工耳蜗移植的迷路炎患者，影像学评价尤为重要，迷路内骨质沉积可影响人工耳蜗电极顺利进入蜗窗龛。尤其当双侧病变程度不一时，手术医师可选择病变较轻一侧进行人工耳蜗植入。MRI 诊断迷路炎优势在于可以显示迷路内液体及脑脊液等成分，较 CT 更为敏感，为首选检查方法。CT 显示迷路骨质改变优于 MR，可作为重要的补充检查手段。CT 上观察到迷路腔内不同程度的骨质沉积，内外淋巴间隙逐渐狭窄、消失；MRI 上表现为迷路内腔液性信号消失，增强扫描后迷路区域可有强化，结合典型病史，需考虑迷路炎。

1. 局限性迷路炎及浆液性迷路炎 在 CT 上可无任何异常发现。MRI 上则可能观察到迷路内出血或渗出物沉积导致的液性信号消失，在 T_1WI、T_2WI 上均表现为局灶性或弥漫性的等低信号区，增强扫描在 T_1WI 上可见迷路内轻微的强化，如感染累及面神经或前庭蜗神经，可在增强扫描像上观察到神经病理性的强化[4]。

2. 化脓性迷路炎 可分为急性期、纤维期及骨化期。急性期及纤维期在 CT 上可表现为正常，仅在骨化期 CT 可表现为高密度死骨，死骨逐渐沉积，最终导致管腔狭窄、闭塞。急性期 MRI 增强扫描后膜迷路可出现强化，内耳水成像序列正常；纤维期时外淋巴腔内浆液或纤维素渗出，此时内耳水成像可出现信号减低；骨化期时则是以

骨质包埋，死骨形成为特征，MRI 上的典型表现同样为迷路液性信号消失，根据迷路骨化的程度，T_2WI 上低信号区的位置与 CT 上迷路腔内的骨性成分相对应，如迷路完全骨化，则岩尖区可表现为均匀一致的无信号区，无法辨别迷路形态；MRI 增强扫描像上，原有骨迷路及迷路内腔骨质沉积区域均为无强化低信号区，如迷路内仍有脓液聚集或肉芽肿形成，可有局灶性的强化[5,6]。

【诊断要点】

（1）典型病史：通常存在中耳炎或脑膜炎等迷路附近的感染灶；有与各时期迷路炎相对应的典型听觉及前庭功能受损症状。

（2）骨化性迷路炎迷路内腔有不同程度的高密度骨质沉积，骨化期以前 CT 可无任何异常。

（3）MRI 可判断不同时期迷路炎表现。

（4）单侧发病者与健侧对比观察更明确。

（5）不同病因强化原因不尽相同，病毒性迷路炎是由于钆剂沉积于迷路的内淋巴液，而细菌性迷路炎则是由于肉芽组织增生而强化。

【鉴别诊断】

1. 迷路内出血 T_1WI 呈高信号，常有凝血功能障碍。

2. 先天性畸形 当迷路骨化炎症弥漫时，CT 上可出现迷路"白化"，表现为迷路区均匀一致的骨质密度增高，与 Michel 畸形或耳蜗未发育或发育不全难鉴别。鉴别要点在于听囊直径，获得性迷路骨化者其大小正常，先天性耳畸形者则短小；Michel 畸形者迷路的外侧缘平整或向内凹陷，迷路骨化者外半规管则向外突出。同时结合病史，迷路炎患者表现为渐进性听力下降及前庭功能缺失。

3. 迷路神经鞘瘤 较迷路炎局限，好发于耳蜗底圈、中圈，边界清晰锐利，T_1WI 呈稍高信号，T_2WI 呈低信号，增强扫描后呈明显、均匀强化。

4. 迷路脑膜瘤 很少见，类似于迷路神经鞘瘤。

5. 耳蜗型硬化症 听力图有特征性表现，前庭功能完好，早期（活动期）表现为耳蜗周围骨质密度减低，典型者为"双环"征。

【研究现状与进展】

MRI 有利于膜迷路病变的显示，较 CT 能更早地发现迷路炎，且 MRI 增强扫描有助于将迷路

炎与其他内耳病变进行区分。多排螺旋 CT、三维重建、MinIP、MPR、SSD 技术，能显示骨迷路病变，且能显示骨性结构的微小改变。CT、MRI 在迷路炎的影像学检查与诊断中的作用是互补的，近年二者融合图像的研究，能提供更全面的影像学信息[6]。

参 考 文 献

[1] 王振常. 中华临床医学影像学——头颈分册. 北京：北京大学医学出版社，2016.

[2] Kim CH, Yang YS, Im D, et al. Nystagmus in patients with unilateral acute otitis media complicated by serous labyrinthitis. Acta Otolaryngol, 2016, 136（6）：1-5.

[3] 黄选兆，汪吉宝，孔维佳. 实用耳鼻咽喉头颈外科学. 北京：人民卫生出版社，2008.

[4] 王振常，鲜军舫. 头颈部影像学——耳鼻咽喉头颈外科卷. 北京：人民卫生出版社，2014.

[5] Maranhao AS, Godofredo VR, Penido Nde O. Suppurative labyrinthitis associated with otitis media: 26 years' experience. Braz J Otorhinolaryngol, 2016, 82（1）：82-87.

[6] 杨延，马辉，韩萍，等. 迷路炎的 CT、MRI 表现及其图像融合的临床应用. 临床放射学杂志，2017，36（3）：430-433.

第五节　面 神 经 炎

【概述】

面神经炎（facial neuritis）是指在进入面神经管至出茎突孔之前的这段面神经发生的非特异性炎症，可分为细菌性和病毒性两种类型。细菌性面神经炎通常伴有细菌性脑膜炎，病毒性面神经炎常见于特发性面神经麻痹（Bell 面瘫）及肌阵挛性小脑协调障碍（Ramsay-Hunt）综合征，临床上以面神经麻痹较多见，一般由单纯疱疹病毒引起，占周围性面瘫的 50% ～ 75%[1]。糖尿病、高血压和免疫缺陷者为该病的高危人群，部分面瘫患者有家族史。Bell 面瘫通常起病急，多在晨起后发现，部分患者麻痹前 1 ～ 2 天有病侧耳后持续性疼痛和乳突部压痛，可有面部寒冷刺激史。主要表现为患者面部表情肌瘫痪，多为单侧，患侧口角下垂，向健侧歪斜。鼓腮、吹气等功能障碍。眼睑闭合不全，闭眼时双眼球向外上方转动，露出白色巩膜，称为"贝尔征"。眼裂扩大，伴结膜炎、溢泪。额纹变浅或消失。可伴有舌前 2/3 味觉消失或过敏，出现听觉、涎腺分泌、泪腺分泌等功能障碍。Ramsay-Hunt 综合征比较少见，是由水痘 - 带状疱疹病毒感染引起的多发性脑神经炎症，最常累及面神经。面神经炎多见于 20 ～ 40 岁，男性多于女性。Ramsay-Hunt 综合征累及面神经典型表现为耳部疱疹、周围性面瘫，通常伴有听神经炎，可导致感音性耳聋、耳鸣、眩晕等内耳症状[2]。

【病理学表现】

面神经炎的病理学改变包括面神经间质水肿、炎性细胞浸润、神经变性、弥漫性面神经脱髓鞘、嗜神经病毒颗粒和出血，内听道底和迷路段面神经管狭窄，同时缺乏血管吻合，为最易受损和受损最严重的部位[1]。

【影像学表现】

MRI 平扫 + 增强为首选影像学检查，继发于中耳、外耳道炎症者可先行 CT 检查，如无异常发现再行 MRI 检查。

要注意静脉注射对比剂后行 MRI，正常面神经会出现双侧中度强化，尤其是前膝部，这是因为面神经周围包绕着丰富的血管丛。大多数患者在面瘫出现 10 天内行 MRI 检查可发现面神经炎的典型表现。MRI 平扫表现为受累部面神经弥漫性增粗，T_2WI 信号较对侧增高，增强后面瘫侧显著强化，强化程度与疾病程度有关。Bell 面瘫是一段面神经发生病变，且常累及前膝部附近迷路段和鼓室段。乳突段受累少见且常出现于晚期。而 Ramsay-Hunt 综合征通常都携带有带状疱疹病毒，并常侵犯内听道内的神经。发生病毒性神经炎时，神经通常不会增粗，或仅有轻度水肿。一般中耳炎症波及面神经时 CT 和 MRI 平扫通常无异常发现，MRI 增强扫描能发现受累面神经增粗、强化。面神经炎的 MRI 表现主要为患侧面神经病变节段出现明显强化伴轻度增粗。强化特点呈线性，而非结节性，强化范围大多为内听道段远端经迷路段、膝状神经节段至鼓室段前部，内听道段增强扫描后呈现丛状聚集的强化特点，面神经乳突段出现强化相对少见。面神经内听道段的丛状强化和迷路段的强化是面神经炎的特征性 MRI 表现[3]。

【诊断要点】

典型的临床病史、临床表现包括麻痹前 1 ～ 2 天耳后持续性疼痛、乳突部压痛或面部寒冷刺激史；临床表现为面部表情肌瘫痪，鼓腮、吹气等功能障碍，眼睑闭合不全，额纹变浅或消失等。

MRI 检查双侧对比观察、分析，表现为患侧面神经弥漫性增粗、强化，无肿块形成。

【鉴别诊断】

1. 神经鞘瘤 面神经局灶性结节状增粗，而炎性病变只表现为面神经节段性异常强化，无结节状改变。

2. 面神经周围病变 累及面神经管造成面神经损伤，需仔细观察邻近结构变化。

【研究现状与进展】

临床典型 Bell 面瘫一般不需要进行影像学检查，对于面瘫持续 2 个月以上、复发性面瘫和缓慢进展性面瘫患者影像学检查较为重要，以排除面神经炎以外的其他面神经疾病。面神经炎磁共振水成像后处理图像可直观显示神经与血管的三维立体空间关系，从而清晰显示面神经的解剖结构，帮助临床了解面神经麻痹的原因、受压的程度及部位，并且磁共振水成像正常患者预后优于水成像异常患者[4]。

3D 容积内插体部检查（3D-volume interpolated body examination，3D-VIBE）近年来在临床上的应用十分广泛。3D-VIBE 序列扫描速度快，相对于 3D-SPACE、3D-CISS 及 3D-SPGR 等序列，3D-VIBE 序列采集时间更短，1 分钟左右即能完成采集，降低患者移动造成伪影的概率，而且缩短了检查时间，优化了检查流程。3D-VIBE 没有层间距，在层厚较薄（一般厚度 < 1mm）的时候仍可以保持较高的信噪比，并且可同时显示血管和软组织，对研究实质器官和血管的关系起到非常重要的作用。3D-VIBE 序列磁共振增强检查对诊断面神经病变的敏感度为 86%～96%，特异度为 87%～92%，比传统 T_1WI 更好[5]。

参 考 文 献

[1] 王振常，鲜军舫. 头颈部影像学——耳鼻咽喉头颈外科卷. 北京：人民卫生出版社，2014.

[2] 王振常. 中华临床医学影像学——头颈分册. 北京：北京大学医学出版社，2016.

[3] 赵芸芸，高燕军，董季平，等. MR 增强扫描及曲面重建在面神经炎中的应用. 中国介入影像与治疗学，2017，14（12）：752-756.

[4] 宋清，徐丽君，左惠玲. 磁共振水成像用于面神经炎预后判断的临床观察. 中国康复医学杂志，2010，25（2）：175-176.

[5] 马向征，朱卫平，王世威，等. 3D-VIBE 序列增强扫描在面神经炎检查中的应用价值. 浙江中西医结合杂志，2014，6：531-532.

（赖清泉　黄　芳）

第十五章　鼻腔感染与炎症疾病

第一节　鼻　窦　炎

鼻窦为颅骨内的含气空腔，对称排列，包括额窦、上颌窦、筛窦和蝶窦。各鼻窦发育时间不同，变异也较大。筛窦出生时即可气化，12岁发育成熟；上颌窦多于婴儿期4～5月龄即可气化，3岁左右气化较好；蝶窦约3岁后气化，6岁至青春期发育成熟；额窦发育变异较大，6月龄至2岁开始气化，通常6～7岁发育较好，直至成人发育完全[1]。鼻窦炎临床常见，上颌窦易发，筛窦次之。按病程可分为急性、慢性鼻窦炎。根据病原体不同，可分为病毒性、过敏性、细菌性、真菌性等[1]。临床治疗若不及时，可导致眼眶及颅内感染。鼻窦的炎症可直接侵犯眼眶，也可经鼻窦与眼眶之间无瓣膜的静脉蔓延。眼眶并发症包括炎性水肿、蜂窝织炎、眶内脓肿、眼眶骨膜炎、骨膜下脓肿。鼻窦炎向颅内蔓延，则可发生海绵窦血栓、硬膜外或硬膜下脓肿、脑膜炎、脑脓肿等。儿童鼻窦炎的发生与支气管炎、纤毛不动综合征（Kartagener综合征）、腺样体肥大、牙源性病变及窦口鼻道复合体的解剖变异密切相关。纤毛不动综合征患儿因鼻窦纤毛运动功能障碍导致反复鼻窦炎。窦口鼻道复合体是以筛漏斗为中心的解剖区域，包括筛泡、筛漏斗、半月裂、钩突、前组鼻窦开口、中鼻甲等。窦口鼻道复合体区域的解剖异常可影响额窦、前组筛窦、上颌窦腔通气和引流，导致鼻窦炎。

一、细菌性鼻窦炎

【概述】

细菌性鼻窦炎多继发于呼吸道病毒感染。其致病菌常为肺炎链球菌、非典型流感嗜血杆菌、肺炎双球菌、葡萄球菌、大肠埃希杆菌及变形杆菌等，常为多种细菌混合性感染；发生于鼻部、口腔术后多为厌氧菌感染，院内感染多为革兰氏阴性菌。细菌性鼻窦炎根据临床表现可分为急性型（≤4周）、亚急性型（4～12周）、反复发作的急性型（≥4次/年，每次发作7～10天）、慢性型（≥12周）、慢性鼻窦炎急性发作型（慢性鼻窦炎症状突然加重，治疗后症状缓解至慢性状态）。细菌性鼻窦炎可由鼻腔直接蔓延至各鼻窦。临床症状主要包括发热、脓涕、头痛、磨牙疼痛及单侧面颊胀等。

【病理学表现】

急性期大体表现为黏膜水肿，光镜下见黏膜组织中炎性细胞浸润，血管扩张及炎性渗出物；慢性期可见上皮纤毛脱落、扁平上皮化生，黏膜内可见淋巴细胞、浆细胞浸润[2]。

【影像学表现】

1. CT　鼻腔、鼻窦黏膜增厚（图15-1-1），鼻甲肥大，在较大窦腔，黏膜可呈环状增厚或呈息肉样结节影，而窦内含气腔隙变小或消失，当黏膜水肿显著时可呈分叶状息肉样改变。窦内分泌物潴留，表现为液-气平面。平扫分泌物呈低密度或与黏膜密度类似，坏死组织可呈片状密度较高影增强扫描后黏膜明显强化，分泌物不强化。窦周骨壁正常或增厚，少数化脓性炎症可出现骨壁的吸收破坏，以上颌窦为多见。当感染向窦腔外蔓延时，脂肪间隙消失，软组织肿胀[1]。

2. MRI　水肿的鼻窦黏膜T_1WI呈等信号，T_2WI呈高信号。急性期窦腔内渗出液多为浆液，含蛋白等有形成分较少，T_1WI呈低信号，T_2WI呈高信号；渗出液蛋白含量较高时，渗出液T_1WI呈等、高信号，T_2WI高信号通常高于黏膜信号，增强扫描黏膜呈环形强化（图15-1-2）。骨性窦壁破坏后，显示窦壁信号消失，并可出现强化。

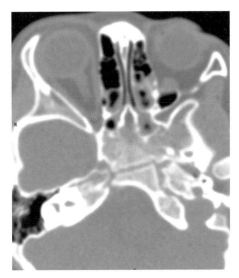

图 15-1-1 细菌性鼻窦炎

患儿，女性，3 岁。咳嗽 1 个月。CT 示两侧后组筛窦、蝶窦内黏膜影不均匀增厚，鼻黏膜增厚

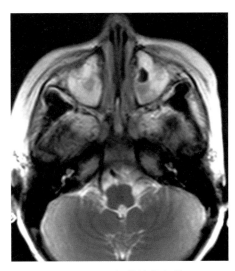

图 15-1-2 细菌性鼻窦炎

患儿，女性，3 岁。反复发热 5 天，精神差 1 天。MRI 示双侧上颌窦内长 T_2 信号

【诊断要点】

依据典型临床表现及影像学出现窦腔积液、黏膜增厚和骨性窦壁改变，可明确诊断，同时应留意有无眼眶及颅内并发症。

【鉴别诊断】

鼻窦脓肿液化不良时需要与内翻性乳头状瘤、炎性肌纤维母细胞瘤、嗅神经母细胞瘤相鉴别。当骨壁破坏时应与鼻腔骨源性肿瘤相鉴别，包括骨瘤（好发于额窦、筛窦）、骨囊肿、动脉瘤性骨囊肿等良性病变，骨肉瘤、转移瘤等恶性病变

及朗格汉斯组织细胞增生症相鉴别。

【研究现状与进展】

12 岁以下儿童鼻窦炎症多采用保守治疗[3]，因常合并腺样体肥大，切除腺样体后症状多改善。发展为慢性鼻窦炎后可手术治疗，多采用导管球囊技术，可有效保护黏膜，术后窦口闭合率低于 10%，较适用于额窦和蝶窦。

参 考 文 献

[1] 郑穗生，刘斌 . CT 诊断与临床 . 安徽科学技术出版社，2018.
[2] 吴瑛，马爽 . 急性细菌性鼻窦炎 . 中国实用乡村医生杂志，2005，12（6）：62-64.
[3] 许庚 . 慢性鼻窦炎：我的理解与经验 . 中华耳鼻咽喉头颈外科杂志，2019，54（3）：216-220.

二、真菌性鼻窦炎

【概述】

儿童真菌性鼻窦炎并不少见，根据真菌侵袭及免疫状态，可分为侵袭性和非侵袭性两类。侵袭性真菌性鼻窦炎又分为急性及慢性侵袭性真菌性鼻窦炎[1-4]。急性侵袭性者主要为免疫功能缺陷的患儿，包括严重营养不良或血液系统恶性肿瘤、肾病综合征等治疗后免疫力减低患儿；慢性真菌性鼻窦炎包括慢性侵袭性鼻窦炎、肉芽肿型真菌性鼻窦炎；非侵袭性者可分为真菌性鼻窦炎、变应性真菌性鼻窦炎[1]；真菌性鼻窦炎的致病真菌种类以曲霉菌为主，尤以烟曲霉和黄曲霉常见，其次为毛霉菌，且多见于侵袭性真菌性鼻窦炎。其临床症状与细菌性鼻窦炎相同，并多伴有邻近眼眶、颅内脑膜和脑组织受累症状。其中，急性侵袭性真菌性鼻窦炎可造成颅内感染[4-6]。

【病理学表现】

在光镜下见真菌性鼻窦炎黏膜组织中炎性细胞浸润[2]，以及坏死组织、炎性渗出物。侵袭者受累组织内可见真菌孢子及菌丝，变应性者可见变应性黏蛋白[1]，其间有大量嗜酸性粒细胞及少量菌丝。

【影像学表现】

1. CT 侵袭性真菌性鼻窦炎窦腔内软组织可不伴有钙化，软组织表面不规则。后期常伴骨质破坏[3]，邻近眼眶及颅内结构亦可受累。变应性真菌性鼻窦炎以筛窦受累最多，病灶呈膨胀生长，

常见窦腔扩大、窦腔散在磨玻璃样高密度影/窦壁变薄或重塑，眶纸板骨质吸收常见[1,7,8]（图15-1-3）。

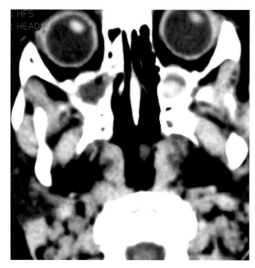

图 15-1-3　真菌性鼻窦炎
患儿，女性，3岁。CT示两侧上颌窦黏膜增厚，左侧上颌窦内可见球形高密度影，CT值约67HU

2. MRI　鼻窦腔内软组织信号填充，T_1WI呈等或稍高信号，T_2WI呈低信号，增强扫描后病灶不强化，周围黏膜强化[7,8]。

【诊断要点】

CT可较好地显示高密度钙化及骨性窦壁破坏，MRI用于了解侵袭性病变范围。CT显示鼻腔内软组织影伴高密度钙化或高密度毛玻璃样影；骨性窦壁破坏；病灶无明显强化。临床有免疫缺陷者更加支持诊断。

【鉴别诊断】

真菌性鼻窦炎病史短，进展快，当骨壁破坏时应与鼻腔骨源性肿瘤相鉴别，包括骨瘤（多发生于额窦、筛窦）、骨化性纤维瘤（病变局限、膨胀性改变、边缘可见骨壳）、骨囊肿、动脉瘤性骨囊肿，以及骨纤维结构不良、朗格汉斯组织细胞增生症、骨肉瘤、转移瘤等[3]。

【研究现状与进展】

真菌性鼻窦炎以侵袭性为重，因其发病部位隐匿，临床症状不明显，早期诊断困难。现今多采用鼻内镜检查[4]、活体组织病理学检查、常规微生物法[6]等协作检查，以提前检出炎症[4,5]。

参考文献

[1] 程栾.探讨各型真菌性鼻窦炎的CT影像学表现.中国医药指南，2017，15（6）：291-292.

[2] 谭业农，赵质彬.儿童真菌性鼻窦炎87例临床分析.中国热带医学，2007，7（8）：1337.

[3] 安琪，季强，方代华，等.儿童急性白血病化疗后合并侵袭性真菌病的临床分析.临床儿科杂志，2016，34（1）：7-9，28.

[4] 张彦臻.真菌性鼻窦炎18例诊疗分析.山西医药杂志，2017，46（1）：69-70.

[5] 余燕，王小路.侵袭性真菌性鼻-鼻窦炎研究进展.武警医学，2017，28（3）：307-309.

[6] 郑惠文，宋贝贝，唐力行，等.慢性鼻-鼻窦炎微生物群研究进展.国际耳鼻咽喉头颈外科杂，2019，43（2）：80-83.

[7] 范国光.儿童真菌感染的影像学表现.中国实用儿科杂志，2010，25（8）：597-599.

[8] 周立娟，魏洪政.真菌球型鼻窦炎的CT及MRI影像特征分析.中国耳鼻咽喉头颈外科，2016，23（12）：723-724.

第二节　鼻腔、鼻窦息肉样病变

一、鼻息肉

【概述】

鼻息肉发生于鼻腔或鼻窦黏膜[1]，可单独或两者同时发生，好发于鼻腔外侧壁及鼻顶部，其次为筛窦、上颌窦。后鼻孔息肉可有长蒂从鼻腔经后鼻孔伸入鼻咽部。病因倾向于变态反应和鼻黏膜的慢性炎症，鼻黏膜肥厚水肿从而形成息肉。

本病儿童并不多见，根据病因可分为炎性息肉和过敏性息肉，炎性息肉切除后不易复发，过敏性息肉常多发，如不去除过敏因素，切除后易复发。儿童鼻息肉是囊性纤维化（cystic fibrosis，CF）的常见表现，因此，大于12岁的鼻息肉患儿应接受CF检测。临床症状表现为持续性鼻塞、闭塞性鼻音、分泌物增多、嗅觉减退及头痛等鼻窦炎症状。咽鼓管口部堵塞时，可致中耳炎症状。

【病理学表现】

大体表现为光滑、半透明状[1]，质软，无触痛，镜下为水肿的疏松结缔组织，腺体扩张，血管壁通透性增加。坏死性鼻息肉镜下可见表面扁平上皮化生，大部分为海绵样薄壁血管聚集区和无血管区，可见出血及纤维素样坏死，而缺乏血管瘤的典型结构。

【影像学表现】

1. CT　鼻腔、鼻窦内软组织影，周围骨质无明显破坏。长期慢性病变可导致邻近鼻甲、鼻窦骨壁吸收变薄等，病变边界清晰、边缘光整[2]（图15-2-1）。

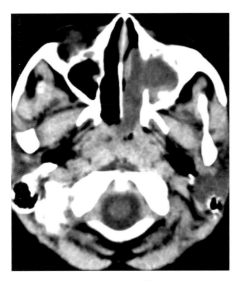

图 15-2-1 鼻息肉

患儿，男性，12 岁。反复鼻塞 2 年余。CT 示左侧鼻腔及左侧上颌窦稍低密度影，边界清晰，其内密度尚均匀，CT 值 14～17HU，阻塞左侧鼻道及左侧窦口鼻道复合体，鼻中隔未见明显偏曲

2. MRI 鼻息肉通常为长 T_1、长 T_2 信号，增强扫描不强化或呈线条状轻度强化。若为出血性鼻息肉则因病变组织学不同，而信号混杂；因病灶内增生的血管多少不同，增强扫描后可有不同程度的强化。

【诊断要点】

（1）典型临床症状，包括鼻塞、分泌物增多，嗅觉减退及头痛等鼻窦炎症状，特征性临床表现为鼻腔阻塞。

（2）鼻腔及鼻窦软组织影，无骨质破坏。

【鉴别诊断】

1. 鼻窦内翻性乳头状瘤 多单侧患病，双侧情况罕见，一般呈浸润性生长，且骨质破坏征象明显。鼻息肉则多双侧发病，骨质吸收破坏现象轻[2]。

2. 纤维血管瘤 增强扫描后有明显强化，较鼻息肉的不均匀强化明显。

【研究现状与进展】

目前临床多采用常规药物治疗鼻息肉，但起效慢，副作用强，现在逐渐被鼻内镜手术所取代[3]。鼻内镜手术后的上皮损伤程度及基底膜厚度明显低于经常规药物治疗的患者，其视野清晰，范围广，以抗生素药物控制局部感染，同时使用糖皮质激素使炎性细胞浸润得到抑制，减少术中出血情况[1]。

参 考 文 献

[1] 魏瑾瑾，蔺林. 鼻息肉发病机制及治疗的新进展. 复旦学报(医学版)，2018，45（2）：256-261.
[2] 于春海. 鼻腔鼻窦内翻性乳头状瘤与慢性鼻窦炎鼻息肉患者 CT 影像对比分析. 影像研究与医学应用，2019，3（6）：91-92.
[3] 范光辉. 鼻内镜手术对慢性鼻–鼻窦炎伴鼻息肉鼻黏膜重塑及微生物感染的影响. 浙江创伤外科，2019，24（1）：101-103.

二、鼻腔、鼻窦肉芽肿性多血管炎

【概述】

肉芽肿性多血管炎又称韦格纳肉芽肿，儿童少见，好发于青春期。该病包括局限性和全身性韦格纳肉芽肿，主要累及上、下呼吸道和肾脏[1]。因其临床进展较缓慢，表现比较多样，侵及鼻部早期易误诊为鼻窦炎，通常治疗数月后才能确诊。病变多首先发生于鼻甲及鼻中隔，鼻中隔穿孔较常见，然后延伸至双侧上颌窦并向其他窦腔生长，可破坏上颌窦壁、筛窦间隔、筛窦纸样板和筛板，形成大空腔，鼻骨破坏后出现鞍鼻。查体鼻腔内可见糜烂的黏膜、肉芽组织形成及大量结痂，鼻腔分泌物为脓性或血性。实验室检查抗中性粒细胞胞浆抗体（ANCA）呈阳性，为其特征性表现[1]。

【病理学表现】

特征性病理学表现为受累组织的坏死性血管炎、无菌坏死和肉芽肿性炎。肉芽肿性炎镜下改变：中心为坏死的小血管炎伴血管外区中性粒细胞浸润[1]，周围有上皮细胞、成纤维细胞、多核巨细胞增生，亦可表现为黏膜炎性改变。

【影像学表现】

1. CT 早期无特异性，仅可见鼻腔、鼻窦黏膜增厚、窦腔内积液；进展期鼻腔坏死组织伴鼻甲、鼻中隔骨质破坏，上颌窦软组织影伴内壁骨质破坏、窦壁骨质增生、硬化；晚期鼻腔扩大，伴有多发条索影，鼻甲、鼻中隔明显破坏，骨性窦壁增厚，可出现新骨形成的典型"双线"征，窦腔狭窄，进而部分或完全闭塞[2]。

2. MRI 肉芽肿多为长 T_1、短 T_2 信号，增强扫描无明显强化，提示为坏死组织。窦壁增厚时呈现松质骨的脂肪短 T_1、长 T_2 信号。

【诊断要点】

（1）临床表现为慢性鼻窦炎反复发作，伴上

呼吸道、眼、皮肤多部位受累[1, 2]。

（2）CT显示鼻腔或鼻窦软组织影，鼻甲、鼻中隔破坏伴骨性窦壁"双线"征。

（3）实验室检查抗中性粒细胞胞浆抗体（ANCA）呈阳性[1]。

【鉴别诊断】

1. 淋巴瘤 病变进展快、累及范围广[2]，易引起窦壁浸润性骨质破坏，鼻中隔、鼻甲等中线结构破坏，但仍保持原有的皮质轮廓，骨膜保持完整。少数可伴有不均匀窦壁硬化，无"双线"征。

2. 鼻部结节病 结节病累及鼻骨时，CT示鼻骨骨小梁呈特征性网状改变[2]，常累及鼻中隔和鼻甲的黏膜，下鼻甲最常受累。鼻腔、鼻窦黏膜增厚，鼻窦多伴软组织影[2]。一般伴有胸部病变。实验室检查ANCA呈阴性。

【研究现状与进展】

影像学检查可对肉芽肿性多血管炎的诊断提供重要线索[1]，患儿胸部CT表现为两肺多发结节影，可伴空洞形成。病理主要表现为坏死性肉芽肿，伴或不伴血管炎[2]。鼻窦黏膜活检，阳性率较低，而肺部病灶经皮穿刺肺活检，阳性率高。糖皮质激素联合环磷酰胺（CTX）是治疗儿童肉芽肿性多血管炎的主要药物。

参 考 文 献

[1] 马明圣，宋红梅，何艳燕，等．儿童韦格纳肉芽肿病10例临床分析．中国循证儿科杂志，2012，7（1）：59-62.
[2] 任峰博，张振杰，王涛，等．鼻窦部韦格纳肉芽肿的SCT诊断（附

13例报告）．中原医刊，2006，33（8）：16-18.

第三节 鼻源性眼眶炎

【概述】

鼻源性眼眶炎（rhinogenic orbital inflammation）儿童较常见，常急性起病[1]。本病秋冬季相对高发。儿童发病多与葡萄球菌和链球菌有关。由于鼻窦与眼眶解剖关系密切，鼻窦感染通过相关解剖途径累及眶内[2]。根据累及部位不同可分为眶隔前炎性水肿、眶壁骨膜下脓肿、眶内蜂窝织炎、眶内脓肿和球后视神经炎。眶隔前炎性水肿表现为眼睑及眶周水肿；眶壁骨膜下脓肿表现为眶周肿胀、压痛、眼睑充血，可出现视力减退，眼球移位及眼球运动障碍等；眶内蜂窝织炎表现为眼球突出、运动障碍、球结膜水肿，视力明显减退和眶深部剧痛，以及感染的全身症状，如高热、白细胞计数升高等；球后视神经炎表现为视力下降，甚至失明。

【病理学表现】

眼眶炎症可分为眶隔前炎性水肿、眶壁骨膜下脓肿、眶内蜂窝织炎和眶内脓肿、球后视神经炎[3]。

【影像学表现】

1. CT

（1）眼眶蜂窝织炎：眶内脂肪间隙密度增高，眼球不同程度突出，增强扫描后可见肌锥内、外间隙，巩膜周围弥漫性不均匀强化（图15-3-1）。

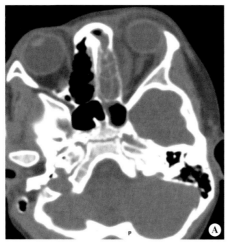
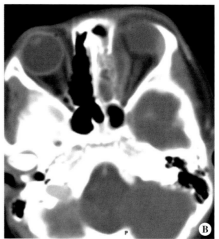

图 15-3-1 眼眶蜂窝织炎

患儿，男性，6岁。左眼肿痛3天。A、B. CT平扫和增强扫描示左侧上颌窦、筛窦及鼻腔见软组织密度影，向左侧眶内延伸，左侧内直肌增粗、受压移位，见弧形压迹，骨性眶内壁欠完整，呈环形强化，左眼球较对侧外凸，球后脂肪间隙模糊

（2）眶隔前炎性水肿：局部皮下软组织增厚、水肿，增强扫描后可强化。

（3）球后视神经炎：视神经增粗、边缘模糊，增强扫描后可有边缘强化，亦可表现正常。

（4）眶壁骨膜下脓肿：肌锥外间隙骨性眶壁下的梭形密度增高影，边界清晰，增强扫描呈周边强化。

2. MRI 眼眶脂肪间隙模糊，可见弥漫性长 T_1、长 T_2 信号，范围亦可局限，增强扫描后病灶呈弥漫性强化。骨膜下脓肿表现为眶壁下宽基底 T_1WI 等低信号、T_2WI 高信号，较正常眼肌信号增高，病灶不跨越骨缝，边界清晰或模糊，增强扫描后呈环形强化或弥漫性强化（图 15-3-2，图 15-3-3）。

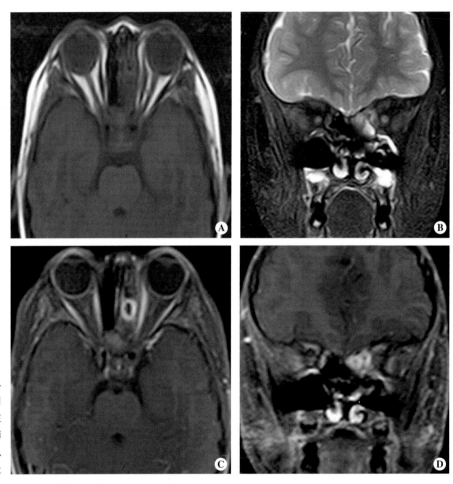

图 15-3-2　鼻源性眼眶炎（1）
患儿，男性，6岁。左眼肿痛 3 天。A～D. MRI 增强示左侧上颌窦、筛窦及鼻腔内长 T_1、长 T_2 信号，向左侧眼眶内延伸，左侧内直肌增粗，增强强化显著，左侧筛窦病灶增强扫描呈环形强化，骨质未见明显异常，右侧眼眶下缘见结节状强化灶

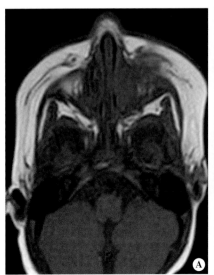

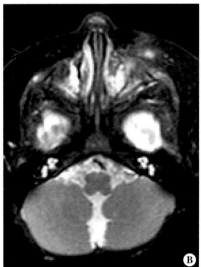

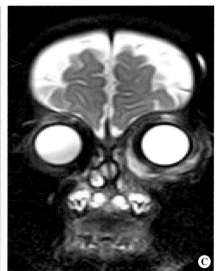

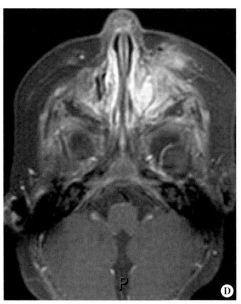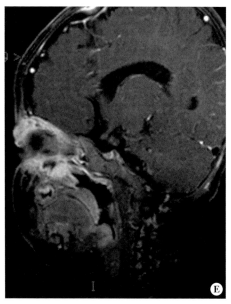

图 15-3-3　鼻源性眼眶炎（2）

患儿，男性，5 个月 22 天。左眼睑红肿 1 周，MRI 检查。A ～ C. 左眶内弥漫性等 T₁、长 T₂ 信号，范围弥漫；D、E. 增强扫描后呈弥漫性强化

【诊断要点】

临床上起病急，表现为眶周肿胀、眼球移位、可伴视力下降 [2]，伴全身感染症状，起病前有急性鼻窦炎或慢性鼻窦炎急性发作病史。影像学上眼眶炎症表现伴鼻窦炎改变。

【鉴别诊断】

1. 骨膜下血肿　结合临床外伤史，且多有局部眶壁骨折，临床无感染症状。

2. 炎性假瘤　范围较局限，多伴有眼环增厚、眼肌增粗等。

【研究现状与进展】

鼻源性眼眶并发症的治疗，随着鼻内镜的应用，临床不需直接处理眶内病变，多行鼻内镜鼻窦手术，通过打开病变鼻窦，去除鼻窦病变，术后全身抗感染治疗可取得良好的疗效 [2]。

参 考 文 献

[1] 潘宏光，李兰，钟辉，等 . 儿童鼻源性眶蜂窝织炎诊疗分析 . 中华耳鼻咽喉头颈外科杂志，2015，50（1）：14-19.

[2] 黄定强，徐艳红，杨海波，等 . 鼻内镜下治疗鼻源性眼眶并发症 16 例报告 . 临床耳鼻咽喉头颈外科杂志，2009，23（20）：945-947.

[3] 孙艳丽，唐新业，杨阳 . 儿童急性鼻窦炎并发眶内感染的临床诊疗 . 检验医学与临床，2017，14（22）：3375-3376.

第四节　鼻源性脑脓肿

【概述】

鼻源性脑脓肿为鼻窦炎最严重的并发症，约占所有脑脓肿的 13%，以额叶受累多见 [1, 2]，其次为颞叶，青少年好发，多继发于慢性鼻窦炎急性发作期。其中鼻源性真菌性脑脓肿多见于免疫力低下者，病死率高。当存在鼻窦原发感染灶的患者，出现发热合并颅内压增高症状，如头痛、发热、恶心、呕吐、颈项强直等，经一般抗感染治疗症状不见好转时，要及时考虑脑脓肿可能。

【病理学表现】

局限性脑膜脑炎期：早期脑组织充血、水肿，炎性细胞浸润，可有斑点状出血，后期部分脑组织坏死。化脓期：液化坏死区融合，形成脓肿，与正常脑组织分界不清。包膜形成期：一般发病 3 ～ 4 周，脓腔周围形成由肉芽组织、纤维结缔组织及神经胶质细胞组成的厚薄不均包膜，包膜周围的脑组织水肿。脑脊液检查：中性粒细胞增多，涂片革兰氏染色致病菌阳性。

【影像学表现】

1.CT 局限性脑膜脑炎期表现为邻近鼻窦区，脑内不规则片状低密度区，边界模糊，增强扫描呈斑点状或脑回状强化；化脓期表现为片状不规则低密度病灶周边强化，周围可见大范围低度水肿带，占位效应明显；包膜形成期表现为不规则低密度影周围薄壁完整环形强化[2]。

2.MRI 邻近鼻窦的脑实质内大片状长 T_1、长 T_2 信号，伴有鼻窦信号异常。脓肿壁在 T_1WI 上多呈环形中等信号，T_2WI 上呈相对低信号。增强扫描后脓肿壁呈薄壁环形强化[2]，无壁结节。坏死区及周围脑水肿不强化[2]，邻近脑膜常增厚、强化。

【诊断要点】

（1）慢性鼻窦炎病史，伴颅内高压症状。

（2）影像学检查发现鼻窦病变及邻近颅内脑组织病变，伴邻近脑膜强化。

（3）脑脊液检查与化脓性脑膜炎类似，抗生素治疗有效。

【鉴别诊断】

1.胶质瘤 多呈不规则状、分叶状或结节状强化灶，中心坏死不规则，水肿带多在脑深部，抗生素经验性治疗无明显效果。

2.脑囊虫 有疫区生活史，多发病灶，脑脊液及血囊虫凝集试验阳性。

【研究现状与进展】

MRI 对于脑脓肿的显示较好。当存在鼻窦原发感染灶的患者，出现发热合并头痛等症状，经一般抗感染治疗症状不见好转时要及时考虑脑脓肿可能，及时行 MRI 检查[2]。

参 考 文 献

[1] 于焕新，刘钢. 鼻源性脑脓肿的临床分析. 中华耳鼻咽喉头颈外科杂志，2014，49（3）：214-217.
[2] 孙枢文，张恒柱，王晓东. 鼻源性脑脓肿一例诊治分析. 国际外科学杂志，2017，44（4）：262-264.

（施莺燕　王　昶）

第十六章 咽部感染与炎症疾病

第一节 扁桃体周围脓肿

【概述】

扁桃体周围脓肿（peritonsillar abscess，PTA）为扁桃体周围间隙内的化脓性炎症[1]，儿童较少见，国外报道年龄最小患儿为4个月[2]。本病多单侧发病，大多继发于急性扁桃体炎[3]。病变早期为扁桃体周围蜂窝织炎，病变发展形成脓肿。由于扁桃体肿大后，扁桃体上隐窝易被堵塞，其中的细菌或炎性产物破坏上皮组织，进入扁桃体周围间隙，造成感染蔓延。临床表现为痛苦貌、咽痛、唾液外溢、张口受限。疼痛常限于患侧，可放射至同侧耳部及牙齿，严重时呈头偏向患侧被动体位，呈假性僵直，并有全身症状。扁桃体急性发炎3～4天后，体温呈高热持续不退或又加重。超声检查可较好地鉴别扁桃体周围炎和扁桃体周围脓肿，但张口受限时影响检查。常见的致病菌包括金黄色葡萄球菌、草绿色链球菌和厌氧菌等。临床上按其发生部位分为前上型、后上型、下型、外侧型。前上型脓肿最常见，位于扁桃体上极与舌腭弓之间，扁桃体被遮盖，病程7～10天后脓肿可自行破溃排脓；后上型位于扁桃体与咽腭弓之间，少见，扁桃体被推向前下方，软腭与腭垂可无水肿，常无张口困难；下型和外侧型罕见[4]。后上型脓肿，炎症可向下扩散，引起喉水肿等并发症。临床治疗采用切开排脓时，前上型脓肿从腭垂根部做一假想水平线，从腭舌弓游离缘下端做一假想垂直线，两线交点稍外为适宜切口；后上型切口位于腭咽弓处[5]。

【病理学表现】

扁桃体脓肿可由多种细菌感染引起，局部疏松结缔组织中大量炎性细胞浸润。炎症浸润和组织水肿造成局部血液循环障碍，常可导致患侧软腭局部充血肿胀，腭垂水肿，偏向健侧。扁桃体周围炎早期，肉眼可见扁桃体红肿，表面有渗出物覆盖，一侧舌腭弓显著充血。脓肿期，局部软组织明显隆起。镜下见局部疏松结缔组织中大量炎性细胞浸润，脓肿壁由肉芽组织（微血管和成纤维细胞）和纤维结缔组织（成纤维细胞和胶原纤维）组成，脓液由坏死碎屑、中性粒细胞、淋巴细胞和巨噬细胞组成[1, 6-8]。

【影像学表现】

1. CT 脓肿多位于扁桃体上间隙（图16-1-1），增强扫描环形强化，且多有咽旁间隙受累，可伴有周围脂肪间隙模糊或变窄。增强CT明确诊断避免手术路径上误伤颈动脉，或者颈动脉假性动脉瘤误诊为脓肿而行穿刺[6-8]。

2. MRI 磁共振软组织分辨率高，对颈部软组织显示良好（图16-1-2），DWI序列脓液呈高信号，对脓肿定位有明确帮助，但因扫描时间长、价格高，在临床应用中受到一定限制[7, 8]。

【诊断要点】

（1）影像学检查显示病灶位于扁桃体上间隙，增强扫描，病灶呈环形强化。

（2）临床表现为痛苦貌、咽痛、唾液外溢、张口受限。辅助检查表现为白细胞计数增高、中性粒细胞百分比增高、C反应蛋白升高等。

【鉴别诊断】

1. 咽旁脓肿 为咽旁隙的化脓性炎症，脓肿部位在咽侧及颈外下颌角部，患侧扁桃体和咽侧壁被推向对侧，但扁桃体本身无病变[6]。

2. 脓性颌下炎 为口底急性弥漫性蜂窝织炎。病变主体位于口底及颌下，舌受压上抬，张口受限。

3. 扁桃体恶性肿瘤 一般无感染症状，一侧扁桃体迅速增大或扁桃体肿大而有溃疡，影像学检查增强扫描后呈不均匀强化。

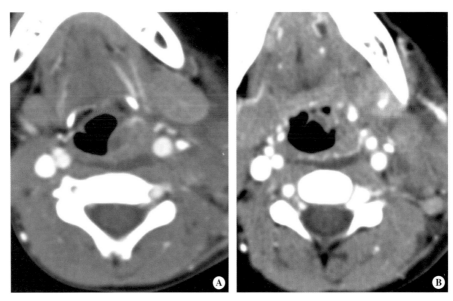

图 16-1-1 扁桃体周围脓肿（1）

患儿，女性，3 岁。发热 3 天伴喉部疼痛。A. CT 增强扫描示左侧扁桃体肿大，强化不均匀；B. 扁桃体上间隙软组织肿胀，呈不均匀强化

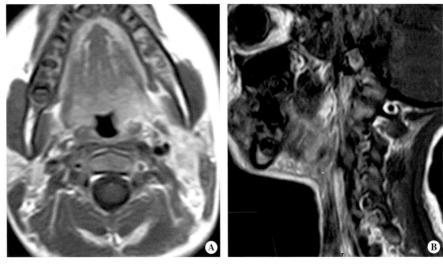

图 16-1-2 扁桃体周围脓肿（2）

患儿，女性，4 岁。发热 3 天。A. 颈部 MRI 示脓肿位于扁桃体上间隙，T_2WI 示左咽部软组织肿胀，呈弥漫性高信号；B. 颈部 MRI 矢状面增强扫描示病灶强化明显

【研究现状与进展】

在扁桃体周围脓肿治疗中，多采用穿刺排脓或切开排脓，切开排脓对缓解患者咽部疼痛的效果较好，但是由于青少年多不能耐受疼痛，临床上可以考虑脓肿期行患侧扁桃体切除术[3-7]。

参 考 文 献

[1] 孔维佳 . 耳鼻咽喉科学 . 北京：人民卫生出版社，2002.

[2] 袁佛良，张松，吴淑献 . 扁桃体周围脓肿的细菌学研究和治疗分析 . 北方药学，2015，12（3）：179-180.

[3] 陈传成，陈英武，郑建文 . 扁桃体上极部分切除引流扁桃体周围脓肿的临床观察 . 临床耳鼻咽喉头颈外科杂志，2017，31（11）：879-880.

[4] Froehlich MH，Huang Z，Reilly BK. Utilization of ultrasound for diagnostic evaluation and management of peritonsillar abscesses. Curr Opin Otolaryngol Head Neck Surg，2017，259（2）：163-168.

[5] 马伟，李彦利，徐岩，等 . 扁桃体周围脓肿患者脓肿期行扁桃体切除术疗效观察 . 中国现代医药杂志，2018，20（6）：68-69.

[6] Maroldi R，Farina D，Ravanelli M，et al. Emergency imaging assessment of deep neck space infections. Semin Ultrasound CT MR，2012，33（5）：432-442.

[7] Powell J，Wilson J A. An evidence-based review of peritonsillar abscess. Clin Otolaryngol，2012，37（2）：136-145.

[8] Maroldi R，Farina D，Ravanelli M，et al. Emergency imaging assessment of deep neck space infections. Semin Ultrasound CT MR，2012，33（5）：432-442.

第二节　咽后脓肿

咽后间隙是咽后间脓肿的好发部位。咽部筋膜间隙为疏松组织间隙，覆盖于咽部肌肉之外，被咽筋膜分隔为咽后隙、咽旁隙。咽后隙位于椎前筋膜与颊咽筋膜之间，上界起自颅底，下界达第1、2胸椎平面，两侧与咽旁间隙以薄层筋膜相隔，中间被咽缝分为左右两侧，且不相通。间隙内有淋巴结及咽扁桃体、咽鼓管扁桃体，3岁以前婴幼儿淋巴结较多，5岁以后淋巴结逐渐萎缩[1]。

【概述】

咽后脓肿为咽后间隙的化脓性炎症，可分为急性和慢性两种。儿童急性化脓性炎症较为常见，多发生于3个月至5岁，婴儿期好发，多由上呼吸道感染、咽后淋巴结急性化脓感染或异物引起；慢性较少见，多因颈椎结核引起。儿童咽后脓肿早期表现为呼吸道感染症状，后期出现呼吸道梗阻症状，如吞咽困难，吃奶时呛咳或拒食，讲话声或哭声含糊不清，呼吸不畅，颈部活动受限，头常偏向患侧。结核性冷脓肿发病较慢，多位于咽后壁中央，黏膜色泽较淡，临床上常有结核症状，一般无咽痛，查体可见咽后壁一侧隆起、黏膜充血。外伤或异物造成的咽后脓肿多位于喉咽部，局部常有脓性或黏脓性分泌物。如果诊断延误，脓肿可造成上呼吸道阻塞，如果脓肿破裂，脓液可误吸引发窒息，炎症扩散可引起败血症、纵隔炎等严重并发症。儿童咽后间隙脓肿也可造成寰枢关节半脱位，推测是由于咽部感染引发横韧带松弛，进而导致寰枢关节出现前后或者左右方向上的移位而导致寰枢关节半脱位[2]。

【病理学表现】

咽后间隙有丰富的淋巴组织，当邻近器官感染后引起淋巴结炎，从而引发化脓性炎症，脓液多积蓄在一侧。肉眼见黄绿色液体从肿胀增厚的咽后间隙流出，脓肿壁为纤维结缔组织。镜下脓肿壁由肉芽组织和纤维结缔组织组成，脓液由坏死碎片、多形核白细胞、淋巴细胞、巨噬细胞组成。

【影像学表现】

1. X线　侧位片显示椎前组织肿胀增厚，气道受压。咽后脓肿伴积气时，可见气－液平面。当脓肿向咽旁或纵隔蔓延，X线片难于诊断[2,3]。

2. CT　早期蜂窝织炎多表现为单侧咽后壁软组织增厚，与椎前肌肉组织分界不清；脓肿形成后，咽后壁局部可见低密度区，增强扫描脓肿呈环形强化，脓肿内可有气－液平面，同侧咽旁间隙受压外移，颈椎曲度常变直，向下累及纵隔时可见食管后间隙内脓肿形成[4,5]（图16-2-1）。

3. MRI　早期表现为一侧咽后壁软组织普遍增厚，呈等长T_1、短T_2信号，脓肿形成后，咽后间隙见不规则囊性病灶，T_1WI呈稍低信号，T_2WI呈高信号，同时应注意观察有无寰枢椎关节半脱位情况。

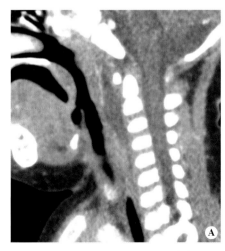
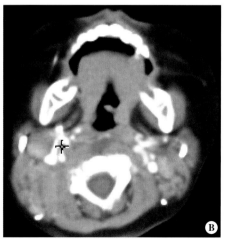

图16-2-1　咽后脓肿

患儿，男性，9个月。发热1天，发现颈部包块半天。A. 颈部CT矢状面示咽后壁软组织增厚，内见条状低密度；B. 颈部CT横断位增强：口咽部咽后壁局部肌间可见条状稍低密度影，边界模糊，周围软组织呈条状强化

CT 和 MRI 检查的主要目的是判断脓肿是否形成，其位置、大小、范围，与颈部动静脉的关系，以及与寰枢椎位置关系。对于早期患儿，主要判断有无脓肿形成。

【诊断要点】

（1）早期：咽后壁蜂窝织炎，CT 及 MRI 可见咽后壁软组织弥漫增厚，椎前肌肉模糊不清。脓肿期：咽后壁典型脓肿影像学表现，注意观察是否向下累及纵隔、食管后间隙及引起寰枢椎关节半脱位。

（2）本病影像学诊断比较容易，临床较易误诊，当有颈部其他部位感染时，应留意有无咽后脓肿形成。

【鉴别诊断】

1. 扁桃体周围脓肿　有急性扁桃体炎病史，脓肿多位于扁桃体前上方。

2. 咽旁囊性占位伴感染　通常囊壁较薄，体积较大，结合临床病史及随访观察可鉴别。

【研究现状与进展】

由于抗生素的广泛使用，儿童咽后脓肿临床表现极不典型，易被误诊。脓肿扩散或合并严重并发症时，如败血症、脓液误吸、纵隔炎、颈静脉血栓等，特别是上气道梗阻，会引起死亡。对于颈部感染性病变的患儿一定要留意是否伴发咽后脓肿[2, 5]。

参 考 文 献

[1] 王启华. 实用耳鼻咽喉头颈外科解剖学. 第 2 版. 北京：人民卫生出版社，2010.

[2] 杨东辉，梁敏志，谭向杲，等. 咽后脓肿临床诊治分析. 中国耳鼻咽喉头颈外科，2013，20（10）：548-550.

[3] 吴任国，唐秉航，何亚奇，等. 急性咽后壁脓肿的 CT 表现. 中国医学影像技术，2009，25（6）：1005-1007.

[4] Craig FW，Schunk JE. Retropharyngeal abscess in children：clinical presentation，utility of imaging，and current management. Pediatrics，2003，111（6）：1394-1398.

[5] 郑艳，文定厚，乔晓明. 颈深部脓肿 50 例临床分析. 中华耳鼻咽喉科杂志，2005，40（1）：60-63.

（施莺燕　李　丹）

第十七章　喉部感染与炎症疾病

第一节　急性喉炎

【概述】

儿童急性喉炎（acute laryngitis in children）以声门区为主，由上呼吸道至下呼吸道蔓延的喉黏膜急性炎症，可因病毒或细菌感染引起，多继发于上呼吸道感染，是急性上气道阻塞最常见的原因，也可称为某些急性传染病的前驱症状或并发症。有冬春季高发的特点，病毒性好发于 6 个月至 3 岁的儿童，细菌性多见于 3～7 岁患儿，男孩多于女孩[1]。大多继发于上呼吸道感染（急性鼻炎、咽炎），也可以继发于某些急性传染病，如流行性感冒、麻疹、百日咳等。以声音嘶哑、犬吠样咳嗽、吸气性喉鸣及不同程度的吸气性呼吸困难为临床特征，部分患儿有发热、烦躁、哭吵及精神萎靡等。因临床症状与声门下和气管上狭窄、气道异物、食管异物等有相似之处，影像学检查作为一种无创性检查，可协助临床进行鉴别诊断。

儿童急性喉炎易梗阻的原因：儿童喉腔狭小；喉软骨柔软，黏膜与黏膜下层附着不紧密；喉黏膜下淋巴组织及腺体组织丰富；儿童咳嗽机能弱，气管及喉部分泌物不易排出；儿童对感染的抵抗力及免疫力不及成人；儿童神经系统不稳定，容易发生喉痉挛[2]。临床起病急，白天症状轻，夜间加剧；典型症状为犬吠样咳嗽、声嘶、喉鸣、吸气性呼吸困难；病情较重者查体可见胸骨上窝、锁骨上窝、肋间及上腹部软组织吸气期内陷等体征；严重患儿口鼻周围发绀或苍白，指趾发绀，有不同程度的烦躁不安、出汗。

【病理学表现】

由于儿童喉部黏膜内血管及淋巴管丰富，黏膜下组织松弛，发生炎症时喉黏膜容易弥漫性充血、水肿而出现喉梗阻。喉镜检查可见喉黏膜弥漫性充血、肿胀；声门裂变窄，声门附有黏脓性分泌物；声门下黏膜肿胀向中间突出如梭状，声门下成一窄缝。镜下可见黏膜充血、中性粒细胞浸润等[3]。

【影像学表现】

X 线喉气道正侧位片可以简单、快速地明确病变发生的部位、范围及特点，是儿童急性喉炎的首选检查方法。

X 线表现：喉气道正位显示正常声门下气管侧壁的弧形隆起部分消失，因黏膜水肿而呈倒"V"形狭窄或"尖塔"征；侧位片显示吸气相下咽腔过度扩张，而会厌及杓会厌皱襞正常，呼气相声门下气管壁模糊伴狭窄[1]。

【诊断要点】

声嘶，喉喘鸣，犬吠样咳嗽和吸气性呼吸困难是儿童急性喉炎的主要临床特征。声门下腔气管侧壁的弧形隆起部分消失，而会厌及杓会厌皱襞正常，是儿童急性喉炎的主要影像学特点[3]。

【鉴别诊断】

1. 喉痉挛　常见于较小婴儿。吸气期喉喘鸣，声调尖而细，发作时间较短，一旦喉痉挛解除，患儿即恢复正常。

2. 急性气管、支气管炎　与急性喉炎基本相同，但病情更重，炎症范围深入至下呼吸道，肺部症状也较明显。

3. 呼吸道异物　多见于儿童，常有异物吸入史，呛咳表现，发病多突然，高热，常呈脱水及衰竭现象。X 线、CT、直接喉镜及支气管镜可帮助诊断。

4. 会厌囊肿　先天性会厌囊肿是一种较少见的引起新生儿或婴儿上呼吸道梗阻的喉发育异常疾病，起源于胚胎期残余的内胚层和中胚层细胞，可发生于会厌舌面、会厌谷，为黏液腺阻塞所致。患者可行颈、胸部 CT 检查，喉镜及支气管镜检查，以明确诊断。

5. 急性会厌炎 常见于 3～6 岁较大儿童；无声音嘶哑；发病迅速而严重，数小时可出现严重的喉梗阻[3]。

6. 白喉 起病较缓慢，低热，全身中毒症状明显，脸色苍白，精神萎靡，脉细而速，咽部常有灰白色假膜，取分泌物检查可找到白喉杆菌。

7. 喉水肿 杓会厌皱襞、杓间区、会厌等喉黏膜松弛处有黏膜下组织液浸润，组织间水肿。多突然发作，伴有面部水肿及发痒，有反复发作史。

【研究现状与进展】

儿童急性喉炎的诊断主要是依据临床表现，急性起病，发热居多，犬吠样咳嗽、声音嘶哑、吸气性呼吸困难。其发病机制尚未完全明确，经过国内外儿科医学专家的长期探索发现，在病毒感染的基础上合并细菌感染是最清晰合理的一种途径[4]。通过临床检查多数可直接诊断，可摄 X 线颈侧位片辅助检查，一般不需要行 CT 与 MRI 检查，少数与其他病变鉴别有困难时进一步行 CT 检查。实验室检查不是本病诊断所必须，不主张喉镜检查，以免导致喉痉挛、喉梗阻加重窒息，导致死亡等意外发生。

参 考 文 献

[1] 王振常. 中华临床医学影像学——头颈分册. 北京：北京大学医学出版社，2016.
[2] 马兰. 小儿急性感染性喉炎的诊治误区. 中国临床医生杂志，2015，43（4）：11-15.
[3] 王振常，鲜军舫. 头颈部影像学——耳鼻咽喉头颈外科卷. 北京：人民卫生出版社，2014.
[4] Di Pierro F, Colombo M, Zanvit A, et al. Positive clinical outcomes derived from using Streptococcus salivarius K12 to prevent streptococcal pharyngotonsillitis in children: a pilot investigation. Drug Health Patient Saf, 2016, 27（1）: 62-63.

第二节 急性会厌炎

【概述】

急性会厌炎（acute epiglottitis）也称急性声门上喉炎，为发生于声门上气道，危及生命的炎症感染。若处理不当或治疗不及时，患者可在几小时内死亡，甚至引发会厌炎性猝死，是值得高度重视的耳鼻喉科急症。多发季节为早春和秋末。男女发病比例为（2～7）：1。儿童及成年人均可见，国外文献报道以儿童为主，国内文献报道以成年男性多见[1]。会厌周围组织疏松，一旦发生炎症很容易出现急性严重的水肿，发病急，极易造成呼吸困难，来不及抢救而死亡。临床表现：儿童常发于夜间，因咽痛、呼吸不畅惊醒；成人常有发冷、发热、咽喉疼痛、吞咽困难、吸气性呼吸困难，甚至昏厥、休克[2]。本病初起症状有畏寒、发热、食欲缺乏、全身酸痛、咽痛、吞咽不适或异物感，似感冒症状，发病迅速，多在数小时内出现吞咽困难，重者饮水呛咳，吸气性呼气困难，甚至突然窒息死亡，后者也称为急性会厌炎猝死症[3]。

【病理学表现】

会厌静脉血流均经过会厌根部，会厌根部若受到炎性浸润，使静脉回流受阻，会厌发生严重水肿，且不易消退；水肿可波及会厌披裂皱襞、披裂和假声带。会厌舌面及侧缘高度肿胀可达正常的 6～7 倍，但声带及声门下不受累。会厌舌面黏膜下结缔组织疏松，而喉面及声带结缔组织紧密，因而炎症多发生于舌面。肿胀的会厌向下、向后覆盖声门水肿的杓会厌皱襞，使吸气时喉入口更狭小，易产生喉梗阻突发窒息死亡。而会厌喉面及声带黏膜下组织附着甚紧，故少见声音嘶哑。急性会厌炎分为 3 型：①急性卡他型，黏膜弥漫性充血、肿胀，由于会厌舌面黏膜下组织较松弛，故会厌舌面肿胀明显；②急性水肿型，多为变态反应性炎症，黏膜水肿明显，会厌肿胀似球状，此时很容易引起喉阻塞；③急性溃疡型，本型少见，但病情发展迅速而严重，其病理改变为严重扩展到黏膜下层及腺体，引起局部黏膜发生溃疡，若损伤血管可引起出血。

【影像学表现】

1. 颈部 X 线侧位片 显示会厌、杓会厌皱襞和杓状软骨肿胀，肿胀的会厌形如拇指，故称"拇指"征。后两者构成喉前庭的侧后壁，使喉室明显狭窄，引起上气道阻塞，水肿可扩展到假声带和声门下腔。

2. CT 表现以会厌舌面明显肿胀增厚为主，与舌根分界不清；会厌溪变浅小、闭塞；会厌披裂皱襞、假声带肿胀增厚；CT 平扫呈低中或中等密度，增强扫描后无明显强化，边缘模糊；脓肿壁可呈环形强化，腔内为无强化的低密度。

3. MRI 水肿区 T_1WI 呈低信号，T_2WI 呈高信号；会厌前间隙正常高信号脂肪组织区因炎性水肿而信号降低；脓液 T_1WI 呈低信号，T_2WI 呈明显高信号，增强扫描后脓肿壁明显强化[4]。

【诊断要点】

急性会厌炎是一种危及生命的严重感染，成人、儿童均可发病[2]，冬春季节多发，起病急骤、呼吸困难，吸气性呼吸困难为其主要临床表现。颈部听诊时可闻及吸气期叩击音，为肿胀的会厌叩击喉口所致。影像学检查推荐 CT 平扫及增强扫描，显示会厌舌面明显肿胀增厚，喉室明显狭窄。

【鉴别诊断】

1. 儿童急性喉炎 常见于 3 岁以下婴幼儿。主要临床特征是犬吠样咳嗽和吸气性呼吸困难，喉气道正侧位片示声门下腔气管侧壁的弧形隆起部分消失，而会厌及杓会厌皱襞正常。

2. 异物 主要症状是声音哑、剧烈咳嗽、疼痛、喉鸣，较大异物致发生呼吸困难、口唇发绀，若异物完全堵塞声门，气流不能通过，则呼吸困难严重，很快窒息，患者通常来不及到医院便出现生命危险。CT 检查，尤其是 CT 多平面重建能够确定病变位置、与周围组织的关系，以及周围软组织的出血和水肿等，对于临床治疗及手术方式起到指导作用。阴性异物，一般可行纤维支气管镜检查，CT 可以通过组织的移位、水肿及出血等征象间接判定异物位置。

3. 喉痉挛 常见于较小婴儿。吸气期喉喘鸣，声调尖而细，发作时间较短，症状可骤然消失，无喘鸣。

【研究现状与进展】

本病以上呼吸道阻塞症状为主，临床工作中较少见，故经常误诊为儿童急性喉炎，如不能及时诊断并正确处理，常致突然窒息或迅速死亡。由于患儿不能配合间接喉镜检查，因此喉咽部及喉部检查主要依靠直接喉镜与纤维喉镜。影像学检查为辅助。尤其 CT 平扫及增强扫描后三维重建可明确部位、程度、识别脓腔，并可用于除外其他疾病及确认相关并发症[5]。

参 考 文 献

[1] 甘晓玲，张春艳，贾岩. 成人复发性急性会厌炎 8 例分析. 鼻咽喉头颈外科，2013，20（4）：247.
[2] 吴学愚. 耳鼻咽喉科全书——喉科学. 上海：上海科学技术出版社，2005.
[3] 王振常，鲜军舫. 头颈部影像学——耳鼻咽喉头颈外科卷. 北京：人民卫生出版社，2014.
[4] 王振常. 中华临床医学影像学——头颈分册. 北京：北京大学医学出版社，2016.
[5] 周章保，程永华. 国人急性会厌炎多发于成人分析. 临床耳鼻咽喉科杂志，2013，27（7）：321-322.

（赖清泉 黄 芳）

第三节 慢性增生性喉炎

【概述】

慢性增生性喉炎（chronic proliferative laryngitis）又称慢性肥厚性喉炎，以细胞增生为主，很少有炎性肿胀，属于喉良性增生性疾病的一种，是耳鼻咽喉科的常见病和多发病，但儿童发病少见，儿童多由于长期张口呼吸、慢性鼻旁窦和扁桃体炎等长期综合作用，或者由慢性单纯性喉炎发展而来。可能与 EB 病毒、单纯疱疹病毒和肺炎支原体感染有关。临床表现为长期声嘶、音色粗糙、音调低沉与压抑，可反复发作及逐渐加重，喉部不适、疼痛或异物感，刺激性干咳。

【病理学表现】

上皮不同程度增生，以棘细胞层增厚为主，伴有角化与不全角化。黏膜下淋巴细胞和浆细胞浸润，喉黏膜明显增厚，纤维组织增生、玻璃样变性导致以细胞增生为主的非炎性病变。肥厚性改变可为弥漫性或局限性[1, 2]。

【影像学表现】

影像学检查推荐 CT 或 MRI，CT 或 MRI 检查可以清晰地显示喉腔结构，明确有无占位性病变。

1. X 线 喉室影模糊或狭小、不显示；披裂影增大；会厌披裂皱襞增厚。

2. CT 喉黏膜广泛增厚，杓状软骨处黏膜及杓会厌皱襞常增厚，以杓间区显著，其中央部隆起或呈皱褶，常有稠厚的黏液聚集。声带边缘圆厚，表面粗糙不平，可呈结节状或息肉样。若病变发展至声门下区，两侧声带后端靠拢受阻而出现裂隙。增强扫描后无明显强化或轻度强化[1, 2]。

【诊断要点】

长期声嘶、喉黏膜慢性弥漫性充血及真假声带肥厚，是慢性增生性喉炎的诊断要点。

【鉴别诊断】

1. 喉结核 影像学表现主要为声门及声门上区和咽喉壁软组织弥漫性、对称性或不对称性增厚，病变范围广，增强晚期边缘黏膜面线状强化，病变很少累及声门下区，无喉软骨破坏及喉外侵犯。

2. 喉肿瘤 喉乳头状瘤是喉部良性肿瘤中最常见者。其可发生于各年龄，但儿童和成人的喉乳头状瘤各有不同的特点。儿童喉乳头状瘤多发生于 3～12 岁儿童，可能由病毒感染引起，常在喉黏膜多处发生。

3. 白喉 白喉起病较缓慢，低热，全身中毒症状明显，脸色苍白，精神萎靡，脉细而速，咽部常有灰白色假膜，取分泌物检查可找到白喉杆菌。

【研究现状与进展】

临床及影像学方面均缺乏特征性表现，常需要依靠活检等检查进行诊断和鉴别诊断[1, 2]。

参 考 文 献

[1] 王振常，鲜军舫.头颈部影像学——耳鼻咽喉头颈外科卷.北京：人民卫生出版社，2014.

[2] 王振常.中华临床医学影像学——头颈分册.北京：北京大学医学出版社，2016.

第四节 喉 结 核

【概述】

喉结核（laryngeal tuberculosis）为结核分枝杆菌所致的喉部特异性感染性疾病，是呼吸系统结核病中最常见的肺外结核，也是目前喉部发病率最高的肉芽肿性疾病之一。由于免疫缺陷型疾病、结核耐药等原因，喉结核的感染人数有所增加，其发病形式和临床特征与过去描述的典型病程、临床特征相比有很大的改变[1]。该病多由开放性肺结核经气道播散而来，原发性极少。喉结核以声带最常见，其他受累部位依次为会厌、室带、杓区、杓会厌皱襞。主要症状为声嘶，开始较轻，

以后逐渐加重，晚期可完全失音，常有喉痛，吞咽时加重，软骨膜受侵时喉痛尤其剧烈，喉部病变广泛者，可因肉芽增生及黏膜水肿而出现呼吸困难。喉镜检查可见喉部黏膜苍白，杓间区或一侧声带局限性充血，溃疡呈虫蚀状，边缘不整齐，底部有肉芽增生，会厌及杓会厌皱襞可水肿增厚，病变累及环杓关节时可导致声带固定，软骨脓肿向外穿破，颈部可见瘘管，但在喉镜下单凭肉眼难以与非特异性炎症及肿瘤等病变相鉴别[2]。按病理变化分为三型：浸润型、溃疡型与肿块型[3]。

【病理学表现】

喉结核多继发于较严重的肺结核或其他器官结核，通过接触、血行或淋巴途径传播而来，喉部的接触性传染是由带菌痰液附着于喉部黏膜或黏膜皱褶处，细菌经微小创口或腺管开口侵入黏膜深部所致。

1. 浸润型 黏膜上皮增厚，固有膜中可见典型的结核结节，并有不同程度的纤维组织增生及淋巴细胞浸润，伴黏膜局限性充血及水肿。

2. 溃疡型 结核结节发生干酪样坏死，形成结核性溃疡，溃疡向深部发展可侵及喉部软骨膜及软骨，其中以会厌软骨及杓状软骨多见。继发化脓菌感染时可形成脓肿[3]。

3. 肿块型 结核病灶中纤维结缔组织明显增生形成肿块。结核结节常由大量纤维组织包绕，干酪样坏死常不明显。

喉结核易蔓延至邻近组织，并经淋巴道播散引起颈淋巴结结核。

【影像学表现】

由于现代喉结核临床无明显特异性，因此胸部 X 线片或胸部 CT 检查尤其重要，通常能为喉结核提供诊断线索[3]。喉结核一般不侵犯喉软骨支架，故软骨无增生、硬化表现，此为喉结核的特征。

MRI 检查能清晰显示喉部形态学改变。

1. X 线 可见喉部气道不同程度的狭窄，严重者可见喉部肿块影形成。

2. CT 根据病变范围和病情分为下述 2 种。

（1）弥散型：多见于结核性炎症的急性期，平扫喉黏膜弥散性、不对称的水肿增厚，涉及会厌、声带、室带和杓状软骨区、一般不涉及声门下区，可侵犯或不侵犯会厌前间隙和喉旁间隙。

（2）肿块型：多为结核性炎症慢性期，病程长，

病变多以结节肿块形式存在，表现为声带、室带、杓间区等有肿块[4]。

3. MRI　喉结核 MRI 主要表现为喉部两侧弥漫性不对称、对称性或局限性水肿和增厚。双侧会厌、杓会厌皱襞、真假声带等有不同程度的不对称或对称软组织水肿和增厚，边缘大多不光整，喉旁间隙及会厌前间隙无明显肿块浸润，无喉软骨的破坏，此特征对确立诊断有重要价值；T_1WI 呈等低信号，T_2WI 呈高信号，增强早期强化不明显，增强晚期表现为黏膜面线状明显强化，此为其特征性表现，可能与喉黏膜充血、水肿、渗出及鼠噬状溃疡有关[2]。喉结核 MRI 主要表现为喉部两侧弥漫性不对称、对称性或局限性水肿、增厚。

【诊断要点】

怀疑本病时应做胸部 X 线片或 CT 检查，但部分患者可无阳性发现，或仅有钙化灶或陈旧性钙化灶；喉结核 CT、MRI 主要表现为声门及声门上区、咽喉壁软组织弥漫性、对称性或不对称性增厚，病变范围广，增强晚期边缘黏膜面线状强化，病变很少累及声门下区，无喉软骨破坏及喉外侵犯；MRI 对显示喉部黏膜水肿、增厚，特别是咽后壁软组织、声带及室带的增厚有优势；本病的确诊仍依靠病变组织的病理学检查。

【鉴别诊断】

1. 慢性增生性喉炎　长期声嘶、喉黏膜慢性弥漫性充血及真假声带肥厚，是慢性增生性喉炎的诊断要点。

2. 喉部慢性炎症　易与弥漫性喉结核混淆；其在增强 CT 或 MRI 检查图像上常无强化；临床及影像学检查有时很难鉴别此病[4]。

3. 声带息肉　与局限于声带的增殖型喉结核难鉴别；CT 可显示声带中前缘局限性增厚，有时可显示蒂部[5]。

【研究现状与进展】

胸部 X 线、CT 显示有肺结核征象，CT 及 MRI 显示喉部弥漫性或多发增生病灶，可考虑喉结核。胸部正常时，喉部局限性病灶，尤其发生于声带者，与喉癌鉴别通常只能依赖病理活检。

参 考 文 献

[1] Gandhi S，Kulkarni S，Mishra P，et al. Tuberculosis of larynx revisited：a report on clinical characteristics in 10 cases. Indian J Otolaryngol Head Neck Surg，2012，64（3）：244.

[2] 蒋黎，刘森，周永，等. 喉结核的 CT 及 MRI 表现. 临床放射学杂志，2014，33（8）：1157-1160.

[3] 王振常，鲜军舫. 头颈部影像学——耳鼻咽喉头颈外科卷. 北京：人民卫生出版社，2014.

[4] 臧健，刘茜，姜学钧. 喉结核的临床特征和病变特点分析. 中华结核和呼吸病杂志，2016，39（8）：612-615.

[5] 王振常. 中华临床医学影像学——头颈分册. 北京：北京大学医学出版社，2016.

（黄　芳　赖清泉）

第十八章　颞下颌关节感染与炎症疾病

第一节　弥漫性腱鞘巨细胞瘤

【概述】

弥漫性腱鞘巨细胞瘤又称色素沉着绒毛结节性滑膜炎（pigmented villonodular synovitis，PVNS）、滑膜黄色瘤、绒毛性关节炎、黄色肉芽肿等，是一种少见的，源于关节、滑囊及腱鞘的滑膜良性增生性、破坏性病变，伴含铁血黄素沉着。颞下颌关节发病比较罕见，表现为关节区软组织肿块，生长缓慢，早期不易被发现。该病好发于中青年，我国男女发病比例为 1 ：1.8。其病因及发病机制可能与肿瘤样变、炎症、类脂质代谢紊乱、创伤及出血等因素有关[1, 2]。多数学者认为该病是一种具有局部侵袭特性的良性肿瘤性疾病，具有炎症和肿瘤的双重特征，目前组织学研究表明，其病灶中存在增殖的滑膜细胞和炎性细胞[3-5]。颞下颌关节弥漫性腱鞘巨细胞瘤，主要位于关节囊内时，可伴有局部疼痛及张口受限[6]。弥漫性腱鞘巨细胞瘤可侵犯颅底，破坏骨质并侵入颅内。由于该病位于腮腺周围，易误诊为腮腺肿物，因此对于发生于颞下颌关节及腮腺区的肿物，术前影像学检查对肿瘤性质的判断非常重要[7, 8]。

【病理学表现】

弥漫性腱鞘巨细胞瘤病变组织在大体呈绒毛状或结节状的关节滑膜增厚，由于伴大量含铁血黄素的沉积，可呈现红棕色或红褐色。镜下见关节滑膜绒毛状、小结节状和乳头状增生伴含铁血黄素沉着，上皮细胞覆盖在表面，周围毛细血管增生、扩张充血。细胞主要为浆细胞及吞噬含铁血黄素的巨噬细胞增生[9]，可见结节状绒毛纤维化聚集，并可见吞噬脂质的大片状或巢状泡沫细胞，组织细胞间可见胶原性间质[1]。从病理组织形态上该病可分为弥漫性色素沉着绒毛结节性滑膜炎（diffuse pigmented villonodular synovitis，DPVNS）和局限性色素沉着绒毛结节性滑膜炎（localized pigmented villonodularsynovitis，LPVNS），LPVNS 表现为附着于关节滑膜上的棕黄色或红棕色息肉样肿块，单发或多发，与关节滑膜相连，边界清晰，病灶相对局限，外科手术易处理，复发率较低；DPVNS 表现为关节表面滑膜广泛增厚，红棕色或红褐色绒毛状，呈弥漫性地浸润周围组织，外科手术处理困难，伴有高复发的风险[9]。免疫组织化学表现为 vimentin（＋）、CD68（＋）、CK（－）、EMA（－）、S-100（－），部分单核细胞肌源性标志物（Desmin，MSA）阳性，Ki-67 增殖指数较低[10]。

【影像学表现】

1. X 线　病变主要表现为关节软组织肿胀和关节面下骨质侵蚀破坏。早期表现主要为关节周围软组织肿胀，无明显钙化。骨质侵蚀表现为关节面下囊性改变，骨侵蚀常开始于骨和软骨交界处，呈锯齿样或虫蚀样低密度骨质缺损区，关节边缘轻度骨质硬化，可伴增生。PVNS 出现继发性关节退变或关节软骨侵蚀时，关节间隙可狭窄[9-11]。

2. CT　可清晰显示关节内软组织肿胀、骨质侵蚀破坏及缺损周围的骨质硬化。但对关节软骨及周围软组织的侵犯缺乏特征性，病变发生明显出血时可见关节囊内密度增高[12]。

3. MRI　可清晰显示病变的范围、形态、组织成分及对周边组织结构的侵犯情况，以及软骨、骨质及周围韧带受侵蚀的情况。DPVNS 表现为滑膜广泛增厚，呈绒毛或结节状，LPVNS 则以局部软组织肿块表现为主[13, 14]。在 T_2WI 脂肪抑制序列上可见周围受侵及水肿。单发性的肿块或弥漫性的滑膜增厚，MRI 表现为 T_1WI 中等或中等稍低信号，T_2WI 表现为中等稍高信号，关节面下的囊性改变表现为 T_1WI、T_2WI 中等稍低信号。DWI 序列肿块呈混杂信号，SWI 序列见肿块内多发结节状明显低信号。PVNS 病变内有含铁血黄素沉积，有顺磁性效应[15]，在 T_2WI 上呈明显低信号区，邻近正常组织因磁易感性不同易产生伪影，即 "blooming 效应"[16, 17]。

【诊断要点】

（1）无明确感染史。

（2）耳前和（或）颞下颌关节周围软组织肿块。

（3）CT 见颞下颌关节结节状高密度软组织肿块或弥漫性滑膜增厚，伴关节骨侵蚀破坏及关节面下囊变[18]。

（4）MRI 平扫，单发肿块或弥漫性的滑膜增厚，等 T_1、等高 T_2 信号，伴含铁血黄素的环形或结节样明显低信号[19]。

（5）DWI 序列肿块呈混杂信号，SWI 序列见多发结节状明显低信号。

【鉴别诊断】

1. 滑膜软骨瘤病　滑膜增厚不明显，邻近骨质多无骨质侵蚀及破坏，关节内、外可见钙化游离体[20]。

2. 滑膜肉瘤　多见于青壮年男性，主要位于四肢大关节周围，下肢多见，关节周围软组织肿块伴散在钙斑，增强扫描肿块边缘强化明显。滑膜肉瘤的瘤细胞呈双向分化且表现为单一性，免疫组织化学染色显示为间叶与上皮双相阳性[20]。

3. 腱鞘纤维瘤　以成纤维细胞增生伴玻璃样变性为特征，内含滑膜裂隙，缺乏多核巨细胞和其他组织细胞、淋巴细胞浸润，T_1WI 及 T_2WI 均表现为等低信号，增强扫描轻度强化[21]。

4. 滑膜含铁血黄素沉着　如血友病患者关节内反复出血，会出现含铁血黄素沉着，甚至有绒毛形成，但无滑膜细胞大量增生[21]。

【研究现状与进展】

目前，X 线检查在关节 PVNS 的诊断上有一定的提示作用，但对于尚未出现明显骨质破坏的 PVNS 缺乏早期诊断价值。

CT 扫描可显示骨关节细微结构，骨算法重建图像可清晰显示关节内骨质破坏的范围及软骨下骨囊性变的侵蚀程度，软组织窗可显示关节内的团块样软组织的大小、密度及范围。CT 引导下穿刺活检术在 PVNS 诊断中具有一定的应用价值。

MRI 能够清晰地显示局部病灶侵蚀范围及关节软骨和骨质的破坏程度，在一定程度上能够反映 PVNS 的病理特点。MRI 对含铁血黄素等顺磁性物质非常敏感，尤其是 T_2WI 及梯度回波（gradient recall echo，GRE）序列。磁敏感加权成像（susceptibility weighted imaging，SWI）多应用于中枢神经系统表面含铁血黄色沉积症的诊断方面，含铁血黄素呈显著低信号，为该类疾病的诊断提供了重要参考价值[22]。

参 考 文 献

[1] Cai XY，Yang C，Chen MJ，et al. Arthroscopic management of intra-articular pigmented villonodular synovitis of temporomandibular joint. J Oral Maxillofac Surg，2011，40（2）：150-154.

[2] Mendenhall WM，Mendenhall CM，Reith JD，et al. Pigmented villonodular synovitis. Am J Clin Oncol，2006，29（6）：548-550.

[3] Aoyama S，Iwaki H，Amagasa T，et al. Pigmented villonodular synovitis of the temporomandibular joint：differential diagnosis and case report. Br J Oral Maxillofac Surg，2004，42（1）：51-54.

[4] Bravo SM，Winalski CS，Weissman BN. Pigmented villonodular synovitis. Radiol Clin North Am，1996，34（2）：311-326.

[5] Chassaignac M. Cancer de la gaine des tendons. Gas Hosp Civ Milit，1852，47（4）：185-190.

[6] Jaffe HL，Lichtenstein L，Sutro CJ. Pigmented villonodular synovitis，bursitis and tenosynovitis. Arch Pathol，1941，31（2）：731-765.

[7] Myers BW，Masi AT. Pigmented villonodular synovitis and tenosynovitis：a clinical epidemiological study of 166 cases and literature review. Medicine，1980，59（3）：223-238.

[8] Church CA，Rowe M，Llaurado R，et al. Pigmented villonodular synovitis of the temporomandibular joint：a report of two cases. Ear Nose Throat J，2003，82（9）：692-695.

[9] Lee M，Mahroof S，Pringle J，et al. Diffuse pigmented villonodular synovitis of the foot and ankle treated with surgery and radiotherapy. Int Orthop，2005，29（6）：403-405.

[10] Dorwart RH，Genant HK，Johnston WH，et al. Pigmented villonodular synovitis of synovial joints：clinical，pathologic，and radiologic features. AJR Am J Roentgenol，1984，143（4）：877-885.

[11] Lapayowker MS，Miller WT，Levy WM，et al. Pigmented villonodular synovitis of the temporomandibular joint. Radiology，1973，108（2）：313-316.

[12] Herman CR，Swift JQ，Schiffman EL. Pigmented villonodular synovitis of the temporomandibular joint with intracranial extension：a case and literature review. Int J Oral Maxillofac Surg，2009，38（7）：795-801.

[13] Kim KW，Han MH，Park SW，et al. Pigmented villonodular synovitis of the temporomandibular joint：MR findings in four cases. Eur J Radiol，2004，49（3）：229-234.

[14] Dorwart RH，Genant HK，Johnston WH，et al. Pigmented villonodular synovitis of synovial joints：clinical，pathologic and radiologic features. AJR Am J Roentgenol，1984，143（4）：877-885.

[15] Yoon HJ，Cho YA，Lee JI，et al. Malignant pigmented villonodular synovitis of the temporomandibular joint with lung metastasis：a case report and review of the literature. Oral Surg Oral Med Oral Pathol Oral Radiol Endod，2011，111（5）：30-36.

[16] 金龙，杨宏宇，杨辉俊，等.颞下窝－颅底弥漫性腱鞘巨细胞瘤1例报告及文献复习.中国口腔颌面外科志，2014，12（2）：184-188.

[17] 何伟，方斌，张庆文，等.髋关节色素沉着绒毛结节性滑膜炎31例临床特点分析.中国矫形外科杂志，2002，10（8）：766-769.

[18] Chen Y，Cai XY，Yang C，et al. Pigmented villonodular synovitis of the temporomandibular joint with intracranial extension. J Craniofac Surg，2015，26（2）：115 118.

[19] 高倩倩，冯元勇，卜令学，等.颞下颌关节色素沉着绒毛结节性滑膜炎1例报告及文献复习.上海口腔医学，2016，25（6）：381-384.

[20] 赵永峰，田忠祥，王丹，等.浅析色素沉着绒毛结节性滑膜炎的影像学诊断.中国现代医学杂志，2013，23（3）：79-82.

[21] 李楠，王莉，徐袁秋，等.儿童膝关节色素沉着绒毛结节性滑膜炎影像学表现，2018，40（7）：1043-1046.

[22] 韩燕鸿，潘建科，刘军，等.踝关节色素沉着绒毛结节性滑膜炎的诊疗进展.医学研究生学报，2018，31（1）：98-103.

第二节　颞下颌关节紊乱综合征

【概述】

颞下颌关节紊乱综合征（temporomandibular joint disorder syndrome，TMD）又称颞下颌关节炎或颞颌关节炎，是发病率相对较高的颌面部疾病，儿童病例相对少见，儿童期发病主要见于幼年特发性关节炎（JIA）。TMD 的主要临床表现为颞下颌关节区肌肉酸胀、疼痛、颞颌关节弹响、张口活动受限或障碍等[1]。TMD 发病原因复杂，发病机制可能与创伤（受外力撞击损伤、咬合坚硬物、张口过大）、咬合关系失常或精神心理因素有关。

1. TMD 的病变过程分为三期[2]

（1）咀嚼肌群功能紊乱期：表现为翼外肌的痉挛与收缩功能亢进，双侧肌肉收缩不对称，病侧翼外肌出现炎性渗出，颞颌关节盘后区出现损伤等。

（2）关节结构紊乱期：出现关节盘向前移位和关节盘变性。

（3）器质性病变期：表现为关节盘形态异常，甚至关节盘破裂穿孔，早期髁状突骨髓水肿，病情进展出现骨质增生或硬化及骨赘生物。

2. 临床表现

（1）疼痛：主要为面部疼痛，常位于颞颌关节区、耳前方，可累及头部、下颌，并引起头痛、头晕，甚至偏头痛，严重者疼痛放射至颈肩部。说话、咀嚼、打呵欠时疼痛明显。

（2）关节弹响：颞颌关节盘位置异常时，关节活动可出现关节弹响。

（3）病侧面颊部肿胀。

（4）下颌运动异常：表现为张口度异常，包括张口过大或过小；张口型异常，表现为张口时下颌中线偏移或歪斜，部分出现关节绞锁[2]。

【病理学表现】

TMD 的病理改变主要为颞颌关节盘的退行性变，镜下关节盘胶原纤维变性、排列紊乱及纤维断裂，局部伴钙化和新生毛细血管。病变早期，髁状突软骨下出血、纤维化，继而出现关节软骨的炎性改变。髁状突软骨的胶原纤维出现纵裂、横裂及水肿[2]。同时伴有关节盘移位，常见向前移位，也可向内或外侧移位，后方移位少见。继之出现关节软骨的骨关节炎改变。

【影像学表现】

1. X 线　仅反映颞下颌关节的骨性结构，部分出现颞下颌关节间隙异常，部分见关节下骨质异常改变。侧位片显示髁状突前后骨质及结构变化，薛氏位片可显示颞下颌关节的骨质结构，观察两侧颞颌关节是否对称，以及髁状突形态及大小等，结合 X 线可动态观察髁状突的运动情况[2, 3]。

2. MRI

（1）关节盘移位：常由关节盘在髁状突上的附着处撕裂引起，包括关节盘前向移位、后向移位、侧向移位和旋转移位，以关节盘前向移位和前外侧旋转移位常见。MRI 多方位成像可直观地显示关节盘的位置和形态。

（2）关节盘穿孔：当关节盘出现不可复性前向移位，持续受到髁状突向前运动的磨损刺激，产生创伤导致关节盘穿孔，好发于最薄弱的区域关节盘中带。

（3）关节积液：关节囊内异常长 T_1、长 T_2 信号影。

（4）翼外肌病变：TMD 可出现炎症刺激引起的翼外肌水肿，T_2WI 上表现为明显的条片状高信号[1, 4]。

【诊断要点】

（1）无明确感染史。

（2）颞颌关节功能异常及疼痛[2]。

（3）颞颌关节 MRI 异常表现，包括关节盘移位、关节盘穿孔、关节积液及翼外肌水肿等[5]。

【鉴别诊断】

1. 类风湿关节炎　常累及多个关节，血清类风湿因子阳性。

2. 髁状突骨性病变　如骨母细胞瘤、骨纤维结构不良及骨软骨瘤等病变发生于髁状突[6]，引起关节活动异常，影像学检查可以鉴别。

【研究现状与进展】

目前 TMD 的检查方法主要有 X 线、CT、MRI、超声和曲面断层摄影等。X 线只能显示颞颌关节的骨质异常，不利于早期诊断。CT 可显示骨质结构及关节软骨的病变情况，但不能显示翼外肌水肿、髁状突骨髓水肿、关节盘变性、损伤等病理改变。MRI 的软组织分辨率高，可清晰显示颞下颌关节及周围软组织病变情况[7]。TMD 早期，关节盘已出现不同程度的纤维走行异常，关节盘变形、增粗，甚至纤维断裂，关节盘的胶原纤维断裂失去连续性，双板区纤维化增加[8]，髁状突软骨层变薄，常规 MR 技术对这些早期病变显示有局限[2]。功能性磁共振成像（functional magnetic resonance imaging，fMRI）是近些年医学影像学发展起来的高新技术，MRI T_2 弛豫时间图（T_2-mapping）成像是近年新兴的对关节软骨具有敏感特异性的磁共振功能成像序列[7]。

参 考 文 献

[1] 邢盼盼，马宇锋，李彧 . 颞下颌关节紊乱病的 MRI 图像特点及与临床症状相关性研究进展 . 山东医药，2019，59（8）：107-110.

[2] 王周涛，郑有华，何一青，等 . 广州地区 3576 例张口受限患者回顾性临床分析 . 口腔颌面修复学杂志，2018，19（3）：144-147.

[3] 李菁，龙星，林妍华，等 . 颞下颌关节骨关节病 3 种保守治疗的锥形束 CT 评价 . 口腔医学研究，2019，35（6）：583-586.

[4] 尹圆圆，李飞，龙镜亦，等 . 颞下颌关节紊乱病疼痛患者脑功能磁共振成像的研究进展 . 中华口腔医学杂志，2019，54（5）：350-355.

[5] 苏凯，欧发荣，张志光，等 . 颞下颌关节滑膜软骨瘤病的临床及影像学特征分析 . 中华口腔医学研究杂志（电子版），2019，13（3）：174-179.

[6] 高玉泉 . MRI 对颞下颌关节紊乱病的应用分析 . 影像研究与医学应用，2018，2（7）：201-203.

[7] 庄巧红，孙琦，董俊敏，等 . 颞下颌关节 MRI 中的线圈选择及应用 . 医疗卫生装备，2018，39（3）：50-53.

[8] 熊磊，查云飞，刘士斌，等 . 张口位 MRI 动态研究在诊断颞下颌关节盘前移位中的应用 . 临床口腔医学杂志，2013，29（8）：457-459.

（施莺燕　赵俊峰）

第十九章 眼部感染与炎症疾病

第一节 葡萄膜炎

【概述】

葡萄膜炎（uveitis）又称色素膜炎，包括虹膜、睫状体及脉络膜组织炎症，指眼球壁中层血管膜的炎症，是眼科常见致盲眼病，可引起一些严重并发症和后遗症[1]。按发病部位可分为前葡萄膜炎、后葡萄膜炎、中间葡萄膜炎及全葡萄膜炎；按临床表现可分为浆液性葡萄膜炎、纤维素性葡萄膜炎、化脓性葡萄膜炎及肉芽肿性葡萄膜炎。

葡萄膜炎的病因复杂，可由细菌、病毒、真菌、寄生虫等多种病原体感染引起，也可由自身免疫、风湿性疾病、外伤及肿瘤等引起[2]。50%以上的葡萄膜炎目前无明显病因可查，多属于自身免疫性疾病，由于葡萄膜有丰富的毛细血管网，随血液循环的病原体在此有较多停滞机会；抗原抗体复合物易于沉积并发生局部阿蒂斯反应（Arthus reaction）；色素又是容易发生自身免疫反应的一种自体抗原组织，对某些有毒化合物有特殊亲和力及聚集力。

前葡萄膜炎：①急性，常突发、临床症状明显，可出现疼痛、畏光、流泪及视力减退等表现。②慢性，发病缓慢，症状不明显，可见结膜充血、睫状充血或混合充血；前房积脓、积血、纤维絮状渗出；虹膜水肿、粘连、萎缩、新生血管；瞳孔缩小、闭锁、膜闭；玻璃体混浊等。

中间葡萄膜炎：发病隐袭、眼前黑影飘动、视物模糊、视力减退。检查见眼前段炎症较轻；玻璃体"雪球样"混浊；睫状体平坦部"雪堤样"渗出；周边视网膜炎、血管周围炎。

后葡萄膜炎：眼前黑影飘动、闪光感、视物变形、暗点、视力减退。检查见玻璃体混浊，眼底不同病期有不同表现，可呈局限性、播散性、弥漫性组织损伤[3,4]。

【病理学表现】

疾病初期，由于致炎因子的作用，血-房水屏障或血-视网膜屏障破坏，血液中的大分子蛋白和细胞漏出，渗入到眼内组织间隙或眼内腔，造成前房、虹膜、睫状体及脉络膜渗出等，视网膜血管炎性改变，视网膜脱离和囊样变，玻璃体内炎性渗出等。晚期以细胞增生性改变为主，炎性渗出物机化，睫状膜形成及脉络膜毛细血管增生，视网膜胶质细胞增生等。长期的眼内炎症，渗出与细胞增生不断发生，造成眼球萎缩或眼球痨[3,4]。

【影像学表现】

1. X 线 无阳性发现。

2. CT 前葡葡膜炎、中间葡萄膜炎 CT 表现基本正常，后葡萄膜炎表现为眼环均匀或不均匀增厚，结核感染表现为眼环结节或肿块样，增强扫描轻度强化，可伴有脉络膜或视网膜脱离。

3. MRI 后葡萄膜炎表现为广泛眼球壁增厚，均匀增厚或局部结节样增厚，呈 T_1WI 低信号、T_2WI 高信号，T_1WI 脂肪抑制序列增强扫描可见轻至中度强化，炎性渗出物表现为长 T_1、长 T_2 信号，渗出物含多量蛋白时为短 T_1、长 T_2 信号，出血时信号混杂多变。

【诊断要点】

（1）多见于青壮年。

（2）眼部疼痛，飞蚊症，眼睛酸胀，视觉功能紊乱等。

（3）眼环增厚，局部结节或肿块样，轻至中度强化。

【鉴别诊断】

1. 视网膜色素变性 与陈旧性后葡萄膜炎相似，夜盲、视网膜电图异常或无波为其特征性表现。

2. 视网膜或脉络膜肿瘤 肉芽肿性葡萄膜炎需与之相鉴别，肿瘤在 CT 和 MR 上表现为更大肿块，有典型影像学表现而无相应的临床表现，可予以鉴别。

3. 孔源性视网膜脱离 为继发于视网膜脱离的葡萄膜炎，而葡萄膜炎是葡萄膜炎性改变在前，而后出现视网膜脱离。

【研究现状与进展】

目前国内葡萄膜炎的研究已经从病例报道和描述性基础研究，逐步过渡到现在以中国葡萄膜炎病例为研究对象，开展以揭示其发病机制和寻找防治方案为目标的系统性临床和基础研究[3]。

参 考 文 献

[1] 郭敬肖，张东风. 儿童肾小管间质性肾炎－葡萄膜炎综合征 1 例. 疑难病杂志，2018，17（12）：1387-1388.

[2] 储卫红，彭韶. 幼年特发性关节炎相关性葡萄膜炎及其不良预后危险因素的研究进展. 中华儿科杂志，2018，56（10）：786-789.

[3] 杨培增，杜利平. 中国葡萄膜炎的研究进展. 中华眼科杂志，2019，55（4）：316-320.

[4] 杨晓庆，肖慧捷. 小管间质性肾炎－葡萄膜炎综合征诊治进展. 中华儿科杂志，2015，53（9）：714-716.

第二节 玻璃体脓肿

【概述】

玻璃体脓肿又称化脓性眼内炎，由于致病菌侵入玻璃体后导致的化脓性炎，进而形成眼内脓肿，以儿童及老年人多见。玻璃体脓肿为临床最常见的眼内化脓性炎，且可以向巩膜、眼眶组织发展，可破坏眼球结构造成视力损害[1, 2]。该病多因身体其他部位化脓性感染引起，致病菌主要为细菌和真菌，细菌主要为毒力较强的致病菌，如金黄色葡萄球菌、溶血性链球菌和铜绿假单胞菌[3-6]。由于抗生素、激素及免疫抑制药的使用及实验室检查技术的提高，条件致病菌如表皮葡萄球菌、白色葡萄球菌、蜡样芽孢杆菌及真菌感染病例增多。玻璃体脓肿临床表现较典型，常见眼睛红肿痛、怕光流泪、视力急剧下降，甚至失明，眼睑和结膜充血、水肿，角膜水肿、浑浊，甚至出现基质脓肿、房水浑浊或积脓[4-8]。

【病理学表现】

急性期玻璃体内出现大量中性粒细胞、淋巴细胞和单核巨噬细胞，脓肿可布满整个玻璃体腔，或呈多房样改变，慢性期玻璃体内出现炎性增生的纤维组织，牵拉导致玻璃体收缩变形，视网膜或脉络膜剥离，甚至出现眼球萎缩变形[1, 2-5, 9]。

【影像学表现】

1. CT 急性期眼球可增大，玻璃体密度增高，与眼环密度接近，内部见低密度区，增强扫描呈环形或花环样强化。慢性期眼球变小，眼环增厚，病变呈低密度，增强扫描轻度强化[4-6]。

2. MRI 由于玻璃体内主要为脓液成分，与正常玻璃体相比呈等或稍短 T_1、长 T_2 信号，DWI 呈高信号，增强扫描后明显强化[5-7]。

【诊断要点】

（1）免疫力相对低下的儿童及老年人为好发人群。

（2）突发眼球红肿疼痛，视力急剧下降，甚至失明。

（3）玻璃体密度增高，其内密度不均匀，见低密度区。

（4）增强扫描见脓肿壁明显环形或花环样强化，脓肿内 DWI 明显高信号为典型表现。

【鉴别诊断】

1. 永存原始玻璃体增生症 患侧眼球小，婴幼儿多见，典型表现为自视神经盘向晶状体的条形或条片状软组织影，为未退化的血管残留。

2. 视网膜母细胞瘤 多于 3 岁前发病，患侧眼球增大，玻璃体内不规则软组织肿块，多伴钙化，白瞳症，增强扫描不均匀强化，可侵犯周围及颅内结构[5]。

3. 玻璃体积血 多有外伤史，玻璃体内片状高密度影，漂浮征，随体位变化，也可见液－液平面，伴有眶壁骨折、软组织挫伤等[8-11]。

【研究现状与进展】

影像学在明确玻璃体脓肿的疾病程度、并发症和治疗效果的判断中起着重要作用。MRI 有助于疾病的早期诊断，特别是表面线圈的使用明显提高了分辨率。扩散受限是其特征性表现，DWI 上的扩散受限区域不仅可提供疗效评估，还可以对感染性渗出物做出初步诊断[6]。

参 考 文 献

[1] 刘刚、孙勇. 内源性眼内炎的临床分析. 中国中医眼科杂志，

2014，24（4）：272-274.

[2] 杨国华，王静荣，李祯知. 玻璃体脓肿超声表现 1 例. 中国超声医学杂志，2006，22（6）：479.

[3] 王飞，陈旺生，陈峰，等. 急性眼眶炎性病变 CT、MRI 表现. 临床放射学杂志，2015，34（2）：190-193.

[4] 李欣，王春祥，赵滨. 儿童白瞳症的 CT 及 MRI 诊断. 放射学实践，2006，21（8）：836-840.

[5] Zhang M，Xu G Z，Jiang R，et al. Pediatric infectious endophthalmitis: a 271-case retrospective study at a single center in China. CMJ，2016，129（24）：2936-2943.

[6] Radhakrishnan R，Cornelius R，Cunnane MB，et al. MR imaging findings of endophthalmitis. Neuroradiol J，2016，29（2）：122-129.

[7] Khan S，Athwal L，Zarbin M，et al. Pediatric infectious endophthalmitis: a review. J Pediatr Ophthalmol Strabismus，2014，51（3）：140-153.

[8] 郑玲玲，何丽文，肖伟，等. 儿童眼外伤患者致伤因素及临床特征分析. 中国儿童保健杂志，2019，27（2）：226-229.

[9] 齐冬梅，顾鹏，高利霞，等. 儿童外伤性眼内炎的临床分析. 中华眼外伤职业眼病杂志，2018，40（3）：180-182.

[10] Weng TH，Chang HC，Chung CH，et al. Epidemiology and mortality-related prognostic factors in endophthalmitis. Invest Ophthalmol Vis Sci，2018，59（6）：2487-2494.

[11] Jones B，Athwal L，Zarbin M，et al. Pediatric infectious endophthalmitis: a case series. Pediatr Ophthalmol Strabismus，2018，55（1）：69-70.

（施莺燕　赵俊峰）

第二十章　眼眶感染与炎症疾病

第一节　眼眶蜂窝织炎

【概述】

眼眶蜂窝织炎为细菌性感染引起的眶内软组织急性化脓性炎症，儿童最为常见，多发生于5岁以下儿童。该病常由鼻窦炎、外伤、睑腺炎、颜面部化脓性感染等引起，约90%为单侧起病，是儿童突眼的最常见病因[1]。临床起病较急，眶隔前感染症状轻，多表现为眼眶及眼球疼痛、眼睑红肿、球结膜红肿、坏死；眶隔后感染影响眼球运动，并造成突眼；视神经受压或视神经炎可造成视力下降，检眼镜可见视盘水肿、视网膜出血。感染控制不及时可致眼上静脉血栓性静脉炎、脑膜炎和硬膜下脓肿等。患儿病情变化快，较早引起毒血症，可出现发热、寒战等全身症状。眶隔后蜂窝织炎全身症状较严重。临床上常用针刺引流治疗眶周及眼眶蜂窝织炎[2]。

【病理学表现】

根据发展阶段不同，将眶部蜂窝织炎分为5个阶段：①炎性水肿期；②骨膜下蜂窝织炎及脓肿；③眶周蜂窝织炎性浸润；④眶部脓肿；⑤静脉及海绵窦血栓[2,3]。

【影像学表现】

1. CT　炎症早期，眼睑软组织显示肿胀、脂肪间隙模糊，组织边界不清，内可见气体密度影，框内结构通常正常；病变累及眼内肌锥外时，眼外肌体积增厚，边缘模糊，球后脂肪间隙密度略增高，其内点、条影增多；病变累及球后时，眼球突出（见图15-3-1）。炎症治疗不及时可致眼环、视神经、泪腺受累，眶内可见气体影。慢性炎症刺激可致邻近眶壁骨质增生、硬化。累及颅内可见受累的脑膜增厚强化，硬膜下脓腔形成时可见中央脓腔不强化，脓肿壁明显强化[3]。

2. MRI　炎症早期，眼睑软组织显示肿胀，伴或不伴眼眶脂肪信号改变，呈多发条、片状长 T_1 长 T_2 信号，增强扫描可有明显强化（图20-1-1）。骨膜下脓肿好发于筛窦旁，肌锥内、外的脓肿多继发于骨膜下脓肿。MRI可见相应部位厚壁脓肿形

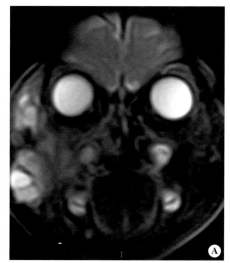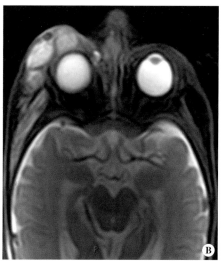

图 20-1-1　眼眶蜂窝织炎

患儿，男性，5个月22天。右侧下颌骨炎症1月余，右眼睑红肿1周。A、B. MRI 冠状位及横断位 T_2WI 示右侧眼睑肿胀、肌锥内外间隙清晰、脂肪信号存在

成，中心呈 T_1WI 低、T_2WI 稍高的脓液信号，周边脓肿壁为等、稍长 T_1 稍长 T_2 信号，脓肿壁较光滑。增强扫描脓肿壁可轻至中度强化。海绵窦血栓可表现为海绵窦扩张，呈长 T_2 信号，眶上静脉增宽，同时眶内脂肪 T_1WI 信号减低、T_2WI 信号增高。邻近硬膜卜及脑组织受累表现为硬膜下脓肿信号、脑组织水肿、脑脓肿形成[4,5]。

【诊断要点】

本病常见于儿童；急性起病；病变多位于鼻窦旁；病灶边界模糊，眶内结构不清；增强扫描后病变区不均匀强化。

【鉴别诊断】

1. 横纹肌肉瘤 病程进展较快，全身症状不明显，肿瘤边界较清，伴有眶壁骨质破坏。

2. 眶部脉管瘤 范围较弥漫，出血后可有局部肿胀、疼痛，伴感染时难以鉴别。

3. 眼眶淋巴瘤 表现为局限性包块伴、眼球突出、视力下降等。影像学检查可见眶内边界清楚的肿块，也可眶内弥漫浸润性病变，包绕眼外肌。

【研究现状与进展】

MRI 检查可以清晰显示早期眼眶蜂窝织炎累及的范围，对视神经受累、海绵窦区血栓比较敏感。其成像序列多样，如 DWI、SWI 及动态增强等，可以更好地显示眼眶疾病[4]。

参 考 文 献

[1] 赵岱新. 几种影响儿童视功能的炎症性疾病. 中国实用儿科杂志, 2018, 33（4）: 261-264.
[2] 樊云葳, 吴倩, 曹文红, 等. 儿童眼眶蜂窝织炎（续）. 中国斜视与小儿眼科杂志, 2014（3）: 31, 48.
[3] 耿竹馨, 朱亮, 胡冰, 等. 儿童眶蜂窝织炎23例临床分析及文献复习. 中国感染与化疗杂志, 2019, 19（2）: 136-141.
[4] 王永哲, 杨本涛, 鲜军舰, 等. 儿童急性鼻窦炎颅眶并发症的CT和MRI表现. 临床放射学杂志, 2016, 35（3）: 338-341.
[5] 王英, 张明, 麻少辉. MR 在眼眶蜂窝织炎诊断中的应用价值. 现代医用影像学, 2015, 24（3）: 313-316.

第二节 眼眶特发性炎性假瘤

【概述】

眼眶特发性炎性假瘤（idiopathic orbital inflammatory pseudotumor）又称眼眶炎性假瘤（inflammatory pseudotumor），是一种不明原因的非特异性炎症。儿童发病率较成人低，占 6% ～ 16%，以单侧发病为主，成人多双侧眼眶发病，无明显种族和性别差异。临床表现可呈急性、亚急性或慢性发展。本病表现为眶周不适或疼痛、眼球运动障碍、眼球突出、球结膜水肿充血、眼睑水肿、视力异常等。眼球突出是最常见的临床表现，其次为眼睑肿胀和眼压增高症状，症状不同与累及的眼内结构相关[1,2]。慢性病例病变可持续数月或数年[3]。

【病理学表现】

炎性假瘤病理改变是以成熟的淋巴细胞为主的多行性炎性细胞浸润及纤维血管增生。根据细胞成分不同，可分为淋巴细胞浸润型、纤维增生型及混合型。淋巴细胞浸润型最为常见，多发于泪腺、脂肪组织内，大体呈灰白色肿块，无包膜，镜下可见成片的淋巴细胞，可形成滤泡，其间可见少量血管及纤维组织。纤维增生型，又称为硬化型炎性假瘤，眶内多部位侵犯，大体形成硬性瘢痕，镜下可见大量纤维结缔组织增生及胶原化，期间散在少量慢性炎性细胞，或成片的胶原纤维，周边见少量淋巴细胞。混合型，以慢性肉芽肿为主，多累及眶内单个结构，亦可累及全眶，镜下可见增生的纤维血管组织中有较多的淋巴细胞浸润，并可见类上皮细胞、浆细胞和嗜酸性细胞[2]。

【影像学表现】

1. CT 根据炎症累及范围不同：主要表现为受累组织增生、肿大，多呈不规则软组织肿块影（图 20-2-1），边缘清晰，有占位效应，增强扫描后可有不同程度强化；累及眼肌者多为单条眼外肌的肌腹、肌腱和肌腱附着点同时受累，上直肌和内直肌最易受累，表现为肌腹和肌腱同时增粗，肌束边缘毛糙；泪腺受累表现为泪腺肿大，邻近脂肪间隙模糊、眼睑增厚；视神经束膜炎型表现为视神经增粗、边缘模糊；巩膜周围炎表现为眼球壁增厚；弥漫型表现为球后弥漫性软组织密度影，球后结构显示不清，脂肪低密度消失，视神经增粗，病变可侵及眶外结构。

2. MRI 病变以炎性细胞浸润为主，MRI 呈等或低 T_1WI、高 T_2WI 信号；以纤维病变为主，T_1WI、T_2WI 均呈低信号，增强扫描后中度至明显强化[4,5]（图 20-2-2）。

【诊断要点】

影像学表现为眶内单个或多个结构异常，包括眶内异常密度或信号影，泪腺、眼外肌肌腹和肌腱、视神经、睑部及眶部软组织受累，眶壁骨质无明显破坏，具有上述任何一项并排除肿瘤后即可提示诊断。

【鉴别诊断】

1. 甲状腺相关眼病　眼肌增粗较局限，球后脂肪间隙清楚。

2. 淋巴瘤　与淋巴细胞浸润为主的炎性假瘤难以鉴别。淋巴瘤多起自眶前或转移性病变，单纯眶后病变少见。淋巴瘤 DWI 信号高于炎性假瘤、ADC 值低于炎性假瘤。

3. 眶内实体肿瘤　包括淋巴管瘤、婴幼儿血管瘤、血管畸形、婴儿纤维性错构瘤、视神经胶质瘤等，应与之相鉴别。

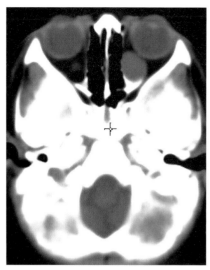

图 20-2-1　眼眶特发性炎性假瘤（1）

患儿，男性，2 岁。发热半天伴抽搐 1 次。眼眶 CT 示左侧眼球后方内直肌旁见类圆形软组织密度占位，测量 CT 值为 15～50HU，其内密度欠均匀

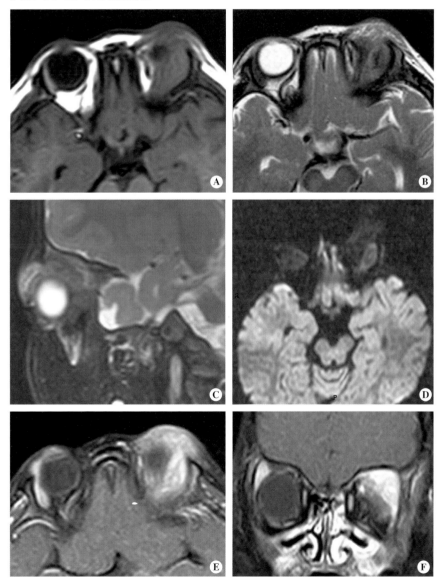

图 20-2-2　眼眶特发性炎性假瘤（2）

患儿，女性，4 岁。左眼包块 4 月余，无触痛。A～D. MRI 平扫示左侧泪腺弥漫性增大，T_1WI 呈略低信号，T_2WI 呈略高信号（与脑灰质相比），脂肪抑制序列呈等信号，周围软组织呈高信号；DWI 呈稍高信号；E、F. MRI 增强扫描示左侧泪腺明显强化，眶脂体及眶前软组织受累

【研究现状与进展】

1. 发病机制　眼眶特发性炎性假瘤发病机制不清，主要有感染与免疫两大学说，目前更倾向于免疫学说，认为与免疫球蛋白 G4（IgG4）相关系统性疾病有关。患者体内 IgG4 血清水平增高，并表现出 IgG4 相关系统性疾病的症状。治疗方法主要包括糖皮质激素治疗、放射治疗、免疫抑制剂治疗、手术治疗等[1]。

2. DWI　可以反映不同病变的扩散特征。通过测量 ADC 值获得组织、病变扩散的量化指标，有利于疾病的鉴别诊断。眼眶病变 ADC 值有助于对病变良性、恶性的鉴别，恶性病变时 ADC 值明显降低。研究发现，表观扩散系数在泪腺良性、恶性上皮性病变，炎性病变及淋巴瘤间有较显著性差异[5]。

参 考 文 献

[1] 许菲，赵鹏翔，吴亚楠，等 . 眼眶炎性假瘤发病机制的研究进展 . 医学综述，2013，19（21）：3902-3904.

[2] Yan J，Qiu H，Wu Z，et al. Idiopathic orbital inflammatory pseudotumor in Chinese children. Orbit，2006，25（1）：1-4.

[3] 颜建华，吴中耀，李永平，等 . 209 例眼眶特发性炎性假瘤的临床分析 . 中国实用眼科杂志，2002（1）：43-46.

[4] 冯莉莉，周红悦 . 泪腺炎性假瘤的 MRI 特征分析 . 广东医学，2017，38（19）：2992-2996.

[5] Sepahdari AR，Aakalu VK，Kapur R，et al. MRI of orbital cellulitis and orbital abscess：the role of diffusion-weighted imaging. AJR，2009，193（3）：W244-W250.

第三节　泪　囊　炎

【概述】

泪囊炎（dacryocystitis）分为急性和慢性，慢性病变多见，是儿童常见眼部感染性疾病。新生儿泪囊炎多为流感嗜血杆菌感染，常伴鼻泪管先天性堵塞。慢性泪囊炎常继发于鼻泪管堵塞、泪囊分泌物潴留等，因分泌物滞留于泪囊内、伴发细菌感染所致，致病菌多为肺炎球菌、链球菌。急性泪囊炎多由强力致病菌引起，常为慢性泪囊炎急性发作，临床以溢泪、溢脓为主要症状；新生儿泪囊炎典型的症状是出现溢泪，脓性分泌物局部积聚，压迫泪囊区可使脓性分泌物自泪小点溢出。免疫力低下、感染未控制可致细菌性结膜炎、角膜炎甚至眼眶蜂窝织炎等[1]。

【病理学表现】

伴感染时，其黏膜下组织纤维性增厚并可见单核细胞和白细胞浸润，慢性泪囊炎泪囊呈灰红色，泪囊增大。镜下泪囊壁增厚、变性、坏死、无上皮覆盖，可见大量炎性细胞浸润。

【影像学表现】

1. X 线　鼻导管造影目前较少应用于儿童，鼻泪管上段梗阻时造影显示鼻泪管全长均处于完全闭合状态；中下段梗阻表现为泪囊充盈扩张，鼻泪管黏膜粗糙不光滑[2]。

2. CT　可较好地显示骨性鼻泪管情况，鼻泪管边缘毛糙模糊，走行歪曲，形态扩张，慢性泪囊炎可显示邻近骨质硬化（图 20-3-1，图 20-3-2）。

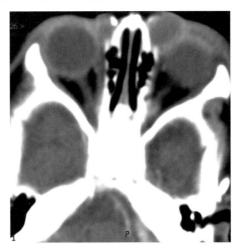

图 20-3-1　泪囊炎（1）

患儿，男性，1 个月 23 天。左眼泪囊区红肿 3 天。眼眶 CT 增强扫描示左侧泪囊呈囊状扩张，边缘稍厚，增强扫描示后壁轻度强化

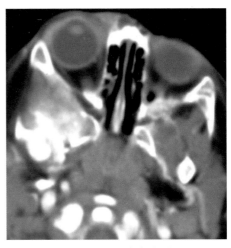

图 20-3-2　泪囊炎（2）

患儿，男性，9 个月 1 天。右眼泪囊区包块 3 天。眼眶 CT 增强扫描，右侧内眦泪囊区可见囊状软组织密度影，低密度区未见明显强化，其包膜显示强化

CT造影重建能清晰显示泪囊大小、与周围结构关系、骨性鼻泪管是否有闭锁，以及闭锁位置[2, 3]。

3. MRI　慢性泪囊炎MRI水成像显示扩张的泪囊及泪小管，鼻泪管显示狭窄或梗阻征象。急性泪囊炎T_1WI呈等信号，T_2WI呈稍高信号，不均匀强化。脓肿形成后呈环形强化。同时可观察邻近结构受累情况[4]。

【诊断要点】

典型鼻泪管梗阻及炎症临床症状，CT、MR显示鼻泪管骨性闭塞或梗阻，泪囊扩张。造影检查显示泪囊增大。

【鉴别诊断】

新生儿泪囊炎需与新生儿眼炎相鉴别，后者发生在出生后2～3天，结膜重度充血，而泪囊炎很少发生在出生后6周以内，结膜充血极轻，此为鉴别要点。

【研究现状与进展】

（1）CT泪道造影及MRI，可有效对儿童泪道阻塞疾病进行定性与定位诊断。X线泪道造影具有简便、经济、直观的优点，可作为临床诊断婴幼儿泪囊炎的重要辅助手段。利用容积CT数据的3D打印技术和3D虚拟现实技术可直观显示骨性鼻泪管的走行、闭锁位置，可为临床医生的手术操作提供帮助[2]。

（2）新生儿鼻泪管黏液囊肿可能与鼻黏膜相关，故有一定的自我愈合和修复能力，因此，治疗时切除鼻腔内囊肿的囊壁，能有效预防复发[3]。

参考文献

[1] 王振常，鲜军舫. 头颈部影像学——耳鼻咽喉头颈外科卷. 北京：人民卫生出版社，2014.

[2] 苏鸣，滑惠兰，任生刚，等. 先天性泪囊炎泪道造影临床观察. 中国斜视与小儿眼科杂志，2002（3）：40.

[3] 顾海斌，张新荣. 泪道造影术在婴幼儿泪囊炎诊断中的应用. 南京医科大学学报（自然科学版），2013（2）：271-273.

[4] 张菁，舒红格，胡军武，等. MR鼻泪管成像的临床应用. 中华放射学杂志，2008，42（6）：614-617.

第四节　泪　腺　炎

【概述】

泪腺炎是由于感染或特发性炎症使泪腺在短期内出现急性红肿和增大等，儿童及青壮年常见。

急性泪腺炎常为单纯炎性过程，为病原体感染所致，最常见的病原体为金黄色葡萄球菌、肺炎球菌，或某些病毒，而真菌罕见，多单侧发病。儿童急性泪腺炎起病急，可伴有感染性单核细胞增多症、麻疹、流行性腮腺炎及流行性感冒等传染性疾病[1]；慢性泪腺炎多为原发，亦可由急性发展而来，常见于淋巴细胞浸润，亦可为结核发展而来[2, 3]。

【病理学表现】

儿童急性泪腺炎表现为泪腺肿胀。结核性泪腺炎镜下组织呈慢性炎症改变，内见类上皮细胞肉芽肿形成，伴大面积坏死。

【影像学表现】

1. CT　急性泪腺炎表现为泪腺扁平样肿大，CT呈等密度，可明显强化，邻近眶壁骨质无破坏（图20-4-1），可合并眼环增厚及鼻窦炎症。

2. MRI　急性泪腺炎呈等T_1WI、稍高T_2WI信号。慢性泪腺炎可见泪腺肿大，并包绕眼球，T_1WI和T_2WI均呈中信号，增强扫描明显强化[4, 5]。

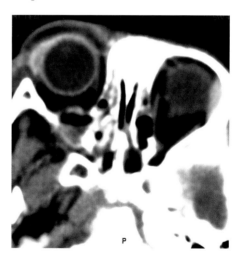

图20-4-1　泪腺炎

患儿，男性，3岁。右眼眶红肿3天。CT增强扫描示右侧泪腺体积较大，明显强化

【诊断要点】

（1）急性起病，泪腺部位疼痛、肿胀，有脓性分泌物等表现。

（2）影像学检查见泪腺增大，境界不清，眼睑多受累。

【鉴别诊断】

急性泪腺炎早期可能难与眼眶蜂窝织炎相鉴别，建议进行经验性激素治疗。慢性泪腺炎需要与泪腺肿瘤、泪腺卡斯尔曼（Castleman）病、淋巴瘤及白血病泪腺浸润相鉴别。儿童泪腺肿瘤较为少见，内多可见坏死；泪腺卡斯尔曼病可呈多结节状，强化显著，有延迟强化是其特征；淋巴瘤及白血病泪腺浸润与以淋巴细胞增生为主的泪腺炎性假瘤鉴别较困难，通常泪腺淋巴瘤的 ADC 值明显低于淋巴细胞浸润型炎性假瘤。

【研究现状与进展】

（1）泪腺炎性假瘤发病机制不清，目前更倾向于免疫学说[6]。治疗方法：应用泪腺部注射曲安奈德治疗泪腺炎，可明显缩短疗程，同时避免了糖皮质激素全身应用时的副作用。

（2）MRI：DWI 信号及 ADC 值在泪腺良性、恶性上皮性病变、炎性病变及淋巴瘤间有显著性差异[5]。

参 考 文 献

[1] 达彬琳，曹海龙，许梦雀，等.重度溃疡性结肠炎合并免疫相关性泪腺炎一例.中华消化内镜杂志，2017，34（12）：914-915.

[2] 曲景灏，宋文秀，孙镝，等.泪腺导管炎两例.中华眼科杂志，2019，55（2）：143-144.

[3] 柳睿，葛心，马建民.泪腺结核性肉芽肿一例.中华眼科医学杂志（电子版），2019，9（1）：51-55.

[4] 冯莉莉，周红悦.泪腺炎性假瘤的 MRI 特征分析.广东医学，2017，38（19）：2992-2996.

[5] 冯莉莉，鲜军舫，燕飞，等.动态增强扫描磁共振及扩散加权成像对泪腺淋巴瘤和炎性假瘤的鉴别诊断价值.中华医学杂志，2017，97（7）：487-491.

[6] 程广文，朱豫.泪腺炎患者血清性激素变化及其与 γ-IFN、IL-4 的相关性.眼科新进展，2015，35（6）：561-565.

第五节　视 神 经 炎

【概述】

视神经炎是在儿童期发病的少见疾病，可致急性或亚急性视力丧失，双眼可同时受累，或两周内相继受累。单侧视神经炎多见于 10 岁以下儿童，表现为视神经盘炎，视神经盘水肿者前驱症状通常有病毒感染和发热等，并伴有眶周、头部疼痛及眼球运动异常。单眼或双眼的中心视力降低、色觉减弱或丧失，以及视野的缺损。儿童视神经炎可以孤立发病，但常与急性播散性脑脊髓炎、视神经脊髓炎、多发性硬化等密切相关。根据病因可分为特发性视神经炎、感染性及感染相关性视神经炎、自身免疫性视神经炎及其他无法

归类的视神经炎[1]。孤立的视神经炎通常为儿童多发性硬化的首发症状，双侧连续出现或反复发作视神经炎会增加多发性硬化的风险，视神经炎可伴发于系统性红斑狼疮、朗格汉斯组织细胞增生等。视盘苍白的病例和 10 岁以后发病患儿视力预后差，10 岁以下患儿视力预后较好[2, 3]。

【病理学表现】

视神经炎病理基础为视神经的炎症反应、脱髓鞘及胶质增生。急性播散性脑脊髓炎相关视神经炎常表现为视神经盘炎或视神经水肿，视神经盘的水肿可伴有渗出[4, 5]。

【影像学表现】

1. CT　视神经增粗，增强扫描后有强化，有时视神经鞘也可强化。CT 亦可表现为正常。

2. MRI　常规扫描 T_1WI 和 T_2WI，T_2WI 脂肪抑制序列，以横断位及冠状面为主，必要时结合矢状面及冠状面综合观察。T_1WI 通常无异常信号，神经增粗，或不均匀增粗。T_2WI 呈异常高信号。急性视神经炎病灶呈现明显强化是其特征性表现（图 20-5-1）。慢性视神经炎一般无异常强化，但由于软脑膜的脉管系统丰富，有时视神经鞘也可强化。视神经炎常为急性播散性脑脊髓炎、视神经脊髓炎、多发性硬化的早期表现，因此应同时行颅脑、脊髓 MRI 检查[4, 6]。

【诊断要点】

儿童视神经炎的诊断主要依据：①前驱症状（病毒感染、发热等）；②典型临床症状及体征；③眼科辅助检查（色觉丧失、对比敏感度降低、视觉诱发电位异常、视野缺损）；④影像学检查示视神经增粗，呈不同程度强化，颅内病变[5]。

【鉴别诊断】

1. 中毒（药物、重金属等）和营养缺乏性视神经病变　根据病史及相关检查相鉴别。

2. 颅内压增高　常为颅内肿瘤、感染，出血所致，伴有神经系统症状，视野及颅脑 MRI 有助于诊断。

3. 视盘血管炎 Ⅰ 型　激素治疗敏感，视野正常、向心性缩小或生理盲点扩大。

4. 假性视盘炎　为先天性发育异常，多见于远视，视野正常。

5. 伪盲及癔症　眼电生理检查常可做出鉴别。

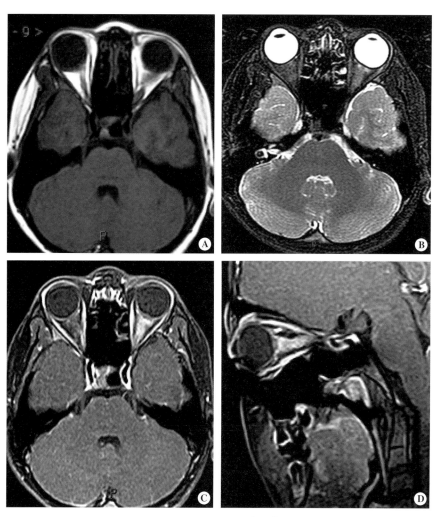

图 20-5-1　儿童视神经炎

患儿，男性，11 岁。视物不清 13 天。A、B. MRI 眼眶横断位 T_1WI、T_2WI 脂肪抑制序列，左眼视神经眶内段增粗；C、D. 眼眶横断位及矢状面钆增强 T_1WI，双眼视神经眶内段可见明显强化

【研究现状与进展】

1. MRI　三点法非对称回波水脂分离成像（iterative DIXON water-fat separation with echo asymmetry and least-squares estimation，IDEAL）技术使用相位分解的方法使脂肪和水的信号分离，在病变局部结构清晰的情况下，可得到较好的脂肪抑制图像。观察视神经最佳的 T_2WI 序列应同时抑制水及脂肪信号。液体衰减反转恢复（fluid attenuated inversion recovery，FLAIR）序列，尤其关于 3D-FLAIR 脂肪抑制序列诊断急性期视神经炎的敏感度可达 100%。Hodel 等认为 3D-DIR 序列同时抑制脂肪、脑白质、CSF 信号，可减少信号的丢失，提高空间分辨率，增强信噪比，并去除长回波链引起的图像模糊，显示脑池段视神经更清晰 [6]。

2. 增强扫描 T_1WI（contrast enhancement T_1 weighted imaging，CET_1WI）　视神经具有血 – 视神经屏障，急性视神经炎病灶呈现异常对比增强是急性视神经炎的特征性 MRI 表现。从炎症初始阶段开始 30 天内，可见视神经及视神经鞘膜异常强化，而慢性视神经炎一般无异常强化。由于软脑膜的脉管系统丰富，有时视神经鞘也可见强化 [7]。

参 考 文 献

[1] 宋宏鲁，魏世辉. 髓鞘少突胶质细胞糖蛋白抗体阳性视神经炎的临床特征分析. 中华眼科杂志，2019，55（3）：174-179.

[2] 周季，张尧，季涛云，等. 儿童视神经脊髓炎谱系疾病临床分析. 中华儿科杂志，2019，57（2）：118-124.

[3] 赵颖，徐全刚，魏世辉，等. 16岁以下的儿童脱髓鞘性视神经炎临床特征分析. 中华眼底病杂志，2017，33（5）：472-475.

[4] 张新颖，孙文秀，高玉兴，等. 视神经脊髓炎谱系疾病患儿的临床及影像学特征. 中华实用儿科临床杂志，2018，33（19）：1508-1511.

[5] 马瑾，钟勇. 儿童视神经炎的临床特点及诊治. 协和医学杂志，2013，4（2）：178-180.

[6] 李丽慧，黄厚斌，陈志晔. 对比增强 T_2-FLAIR 早期诊断复发性视神经炎一例报告（英文）. 中国医学科学杂志，2018，33（2）：130-134，139.

[7] 田媛，马林. 视神经炎的MRI表现及研究进展. 中国医学影像学杂志，2017，25（10）：785-788.

（施莺燕　王　昶）

第六篇

心血管感染与炎症疾病

第二十一章　心血管感染与炎症疾病

第一节　概　述

本章节主要介绍了心血管系统的细菌性感染、病毒性感染及其他感染与炎症疾病。细菌性感染主要包括感染性心内膜炎及较少的心包炎；病毒性感染主要包括病毒性心肌炎及大部分的心包炎；其他病因不明确的感染与炎症疾病还包括风湿性心脏瓣膜病、川崎病、大动脉炎等。影像学检查方法主要包括 X 线平片、超声心动图、CT、MRI 及心血管造影[1-3]。

1. X 线　可初步观察心脏形态，估计各房室大小及肺血多少，并观察肺内及胸壁软组织是否合并感染等。

2. 超声心动图　是一种无损伤、准确性高的检查方式，能实时动态观察心脏解剖结构、生理或病理情况，是目前心血管病变的一线检查方法。目前超声心动图分为经胸超声心动图（transthoracic echocardiography，TTE）、经食管超声心动图（transesophageal echocardiography，TEE）、多普勒及彩色多普勒血流显像。实践证明，超声心动图诊断心脏病的准确性很高，在某些方面甚至优于心血管造影（如观察瓣膜活动等）。

3. CT　造影剂的引入、心电门控的应用和仪器设备的快速发展，显著提高了心血管 CT 的应用价值和检查的准确性，现已广泛应用于心血管及冠状动脉的检查，其空间分辨率高、三维后处理图像重组技术强大，能准确地显示心脏大血管及其与纵隔内器官和组织的毗邻关系，尤其能同时清晰显示双肺部及气道情况。CT 具有电离辐射，但各种低剂量扫描技术及图像重组技术在不断发展应用，CT 扫描剂量不断降低，儿童心脏 CT 能够达到亚 mSv 水平。扫描方式包括心电门控下扫描和非心电门控下扫描，前者可更加清晰地显示心内结构、冠状动脉及进行心功能分析。扫描管电压及管电流应根据患儿体重、身高进行选择。造影剂总量应根据患儿体重进行计算（1.0～2.0ml/kg），造影剂流率 0.8～2.0ml/s。

4. MRI　心脏 MRI（cardiac MRI，CMR）可以多参数、多序列成像，兼顾了心血管解剖结构、形态及心脏功能学的检查，尤其是 MRI 评判心功能已成为金标准，且 MRI 无辐射剂量，在儿童心血管检查中具备一定的优势。在临床应用方面，特别是钆对比剂延迟增强成像（late gadolinium enhancement，LGE）极大地改善了软组织对比度，并可用于判断心肌活性，特别对评价心肌炎、心肌纤维化、心包炎等有很大帮助。但 MRI 检查时间长，患儿常难以配合检查，需要应用镇静或麻醉方法完成检查。MRI 良好的软组织对比度和判定心肌组织特性的功能，新技术新序列的不断开发，使其成为一站式的检查方法，可为临床提供更多的信息。其在患儿心血管检查中较常应用的序列如下。

（1）快速自旋回波序列（fast spin echo，FSE/Turbo spin echo，TSE）：又称"黑血"技术，心腔及大血管内血液流空呈现低信号（即"黑血"），心肌及血管壁为等信号，有助于观察心脏、大血管的形态结构及心肌组织。

（2）心脏电影磁共振成像（cine MRI）：主要使用稳态自由进动（steady-state free precession，SSFP）序列，又称"白血"序列，为心脏的快速成像序列，既可观察心脏大血管解剖结构、室壁运动，又可用于心功能相关指标的测定，也可半定量分析瓣膜反流程度，是目前评估心脏功能的

"金标准"。

（3）三维稳态自由进动成像序列：使用 3D SSFP 序列，较常规 MRA 能显示更为清晰的心内结构和冠状动脉，是一项应用心电门控和呼吸膈肌导航，且无须造影剂的三维"白血"序列，主要临床应用是排除冠状动脉异常，如冠状动脉异常起源等。

（4）流速编码相位对比（phase-contrast，PC）成像：利用流动质子产生相位变化测量流速，既能显示血管解剖结构，又可以提供血流方向、血流速度及流量等血流动力学信息，用于评估瓣膜及大血管的血流动力学情况。

（5）对比增强磁共振血管造影成像（contrast enhanced magnetic resonance angiography，CE-MRA）：经静脉注入造影剂后用很短的扫描时间即可获得大血管的较高空间分辨率、高对比度图像，经三维重组可清晰地显示胸部大血管及其分支的结构和走行。

（6）心肌灌注成像（perfusion weighted imaging，PWI）：在快速 T_1 加权序列基础上，经静脉注入造影剂，采用反转恢复快速小角度激励序列即时成像，用于评估心肌血供情况。

（7）延迟钆增强（late gadolinium enhancement：LGE）扫描：是经静脉注入造影剂 5～10 分钟后进行扫描，常用于心肌缺血坏死或纤维化及病毒性心肌炎的检测，用于评估心肌活性。

（8）其他技术：心肌组织标记技术（tagging）、T_1 mapping、T_2 mapping 及 DWI 成像技术等，可实现心肌组织牵张力的评估、心肌组织 T_1 值、T_2 值及 ADC 值的定量评估。

5. 心血管造影：心血管数字减影造影（digital subtraction angiography，DSA）可以观察心内解剖结构的改变与血流方向，估计心脏瓣膜功能、心室容积与心室功能，但它属于创伤性检查，目前主要用于复杂型先天性心脏病、冠状动脉检查及介入治疗。

参考文献

[1] 杨思源、陈树宝. 小儿心脏病学. 第 4 版. 北京：人民卫生出版社，2012.

[2] 杨立、田树平、李涛. 心血管影像诊断学. 北京：人民卫生出版社，2018.

[3] 桂永浩、刘芳. 实用小儿心脏病学. 北京：科学出版社，2017.

第二节　细菌性感染

细菌性心内膜炎

【概述】

细菌性心内膜炎一般称感染性心内膜炎（infective endocarditis），是由多种病原微生物引起的心脏内膜感染性疾病，最常累及自身或人工植入的瓣膜，也可累及其他部位心内膜、大动脉内膜、心内或血管内植入物（如补片、管道）表面。随着社会发展，风湿性心脏病的发病率下降，先天性心脏病儿童生存率提高，目前先天性心脏病是感染性心内膜炎的主要诱因。尽管有植入物补片、移植物或人工瓣膜的患者风险增加，但所有因先天性心脏病接受手术的儿童与不伴先天性心脏病的儿童相比，心内膜炎的发病风险更高。在不伴先天性心脏病史的患者中，感染性心内膜炎通常与静脉置管相关。此外，由于右心室流出道功能异常（如法洛四联症修复后晚期），经皮牛颈静脉带瓣管道放置在肺动脉位置，容易发生心内膜炎，已成为一个日益受到关注的领域。在 10% 的儿童感染性心内膜炎病例中，无其他易感因素或结构性心脏病，多为金黄色葡萄球菌感染。

感染性心内膜炎在儿童较成人少见，占儿科每年住院病例的 1/2000～1/1300，近年有增多的趋势，新生儿感染性心内膜炎发病较前增多。此外，患儿的基础心脏病的种类较前增多，各种病原微生物的比例也有变化，这与先天性心脏病的手术机会增多，先天性心脏病患者寿命延长，风湿热的发病率降低，心血管检查、介入治疗及静脉置管的应用增多有关。

80% 以上的儿童感染性心内膜炎是由链球菌和葡萄球菌引起，近年来葡萄球菌的比例有增加的趋势，革兰氏阴性杆菌引起儿童感染性心内膜炎的比例小于 10%，新生儿及免疫缺陷的病例中，革兰氏阴性杆菌导致心内膜炎的风险较高。真菌性心内膜炎约占 2%，其中白念珠菌及曲霉菌引起的较多，其赘生物较大，容易合并栓塞，病死率高，多见于心脏手术后、免疫缺陷病例。

临床表现及相关的并发症与多种因素有关。

金黄色葡萄球菌导致的心内膜炎，毒力强，全身感染症状明显，常引起瓣膜穿孔、腱束断裂，导致急性血流动力学障碍。链球菌心内膜炎则起病缓慢，多呈非特异性临床表现。发热是感染性心内膜炎最常见的症状，可能会出现急剧高热，但通常表现更为缓慢，表现为长期低热和包括嗜睡、虚弱、关节痛、肌痛和体重减轻在内的非特异性症状。新生儿的症状可能更难识别，可能包括喂养困难、神经症状，包括癫痫、偏瘫和呼吸暂停。心功能不全也是感染性心内膜炎常见的临床表现。血管症状可在球结膜、口腔黏膜及四肢皮肤出现瘀斑及 Janeway 损害（手掌和足底红斑或无压痛的出血性瘀点病变）。主要血管栓塞（肺、脑、肾、肠系膜及脾动脉等）和远处血行性感染是感染性心内膜炎的主要并发症，可出现相关部位的缺血、出血，神经系统症状最常见。新生儿感染性心内膜炎的临床表现不典型，与脓毒血症及其他原因引起的心功能不全难以区别，病死率高。

感染性心内膜炎的诊断国际上采用修订 Duke 诊断标准。修订 Duke 诊断标准包括主要标准及次要标准。主要标准包括典型微生物血培养阳性或超声心动图显示心内膜炎或瓣膜受累的证据（明确的瓣膜病变或新出现的反流）。次要标准包括发热（体温＞38℃）、易感因素（如基础心脏疾病或静脉药物滥用），以及血管栓塞的证据（如化脓性肺梗死、感染性动脉瘤颅内出血、结膜出血和 Janeway 斑）。确诊需要满足 2 项主要标准或 1 项主要标准及 3 项次要标准，并有明确瓣膜病变的病理学或细菌学证实。若临床表现满足 1 项主要标准及 1 项次要标准或 3 项次要标准，则诊断可疑感染性心内膜炎。若临床有肯定的其他诊断可解释临床表现，则排除感染性心内膜炎。2010 年中华医学会儿科学分会心血管学组提出儿童感染性心内膜炎诊断标准，与修订 Duke 诊断标准有部分差别[1-3]。

【病理学表现】

基本病理改变是在心脏瓣膜、心内膜及大血管内膜上形成疣状感染性赘生物。赘生物可为单个或多个，直径自 1mm 至 1cm 以上，细菌性心内膜炎的赘生物大。活动期赘生物包括三层：内层最厚，包括血小板、白细胞、纤维蛋白原、少量细菌及坏死组织；中层由细菌组成；外层由纤维

蛋白原及少量细菌组成。愈合期的赘生物最外层被纤维素覆盖，白细胞侵入并吞噬细菌层，最后在细菌层与内层发生玻璃样变而钙化。

赘生物受血流冲击可发生栓子脱落。脱落在左心造成体循环栓塞，引起肾、脑、脾、肢体和肠系膜动脉栓塞；脱落在右心可造成肺动脉栓塞。其中肺栓塞的发生率最高。感染性栓子栓塞后可发生以下变化：①栓塞部位远端组织的缺血坏死；②栓塞部位附近组织局部脓肿；③栓塞部位间接发生动脉内膜炎，破坏弹性层及肌层，形成感染性动脉瘤，也可破裂；④毛细血管栓塞产生瘀点样损害，形成 Osler 结节、Janeway 损害及 Roth 斑。

心脏瓣膜也可由炎症直接造成溃疡穿孔、腱索断裂，侵犯瓣环形成脓肿或穿孔等，巨大的赘生物甚至可堵住瓣膜口造成急性血流动力学障碍而致死。

以上病变的部位易发生在血流的低压腔，如室间隔缺损在右心室缘及正对缺损的右心室壁，动脉导管未闭则在肺动脉，二尖瓣关闭不全在左心房，主动脉关闭不全在左心室。

【影像学表现】

1. X 线　可表现为心脏扩大和充血性心力衰竭；在右心受累的情况下，可表现肺实质阴影，可能与脓毒性肺栓塞有关；可出现胸膜或心包渗出，以及支气管肺炎等征象。

2. CT　心电门控 CT 血管成像（CTA）可见心脏瓣膜、心内膜及大血管内膜不规则性或类圆形赘生物，赘生物有时表现为瓣膜弥漫性不规则增厚；瓣膜可穿孔；瓣周脓肿和假性动脉瘤可累及心肌、心包、瓣环、冠状窦、冠状动脉，可在主动脉根部发生假性动脉瘤或脓肿。

3. 超声心动图　二维经胸超声心动图（TTE）显示赘生物呈回声增强的摆动或不摆动团块，附着于瓣膜、心腔壁、肺动脉壁、心腔内植入的补片、管道壁，赘生物常位于瓣膜压力较低侧，可见随心脏搏动而摆动，并可脱垂入心腔。同时还可显示心内或瓣周脓肿、人工瓣膜或心内修补材料新的部分裂开及瓣膜穿孔等。儿童感染性心内膜炎病例中心内脓肿及人工瓣膜部分裂开的少见，而在先天性心脏病根治术中的补片部分裂开偶尔可见。赘生物检出的因素取决于赘生物大小、原来瓣膜是否有病变、自体或人工瓣膜，以及仪器的

分辨率及检查者的经验等。当赘生物小于 2mm 时很难被发现。应用彩色多普勒血流显像有助于发现瓣膜穿孔及瓣膜反流。临床研究证明，经食管超声心动图（TEE）对本病诊断优于 TTE，有助于区别赘生物与瓣膜钙化、硬化、黏液样变，以及检出人工瓣膜下的赘生物。儿童胸壁较薄，透声条件较好，TTE 对本病诊断效果已能够达到临床要求。TTE 检出赘生物的敏感度可达 93%。在人工瓣膜或合并瓣周脓肿病例，或因透声窗限制，或复杂型先天性心脏病 TTE 检查未能确诊时，采用 TEE 检查能获得较好的效果[4]。

除了发现赘生物，超声心动图可以提供瓣膜反流的定性评估，并可以多次复查瓣膜功能变化。超声心动图具有较高的时间分辨率，常能解释感染性心内膜炎引起瓣膜功能障碍的机制，有助于手术计划的制订。

4. CMR 心血管磁共振（cardiac MRI，CMR）通常有助于定量分析心脏瓣膜功能障碍的程度。通过流速图，CMR 可以准确测量瓣膜反流分数，以及瓣膜反流对心室容积和收缩功能的影响，这两个指标都很难通过超声心动图得到准确的结果。通过"白血"和"黑血"成像序列可显示心肌脓肿、主动脉根部动脉瘤和原有瓣膜的功能不全；如存在人工瓣膜可产生伪影。通过增强检查有助于显示赘生物或脓肿。

【诊断要点】

（1）超声心动图为本病最佳诊断工具，TTE 检出赘生物的敏感度可达 93%，TEE 显示更加清晰，部分 TTE 显示欠佳的病例可采用 TEE 检查。赘生物多位于心脏瓣膜，其次是心腔。赘生物大小从数毫米至大于 1cm，可移动。超声心动图可显示赘生物、瓣叶脱垂、瓣周脓肿及假性动脉瘤等。

（2）心电门控下 CTA 可显示典型病变，有助于显示瓣膜病变的特征，如软组织及钙化组织，有助于术前评价瓣周受累情况并排除冠状动脉疾病。

【鉴别诊断】

主要与风湿性心脏病相鉴别，超声心动图可显示瓣叶尖端增厚和钙化情况，亦可显示瓣叶尖端脱垂及腱索断裂等。

【研究现状与进展】

感染性心内膜炎发病率、病死率高。目前，

儿童感染性心内膜炎的流行病学发生了变化，以往在接受过心脏手术的儿童感染性心内膜炎的发病率更高。此外，由于右心室流出道功能异常（如法洛四联症修复后晚期），经皮牛颈静脉带瓣管道放置在肺动脉位置从而发生心内膜炎，已成为一个日益受到关注的领域[5,6]。

超声心动图（经胸或经食管）是主要的成像方式，用于帮助诊断感染性心内膜炎，也用于跟踪治疗反应。对疑似感染性心内膜炎的患者必须立即进行超声心动评估。超声心动图显示感染性心内膜炎是参照 Duke 标准中诊断心内膜炎的"主要"标准，包括心脏瓣膜和（或）支持结构上附着的摆动的团块（赘生物）、多普勒彩色血流成像检测到的反流途径内的肿块、在置入材料上的而不能用其他解剖学原因解释的肿块（如用于封堵心内分流的修补材料）。此外，人工瓣膜新的部分裂开或新的瓣膜反流也被认为是感染性心内膜炎的超声心动图证据。

在大多数儿童中，仅 TTE 即可以充分显示心脏瓣膜和支持结构，以发现明显的赘生物和（或）瓣膜功能障碍。一项对 38 名儿童的回顾性研究发现，在体重小于 60kg 的患儿中，TTE 可以检测出与感染性心内膜炎相关的赘生物，敏感度为 97%[7]。对于体重较大的患儿，尤其是那些有肥胖体质的患儿，TEE 可能是必要的。然而，在体重较轻的患儿中，人工瓣膜通过 TTE 不能很好地成像。人工瓣膜经常会产生大量的声窗伪影，这限制了 TTE 发现赘生物的能力；因此，即使在有良好的声窗和体型较小的患儿中，当诊断为感染性心内膜炎时，TEE 可能是对人工瓣膜进行充分评估的必要条件。

在感染性心内膜炎中，瓣膜功能障碍的常见机制包括连接缺陷、瓣膜小叶穿孔、环状纤维瘤破裂，以及在人工瓣膜中的瓣膜旁漏。三维超声心动图在确定瓣膜功能障碍机制方面可起到辅助作用，以协助手术计划。

CMR 通常在评估儿童感染性心内膜炎中不起主要作用，这主要是由于超声心动图在确诊本病方面非常成功，而且还因为图像采集时间增加，以及大多数儿童需要镇静。与 CMR 相比，超声心动图还提供了更好的时间分辨率，有助于发现小赘生物。然而，对于有赘生物的患者，需要进行脑部 MRI 检查，以检查中枢神经系统是否存在栓塞。CMR 有助于定量分析由感染性心内膜炎引起的瓣膜功能障碍的程度。例如，通过流速图，CMR 可以准确测量瓣膜反流分数，以及瓣膜反流对心室容积和收缩功能的影响，这两个指标都很难通过超声心动图得到准确的结果。CMR 可能通过延迟增强成像发现与心内膜炎相关的内皮炎症。最后，应强调的是，一些结构如右心室 - 肺动脉通道无法通过 TTE 或 TEE 清晰显示。据报道，联合 PET/CT 检查对评估心内膜炎累及右心室 - 肺动脉通道患者有价值，可通过代谢摄取增加发现炎症。

参 考 文 献

[1] 杨思源，陈树宝. 小儿心脏病学. 第 4 版. 北京：人民卫生出版社，2012.

[2] 杨立，田树平，李涛. 心血管影像诊断学. 北京：人民卫生出版社，2018.

[3] 桂永浩，刘芳. 实用小儿心脏病学. 北京：科学出版社，2017.

[4] O'Connor MJ. Imaging the itis：endocarditis, myocarditis, and pericarditis. Curr Opin Cardio, 2019, 4（1）：57-64.

[5] Sakai BR, Chang RKR, Tsugawa Y, et al. Impact of AHA's 2007 guideline change on incidence of infective endocarditis in infants and children. Am Heart J, 2017, 189：110-119.

[6] 潘有民，潘铁成，赵金平，等. 儿童感染性心内膜炎临床特点变化及病原学变迁. 中华小儿外科杂志，2006，27（3）：120-123.

[7] Dixon G, Christov G. Infective endocarditis in children：an update. Curr Opin Infect Dis, 2017, 30（3）：257-267.

第三节　病毒性感染

一、病毒性心肌炎

【概述】

心肌炎（myocarditis）是由感染或者非感染性因素引起的弥漫性或局灶性心肌间质的炎性细胞浸润和邻近的心肌纤维坏死或退行性变，导致不同程度的心功能障碍和其他系统损害的疾病。感染性因素包括病毒、细菌、真菌、原虫等，非感染性因素包括自身免疫性疾病、高致敏反应性药物、药物毒性反应，以及放射治疗损伤等。病毒是引起心肌炎的主要病原体。各种病因导致心肌损伤后激活全部和全身免疫反应，导致心肌水肿，炎症细胞浸润，产生多种细胞因子，造成心肌细胞的进一步损伤、坏死，以及纤维化瘢痕形成。引起心肌炎的最常见病毒包括腺病毒、柯萨奇 B 组病毒、埃可病毒等。据报道，青少年中约 12% 的猝死是心肌炎造成[1]。

心肌炎的临床严重程度多样，多数患者无症状，但少数患者以暴发性方式出现心力衰竭症状和心血管衰竭的快速发作（< 24 小时）。本病 2/3 症状轻微患者可完全恢复，1/3 患者可发展为扩张型心肌病。在临床中，当患者出现心脏受累的症状和（或）体征（如胸痛、呼吸短促、心悸和心动过速），以及心肌损伤的实验室和影像学指标时，通常诊断为心肌炎。国内临床诊断儿童心肌炎，至今仍然沿用中华医学会儿科学分会心血管学组 1999 年修订的诊断标准[2]。

临床诊断心肌炎常用的方法有病史、体格检查、心电图、超声心动图、血清学检查、心内膜心肌活检（endomyocardial biopsy，EMB）、超声心动图及心血管磁共振（CMR）等。其中心电图改变特异性较差，诊断价值有限。血清学指标如肌酸激酶同工酶（CK-MB）水平升高及心肌肌钙蛋白（cTn）水平升高在心肌炎中很常见，肌钙蛋白 T 是一种能够反映心肌细胞是否受损的敏感性指标，但有报道在 EMB 证实的心肌炎患者中仅有 35% ～ 45% 出现肌钙蛋白 T 增高。EMB 是目前诊断心肌炎的金标准，但因其有创性，在局灶性病变心肌活检时存在抽样误差，以及并发症多等特点而很少被临床采用。超声心动图具有安全、方便、快捷等优点，能够快速测量心脏大小、心室壁厚度，以及心室收缩功能，仍为一线检查方法。但超声心动图存在局限性，除严重心肌炎患者外，多表现为正常心室壁收缩功能或仅有轻微的区域功能障碍。

【病理学表现】

心肌炎在病理学上定义为心肌有炎性细胞浸润和附近心肌细胞坏死和（或）退行性变，而非缺血性损害。各种病原所致的心肌炎病理改变无特异性，心腔皆有扩大，左心室显著，心脏肥大、增重，心肌苍白松弛；心室壁常较薄，心肌可增厚；心包表面常有出血点，心包可同时有炎性变，心包液可呈血色。心内膜及瓣膜多无病变，色泽可较苍白。

急性期镜下可见弥漫性或局灶性的单核细胞浸润，包括淋巴细胞、浆细胞和嗜酸性细胞；中性粒细胞较少见，除非为细菌感染所致。电镜中很少见病毒颗粒。慢性期镜下可见心肌细胞肥大，形态不整，核染色不均匀，间质可见淋巴细胞浸润和纤维素渗出，局部瘢痕形成，新旧病灶同存。

【影像学表现】

1. X 线 急性心肌炎有时可显示肺水肿，其他可无异常表现。

2. CT 心电门控 CTA 显示冠状动脉正常，提示非缺血性病变；在多时相电影重建图像上可见全心运动功能减退，有时可伴有左心室扩张；CT 还可定量评估心脏功能降低的程度。

3. 超声心动图 不能作为心肌炎确诊的方法，但可用于排除其他心肌疾病，如心脏瓣膜病，并可动态复查，观察心脏结构的改变，评价血流动力学变化及心功能情况，仍为一线检查方法。超声表现：①心脏扩大，左右心均可受累，以左心扩大更多见，心肌炎的心脏扩大多为可逆的；②心肌增厚，多为心肌间质水肿所致，以室间隔与左心室后壁多见，改变也大多为可逆的；③心室重构，轻度病变超声不能观察到左心室扩张与心室腔球形改变；④室壁运动异常，心室壁收缩功能正常或仅有轻微收缩与舒张功能减低。

4. MRI 心肌炎 MRI 诊断标准中 Lake Louise 标准代表了最完善的心肌炎症指标。该标准主要用于成人，应用定量（T_2WI 信号比值及早期增强比值，early gadolinium enhancement，EGE）和定性（心肌延迟增强，late gadolinium enhancement，LGE）及综合序列的诊断方法来评价心肌炎，T_2 信号比值、EGE、LGE 中至少两项为阳性时，可诊断为心肌炎 [3-5]。

（1）T_2WI：炎症水肿在 T_2WI 上显示信号增高，可为局灶或全心受累。T_2 信号比值 = 左心室心肌 SI/ 骨骼肌 SI，SI 即信号强度（signal intensity），排除骨骼肌本身病变，如肌炎等。T_2 信号比值 > 1.9 为阳性，符合心肌炎征象。在没有异常延迟强化时，T_2WI 信号增高提示可逆性心肌损伤。

（2）T_1WI 增强：心肌充血导致局灶性或弥漫性强化，早期可呈局灶性，延迟期常呈弥漫性。EGE：增强早期测量左心室心肌强化与骨骼肌强化的比值，即 EGE=[（左心室心肌增强后 SI– 左心室心肌增强前 SI）/ 左心室心肌增强前 SI]/[（骨骼肌增强后 SI– 骨骼肌增强前 SI）/ 骨骼肌增强前 SI]。正常 EGE < 2.5，EGE > 4.0 符合心肌炎表现。

测量前需排除骨骼肌本身病变，如肌炎等。

（3）LGE：延迟强化典型特征为心外膜下或透壁性强化，有时可见心室壁中层明显强化，重度心肌炎可呈弥漫性延迟强化征象，代表心肌细胞损伤和（或）瘢痕形成，表示不可逆性心肌损伤，可能发生在左心室心肌的任何部位，通常具有非冠状动脉供血分布，心外膜下心肌容易受累。LGE 是猝死的独立预测指标。例如，出现心包延迟强化，提示心包炎症。

此外，心稳态自由进动（SSFP）序列可显示左心室收缩功能不全（有时可见左心室下侧壁局限搏动异常），并可量化左心室容积、射血分数及舒张末期左心室壁厚度，可显示舒张末期左心室壁厚度一过性增加；有时可见心包积液；心脏电影序列可用于准确评估心脏功能恢复情况。

【诊断要点】

（1）心肌炎目前主要依靠心脏 MRI 诊断，Lake Louise 标准中 T_2 信号比值、EGE、LGE 中至少两项为阳性时，则符合心肌炎 MRI 征象。

（2）如果初次检查未见阳性征象，但近期症状强烈提示心肌炎可能，可在 1～2 周后复查心脏 MRI，心肌炎发病 7 天后 MRI 表现敏感度明显提高。

（3）CMR 可提示左心室体积和功能、是否存在炎症活动和损伤的征象（Lake Louise 标准），有无心包积液。

【鉴别诊断】

1. 缺血性心肌病 延迟强化显示心内膜下和局限于冠状动脉支配区域的心肌异常强化。

2. 非缺血性扩张型心肌病 可显示左右心室壁中层明显强化，左心室扩张、室壁厚度增加，而在急性心肌炎患者左心室扩张并不常见。

3. 左冠状动脉异常起源于肺动脉（anomalous origin of left coronary artery from pulmonary artery，ALCAPA） 二尖瓣反流在心肌炎和 ALCAPA 中很常见，但在 ALCAPA 中，通常存在心肌缺血，表现为乳头肌和左心室心内膜的回声增高，可以作为鉴别特征。

【研究现状与进展】

CMR 在诊断心肌炎中发挥着越来越重要的作用，有研究表明，采用 CMR 可预测未来可能发生的心脏事件 [6]。由于心肌炎和扩张型心肌病的临床表现存在明显的重叠，MRI 可以更好地区分这两种疾病，从而使临床医师能够就长期预后向患者及其家属提供更准确的咨询。CMR 的优势在于它能够对心室功能和组织特征进行定量评估，而超声心动图对心脏组织特征评估较差。

Lake Louise 标准中，T_2 信号比值、EGE、LGE 中至少两项为阳性时，则符合心肌炎 MRI 征象。这种标准具有较高敏感度（80%）和特异度。出现心包积液时支持本病诊断，但并不是主要诊断标准。此外最近的数据表明，成人心肌炎患者延迟强化的特定方式与随后的心脏事件（包括猝死）之间存在相关性；儿童患者也报道了类似的发现。尽管还没有广泛应用，但 T_1 mapping 和 T_2 mapping 的使用，可以发现和量化弥漫性细胞外纤维化（T_1 mapping）和水肿（T_2 mapping），而不使用钆对比剂，已被证明等同或更优于上述诊断成人心肌炎的 Lake Louise 标准[7,8]。T_1 mapping 和 T_2 mapping 在疑似心肌炎儿童中的应用尚未确定。

儿童 CMR 检查有其自身的特点，与成人不同，儿童大部分不能配合屏气，扫描时间较长；虽然可以应用膈肌导航技术减低呼吸产生伪影，仍无法避免呼吸运动不规则带来的运动伪影，易影响病变判断。T_2WI 扫描时需要注意心腔内慢血流导致的高信号未充分被抑制而影响诊断。但慢血流导致的高信号通常位于心内膜下位置，而心肌炎高信号大多为心外膜下或透壁性。延迟强化 LGE 开始扫描时间也与成人不同，成人一般在注射对比剂 10 分钟后进行延迟强化扫描，儿童心率快于成人，血液循环速度快，如果心率超过 120 次 / 分，一般在注射完对比剂 5 分钟后即可进行延迟强化扫描[9]。不能进行屏气患儿可应用膈肌导航技术，减少呼吸运动伪影；但是采用膈肌导航技术将延长扫描时间，适当选择反转延迟时间非常重要，否则错过扫描时间而无法显示病变。

参 考 文 献

[1] 杨思源，陈树宝 . 小儿心脏病学 . 第 4 版 . 北京：人民卫生出版社，2012.

[2] 桂永浩，刘芳 . 实用小儿心脏病学 . 北京：科学出版社，2017.

[3] Luetkens JA, Doerner J, Thomas DK, et al. Acute myocarditis: multiparametric cardiac MR imaging. Radiology, 2014, 273（2）: 383-392.

[4] O'Connor MJ. Imaging the itis: endocarditis, myocarditis, and pericarditis. Curr Opin Cardio, 2019, 4（1）: 57-64.

[5] Hales-Kharazmi A, Hirsch N, Kelleman M, et al. Utility of cardiac MRI in paediatric myocarditis. Cardiol Young, 2018, 28（3）: 377-385.

[6] Sachdeva S, Song X, Dham N, et al. Analysis of clinical parameters and cardiac magnetic resonance imaging as predictors of outcome in pediatric myocarditis. Am J Cardiol, 2015, 115（4）: 499-504.

[7] Germain P, Ghannudi SE, Jeung MY, et al. Native T_1 mapping of the heart-a pictorial review. Clin Med Insights Cardiol, 2014, 8（Suppl 4）: 1-11.

[8] Banka P, Robinson JD, Uppu SC, et al. Cardiovascular magnetic resonance techniques and findings in children with myocarditis: a multicenter retrospective study. J Cardiovasc Magn Reson, 2015, 17（1）: 96.

[9] 陈冰华、钟玉敏、孙爱敏，等 . 儿童心肌炎 MRI 的诊断价值 . 中华放射学杂志，2015，49（6）: 435-439.

二、心包炎

【概述】

儿童感染性心包炎（infective pericarditis）的致病因素包括病毒、细菌、支原体、结核、真菌及寄生虫感染，多继发于全身化脓性、结核性及病毒性感染。病毒感染可能是心包炎特别是婴儿心包炎最常见的原因。引起心包炎的最常见病毒包括腺病毒、柯萨奇病毒 B、流感病毒等，与引起心肌炎的病毒相似。急性风湿热是心包炎的常见原因，但近年来有下降的趋势。细菌感染性心包炎（化脓性心包炎）目前较少见，但是病情严重，常见的致病菌包括金黄色葡萄球菌、肺炎链球菌、流感嗜血杆菌、脑膜炎奈瑟菌、链球菌；结核是缩窄性心包炎的偶发原因[1,2]。

心前区疼痛是本病的典型症状，通常局限于心前区、胸骨后及剑突下，也可向左颈肩部、上腹部放射，为刀割样剧痛，常为体位性的，坐立及前倾时减轻，仰卧时加重。若伴有心包积液较多，压迫邻近器官、气管及喉返神经，出现上腹部胀痛、恶心、咳嗽、呼吸困难等症状。全身症状常出现乏力、发热、精神和食欲减退或原发病的症状表现。体征与心包积液量多少有关，如积液量较少可出现心包摩擦音，奇脉是心包积液伴心脏压塞时的特征。

心脏压塞发生在心包内压升高时，随着液体在限制的心包空间内积聚，心包内压最终接近心脏腔内充盈压，进而导致心输出量受限。心脏压塞在临床上会表现为奇脉或吸气时收缩压下降。心包积液骤增或过多时，出现心脏压塞。尽管大量积液更容易导致压塞，但积液速度也是决定是否发生心脏压塞的重要因素；迅速增长的少量积液可能比逐渐增长的大量积液具有更严重的急性血流动力学效应[3]。

【病理学表现】

心包脏层和心包壁层出现纤维蛋白沉着，并有由纤维蛋白、白细胞及少许内皮细胞组成的渗出物。心包积液可为浆液纤维素性、出血性或化脓性。液体可被完全吸收，或引起心包增厚或慢性缩窄（缩窄性心包炎）。

【影像学表现】

1. X 线 典型表现为短期内心影向两侧迅速普遍性增大，呈烧瓶样心脏，心脏各部弓界消失或变浅。卧位与立位心影差异显著，卧位时心底部变宽为心包积液的另一指征。影像学检查时心脏搏动减弱或消失。少量心包积液时心脏形态可正常。肺野大多清晰，可伴胸腔积液。

2. 超声心动图 能很好地显示心包腔，心包腔显示为无回声，位于高回声的心包和心外膜之间。正常情况下，心包腔含有 15～50ml 心包液体，超声心动图显示为心脏周围薄（1～2mm）的无回声带。心包少量液体常可从肋骨下沿心脏横膈面和右心耳观察，不应视为心包积液。超声心动图可确定病理性心包积液，还可描述心包积液的量、范围和分布，并可推断心包积液对患者血流动力学状态的影响。此外，其经常被用于帮助指导心包炎的干预治疗，如心包穿刺。

心包积液的容量应在舒张期中的几个位置测量：右心房旁、沿横膈附近的心脏表面、沿左心室游离壁、右心室游离壁前方、左心室后方。若提示心包穿刺，与手术医生沟通积液容量和位置非常重要，因为在特定位置（如左心室后方）的积液可能难以进入。

心脏压塞时，可出现右心房塌陷，在四腔心尖层面显示最佳。右心室流出道塌陷可以在更严重的心脏压塞中发现，在胸骨旁长轴或短轴图像显示最佳。经房室瓣层面的多普勒血流模式当发现二尖瓣血流速度随呼吸变化超过 30%，则提示心脏压塞[4]。

3. CT 可发现少量心包积液，可准确观察积液的位置，并根据 CT 值可大致了解积液性质。CT 平扫主要表现为沿心脏分布、紧邻心包脏层脂肪的环形低密度带。高密度积液提示化脓性、出血性心包炎。CT 可准确诊断大量后位心包积液，以协助心包穿刺引流。CT 还有助于区分钙化和增厚的纤维组织。CT 增强扫描可以区分慢性渗出性心包炎和心包增厚[5]。

4. MRI 对心包积液的分布情况显示良好，不受积液量的干扰。漏出液和渗出液表现为 T_1WI 低信号、T_2WI 不显示高信号影（由于运动产生去相位特点）。当积液中含有较多蛋白或血液成分时，T_1WI 信号增高。T_1WI 增强后可显示心包及分隔强化。SSFP 电影可定量评估心包积液、评估心脏压塞的征象及右心压力升高的征象。SE"黑血"序列可评估心包增厚，STIR 序列可发现心包炎症或伴随的肿块[6, 7]。

【诊断要点】

影像学可帮助判断心包积液的性质、位置，并指导心包穿刺，并可显示心脏压塞和心包缩窄的征象。超声心动图除可确定病理性心包积液，还可描述心包积液的量、范围和分布，并对心包积液对患者血流动力学状态的影响进行推断，常被用于帮助指导心包穿刺。CMR 在急性心包炎诊断中的作用有限。然而在缩窄性心包炎的病例中，可以显示心包增厚和纤维化。胸部 CT 可用于大量后位心包积液的检查，以协助心包穿刺引流。

【鉴别诊断】

中等量以上的心包积液需与心肌病、心包心肌炎、心内膜弹力纤维增生症、三尖瓣下移等心脏扩大的疾病，以及纵隔肿物（心包囊肿、支气管源性囊肿、畸胎瘤等）相鉴别，根据 X 线、超声心动图及 CT 表现，并结合临床一般可做出明确诊断。

【研究现状与进展】

超声心动图目前仍旧是重要的一线诊断方式，除可确定为病理性心包积液，还可描述心包积液的量、范围和分布，并对心包积液对患者血流动力学状态的影响进行推断，常被用于帮助指导心包穿刺。CT 及 MRI 显示心包积液及炎症表现更为清晰，特别是 CMR 可显示心包强化，并对心包增厚和纤维化显示清晰[7]。

参考文献

[1] 杨思源，陈树宝. 小儿心脏病学. 第4版. 北京：人民卫生出版社，2012.

[2] 杨立，田树平，李涛. 心血管影像诊断学. 北京：人民卫生出版社，2018.

[3] 孙国强. 实用儿科放射诊断学. 北京：人民军医出版社，2011.

[4] O'Connor MJ. Imaging the itis：endocarditis, myocarditis, and pericarditis. Curr Opin Cardio，2019，4（1）：57-64.

[5] Abdel-Haq N，Moussa Z，Farhat MH，et al. Infectious and noninfectious acute pericarditis in children：an 11-year experience. Int J Pediatr，2018：5450697.

[6] Perez-Brandão C，Trigo C，Pinto FF. Pericarditis-clinical presentation and characteristics of a pediatric population. Rev Port Cardiol，2019，38（2）：97-101.

[7] Tunuguntla H，Jeewa A，Denfield SW. Acute myocarditis and pericarditis in children. Pediatr Rev，2019，40（1）：14-25.

（张　琳）

第四节　其　　他

一、川崎病

【概述】

川崎病是一种以急性发热、皮肤黏膜病损和淋巴结肿大为临床表现的全身性血管炎综合征，好发于5岁以下儿童。

本病病因未知，多数研究者认为，即使不是由感染性疾病引起，也与其有关，可能是感染入侵引起免疫系统异常而发病。许多研究发现，在川崎病急性期存在免疫系统激活，特别是单核/巨噬细胞的激活在发病过程中起重要作用。单核/巨噬细胞通过细胞表面受体结合各种病原体后启动细胞内信号转导，产生大量细胞因子引起血管内皮及其他细胞损伤和干扰自身免疫应答反应[1]。血管炎病变主要涉及小、中动脉，特别是冠状动脉。此外，病变还涉及多种脏器（如心肌、心包、心内膜、胆囊、胰管、脑膜、淋巴结等），冠状动脉病变是影响川崎病预后的重要因素。

急性期，患者可出现发热、眼结膜炎、口腔黏膜病变、四肢变化、多形性皮疹、颈部淋巴结肿大。晚期及恢复期，冠状动脉受累的患者未能及时恢复则可能有严重的后遗症，冠状动脉狭窄严重者可能出现心肌缺血的临床症状[1, 2]。

实验室检查提示，白细胞计数增高，以中性粒细胞为主；ESR及CRP升高；贫血，血小板升高；低钠血症；低白蛋白血症；氨基转移酶升高。发病7天如果血小板及ESR、CRP正常，可基本排除川崎病。

【病理学表现】

1. 大体　发热后前10天，全身广泛性微血管炎症。发生冠状动脉瘤者，冠状动脉可呈梭形、囊形、圆柱形或串珠样。

2. 镜下　早期受累的动脉壁全层均有炎症反应，伴大量淋巴细胞、巨细胞浸润，以外膜最重，中层次之。晚期病变包括冠状动脉病变愈合和纤维化，伴瘤后段管腔血栓形成及狭窄和陈旧性心肌梗死形成的心肌纤维化。部分病变可见冠状动脉血栓形成。

【影像学表现】

心肌炎和心内膜炎，没有特异性，在MRI上受累部位可以出现T_2WI脂肪抑制序列高信号影。

冠状动脉受累者，可出现冠状动脉扩张、动脉瘤（图21-4-1A，图21-4-1B）。多排螺旋CT除了显示冠状动脉扩张、冠状动脉瘤、狭窄以外，还可以显示钙化（图21-4-1C，图21-4-1D），特别是能够显示远端冠状动脉病变[3, 4]。磁共振可以显示冠状动脉扩张及冠状动脉瘤，可以确切显示瘤体内的血栓（图21-4-1E），心肌扫描可以了解心肌的血供和缺血程度（图21-4-1F），还可以精确评估心脏的功能情况[5]。

小动脉瘤或扩张，局部冠状动脉扩张内径≤4mm。

中等动脉瘤，冠状动脉管腔内径＞4mm且≤8mm，发病年龄≥5岁的儿童，冠状动脉管腔内径介于正常冠状动脉内径的1.5～4倍。

巨大冠状动脉瘤，冠状动脉管腔内径＞8mm，发病年龄≥5岁的儿童，管腔内径＞正常冠状动脉内径的4倍。

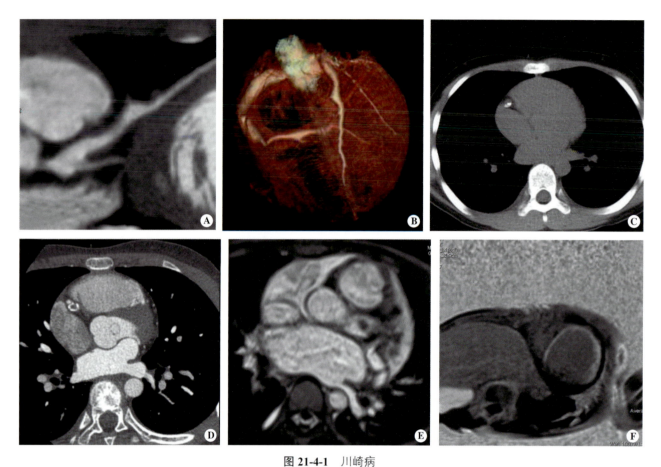

图 21-4-1　川崎病

A、B. 左冠状动脉多发动脉瘤（A. 曲面重建；B. 容积再现）；C. 右侧冠状动脉瘤钙化；D. 右侧冠状动脉瘤血栓形成；E. 左侧冠状动脉瘤血栓形成；F. 左心室心肌广泛延迟强化

【诊断要点】

心肌炎和心内膜炎没有特异性，当冠状动脉受累，出现冠状动脉瘤、血栓形成等，是川崎病心脏受累的典型改变。

【鉴别诊断】

川崎病引起的心肌炎、心内膜炎影像学表现没有特异性，不容易与其他病因引起的相关改变相鉴别，临床及实验室检查非常重要，可以提供重要依据。川崎病急性期临床表现为发热、眼结膜炎、口腔黏膜病变、四肢变化、多形性皮疹、颈部淋巴结肿大。实验室检查存在白细胞计数增高，以中性粒细胞为主；红细胞沉降率及C反应蛋白升高；贫血，血小板升高；低钠血症；低白蛋白血症；氨基转移酶升高等，支持川崎病的诊断。

【研究现状与进展】

心脏CT和MRI可以精确地评估川崎病冠状动脉受累的数目、范围，判断有无血栓形成、有无狭窄，以及狭窄的程度，心脏MRI有助于定量分析射血分数、心室容积和收缩功能等，对于预后及进一步治疗具有指导作用。

参 考 文 献

[1] 桂永浩，刘芳 . 实用小儿心脏病学 . 北京：科学出版社，2017.

[2] Tsuda E，Tsujii N，Kimura K，et al. Distribution of Kawasaki disease coronary artery aneurysms and the relationship to coronary artery diameter. Pediatr Cardiol，2017，38（5）：932-940.

[3] Grande GN，Shirinsky O，Gagarina N，et al. Assessment of coronary artery aneurysms caused by Kawasaki disease using transluminal attenuation gradient analysis of computerized tomography angiograms. Am J Cardiol，2017，120（4）：556-562.

[4] 刘俊，于明华，许开元，等 . 320 排动态容积 CT 冠状动脉成像在川崎病冠状动脉瘤远期随访中应用 . 临床儿科杂志，2015，33（7）：601-604.

[5] Tsuda E，Singhal M. Role of imaging studies in Kawasaki disease. Int J Rheum Dis，2017，21（1）：1-8.

二、大动脉炎

【概述】

大动脉炎是指主动脉及其主要分支和肺动脉的慢性非特异性炎性疾病。其中以头臂血管、肾动脉、胸腹主动脉及肠系膜上动脉为好发部位，常呈多发性，因病变部位不同而临床表现各异[1, 2]。可引起不同部位动脉狭窄、闭塞，少数可导致动脉瘤。本病多发于年轻女性。

本病病因不明，一般认为是非特异性炎性疾病。

大动脉炎以青年女性多见，儿童偶有发病。早期可有乏力、消瘦、低热及食欲缺乏、关节肌肉酸痛、多汗等非特异性症状。后期发生动脉狭窄时，才出现特征性临床表现。按受累血管部位不同分型：头臂型、胸腹主动脉型、肾动脉型、混合型、肺动脉型[1, 2]。

实验室检查，早期无特异性检测标准。红细胞沉降率在提示本病活动性方面有一定意义，尤其是年轻患者，在活动期红细胞沉降率可升高（≥20mm/h）。此外，本病在活动期抗链球菌溶酶素滴度常上升，C反应蛋白可呈阳性，类风湿因子、抗主动脉抗体、Coomb抗体均可阳性，血清白蛋白降低，α_1、α_2、γ球蛋白增高，IgM、IgG可先后呈不同程度增高。

【病理学表现】

1. 大体　动脉炎为全层动脉炎，常呈节段性分布。

2. 镜下　早期受累的动脉壁全层均有炎症反应，伴大量淋巴细胞、巨细胞浸润，以外膜最重，中层次之。晚期动脉壁病变以纤维化为主，呈广泛不规则性增厚和僵硬，纤维组织收缩造成不同程度的动脉狭窄，内膜广泛增厚，继发动脉硬化和动脉壁钙化伴血栓形成，进一步引起管腔闭塞[3]。

【影像学表现】

CTA及MRA可以显示受累的胸主动脉、腹主动脉，以及头臂动脉、肾动脉、肠系膜上下动脉等分支的狭窄（图21-4-2），全面评估受累血管的全貌，有利于临床进行诊断及分型[4, 5]。MRI可见由动脉全层的非化脓性炎症及纤维化引起的动脉壁异常增厚。

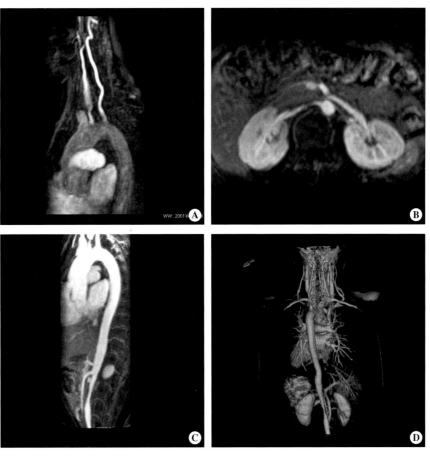

图21-4-2　大动脉炎

A. MRA示左侧颈总动脉起始部狭窄；B. 右侧肾动脉起始部狭窄；C、D. MRA示腹主动脉于肠系膜上动脉以下水平狭窄（C. MIP重建图像；D. VR重建图像）

【诊断要点】

影像学显示受累的胸主动脉、腹主动脉、头臂动脉、肾动脉、肠系膜上下动脉等分支的狭窄或阻塞。临床表现，以青年女性多见，早期可有乏力、消瘦、低热、食欲缺乏、关节肌肉酸痛、多汗等非特异性症状，后期发生动脉狭窄时，出现相应部位特征性表现。实验室检查，早期无特异性检测标准，红细胞沉降率在提示本病活动性方面有一定意义，尤其是年轻患者，在活动期红细胞沉降率可升高（≥ 20mm/h）。

【鉴别诊断】

1. 结缔组织性疾病 多发性动脉炎早期有乏力、发热、关节酸痛等非特异性症状，与结缔组织疾病相似，需进一步测定血类风湿因子、抗核抗体、狼疮细胞等以资鉴别。虽某些结缔组织性疾病可能引起肢体小动脉闭塞，但不会发生大动脉病变。

2. 先天性主动脉狭窄 狭窄部位常位于动脉导管韧带附近且呈环状，杂音在胸骨左缘上方，一般无其他动脉受累表现。

【研究现状与进展】

心脏 CT 和 MRI 可以精确地评估受累动脉的数目、范围，有无血栓形成，有无狭窄及狭窄的程度，对于预后及进一步治疗具有指导作用。

参 考 文 献

[1] 杨思源，陈树宝. 小儿心脏病学. 第4版. 北京：人民卫生出版社，2012.

[2] Szugye HS，Zeft AS，Spalding SJ. Takayasu arteritis in the pediatric population：a contemporary United States-Based Single Center Cohort. Pediatr Rheumatol Online J，2014，12（1）：21.

[3] Espinoza JL，Ai S，Matsumura I. New insights on the pathogenesis of Takayasu arteritis：revisiting the microbial theory. Pathogens，2018，7：73.

[4] Zhu FP，Luo S，Wang ZJ，et al. Takayasu arteritis：imaging spectrum at multidetector CT angiography. Br J Radiol，2012，85：e1282-e1292.

[5] Brailovski E，Steinmetz OK，Weber CL. Renal artery reconstruction and kidney autotransplantation for Takayasu arteritis-induced renal artery stenosis. J Vasc Surg Cases Innov Tech，2019，5：156-159.

三、风湿性心脏病

【概述】

风湿性心脏病是指风湿性心瓣膜炎症所遗留的以心脏瓣膜病变为主的一组心脏病变。

病因通常是由急性风湿性疾病累及心脏造成的，主要由 A 组溶血性链球菌感染引起，属于自身免疫病，多发于冬春季节，寒冷、潮湿环境下，初发多在青壮年期。

临床表现：风湿性心脏病为常见心脏病之一，多发生于 20 ～ 40 岁，儿童也可发生，可存在心肌、心内膜、心脏瓣膜病变。心脏瓣膜病变危害最大，各个瓣膜均可损害，但以二尖瓣为常见，其次为主动脉瓣及三尖瓣，而肺动脉瓣少见[1-3]。

二尖瓣病变，以劳累后心悸为主，重者可有咯血、端坐呼吸、肝大、下肢水肿等右心衰竭症状与体征，心尖区有舒张期隆隆样杂音，关闭不全时症状与上述相似，后期可出现左心衰竭。

实验室检查：急性期红细胞沉降率及 C 反应蛋白升高；咽拭子培养或快速链球菌抗原检测阳性，链球菌抗体滴度升高。

【病理学表现】

大体病理：动脉炎为全层动脉炎，常呈节段性分布。

镜下病理：病变早期浆膜疏松，有巨噬细胞浸润及纤维素样坏死；随后为由血小板和纤维素构成的白色血栓，病变后期赘生物机化形成瘢痕。

【影像学表现】

感染性二尖瓣病变，关闭不全，可以出现左心房增大，X 线检查主要表现为心脏向左边扩大，常不容易被发现，严重者会压迫右心室及其周围组织，最典型的表现是食管压迹，严重的左心房增大，食管压迹消失。通过流速图，CMR 可以准确测量瓣膜反流分数，还可以显示瓣膜赘生物[4]。

【诊断要点】

影像学表现本身常不具有特征性，结合风湿热感染的临床病史和实验室检查可以做出诊断。实验室检查显示急性期 ESR 及 CRP 升高；咽拭子培养或快速链球菌抗原检测阳性，链球菌抗体滴度升高。

【鉴别诊断】

影像学表现本身常不具有特征性，结合风湿热感染的临床病史和实验室检查可以做出诊断。

【研究现状与进展】

心脏 MRI 通过流速编码相位对比成像可以准确测量瓣膜反流分数，以及评估瓣膜反流对心室容积和收缩功能的影响，这两个指标都很难通过超声心动图得到准确的结果。通过 MR 检查有助于显示瓣膜赘生物。心脏 MRI 可以精确地定量病变瓣膜的反流程度，有利于进一步制订治疗方案。

参 考 文 献

[1] Park MK. 实用小儿心脏病学. 桂永浩, 刘芳, 译. 北京: 科学出版社, 2017.

[2] 杨思源, 陈树宝. 小儿心脏病学. 第 4 版. 北京: 人民卫生出版社, 2012.

[3] Zühlke LJ，Beaton A，Engel ME，et al. Group A Streptococcus, acute rheumatic fever and rheumatic heart disease：epidemiology and clinical considerations. Curr Treat Options Cardiovasc Med，2017，19（2）：15.

[4] Mutnuru PC，Singh SN，D'Souza J，et al. Cardiac MR imaging in the evaluation of rheumatic valvular heart diseases. J Clin Diagn Res，2016，10（3）：6-9.

（胡喜红）

第七篇

胸部感染与炎症疾病

第二十二章　肺部炎症概述

第一节　肺　炎

肺炎在儿童期各年龄段均可发病，可见于四季，以冬春季多见，部分肺炎有流行倾向。目前肺炎是我国 5 岁以下儿童死亡最重要的病因。根据炎症发生的部位、累及的范围和病变的性质，大致分为大叶性肺炎、支气管肺炎、间质性肺炎、坏死性肺炎。

肺炎分类方法较多：①根据临床病程长短分为急性（＜1 个月）、慢性迁延期（＞3 个月）和慢性反复性肺炎；②根据炎症累及的主要解剖部位分为肺泡性（大叶性）、支气管性（小叶性）和间质性肺炎；③根据病理性质分为化脓性、坏死性、出血性肺炎等；④根据感染途径不同分为气道源性和血源性肺炎；⑤根据病因不同分为感染性、阻塞性和吸入性肺炎；⑥根据病原体不同分为细菌、结核、真菌、病毒、支原体、寄生虫、立克次体肺炎等。

影像学检查手段主要包括胸部 X 线片和 CT，X 线片操作方便，辐射剂量低，可用于患儿初次检查及病情稳定后的复查，当病情恶化、治疗效果差，或影像学与临床表现不一致，无法从 X 线片中得到解释时，建议使用胸部 CT 检查，CT 扫描为断面图像，显示病灶更直接，近些年 CT 技术的发展尤其是图像重建技术的巨大进步，可以全方位地分析、观察病灶，可以通过特殊的扫描方式如高分辨扫描，显示病灶的细节，分辨间质、实质、气道、血管等结构病变，通过 CT 增强检查了解病灶的血管状况，明确诊断方向，区分先天性畸形、感染和肿瘤，以及是何种病原体的感染等。

一、大叶性肺炎

【概述】

大叶性肺炎（lobar pneumonia）又称肺炎球菌肺炎，是指病变范围累及肺段、一个肺叶或多个肺叶的炎症，大多数由肺炎双球菌引起，其他如肺炎链球菌、Friedlander 杆菌及腺病毒等引起呈大叶性分布的肺部急性炎症。

【病理学表现】

主要病理改变为肺泡的渗出性炎症和实变，侵犯部分或一个肺叶，偶尔同时发生在几个肺叶，右上叶及左下叶最多见，空洞样坏死或坏死性肺炎是其严重的并发症。大叶性肺炎按病变进展分为四期：充血期、红色肝样变期、灰色肝样变期及消散期。本病多见于儿童期，临床症状以突发寒战、高热、呼吸急促、咳嗽、胸痛、咳铁锈痰、少数伴腹痛。重症患儿可出现中毒性脑病症状、惊厥、谵妄及昏迷，甚至出现感染性休克。

【影像学表现】

1. X 线　因病期和肺累及范围而异。影像学表现一般较临床症状出现晚，早期即充血期可无明显阳性征象，于起病第 12 ～ 24 小时后可见肺纹理增粗或受累的肺段，肺叶肺纹理模糊，透过度减低。肺实变期（红色肝样变期、灰色肝样变期）于起病第 2 ～ 6 天 X 线表现为密度均匀实变阴影，其形态和肺段（亚段）或肺叶解剖形态一致，常呈片状、大片实变，靠叶间膜部、水平裂或斜裂边缘锐利平整，其余边界模糊（图 22-1-1）。下叶背段实变有时表现为肺门区圆形病灶，侧位居下叶上部甚似肺囊肿，亦称中心性肺炎。在实变阴影中有时可见支气管充气征，肺炎早期可出现胸膜反应或积液。消散期，炎性浸润逐渐吸收，肺炎病灶密度渐减低，范围缩小，可出现密度不均斑片状阴影及纤维索条影，一般 1 ～ 2 周内可完全吸收，消散期可出现肺不张，偶可发生机化，成为机化性肺炎或肺不张。

2. CT 充血期可无阳性表现，或仅肺纹理增多，透明度略低，或病变区呈磨玻璃样阴影，边缘模糊，病变区血管仍隐约可见。实变期时可呈大叶或肺段分布的致密阴影，其内可见空气支气管征，CT 显示较胸部 X 线片更清晰（图 22-1-2）。消散期随病变的吸收，实变阴影密度减低，呈散在、大小不等的斑片状阴影，最后可完全吸收，或只留少量索条状阴影，偶可机化演变为机化性肺炎。

【诊断要点】

（1）3 岁以上儿童，冬春季多见。

（2）起病前多有诱因存在，约半数病例先有上呼吸道感染等前驱表现。

（3）突发寒战、高热、呼吸急促、咳嗽、胸痛、咳铁锈痰、少数伴腹痛，重症患儿可出现中毒性脑病症状。

（4）血白细胞总数增加，中性粒细胞百分比达 80% 以上，核左移，有中毒颗粒。

（5）胸部 X 线或 CT 检查显示段性或叶性大片状实变影。

【鉴别诊断】

1. 干酪性肺炎 有结核感染病史和症状，起病缓慢，白细胞计数正常。痰中可找到结核分枝杆菌。X 线检查可见肺部空洞形成。

2. 急性肺脓肿 常咳大量浓痰，X 线或 CT 检查示液平面的厚壁空洞形成，可鉴别。

3. 小儿胸腺肥大 临床呼吸道症状不明显，呼吸气时 X 线正位片有大小改变，吸气时胸腺影缩小变窄，呼气时恢复原状。

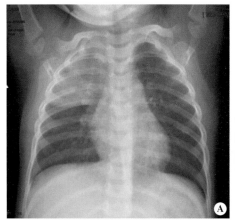
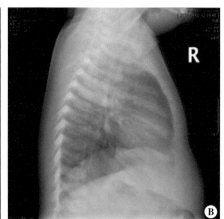

图 22-1-1　大叶性肺炎（1）
患儿，女性，1 岁 5 个月。咳嗽、咳痰 1 周。A、B.胸部 X 线正侧位平片示右上叶大片实变

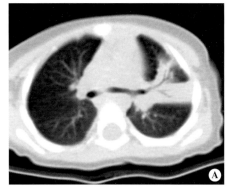
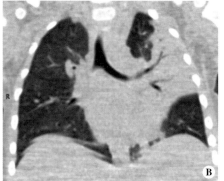

图 22-1-2　大叶性肺炎（2）
患儿，女性，5 个月。咳嗽、咳痰 3 天。A、B.胸部 CT 平扫及冠状面重建，左上肺实变并支气管充气相

【研究现状与进展】

肺炎是儿童，特别是婴幼儿，常见的下呼吸道感染性疾病，临床症状较重，病情进展多较迅速，未经适当治疗时，其病死率较高。近年来，由于大气污染问题、病原体变迁、细菌病原抗菌药物耐药率上升等原因，使得细菌性肺炎的诊治面临许多新挑战。如何准确地对细菌性肺炎进行诊断及病情评估，对患儿抗菌药物选择、病情控制及预后改善有着极其重要的临床意义。

2013年中华医学会儿科学分会呼吸学组在《儿童社区获得性肺炎管理指南（2013修订）》中结合WHO推荐，制订了我国儿童CAP严重度评估标准[1]：推荐2月龄至5岁儿童出现胸壁吸气性凹陷、鼻翼扇动或呻吟之一表现者，提示有低氧血症，为重度肺炎；如果出现中心性发绀、严重呼吸窘迫、拒食或脱水征、意识障碍（嗜睡、昏迷、惊厥）之一表现者为极重度肺炎，这是重度肺炎和极重度肺炎的简易判断标准，适用于发展中国家及基层地区[2]。对于住院患儿或条件较好的地区，CAP严重度评估还应依据肺部病变范围、有无低氧血症及肺内外并发症表现等进行判断[3]。

参 考 文 献

[1] 中华医学会儿科学分会呼吸学组，《中华儿科杂志》编辑委员会. 儿童社区获得性肺炎管理指南（2013修订）. 中华儿科杂志，2013，51（10）：745-752.

[2] Bradley JS，Byington CL，Shah SS，et al. The management of community-acquired pneumonia in infants and children older than 3 months of age：clinical practice guidelines by the Pediatric Infectious Diseases Society and the Infectious Diseases society of America. Clin Infect Dis，2011，53（7）：25-76.

[3] Uehara S，Sunakawa K，Equchi H，et al. Japanese guidelines for the management of respiratorv infectious diseases in children 2007 with focus on pneumonia. Pediatr Int，2011，53（2）：264-276.

二、支气管肺炎

【概述】

支气管肺炎（bronchial pneumonia）又称小叶性肺炎（bronchoalveolitis），是儿童常见的感染性疾病[1]，多发生在冬春季及气候骤变时，夏季也有可能发生。多由细菌（肺炎双球菌、流感嗜血杆菌、葡萄球菌、链球菌、铜绿假单胞菌及大肠埃希菌等），病毒（腺病毒、流感病毒、呼吸道合胞病毒、麻疹病毒），支原体、衣原体或真菌（白念珠菌、曲霉菌、耶氏肺孢子菌）感染。

【病理学表现】

支气管肺炎由支气管炎、细支气管炎发展而来，支气管壁充血、水肿及细胞浸润，管腔内充满炎性渗出物，炎症向下蔓延引起腺泡性肺泡炎或小叶性实变。肺泡腔内渗出物可分为浆液性、化脓性及血性。炎症可沿支气管扩展至远处小叶，向支气管周围发展为支气管炎和周围肺泡炎。小叶性肺炎还可经Kohn孔和Lambert管外，小叶间隔不全处侵及相邻肺泡。由于支气管不同程度阻塞，患儿易至肺不张或肺气肿。临床表现为发热、咳嗽、气促、呼吸困难、发绀。体检肺部闻及干、湿啰音。重症肺炎通常会有呼吸衰竭表现。

【影像学表现】

X线和CT支气管炎和周围炎常表现为肺纹理增多、模糊，有时见"双轨"征。小支气管不同程度阻塞导致小片状肺不张和泡性肺气肿。沿支气管分布边缘模糊的斑片状病灶，以中下肺野、内中带较密集，由于病灶互相重叠，融合构成大片状密度不均阴影（图22-1-3），可有淋巴结增大，胸腔积液的表现[2]。

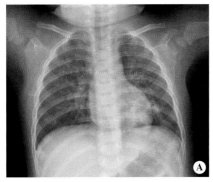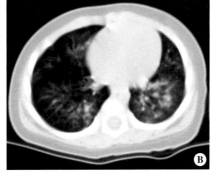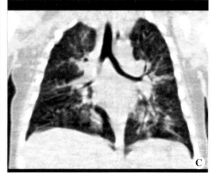

图 22-1-3　支气管肺炎

患儿，女性，5个月。咳嗽20余天，发热4天。A.胸部X线正位平片，双肺纹理多毛糙，左下肺少许实变；B、C.胸部CT平扫横断位和冠状位，双肺支气管血管束增粗，边缘模糊，三维重建示大气道通畅

【诊断要点】

（1）婴幼儿，冬春季多见。

（2）有发热、拒食、烦躁、喘憋、精神萎靡、腹泻等症状。

（3）影像学改变，双肺纹理增粗，肺内可见沿小支气管走行的散在的斑片影。

【鉴别诊断】

1. 急性支气管炎 以咳嗽为主，可伴发热或无发热，肺部的听诊呼吸音粗糙，少有干、湿啰音，婴幼儿气管狭窄，易呈现呼吸困难。

2. 不透 X 线支气管异物 有明确的异物吸入史，X 线正位两肺透光度不对称，透视下可见纵隔摆动。

3. 急性粟粒型肺结核 通常伴肺门及纵隔淋巴结肿大，胸部 X 线正位及 CT 扫描肺内病变为三均匀的粟粒影，同时实验室检查有结核感染的依据。

【研究现状与进展】

研究现状与进展如前大叶性肺炎所述。

参 考 文 献

[1] 中华医学会儿科学分会呼吸学组，《中华儿科杂志》编辑委员会. 儿童社区获得性肺炎管理指南（2013 修订）. 中华儿科杂志，2013，51（10）：745-752.

[2] Kawaguchi T，Sakurai K，Hara M，et al. Clinico-radiological features of subarachnoid hyperintensity on diffusion-weighted images in patients with meningitis. Clin Radiol，2012，67（4）：306-312.

三、间质性肺炎

【概述】

间质性肺炎（interstitial pneumonia）是一组以肺间质为主要病变部位的疾病，多由病毒引起，如呼吸道合胞病毒、巨细胞病毒、麻疹病毒等，此外可由肺炎支原体感染引起，偶尔为细菌感染引起[1]。

【病理学表现】

间质性肺炎主要侵犯支气管壁及支气管血管周围组织、肺泡间隔、肺泡壁及小叶间隔。早期支气管纤毛上皮等细胞遭到破坏，坏死脱落，阻塞小支气管腔，导致肺泡不张和过度充气。炎症向支气管壁及其周围组织、肺小叶间隔、肺泡壁扩展，引起水肿，炎性单核细胞等浸润而增厚，炎症可累及末梢支气管周围小叶或整个小叶，为

小叶炎症阶段[2]。炎症继续发展可出现局限性或普遍性出血性水肿，有时肺泡内有透明膜形成。并发毛细血管透明性血栓时，常致坏死。脱落的上皮细胞内存在包涵体。炎症早期即可引起淋巴结肿大及淋巴结炎。恢复期时，常有支气管、肺泡上皮细胞鳞状化生，部分病例发展为间质纤维性变。以咳嗽和活动后呼吸困难为主要临床表现，最终导致呼吸衰竭。

【影像学表现】

1. X 线 ①支气管周围及肺间质炎：支气管血管周围炎常导致纹理粗厚、"双轨"征及条纹状密度增深影，自肺门向外散射，境界一般较模糊，于肺门处尚可见支气管截面形成的厚壁环形影为"袖口"征。模糊毛糙的纹理，周围可见粗细不等、境界不清、密度较淡的短条状及交织的网状影，致正常血管行径不清，常以中内带肺野为重，提示肺间质炎症。病变多为双侧弥漫性，少数呈局限性分布。②肺门区炎症：肺门区间质浸润和炎性反应，常致双侧肺门阴影增浓、增宽，边缘结构模糊。有时见肺门淋巴结肿大。③通气障碍：小支气管因炎性阻塞引起肺气肿和肺不张相当常见。胸部 X 线片显示不规则充气，斑片状不张和小泡性气肿（部分间质气肿）与上述网状阴影混杂（图 22-1-4A）。肺容积普遍增大，透光度增强。支气管分泌物阻塞还可导致节段性肺气肿和肺不张，瞬间变化，且有迁徙的特点。④部分病例出现支气管周围肺泡炎：为间质支气管肺炎的小叶和次小叶的炎性反应。X 线表现除间质炎症所见外，还存在散在分布的圆形小结节病灶，边界模糊不清。至于节段性大叶性病变，为炎症继续进展或出现水肿和出血引起。非间质肺炎的特点或固有的 X 线征象常见于流感等[3]。⑤间质肺炎，吸收消散较慢，通常于肺泡内炎症吸收之后，条纹状阴影逐渐减少。少数患儿发展为慢性支气管炎、支气管扩张、间质纤维性变。慢性间质肺炎在儿童中比较少见。

2. CT 小叶间隔、肺裂增厚，支气管及血管周围间质增厚，可形成结节状形态，此外还可见境界清晰的 1～2mm 大小的结节。严重病变可伴肺间质纤维化，肺组织破坏形成蜂窝肺者不多见（图 22-1-4B ～图 22-1-4D）。在观察间质为主的病灶时，HRCT 明显优于胸部 X 线片。

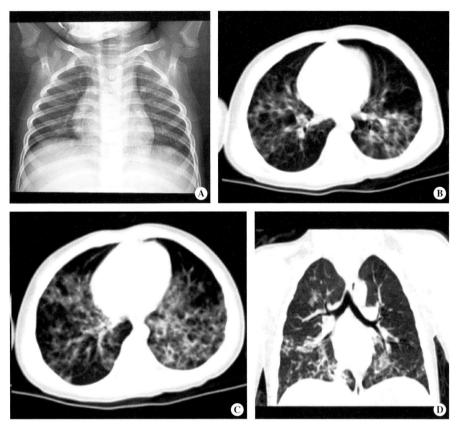

图 22-1-4 间质性肺炎

患儿，男性，2 岁 2 个月。咳嗽伴气促 2 小时。A. 胸部 X 线正位片双肺纹理多，可见细网格影；B、C. 胸部 CT 平扫横断位：双肺弥漫分布的网格影及周围磨玻璃影，部分支气管壁增厚；D. 冠状位，大气道通畅

【诊断要点】

（1）婴幼儿，冬春季多见。

（2）有发热、拒食、烦躁、喘憋、精神萎靡、腹泻等症状，婴幼儿常见拒食、吐奶、呕吐及呼吸困难。

（3）刺激性干咳，肺部闻及干、湿啰音。

（4）细菌性肺炎时，血白细胞总数增加，中性粒细胞比例增高。重症金黄色葡萄球菌肺炎和流感嗜血杆菌肺炎，有时白细胞总数反而减低。病毒性肺炎的白细胞计数正常或减少，淋巴细胞比例正常或增高。

（5）在细菌性感染、败血症等时 C 反应蛋白水平上升，升高水平与感染的严重程度成正比，在病毒及支原体感染时通常不增高，但也并非完全如此。

（6）病原学的检测，直接涂片镜检及细菌分离鉴定。

（7）胸部 X 线或 CT 检查显示肺纹理增强，双肺中下野有大小不等的点片状浸润，或融合成片状阴影，常并发肺气肿、肺不张。

【鉴别诊断】

1. 血行播散性肺结核 结核感染病史、症状，起病缓慢，白细胞计数正常。痰中可找到结核分枝杆菌。可致干酪性肺炎和薄壁空洞形成。治愈后常遗留广泛纤维化及多数钙化灶。

2. 朗格汉斯细胞组织细胞增生症 多个系统和器官受累，可累及少数甚至单个器官。弥漫性间质病变及小结节、薄壁囊肿和纤维性变，双侧累及，上肺野较下肺野多见，可有小叶间隔增厚，磨玻璃样和纵隔淋巴结肿大。

3. 嗜酸性粒细胞增多伴肺内浸润 肺内除网粒状阴影外，常伴小片状病灶，因纤维性心内膜心肌炎常致心脏增大，血中嗜酸性粒细胞增多，无骨病伴发。

【研究现状与进展】

随着影像学技术的发展，检测手段日益先进，儿童间质性肺炎的诊断率逐渐提高。当临床表现不典型，辅助影像学检查受限，且很少能获取肺组织活检进行病理诊断，导致其诊断远较成人困

难。因此，仍需继续深入研究，不断提高认识，以求更好地诊断和治疗儿童间质性肺炎。

参 考 文 献

[1] Nogee LM. Interstitial lung disease in newborns. Semin Fetal Neonatal Med，2017，22（4）：227-233.

[2] 朱琳涵 . 儿童特发性间质性肺炎的临床及病理特点 . 中国医刊，2017，52（8）：791-793.

[3] 刘秀云，周春菊，彭芸，等 . 儿童非特异性间质性肺炎临床 – 影像 – 病理分析 . 北京医学，2013，35（3）：185-188.

四、坏死性肺炎

【概述】

坏死性肺炎（necrotizing pneumonia，NP）是指由各种病原体所致的儿童重症肺炎，以肺血管损伤、血栓形成导致肺实质结构的缺血坏死、坏死物的排出、肺内空洞形成为主要特征[1]，引发坏死性肺炎的病原体最常见的是肺炎链球菌、金黄色葡萄球菌、肺炎支原体等[2]。

【病理学表现】

坏死性肺炎的发病机制为发病初病变内所有组织肿胀，管腔变窄，气道腔内气体减少消失，血管腔血流减少，另外血管内皮损伤后部分血管内可有血栓形成，导致血栓性闭塞，病灶内缺血进一步加重，影像学表现为大片实密影，如果缺血得不到缓解，则可导致肺实质缺血、坏死，坏死物排出后形成空腔。初期为多个小的、充满气体的薄壁空腔，通常只涉及单个肺小叶，随着肺部进一步液化、坏死，多个小空腔融合并形成较大的囊腔，类似先天性肺囊性病变[3]。

【影像学表现】

X 线和 CT 表现 大片状高密度影，其内支气管充气相较少，病灶较实密，后期在实变影中出现多发性空洞及肺实变，并伴有多发含气空腔，伴或不伴液气平面，可有胸腔积液、胸膜增厚、气胸或液气胸。增强的胸部 CT 可见其特征性的表现，即肺实变内片状不强化或弱强化改变，或者实变内血管纤细，管壁增厚，部分血管内可有充盈缺损即血栓形成，直至肺组织缺血坏死，坏死物被引流后形成空腔（图 22-1-5）[4]。

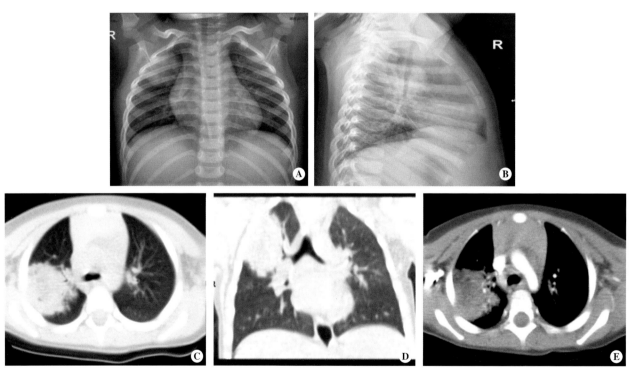

图 22-1-5 坏死性肺炎

患儿，男性，2 岁。发热、咳嗽 2 天。A、B.胸部 X 线正侧位片示右上肺大片实变，内缘可见斑片状稍低密度区；C ～ E.胸部 CT 平扫横断位肺窗、冠状位和胸部 CT 增强纵隔窗，右肺上叶可见类圆形实变影，中部透光度稍低，增强扫描后局部可见弱强化

【诊断要点】

（1）婴幼儿，冬春季多见。

（2）以发热、咳嗽、呼吸困难为主要表现，持续时间长，肺部听诊可闻及湿啰音；一般情况差。

（3）实验室检查，C反应蛋白水平升高，D-二聚体升高。

（4）胸部增强CT，肺实变内片状不强化或弱强化改变，或者实变内血管纤细，管壁增厚，部分血管内可有充盈缺损即血栓形成，直至肺组织缺血坏死，坏死物被引流后形成空腔。

【鉴别诊断】

1. 肺脓肿 表现为肺实质渗出性病变，胸部X线片呈大片实变影，随病程进展出现液化坏死，液化后经支气管排出可形成大小、数目不等的空洞，部分可见液-气平面。厚壁空洞、内缘光滑，增强扫描后空洞壁呈环形强化。肺脓肿多由金黄色葡萄球菌引起，少数可由肺炎支原体引起[5]。

2. 先天性肺囊性病变伴感染 肺泡壁光整，感染消失后，肺内囊性病变的可持续存在，且周围肺组织结构紊乱[6]。

【研究现状与进展】

坏死性肺炎其发生机制主要是病原体及其毒素对肺组织的直接损伤；其次则是机体感染后的过强的免疫应答反应对病灶区域内组织的另一重损伤。坏死性肺炎确诊依赖于影像学检查，因此对胸部X线片提示肺实变密度较高，支气管充气相不明显，且发热10天以上，炎性指标不降低的患儿，应尽早行胸部增强CT检查，以明确坏死性肺炎诊断[7]。

参 考 文 献

[1] 初忠侠.婴幼儿肺炎链球菌坏死性肺炎诊治分析.临床儿科杂志，2013，31（9）：897.

[2] 林元涛、杨光、王红宇.儿童坏死性肺炎临床特点及诊治方法分析.儿科药学杂志，2016，22（7）：22-24.

[3] Nicolaou EV，Bartlett AH. Necrotizing pneumonia. Pediatr Ann，2017，46（2）：e65-e68.

[4] 曾武君、黄文献、陈杰华，等.儿童坏死性肺炎的临床特点及胸部HRCT特征.放射学实践，2018，33（7）：758-761.

[5] 徐化凤、杨雁、张新荣，等.儿童肺炎支原体性肺脓肿的CT表现（附12例分析）.放射学实践，2017，32（10）：1057-1059.

[6] Masters IB，Isles AF，Grimwood K. Neceotizing pneumonia：an emerging problem in children. Pneumonia（Nathan），2017，9（1）：11.

[7] 费文祎、罗健.儿童坏死性肺炎诊治进展.临床儿科杂志，2018，36（4）：306-309.

第二节 支气管炎

一、急性支气管炎

【概述】

急性支气管炎（acute bronchitis）是儿童最常见的呼吸道疾病。病原体是各种病毒、细菌或混合菌感染。近年来支原体感染增多。临床表现为发热，咳嗽、咳痰，听诊可闻及干、湿啰音。

【病理学表现】

急性支气管炎主要为支气管黏膜充血、水肿及渗出，继而纤毛上皮细胞脱落，黏膜下层白细胞浸润，可引起分泌物增多。

【影像学表现】

1. X线 早期可无阳性发现或表现为两肺纹理增多、模糊，以内中带显著，病情进展可引起两肺门阴影明显，结构模糊。

2. CT 表现为支气管血管束增粗，支气管管壁的增厚，边缘模糊，支气管腔可明显、可纤细，部分支气管管腔内还可见分泌物充填，分泌物较多时或小气道痉挛时两肺透光度可不均匀，也可有肺气肿或肺不张（图22-2-1）。支气管炎好转后两肺透光度可不均匀，肺气肿与肺不张可迅速恢复[1]。

【诊断要点】

（1）婴幼儿，冬春季多见。

（2）有咳嗽、咳痰、发热、胸痛等症状，听诊可闻及干、湿啰音。

（3）胸部X线片及CT检查，早期可无阳性发现或表现为两肺纹理增多、模糊，以内中带显著，部分患儿可出现两肺透光度不均匀、肺气肿、肺不张。

【鉴别诊断】

1. 肺炎 有固定的湿啰音，不会随体位和咳嗽出现变化，胸部X线片有斑片影。

2. 支气管异物 二者都有比较剧烈的咳嗽，但是支气管异物会有异物的吸入史，胸部X线片会有肺不张，随后出现肺气肿的表现，必要时可行支气管镜鉴别[2]。

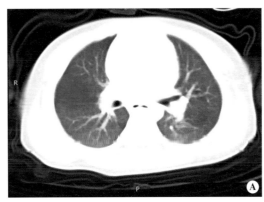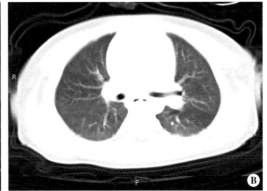

图 22-2-1 急性支气管炎

患儿，男性，2 岁 10 个月。咳嗽 3 天。A、B. 胸部 CT 平扫，双肺血管支气管束毛糙、增多，两肺透光度欠均匀，未见具体实变影

二、毛细支气管炎

【概述】

毛细支气管炎（bronchiolitis）主要是由呼吸道合胞病毒感染所引起的急性细支气管炎症，其他病原体也可引起本病，受累支气管为直径 75 ~ 300μm 的细支气管，是婴幼儿的一种常见下呼吸道感染性疾病，冬春季多见，多见于 2 岁以下患儿，其中呼吸道合胞病毒（RSV）感染引起的毛细支气管炎多见于 1 ~ 6 个月的婴儿[1]。

【病理学表现】

主要病理学变化是小支气管黏膜炎性水肿渗出、细胞坏死脱落和气道痉挛，造成气道狭窄、阻塞，引起肺泡塌陷和肺气肿等。炎症继续发展可出现局限性或弥漫性出血性水肿，并可有肺透明膜和（或）毛细血管血栓的形成。部分病例后期可进展为肺间质纤维化[2]。

【影像学表现】

1. X 线 可见两肺透光度增高，呈不同程度的梗阻性肺气肿改变，双肺纹理多，双侧肋膈角处尤为明显（图 22-2-2A），两肺散在小斑片影，但非对称性分布，可出现肋间疝，即肺泡过度充气。

2. CT 两肺透光度常不均匀，支气管管壁增厚，可出现"双轨"征，或支气管管腔纤细，部分患儿肺内可见细网格影，或斑片状实变、条索状不张及小泡性气肿，以及小叶间隔增厚的肺间质炎改变，近半数病例有条状、片状至节段状肺不张，以右上、中叶及左舌叶好发，少数右上叶不张（图 22-2-2B，图 22-2-2C）。

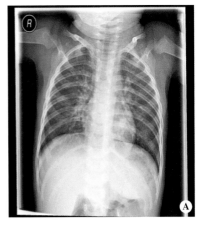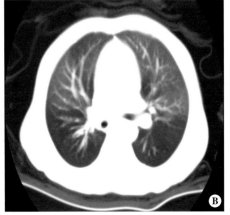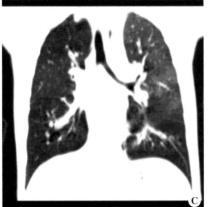

图 22-2-2 毛细支气管炎

患儿，女性，1 岁 2 个月。咳嗽、发热半个月。A. 胸部 X 线正位片；B. 胸部 CT 平扫横断位肺窗；C. 冠状位，双肺纹理多，毛糙，两肺透光度不均匀，大气道通畅

【诊断要点】

（1）婴幼儿，冬春季多见。

（2）临床以喘息、三凹征和气促为特点，常为首次发作；实验室检查白细胞总数及分类大多在正常范围内。

（3）影像学改变，以急性支气管炎改变为主，部分患儿可呈肺间质炎改变。

【鉴别诊断】

1. 急性支气管炎 发热、咳嗽无喘憋症状。肺部体征表现为不固定的易变的散在干湿啰音，可随咳嗽、体位而变化。胸部 X 线片多正常或肺纹理增多。

2. 支气管哮喘 反复发作的咳嗽、喘息、气促、胸闷，夜间与清晨发作或加剧，症状的表现形式与严重程度具有随时间而变化的特点。支气管扩张剂治疗有效。

【研究现状与进展】

毛细支气管炎是病毒直接侵害细支气管导致的一种特殊类型的婴幼儿喘憋性肺炎，主要病原体为 RSV，但 RSV 不能引发机体充分的免疫反应，故机体不能产生持久免疫力，不能提供终身免疫保护[3-5]。

参 考 文 献

[1] 孙国强 . 实用儿科放射诊断学 . 第 2 版 . 北京：人民军医出版社，2011.

[2] 江载芳，申昆玲，沈颖 . 诸福棠实用儿科学 . 第 8 版 . 北京：人民卫生出版社，2015.

[3] 《中华儿科杂志》编辑委员会，中华医学会儿科学分会呼吸学组 . 毛细支气管炎诊断、治疗与预防专家共识（2014 年版）. 中华儿科杂志，2015，53（3）：168-171.

[4] Qi YY, Jiang GL, Wang LB, et al. Lung function in wheezing infants after acute lower respiratory tract infection ang its association with respiratory outcome. Chin Med J（Engl），2017，130（1）：4-10.

[5] 李如艳，潘家华 . 婴儿毛细支气管炎的规范化诊断与治疗 . 中华全科医学，2018，16（10）：1595-1596.

三、慢性支气管炎

【概述】

慢性支气管炎（chronic bronchitis）是指反复多次支气管感染，病程超过 2 年，每次发作时间超过 3 个月，少数则因异物刺激、哮喘反复发作所致。

【病理学表现】

由于病变主要位于小气道，病原体、有害物质容易沉积于此，反复长期刺激及炎症反应造成黏液腺和环状细胞肥大及分泌物增多，出现不同程度纤维增生黏膜溃疡，导致气道狭窄、阻塞、支气管周围炎及周围肺间质炎，晚期发生支气管、细支气管扩张及肺间质破坏而导致肺不张、肺气肿、支气管扩张及肺间质纤维化，最终可并发肺源性心脏病。

【影像学表现】

1. X 线

（1）肺纹理粗多、扭曲。支气管管壁增厚可见"双轨"征和"袖口"征，病变以两下肺最明显。支气管周围炎症使血管、支气管扭曲。

（2）由于支气管狭窄导致疱性气肿，使得两肺透光度普遍增高，两肺呈肺气肿改变、严重病例可有桶状胸改变。

（3）两肺可见网状及蜂窝状改变伴小支气管扩张或纤维化，两下肺多见。

（4）有肺动脉高压时，肺门区血管影增粗，肺外带纹理相对稀疏（图 22-2-3A）。

2. CT 肺纹理扭曲，组织透光度减低和（或）不均匀，支气管管腔有不同程度的狭窄或扩张，支气管管壁增厚或不增厚，可呈"轨道"征，血管细而稀，胸膜下可见串珠状小泡影（图 22-2-3B，图 22-2-3C）。部分患儿可出现肺动脉高压的表现：肺动脉主干和（或）左右肺动脉增粗、扩张，肺门增大，周围小血管细少呈残根状改变。

【诊断要点】

（1）病程迁延，且反复不愈合，多数由急性呼吸道感染后演变发生。

（2）临床以咳、喘、炎、痰四大症状为主要表现。

（3）影像学改变，以间质性慢性支气管炎、肺气肿等改变为主，后期可合并肺纤维化、肺动脉高压等影像学征象。

【鉴别诊断】

1. 支气管扩张 临床上患儿咳痰量大，可伴有咯血和杵状指。影像学尤其 CT 扫描有典型表现，即支气管管腔增宽，管壁增厚，呈"轨道"征或"戒指"征。

2. 急性支气管炎 病程短，早期可无阳性发现或表现为两肺纹理增多、模糊，以内中带显著，很少出现纹理扭曲，支气管炎好转后肺内病变消失。

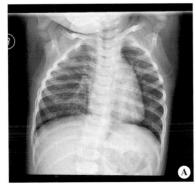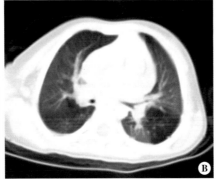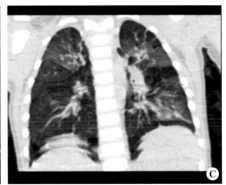

图 22-2-3　慢性支气管炎

患儿，女性，1 岁 9 个月。鼻塞、流涕 4 天，咳嗽 1 天。A. 胸部 X 线正位片；B. 胸部 CT 平扫横断位；C. 冠状面重建，双肺纹理多、毛糙，肺门阴影增深、增宽，两肺透光度不均匀

【研究现状与进展】

慢性支气管炎在成人中很常见，吸烟是主要因素，另外，空气污染、职业暴露和反复感染也是常见病因。在儿童，单纯性慢性支气管炎少见，大部分患儿有基础疾病，如免疫缺陷疾病、支气管肺发育不良、呼吸道纤毛功能异常等，这些引起慢性炎症的疾病可导致儿童呼吸系统上皮细胞的受损和肺结构异常，从而出现慢性支气管炎的临床症状，影像学除了有慢性支气管炎的征象外，常合并基础疾病的影像学表现。

四、支气管扩张

【概述】

支气管扩张（bronchiectasis）是一种以支气管的异常扩张为特征的形态及结构的异常，是多种病理生理过程导致支气管管壁变薄、管腔塌陷、慢性炎症和黏液分泌物增多、黏稠，阻塞气道的结果，最终可导致慢性阻塞性肺疾病。

【病理学表现】

支气管扩张是反复感染和炎症反应等多种因素造成支气管的病理改变，在儿童可以是先天性因素导致的支气管扩张，也可以是后天获得性因素所致，先天性因素如纤毛清除功能障碍、囊性纤维化、原发性免疫功能缺损等，后天获得性是由于气道感染、支气管阻塞等使气道内分泌物及病原体等有害物质的排出受限，导致多种病原体可在气道内定植、增生，促进气道炎症反应，引起感染迁延不愈，导致气道结构破坏，最终出现支气管扩张症。另外，气管、支气管、肺发育异常可以造成支气管壁弹性纤维不足或软骨发育不全，形成先天性支气管扩张[1]。

【影像学表现】

根据扩张形态可分为柱状、静脉曲张状及囊状支气管扩张三种类型，也可混合存在。

1. X 线　肺纹理粗浓、增多、毛糙、紊乱，常见于两下肺；因支气管管壁增厚，管腔不规则增宽，则表现为"双轨"征，亦可呈柱状透亮区夹杂界线模糊的小囊影；部分患儿受累肺内可见分布不均匀的囊状、卷毛状或蜂窝样透亮区，或节段性不张，两下叶内带多见扩张而聚集的支气管充气影（图 22-2-4）；感染时部分支气管周围可有斑片状实变影。

2. CT　表现取决于支气管扩张的形态、支气管走行方向和扫描平面的关系。

支气管管腔扩张：①柱状改变的支气管与伴随的肺动脉支于横断位形成所谓"印戒"（signet ring）征，支气管比伴行肺动脉粗。②静脉曲张状改变的支气管管腔在长横断位呈串珠样改变，当扩张的支气管与扫描平面垂直或倾斜时，则呈囊状或柱状改变。③囊状支气管扩张的支气管管腔呈囊球状扩大，当有感染时扩张的支气管管腔内有分泌物时，则会表现为气 – 液平面，部分患儿可有多个囊腔聚集且成簇，通过气道重建可显示囊腔与支气管沟通，或囊腔是支气管的一部分而可以判断支气管扩张（图 22-2-5）。支气管扩张时支气管管壁可以增厚，也可以不增厚。另外扩张的支气管管腔内可形成黏液栓，表现为支气管增粗，管腔内充满嵌塞物，支气管呈手指状改变。支气管扩张可导致支气管周围纤维化，造成局部瘢痕性肺不张，邻近肺叶内可有代偿性过度充气或对侧肺的代偿性肺气肿[2]。

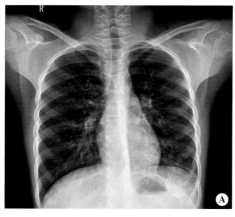
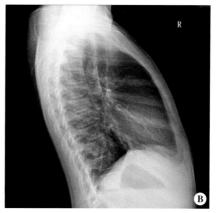

图 22-2-4　支气管扩张（1）

患儿，女性，10 岁。咳嗽、发热 4 天。A、B. 胸部 X 线正侧位片示肺纹理粗浓、增多，毛糙、紊乱，杆状增粗的纹理常见于两下肺，为支气管周围纤维化和腔内分泌物潴留的征象——支气管扩张

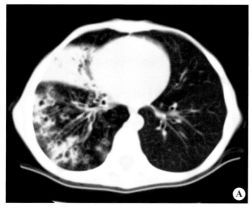
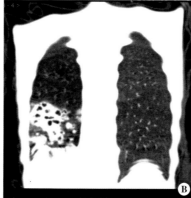
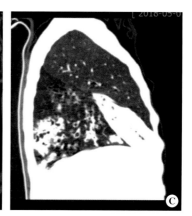

图 22-2-5　支气管扩张（2）

患儿，男性，8 岁。咳嗽伴消瘦 2 月余，加重伴喘息、气促 1 周。A. 胸部 CT 平扫横断位；B. 冠状位；C. 矢状位，右肺中叶、下叶支气管扩张

【诊断要点】

（1）晨起后或变换体位时，痰量或多或少，含稠厚脓液，可有反复呼吸道感染、咯血、杵状指。

（2）X 线表现为肺纹理增多、增粗、紊乱，可见卷发状阴影，并发感染出现小液平面。CT 典型表现为"轨道"征或"戒指"征。

【鉴别诊断】

1. 慢性支气管炎　二者均有咳嗽、咳痰等症状。慢性支气管炎有特定好发人群和发病季节，咳脓痰量少，而支气管扩张可发生在任何年龄阶段、有固定持久的湿啰音。

2. 肺脓肿　二者均有咳嗽、咳痰和咯血症状。肺脓肿可治愈，而支气管扩张是解剖结构发生不可逆改变，多无法治愈。

3. 肺结核　无固定湿啰音，影像学表现多样性，支气管扩张以囊状和柱状扩张为主。

【研究现状与进展】

由于高分辨 CT 可直接显示支气管扩张的形态、分布、位置，对 4 级以下的支气管扩张症及黏液栓诊断的准确度和特异度高，且 CT 检查无创、便捷，目前已基本取代支气管造影，成为诊断的主要方法，在 2018 版《儿童支气管扩张症诊断与治疗专家共识》推荐儿童支气管扩张的 CT 图像指标：①支气管管腔增宽超过正常管腔的 1.5 倍，管壁增厚；②支气管直径与伴行肺动脉管径比值＞0.8（不存在肺动脉高压的情况下），横切面呈"印戒"征；③气道由中心向外周逐渐变细的正常走行规律消失，支气管的纵切面呈"轨道"征，胸

壁下 1cm 以内范围可见支气管影[3]。

参 考 文 献

[1] 吐尔尼萨·阿卜杜热合曼，曹玲.61 例儿童支气管扩张症的病因及预后分析.中国医刊，2018，53（9）：1022-1026.

[2] 《中华实用儿科临床杂志》编辑委员会，中华医学会儿科学分会呼吸学组难少病病协作组，国家呼吸系统疾病临床医学研究中心.儿童支气管扩张症诊断与治疗专家共识（2018 年版），中华实用儿科临床杂志，2018，33（1）：21-27.

[3] 孙国强.实用儿科放射诊断学.第 2 版.北京：人民军医出版社，2011.

第三节 肺 脓 肿

【概述】

肺脓肿（pulmonary abscess）是肺部化脓性炎症，按病因可分为血源性、气道源性。根据病程长短又可分为急性和慢性脓肿。病原体以金黄色葡萄球菌最多见，其次是流感嗜血杆菌、大肠埃希菌等[1]。

【病理学表现】

病理学表现主要是细支气管感染物阻塞、小血管炎性栓塞、肺组织广泛化脓性炎变、坏死形成肺脓肿，坏死组织液化并破溃到支气管形成脓腔。肺脓肿可见于任何年龄，但以学龄儿童多见。以高热、咳嗽、咳黄痰、胸痛为主要临床表现。血源性感染者首先表现为败血症。

【影像学表现】

1. 血源性肺脓肿（图 22-3-1） 初期 X 线和 CT 可见两肺纹理增多，于肺野内见多发散在的大小不等淡薄的斑片影、颗粒或小结节灶，后者境界比较清晰[2]，多分布于肺的外围部，胸膜下为主，下肺野稍稠密。于 4～10 天结节增大，中心出现低密度区，可形成薄壁空腔，含气 - 液平面较少。周围浸润一般不明显。1～2 个月内脓肿完全吸收或仅留少许星芒状条束状影。有些小结节影未见空腔形成，治疗后缩小，被吸收。

2. 气道源性肺脓肿（图 22-3-2） 根据病程不同时期分 3 期。①肺实变期：肺脓肿形成之前表现为化脓性实变，常见大片境界模糊病灶，较

一般炎症浓密，以右上叶肺之外后方（腋支、后支）、下叶背段多见。②脓肿形成期：一般于发病 4～7 天后，致密的片状阴影部分呈弧形边缘或大的球形或椭圆形、密度均匀的暗影，边界锐利，肺叶容积增大。脓液咳出后形成气 - 液平面，内壁常不整齐或不规则，外壁模糊，周围肺有炎性浸润，壁一般较厚（3～5mm）。引流支气管欠通畅时，还可使腔内压力增高，周围肺有边缘性不张，形成内外壁较光滑的张力性脓肿，一般脓肿占同侧肺容积的 10%～40%，有时可达 50%～70% 或以上。其余肺野内纹理较粗重，脓肿常为单发，多房或分隔者少见。③脓肿吸收期：脓肿常于治疗后 10～14 天开始吸收，脓腔内液体减少，脓腔渐缩小乃至闭合，周围炎症亦随之吸收，部分病例遗留少许条束状纤维灶，一般需 4～8 周。少数病例的薄壁"脓腔"可持续至 3～6 个月以上，也有病例持续时间达 13 个月，但最终均能逐渐闭合，很少出现多房相通、多支相连、多叶蔓延的慢性肺脓肿表现。

并发症：①脓胸或脓气胸，可单侧或双侧发生，后者多见于血源性感染病例，粘连包裹性脓气胸相当多见。②心包积液，化脓性心包炎主要发生于败血症脓肿，亦可为脓肿直接蔓延致心脏增大。③肋骨骨髓炎，可为脓肿累及胸壁或败血症的一部分。

【诊断要点】

（1）患儿有高热，可伴寒战，婴幼儿可伴呕吐和腹泻，脓腔与气道沟通后可有臭味脓痰咳出，血管壁侵蚀破坏可出现咯血，甚至大咯血。

（2）肺内可见单发或多发的厚壁含气囊腔或含气结节影，周围肺组织内可有实变，也可伴胸膜增厚、胸腔积脓。

【鉴别诊断】

1. 肺炎 肺脓肿早期表现为肺内密度较高的实变，除实变密度高外，很难与肺炎形成的实变相鉴别，短期随访有助于鉴别。

2. 先天性肺囊性病变继发感染 肺囊性病变继发感染时边界较清晰，周围肺组织的炎性病变相对少，临床表现相对轻，抗感染治疗后囊性病变可长期存在，不同于本病临床表现。

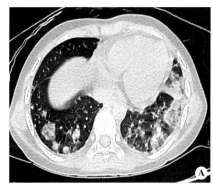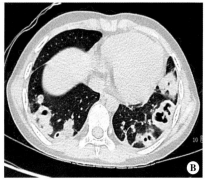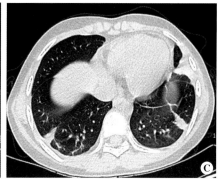

图 22-3-1　血源性肺脓肿

患儿，男性，11岁。间断发热6天伴头痛。胸部CT平扫横断位，A.病初，两下肺胸膜下多发的大小不等淡薄的斑片影及结节灶；B.10天后实变影及结节灶的中心出现含气有壁的空腔，气–液平面不明确；C.抗感染治疗一个半月后脓肿被吸收，残留条索状肺不张

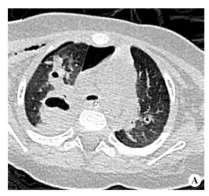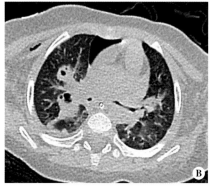

图 22-3-2　气道源性肺脓肿

患儿，女性，11个月。咳嗽3天，发热2天，喘憋伴加重1天。A、B.胸部CT平扫示右上肺实变影及右肺门区的结节灶中心出现含气有壁的空腔，其中大含气囊腔内可见气–液平面，右侧气胸及右胸壁肌层内少量积气

3. 感染性肺大疱　与张力性脓肿鉴别困难，需动态观察。

4. 转移瘤　其X线所见与血源性脓肿类同，但其边界较锐利，很少出现空洞。

5. 肺结核　大叶性干酪性肺炎空洞呈地沟状，无壁空洞较易区别。小叶性干酪性肺炎空洞常多发，沿支气管分布，以中、下肺野内带多见，与血源性脓肿不同。

6. 脓气胸　虽然脓气胸的空腔一般呈带状或梭形，外侧壁与胸壁平行，腔的长轴与胸壁一致，上下端与胸内壁成钝角，但不典型的粘连性液气胸可呈球形，有时与边缘性肺脓肿不易区别，需借助于CT增强扫描。

参 考 文 献

[1] 张光莉，刘茹，张慧，等.儿童吸入性和血源性金黄色葡萄球菌肺炎临床特点及其致病株耐药性分析.中国当代儿科杂志，2014，16（10）：979-983.

[2] 孙国强.实用儿科放射诊断学.第2版.北京：人民军医出版社，2011.

[3] 冼新源，林益良，吴婧.血源性金黄色葡萄球菌肺炎影像学分析研究.影像研究与医学应用，2018，2（12）：33-34.

（覃文华　段晓岷）

第二十三章　肺部感染性病变

第一节　细菌性肺炎

肺炎（pneumonia）是威胁儿童健康的一种常见且严重的感染性疾病，常见病原体包括细菌、病毒、支原体及衣原体、真菌等，尤多见于婴幼儿，是婴儿时期主要死亡原因。儿童的呼吸道生理解剖的特性决定了其易发生肺部感染性病变，儿童的气管、支气管管腔较成人细，纤毛活力弱，易被黏液所阻塞，肺组织血运丰富，间质发育旺盛，易于充血，肺泡数目少，含气量少，弹性纤维组织发育不完善。婴幼儿期防御功能尚未充分发育，体内的母体抗体水平的下降，容易发生传染病、腹泻、营养不良、贫血、佝偻病等疾病。这些内在因素使儿童容易造成多种病原体包括细菌、病毒、支原体及衣原体等的感染。

细菌性肺炎是指由细菌感染引起的终末气道、肺泡和肺间质的炎症，常见革兰氏阳性菌包括肺炎链球菌、金黄色葡萄球菌（Staphylococcus aureus）、A群链球菌等；常见革兰氏阴性菌病原体包括流感嗜血杆菌、大肠埃希菌、肺炎克雷伯菌和卡他莫拉菌（Moraxella catarrhalis）等。近年由于病原体变迁、细菌耐药率的上升等原因，陆续有社区获得性耐甲氧西林金黄色葡萄球菌肺炎、耐多种药物的铜绿假单胞菌肺炎等的报道。另外，病毒感染能够破坏人体的防御功能，细菌性肺炎发病前常有病毒感染发生。

影像学检查是诊断患儿肺部疾病的主要方法，如胸部X线平片和胸部CT检查，胸部X线平片是儿童肺部感染的首选检查方法，当同一部位反复出现感染或与临床表现一致、治疗效果不佳时，建议使用CT检查，CT扫描尤其是辅以高分辨CT检查时，能发现病灶的更多细节，这有利于鉴别肺炎的病原体。此外，影像学检查可以准确地评估肺部情况、指导用药选择、对病情预后有极其重要的临床意义。影像学检查的作用是探查疾病的存在、肺部感染的定位及范围、并发症的存在及了解病变的进展。

一、肺炎链球菌肺炎

【概述】

肺炎链球菌（Streptococcus pneumoniae，Sp）又称肺炎双球菌或肺炎球菌，为革兰氏阳性双球菌，属链球菌的一种，其引起的肺炎称为肺炎链球菌肺炎，病变呈大叶分布，多侵犯单叶，少数病变累及多叶。其中肺炎链球菌是儿童期肺炎最常见的细菌病原体，其在肺泡内生长繁殖，其致病力是多糖荚膜对组织的侵袭作用引起肺毛细血管扩张、充血，肺泡内水肿和浆液渗出，含菌的渗液经肺泡间孔（Cohn孔）向肺叶中央部扩散，甚至累及几个肺段或整个肺叶，出现肺段或肺叶实变。肺炎链球菌肺炎多见于5岁及以下儿童，其中学龄前患儿更多见，可能与该年龄段儿童交叉感染机会增多，且其自身免疫系统尚未发育成熟有关，全年均可发病，冬春季更多见，发病前可有病毒感染史，是由于呼吸道病毒感染引起支气管黏膜完整性破坏，影响纤毛的活动能力，肺清除功能损伤，为呼吸道内的肺炎链球菌在局部繁殖和致病提供条件[1]。临床表现无明显特异性，前驱症状少，起病多急剧，以高热、咳嗽为主要表现，自然病程大多在5～10天，部分患儿会出现喘息，病初数日多咳嗽不重，无痰，后期可有铁锈色痰，累及胸膜时患儿呼吸时有胸痛的症状，该病原体可导致重症肺炎，严重病例可伴发感染性休克。血常规检查白细胞及中性粒细胞明显增多，白细胞总数可达 $20×10^9/L$ 以上，中性粒细胞比率＞60%，C 反应蛋白通常阳性，当 CRP＞40mg/L 或 PCT≥0.25μg/L 或 D- 二聚体≥0.243mg/L 时提示病情可能较重[2]，疾病确诊可以根据气道分泌物、血液或胸腔积液培养肺炎链球菌阳性，或胸腔积液、血、尿液肺炎链球菌荚膜抗原检测阳性，或从胸腔积液中检测到特异核酸。

【病理学表现】

发病时机不同病理学基础不尽相同，病变初期或病变进展期，病变较淡薄呈磨玻璃样结节，或实变周围出现半透明密度区域为晕征，其内可见血管纹理和支气管管壁，是一种非特异性表现，其病理基础为炎性渗液通过肺泡间孔向邻近周围肺野扩散或邻近肺野小叶间隔或肺泡间隔的水肿增厚所致，形成肺实质炎症[3]，随着病变的进展，白细胞、红细胞及渗液逐渐增多，病灶密度不断增加，范围不断增大，可蔓延至叶间胸膜，形成累及肺叶或数个肺段的实变灶，边缘锐利，其中无法辨认血管纹理，形成肺段或肺叶的大片实变，部分实变肺组织内可出现支气管充气征；当病变得到控制或处于消散期，渗液内的白细胞大量破坏，产生蛋白溶解酶，使渗出物中的纤维素被溶解，由淋巴和血液吸收，部分由气道咳出，病灶边缘的晕征消失，实变边缘较前锐利，病变体积缩小，密度减低，区域内出现较多的支气管充气征，气管壁锐利清晰，或有空腔出现。炎性病变 3 个时期通常可以重叠存在，最后肺泡重新充气。由于肺泡壁和其他结构保持完整，亦无坏死或溃疡，一般病变消散后，肺组织恢复正常，不留纤维化瘢痕。

【影像学表现】

1. X 线　疾病初期肺内病变较轻微，仅表现为肺纹理多、毛糙或一个肺段或亚段的斑片影，进入实变期斑片状淡薄的实变影可以进展为致密均匀的大片实变影，可以占据一整段的肺段或肺叶，消散期实变影密度逐渐减低且变得不均匀，病灶区含气肺组织增多，且透光度逐渐恢复，10～20 天后病灶可完全消散或残留些索条影，病灶可发生于肺脏的任何区域，以下叶多见，偶可同时累及多叶，并可见支气管充气征，婴幼儿可表现为支气管肺炎的征象。

2. CT　胸部 CT 在显示病变细节，确定是否存在空腔、坏死、并发其他感染或并发症方面较胸部 X 线片有很大优势。肺炎链球菌肺炎最常见的 CT 表现为肺内呈节段性分布的大片实变影和磨玻璃结节，其次是支气管壁增厚和小叶中心结节。磨玻璃结节可以是散在的，也可以融合成片；小婴幼儿也可以表现为支气管肺炎，即散在的小叶实变、小叶网格状透光度减低区，这些病变可以是单侧的，也可以是双侧的，以下叶病变及两肺中内带多见，少部分患儿合并胸腔积液或积脓，以及其他并发症，如肺脓肿、肺不张、肺大疱、液气胸，支气管肺胸膜瘘等（图 23-1-1）。肺炎链球菌也是导致坏死性肺炎的重要病原体，尤其是血清型 3 型和 19 型的肺炎链球菌，其影像学表现为实变吸收较慢，支气管充气征较少时，增强 CT 检查表现为实变区内的肺血管稀少，管腔纤细或闭塞，管壁毛糙，有时大支血管内可见充盈缺损，表明有血栓形成，其属区的实变内可见强化弱或未强化区域，表明肺实变内有缺血坏死，出现支气管扩张时需考虑合并其他病原体感染。此外，肺炎球菌肺炎还与溶血尿毒综合征有关。出现胸腔积液、大片肺实变、肺不张时提示可能合并支原体感染。

【诊断要点】

（1）具有典型起病、症状和体征的肺炎，诊断并不困难。

（2）胸部 X 线检查表现为单侧或双侧大片实变，合并或不合并胸腔积液。

（3）痰涂片用 PCR 法检测肺炎链球菌 DNA，痰和血培养分离到病原体。

【鉴别诊断】

1. 葡萄球菌肺炎　常伴有败血症，肺外感染多为首发表现；肺内多发肺脓肿、肺大疱、脓气胸是金黄色葡萄球菌肺炎特征的影像学表现。

2. 干酪性肺炎　是儿童常见的肺结核类型，为原发结核浸润进展和干酪坏死的结果，分大叶性干酪性肺炎和小叶性干酪性肺炎，大叶性干酪性肺炎，多见于婴幼儿，可以累及一个肺段，甚至整个肺叶。胸部 X 线表现为一个肺段或肺叶呈高密度的实变，病变外形饱满，实变病灶密度较肺炎链球菌肺炎密度高。CT 扫描病灶周围或对侧常有播散病灶，纵隔及肺门常有淋巴结肿大，实变灶内见更高密度的钙化灶或稍低密度的液化灶，可以进行鉴别。

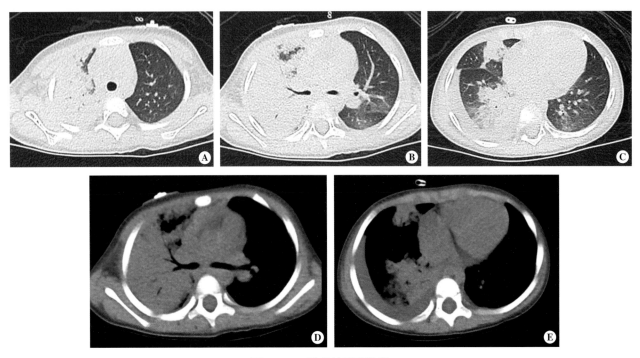

图 23-1-1 肺炎链球菌肺炎

患儿，女性，2岁。咳嗽7天伴发热5天。A～C.胸部CT平扫肺窗，D、E.纵隔窗，右上肺叶内大片实变影周边呈磨玻璃影，右中叶结节影；纵隔窗：病灶内少许支气管充气相伴右侧少量胸腔积液。痰细菌培养为肺炎链球菌，最终诊断肺炎链球菌肺炎

【研究现状与进展】

肺炎链球菌可以导致一系列的感染性疾病，根据肺炎链球菌侵入的组织或器官是否与外界环境直接相通分为侵袭性和非侵袭性肺炎链球菌性疾病两类。侵袭性肺炎链球菌性疾病是指肺炎链球菌侵入与外环境无直接相通的、原本无菌的部位和组织而引起感染，主要包括脑膜炎、菌血症和菌血症性肺炎[4]；非侵袭性链球菌性疾病主要包括中耳炎、鼻窦炎和社区获得性肺炎（community acquired pneumonia，CAP）。肺炎链球菌根据其荚膜特异性多糖抗原的不同分型，肺炎链球菌有90种不同血清型，不同国家和地区间流行的血清型有较大差异，我国最常见的血清型为19F（55.6%）、19A（13.9%）、23F（10.1%）、6B（4.7%）和14（3.6%）。随着疫苗广泛应用还会导致非疫苗血清型的定殖、致病增多，在分离株中所占比例升高，称为"血清型替换"。肺炎链球菌耐药非常普遍，对青霉素的不敏感率逐年增加，对红霉素的耐药率在95%以上，因此在儿童等高危人群中进行肺炎链球菌疫苗的接种是预防肺炎链球菌性疾病的重要措施[5]。

参 考 文 献

[1] 姚开虎，杨永弘．流感继发肺炎链球菌感染．中国实用儿科杂志，2009，24（12）：964-967.

[2] 何林，袁艺，曹玲．儿童肺炎链球菌肺炎的临床特征及药敏分析．中华全科医学，2018，16（9）：1470-1474.

[3] 刘青，施毅．肺炎链球菌肺炎诊治进展．东南国防医药，2013，15（5）：499-502.

[4] 孟庆红，姚开虎．肺炎链球菌临床感染疾病谱．中华全科医学，2018，16（9）：1535-1544.

[5] 刘民，马秋月．肺炎链球菌相关疾病流行病学研究进展．中国公共卫生，2018，34（11）：1449-1452.

（段晓岷）

二、金黄色葡萄球菌性肺炎

【概述】

金黄色葡萄球菌性肺炎（Staphylococcal pneumonia）是由革兰氏染色阳性、凝固酶阳性的金黄色葡萄球菌（Staphylococcal aureus）引起。金黄色葡萄球菌性肺炎根据感染途径可分为吸入性感染和血源性感染，吸入性金黄色葡萄球菌性肺炎以新生儿、婴幼儿多见，部分患儿的乳母有患乳腺炎的病史。

肺炎进展迅速，常并发脓胸或脓气胸是本病的特点。血源性金黄色葡萄球菌性肺炎可见于各年龄组，多见于学龄期儿童，部分患儿前期有骨髓炎、外伤史、皮肤的疖肿等，之后出现肺部病变，在发展过程中可迅速出现肺脓肿，常为散在性小脓肿。由于金黄色葡萄球菌分泌毒素作用于周围血小管，使血管痉挛导致部分患儿出现全身中毒症状、面色苍白、四肢厥冷等循环衰竭症状。并发脓胸、脓气胸预后较好，治愈者长期随访无后遗肺功能障碍，但并发脑膜炎和心包炎或婴儿张力性气胸则预后严重。病死率高达 10%～20%。对气管咯出或吸出物及胸腔穿刺抽出液进行细菌培养阳性者有诊断意义。

【病理学表现】

金黄色葡萄球菌性肺炎大部分来源于鼻前庭定植菌株，婴幼儿定植率更高，由于婴幼儿免疫功能不成熟，常有呼吸道 S-IgA 水平低下及黏液腺分泌不足、纤毛运动能力较差等，细菌在局部不能及时清除，是婴幼儿支气管源性金黄色葡萄球菌性肺炎好发的主要原因。学龄期儿童活动增多，易受外伤，继发性金黄色葡萄球菌感染风险增加，是血源性金黄色葡萄球菌性肺炎多见于学龄期儿童的重要原因。

金黄色葡萄球菌可以分泌 20 多种毒性蛋白质，如溶血毒素、杀白细胞毒素（panton-valentine leukocidin，PVL）、肠毒素、中毒性休克综合征毒素 -1（toxic shock syndrome toxin，TSST-1）等都是重要的致病物质，可引起不同严重程度的临床表现[1]。吸入性金黄色葡萄球菌性肺炎为原发性感染，是金黄色葡萄球菌由上呼吸道向下蔓延至毛细支气管周围的腺泡，继而扩展为按肺小叶、肺段分布的实变，病变多分布在两下叶背部，张力性肺气肿若位于肺周边且张力过高时，穿破胸膜进入胸膜腔可导致气胸、脓气胸。血源性肺部感染多为继发性改变，继发于金黄色葡萄球菌败血症、脓毒败血症，肺外感染灶经血行至肺，在肺内小血管形成脓栓，引起多发性肺小血管受累，主要病理改变为多发性出血性梗死，之后形成双肺多发的小脓肿，当累及胸膜，且胸膜破溃后可产生脓胸或脓气胸，少数病例则由血行播散直接引起其他器官或组织脓肿的发生。

【影像学表现】

吸入性金黄色葡萄球菌性肺炎初期，表现为肺纹理重，两肺散在的点片状模糊阴影，沿支气管按肺小叶分布，分布不对称，病变发展迅速，在数小时内，小片炎症即可融合成高密度大片或节段性实变，实变和磨玻璃影是最常见的影像学征象，提示肺实质炎症和出血，最早可于 4 天左右液化成脓肿。以肺叶、多发性肺段或支气管走行区的实变影多见，尤其是下肺内带可见斑片状阴影，脓胸发生率较高。肺内多发小脓肿是血源性金黄色葡萄球菌性肺炎的典型影像学表现，特点是张力高，壁厚薄不均，外周壁不光整，周围可有晕征，内外壁光滑，可以是实性结节，也可以是壁薄厚不等的气腔结节，内可有小的液气平面，沿双肺外周及胸膜下分布，部分结节与胸膜之间无分界，常伴有胸腔积液、液气胸或气胸[2]。金黄色葡萄球菌及脓毒栓子经血液循环至肺部侵犯血管，引起局部肺组织出血和梗死，形成多发小脓肿，与支气管沟通后结节灶内出现空腔，有时可见小的气 - 液平面。不论是吸入性还是血源性感染，支气管周围脓肿导致终末细支气管和肺泡发生坏死，脓肿与支气管相通后脓液及坏死物质排空，形成大小不等，壁厚薄不均的囊腔，多发者类似蜂窝肺。又由于坏死物的黏稠，不易排出，均可阻塞小支气管形成活瓣，气体易进难出，形成张力性肺大疱，肺大疱为金黄色葡萄球菌性肺炎的典型影像学表现。胸膜下小脓肿、肺大疱破裂可造成张力性气胸、脓气胸、支气管肺胸膜瘘，严重的还可并发纵隔积气、皮下气肿、纵隔脏炎，可伴随肺外感染灶（图 23-1-2）。

【诊断要点】

（1）起病急，病情重，症状发展迅速。

（2）短期内病灶迅速多变及肺气囊产生影像学表现：肺内实变、多发肺脓肿、肺大疱、脓气胸是金黄色葡萄球菌性肺炎特征性表现。

（3）胸腔脓液、血液、病灶分泌物等标本培养有金黄色葡萄球菌生长是诊断的金标准。

【鉴别诊断】

1. 肺炎链球菌肺炎　影像学的典型表现为单侧或双侧大片实变，合并或不合并胸腔积液，肺内较少出现多发的小脓肿，以及感染性肺大疱的形成，病原学诊断是金标准。

2. 小叶性干酪性肺炎　由原发灶或支气管淋巴结核的干酪破溃吸入支气管所致，X 线表现为支

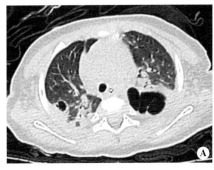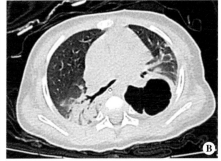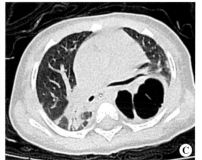

图 23-1-2　金黄色葡萄球菌性肺炎

患儿，女性，7个月。间断发热11天、抽搐伴意识障碍9天。A～C. 胸部CT平扫示右上肺及左下肺背侧胸膜下实变内可见大小不等的肺大疱，肺大疱为金黄色葡萄球菌性肺炎的典型影像学表现。该患儿的脑脊液及外周血培养：金黄色葡萄球菌（耐甲氧西林金黄色葡萄球菌），最终诊断：化脓性脑膜炎（金黄色葡萄球菌），败血症，金黄色葡萄球菌性肺炎

气管周围多发的较浓密小片影或点状结节状病灶融合扩大，边界模糊，周围可有磨玻璃状渗出，通常伴有肺门及纵隔淋巴结肿大，且肿大淋巴结内可以有点片状钙化，有助于本病的诊断。

【研究现状与进展】

随着广谱抗生素的大量使用，多重耐药的金黄色葡萄球菌检出率逐年升高，尤其是耐甲氧西林金黄色葡萄球菌（methicillin resistant *Staphylococcus aureus*，MRSA），据美国CDC统计数据，耐甲氧西林金黄色葡萄球菌感染的致死率已超过了艾滋病、帕金森病等[3]。文献报道，耐甲氧西林金黄色葡萄球菌肺炎可为社区获得性和医院获得性感染，医院获得性感染公认与免疫力低下、有严重基础疾病、侵入性治疗及反复长期应用多种广谱抗生素等有关，社区获得性感染常由于抗生素的不合理使用、皮肤感染和反复接触医疗机构所致。国内所有社区获得性耐甲氧西林金黄色葡萄球菌菌株感染对青霉素、红霉素、克林霉素、头孢菌素均耐药。对万古霉素耐药的金黄色葡萄球菌也先后在日本和美国出现，迄今在世界范围内有20株耐万古霉素的金黄色葡萄球菌。耐甲氧西林金黄色葡萄球菌性肺炎是一种坏死性肺炎，影像学可以表现为双肺自胸膜下弥漫的对称的实变及磨玻璃影，或胸膜下多发片状实变及含气-液平面的脓肿伴周围磨玻璃影[4]。耐甲氧西林金黄色葡萄球菌更容易在5岁以下的儿童，尤其是在2～6个月婴儿鼻前庭中定植[5]。

参 考 文 献

[1] Gurung M，Moon DC，Choi CW，et al. *Staphylococcus aureus* produces membrane-derived vesicles that induce host cell death. PLoS One，2011，6：e27958.

[2] 冼新源，林益良，吴婧. 血源性金黄色葡萄球菌肺炎影像学分析研究. 影像研究与医学应用，2018，2（12）：33-34.

[3] Chen CJ，Hsu KH，Lin TY，et al. Factors associated with nasal colonization of methicillin-resistant *Staphylococcus aureus* among healthy children in Taiwan. J Clin Microbiol，2011，49（1）：131-137.

[4] 张金娥，赵振军. 210例耐甲氧西林金黄色葡萄球菌肺炎的CT征象分析. 临床放射学杂志，2018，37（8）：1298-1301.

[5] 张光莉，刘茹，张慧，等. 儿童吸入性和血源性金黄色葡萄球菌肺炎临床特点及其致病株耐药性分析. 中国当代儿科杂志，2014，16（10）：979-983.

（段晓岷　于　彤）

三、流感嗜血杆菌肺炎

【概述】

流感嗜血杆菌（*Hemophilus influenzae*）属于革兰氏阴性杆菌，为革兰氏阴性短小杆菌，为需氧或兼性厌氧，生长需要X因子和V因子，对干燥和一般消毒剂敏感。流感嗜血杆菌是常见的细菌病原体之一，大多数流感嗜血杆菌肺炎（*Hemophilus influenzae* pneumonia）是由具有荚膜的流感嗜血杆菌b型（Hib）引起的。我国的资料表明，儿童Hib肺炎占社区获得性肺炎的8%～20%，可以引起会厌炎、脑膜炎、毛细支气管炎及肺炎，80%见于3个月至3岁的儿童[1]。急性感染时患儿常有发热、咳嗽、胸痛、气促或呼吸困难，可有三凹征，部分患儿有痉挛性咳嗽，颇似百日咳。流感嗜血杆菌肺炎易继发于患流感及其他病毒性感染后的患儿，可以造成儿童迁延性细菌性支气管炎，导致患儿慢性咳嗽[2]。胸腔积液培养的阳性率很低，且痰和支气管肺泡灌洗液培养因标本易有污染而

难于确定，故检查脑脊液、血液和浓缩的尿液中的 Hi 特异抗原磷酸聚核糖基核糖醇，可辅助临床诊断。

【病理学表现】

流感嗜血杆菌感染以儿童多见，引起肺部感染时导致肺泡毛细血管扩张充血，肺泡壁水肿，肺泡内有大量中性粒细胞、红细胞、纤维素渗出液及细菌，造成肺泡壁不同程度的破坏，造成病变初期表现为间质肺炎，随着病程的延长及肺泡内出现渗出而导致肺内实变产生。当流感嗜血杆菌肺炎继发于流感及其他病毒感染后，由于病毒感染导致呼吸道上皮细胞损伤，使呼吸道黏膜表面失去正常形态及黏膜清除功能紊乱，从而造成流感嗜血杆菌持续性的定植于呼吸道黏膜并形成生物被膜，从而加重黏膜分泌和气道炎症，持续的细菌定植及中性粒细胞浸润，进一步促进了炎症反应及黏膜分泌亢进而导致迁延性细菌性支气管炎，导致患儿长期慢性咳嗽，若长时间得不到有效治疗，可能演化为支气管扩张。

【影像学表现】

影像学不具有特异性表现，病变早期多为间质性肺炎，与毛细支气管炎相似，胸部 X 线片表现为双肺纹理多，纹理边缘模糊，肺野内可出现线状渗出，过度通气，病变进展后间质炎症加重出现粟粒状阴影，肺泡内的渗出明显增多时表现为支气管炎症，多为双侧小叶性肺炎，也可表现为节段性或大叶性肺炎。单侧发病多见且右侧较左侧多见，少部分为双侧发病，部分病例可出现胸腔积液，但肺脓肿及空洞少见。胸部 CT 早期以间质炎症的表现为著，如磨玻璃影、小叶内网状透光减低和小叶间隔增厚等的改变。可

伴有支气管受累的表现：支气管管壁增厚、小叶中心结节较多，局部可出现支气管扩张等，少数患儿由于支气管炎症导致细支气管管壁增厚、管腔变窄导致两肺充气不均匀，类似"马赛克"征，但治疗后两肺充气不均匀可以消失；肺内可同时或后续出现斑片影或大片实变，单发或多发，可分布于肺周边，双下肺病变多见，也分布于肺门区，少数病例可合并胸腔积液，淋巴结肿大少见（图 23-1-3）。

【诊断要点】

（1）患儿常有发热、咳嗽、胸痛、气促或呼吸困难，部分患儿有痉挛性咳嗽，颇似百日咳，还可见三凹征、肺部湿啰音等临床表现。

（2）影像学表现，气道炎症伴肺实变，或伴胸腔积液。

（3）血液或胸腔积液的抗原检测阳性，呼吸道病原体基因探针检测或血液、穿刺抽取液或痰液进行细菌培养阳性即可确诊。

【鉴别诊断】

由于流感嗜血杆菌肺炎的临床表现缺乏特异性，单靠影像学表现鉴别较困难，易与其他肺炎相混淆，如肺炎克雷伯菌肺炎、大肠埃希菌肺炎、铜绿假单胞菌肺炎、厌氧菌性肺炎、军团菌肺炎等，鉴别诊断主要依靠病原学的确立，同时应与肺结核、肺栓塞及非感染性肺部浸润性疾病相鉴别。

【研究现状与进展】

流感嗜血杆菌是儿童细菌性脑膜炎、肺炎和菌血症的主要细菌性病原体，流感嗜血杆菌肺炎临床表现及胸部 X 线征象都缺乏特异性，诊断流感嗜血杆菌肺炎通常需要结合实验室诊断做病原学培养，然而多数患儿来院就诊前就已经使用过

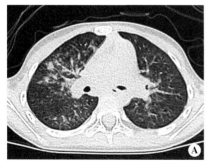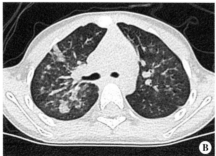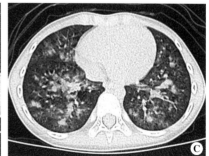

图 23-1-3　流感嗜血杆菌肺炎

患儿，女性，4 岁 5 个月。发热、咳嗽 5 天。A～C. 胸部 CT 平扫横断位肺窗间质炎症表现为著，两肺弥漫分布的小片状磨玻璃影、小叶中心结节，局部有少许小叶间隔增厚，部分支气管管壁增厚。呼吸道病原体基因探针检测：流感嗜血杆菌阳性（＋），余阴性，最终诊断：流感嗜血杆菌性肺炎

抗生素，假阴性率高，用聚合酶链反应（PCR）检测病原特异性 DNA 片段，这是检测肺炎病原体最直接、特异、敏感的途径[3]，文献报道以 PCR 为基础结合其他分子生物学技术的检测方法逐渐成为一种趋势，实时定量 PCR 检测流感嗜血杆菌感染有较高的敏感度和特异度，且操作简便快捷，可用于临床实验室诊断[4]。

参 考 文 献

[1] 楚丽娟, 刘岚, 谢伟, 等. 儿童肺炎链球菌和流感嗜血杆菌耐药及感染特征分析. 中国微生态学杂志, 2012, 24（9）: 786-789.
[2] 丁丽丽, 丁圣刚. 迁延性细菌性支气管炎研究进展. 国际儿科学杂志, 2018, 45（1）: 35-38.
[3] 胡惠丽, 胡翼云, 何乐健, 等. 儿童社区获得性肺炎死亡病例中 b 型流感嗜血杆菌的检测. 中华流行病学杂志, 2005, 26（8）: 604-607.
[4] 蔚然, 王良玉, 高琦, 等. 实时定量 PCR 检测流感嗜血杆菌感染实验室诊断方法的建立. 检验医学与临床, 2018, 15（6）: 737-743.

四、大肠埃希菌肺炎

【概述】

大肠埃希菌又称大肠杆菌，是人体肠道内重要的共生菌，属于革兰氏阴性杆菌，大肠埃希菌肺炎，多发生在新生儿及婴幼儿，在正常情况下，存在于体内的大肠埃希菌一般不会使健康儿童得病，当患儿机体免疫力下降、有慢性疾病或腺病毒肺炎后，吸入口咽部定植菌，腹部感染后，由菌血症或败血症引起大肠埃希菌肺炎，在医院内发生的革兰氏阴性杆菌败血症中，以大肠埃希菌引起的最为常见[1]。

大肠埃希菌肺炎多见于下列情况：①发生于新生儿或小婴儿时，尤其是胎龄＜6 个月的早产儿、低出生体重儿感染率高；②腺病毒肺炎后继发；③有基础疾病，如先天性心脏病、糖尿病、肾盂肾炎等削弱了机体的防御功能[2]。临床上多起病急骤，迅速出现呼吸困难，肺炎常为全身大肠埃希菌败血症的一部分，痰多黏稠，可有臭味，易出现循环衰竭，此病预后欠佳，病死率可达 50% 左右。

【病理学表现】

大肠埃希菌致病机制与其产生的内毒素有关，其内毒素可使白细胞附聚在血管壁，造成白细胞增高，造成血小板减少及弥散性血管内凝血，并激活补体旁路，释放血管活性物质而导致中毒性休克，最终导致肺泡上皮细胞和毛细血管内皮细胞膜结构破坏，通透性增加，发生肺水肿，导致急性呼吸窘迫综合征[3]，大肠埃希菌肺炎病理改变为出血性肺炎[4]，可造成实变内坏死成为坏死性肺炎。

【影像学表现】

影像学表现特异性不强，多为支气管肺炎或斑片状实变肺炎，也可有肺段或肺叶受累的大片实变影（图 23-1-4），以两下肺多见，可融合成片，气胸少见，病程中晚期可出现小脓肿，其发生率约 20%，脓胸发生率较高，通常发生在肺炎较重的一侧，可以是大量胸腔积液，如果早诊断及时治疗，肺功能不受影响，可有胸膜增厚的存留，预后好。由于大肠埃希菌产生细胞内毒素可以导致肺泡上皮细胞和毛细血管内皮细胞膜结构破坏，通透性增加，肺内可出现非心源性肺水肿，当出现肺水肿、肺气肿、肺不张及胸腔积液等，提示病情较重。

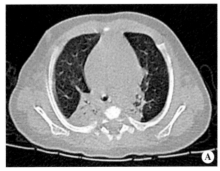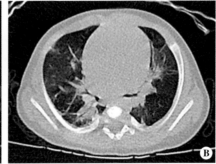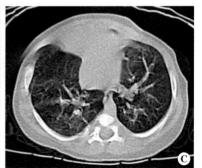

图 23-1-4　大肠埃希菌肺炎

患儿，女性，2 个月 12 天。间断发热伴纳奶差 17 天，入院查体发现肛门闭锁，前庭会阴瘘。该患儿有 II 型呼吸衰竭，中性粒细胞绝对值明显减低，诊断：中性粒细胞缺乏症，且血培养提示大肠埃希菌败血症，最终诊断：大肠埃希菌肺炎。A～C. CT 肺窗，两肺内节段性大片实变影

【诊断要点】

（1）起病急骤，迅速出现呼吸困难，常伴有循环衰竭和大肠埃希菌败血症。

（2）影像学表现不具有特异性，多为支气管肺炎呈弥漫性斑片状浸润，也可有肺段或肺叶受累的大片实变影，气胸少见。

（3）痰或血的病原学培养阳性结果可确诊。

【鉴别诊断】

1. 肺结核　通常有纵隔及肺门区的肿大淋巴结，部分淋巴结或病灶实变内有钙化灶，这点可以与之相鉴别。

2. 溶血性链球菌肺炎　有相似之处，都是属于支气管肺炎型病变，都有脓胸，但链球菌肺炎发生胸腔积液较早且其气管、支气管的炎症更显著。

【研究现状与进展】

大肠埃希菌包含 3 个主要亚群：①共生菌株，无害地定植于健康宿主的结肠，只在宿主严重受损（如穿透性腹部创伤）的情况下才引起肠外感染；②腹泻型菌株，可引起腹泻综合征，但这种菌株几乎不会引起肠外感染，也很少在健康宿主定居；③肠外致病性大肠埃希菌，通常无害地寄生于人体肠道，排尿或分娩时是肠外大肠埃希菌感染的主要途径。近年来随着抗生素的广泛应用，不论社区获得性还是医院获得性肺炎，其致病菌已经发生变迁，目前条件致病菌导致的肺炎，如革兰氏阴性杆菌肺炎等已占优势。大肠埃希菌已成为儿童获得性肺炎最常见的致病菌之一。研究表明，大肠埃希菌可以产生多耐药性，对于内酰胺类、氨基糖苷类及喹诺酮类药物产生耐药[5]。

参 考 文 献

[1] 付四毛，冯华俊，刘玉玲. 小儿社区获得性大肠埃希杆菌性肺炎临床分析. 中国小儿急救医学，2007，14（5）：406-407.

[2] 胡亚美，江载芳，诸福棠. 实用儿科学. 第8版. 北京：人民卫生出版社，2015.

[3] 谢庆玲，唐晓燕，甄宏，等. 婴幼儿大肠埃希菌性肺炎177例临床分析. 中国临床新医学，2014，7（2）：108-111.

[4] 孙国强. 实用儿科放射诊断学. 第2版. 北京：人民军医出版社，2011.

[5] Vila J，Sáez-López E，Johnson JR，et al. Escherichia coli：an old friend with new tidings. FEMS Microbiol Rev，2016，40（4）：437-463.

（段晓岷）

五、铜绿假单胞菌肺炎

【概述】

铜绿假单胞菌（*Pseudomonas aeruginosa*，*Pa*）因其生长过程中能产生绿色水溶性色素，使脓液呈现绿色，故俗称绿脓杆菌，属于专性需氧菌，为单鞭毛革兰氏阴性小杆菌，其广泛存在于土壤、水等自然环境，对干燥、紫外线、消毒剂等理化因素有极强的抵抗力，在潮湿环境中能长期生存，是一种常见的条件致病菌。

铜绿假单胞菌肺炎是一种坏死性支气管肺炎，多继发于极重型腺病毒肺炎、囊性纤维化、先天性心脏病患儿、早产儿、粒性白细胞缺乏等免疫缺陷的患儿，以及长期用抗生素治疗及烧伤患儿，也是呼吸机相关性肺炎的主要病原体，另外，严重中枢神经系统病变的患儿，出现咳嗽、吞咽反射异常时，可以由呼吸道、消化道内定植的铜绿假单胞菌引发肺部病变，当这类患儿出现肺炎的表现时应警惕铜绿假单胞菌感染的可能[1]。临床上患儿多有基础疾病，出现畏寒、发热，甚至39℃以上高热，同时伴有中毒症状、咳嗽、咳痰、呼吸困难和发绀等症状，部分患儿有贫血及黄疸等表现，排出大量脓性绿色痰液，伴或不伴咯血，以及查体有相对缓脉。实验室检查通常外周血白细胞计数可以增高，但1/3的患儿白细胞减少，CRP显著增高，痰或胸腔积液内可见大量革兰氏阴性杆菌，铜绿假单胞菌培养阳性。

【病理学表现】

铜绿假单胞菌具有较强的侵袭性，与其毒力、黏附力和代谢能力，以及表面生物膜的保护、产生多种蛋白酶等因素有关；其造成的肺部感染包括慢性坏死性气道感染、气道源性和血源性出血性肺炎。肺炎主要发生于有基础疾病的患者。大部分细菌产生的毒素可通过Ⅰ型或Ⅱ型蛋白分泌系统向细胞外分泌细胞毒素，但铜绿假单胞菌中存在着Ⅲ型蛋白分泌系统，可将毒素直接分泌至附近宿主细胞，铜绿假单胞菌通过该系统分泌4种已知的细胞毒素（ExoS、ExoT、ExoU和PcrV），可以破坏宿主上皮细胞膜的完整性，从而导致宿主细胞死亡，形成具有潜在致命危险的呼吸道感染，从而导致肺炎的发生。铜绿假单胞菌可通过形成生物膜（由细菌与细胞外基质组成）抵御免疫防御系统和抗生素治疗，此生物膜对于铜绿假单胞菌导致的急、慢性疾病至关重要。鞭毛和菌毛是铜绿假单胞菌主要的黏附素，使其黏附于宿主上皮细胞，为细菌长期定植于血管、呼吸道的上皮细胞提供了条件。铜绿假单胞菌可以产生多种蛋白酶，可降解宿主的免疫球蛋白、纤维蛋白和肺表面活性物质，可导致肺不张。绿脓菌素是铜绿假单胞菌的特征性产物，可引起中性粒细胞凋亡，同时还可抑制巨噬细胞对凋亡小体的吞噬作用，以及抑制上皮细胞纤毛运动[2]。

铜绿假单胞菌可以定植于气管支气管壁及血管壁，因此铜绿假单胞菌肺炎可以是气道源性的，也可以是血源性的，气道源性者主要引起坏死性支气管、细支气管炎，通过 Lambert 管炎症聚集形成细支气管周围结节病灶，并通过 Kohn 孔，炎症在肺泡间扩散，累及邻近肺组织造成肺泡坏死性炎症。血源性肺炎是细菌在肺毛细血管壁上定植形成菌落，导致血管壁炎症，之后发展成中、小血管炎，并有血栓形成，造成周围肺组织缺血、坏死或出血性改变，实质的肺组织内出现坏死灶及出血灶，病灶多分布在胸膜下并逐渐融合[3]。

【影像学表现】

铜绿假单胞菌肺炎可以一侧受累，也可以双肺受累，影像学表现为间质炎症、支气管肺炎或大叶性肺炎，影像学表现通常与病程有关，肺炎早期以肺间质水肿表现为著，发病48～72小时后凝固性病灶聚集于细支气管周围，表现为沿支气管分布的结节影或斑片状模糊影，逐渐扩大融合成大片致密实变影，形成大叶肺炎，范围超过一肺叶者预后差；也可为多发的小脓肿，逐渐融合形成大脓肿，也可因肺组织坏死而形成空洞，大小不一，壁薄，类似金黄色葡萄球菌肺炎的空洞。脓肿存在的时间长短不一，如果长期存在，可形成厚壁空洞，另外，有脓肿形成的患儿，肺内脓肿的数量可以不多，但脓肿体积会很大。对于血源性铜绿假单胞菌肺炎可以表现为肺内多发结节影或斑片影，弥漫性分布于两侧肺野，以两肺外带、胸膜下多见，其内可见未受累含气肺实质（图23-1-5）。可有一侧或双侧的少量血性胸腔积液或脓胸，罕见中等量以上积液。偶见气胸和大气肿疱，后期亦可残留薄壁囊性空腔和支气管扩张。主要影响两肺下部，若经抗生素治疗，病变仍迅速发展，亦应考虑肺部铜绿假单胞菌感染。

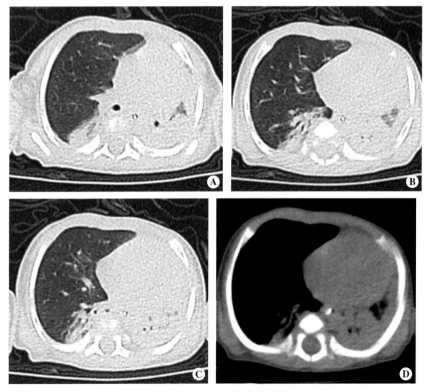

图 23-1-5 铜绿假单胞菌肺炎

患儿，男性，2个月27天。间断咳嗽、吐沫1个月，呼吸困难2周。痰及支气管灌洗液细菌培养均为铜绿假单胞菌，最终诊断：铜绿假单胞菌肺炎。

A～C.CT肺窗；D.纵隔窗；左侧的大叶肺炎伴肺不张

【诊断要点】

（1）患儿多有基础疾病，如免疫力低下、先天性心脏病、低体重新生儿等因素。

（2）用抗生素治疗但仍有发热、寒战、咳黄绿色痰。

（3）有相对缓脉，进行性发绀，发生败血症。

（4）影像学表现肺内多发性小脓腔，且有融合倾向、大叶性致密实变，胸腔积液少。

（5）确诊有赖于细菌学检查——气管吸出物、血培养铜绿假单胞菌阳性。

【鉴别诊断】

1. 肺炎链球菌肺炎 影像学的典型表现为单侧或双侧大片实变，合并或不合并胸腔积液，肺内较少出现多发的小脓肿，病原学诊断是金标准。

2. 葡萄球菌肺炎 常伴有败血症，肺外感染为首发表现多，患儿多无基础病，免疫功能正常，病原学诊断是金标准。

3. 干酪性肺炎 多见于婴幼儿，有结核病接触史，纵隔及肺门常有淋巴结肿大，肺内常伴有播散灶，实变灶内可见更高密度的钙化灶或稍低密度的液化灶，可以进行鉴别。

【研究现状与进展】

铜绿假单胞菌是医院获得性肺炎常见的革兰氏阴性病原体，近些年发现儿童的铜绿假单胞菌肺炎可以是社区获得性的，尤其1岁以内婴幼儿多见，可能与患儿发病初期感染使用抗生素治疗不当，也可能与该年龄段小儿机体免疫功能尚未发育完全，或者有潜在的免疫缺陷有关[4]，对感染应答能力不强，导致皮肤或气道的局部免疫功能不成熟，对于既往体健的患儿肺部影像学在短期内迅速进展，表现为单叶性肺炎伴脓胸或形成1～2个肺脓肿者，要警惕社区获得性铜绿假单胞菌肺炎[5]。

参 考 文 献

[1] 卢锦萍，罗征秀，罗健，等．儿童铜绿假单胞菌医院获得性肺炎临床特点及危险因素分析．临床儿科杂志，2011，29（8）：728-731.

[2] 杨君洋，卢洪洲．铜绿假单胞菌的致病性及耐药性研究近况．内科理论与实践，2016，11（2）：125-128.

[3] 陈雨青，沈杨，童文佳，等．既往健康儿童社区获得性铜绿假单胞菌肺炎二例报道及文献分析．中国小儿急救医学，2014，21（5）：300-304.

[4] 徐保平，钱素云，申昆玲．既往健康儿童社区获得性铜绿假单胞菌败血症临床分析．中国小儿急救医学，2006，13（6）：521-523.

[5] 高恒森，曾健生，陈晖，等．既往健康儿童社区获得性铜绿假单胞菌脓毒症．实用儿科临床杂志，2011，26（10）：749-751.

六、肺炎克雷伯菌肺炎

【概述】

肺炎克雷伯菌（*Klebsiella pneumonia*）又称肺炎杆菌，是克雷伯菌属中主要对人致病的革兰氏阴性杆菌，大小为（0.5～0.8）μm×（1～2）μm，有较厚的荚膜，多数有菌毛，无芽孢和鞭毛，属于人类呼吸道与肠道最为常见的定植菌，为重要的条件致病菌，具有O抗原和K抗原，会引发呼吸道、泌尿道、肠道与血液等感染。肺炎克雷伯菌是医院内获得性肺炎的最常见病原体，易产生超广谱β内酰胺酶的耐药菌株（ESBL）。原发感染可见于新生儿及婴幼儿，新生儿感染主要与母亲有胎膜早破史、产道感染史及患儿有胎粪吸入史有关[1]，也可因奶瓶、吸氧设备及湿化器等污染而发生交叉感染，甚至造成小流行。病情发展迅速，易伴发腹泻，中毒症状重，精神差，呼吸困难明显，可出现休克，因支气管黏膜水肿、炎症渗出分泌物较多、痰液黏稠、阻塞气道等因素常伴有咳嗽、气促、喘息、痰堵等症状。儿童可继发于慢性支气管扩张、流感或结核患儿，亦可继发于近期使用抗生素后。临床上常起病突然，部分起病前有上呼吸道感染症状，临床上常有高热、寒战、胸痛，痰液黏稠而不易咳出，常为血性痰，呈砖红色或深棕色。

【病理学表现】

肺炎克雷伯菌可致广泛肺泡炎症，肺泡内有大量的黏液蛋白渗出物，呈黏稠的丝状渗出物，形成小叶或大叶的肺实质炎症，炎性分泌物浓稠，不易排出，患肺常膨胀，容积增大，邻近叶间裂膨凸，密度较高。另外，肺血管可发生栓塞，在短期内引起肺组织缺血、坏死、迅速破坏，数天内形成多发性肺脓肿或单一大脓肿及空洞，并可发展成坏死性肺炎；常合并胸膜病变，造成胸膜纤维素性渗出、粘连，甚至可合并心包积液。

【影像学表现】

病变初期可以支气管肺炎为表现，沿支气管血管束分布的斑片影，无特异性，与其他病原体所致的影像学表现难以区分。本病进展较快，斑片影可以快速扩大，融合成大片实变，累及一个肺段或肺叶，或形成多发的大小不等的薄壁空洞，内有气 – 液平面的脓肿，也可以表现为肺叶段性实变，与大叶性肺炎相似。由于本病炎性渗出物黏稠而重，不易排出而逐渐积聚，实变区域常体积增大，叶间裂凸出，有下坠感，当累及右肺上叶时水平叶间裂呈下坠状是本病特征表现之一[2]；因其肺组织破坏迅速，几天之内可形成多发性脓肿或单一大脓肿。血源性感染时表现为两肺弥漫性分布大小不等的结节状阴影，以两肺周围的病灶多见，密度均匀或不均匀，边缘不清，部分患儿可合并胸腔积液、胸膜肥厚。

【诊断要点】

（1）临床有发热、咳嗽、呼吸困难、双肺闻及中细湿音等肺炎症状体征。

（2）胸部 X 线片呈支气管肺炎或大叶性肺炎的改变。

（3）痰培养有肺炎克雷伯菌生长。

【鉴别诊断】

1. 真菌肺炎　二者易患人群相似，真菌感染典型表现为实变、空洞和真菌球，以及病变周围的"晕环"征，肺炎克雷伯菌肺炎未见此征象。

2. 病毒感染　表现为边缘模糊的小结节影，弥漫分布于两肺；也可沿支气管分支分布，类似小叶性肺炎，与肺炎克雷伯菌肺炎不同的是病毒性肺炎可见网状影，为间质性肺炎表现。

【研究现状与进展】

近年来出现了高毒力的肺炎克雷伯菌，具有高黏性和强大侵袭感染能力，多以原发性肝脓肿为首要症状[3]，通常为社区性感染，通过血行播散感染到肺组织，表现为血源性感染，双肺多发的感染灶。原发于呼吸系统的肺炎克雷伯菌的迁徙感染率较源于肝脏的肺炎克雷伯菌低，故原发于肺部的肺炎克雷伯菌肺炎胸部 CT 多表现为局限于肺内炎性结节或脓肿而无迁徙感染[4]。

参 考 文 献

[1] 黄润忠，黄建伟 . 65 例新生儿克雷伯杆菌肺炎临床分析 . 中国当代儿科杂志，2002，4（4）：327-328.

[2] 方明，孔繁荣 . 肺炎克雷伯杆菌肺炎的 CT 诊断 . 青岛大学医学院学报，2013，49（1）：83-84.

[3] Chung SD，Tsai MC，Lin HC. Increased risk of pneumonia following pyogenic liver abscess：a nationwide population based study. Int J Infect Dis，2013，17（8）：e634-e637.

[4] 叶李铭，黄静，吴本权，等 . 呼吸系统感染高毒力肺炎克雷伯杆菌的临床和分子特征 . 热带医学杂志，2018，18（3）：321-325.

（段晓岷　于　彤）

第二节　肺　结　核

【概述】

肺结核（pulmonary tuberculosis）是指感染结核分枝杆菌（*Mycobacterium tuberculosis*）后，在肺组织、气管、支气管和胸膜出现结核病变。结核分枝杆菌长 1 ～ 4μm，宽 0.3 ～ 0.6μm，形态表现为细长直或稍弯曲、两端圆钝。2017 年世界卫生组织（WHO）报告全球每年至少 100 万儿童患结核，占新发病例数的 10% ～ 11%。我国儿童结核发病人数 10 万左右，占总患病数的 11.17%[1]。肺结核患者一般有肺结核患者接触史，起病缓慢，部分患者可无明显症状，仅在胸部影像学检查时发现；亦有部分患者可有反复发作的上呼吸道感染症状，咳嗽、咳痰、痰中带血或咯血等，以及盗汗、疲乏、间断或持续午后低热、食欲缺乏、体重减轻等全身症状。少数患者起病急骤，有中、高度发热，部分伴有不同程度的呼吸困难。病变发生在气管、支气管者多有刺激性咳嗽，持续时间较长，可因气管或支气管旁淋巴结肿大压迫气管或支气管，或发生淋巴结 – 支气管瘘，常出现喘息症状；病变发生在胸膜者可有刺激性咳嗽、胸痛和呼吸困难等症状。少数患者可伴有结核性超敏感症候群，包括结节性红斑、疱疹性结膜炎 / 角膜炎等。当合并肺外结核病时，可出现相应累及脏器的症状。部分儿童肺结核患者发育迟缓。

【病理学表现】

肺结核病灶的病理改变包括渗出、增殖和变性三种基本病理变化，但病灶的好转与恶化不一定都单独进行，而是反复错综，尤其是继发性感染尤为如此。渗出病变通常出现在病程早期或病灶恶化时，表现为充血、水肿和白细胞浸润，病情好转后可完全吸收；增殖病变表现为结核结节，多发生在病菌数量少，机体免疫力强的情况下；变性病变表现为凝固性坏死，因含多量脂质，肉眼观似干酪，故称干酪性坏死，发生在渗出、增殖病变基础上，机体抵抗力降低、病菌数量多致细胞坏死形成。肺结核的转归与患者的免疫力及治疗情况密切相关，还与结核分枝杆菌的数量、毒力有关。机体抵抗力强，积极治疗，转归较好，结核病灶范围缩小甚至消失，或者纤维化、钙化而治愈；当机体抵抗力低下或未经适当治疗，结核病灶扩散，可发生干酪性坏死，甚至全身播散。儿童结核常因肺外结核而发生早期血行播散。

2017 年国家卫计委发布新版《肺结核诊断标准》[2]，将肺结核分为 5 种类型：①原发性肺结核，包括原发综合征和胸内淋巴结结核（儿童尚包括干酪性肺炎、气管或支气管结核）；②血行播散性肺结核，包括急性、亚急性和慢性血行播散性肺结核；③继发性肺结核，包括浸润性肺结核、结核球、干酪性肺炎、慢性纤维空洞性肺结核和毁损肺等；④气管、支气管结核，包括气管、支气管黏膜及黏膜下层的结核病；⑤结核性胸膜炎，包括干性、渗出性胸膜炎和结核性脓胸。

【影像学表现】

影像学检查在发现早期病变、病灶演变、鉴别诊断及疗效的观察和评估方面有着重要的作用，特别是高分辨 CT 对病灶的分型、部位、范围，以及有无空洞及病灶的活动性方面明显优于胸部 X 线片。

1. 原发性肺结核　主要表现为肺内原发病灶及胸内淋巴结肿大，是儿童肺结核最常见类型[3,4]。原发病灶也可表现为空洞、干酪性肺炎及由支气管淋巴瘘导致的支气管结核。因右侧肺淋巴管网最终引流至右肺门淋巴结，另有约 75% 的人左肺舌叶和下叶的淋巴液可通过隆嵴下淋巴结流入右侧气管旁淋巴结，故右肺门及右气管、支气管旁淋巴结受累多见。原发病灶较淋巴结炎易于吸收消散，结核性淋巴结炎常伴有不同程度的干酪性坏死而吸收缓慢，因此胸内淋巴结结核较原发综合征多见。

（1）X 线：原发灶表现为肺外周或胸膜下密度均匀的斑片状模糊影，或大片状密度增高影，婴幼儿以肺叶或肺段多见，并可见边界模糊索条状影（由原发灶伸向肺门的淋巴管炎）。淋巴结肿大表现为肺门影增大，纵隔影增宽，边缘清晰或模糊，与原发灶、淋巴管炎构成典型的"哑铃状"表现，由于原发灶掩盖，肺门纵隔淋巴结肿大显示不明显，或原发灶不明显，仅表现为肺门影增大或纵隔增宽。

（2）CT：可清晰显示原发病灶和淋巴结肿大的存在，原发灶可呈斑片状、结节状及大片状，增强扫描可显示干酪坏死区，肺门或纵隔旁淋巴结呈环状增强，中心密度减低代表干酪样坏死，原发灶和肿大淋巴结常伴钙化（图 23-2-1），无坏死的小淋巴结表现为轻度均匀强化。肿大淋巴结主要见于中纵隔气管支气管旁、肺门区和隆嵴下淋巴结，偶尔侵犯后纵隔或其他部位。

2. 血行播散性肺结核　根据结核分枝杆菌进入血液循环的途径、次数、数量及间隔时间分为急性血行播散性肺结核、亚急性及慢性血行播散性肺结核。急性血行播散性肺结核是儿童常见的类型。

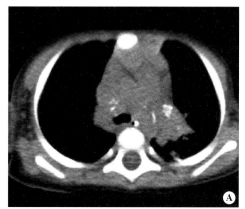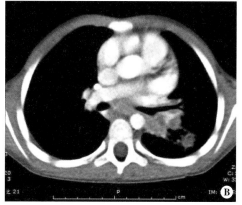

图 23-2-1　原发性肺结核

A. 胸部 CT 平扫纵隔窗，肺门纵隔淋巴结肿大，伴钙化；B. 胸部 CT 增强纵隔窗，肺部原发灶与肺门肿大淋巴结间可见淋巴管炎、增强扫描病变中心有坏死

（1）急性血行播散性肺结核

1）X线：正常肺纹理不易辨认，从肺尖到肺底见弥漫分布粟粒状影，边界较清晰，病灶大小、密度和分布"三均匀"（图23-2-2A），也可表现为分布不均匀，甚至仅在一侧肺野出现，常伴胸内淋巴结肿大。

2）CT：HRCT上，根据结节的分布是否与支气管分支相关，是否累及细支气管、小叶间隔及小叶间质，对于鉴别病灶的播散方式具有重要意义[5]。

CT可表现为直径1～5mm粟粒状结节影，大小基本一致，少数可融合为较大的结节。病灶边缘多较清晰，部分也可模糊；也可表现为斑片状磨玻璃样密度，肺泡壁及小叶间隔增厚，或病变分布不均匀，两下肺多见（图23-2-2B）；部分小叶间隔增厚，并伴有结节状突起，其病理基础为大量极小的肉芽组织广泛地散布于小叶间的肺间质中，造成小叶间隔不同程度增厚；环状强化肿大淋巴结的显示有助于血行播散性肺结核的诊断。

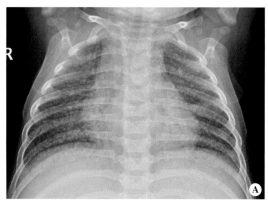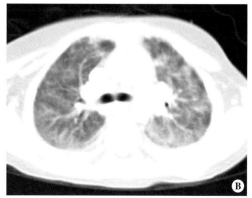

图 23-2-2　血行播散性肺结核
A. 胸部X线片示双肺弥漫分布"三均匀"粟粒状结节；B. CT肺窗示双肺弥漫分布斑片状磨玻璃密度

（2）亚急性及慢性血行播散性肺结核：多见于年长儿，为少量结核分枝杆菌在较长的时间内多次进入血流所致。影像学表现为肺内大小不等、新旧不一、粗颗粒状或结节状阴影，分布不均匀，密度高低不一，即"三不均匀"表现，同时有渗出、增殖、纤维灶或钙化病变存在，两上肺野病灶较多，其密度也较中下肺野高，部分病灶可融合，有时可见薄壁空洞。

3. 继发性肺结核　常表现为多种病理形态同时存在，病理改变与机体状态、变态反应程度及病菌毒力密切相关。可因机体抵抗力下降，体内隐匿性病灶复发导致，也可由再次感染结核分枝杆菌所致。

（1）浸润性肺结核：是成人肺结核最常见的类型，在儿童中多见于12岁以上的年长儿。

影像学表现一般为陈旧性病灶周围炎，中央密度较高，边缘模糊。渗出、增殖、播散、纤维化和空洞等多种不同性质病变可同时显示（图23-2-3A，图23-2-3B）。右肺病变较左肺多，肺上叶尖后段、

下叶背段多见，病灶可累及多个小叶、肺段，甚至一叶。增殖性病灶表现为密度较高点状圆形或梅花瓣状影，边缘较清晰，合并渗出可见斑片状影，边缘模糊。形成空洞时显示为片状致密影内有圆形或椭圆形透光区，无明显的液-气平面，空洞可单发或多发，周围可有卫星灶。

（2）干酪性肺炎：以渗出和干酪性病变为主，多继发于原发综合征或胸内淋巴结结核，也可由浸润性肺结核进展而来，是临床症状较重的一种肺结核。干酪性肺炎分为大叶性干酪性肺炎和小叶性干酪性肺炎。

1）大叶性干酪性肺炎：多见于婴幼儿，为原发性淋巴结结核溃破，大量干酪物质进入支气管，或原发灶大片渗出迅速液化干酪样坏死所致，好发于两肺上叶，常累及一个肺段甚至整个肺叶，表现为肺段或整个肺叶大片实变影，病变的密度较高且不均匀，其中有多个不规则虫蚀样空洞（图23-2-3C，图23-2-3D）。实变周围或对侧肺内可见的斑片状或结节状致密影，为支气管播散表现。

2）小叶性干酪性肺炎：多见于年龄偏大的儿童，由原发灶或支气管淋巴结核沿支气管播散形成，也可为血行播散灶融合而来。两肺散在的结节状、斑片状、团块状致密影，密度较一般肺炎高且不均匀，边缘模糊，中央也可有干酪样坏死低密度影。

（3）结核球：是继发性肺结核较常见的表现之一，多见于肺上叶尖后段和肺下叶背段，也可散在于其他部位，单个多见，偶为多发。因浸润性肺结核干酪性病灶被纤维组织包裹或引流空洞的支气管阻塞，干酪样物质充填空洞所致。影像学表现为边缘光滑清晰的球形或类圆形致密影，边缘可呈浅分叶状，大小多为2～3cm，密度较高且较均匀，当干酪样物质液化并经支气管排出后形成形态不一的小空洞，壁较厚。部分病灶内可见斑点状、环状钙化。结核球周围常可见斑片状、小结节状或条索状较高密度卫星灶。邻近胸膜的病灶与胸膜间可形成线状或幕状粘连。在CT图像上少数可见"毛刺"征或"胸膜凹陷"征，增强扫描病灶不强化或仅轻度环状强化。结核球内的钙化及周围的卫星病灶在CT上更容易显示（图23-2-3E）。

（4）慢性纤维空洞型肺结核：儿童少见，是指长期不愈的空洞壁逐渐增厚，伴周围新旧不一病灶，由于治疗效果和机体免疫力的高低，病灶好转愈合和恶化进展交替所致。病程迁延，症状起伏，痰菌多为阳性，慢性纤维空洞型肺结核是结核病主要的传染源。

影像学表现较复杂，同时可见新、旧和不同形态的病灶，并以慢性厚壁空洞和广泛纤维性增生为主。双肺上叶多见，单侧或双侧，单发或多发形状规则或不规则的慢性纤维厚壁空洞，周围有较广泛的条索状纤维性改变和新旧不一的病灶。同侧或对侧肺常伴有斑片状及结节状的支气管播散病灶。由于病灶纤维化收缩，同侧肺有不同程度的萎陷或肺毁损，伴相邻支气管扩张及肺门血管及支气管上提，血管纹理垂直向下呈垂柳状，纵隔心影向患侧移位，邻近肺组织或对侧肺呈代偿性肺气肿，同侧胸廓塌陷，常伴有不同程度的胸膜肥厚，横膈幕状粘连（图23-2-3F）。

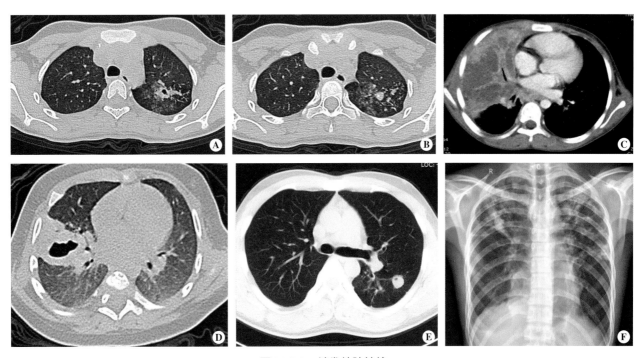

图23-2-3　继发性肺结核

A、B. CT肺窗，左肺上叶尖后段可见多形性病灶，增殖、渗出、小空洞；C. CT增强纵隔窗，右肺中叶及部分下叶干酪性肺炎，体积增大，增强扫描可见斑片状无强化区；D. CT肺窗，干酪肺炎内不规则空洞形成；E. CT肺窗，左肺下叶背段结核球表现，周围可见纤维灶及小增殖卫星灶；F. 胸部X线片，双侧中上肺野内多发形状不规则厚壁空洞及实变，伴周围条索状、网格状纤维性改变

4. 气管、支气管结核 又称为气管内膜结核，是指发生在气管、支气管黏膜和黏膜下的结核病。成人多见，可由肺内病灶直接侵犯支气管黏膜，或由血行播散和淋巴引流侵犯黏膜下层后累及黏膜层。

CT扫描更容易观察支气管内受累、支气管扩张和空洞[5]，表现为气管、支气管壁不规则增厚，腔内结节状凸起，管腔狭窄，狭窄远端肺内见大片浸润性病灶或（和）斑片状、结节状播散灶，部分管壁可见钙化，病变较严重时可引起支气管完全阻塞，导致阻塞性肺不张，不张肺内密度不均，可见钙化和支气管扩张，有时可见空洞，有时可见肿大的肺门纵隔淋巴结，增强扫描后呈环形强化。

5. 结核性胸膜炎 由结核分枝杆菌及其自溶产物、代谢产物侵犯胸膜腔引起的胸膜炎。可由肺门淋巴结结核经淋巴管逆流至胸膜，或血行播散引起，也可由邻近胸膜的肺内病灶或脊柱、肋骨结核蔓延破溃入胸膜腔所致，甚至可以由于机体对结核毒素的高敏反应引起胸膜渗出。结核性胸膜炎分为结核性干性胸膜炎、结核性渗出性胸膜炎及结核性脓胸。

（1）结核性干性胸膜炎：是指胸腔内无明显渗出液，仅在胸膜表面有少量纤维素渗出，致胸膜增厚粗糙，多发生于肺尖部及胸下部胸膜的外围部分，邻近肋间隙无明显变窄。影像学检查早期可无异常发现，当胸膜增厚达2～3mm时，如纤维蛋白渗出物广泛沉着时胸部X线片可显示患侧肺野透亮度普遍降低，或者沿侧胸壁条状致密影。膈胸膜受累时，膈面毛糙不光整，胸部X线可见患侧膈肌运动受限。CT显示胸膜增厚的部位及范围更为敏感。

（2）结核性渗出性胸膜炎：一侧多见，渗出液体多为浆液性，少数为血性，少量胸腔积液X线平片显示不明显，不及超声或CT，积液密度均匀，胸膜增厚可不明显，包裹性积液少见（图23-2-4），CT平扫若显示积液的密度增高，可提示为血性积液。

（3）结核性脓胸：渗出性胸膜炎治疗不及时、积液长期不吸收、纤维蛋白沉积、胸腔积液黏稠、胸膜增厚形成结核性脓胸，称为原发性结核性脓胸[6]；继发性结核性脓胸常因结核空洞或胸膜下干酪样病灶，以及脊柱结核的椎旁脓肿、肋骨结核破溃入胸膜腔，感染胸膜引起；超声早期可显示

纤维间隔的形成。胸部X线片及CT主要表现为稍高密度胸腔积液，密度欠均匀，较规则的胸膜增厚[7]，可伴有胸膜钙化，胸廓缩小，同时可显示肺内病灶或胸廓病变。薄层CT还可以显示胸膜腔与支气管或肺实质间的交通。

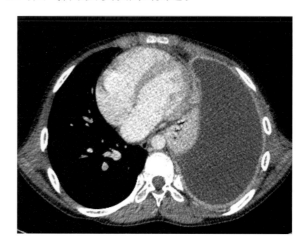

图23-2-4 结核性渗出性胸膜炎
CT增强，左侧大量胸腔积液，液体密度均匀，未见分隔，胸膜稍显增厚，明显强化，左肺压缩不张

6. 先天性肺结核 亦称宫内感染性结核，是指母亲在妊娠期间患有结核病，使胎儿在宫内感染结核，可以是结核分枝杆菌经胎盘通过脐带垂直传播，也可是分娩过程中胎儿吸入或吞入被结核分枝杆菌污染的羊水或产道分泌物引起。本病发病率低，但病死率高。先天性肺结核主要是通过母亲患有肺结核确诊，但60%～70%的母亲均无症状，且患儿早期临床缺乏特异性，故早期诊断较困难[8]。患儿多于出生后1～2周内发病，发病越早，可能性越大，如出现吃奶不好、呕吐、生长停滞、间歇性发热、呼吸窘迫、咳嗽、激惹、黄疸、腹胀，伴肝脾大，可无明显肺部症状，应高度警惕，结合肺部影像学表现及母亲有活动性结核病史或胎盘有结核病变，可诊断先天性肺结核。

影像学表现（图23-2-5）与儿童原发性肺结核不完全相同，表现具有多样性和复杂性，但具有一定特异性，对临床诊断具有较好的提示作用[9]，表现为弥漫粟粒性或多发结节性病变，其病理基础与儿童急性粟粒型肺结核相似，还可表现为斑片状病灶，部分病灶可融合，下肺多于上肺，右肺多于左肺，融合病灶多分布于双肺背部[9]；也可有干酪性肺炎，伴有肺门、纵隔淋巴结肿大，淋巴结增大明显时容易形成干酪样坏死，呈不均匀或环状强化。

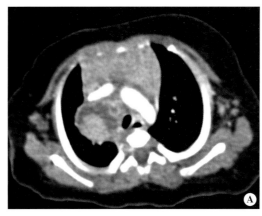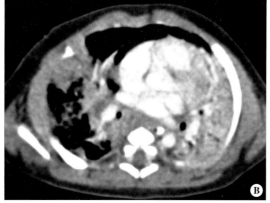

图 23-2-5　先天性肺结核

A. CT 增强，气管旁静脉后淋巴结肿大伴干酪样坏死；B. 双肺病变广泛，融合成片

7. 卡介苗病　卡介苗（BCG）是一种经过人工培养的无毒牛型结核分枝杆菌悬液制成的减毒活疫苗，一般在出生后 24 小时内接种卡介苗，是预防和控制结核病的主要措施之一。接种卡介苗后在局部繁殖，可扩散到局部淋巴结，引起肉芽增生或干酪样坏死等，多数能自行消散后自愈；极少数细菌可能进入血液导致全身播散，称为播散性卡介苗感染或卡介苗病。研究认为，播散性卡介苗感染主要与受种者的免疫状态及遗传因素有关。结核免疫属于细胞免疫，卡介苗接种后可在局部繁殖，刺激机体产生致敏淋巴细胞，形成免疫保护。原发性或继发性免疫缺陷，如先天性低丙种球蛋白血症、重度联合免疫缺陷病（SCID）、慢性肉芽肿病（CGD）及白细胞介素 12/γ 干扰素（IL-12/IFN-γ）通路缺陷等，或者麻疹、营养不良等继发性免疫缺陷的情况下，接种卡介苗数周或数月后出现异常淋巴结反应，接种部位出现流脓、溃破，愈合和结痂缓慢，接种部位同侧腋下淋巴结肿大，甚至出现远处或全身播散性感染，重者危及生命，我国曾报道病死率高达 61.1%[10]。国内曾报道病例不少[11, 12]。一般在接种卡介苗数月出现接种侧腋下淋巴结肿大，继而出现多处或全身淋巴结肿大，肝脾大及中枢神经系统结核表现，临床表现与结核病相似。

卡介苗病常累及多系统、多器官。胸部影像学表现可出现原发性肺结核、粟粒型肺结核或结核性胸膜炎等肺结核影像学表现，伴接种侧腋下淋巴结肿大，淋巴结钙化更具有特征性。若播散到脊柱、肋骨，则可见脊柱结核及肋骨骨质破坏

等征象。

【诊断要点】

肺结核的诊断主要以病原学、病理学结果作为确诊依据，如病原检测阴性患者，结合流行病史、临床表现、胸部影像、相关的辅助检查及鉴别诊断等，进行综合分析做出诊断。儿童肺结核的诊断，除痰液病原学检查外，还要重视胃液病原学检查。

（1）有结核接触史；未改善且已持续 3 周以上的慢性不间断咳嗽；发热超过 38℃至少持续 2 周，并已排除其他常见病因；体重减轻或生长迟滞。

（2）结核菌素皮肤试验（tuberculin skin test, TST）阳性或 γ 干扰素释放试验（IGRA）阳性；或结核菌 DNA PCR+ 探针检测阳性。

（3）胸部 X 线片或 CT 提示有活动性病变表现。

（4）有条件时可做支气管镜检查，可直接观察气管和支气管病变，也可以抽吸分泌物、刷检及活检。

（5）出生后 4 ～ 8 周内幼儿出现结核病症状及肺部阳性表现，母亲有结核病史，除外产后感染，可诊断先天性肺结核。

（6）接种卡介苗数月后出现全身感染结核病症状，接种侧腋下淋巴结肿大，肺部可有阳性表现，合并有免疫缺陷病，淋巴结穿刺涂片、培养或病理提示为抗酸杆菌感染，可诊断卡介苗病。

【鉴别诊断】

（1）影像呈浸润表现的肺结核应与各类细菌性或非细菌性肺炎、肺真菌病和肺寄生虫病等感染性肺疾病相鉴别。细菌性肺炎起病急、寒战高热，多伴血白细胞计数升高，抗感染治疗病灶吸

收较快；肺真菌病常有长期免疫抑制剂或有免疫疾病史，或长期使用抗生素，血G试验及GM试验阳性，痰真菌培养可为阴性，抗感染、抗结核治疗无效，抗真菌治疗有效；肺寄生虫病患者常有在流行地区居住史，食污染食物及饮用生水史，痰内或胸腔积液查到虫卵，血清特异性抗体检查有助于诊断。

（2）肺结核球与肺错构瘤、炎性假瘤等相鉴别。肺错构瘤常为孤立病灶，密度不均，可见爆米花样钙化；炎性假瘤是一种病因不明炎性肉芽肿病变，患者曾有慢性肺部感染史，抗炎治疗病灶逐渐缩小。

（3）血行播散性肺结核需与组织细胞增生症、肺含铁血黄素沉着症相鉴别。组织细胞增生症可出现肺部结节影或磨玻璃密度影，但少有干酪样坏死，肺部常可见小气囊形成，伴有皮疹及颅骨等虫蚀状骨质破坏可以鉴别；肺含铁血黄素沉着症双肺中下野可表现为磨玻璃密度影，患者常有反复咳嗽、咯血及缺铁性贫血症状，患者痰巨噬细胞内发现含铁血黄素颗粒可助诊断。

（4）胸内淋巴结结核需与淋巴瘤相鉴别。淋巴瘤纵隔淋巴结肿大常融合，增强扫描轻度强化，很少坏死。

（5）肺结核空洞与坏死性肺炎及肺脓肿、囊性支气管扩张等相鉴别。坏死性肺炎及肺脓肿周围无卫星灶，空腔内可见液平，抗感染治疗后空洞可消失；囊性支气管扩张多发生在双肺中下肺野，患者常有咳大量脓痰、咯血病史；肺结核常伴有肿大淋巴结环状强化或淋巴结钙化以鉴别。

【研究现状与进展】

由于临床疑似结核患儿经常难以取得病原证据，实验室诊断的替代方法越来越受人们的关注。IGRA较结核菌素皮肤试验有更好的特异性，结合临床和影像学表现、结核病患者密切接触史及结核菌素皮肤试验，可以对结核患者做出准确的诊断。一种候选方法为血液样本微阵列分析，以识别与活动性结核感染相关的RNA表达模式。儿童肺结核与成人不同，具有痰量少，痰菌阴性肺结核居多，免疫力低下、病情进展迅速等特点，影像学检查特别是多层螺旋CT（MSCT）在其早期诊断与鉴别诊断、随访及预后评估中发挥重要作用。增强CT扫描可明确肺门、纵隔淋巴结情况及其与邻近结构的关系，以及多平面重建（MPR）等后处理技术能多角度显示肺结核的病变范围、淋巴结情况、与气管和支气管的关系，可以观察气管和支气管管腔和管壁的情况，并能显示支气管镜不能通过的阻塞性或细小支气管[13]。随着设备的更新，优化扫描参数，儿童低剂量扫描可以大幅度减少辐射剂量。肺结核在MRI影像上表现多种多样，也具有一定的特征性，有学者尝试利用MRI替代MSCT，但MRI对于钙化显示不及CT[14]，MRI在肺结核中的应用有待进一步研究。怀疑儿童肺结核应尽可能留取2份以上胃液、痰液或鼻咽吸取物等标本涂片镜检，固体和液体培养，以及进行分子生物学检测，利福平耐药实时荧光定量核酸扩增检测阳性可作为儿童肺结核确诊的病原学依据[15]。对有喘息和气促表现、胸部影像提示气道阻塞的肺结核患儿，需高度怀疑肺结核，及早行支气管镜检查以明确诊断[16]。

参 考 文 献

[1] World Health Organizaion. Global tuberculosis report 2017. Geneva：WHO. 2017.

[2] 中华人民共和国国家卫生和计划生育委员会.肺结核诊断　WS288-2017. 北京：中国标准出版社.

[3] Perez-Velez CM，Marais BJ. Tuberculosis in children. N Engl J Med，2012，367（4）：348-361.

[4] Marais BJ，Gie RP，Hesseling AC，et al. Radiographic signs and symptoms in children treated for tuberculosis：possible implications for symptom-based screening inresource-limited settings. Pediatr infect Dis J，2006，25（3）：237-240.

[5] 柳澄.肺结核结节性病灶不同播散方式的HRCT表型.中国中西医结合影像学杂志，2013，11（4）：462-463.

[6] 石锦辉.结核性脓胸的重新认识与治疗展望.继续医学教育，2018，32（5）：76-78.

[7] 黄毅华，罗萍，李应平，等.CT鉴别恶性胸膜间皮瘤与结核性脓胸的应用价值分析.中国CT和MRI杂志，2014，12（9）：78-81.

[8] Patiel S，DeSantis ER. Treatment of congenital tuberculosis. Am J Health Syst Pharm，2008，65（21）：2027-2031.

[9] 王岩，赵顺英，彭芸，等.先天性肺结核的影像特征及临床表现分析.中华放射性杂志，2016，50（12）：981-982.

[10] 杨洁，张曙冬，张欧，等.播散性卡介苗病2例并文献复习.中国医学创新，2016，13（7）：90-93.

[11] 卢水华，李涛，王晓川，等.播散性卡介苗病23例分析.中华传染病杂志，2013，31（7）：417-421.

[12] 李惠民，赵顺英，贺建新，等.播散性卡介苗感染18例分析.中华儿科杂志，2010，48（1）：65-68.

[13] 丁浩，何玲.儿童肺结核的CT研究进展.中国中西医结合影像学杂志，2018，2：212-214.

[14] 熊敏，张蔚，陈秋悦.磁共振（MRT）检查在肺结核诊断方面的初探.今日健康，2016，15（9）：349.

[15] 李惠民，赵顺英.儿童肺结核的诊断进展.中国防痨杂志，2018，

40（3）：259-262.

[16] 刘芳，申晨，孙琳，等.儿童气管支气管结核临床和支气管镜下的表现特征.中国防痨杂志，2018，40（9）：917-923.

（赖　华）

第三节　肺真菌病

肺真菌病（pulmonary mycosis）是指真菌感染引起的肺部疾病，肺和支气管的真菌性炎症或相关性病变，广义上包括胸膜和纵隔[1]。常与肺真菌感染相混淆，但因隐匿性感染的存在，感染并不等同于发病。真菌性肺炎/支气管炎是指由真菌引起肺/支气管的炎症性病变为主，属于肺真菌病的一类。

自然界中真菌广泛存在，部分寄生于人体内。由于真菌的毒力较弱，正常情况下多不易致病；但在人体抵抗力下降或在某些疾病状态下导致免疫功能受损，吸入真菌孢子量较大、长期大剂量使用免疫抑制剂、抗生素、激素或抗癌药物时均可发生真菌病。肺为真菌感染易感脏器，约占所有内脏感染的60%。

肺真菌病诊断的重要手段是影像学检查，以X线及CT检查为主，其中X线旨在发现病灶并了解其病变范围，CT检查能更加全面地显示病变范围，发现X线难以发现的隐藏病灶，更好地显示病变的特征，如晕征、空气半月征，发现坏死、空洞、钙化病灶，其内部、边缘及与胸膜和纵隔的关系，有助于病变的鉴别诊断。

不同类型的肺真菌病影像学表现差异较大，故难以归纳肺真菌病影像学表现上的共同特征，与肺癌、肺结核、细菌性等混合感染难以区分。

侵袭性肺真菌病的主要病原体为曲霉菌（54.84%）、隐球菌（19.35%）、毛霉菌（9.68%）、念珠菌（3.23%）及其他（12.9%）。

一、肺曲霉病

肺曲霉病（pulmonary aspergillosis）是由曲霉菌感染或吸入曲霉属病原体而引起的急、慢性肺部疾病，近年因滥用广谱抗菌药、免疫抑制剂，骨髓及器官移植患者增多，该病的报道日渐增加，而危害最大、病死率极高的是侵袭性肺真菌病，健康人对它有较强的免疫力，因此原发性感染较少见。继发性侵袭性肺真菌病是指宿主原因和（或）免疫功能降低导致的真菌感染，以侵及肺小血管，导致肺凝固性坏死并坏死性血管炎为主要特征。

肉眼观扩张的支气管腔内见灰黄色的曲霉球，糟脆易脱落。镜下可见扩张支气管囊腔内曲霉菌丝生长密集，侵袭性弱，呈极向分布，似逐级分叉状树枝，菌丝粗细较均，直径为3～6μm，菌丝见较多分隔及孢子。菌球边缘区域坏死、退变常见，菌丝粗大，需与毛霉菌相鉴别。

曲霉菌感染临床上分3种类型[2]：①腐生型曲霉病（曲霉球，aspergilloma），②变态反应介导的肺曲霉病，包括曲霉菌性哮喘、变应性支气管肺曲霉菌病、过敏性肺泡炎；③侵袭性肺曲霉病。

（一）腐生型曲霉病

【概述】

腐生型曲霉病是继发性病变，多发生在陈旧的结核性空洞、排出液体后的肺囊肿、扩张的支气管囊腔或肺切除手术后支气管残端内。近年病例报道中多与广谱抗生素的滥用、标本切除有关，曲霉球由菌丝缠绕堆积形成，病变较局限，进展缓慢可达数年，症状主要为咳嗽、胸痛、咯血等，少量咯血可长期存在，也可出现大咯血，部分学者认为真菌感染的囊腔内壁的肉芽血管丰富，活动的曲霉球反复摩擦导致咯血量增多[3]。

【影像学表现】

1. X线　曲霉球存在于肺内囊性病灶中，曲霉球与囊腔间存在气体间隙，可随体位改变而变化，此表现是唯一肺真菌病特征性改变[4]。

2. CT　特征性表现：①肺部空洞/空腔内圆形或类圆形影像；②曲霉球大小较恒定，内部可见钙化；③曲霉球与空洞/空腔间的新月形透亮区，称环形透亮影或"空气新月"征；变换体位扫描曲霉球的位置可发生改变，位于近地面区域，增强扫描曲霉球无明显强化（图23-3-1）。

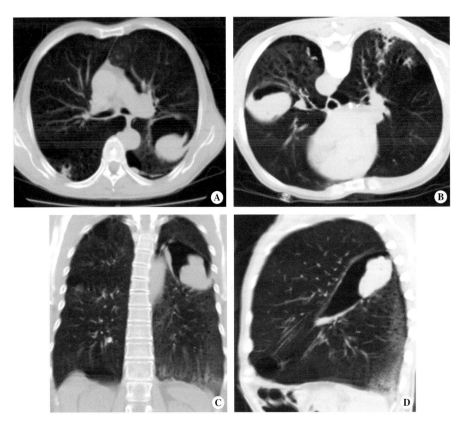

图 23-3-1 肺曲霉病

A. CT 肺窗，仰卧位示左肺上叶尖后段囊状影内椭圆形球状影，边缘光滑；B. CT 肺窗，俯卧位示囊内球状影位置改变；C、D. 冠状面、矢状面清晰显示囊腔及内部球形影

（二）变态反应介导的肺曲霉病

【概述】

变态反应介导的肺曲霉病又称变应性支气管肺曲霉病（ABPA），过敏体质者吸入大量孢子后，数小时内便出现哮喘、咳嗽、低热等症状。是人体对支气管内的烟曲霉抗原做出的免疫应答，引起肺部浸润及近端支气管扩张。ABPA 是临床上哮喘难以控制的重要原因。研究显示，重症哮喘与真菌感染关系密切[1]。患者在脱离病原接触后 3～10 天症状可自行消失，激素治疗明显可让肺部病变快速消失，再次接触病原体再发病，病程反复可导致支气管扩张、肺纤维化、肺气肿等[5]。

【影像学表现】

1. X 线 肺部浸润，均匀性实变，局部肺不张或"指套"样影（中心支气管扩张）等。

2. CT 中心支气管扩张，病变多集中于肺野内中 2/3 区域，可表现为"双轨"征、"印戒"征、支气管壁增厚、支气管腔内液平或黏液栓形成等。

（三）侵袭性肺曲霉病

【概述】

侵袭性肺曲霉病（invasion pulmonary aspergillosis，IPA）即真菌直接侵及肺或支气管引起的急、慢性组织病理损害。临床以 1 个月为界分为急、慢性期。急性期以炎症、脓肿及坏死表现为主，慢性期以肉芽肿形成为主，上述表现可交叉存在[5]。

IPA 临床症状主要是咳嗽、持续性发热、胸痛等，重者可见呼吸困难。

【影像学表现】

1. X 线 肺内结节为最常见表现。

2. CT（图 23-3-2）

（1）肺内肿块或结节、实变、弥漫磨玻璃影和小空洞影。

（2）"晕"征：病变边缘模糊，环绕浅淡磨玻璃影，为病灶周围肺出血所致，多出现在病变早期。

（3）组织坏死、收缩可见"空气新月"征，较"晕"征出现时间晚。

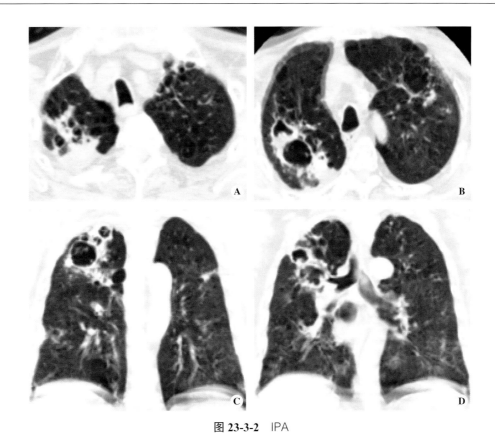

图 23-3-2　IPA

A、B.CT 肺窗，右肺上叶可见斑片状实变及纤维化病灶，夹杂大小不等空洞结节及支气管扩张；C、D. 冠状面肺窗

【诊断要点】

（1）符合至少一项宿主发病危险因素。

（2）CT 检查显示肺内肿块或结节、实变、弥漫磨玻璃影和小空洞影；可见"晕"征和"空气新月"征。

（3）病原学检查阳性。

【鉴别诊断】

1. 肺癌　原发性肺癌多发于中老年人，痰中带血病史常见，病灶见分叶、"毛刺"征、癌性空洞（多为壁厚薄不均的偏心性空洞）及胸膜凹陷征较常见，伴纵隔、肺门淋巴结增大及"胸腔积液"征；增强扫描病灶强化不均。

2. 肺结核　病灶多发生于肺上叶尖段/尖后段及下叶背段，密度欠均匀，可见肺门或纵隔淋巴结钙化，结核球空洞多为厚壁，少见"空气支气管"征。

3. 金黄色葡萄球菌性肺炎　常表现为多发结节伴有气囊形成，病变进展较快，容易形成气胸或脓胸。

【研究现状与进展】

肺曲霉病是临床上最常见的肺真菌病，是危重患者及免疫功能降低患者的主要死亡原因之一。

曲霉球病变多数局限于空洞内，空洞外的组织不受侵犯，球体周围是反应增生的纤维组织，可引起邻近组织出血坏死。早期 CT 典型征象可见"晕轮"征，表现为结节病灶周围高于肺组织低于病灶的环形带，晚期结节周围组织坏死形成含气空腔，见"空气新月"征。CT 具有特征性，对该病的早期诊断具有很大的价值。

二、肺隐球菌病

【概述】

肺隐球菌病（pulmonary cryptococcosis）是指新型隐球菌（荚膜包绕的酵母菌）感染引起的亚急性、慢性真菌病。正常人、免疫功能降低者均可致病，后者多常见。以肺内肉芽肿形成为特征，可局限性或广泛性存在，坏死及空洞较少见，钙化和肺门增大淋巴结极罕见。主要侵犯肺和神经系统。隐球菌感染早期可无任何症状，少数见咳嗽、低热、咳黏液痰等。艾滋病患者中，隐球菌感染多呈广泛播散表现；免疫功能严重受损者，可导致急性呼吸窘迫综合征（ARDS）。

【病理学表现】

特征表现为纤维化基础上发生的肉芽肿性炎症，见多核巨细胞、淋巴细胞及中性粒细胞，前者见呈淡染的空泡样菌体，周围菌体荚膜收缩形成空晕，菌体大小为2～20μm。因菌体染色浅淡或数量较少而不易察觉，名为隐球菌，所以明确诊断需特殊染色，隐球菌荚膜显示PAS染色和GMS染色佳。隐球菌因有黏多糖膜存在，故黏液卡红染色呈鲜红为特征性表现，余真菌无黏多糖膜。

【影像学表现】

（1）病灶分布多位于肺野外带或胸膜下区[6]。

（2）肿块或结节影：单发或多发，边界多光滑清晰，少见分叶毛刺，部分病灶有融合趋势，可有空洞形成。

（3）实变影：呈大叶状或节段性分布，内见充气支气管影像，部分见坏死空洞，常见于免疫功能受损患者，临床表现为呼吸衰竭。

（4）粟粒影：表现为弥漫分布腺泡结节，直径为3～5mm，肺尖区受累少见，短期变化较快，病灶可有融合，多见于儿童及青年女性（图23-3-3）。

（5）间质性肺炎型：磨玻璃影和微小结节，罕见。

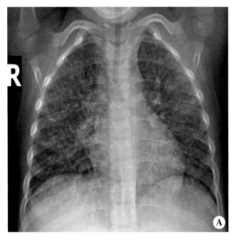
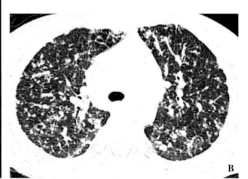

图23-3-3 肺隐球菌病
A.胸部X线片示双肺弥漫斑条状、网状及粟粒结节影；B.HRCT示双肺弥漫间质性改变和粟粒结节

（6）混合型：为上述多形性病灶共存。

（7）增强扫描：结节、肿块或实变影，呈均匀或不均匀中度强化，部分见坏死，空洞壁可强化。

【诊断要点】

（1）符合至少一项宿主发病危险因素。

（2）病灶分布多位于肺野外带或胸膜下区，可表现为大片实变及肿块或结节影；也可表现为弥漫间质性改变及腺泡结节，短期变化较快，病灶可有融合，可有空洞形成；也可见多形性病灶共存。

（3）病原学检查阳性。

【鉴别诊断】

1. 血行播散性肺结核 结节较小、呈粟粒改变，多见钙化，分叶、毛刺少见，常伴有肺门淋巴结增大，有典型临床症状及体征。

2. 社区获得性肺炎 表现为累及一叶或多叶斑片状、大片状影，可见支气管充气征；粟粒、结节状影少见。

【研究现状与进展】

肺隐球菌病的CT表现多样、缺乏特异性，与患者的病情严重程度及免疫功能相关，影像学诊断易误诊，因此要求密切结合临床资料分析。肺隐球菌病确诊包括微生物涂片、培养、隐球菌抗原检查及组织病理学检查。组织活检为有创性操作，故临床多通过痰或支气管肺泡灌洗液培养查找隐球菌，肺泡灌洗阳性率高于痰液培养。隐球菌抗原检查诊断隐球菌病的敏感度及特异度高，故临床上作为常规诊断方式。

三、肺毛霉病

【概述】

毛霉菌为腐物寄生性真菌，为接合菌亚纲毛霉菌目。肺毛霉病（pulmonary mucormycosis）常发生在糖尿病、器官或造血干细胞移植后骨髓抑制期、免疫缺陷等患儿，病死率高。健康人口腔和鼻咽部可有毛霉菌存在，当机体免疫功能下降可侵犯支气管和肺，致急性化脓性病变，并经血行感染至全身各脏器。毛霉菌感染人体根据受侵犯的部位分为鼻脑型、肺型、肠胃型、皮肤型和广泛播散型，其中鼻脑型最常见，肺型次之。

【病理学表现】

特征性表现是血管阻塞和组织坏死。肺实变，弹性差；切面见大片出血合并新近梗死。镜下可见充血、水肿、出血及坏死，伴中性粒细胞和浆细胞浸润，偶见巨噬细胞；组织呈化脓性改变，少见形成肉芽肿。毛霉菌对血管亲和力特殊，但极少侵犯静脉，大多侵及动脉，形成血栓，

导致邻近组织缺血、梗死并坏死。血管壁内见 10～20μm 菌丝，在 HE 染色中菌丝呈淡蓝色，乌洛托品银染色显示最佳。

【影像学表现】

肺内大片病灶呈 "反晕" 征，即病灶中心呈密度减低的磨玻璃密度影，周围为新月形或环形高密度影；"反晕" 征多见于肺接合菌感染，与肺曲霉菌感染有鉴别意义（图 23-3-4）。另外，肺内亦可呈多发的、播散状弥漫分布的小斑片影、带毛刺的结节影，其内有或无空洞，部分患儿可伴致密实变、胸腔积液，空洞破溃后可出现纵隔气肿，侵袭性肺部真菌感染亦可出现上述表现，故组织病理学活检是诊断肺毛霉病的金指标。

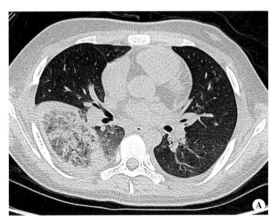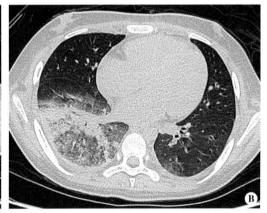

图 23-3-4 肺毛霉病

患儿，女性，13 岁。糖尿病合并发热 5 天，咳嗽 8 天。A、B. CT 肺窗，肺毛霉病的病灶中心呈密度减低的磨玻璃密度影，周围为新月形或环形高密度影（"反晕" 征）（本图片由北京儿童医院 段晓岷提供，特此感谢）

【诊断要点】

（1）符合至少一项宿主发病危险因素，多发生于免疫机制受损患者，如糖尿病、皮质激素或免疫抑制剂治疗、器官移植者等[7]。

（2）CT 表现，肺内大片病灶呈 "反晕" 征，是肺毛霉病的常见特征。

（3）病原学检查阳性。

【鉴别诊断】

1. 肺曲霉病 实变或空洞周围形成 "晕" 征。

2. 过敏性肺炎 急性期常表现为斑片、片状磨玻璃密度及实变影，分布无规律，病变变化快，可见 "马赛克" 征象，有接触过敏原病史。

【研究现状与进展】

毛霉菌主要侵犯脑、肺组织。痰培养作为简单的初步诊断方法，敏感度低，支气管肺泡灌洗可提高诊断敏感度，诊断金标准是组织活检发现特征性菌丝和病理改变，组织标本获取可通过纤维支气管镜、开胸探查、肺穿刺活检。PCR 技术也被用于毛霉菌诊断，但因其价格昂贵，临床使用率低。

四、肺念珠菌病

【概述】

肺念珠菌病（pulmonary candidiasis）是指由念珠菌属引起的急性、亚急性或慢性支气管或肺部感染。正常人的口腔、呼吸道及胃肠道等存在该菌，健康人群不易致病，而免疫力低下者易致病。

原发性肺部感染为致病菌直接侵犯，继发性肺部感染多由念珠菌血症血行播散所致。

【病理学表现】

肺泡炎性渗出、肺组织坏死或出血性渗出、出血或炎性渗出、肉芽肿性炎症[8]。

【影像学表现】

1. 支气管炎型 肺纹理增粗增多、模糊，见斑点、片状模糊影，表现为支气管周围炎的影像学特点。

2. 肺炎型 肺内出现局灶性模糊或广泛的实变影。

3. 播散型 血行播散为多发结节或粟粒状影，边缘模糊，粟粒结节大小不一，可融合成片。

4. 空洞或囊样病灶 病灶密度不均，有时见空洞或多发小囊样透亮区。

【诊断要点】

（1）符合至少一项宿主发病危险因素。

（2）CT 表现为多发结节或粟粒状影，边缘模糊，粟粒结节大小不一，可融合成片；有时见空洞或多发小囊样透亮区。

（3）病原学检查阳性。

【鉴别诊断】

1. 粟粒型肺结核 结节较小、呈粟粒改变，多见钙化，分叶、毛刺少见，伴肺门淋巴结肿大，有典型临床症状及体征。

2. 社区获得性肺炎 散在斑点、斑片影，部分融合成片，可见支气管充气征，粟粒及结节影少见。

【研究现状与进展】

近年来，念珠菌病发病率逐渐上升，病死率居高不下，与其抗真菌治疗时间有关，早期快速、准确诊断是关键。念珠菌病在临床上缺乏特异性，组织病理或无菌体液培养作为诊断金标准，但组织病理为有创性检查，并敏感度低，无菌性体液培养耗时长且阳性率低，随着胶体金免疫层析技术的发展，念珠菌 IgM、IgG 的发现在肺念珠菌病的诊断中有重要价值。

五、耶氏肺孢子菌肺炎

【概述】

耶氏肺孢子菌肺炎既往称卡氏肺孢子菌肺炎（*Pneumocystis carinii* pneumonia，PCP），是由球孢子菌引起的肺或其他器官的真菌病。肺是球孢子菌入侵人体的门户，也是最常见的受累器官，临床上分为原发性和继发性。原发性为急性、自限性病变；继发性为慢性病变，多为致死性感染。

免疫缺陷者多见，健康者感染极少。器官移植者、化疗患者合并肺孢子菌感染时发展迅速，但艾滋病患者合并肺孢子菌感染时进展较慢。

【病理学表现】

以前认为该致病菌是原虫类，现由基因组证实为真菌，故而更名。病理特征表现为肺泡内粉染的泡沫样物堆积，细察其透明间隙内可见蓝色小点，即孢子菌。菌内含有囊内小体——滋养体，常为圆形或头盔样表现，直径为 4～6μm。GMS 染色呈黑色得以确诊。

【影像学表现】

（1）蝶翼征：患者心脏无增大、无心脏病史，发热，肺水肿无法解释。

（2）双肺对称性分布磨玻璃影，多集中在肺内中带，胸膜下区可见正常肺组织[9]。

（3）初期表现为肺门区散在小灶性磨玻璃影，即为肺泡渗出和小叶间隔增厚；随病情进展，发展为双肺广泛网状影或磨玻璃影，伴明显小叶间隔增厚。

（4）少数表现为斑片状磨玻璃影或实变影，合并囊状阴影（多位于上叶或下叶背段）（图 23-3-5）。

【诊断要点】

（1）符合至少一项宿主发病危险因素，后者常发生于免疫功能严重受损者，如 AIDS、器官移植者等。

（2）CT 表现，双肺对称性分布磨玻璃影，多集中在肺内中带，胸膜下区可见正常肺组织，伴明显小叶间隔增厚。

（3）病原学检查阳性。

【鉴别诊断】

1. 肺水肿 对称性磨玻璃密度影，伴间质肺水肿小叶间隔增厚，患者有心脏增大，心力衰竭表现。

2. 过敏性肺炎 磨玻璃密度影不具有对称性，常伴"马赛克"征象，病变变化较快，有接触过敏原病史。

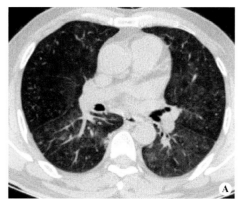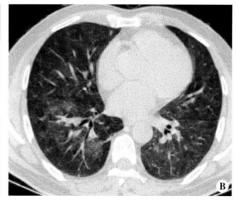

图 23-3-5　耶氏肺孢子菌肺炎

A. CT 肺窗，双肺弥漫、较对称分布的磨玻璃影；B. 胸膜下区可见正常肺组织

【研究现状与进展】

PCP 确诊通过病原学检查，如痰培养、支气管肺泡灌洗或肺组织活检等，发现肺孢子虫的包囊或滋养体。依据病原体在肺泡内大量繁殖，继而侵犯周围组织，其 CT 表现多样，早期为肺门周围的斑点状、网状影，发展为双肺弥漫性磨玻璃影，密度由浅变实。如 PCP 治疗不当，病死率高达 100%，但早期积极治疗，多数病变可恢复，故早期诊断极其关键。

六、肺放线菌病

【概述】

肺放线菌病是一种罕见的下呼吸道感染性疾病，主要由放线菌感染引起，该菌作为一种共生生物，它存在于健康人口腔中。该病与腔道黏膜破坏有关，与自身免疫力关系不大，当腔道黏膜出现破损，放线菌可由伤口侵入。肺放线菌病首先是放线菌引起支气管病变，再侵入肺实质，或食管病变向纵隔蔓延，或腹部感染穿过膈肌累及胸膜和肺，引起肺部化脓性病变[10]。

初期可见低热或不规则发热、咳嗽、咳黏液痰；随病变进展形成肺脓肿时临床症状加重，见高热、剧咳、咳黏液脓痰、痰中带血甚至大咯血，胸膜受累可出现剧烈胸痛，侵及胸壁可见皮下脓肿或瘘管，排出混有病菌的脓液。

【病理学表现】

在痰、脓液或瘘管分泌物中查见直径为 0.25～3mm 的黄色颗粒。颗粒在低倍镜下呈圆形，中央区浅淡染色，呈放射状排列。压碎颗粒革兰氏染色，油镜下见革兰氏阳性 "Y" 形分支菌丝。在厌氧条件下，将含硫黄颗粒的标本置于无抗生素培养基，可见病原体生长，结合生化反应和菌种进行诊断。

【影像学表现】

（1）斑点或斑片状肺实变及条索状模糊影。

（2）肿块、结节状影（图 23-3-6），多形态不规则状，团块内可有空洞，内壁光滑，空洞壁可为薄壁，空洞内可有气 - 液平面。

（3）经血行播散，则表现为肺内粟粒性变。

（4）晚期见肺纤维化、胸膜增厚等。

【诊断要点】

（1）符合至少一项宿主发病危险因素。

（2）CT 表现为不规则的肿块、结节状影。

（3）病原学检查阳性。

【鉴别诊断】

1. 肺癌　原发性肺癌多发于中老年人，临床痰中带血病史常见，病灶见分叶、"毛刺"征、癌性空洞（多为壁厚薄不均的偏心性空洞）及胸膜凹陷征较常见，伴纵隔、肺门淋巴结增大及胸腔积液征；增强扫描病灶强化不均。

2. 转移瘤　多有原发肿瘤史，经血行播散达双肺，致肺内多发结节影，密度较均匀，大小不等，边缘光滑，少见分叶、毛刺及胸膜粘连等。

3. 肺结核　病灶多发生于肺上叶尖段 / 尖后段及下叶背段，密度欠均匀，可见肺门或纵隔淋巴结钙化，结核球空洞多为厚壁，少见空气支气管征。

【研究现状与进展】

肺放线菌病早期诊断、早期治疗，预后良好。但放线菌不受解剖学屏障限制，可以经胸膜、腹腔进入胸腔和盆腔，临床病情进展缓慢且无特异性，故该病诊断困难、易误诊。

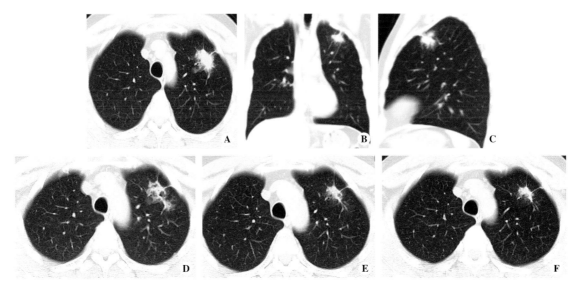

图 23-3-6 肺放线菌病

A～C. CT 肺窗，左肺上叶前段见一不规则肿块影，边缘模糊、毛糙，邻近胸膜牵拉凹陷；D～F. 分别为抗真菌感染治疗后 2 个月、3 个月、4 个月
复查，病灶逐渐缩小

参考文献

[1] 中华医学会呼吸病学分会感染学组.肺真菌病诊断和治疗专家共识.
中华结核和呼吸杂志，2007，30（11）：821-834.

[2] Hu YX，Liu Y，Luo YL，et al. Clinical analysis of 16 cases of
pulmonary mycosis in patients without underlying disease. Chinese J
Infect Chemother，2015，15（2）：134-137.

[3] Yan XP，Zong F，Kong H，et al. Pulmonary Fungal diseases in
immunocompetent hosts：a single-center retrospective analysis of 35
subjects. Mycopathologia，2016，181（7/8）：513-521.

[4] Luo B，Zhang L，Hu C，et al. Clinical analysis of 68 patients with
pulmonary mycosis in China. Multidisciplinary Respiratory Medicine，
2011，6（5）：278-283.

[5] 邵江，史景云，尤正千，等.肺隐球菌病的CT表现.中华放射学杂志，
2004，38（8）：831-833.

[6] Xie LX，Liu SY，Chen YS，et al. An animal experiment about early
pulmonary candidiasis in immunosuppressive rabbits：thin-section CT
images dynamically observed and proved by histopathological results.
Acta Radiol，2011，52（7）：743-749.

[7] Kanne JP，Yandow DR，Meyer CA. Pneumocystis jiroveci
pneumonia：high-resolution CT findings in patients with and without
HIV infection. AJR Am J Roentgenol，2012，198（6）：555-561.

[8] 吴迪，巩纯秀，李豫川.儿童1型糖尿病合并肺毛霉病一例并文献
复习.中华糖尿病杂志，2013，5（7）：430-433.

[9] 韩淑华，曹丹丹，黄见玲，等.肺放线菌病2例及文献复习.国际
呼吸杂志，2019，39（10）：752-757.

[10] 岳莉，闫国梁.胸部放线菌病的X线平片和CT影像特点研究.中
国CT和MRI杂志，2015，13（12）：4-6.

（刘春英）

第四节　病毒感染

一、呼吸道合胞病毒肺炎

【概述】

呼吸道合胞病毒（respiratory syncytial virus，
RSV）为副黏病毒科的单股负链 RNA 病毒，是引
起儿童呼吸道感染最常见的病原之一，尤其是婴
幼儿病毒性肺炎的最常见病原体，可引起呼吸衰
竭或多器官衰竭，严重危害婴幼儿的健康。病毒
通常经空气飞沫和密切接触传播，潜伏期为 3～7
天[1]。RSV 是婴儿期毛细支气管炎和幼儿期肺炎
的主要病因，也是 5 岁以下儿童伴有喘息症状的
呼吸道感染的主要病因。寒冷使患儿呼吸道毛细
血管缺血、痉挛，降低了对 RSV 等病原体的抵抗力，
因此多在秋冬及初春季发病。大部分患儿的感染
仅限于上呼吸道，也可以出现皮疹、结膜炎、中
耳炎等，有 1/3 的患儿进展到下呼吸道感染，出现
毛细支气管炎或肺炎，少数患儿可伴发全身炎症
反应，其中 30% 以上存在基础疾病，如先天性心
脏病，支气管肺发育不良，先天性免疫缺陷等。根
据患儿临床表现可分为重症和非重症 RSV 肺炎[2]，

RSV 肺炎的全身炎症反应综合征或感染性中毒症状通常不及细菌性感染所致脓毒症明显，易造成对病情严重性估计不足，故需要结合临床综合判断。另外有报道，病毒可侵犯心肌及肝脏。免疫荧光技术检查鼻咽分泌物中病毒抗原，可做出快速诊断。确诊可分离病毒及做血清补体结合试验和中和试验[3]。

【病理学表现】

病理改变与其他呼吸道病毒引起的肺炎及支气管炎相似，发生毛细支气管炎时，毛细支气管上皮细胞脱落坏死，并伴有纤毛上皮细胞的破坏，黏液排出能力减弱，且炎性细胞在毛细支气管周围浸润导致黏膜组织水肿，黏液分泌增多，支气管管壁增厚，从而引起小气道阻塞，导致肺组织充气过度或萎陷。由于支气管管壁、肺泡壁、肺间质受累而出现肺间质炎症。当肺泡壁受累时，

肺泡内有液体渗出，则会出现肺实质炎症，表现为肺组织的实变。RSV 肺炎病情的轻重，通常与病毒载量相关性不大，而与机体的免疫应答反应密切相关[4]。

【影像学表现】

肺纹理局限性或普遍性增多、伴弥漫性肺气肿及间质性肺炎，CT 表现为两肺透光度均匀或不均匀增高，两肺纹理增多，网点状、点状、磨玻璃样密度影，伴弥漫性、节段性、泡性气肿。轻症 RSV 肺炎影像学仅表现为两肺支气管血管束的增多、增粗，透光度均匀略增高；重者表现为双肺不均匀过度充气，膈面平直，肺内支气管血管束粗重，毛糙，支气管壁增厚、斑片状磨玻璃影伴间质增厚，条片状影实变或不张，部分患者可见肺门淋巴结增大。一般无胸膜渗出（图 23-4-1）。

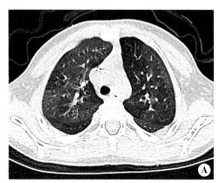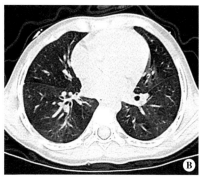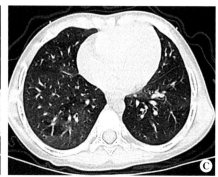

图 23-4-1 RSV 肺炎

患儿，男性，2 岁 7 个月。确诊急性淋巴细胞白血病，规律治疗期间，发热伴阵发性咳嗽 1 天。呼吸道抗原检测，RSV 阳性（+），明确诊断：RSV 肺炎。
A ～ C. CT 肺窗，双肺不均匀过度充气，肺内支气管血管束粗重，毛糙，少许斑片状磨玻璃影伴间质增厚

【诊断要点】

（1）发病年龄较小，以婴幼儿为主，有临床症状。

（2）影像学表现为肺气肿、支气管炎，小片肺炎等，但缺乏特性。

（3）依靠实验室检查方法检测鼻咽分泌物中 RSV 抗原以确诊。

【鉴别诊断】

主要与可以引起毛细支气管炎及肺炎的其他呼吸道病原体进行鉴别，如衣原体肺炎、流感、副流感病毒肺炎、腺病毒肺炎、革兰氏阴性杆菌肺炎进行鉴别，最终依靠病毒抗原检测确诊。

【研究现状与进展】

RSV 是婴幼儿急性下呼吸道感染的最常见病原体，可导致多种疾病的发生。患儿机体的免疫状态及感染诱发的免疫反应是婴幼儿 RSV 感染的主要因素，目前也没有针对 RSV 引起的毛细支气管炎的特异性的有效治疗，应积极推进有效的抗 RSV 药物和预防性疫苗的研制[5]。

参 考 文 献

[1] 庄士豪，曾玫 . 呼吸道合胞病毒感染的防治进展 . 中华传染病杂志，2019，37（3）：185-188.

[2] 刘霞，刘晓红，张忠浩，等 . 小儿呼吸道合胞病毒性肺炎的临床特点 . 中国医刊，2015，50（11）：92-94.

[3] 姚瑶，李爱华，宋文琪 .2016-2018 年北京地区儿童急性呼吸道感染病原体流行特征分析 . 中华微生物学和免疫学杂志，2019，39（2）：88-93.

[4] 尹丹萍，何多多 . 儿童呼吸道合胞病毒感染性肺炎临床防治研究进展 . 实用医药杂志，2016，33（9）：846-848.

[5] 李强，张国宁，张煊笛，等 . 呼吸道合胞病毒抑制剂的研究进展 . 中国医药生物技术，2018，13（6）：539-543.

二、腺病毒肺炎

【概述】

腺病毒（adenovirus，AdV）是一种双链无包膜的 DNA 病毒，为儿童呼吸道感染的常见病原体之一，占急性下呼吸道病毒性感染的 3.5% ～ 10.3%。在引起婴儿重症肺炎的病原体中，腺病毒感染约占 1/3。AdV 肺炎多数发生在 6 个月至 2 岁的婴幼儿，4 岁以上儿童少见。2 岁以下婴幼儿呼吸道发育不成熟，非特异性和特异性免疫反应都较低下，故感染率高。AdV 肺炎一年四季均可发病，冬春季发病率略高。AdV 感染后易遗留不同程度的肺部后遗症，急性期肺炎越严重，其后遗症的发生率就越高，后遗症主要有闭塞性细支气管炎、单侧透明肺、支气管扩张、肺间质纤维化等。一项国外的 5 年随访研究发现，几乎一半的 AdV 肺炎患者发展为闭塞性细支气管炎，急性期机械通气、需氧治疗、全身激素应用均是发展为闭塞性细支气管炎的危险因素[1]。临床上 AdV 肺炎以持续高热（40℃左右高热的概率最高）、肺部湿啰音、哮鸣音为主要表现，半数患者伴腹泻。重症 AdV 肺炎患儿的临床症状重，起病急骤，持续高热，呼吸系统症状及体征明显，有的患儿出现呼吸衰竭和急性呼吸窘迫综合征等。AdV 肺炎常伴有严重的肺外多系统损害，如心肌损害、肝损伤、肾损伤、电解质紊乱、凝血功能紊乱、中毒性脑病、缺氧性脑病、脑炎、结膜炎、眶周瘀斑，甚至发生感染性休克等，病死率高。在腺病毒肺炎的病程中，常同时合并有其他致病菌感染，致病情加重[2]。

【病理学表现】

AdV 肺炎的病理学表现为两肺支气管、细支气管黏膜广泛充血水肿，管壁增厚，形成支气管炎和支气管周围炎，支气管管腔内坏死脱落的上皮细胞及单核 – 巨噬细胞浸润，巨噬细胞炎症介质释放直接作用于支气管平滑肌，引起支气管痉挛，并导致支气管管壁的凝固性坏死，致管腔狭窄，甚至阻塞，形成肺泡出血性肺水肿[1]。

【影像学表现】

1. X 线　胸部 X 线片上的实变大小与病情轻重、病程密切相关，早期为支气管充血水肿，支气管管壁显著增厚，表现为弥漫性肺气肿及由肺门向肺外周伸展的肺纹理增粗、增重，边缘尚光滑；当间质病变浸润肺泡后形成实变，X 线片上表现为两肺内中带及下肺野为主分布的小点片状阴影或融合成大片密度均匀病灶，如果短时间内肺泡内广泛出血及坏死，可表现为占据一个或几个肺段甚至一叶的实变病灶，病变密度较高，边界模糊；病变浸润胸膜则形成胸膜反应，甚至胸腔积液。特点为"四多""三少""两一致"。四多：即肺纹理增多，大病灶多，融合病灶多，肺气肿多。三少：胸腔积液少，肺大疱少，圆形病灶极少见[3]。"两一致"：X 线表现与临床表现一致。

2. CT　病变早期可见支气管血管束增粗、模糊，双肺野透光度增高，肺野内见大小不等、密度不均的小片状实变灶，病灶沿支气管血管束分布，以两肺中内带为主（图 23-4-2A），因为 AdV 可在淋巴组织内繁殖，通常伴有肺门淋巴结增多。随着病变的进展，肺野内实变病灶融合成以细支气管为中心的团簇状实变影，密度较高、边缘模糊、内可见支气管充气征，病变与肺门相连（图 23-4-2B）。多数患者出现纵隔气肿或气胸，少数病例出现胸膜增厚和少量胸腔积液。增强扫描后实变病变及肿

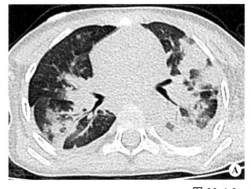
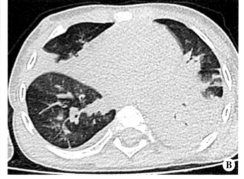

图 23-4-2　AdV 肺炎

患儿，男性，1 岁 8 个月。发热伴咳嗽 6 天。（血）AdV 脱氧核糖核酸扩增定性检测阳性（＋）；呼吸道病毒抗原检测，AdV 阳性（＋）；明确诊断：AdV 肺炎。A、B. CT 肺窗，双肺野内大小不等、密度不均的小片状实变灶，并融合成团簇状致密实变影，内有少许充气的支气管影，病变与肺门相连，分界不清

大的淋巴结常均匀强化。AdV 肺炎后期会出现闭塞性毛细支气管炎，单侧透明肺，支气管扩张，肺间质纤维化等后遗损伤表现[4]。

【诊断要点】

（1）婴幼儿发病，起病初即有持续性高热。

（2）神经系统症状，如嗜睡、萎靡等，以后易见心力衰竭、惊厥等并发症。

（3）影像学检查，肺部病灶以大病灶多，融合病灶多，病灶密度高，肺气肿多为特点，且胸腔积液少。

（4）血清 AdV 抗体检测，急性期与恢复期双份 AdV 血清特异性 IgG 抗体滴度升高 4 倍或以上，提示急性感染。AdV 特异性 IgM 抗体阳性，核酸检测，尤其是 PCR 技术，具有高敏感度，在早期诊断中具有重要价值。

【鉴别诊断】

可依据 AdV 肺炎儿童临床特点、实验室检查及影像学表现进行疾病鉴别诊断。AdV 感染后，患儿机体的免疫炎症反应和细胞因子强烈激活，使 AdV 肺炎患儿的发热症状最为突出，此外患儿同时有多种肺外损害、中毒性肝炎、中毒性心肌炎和脑病，而这些临床特征为本病的鉴别诊断提供了临床依据，影像学鉴别诊断主要考虑以下几种肺炎。

1. 肺炎链球菌肺炎　无特定的好发年龄，链球菌肺炎以大叶性肺炎多见，肺内实变起始处通常贴近胸膜及叶间裂处，胸膜受累及胸膜渗出严重，而 AdV 肺炎患儿年龄较小，并以两肺中内带为主，病灶分布于多个肺叶，肺气肿明显，累及胸膜较轻微，单纯 AdV 肺炎胸膜渗出不明显。

2. 金黄色葡萄球菌性肺炎　表现为双肺散在斑片影，但金黄色葡萄球菌肺炎病变早期即可出现坏死、空洞，并胸膜病变重，易出现包裹性胸腔积液，而 AdV 肺炎肺气肿较重，无坏死液化空洞形成，胸膜病变轻。

3. 支原体肺炎　发病年龄较大，多在 3～5 岁以上，支原体肺炎病灶呈大叶性实变或节段性分布斑片影，可有坏死，AdV 肺炎较腺病毒肺炎重。

4. 流感病毒肺炎　肺内磨玻璃影是流感病毒肺炎最常见的影像学征象，胸膜下病灶多见，流感病毒病原学检查阳性。

【研究现状与进展】

已知 AdV 有 60 多种血清型，其中 3 型和 7 型是儿童 AdV 肺炎中最常见的血清型，在成人免疫能力强的患者中呼吸系统疾病症状通常是轻微的，并且具有自限性，近年非免疫缺陷成人重症 AdV 肺炎病例逐渐增多，与新发现的 HAdV-B55 血清型相关[5]。目前尚无经 FDA 批准的腺病毒感染治疗方法。现阶段临床尚缺乏治疗 AdV 肺炎之有效的药物方案，抗生素加抗病毒药物是其常见治疗方案[6]。

参 考 文 献

[1] 黄森，符州，罗蓉．儿童重症腺病毒肺炎诊疗进展．儿科药学杂志，2017，23（8）：49-52.

[2] 李燕．小儿腺病毒肺炎的临床与影像学表现研究进展．中国中西医结合影像学杂志，2012，10（4）：363-365.

[3] 李少宁，郑芳芳，符佳，等．65 例儿童腺病毒肺炎临床特征及其 CT 影像学表现．中国 CT 和 MRI 杂志，2018，16（12）：47-49.

[4] 孙国强．实用儿科放射诊断学．第 2 版．北京：人民军医出版社，2011.

[5] 刘丹瑜．非免疫缺陷成人重症腺病毒肺炎研究进展．中国急救医学，2016，36（11）：1049-1053.

[6] 王春霞，张育才．儿童重症腺病毒肺炎诊断和治疗的难点与思考．中国小儿急救医学，2019，26（3）：161-164.

三、流感病毒肺炎

【概述】

流感是由流感病毒引起的一种急性呼吸道传染病，已经多次在世界范围内暴发和流行。流感病毒是社区获得性肺炎的重要病原体，患者和隐性感染者是流感的主要传染源，主要通过其呼吸道分泌物的飞沫传播，也可以通过接触传播。流感病毒肺炎是流感儿童致死的重要因素，流感病毒肺炎有明显的季节分布，与患儿年龄密切相关，多为 5 岁以下儿童，尤其婴幼儿是高危人群，其患流感后出现严重并发症和死亡的风险较高[1]。在重症流感病毒肺炎患儿中，存在基础疾病的比例明显高于轻症流感病毒肺炎患儿，这些基础疾病主要包括神经系统疾病（如神经发育异常、神经肌肉疾病）、肺部疾病（如支气管哮喘）、心血管疾病（如先天性心脏病）、染色体病或基因缺陷病、肿瘤、糖尿病等，但少部分重症死亡患儿无基础疾病。大多数患儿表现为轻症的上呼吸道感染的症状，通常为自限性，3～7 天症状可以缓解，有些患儿甚至无明显临床症状。危重症患儿则病情进展快，易出现心脏损害、神经系统损害、肌肉损害等并发症，临床上可有心力衰竭、肾衰竭、横纹肌溶解、坏死性脑病等表现，甚至出现急性呼吸窘迫综合征（ARDS）及多器官功能障碍综合征（MODS）等。流感病毒感染以甲型流感病毒感染为主，易合并并发症，易出现混合感染，以合并支原体感染最为常见，其次是合并细菌感染，流感病毒与金黄色葡萄球菌共感染的病死率最高[2]。当外周血白细胞总数和中性粒细胞计数显著增多时，考虑继发细菌感染，特别是肺炎链球菌感染、金黄色葡萄球菌性肺炎等，且可快速进展至脓毒症、感染性休克。病毒抗原和核酸检测用于病例的早期、快速诊断，是临床上主要的流感实验室诊断方法；血清抗体检测主要用于回顾性诊断，当患儿恢复期血清较急性期血清特异性抗体滴度有4倍或以上升高时具有诊断价值；病毒分离是流感病例确诊的金标准，但敏感度相对其他检测方法低，因此，阳性结果具有诊断价值，阴性结果不能除外流感病毒感染。单纯的病毒感染血常规检测白细胞总数正常或减少、淋巴细胞计数及比率增高。C-反应蛋白可正常或轻度增高。当合并细菌感染时，白细胞和中性粒细胞总数增多[3]。

【病理学表现】

流感病毒感染的主要靶细胞是呼吸道黏膜上皮细胞，病毒能与宿主细胞表面特异性的受体结合，大约8小时即能完成1个复制周期，产生大量子代病毒颗粒，子代病毒颗粒通过上呼吸道黏膜

扩散，感染其他细胞，导致宿主细胞变性坏死。病理特点为坏死性支气管炎，即呼吸道上皮细胞化生、充血、水肿伴单核细胞浸润，纤毛上皮细胞簇状脱落等。重症肺炎可发生弥漫性肺泡损伤，肺泡出血和透明膜形成，中枢神经系统出现坏死性脑病，表现为丘脑为上的对称性坏死性病变，局部无明显炎症反应。合并心脏损害时表现为心肌细胞肿胀、间质出血、淋巴细胞浸润、坏死等炎症反应。

【影像学表现】

1.X线 胸部X线片表现为双肺透光度减低，双肺多叶、段或弥漫分布的磨玻璃影，以下肺野为著，磨玻璃影常与实变分界不清，肺内磨玻璃影是流感肺炎最常见的影像学征象（图23-4-3）。

2.CT CT检查可发现病灶内合并的斑片影、线条影、网格影及结节影，病变范围内小叶间隔均匀增厚明显，大片实变内可见支气管充气征，病情进展快，早期为散在分布的小片状影，边缘模糊，多见于胸膜下区，短时间内病灶可扩大，数量增多，且融合呈片状实变影，中心实密度影，周边呈磨玻璃影，可累及双肺门，可伴有胸腔积液和（或）心包积液，淋巴结肿大少见（图23-4-4），病情如果继续发展则可出现ARDS，表现为弥漫性双肺透光度减低、磨玻璃影及大片状实变，需及时进行机械通气[4,5]，若治疗及时，病变可逐渐吸收，表现为病灶范围的缩小，数目的减少及密度的减低。机械通气后影像学检查时须关注与之相关的损伤，如肺内有无间质积气，有无纵隔气肿及气胸的存在。

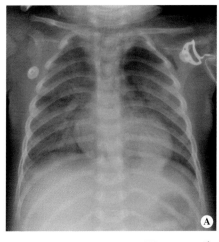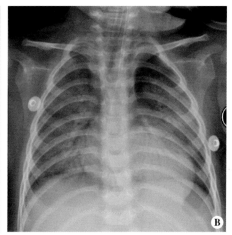

图23-4-3 流感病毒肺炎（1）

患儿，男性，1岁1个月。发热1周，伴呼吸困难4天，抽搐2天。入院后18小时采集咽拭子：甲型流感病毒核酸检测阳性（＋），乙型流感病毒核酸检测阴性（－）。A.气管插管后即刻摄片，胸部X线片示双肺透光度减低，双肺弥漫分布的磨玻璃影；B.气管插管后3天复查，双肺透光度减低，出现间质积气

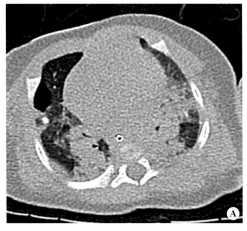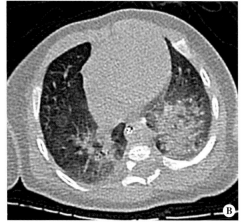

图 23-4-4　流感病毒肺炎（2）

患儿，男性，1 个月 15 天。咳嗽、吐沫、纳差 1 天，呼吸困难 8 小时。入院后第 2 天，呼吸道抗原检测（鼻咽分泌物），甲型流感病毒阳性（＋）；入院治疗第 3 天，甲型流感病毒核酸检测阳性（＋）。明确诊断：甲型流感病毒肺炎（危重型）。A、B. CT 肺窗，两肺多发节段状片影，中心实密，周边呈磨玻璃影，累及双肺门

【诊断要点】

（1）在流感流行季节（冬春季），发病前 7 天内与流感确诊病例有密切接触者。

（2）5 岁以下儿童。

（3）临床有发热和咳嗽，高热，39℃以上。

（4）胸部影像学以双肺、下叶病变为主。

（5）存在基础疾病的儿童更易患重症流感病毒肺炎。

（6）流感病原学检查阳性。

【鉴别诊断】

1. 普通感冒　是最常见的急性呼吸道感染性疾病，其病原体通常为鼻病毒、冠状病毒、副流感病毒及呼吸道合胞病毒，不具有传染性，季节性不明显，临床症状轻微，发热持续时间为 1～2 天，全身症状少或无。影像学仅表现为两肺纹理的轻度增多。

2. 细菌性肺炎　肺内实变密度较均匀，实变周围的磨玻璃影不明显，小叶间隔增厚少见。

3. 支原体肺炎　肺内病变多种多样，以气道病变为主，可伴有斑片影、实变、磨玻璃影，胸膜下病灶少见。

【研究现状与进展】

流感病毒根据病毒内部的核蛋白和基质蛋白抗原性的不同分为甲（A）、乙（B）、丙（C）、丁（D）4 型。甲型（A）流感病毒最易变异，宿主范围广，可感染人和多种动物，传染性强，常引起世界性的流感大流行，该流感病毒感染可导致重症肺炎，病情进展快，救治难度大、病死率较高；乙型（B）变异较少，可感染人类，为季节性流行性感冒的重要病原体之一，偶尔导致局部暴发，但不会引起世界性的流感大流行；丙型（C）较稳定，可感染人类，多为散发病例，一般不引起流行，且感染后症状较轻。丁型（D）流感病毒主要感染猪、牛等，尚未发现感染人类[6]。社区获得性流感病毒肺炎以甲型流感病毒感染多见，易合并多种并发症。

参 考 文 献

[1] 吴喜蓉，刘钢，钱素云，等.住院儿童社区获得性流感病毒肺炎临床特点分析.中华实用儿科临床杂志，2019，34（2）：129-133.

[2] 中华人民共和国国家卫生和计划生育委员会.流行性感冒诊疗方案（2018 年版）.中华临床感染病杂志，2018，11（1）：1-5.

[3] 中华医学会儿科学分会呼吸学组，《中华实用儿科临床杂志》编辑委员会.儿童流感诊断与治疗专家共识（2015 年版）.中华实用儿科临床杂志，2015，30（17）：1296-1303.

[4] 陆普选，罗一婷，郑秋婷.流行性感冒影像学表现及最新国家诊疗方案要点.新发传染病电子杂志，2019，4（1）：56-61.

[5] 张有祥，赵昇涛，冯瑞俊，等.重症及危重症甲型 H1N1 流感病毒性肺炎的胸部影像学表现.实用医学影像杂志，2011，12（6）：355-361.

[6] 秦强，谢正德，申昆玲.美国感染病协会关于季节性流感诊断、治疗、药物预防和机构内流感暴发应对措施 2018 指南更新儿童相关内容解读.中华实用儿科临床杂志，2019，34（2）：87-90.

四、巨细胞病毒肺炎

【概述】

巨细胞病毒（cytomegalo virus，CMV）属疱

疹病毒科，双链 DNA 病毒，具有泛细胞嗜性，人群对 CMV 普遍易感，初次感染后将长期或终身存在于体内。免疫功能正常的人感染 CMV 时大多数是无症状隐性感染，并产生保护性抗体，对于免疫功能发育不成熟的胎儿和新生儿、免疫缺陷儿、器官或干细胞移植等获得性免疫缺陷患儿其体内的 CMV 可重新激活而出现临床症状[1]。初次感染多发生于婴幼儿时期，肺脏、肝脏是婴幼儿 CMV 感染的重要靶器官，对于婴幼儿，尤其是 6 个月以下的小婴儿，CMV 肺炎可以是全身巨细胞病毒的一部分，常有全身多个器官受累，发生肝炎、视网膜炎、听力受损、心肌损害等，有黄疸、肝脾大、血清谷丙转氨酶水平增高，伴或不伴神经系统和血小板减少等表现；也可以是肺部的原发感染，临床上多有咳嗽、呕吐、气喘伴哮鸣音，少数患儿有发热，偶闻啰音，重者有活动力下降、缺氧和呼吸衰竭等[2]。CMV 感染后可影响免疫系统功能，增加其他病原体，如细菌、真菌和其他病毒感染的风险。

CMV 感染的诊断方法主要依据实验室检查。

（1）直接证据：在血样本（全血、单个核细胞、血清或血浆）、尿、其他体液、肺泡灌洗液的脱落细胞和病变组织中获得病毒学证据。①病毒分离：是诊断活动性人巨细胞病毒（human cytomegalovirus，HCMV）感染的"金标准"；②电子显微镜下找病毒颗粒和光学显微镜下找巨细胞包涵体（阳性率低）；③免疫标记技术检测病毒抗原，如 IEA、EA 和 Pp65 抗原等；④逆转录 PCR 法检测病毒特异性基因转录产物，阳性表明活动性感染；⑤实时荧光定量 PCR 法检测病毒特异性 DNA 数量。HCMV DNA 载量与活动性感染呈正相关，高载量或动态监测中出现载量明显升高，提示活动性感染。

（2）间接证据：特异性抗 HCMV IgM 和 1gG 抗体检测[3, 4]。

【病理学表现】

弥漫性肺泡损伤及局灶性间质性肺炎是 CMV 肺炎的病理改变，由于 CMV 侵犯构成肺泡壁结构的成纤维细胞，病毒在其内生长可导致细胞巨化、变性，从而使肺泡壁结构的完整性遭到破坏；同时肺毛细血管内皮细胞也受到 CMV 攻击，使肺毛细血管损伤，通透性增加，引起浆液、纤维素、红细胞及巨噬细胞等物质渗出，导致肺泡出血、透明膜形成、弥漫性肺泡损害；炎症沿支气管、细支气管管壁分布，细支气管周围巨噬细胞、红细胞和纤维蛋白聚集，间质充血、水肿及炎性细胞浸润累及小叶间隔及肺泡间隔，导致肺泡间隔增宽，出现局灶性间质炎症，两种形式的病理改变的叠加从而使肺通气血流比例失调，结果是出现肺内氧合障碍，致低氧血症，严重者发展为急性呼吸窘迫综合征；随之出现不同程度的纤维化。CMV 宫内感染造成支气管肺发育不良，肺是 CMV 感染的重要靶器官之一，孕妇常为无症状的隐性感染，此时胎儿的肺将暴露在高浓度炎症介质中，炎症介质通过影响肺泡上皮细胞的完整性，使正常的肺泡发育停滞，导致支气管肺发育不良。除了 CMV，腺病毒和呼吸道合胞病毒也与先天性支气管肺发育不良的发病相关。

【影像学表现】

影像学表现与上述的组织病理学改变相关，胸部 X 线片初期表现为双肺纹理多，随病变进展，两侧中下肺野出现网点状、点片状影，累及全肺表现为两肺透光度下降及磨玻璃样改变；磨玻璃结节及小结节影是 CMV 肺炎 CT 扫描最常见征象，可累及上、中、下肺野中至少两个肺野，多以两下肺及背侧胸膜下为著，其病理基础为弥漫性肺泡损害的渗出改变，当病变损害累及肺实质时则可出现气腔实变，下肺多见，范围大小不等，多呈小叶或亚段分布，小部分可呈肺段分布，其内可见支气管充气征及支气管扩张；部分患儿仅有局灶性肺间质炎症的改变，表现为小叶中心型的微小结节及小叶间隔增厚，微小结节多分布在支气管血管周围、胸膜下或随机分布，边缘可以光滑或不规则，多位于两肺下野中内带，可能与正常肺部血流分布相关，正常情况下肺的血流较上肺丰富（图23-4-5）；胸腔积液（少量）、胸膜增厚、肺门及纵隔淋巴结肿大少见[5]。

【诊断要点】

（1）对于免疫功能发育不成熟或损害的患儿，尤其是 6 个月以下的小婴儿，临床上常有肝炎、视网膜炎、听力受损、心肌损害等表现，呼吸系统多有咳嗽、呕吐、气喘伴哮鸣音等非特异性症状，重者可以表现为活动力下降、缺氧和呼吸衰竭等症状和体征。

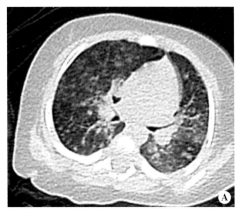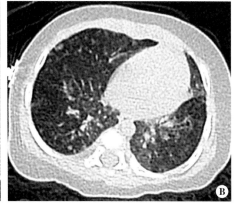

图 23-4-5　巨细胞病毒肺炎

患儿，女性，2 个月 24 天。间断发热 16 天，咳嗽 8 天。该患儿有原发性免疫缺陷病，且 CMV 核酸扩增定量检测明显高于正常；CMV 肺炎诊断明确。A、B. CT 肺窗，两肺弥漫的小叶中心型的小结节、磨玻璃结节，沿支气管血管周围、胸膜下或随机分布，边缘模糊

（2）影像学表现为双肺广泛分布的微小结节、散在分布的磨玻璃影及气腔实变。

（3）血、尿、痰获得病毒学证据或血 CMV IgM 阳性。

【鉴别诊断】

1. 耶氏肺孢子菌肺炎　耶氏肺孢子菌是条件致病菌，附着在正常宿主的肺泡上皮，耶氏肺孢子菌肺炎是起源于肺组织本身的感染，影像学表现通常不会出现病灶与血流分布相关的改变，也就是说病灶分布相对均匀，不出现前上分布较后下分布少，也很少出现胸下病变较多的改变，而 CMV 肺炎的病灶分布与血流分布相关。

2. 衣原体肺炎　以气道病变为主，小气道管壁增厚，管腔明显或狭窄，小叶中心结节少见。

【研究现状与进展】

研究表明，CMV 长期潜伏于体内的机制为 CMV 感染会破坏线粒体结构，进而影响线粒体相关质网膜（mitochondria-associated membrane，MAM）和线粒体自身功能的发挥，导致线粒体形态结构及膜电位变化，从而影响线粒体介导的细胞凋亡及能量代谢的功能调控，促进 CMV 感染免疫逃逸的发生，避免感染细胞被机体清除[6]。

参 考 文 献

[1] 中华医学会器官移植学分会. 器官移植受者巨细胞病毒感染临床诊疗规范（2019 版）. 器官移植，2019，10（2）：142-148.

[2] 张鑫婷，于泽堃，韩宗来，等. 新生儿巨细胞病毒肺炎诊断及治疗. 中国妇幼保健，2018，33（15）：3597-3600.

[3] 郑秀，李秋钰. 造血干细胞移植患者巨细胞病毒肺炎的诊治进展. 国际呼吸杂志，2018，38（17）：1348-1352.

[4] 李秋钰，路明，姚婉贞. 造血干细胞移植患者巨细胞病毒肺炎的诊

治进展. 中华结核和呼吸杂志，2019，42（2）：134-137.

[5] Franquet T，Lee KS，Muller NL. Thin-section CT findings in 32 immunocompromised patients with cytomegalovirus pneumonia who do not have AIDS. Am J Roentgenol，2003，181（4）：1059-1063.

[6] 张新艳，方峰. 巨细胞病毒感染对细胞线粒体结构和功能影响的研究进展. 中华实验和临床病毒学杂志，2019，33（1）：103-107.

（段晓岷　于　彤）

五、手足口病肺改变

【概述】

手足口病（hand foot mouth disease，HFMD）是由肠道病毒（enterovirus，EV）感染引起的一种儿童常见传染病，5 岁以下儿童多发。HFMD 是全球性疾病，我国各地全年均有发生，发病率为 37.01/10 万～ 205.06/10 万，近年来报道病死率在 6.46/10 万～ 51.00/10 万[1]。2008 年 5 月，我国将 HFMD 列入《中华人民共和国传染病防治法》规定的丙类传染病进行管理。近年来，肠道病毒 71 型（EV-A71）引起 HFMD，特别是其所致的重症和死亡病例，已经成为严重的公共卫生问题，引起社会和卫生部门的高度关注。

1. 病原学　肠道病毒属于小 RNA 病毒科肠道病毒属。HFMD 主要致病血清型包括柯萨奇病毒（coxsackievirus，CV）A 组 4 ～ 7 型、9 型、10 型、16 型和 B 组 1 ～ 3 型、5 型，埃可病毒（echovirus）的部分血清型和 EV-A71 等，其中以 CV-A16 和 EV-A71 最为常见[2]，重症及死亡病例多由 EV-A71 所致。

2. 流行病学　患儿和隐性感染者为主要传染

源，HFMD 隐性感染率高。通过接触被病毒污染的手、毛巾、手绢、牙杯、玩具、食具、奶具、床上用品、内衣等引起感染；还可通过呼吸道飞沫传播；饮用或食入被病毒污染的水和食物后亦可感染。

易感人群：婴幼儿和儿童普遍易感，以 5 岁以下儿童为主。

3. 临床表现 潜伏期多为 2～10 天，平均 3～5 天。根据疾病的发生发展过程，将 HFMD 分期为出疹期、神经系统受累期、心肺功能衰竭前期、心肺功能衰竭期、恢复期[3]。

第 1 期（出疹期）：主要表现为发热，手、足、口、臀等部位出疹，可伴有咳嗽、流涕、食欲缺乏等症状。患儿可表现皮疹或疱疹性咽峡炎，个别病例可无皮疹。典型皮疹表现为斑丘疹、丘疹、疱疹。皮疹周围有炎性红晕，疱疹内液体较少，不痛不痒，皮疹恢复时不结痂、不留瘢痕。

第 2 期（神经系统受累期）：表现为精神差、嗜睡、吸吮无力、易惊、头痛、呕吐、烦躁、肢体抖动、肌无力、颈项强直等。

第 3 期（心肺功能衰竭前期）：表现为心率和呼吸增快、出冷汗、四肢末梢发凉、皮肤发花、血压升高。

第 4 期（心肺功能衰竭期）：临床表现为心动过速、呼吸急促、口唇发绀、咳粉红色泡沫痰或血性液体、血压降低或休克、抽搐、严重意识障碍等。此期属于手足口病重症危重型，病死率较高。

第 5 期（恢复期）：少数可遗留神经系统后遗症。

【病理学表现】

肠道病毒感染人体后，主要与咽部和肠道上皮细胞表面相应的病毒受体结合，其中 EV-A71 和 CV-A16 的主要病毒受体为人类清道夫受体 B2（human scavenger receptor class B2，SCARB2）和 P 选择素糖蛋白配体 -1（P-selecting lycoprotein ligand-1，PSGL-1）等[4]。肠道病毒主要在扁桃体、咽部和肠道的淋巴结大量复制后释放入血液，可进一步播散到皮肤及黏膜、神经系统、呼吸系统、心脏、肝脏、胰脏、肾上腺等，引起相应组织和器官发生一系列炎症反应，导致相应的临床表现。少数病例因神经系统受累导致血管舒缩功能紊乱

及 IL-10、IL-13、IFN-γ 等炎性介质大量释放引起心肺衰竭[5]。神经源性肺水肿及循环衰竭是重症 HFMD 患儿的主要死因，神经组织病理变化主要表现为脑干和脊髓上段有不同程度的炎性反应、嗜神经现象、神经细胞凋亡或坏死、单核细胞及小胶质细胞结节状增生、血管套形成、脑水肿、小脑扁桃体疝；肺部主要表现为肺水肿、肺淤血、肺出血伴少量的炎性细胞浸润；还可出现心肌断裂和水肿，坏死性肠炎，肾脏、肾上腺、脾脏和肝脏严重的变性坏死等。HFMD 所致的肺水肿是一种神经源性肺水肿，是病毒血症或病毒直接入侵中枢神经所致，交感神经过度兴奋，导致全身血管收缩，体循环内大量血液进入肺循环，出现所谓的神经源性肺水肿和肺出血，但也有研究显示，肺水肿的发生与炎性细胞因子过量释放，肺血管通透性增加有关。

【影像学表现】

HFMD 合并肺改变影像学表现：轻症 HFMD 患者肺部主要改变为细支气管炎、肺间质和肺泡肺炎（图 23-4-6）。重症 HFMD 并发肺水肿（图 23-4-7）。

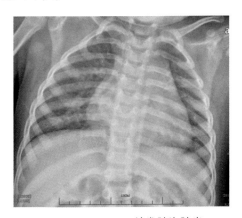

图 23-4-6 HFMD 并发肺泡肺炎
胸部 X 线示两肺纹理增粗、模糊，肺门影增浓，可见散在小斑片状模糊影

重症 HFMD 患儿的胸部 X 线表现为肺炎和神经源性肺水肿，随病情进展及病变侵犯肺部不同部位，其 X 线表现复杂多样，且与病情轻重密切相关。

按照疾病进展过程中病变侵犯部位的不同，其影像学表现特点，将 HFMD 肺炎分为 4 型。

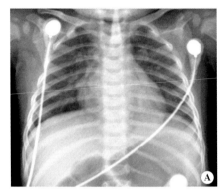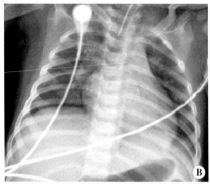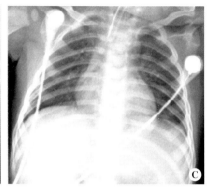

图 23-4-7　HFMD 并发肺水肿

A.胸部 X 线片，两肺纹理增粗、模糊，两侧肺门旁可见片状密度增高影；B.两肺纹理增粗、模糊，两侧肺门旁可见片状密度增高影、短期进展迅速；
C.激素治疗后，两肺斑片影迅速吸收

1. 单纯间质型（疾病早期）　仅以间质性改变为主，典型的间质性肺炎通常病变广泛，可累及肺部各肺叶，多呈双侧性分布，表现为两肺纹理增粗、紊乱、模糊，并有网格状、条索状表现，可见两肺野中内带沿肺纹理分布的密度较淡的点片状影。

2. 单纯局限型　病变侵犯较局限，局限于肺叶或肺段的小斑片状密度增高影，肺门结构紊乱、肺门影增浓。

3. 局限 – 广泛型　本病未及时治疗或病情进展迅速时，局限性病变可相互融合成片状，进一步累及多个肺叶或肺段，甚至呈大叶性改变，但密度不均，部分病例以单侧为著，快速进展为双侧大片阴影。

4. 间质 – 实质型　疾病进展过程中，肺小叶病变沿支气管蔓延到周围的同时引起肺泡及相邻组织的炎性实变。肺野内可见大片状实变影。

【诊断要点】

（1）早期肺部 X 线表现：肺纹理增多、模糊，继而两中上肺内带出现条索状、网格状、斑片状阴影，无明显胸腔积液，影像学变化快，吸收快。

（2）临床特点：婴幼儿，发热伴手、足、口、臀部皮疹，昏迷，中度发热。

（3）生化特点：肠道病毒（CV-A16、EV-A71 等）特异性核酸检测阳性。

（4）流行病学特点：夏秋季（6～9 月）高发；以患儿和隐性感染者为主要传染源，人经粪 – 口途径传播；5 岁以下年龄组高发。

【鉴别诊断】

1. 细菌性肺炎　多表现为肺叶、肺段或亚段的实变影，病变较局限，一般不发展为双肺或单侧肺弥漫性分布阴影，在有效抗感染治疗下，病灶多在 2 周内完全吸收。

2. 传染性非典型肺炎　早期多呈间质性改变，病灶具有多肺叶分布的大片实变影或磨玻璃样影、病灶吸收慢及游走性进展等特点，常位于胸膜下肺野外带。

3. 人禽流感肺炎　早期为肺实质内小片状高密度影，短期迅速扩散为弥漫性病变、大面积肺实变，逐渐演变为肺体积缩小及肺纤维化。

4. 麻疹肺炎　肺内以点片状、斑片状影伴肺门密度增高。

【研究现状与进展】

1. 影像学研究现状与进展　目前影像学诊断 HFMD 相关肺部病变的技术，仍以胸部 X 线或 CT 为主，密切结合流行病学特点、临床表现及生化特点。早期肺部 X 线表现为肺纹理增多、模糊，继而两肺中内带出现条索状、网格状、斑片状阴影，无明显胸腔积液，影像变化快，吸收快。重点要加强对肺水肿或脑脊髓炎的认识，一旦诊断错误，将可能导致患儿死亡。

（1）重症 HFMD 可并发肺水肿，有些临床表现并非典型，可先昏迷，手足皮疹出现较晚，因此，临床查体尤其要细致，早期咽拭子或脑脊液核酸抗体可阴性或弱阳性，值得警觉，不能轻易排除 HFMD。

（2）肺水肿表现，两侧肺门蝶状斑片影，影像学表现同其他病因学所致肺水肿表现，病程进展快，激素治疗恢复也快，一般的感染不可能如此快速吸收。

2. 病理学研究现状与进展 肠道病毒感染人体后，主要与咽部和肠道上皮细胞表面相应的病毒受体结合，其中 EV-A71 和 CV-A16 的主要病毒受体为 SCARB2 和 PSGL-1 等。少数病例因神经系统受累导致血管舒缩功能紊乱及 IL-10、IL-13、IFN-γ 等炎性介质大量释放引起神经源性肺水肿、心肺衰竭[6]。肺部主要表现为肺水肿、肺淤血、肺出血伴少量的炎性细胞浸润；还可出现心肌断裂和水肿，HFMD 所致肺水肿是一种神经源性肺水肿，是病毒血症或病毒直接入侵中枢神经，交感神经过度兴奋，导致全身血管收缩，体循环内大量血液进入肺循环，出现所谓的神经源性肺水肿和肺出血，但也有研究显示，肺水肿的发生与炎性细胞因子过量释放，导致肺血管通透性增加有关[7]。近两年引起 HFMD 病毒疾病谱已发生转化，由 CV-A16、EV-A71 为主向 CV-A6，EV-A10 为主转化。

3. 临床诊疗研究现状与进展 主要流行病学特点：婴幼儿，发热伴手、足、口、臀部皮疹，昏迷，中度发热；生化检查以口咽部诊刮痰咽试子、粪及血肠道病毒（CV-A16、EV-A71 等）特异性核酸检测阳性；EV-A71 型 HFMD 疫苗是中国领先研发的创新型疫苗，该疫苗用于预防 EV-A71 感染所致的手足口病，是目前唯一可用于预防 HFMD 的疫苗，于 2016 年上半年正式上市。临床治疗主要是对症治疗，如抗病毒、抗混合细菌感染、免疫治疗、肺水肿治疗等。

参 考 文 献

[1] 手足口病诊疗指南（2018 年版）编写专家委员会. 手足口病诊疗指南（2018 年版）. 中华传染病杂志，2018，36（5）：257-263.

[2] 李宏军. 实用传染病影像学. 北京：人民卫生出版社，2014.

[3] Li H，Lao Q，Pan HP，et al. The correlation between the chest X-ray classifications and the pathogens of hand-foot-mouth disease. Radiol Infect Dis，2015，2（4）：168-172.

[4] 赵仕勇，王娟，滕淑，等. 柯萨奇病毒 A 组 6 型所致手足口病患儿肠道排毒时间的观察研究. 中华儿科杂志，2017，55（5）：369-372.

[5] 王洁，周俊，吴亦栋，等. 2016 年杭州地区重症手足口病原流行特点及脑脊液分析. 中华传染病杂志，2018，36（5）：264-265.

[6] 周俊，吴亦栋，岳美娜，等. 杭州市儿童常见肠道病毒型别感染流行病学调查. 中华传染病杂志，2018，36（3）：160-163.

[7] Zeng H. MRI signal intensity differentiation of brainstem encephalitis induced by enterovirus 71：a classification approach for acute and convalescence stages. Biomed Eng Online，2016，15（1）：25.

（劳　群　余远曙　郭翠萍）

六、麻疹及麻疹后肺炎

【概述】

麻疹是由麻疹病毒引起的急性呼吸道传染病。临床以发热、流涕、眼结膜充血、口腔麻疹黏膜斑（Koplik's spots）及皮肤斑丘疹为主要表现。

麻疹病毒属副黏病毒科，为单股负链 RNA 病毒，有 6 个结构基因，分别编码核蛋白（N）、磷酸蛋白（P）、膜蛋白（M）、融合蛋白（F）、血凝素蛋白（H）和依赖于 RNA 的 RNA 聚合酶（L）[1]。麻疹病毒只有一个血清型，20 世纪 80 年代后有抗原变异的报道。麻疹具有高传染性，未接种疫苗的人走进最近感染过病毒的房间就会被感染，约 90% 未接受免疫接种的接触者发展成该病。麻疹患者是唯一传染源，以飞沫为主要传播途径，人群普遍易感，5 岁以下儿童多见，流行病学特点以冬春季多见，麻疹疫苗接种后发病年龄后移，重症患者减少。

典型麻疹临床分 3 期：前驱期、出疹期及恢复期[1]。① 前驱期：从发热至出疹 3～4 天，主要临床表现为上呼吸道症状及眼结合膜炎。90% 以上的患者发病第 2～3 天口腔出现特征性的麻疹黏膜斑，具有早期诊断价值，出疹后 1～2 天迅速消失。②出疹期：发热后 3～4 天出疹，皮疹先在耳后、发际出现，2～3 天自上而下波及全身，压之退色，疹间皮肤正常，可融合成片。此期发热、呼吸道症状达高峰，肺部可有湿啰音，胸部 X 线片可见肺纹理增多、增粗、模糊或轻重不等的弥漫性肺部浸润改变。③恢复期：出疹 3～4 天后按出疹先后顺序依次消退，疹退后，皮肤有糠麸状脱屑或浅褐色色素沉着，历时 1～2 周。无并发症者病程为 10～14 天，小儿麻疹全身症状多较成人轻，但呼吸系统及中枢神经系统并发症较多。

多数麻疹患儿由于年幼体弱在麻疹出疹期常合并肺部感染，尤其是免疫缺陷患儿。肺部感染可分为原发性麻疹肺炎和麻疹合并肺炎[1]，原发性麻疹肺炎由麻疹病毒本身引起，麻疹合并肺炎是由其他病原体引起的继发感染或混合感染，如金黄色葡萄球菌、链球菌或其他病毒[2,3]。据报道，肺炎导致 3%～50% 的麻疹病例复杂化。麻疹肺炎的独立危险因素：较长的病程、合并其他病原菌感染、营养不良、未接种麻疹疫苗、延迟麻疹疫苗接种、室内空气状况等[2, 3]。

【病理学表现】

1. 原发性麻疹肺炎　即 Hecht 巨细胞肺炎，发生在 3% 的感染者中，尤其是免疫功能低下者[4]，近年来的研究也表明，免疫机制是导致麻疹肺炎的主要病理生理学因素。病毒感染本身引起的肺炎被认为是病毒血症传播的结果，然而，很难证明肺炎是由麻疹病毒本身引起的。婴幼儿因呼吸道屏障功能差，在麻疹病毒的攻击下易直接引发肺炎，与其他病毒导致的肺炎相似，典型的麻疹肺炎表现为肺间质炎症[1, 3]，肺实质受累少见。麻疹病毒最初累及肺间质，病毒沿气管、支气管及肺泡蔓延，引起肺泡间隔、小叶间隔、支气管血管周围间质的炎症性改变；肺间质内血管充血、水肿、淋巴细胞及单核细胞浸润，导致肺泡壁、肺泡间隔、小叶内间隔、小叶间隔及支气管血管周围间质增生增厚[1, 3-7]，而肺泡腔内的渗出改变相对少见。随着病情进展，局部肺组织渗出、出血及小脓肿形成，细支气管管壁及肺泡壁坏死，肺泡内大量炎性物质渗出形成多灶性片絮影甚至肺实变。婴幼儿麻疹肺炎由于炎症渗出物不易通过未发育完善的肺泡间孔扩散，故婴幼儿麻疹肺炎多为多灶性、节段性病变。

此外，气道炎性水肿可导致气道狭窄阻力增加，并发肺气肿。麻疹肺炎合并小气道病变[5]也较常见，以细支气管管壁增厚为突出表现，这可能与麻疹病毒感染损伤细支气管，导致细支气管黏膜水肿、渗出及平滑肌增生有关。

2. 麻疹合并肺炎　婴幼儿由于免疫功能发育不完善，感染麻疹病毒后机体处于免疫抑制及失调状态，容易继发细菌或其他病毒感染，肺间质及肺实质炎性改变同时存在。病理改变为肺组织炎性细胞浸润、水肿，小脓肿形成，支气管管壁及肺泡壁坏死，可并发肺气肿、肺气囊或肺泡破裂引起气胸。麻疹并发肺炎发病较晚，症状和体征通常开始于皮疹后 5 ～ 10 天，特点是症状突然加重，病变吸收慢，预后较差[1, 6]。

【影像学表现】

1. 原发性麻疹肺炎

（1）X 线：分为间质性肺炎和支气管肺炎。

1）肺间质改变：肺纹理增多、增粗、模糊，可见网格影、小结节状阴影、磨玻璃影，肺门影可增大增浓（图 23-4-8A）。

2）肺实质改变：肺内见沿支气管分布的斑片影，病情严重时肺内可见多发片絮影、实变影，病

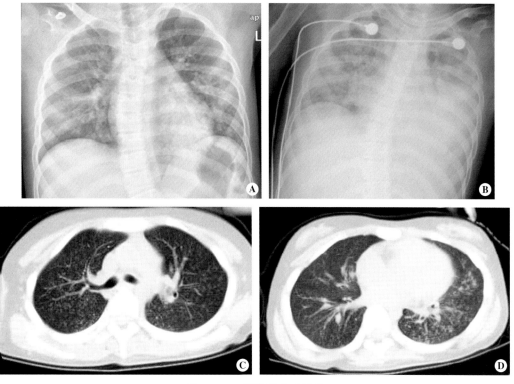

图 23-4-8　原发性麻疹肺炎

胸部 X 线片，A. 两肺纹理增粗、模糊，可见小结节状阴影，肺门影增浓；B. 两肺内多发斑片影，短期进展融合呈大片状实变影，左肺显著，左侧肋膈角模糊；CT 肺窗，C. 两肺内网格影及多发小结节影；D. 两肺内多发小结节影及片絮影，局部小叶间隔增厚

变可累及多个肺叶（图23-4-8B）。部分病例可见不同程度的肺透光度增高或肺气肿样改变。

3）小气道改变：细支气管管壁增厚、"马赛克灌注"征、"树芽"征、细支气管扩张、"空气潴留"征。

4）肺外病变：胸膜增厚、胸腔积液、纵隔气肿或气胸。

（2）CT

1）间质性改变：肺纹理增多、增粗、模糊，支气管血管束增粗、小叶间隔及小叶内间质增厚，可见网格影、小结节影及磨玻璃影（图23-4-8C）。

2）肺实质改变：肺内见沿支气管分布的斑片影，病变较严重时肺内可见多发片絮影、实变影，病变可累及多个肺叶（图23-4-8D）。部分病例可见不同程度的肺透光度增高或肺气肿样改变。

3）小气道改变：细支气管管壁增厚、"马赛克"灌注、小叶中心结节影或"树芽"征。

4）肺外病变：胸膜增厚、胸腔积液、纵隔气肿或气胸。小气道病变通常呈自限性，重症肺炎有进展为闭塞性细支气管炎的可能性。

2. 麻疹合并肺炎 X线及CT表现无明显特异性，继发感染可出现感染病原菌的相应影像学征象。

（1）X线

1）实质性改变：两肺可见散在或多发斑片影，可融合为大片实变影或节段性肺不张（图23-4-9）。非典型麻疹肺炎更为严重，表现为小叶或节段性浸润，常伴有胸腔积液。

2）间质性改变：两肺纹理增多、增粗、模糊，可见磨玻璃影、结节、小结节、"树芽"征、小叶间隔增厚、支气管和（或）细支气管管壁增厚。

（2）CT

1）实质性改变：两肺内多发斑片状阴影，随着病情的进展肺内可见广泛性实变，支气管充气征，重者可见胸膜增厚、胸腔积液，肺气肿、肺脓肿、肺空洞。病灶范围形态多样，个体差异大。

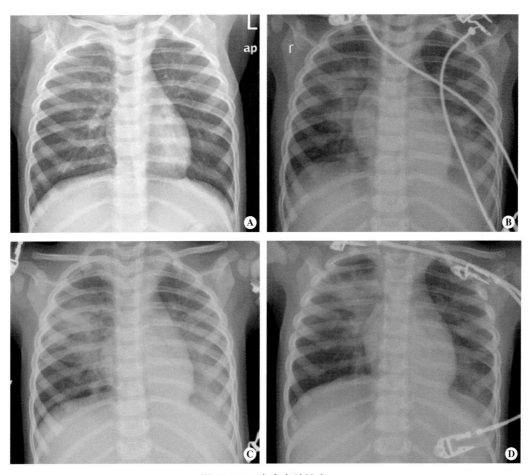

图23-4-9 麻疹合并肺炎

胸部X线片，A.早期仅表现为两肺纹理增粗、增多、模糊；B、C.两肺内多发斑片影，肺部炎症短期进展，融合呈大片状实变影，可见局限性肺透光度增高；D.肺内斑片影逐渐吸收。实验室检查：麻疹病毒IgM抗体阳性。痰培养：金黄色葡萄球菌（+++）；咽喉部分泌物培养：金黄色葡萄球菌（++）

2）间质性改变：两肺支气管血管束增粗及小叶间隔增厚，可见网格结节影及毛玻璃影[1, 5-7]。另外，"马赛克灌注"征、小叶中心结节影或"树芽"征亦较常见。

【诊断要点】

麻疹肺炎需要依靠病史、临床查体、实验室检查、辅助检查进而明确诊断。

（1）患者多未接种麻疹疫苗，发病前多有麻疹患儿接触史。

（2）患者全身皮肤可见新旧交替红色斑丘疹，实验室检查血清麻疹病毒 IgM 抗体阳性、PCR 检测出麻疹病毒 RNA。麻疹黏膜斑为麻疹前驱期的特异性体征，具有早期诊断价值。

（3）麻疹合并其他病原体导致的肺炎时实验室检查可见相应病原体的阳性结果。

（4）麻疹患者出现咳嗽、咳痰等呼吸道症状时需警惕肺炎的可能。

（5）X 线及 CT 检查可见肺间质及肺实质改变。

【鉴别诊断】

重症型麻疹肺炎需与其他病原体导致的重症肺炎相鉴别。

1. 腺病毒肺炎　多见于 2 岁以下的婴幼儿，冬春两季易发病，早期出现间质性改变，病情进展快，易实变，喘憋重，临床及影像学表现均较重，即"症征相符"，血清学检查 Adv-IgM 阳性可鉴别。影像学多表现为"四多三少"（肺纹理多、肺气肿多、大片病灶多、融合灶多，圆形病灶少、肺大疱少、胸腔积液少）。

2. 支原体肺炎　好发于学龄期及学龄前期。临床表现相对轻，以干咳为主，肺部影像学表现重，即"症征不符"。影像学表现多种多样，缺乏特异性，可见淡薄磨玻璃影或节段性实变影，部分可发生肺不张，HRCT 可见模糊的"树芽"征或小叶中心结节。

3. 急性肺水肿　肺水肿通常是双侧性，肺门区蝶状斑片影，病灶进展快，临床气急症状重，可吸出或咳出粉红色泡沫样痰。

【研究现状与进展】

X 线及 CT 在肺部疾病中的应用普遍，X 线可作为初步筛查的检查手段，CT 对于病变的细节显示更为清晰，尤其是 HRCT。

综上所述，各种病毒性肺炎之间的影响表现缺乏特异性，仅依靠影像学表现不能做出病原学的诊断，原发性麻疹肺炎及麻疹合并肺炎的确诊应结合患者的流行病学史、典型的皮疹形态及出疹顺序，并依赖血清学、病毒分离、痰培养等实验室检查，不难做出正确的诊断。

参 考 文 献

[1] 李宏军 . 实用传染病影像学 . 北京：人民卫生出版社，2014.

[2] Praygod G，Mukerebe C，Magawa R，et al. Indoor air pollution and delayed measles vaccination increase the risk of severe pneumonia in children：results from a case-control study in Mwanza，Tanzania. Plos One，2016，11（8）：e0160804.

[3] Ito I，Ishida T，Hashimoto T，et al. Familial cases of severe measles pneumonia. Int Med，2000，39（8）：670-674.

[4] Schoini P，Karampitsakos T，Avdikou M，et al. Measles pneumonitis. Adv Respir Med，2019，87（1）：63-67.

[5] Suter C，Buergi U，Eigenmann K，et al. Severe acute measles pneumonitis：virus isolation in bronchoalveolar lavage fluid. BMJ Case Rep，2015，2015：bcr 2015210826.

[6] Rafat C，Klouche K，Ricard JD，et al. Severe measles infection：the spectrum of disease in 36 critically Ill adult patients. Medicine，2013，92（5）：257-272.

[7] Takahashi T，Iwamoto A. Measles pneumonia：instructive images by chest computed tomography. J Exp Clin Med，2014，6（2）：72-73.

（郭翠萍　劳　群　余远曙）

第五节　支原体感染

肺炎支原体肺炎

【概述】

肺炎支原体（*Mycoplasma pneumoniae*，MP）是儿童时期肺炎或其他呼吸道感染的重要病原体之一。全年都有散发感染，秋末和冬初为发病高峰季节，MP 感染的发病率可因年龄、地区、年份，以及是否流行年而有所不同。MP 肺炎的高发年龄为 5 岁以上儿童，婴幼儿也可感染，病程早期以干咳为主，呈阵发性剧烈干咳，似百日咳，后期有痰、黏稠，可见痰中血丝。肺部体征少，呼吸音减低，病程后期可出现湿啰音，肺部体征与症状及影像学表现不一致，是 MP 肺炎的特征。婴幼儿的临床表现可不典型，多伴有喘鸣和呼吸困难，病情多较严重，可发生多系统损害。MP 可与细菌、病毒混合感染。血清 IgG 抗体呈 4 倍以上升高或降低，同时 MP 分离阳性者，有绝对诊断意义。目前临床主要以 MP IgM > 1：160，结合临床表现进行诊断[1]。

【病理学表现】

MP 感染既可累及大小气道，也可累及间质和肺泡，其病理基础为异性蛋白使 MP 黏附于呼吸道上皮，使纤毛功能障碍，气管壁及细支气管管壁水肿、溃疡形成；支气管周围单核细胞浸润，可扩展到血管及淋巴管周围的间质，严重者可有肺泡上皮剥脱和气道内黏液栓的形成，其影像学表现通常为肺间质炎、肺泡炎肺门及胸膜的病变[2]。由于血管损伤而出现肺组织坏死进一步发展为坏死性肺炎。

【影像学表现】

肺间质炎在胸部 X 线片表现为局部肺纹理增粗、增多、模糊或呈网点状阴影，局部肺透亮度减低；肺泡炎表现为小叶、节段或叶的大小不等的实变影，病变密度均匀或不均匀增高，也可呈斑片状或扇形浸润。肺门影增浓，可伴有少量乃至大量胸腔积液。胸部 X 线片较为典型征象是自肺门向外呈扇形或放射状延伸，但很少达到胸膜下（图 23-5-1），此类病灶为间实质混合性病灶[3]。

胸部 CT 可以更准确直观地反映病变部位及性质，可以弥补胸部 X 线片的不足，支原体肺炎一般以支气管炎/间质性肺炎开始，但就诊时大多有或多或少的实变，因此影像学表现多种多样。

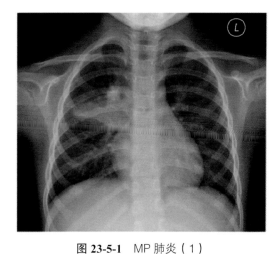

图 23-5-1　MP 肺炎（1）

患儿，男性，6 岁。咳嗽、发热 6 天。胸部 X 线片示右上肺大片影自肺门向外呈扇形延伸，但很少达到胸膜下

CT 能更好地显示混合性病变，对于病灶的肺间质性炎症表现为支气管管壁增厚、"树芽"征或小叶中心结节等小气道病变及云絮影、磨玻璃影（图 23-5-2），肺泡炎性改变表现为肺叶、肺段或小叶实变影；云絮影、磨玻璃影可以发展为片状实变影，也可有片状实变影周围为云絮影、磨玻璃影，边缘模糊；片状实变影的密度可以均匀或不均匀，可以淡薄，可以致密，致密的实变内可以有或无支气管充气征；肺门淋巴结增大出现率为 7%～22%，且绝大多数是单侧性的；纵隔淋巴结肿大，以气管前腔静脉后淋巴结肿大为主[4]。有 5%～20% 的患儿在病变的同侧出现少到中等量的胸腔积液，胸腔积液为肺炎伴积液或继发胸膜反应积液（图 23-5-3）。

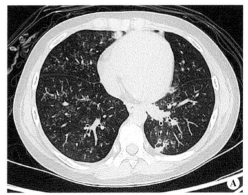
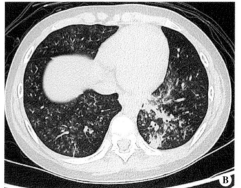

图 23-5-2　MP 肺炎（2）

患儿，男性，10 岁 7 个月。发热 10 天，咳嗽 9 天。A、B. CT 肺窗，两肺可见散在的"树芽"征、小叶中心结节、支气管壁增厚及左下肺云絮影、磨玻璃影及小叶实变影

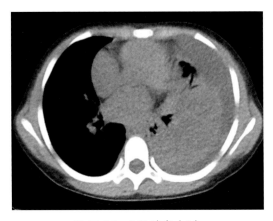

图 23-5-3 MP 肺炎（3）

患儿，女性，7 岁 11 个月。发热、咳嗽 17 天，气促 6 天。CT 纵隔窗，实变同侧出现少量胸腔积液

出现坏死灶时胸部 CT 表现为实质病变呈等密度或片状低密度区，伴或不伴含气空腔，空腔的大小、数目、位置可随时间不同而表现不同，增强 CT 为实变灶内出现无或弱强化区，其内正常肺结构破坏，甚至形成空洞，提示预后不良。部分患儿甚至形成肺栓塞，动态增强 CT 可直接显示血管内充盈缺损。

肺实变消退之后，局部间质和支气管周围炎的 X 线征象可持续较久，甚至可达 1～2 年以上，遗留纤维条索。少数重症肺炎病灶不仅可迁延持久，发展为透明肺、弥漫性间质纤维化、支气管扩张及闭塞性支气管炎或毛细支气管炎[5]。另外，MP 感染可导致肺外多部位的栓塞并发症，如腘动脉栓塞、颈内动脉栓塞、脑栓塞、心脏栓塞、肺栓塞等。

【诊断要点】

（1）5 岁以上儿童多发，婴幼儿也可感染，病程早期以干咳为主，呈阵发性剧烈干咳。

（2）同时存在多种影像学征象和病变。

（3）MP IgM > 1 : 160，并结合临床表现。

【鉴别诊断】

1. 原发性肺结核　纵隔及肺门区通常有肿大淋巴结，肺内原发灶表现为结节影、斑片影，有淋巴结破溃时，可有支气管播散病灶表现为支气管周围多发的小结节灶；淋巴结、肺内病变可有点状或片状钙化灶，有实验室检查支持结核感染的证据。

2. 细菌性肺炎　多为肺叶、肺段或亚段的实变影，病变较局限，间质改变及气道病变较轻，

抗菌治疗有效。

3. 病毒性肺炎　以肺间质改变为主，肺内可有磨玻璃影，两肺充气可不均匀，气道病变较轻，可以依靠病毒抗原检测确诊。

【研究现状与进展】

MP 感染导致血管内皮细胞损伤及凝血机制异常，急性 MP 肺炎儿童血浆 D- 二聚体水平明显升高、部分患儿的抗磷脂抗体（APL）为阳性及抗凝血因子活性降低等，提示患儿血液处于高凝状态，不仅可以导致病灶内血栓的形成，也可以导致非病灶区域及肺外静脉或动脉血栓的形成[6]，另外，APL 阳性和抗凝血因子活性降低，病原体产生的炎性物质和宿主固有免疫应答反应损伤细支气管结构，继而异常修复会导致纤维组织增生引起管腔狭窄，免疫介导的血管内皮细胞损伤表现为血管内皮炎和终末小血管纤维化缩窄并引起缺血性损伤，进而影响小气道的修复和通畅，可促进腔内瘢痕形成和增加闭塞性气道疾病的发生[7]，产生了远期并发症，就很难逆转已有损伤，只能进行对症治疗。

参 考 文 献

[1] 江载芳，申昆玲，沈颖 . 诸福棠实用儿科学 . 第 8 版 . 北京：人民卫生出版社，2015.

[2] 江载芳 . 实用小儿呼吸病学 . 北京：人民卫生出版社，2010.

[3] 虞崚崸，李惠民，涂备武，等 . 儿童支原体肺炎影像学表现 . 中国医学计算机成像杂志，2010，16（5）：441-445.

[4] 陈秋芳，余刚，张海邻，等 . 小儿支原体肺炎的临床、影像学及内镜特点 . 临床儿科杂志，2009，27（1）：42-45.

[5] 刘金荣，赵顺英 . 难治性肺炎支原体肺炎的发病机制 . 临床儿科杂志，2013，31（12）：1186-1188.

[6] 朱晨曦，杨京华，李杰，等 . 血浆 D- 二聚体检测在肺炎支原体肺炎中的临床意义 . 中国医药，2014，9（6）：808-810.

[7] 赵悦彤 . 肺炎支原体肺炎常见远期并发症的研究进展 . 国际儿科学杂志，2019，46（1）：36-39.

（段晓岷　于　彤）

第六节　衣原体感染

衣原体能在细胞中繁殖，包括沙眼衣原体、鹦鹉热衣原体、肺炎衣原体和其他衣原体等。其中，沙眼衣原体和肺炎衣原体是主要的人类致病原，衣原体肺炎主要是指由沙眼衣原体和肺炎衣原体引起的肺炎。

一、沙眼衣原体肺炎

【概述】

沙眼衣原体（chlamydia trachomatis，CT）是人类沙眼和生殖系统感染的病原，可引起新生儿、小婴儿和成人免疫抑制者的肺部感染。沙眼衣原体主要经直接接触感染，使易感的无纤毛立方柱状或移行的上皮细胞（如结膜、后鼻咽部、尿道、子宫内膜和直肠黏膜）发生感染。产道感染是最主要的感染方式，母体常有胎膜早破史，分娩时胎儿通过沙眼衣原体感染的宫颈可出现新生儿包涵体性结膜炎和新生儿肺炎。活动性沙眼衣原体感染妇女分娩的婴儿有 10% ～ 20% 出现肺炎[1]。出生时沙眼衣原体可直接感染鼻咽部，或鼻泪管下行到鼻咽部，下行感染下呼吸道。沙眼衣原体肺炎常见于 6 月龄以内的婴儿，出生后 2 ～ 4 周发病，大多数无发热，仅有咳嗽，或部分患者持续性轻微咳嗽、呼吸急促，听诊可闻及湿啰音，喘息较少见。部分伴有结膜炎、中耳炎、心肌炎[2]。血清抗体水平的测定是目前应用最广泛的诊断衣原体感染的依据，或者从结膜或鼻咽部等病损部位取材涂片或刮片（取材要带柱状上皮细胞，而不是分泌物）发现沙眼衣原体而确诊[3]。

衣原体微量免疫荧光法（MIF）是衣原体最敏感的血清抗体检测方法，通用的诊断标准：①急性期和恢复期的两次血清抗体滴度相差 4 倍，或单次血清标本的 IgM 抗体滴度 ≥ 1 ： 16 和（或）单次血清标本的 IgG 抗体滴度 ＞ 1 ： 512 为急性衣原体感染。②IgM 滴度 ＞ 1 ： 16 且 1 ： 16 ＜ IgG ＜ 1 ： 512 为既往有衣原体感染。③单次或双次血清抗体滴度 ＜ 1 ： 16 为从未感染过衣原体。

【病理学表现】

衣原体寄生在支气管上皮细胞内，从而引起细支气管和小血管周围出现淋巴细胞和单核细胞聚集，导致肺间质充血、水肿、上皮组织破坏，形成不规则分布的间质性肺炎，细支气管管壁肿胀增厚导致管腔狭窄，以远的肺小叶呈灶性肺气肿的改变，当病变进一步发展，肺间质破坏，肺泡内有大量炎性渗出，造成肺内实变，影像学上表现为局灶性肺炎。

【影像学表现】

1. X 线 双肺弥漫分布的网点影、网格影及粟粒状小结节影，呈间质性肺炎的表现，两肺透亮度增高或者透光度不均匀，充气过度时可见肋间肺膨出。另外可有斑片状肺实变征象，但实变范围非肺叶或肺段分布，也没有胸膜渗出。

2. CT 表现多样，双侧病变分布大致对称，两肺过度充气或充气不均匀；①气道病变明显，表现为支气管管壁增厚，管腔明显，"树芽"征明显，中下叶病变多于上叶，背侧多于前侧[4]；②间质改变明显，两肺可有粗细不等的分布不均的网点影、网格影、条索影及小叶间隔增厚的表现；③合并不同程度的肺内实变，斑片影的特点为两肺背侧近胸膜处片影较大，以及散在胸膜下小片影，部分片影呈尖端指向肺门的小三角形片影，部分片影可有融合[5]；④通常磨玻璃影少，胸膜渗出少，无纵隔淋巴结肿大（图 23-6-1）。

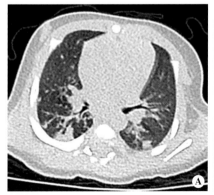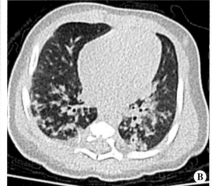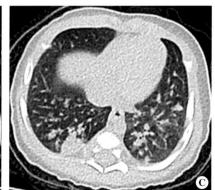

图 23-6-1　沙眼衣原体肺炎

患儿，男性，1 个月 3 天。间断咳嗽、呛奶 10 天。咽拭子 CT 核酸检测阳性，血清标本的 IgM 抗体滴度为 1 ： 64。确诊 CT 肺炎。A ～ C. 胸部 CT 平扫横断位肺窗双肺支气管血管束增粗，支气管管壁增厚，管腔明显，背侧胸膜下可见多发的小三角形片影

【诊断要点】

1. 出生后 2 ~ 4 周发病，持续性咳嗽、呼吸急促，听诊可闻及湿啰音，喘息较少见。

2. 胸部影像学表现以气道病变为主，合并间质改变及少量实质病变。

3. 血清抗体滴度增高。

【鉴别诊断】

1. 呼吸道合胞病毒肺炎　多数病例有中高热，常有气促、呼吸困难和喘憋，肺部听诊多有细小或粗、中啰音。少数重症病例可并发心力衰竭。胸部 X 线片多数有小点片状阴影，程度不同的肺气肿。

2. 白念珠菌肺炎　多发生在早产儿、新生儿、营养不良儿童、先天性免疫功能缺陷、长期应用抗生素、激素及静脉高营养患者，常表现为低热、咳嗽、气促、发绀、精神萎靡等感染中毒症状。胸部 X 线有点状阴影、大片实变，少数有胸腔积液和心包积液，可同时有鹅口疮，皮肤或消化道等部位的真菌病。

3. 粟粒型肺结核　多见于婴幼儿特别是 3 个月内，慢性起病者只有低热和结核中毒症状，多数起病急，以高热和严重中毒症状为主，常缺乏呼吸道症状及肺部阳性体征，胸部 X 线变化明显，密度均匀一致的粟粒结节影，婴幼儿由于病灶周围反应显著和易于融合成雪花状，病变急剧进展可形成空洞。

【研究现状与进展】

新生儿感染沙眼衣原体后起病相对缓慢，发病常在出生后 3 ~ 16 周，这与沙眼衣原体致病机制有关，沙眼衣原体属细胞内寄生菌，具有独特的两阶段生活方式，即胞外感染期和胞内寄生期，感染衣原体后，病原体进入宿主细胞内并增殖，之后释放到细胞外感染新的宿主细胞，并诱导多种炎症因子分泌及炎症细胞在感染部位浸润以控制衣原体的繁殖而对机体起保护作用，但过于强烈的炎症反应会引起上皮细胞和血管内皮细胞损伤，以及组织病理性损伤。

参 考 文 献

[1] 黄志锋，蔡志明，李少澍，等. 沙眼衣原体肺炎的临床分析. 临床合理用药，2017，10（2）：134-135.

[2] 曹永丽，彭芸，孙国强. 新生儿衣原体肺炎的临床及影像学表现特点分析. 中华放射学杂志，2012，46（6）：512-515.

[3] 翟倩，曹云，蒋思远，等. 新生儿衣原体肺炎 24 例临床分析. 中国实用儿科杂志，2012，27（12）：899-901.

[4] 邵芳，王亚娟，林影. 新生儿肺炎衣原体肺炎的临床表现及影像学特征. 实用儿科临床杂志，2010，25（18）：1411-1412.

[5] 冯慧，芦起. 新生儿沙眼衣原体肺炎的临床分析. 现代医药卫生，2018，34（22）：3509-3511.

二、肺炎衣原体肺炎

【概述】

肺炎衣原体（chlamydia pneumonia，CP）广泛存在于自然界，呼吸道分泌物传播是其主要的感染途径，无症状携带者和长期排菌状态可能促进这种传播，传播时间最长可达 3 个月。CP 感染可见于各年龄组人群，初次感染多见于 5 ~ 12 岁儿童，可表现为反复感染及无症状感染，也可表现为症状很重的感染（致死性肺炎）[1]。临床表现类似肺炎支原体肺炎，无特征性，起病较缓慢，可有发热、咳嗽、寒战和肌痛，1 ~ 2 周后感染症状逐渐减轻而咳嗽逐渐加重。儿童和青少年感染病例大部分为轻型，多表现为上呼吸道感染和支气管炎，肺炎患者较少。也可引起肺外的表现，如结节性红斑、甲状腺炎、脑炎和吉兰 - 巴雷综合征等。CP 感染的特异性诊断依据为病原分离和血清学检查，急性 CP 感染的血清学诊断标准：患者 MIF 法双份血清 IgG 滴度 4 倍或以上升高，或单份血清 IgG 滴度 ≥ 1 ∶ 512；和（或）IgM 滴度 ≥ 1 ∶ 16 或以上可诊断为近期感染[2]。

【病理学表现】

病理学改变与沙眼衣原体肺炎相似。

【影像学表现】

影像学无特异性表现，以肺间质性炎症为主，和（或）伴有实变。胸部 X 线片以支气管肺炎为主要表现，分布在两中下肺的单发或多发结节状或斑片状阴影。胸部 CT 表现为单发或多发的腺泡结节影和小叶中心性阴影，伴有支气管血管束增厚及支气管扩张，病变主要分布在肺叶外带和中带病变，呈小斑片状或肺段、叶性实变，磨玻璃影，网状影和小结节影，部分伴有灶性肺气肿（图 23-6-2）。多数病例病变吸收缓慢。严重者病变较广泛，甚至波及双肺，也可伴胸膜炎或胸腔积液，但合并胸膜炎者不如支原体肺炎多见，病情较轻者可无影像学改变[3]。

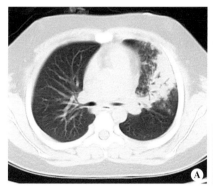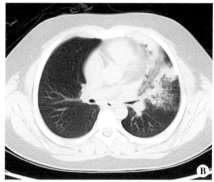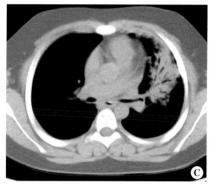

图 23-6-2 肺炎衣原体肺炎

患儿，男性，1个月3天。间断咳嗽、呛奶10天。CP IgM 抗体阳性（＋），呼吸道病原菌基因检测衣原体阳性，确诊：CP 肺炎。A～C. 胸部 CT 平扫横断位肺窗示左肺上叶及舌叶节段性实变影，周围呈磨玻璃影、网状影、小结节影

【诊断要点】

1. 起病缓，病程迁延。

2. 5 岁以上的年长儿，无症状或症状较轻。

3. 影像学表现为间质性炎症、节段性肺炎发病可为单侧或双侧，重症患儿可有胸腔积液。

4. 咽拭子可分离到病原体，CP 特异性 IgM 抗体阳性。

【鉴别诊断】

肺炎支原体肺炎：影像学征象以磨玻璃样改变、结节及支气管血管束增粗为主，病变多样，同时期的扫描图像可以有气道病变、肺泡炎症、间质炎症等，儿童衣原体肺炎则以支气管扩张和肺气肿为主。

【研究现状与进展】

CP 是呼吸道感染的重要病原体，是引起儿童非典型肺炎的重要病原体，CP 为胞内寄生革兰氏阴性菌，其感染呈慢性持续形式，复发率极高[4]。除了病原体导致感染性病变，还可对脂类代谢产生影响，免疫介导的免疫损伤造成肺外改变。文献研究表明，CP 可以促进血管内皮细胞形成毛细血管样的微管腔，参与动脉粥样硬化的病变过程，CP 是导致急性脑梗死的独立危险因素，可导致部分无高血压、糖尿病及吸烟等病史患者出现急性脑梗死[5]。

参考文献

[1] 江载芳，申昆玲，沈颖. 诸福棠实用儿科学. 第8版. 北京：人民卫生出版社，2015.

[2] 江载芳. 实用小儿呼吸病学. 北京：人民卫生出版社，2010.

[3] Behrman RE，Kliegman RM，Jenson HB. Nelson Textbook of Pediatrics：18th ed. Philadelphia；Saunders Company，2007；1283-1288.

[4] Liu G，Talkington DF，Fields BS，et al. Chlamydia pneumoniae and Mycoplasma pneumoniae in young children from China with community-acquired pneumonia. Diagnostic Microbiology and Infectious Diseases，2005，（52）：7-14.

[5] 刘红，郭娜，薛新红，等. 肺炎衣原体感染与急性脑梗死的相关性研究. 中华医院感染学杂志，2015，25（6）：1257-1259.

（段晓岷　吴永彦）

第七节　寄生虫感染

一、肺吸虫病

【概述】

肺吸虫病（paragonimiasis）又称肺并殖吸虫病，是由肺吸虫感染引起的一种人兽共患自然疫源性寄生虫病，在我国主要分布于长江流域的四川、湖南、江西等省份。多因在流行区生食或食入未煮熟含囊蚴的溪蟹、蝲蛄或生饮疫水而感染，其感染途径是囊蚴进入消化道后脱壳，在肠道内发育成幼虫，幼虫穿透肠壁入腹腔经横膈和胸膜而侵入肺部发育为成虫，也可侵袭脑、肝脏、皮下等部位[1, 2]。

本病起病缓慢，虫体在组织内移行可损害多个器官，临床表现复杂多样，缺乏特异性[3]。以咳嗽、发热、胸痛为主，同时可出现多浆膜腔积液、神经系统症状、皮下游走性包块等临床表现。根据致病性的不同，分为两大类：卫氏并殖吸虫病为代表的以肺部为主要寄生器官，表现为肺部症状；斯氏狸殖吸虫为代表的幼虫或童虫在体内穿行造成器官和组织损害，表现为游走性的皮下结节或包块，而肺部症状轻。实验室检查：常有外周血

嗜酸性粒细胞增多和血清总 IgE 升高，酶联免疫吸附试验或血清抗原、抗体检测多呈阳性。痰、粪、各种体液内或皮下结节活检发现虫卵、童虫或成虫为诊断本病的可靠依据，但粪、痰检出肺吸虫虫卵阳性率低[3]。

【病理学表现】

虫体在肺组织内游走穿行，引起肺组织的机械损伤，导致出血和隧道样腔隙的形成。另外，虫体本身的抗原性、分泌物和代谢产物引起免疫变态反应，导致周围组织炎性渗出，可形成脓肿或包裹虫体的单房或多房性囊肿，也可形成结节性肉芽组织[1,2]。病理上可分为 3 个时期：①组织破坏期（浸润期）：以机械损伤为主，引起出血或腔隙形成；②组织反应期（囊肿期）：以变态反应性炎症为主，可因局部坏死形成并殖性囊肿；③纤维瘢痕期：虫体死亡或游走，组织纤维化形成瘢痕或钙化[4]。

【影像学表现】

X 线和 CT 表现如下所述[1,5-7]。

1. 肺部改变

（1）肺实质浸润影：为肺吸虫病最基本的影像学征象。影像学表现为肺周围带分布为主的、边缘模糊的斑片状或圆形阴影，密度较浅淡，其为肺吸虫在肺内穿行引起的出血表现。随着虫体的移动病灶部位发生变化，有时在病灶之间或病灶与胸膜之间可见到"隧道"样的通道（即"隧道"征）或蜿蜒条状影（图 23-7-1），其为虫体移行形成的腔隙或遗迹，有一定特征性。

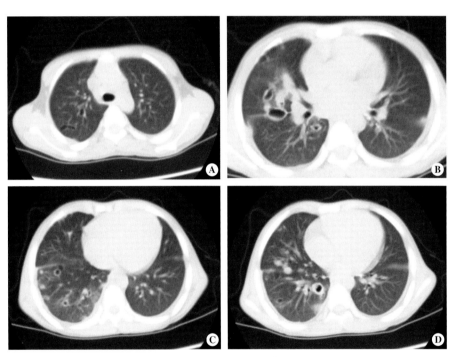

图 23-7-1　肺吸虫病

患儿，男性，7 岁。发热、头痛 12 天，生吃螃蟹史，肺吸虫抗体（＋）。A. CT 肺窗，右肺上叶靠近胸膜处可见"隧道"征；B. 右肺中叶靠近胸膜处见多个薄壁囊腔影；C. 右肺下叶见多个薄壁的小囊状影及小结节影；D. 右肺中叶靠近胸膜处见小结节影及斑片影，右肺下叶见薄壁囊状影，双侧胸膜增厚

（2）囊状影：表现为肺浸润影内单个或多个囊状影，这是由于病变内组织坏死液化，边缘肉芽组织增生并逐渐纤维化而形成囊壁。虫体游走可形成多个彼此相连的囊肿，称为多房性囊肿，为本病特征性表现。CT 增强上，囊肿壁可呈轻 - 中度强化。

（3）结节影：呈椭圆形或圆形小结节，中心密度较淡薄，边界清晰，为坏死组织周围形成肉芽组织和纤维组织所致，是机体修复的表现，周围可有条索影。

（4）纤维化、钙化：感染后期囊肿内坏死组织液化吸收，肉芽组织填充修复，最后表现为纤维条索状致密影而愈合，偶尔可见点、片状钙化。

2. 胸膜改变　肺吸虫从消化道进入肺内需经过胸膜腔侵犯胸膜引起胸膜炎，表现为胸膜增厚

或胸腔积液，少数可出现气胸。

3. 心包改变 肺吸虫侵入心包时，早期主要引起心包内出血和渗出性心包炎，后期可出现心包粘连和缩窄。

4. 胸部其他改变 当虫体侵及淋巴结时可引起淋巴结炎而表现为淋巴结肿大，游走至皮下软组织时表现为胸背部游走性软组织结节或肿块（图23-7-2）。

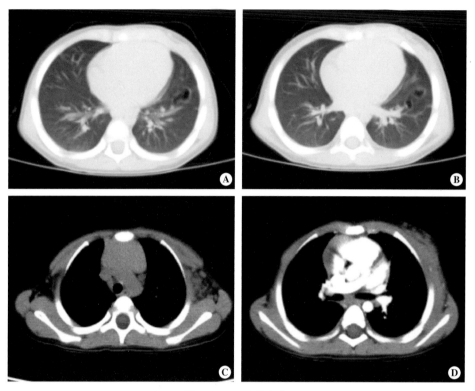

图 23-7-2 肺吸虫病

患儿，男性，3岁。发现左前胸壁包块半个月，生饮井水史，嗜酸性粒细胞计数：2.72×10⁹/L（参考值 0～0.05×10⁹/L），肺吸虫抗体（＋）。

A、B. CT肺窗，左肺下叶靠近胸膜处可见"隧道"征；C. CT纵隔窗，左侧腋窝淋巴结肿大；D. CT增强纵隔窗，左侧前胸壁可见包块影

【诊断要点】

肺实质边缘带为主的浸润影伴"隧道"征、多房性囊肿和多浆膜腔积液的典型影像学表现，结合临床病史、实验室检查或病理检查可以明确诊断。

【鉴别诊断】

肺吸虫病影像学表现无特异性，需要与支气管肺炎、肺结核等相鉴别[7]。

1. 支气管肺炎 与本病类似，均可表现为支气管周围炎性改变，支气管肺炎的儿童一般起病急，无咯血，吸收变化较快，影像学表现多为沿支气管分布的小斑片实变影；而肺吸虫所致的支气管周围炎大部分呈较淡薄的磨玻璃样改变，且渗出病灶大部分呈肺边缘带分布，如合并"隧道"征、多房性囊肿则有助于鉴别。

2. 肺结核 患儿多全身中毒症状明显，可出现咯血。影像学上肺内病变也可呈边缘分布，出现结节或肿块影，有时单从影像学上较难与肺吸虫肺炎相鉴别，需结合临床和相关实验室检查判断。

【研究现状与进展】

由于X线对肺组织显示清晰，结合病史基本可达到诊断的目的。CT可更好地显示肺吸虫在肺内病变的细节，可显示一些特征性征象，有助于鉴别诊断。MRI主要用于肺外型肺吸虫病的检查，如脑部、脊髓及腹部，磁敏感加权成像（SWI）可较好地显示小血管情况，对肺吸虫引起的微小出血灶敏感性高[4,5]。

参 考 文 献

[1] 白人驹. 医学影像诊断学. 第4版. 北京：人民卫生出版社，2017.

[2] 牟向东. 肺部感染组织病理学诊断. 中国实用内科杂志，2016，36（2）：92-97.

[3] 张慧，张维溪，林蓓蓓，等. 儿童肺吸虫病21例临床分析. 医学研究杂志，2013，42（5）：189-191.

[4] 彭雪华，邵剑波，朱百奇，等. 儿童肺吸虫脑病临床与MRI表现分析. 临床放射学杂志，2019（2）：318-321.

[5] 范文辉，杜柏林，梁奕，等．儿童胸肺型合并脑型肺吸虫病的 CT 和 MRI 表现．放射学实践，2016，31（10）：976-979.

[6] 高玲，黄湘荣，何庆．湖南省儿童肺吸虫病胸部 X 线分析．罕少疾病杂志，2001，8（2）：17-19.

[7] 刘明达，王文林，洪嘉林，等．31 例卫氏肺吸虫病临床与 CT 表现．中国人兽共患病杂志，2000，16（3）：113-114.

二、肺包虫病

【概述】

肺包虫病（pulmonary hydatidosis）又称肺棘球蚴病（pulmonary echinococcosis），是由犬绦虫（细粒棘球绦虫）的幼虫（棘球蚴）在肺部寄生引起的一种较常见的寄生虫病，多为细粒棘球蚴病。在我国本病主要发生于内蒙古、新疆、西藏及青海等畜牧区[1]。人因食入犬绦虫卵污染的食物，虫卵在胃肠道内孵化为幼虫，幼虫穿过肠壁进入血液，大部分循肝门静脉至肝，发生肝包虫病，少数进入肺循环到达肺，形成肺包虫囊肿[2]。

本病的临床表现缺乏特异性，因包虫囊肿大小、数目、部位和有无并发症而有所差异[3, 4]。早期囊肿较小，常无明显症状；由于肺组织较疏松，包虫囊生长快，随着囊肿增大，可出现症状，巨大囊肿引起呼吸困难、吞咽困难等压迫症状，囊肿合并其他病原感染时可出现咳嗽、咳痰、胸痛，甚至咯血，囊肿破裂后可咯出囊壁碎片[1]。人体感染肺包虫后，血常规检查常有嗜酸性粒细胞水平增高。主要实验室检查包括 Casoni（皮内过敏）试验，此种检查敏感度较高、操作简单、反应迅速；间接血凝试验特异度较高，假阳性率低；此外，酶联免疫吸附试验等血清免疫试验阳性也有助于本病的诊断。

【病理学表现】

棘球蚴幼虫通过血行寄生于肺的末梢血管，而形成包虫囊肿，镜下分为内囊和外囊[1, 2]。外囊是一层反应性纤维结缔组织包膜，退化时可发生钙化。内囊由虫体本身形成的层状半透明带外层和内层的生发层构成，内层可分泌清亮囊液并产生头节，头节脱落形成子囊，子囊可单个或多个聚集于囊内，以单个子囊多见。

【影像学表现】

X 线和 CT[1, 3, 4, 5]　单纯性肺包虫囊肿显示为单个或多个的囊性阴影，呈类圆形或椭圆形，边缘整齐，病灶内密度均匀，儿童极少出现囊壁钙化；若囊肿合并感染，可出现囊内密度增高、囊壁增厚、边缘模糊等改变。由于两下肺的血供较丰富，病变以两下肺多见，易出现于肺的边缘带。CT 增强显示囊液无明显强化，囊壁无强化或轻 - 中度强化（图 23-7-3）。儿童由于囊肿生长快及外力作用常导致囊肿破裂而失去其原有形态。当外囊破裂时，气体进入内外囊之间，形成"新月"征。内、外囊均破裂后可与支气管相通，囊液经支气管引流溢出，空气进入囊内，形成气 - 液平面；若囊液破入胸腔，则形成气胸或液气胸。内外囊破裂后内囊塌陷并与外囊分离，折叠蜷曲、漂浮在气 - 液平面上而形成"水上浮莲"征，此征象较少出现，但具有特征性。此外，囊肿破裂内容物排出后，外囊腔塌陷，机体发生慢性炎症反应，包裹并机化病灶，在 CT 上形成实性的肿块样密度影[6]。当囊液、囊壁等内容物全部咳出后则表现为薄壁的空腔。

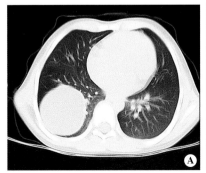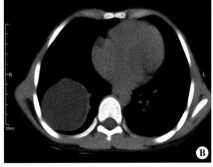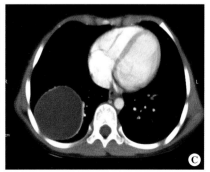

图 23-7-3　肺包虫病

患儿，男性，7 岁。长期居住牧区，与牛羊密切接触，体检发现胸部包块。A. CT 肺窗，右下肺球形肿块影，边界清晰、光滑；B. CT 纵隔窗，病变呈均匀水样密度影，边缘见环状软组织密度包裹；C. CT 增强纵隔窗，边缘环状软组织强化，囊液不强化（病例图片由青海省妇女儿童医院杨小青提供）

【诊断要点】

CT 上单纯性肺包虫囊肿呈单个或多个边缘清晰的类圆形或椭圆形的囊性阴影，病灶内密度均匀；囊肿破裂或合并感染时表现多样，"水上浮莲"征具有特征性。

【鉴别诊断】

影像学上单纯性肺包虫囊肿与其他肺内囊性病变表现相似，较难鉴别。当囊肿破裂或合并感染时，则需要与肺内结核球和结核性空洞、肺脓肿、空洞寄生型肺曲霉病等相鉴别[5]。

1. 肺内结核球和结核性空洞　结核球周围可见卫星灶及纤维索条状影，病灶内多见钙化；结核性空洞的全身性中毒症状明显，肺内有不同程度的结核病灶，空洞壁厚且不规则，腔内少见液性成分。

2. 肺脓肿　起病急、高热及胸痛，空洞壁厚，边缘模糊，腔内常见气-液平面，抗感染治疗有效；当包虫囊肿合并感染而失去典型影像学征象时，边缘模糊且密度增高而类似肺脓肿表现。

3. 空洞寄生型肺曲霉病　CT 显示肺曲霉病的曲霉球与空洞壁之间有一半月形透亮带，即"空气半月"征，腔内曲霉球可随体位改变而移动。

【研究现状与进展】

肺包虫病的影像学诊断仍主要依靠 X 线平片及 CT 检查，CT 检查由于密度分辨率高，对肺组织显示清晰，特别是多排螺旋 CT 的应用，可进行任意平面的重建，在显示囊壁及囊内容物与支气管的关系上具有优势。MRI 的软组织分辨率好，可较好地显示巨大肺包虫囊肿与纵隔、心脏大气管的关系；MRI 可定性诊断内外囊破裂前的囊液，检出囊腔内残留的极少量液体；应用液体衰减反转恢复（FLAIR）序列，可清晰显示囊内间隔，对准确辨认子母囊及定性诊断具有较大价值。

参 考 文 献

[1] 白人驹. 医学影像诊断学. 第 4 版. 北京：人民卫生出版社，2017.
[2] 牟向东. 肺部感染组织病理学诊断. 中国实用内科杂志，2016，36（2）：92-97.
[3] 高生江. 胸部包虫病 10 例分析. 医学影像学杂志，2012，3：497-498.
[4] 徐昕，袁新宇，王娅宁. 小儿体部棘球蚴病 CT 表现. 中国医学影像技术，2012，28（1）：133-136.
[5] 刘建军，秦弋，臧建华. 肺包虫病的 X 线及 MRI 的诊断与对照分析. 临床放射学杂志，2000，19（4）：225-227.
[6] 桂东川，赵峰，唐敬. 肺棘球蚴病的 CT 诊断. 中华放射学杂志，2006，40（6）：655-657.

（丁　浩　徐　晔）

三、钩端螺旋体病

【概述】

钩端螺旋体病（leptospirosis）简称钩体病，是由致病性钩端螺旋体引起的自然疫源性、人畜共患的急性传染病。全球以热带及亚热带地区好发，我国以南方水稻种植区及北方盛行，每年 7～12 月均可发病，9 月为高峰期[1, 2]。我国以鼠类和猪为主要宿主和传染源，钩体经宿主尿液排出体外，尿液污染土壤和水质（疫水），人饮用或接触疫水后，钩体通过黏膜及皮肤进入血液，从而感染人体[1]。

钩体进入血液后早期引起败血症，主要表现为畏寒或寒战、发热、肌肉酸痛（特别是腓肠肌压痛）、浅表淋巴结肿大、乏力、眼结膜充血等症状。中期主要是器官损伤期，钩体经血到达不同器官，引起器官功能障碍。临床根据不同器官损伤主要分为 5 型：流感伤寒型、肺出血型、黄疸出血型、肾衰竭型及脑膜脑炎型。本节主要讲述肺出血型，表现为痰中带血或咯血进行性加重，肺部闻及湿啰音，严重者可表现为急性肺弥漫性出血，危及生命。钩体病后期为恢复期，主要包括后发热、眼后发症、反应性脑膜炎等表现[1, 3]。实验室检查：①血清学检查：显微凝集试验（microscopic agglutination test，MAT），主要用于检测血清钩体抗体，在我国是常用的检测方法，但较为耗时。酶联免疫吸附试验（ELISA）广泛用于检测血清钩体 IgM 抗体，敏感度和特异度高于 MAT，可用于早期检测[1]。②病原学检查：血培养是确诊钩体感染的金标准，但是培养时间较长，对急性患者作用不大。应用聚合酶链反应（PCR）检测患者血、脑脊液、尿液中钩体 DNA，敏感度和特异度均较高，简单快速，常用于早期检测[1]。

【病理学表现】

钩体病的病理学基础是全身毛细血管感染中毒性损伤，弥漫性的肺点状出血，光镜下早期肺毛细血管广泛充血，支气管腔和肺泡细胞充满红细胞。进展期肺组织显示慢性间质炎症细胞浸润，透明膜形成和局灶性毛细血管破裂区域导致肺泡出血，肺泡腔充满颗粒状渗出物，晚期有成纤维细胞反应增生[1-4]。

【影像学表现】

钩体肺部感染主要分为2型，普通肺出血型和弥漫性肺出血型，儿童和成人胸部表现相似，无特殊表现。

1. X 线

（1）普通肺出血型：早期肺内点状出血，仅表现为肺透亮度下降，双肺呈磨玻璃样改变，中期进一步出血，则呈现双肺纹理增粗、紊乱，见少许散在的斑点状阴影，随着病情进展，两肺出现斑点状、结节状密度增高影，后期有融合趋势，病变较为局限。

（2）弥漫性肺出血型：该型进展较快，来势凶猛，肺内病变变化较快，早期即可表现为不同程度的片状阴影或部分片状融合、毛玻璃状、云雾状改变或双肺粟粒状阴影改变，消散迅速，一般在5～10天内消散完全，胸部X线片上可不遗留任何表现[3,5]。

2. CT

（1）普通肺出血型：早期双肺支气管血管束增多，透光度下降，双肺见散在斑点状影、结节状影或小片状影。高分辨率CT上可区分小叶中心或间质的磨玻璃影及小结节影，进展期常相互融合，边界不清，边缘模糊，密度不均匀，但出血一般局限于某一肺叶内，主要分布于双肺上叶、肺外带，具有特征性。治疗后，病灶消散迅速，完全吸收，部分可见少许纤维条索影。一般无肺门及纵隔淋巴结肿大征象，胸腔积液较少出现。

（2）弥漫性肺出血型：肺内进展同X线表现。肺部表现较普通肺出血型明显，随着出血量的增加，双肺透光度进一步下降，当早期广泛性出血时，双肺可表现为细点状出血灶，即双肺广泛的粟粒状结节影，同时伴有片状模糊影，常于双肺上叶、外带、胸膜下分布。中期双肺广泛性片状模糊影，大部分呈融合趋势，边缘模糊，可有多个肺叶同时累及。消散期可无任何异常表现。当钩体释放的毒素侵犯胸膜及心肌时，可有反应性胸膜炎、胸腔积液及心包炎和心包积液[3,4,6]。

【诊断要点】

1. 临床特征 好发于夏秋季节，有明确的疫水接触史，典型的临床表现有发热、腓肠肌压痛、浅表淋巴结肿大、乏力、眼结膜充血等。

2. 实验室检查 MAT、IgM-ELISA、PCR等方法均有助于诊断。

3. 典型影像学表现 X线表现为双肺纹理增多、透亮度下降，双肺不同程度的片状影或结节影相互融合，或呈广泛粟粒状影改变。CT上早期以肺纹理增多、粟粒状结节影为主，中期粟粒状影可融合成斑片或结节影，常双肺外带、胸膜下受累，具有特征性，消散期肺内病灶可完全吸收，部分仅残留少许纤维索条影。

【鉴别诊断】

1. 肺结核 急性或亚急性血型播散性肺结核与钩体病早期粟粒状结节影及斑点影较为类似，但钩体病肺内病变进展较快，除粟粒状结节样病变外，一般有双肺透亮度降低等表现，胸腔积液和淋巴结肿大出现情况较少，临床表现、血清学及病原学检查有助于区分[3]。

2. 大叶性肺炎 一般表现为局限于某一肺叶内或肺段内，病灶密度常较均匀，实变肺组织内可见"空气支气管"征，肺部表现常在治疗后缓慢改变。钩体病常为双肺受累，肺外带及胸膜下分布，片状影中常伴有局灶性透亮影，为残存正常肺实质。大叶性肺炎常无腓肠肌压痛、球结膜充血、咯血等症状，血常规检查以白细胞及中性粒细胞升高为主[3,6]。

3. 间质性肺炎 可表现为肺部磨玻璃影、小片状实变影，但常伴有网格影、条索影，并且间质性肺炎临床症状一般较轻。但钩体病为肺实质肺泡内出血，不伴网格影，早期临床症状较重。

4. 急性肺水肿 引发的双肺弥漫性肺部表现与弥漫性肺出血型钩体病有相似表现，但急性肺水肿常见于左心衰竭的老年人，儿童一般较少，影像学上常见心影增大、心包积液及胸腔积液等改变，同时伴发肺内散在渗出性改变。弥漫性肺出血型钩体病由早期点状出血灶互相融合而成片状、斑片状影，常无心影改变及胸腔积液等改变，临床病史亦可区分二者。

【研究现状与进展】

随着各地区灭鼠、对猪进行预防接种，加上

疫区对疫水的管理整治，以及预防接种易感人群，钩体病发病率在逐年下降，各地现已很难发现其踪迹[1, 2]。多排螺旋 CT 可清晰显示其出血部位及出血量，增强扫描可用于区别其他肺内疾病，MRI可显示钩体病引起的其他器官改变，如肾脏及颅脑等[1]。

参 考 文 献

[1] 李兰娟，任红.传染病学.第 7 版.北京：人民卫生出版社，2013.

[2] Hu WL，Lin XA，Yan J. Leptospira and leptospirosis in China. Curr Opin Infect Dis，2014，27（5）：432-436.

[3] 苏慧群，吴振华.呼吸系统影像鉴别诊断指南.北京：人民军医出版社，2005.

[4] 吴忠意.探讨肺出血型钩端螺旋体病早期 CT 诊断（附 38 例分析）.中国实验诊断学，2013，17（10）：1907-1909.

[5] 邓世勇，彭实，何国满.肺钩端螺旋体病的 X 线分析.影像诊断与介入放射学，2006，15（2）：57-58.

[6] 徐小林，龚永进.肺出血型钩端螺旋体病 CT 诊断和鉴别诊断.中国医师杂志，2013，15（6）：846-848.

（马 维 徐 晔 何 玲）

第二十四章　非感染性病变

第一节　吸入性肺炎

【概述】

吸入性肺炎（aspiration pneumonia，AP）是吸入物引起的肺化学性炎症，包括反流的胃内容物、口咽部分泌物及其他液体或固体异物[1]。其可分为以下4类，①胃酸吸入性肺炎，又称为Mendelso综合征，是吸入物（如胃酸）直接造成肺组织损伤的化学性炎症；②固体物质吸入导致的阻塞性炎症及肺不张；③误吸口咽分泌物，其中的定植细菌引起的细菌性肺炎，新生儿期最好发胎粪吸入及羊水吸入，婴儿期好发奶汁吸入，儿童期好发溺水吸入等；④将外界油脂吸入肺部后在肺部异常沉积导致的炎症，称为外源性脂质性肺炎[2, 3]。儿童期吸入坚果类含有油脂的异物，长期阻塞气道易导致此类炎症。

【病理学表现】

1. 胃酸吸入性肺炎　可表现为支气管上皮急性炎症反应及炎性细胞的浸润，或支气管痉挛；酸性物质可破坏肺泡上皮细胞及毛细血管壁，导致间质性或肺泡性肺水肿；肺泡的破坏与萎缩，使表面活性物质减少；肺泡水肿及出血吸收伴透明膜形成，引起纤维化[4]。

2. 细菌吸入性肺炎　食物或口咽分泌物进入肺组织内引起急性炎症反应，进入肺内引起相应的细菌性炎症反应。

3. 外源性脂质性肺炎　可见大量泡沫细胞存在于细支气管管腔、肺泡腔、肺泡间隔内，伴有纤维化，也可伴有机化性肺炎、肺间质纤维化或炎性假瘤[5]。

【影像学表现】

1. X线　早期胸部X线检查可无阳性发现，最常见表现为两肺纹理增多，双下肺及肺门区多发片状阴影；当大量吸入时双肺表现为多发粗结节影及小片状影，以中内带明显（图24-1-1）；当气道阻塞时可合并肺不张或气肿；并发肺脓肿或脓胸则出现相应的表现[6]。急性加重发生急性肺水肿时可出现肺实变，病程大于1～2个月时可造成间质增厚及较大范围的肺纤维化。

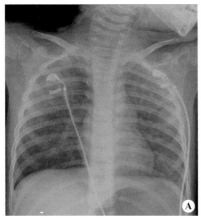
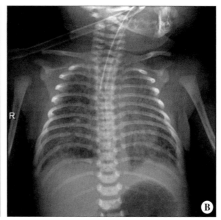

图 24-1-1　吸入性肺炎（1）

A. 患儿，男性，4岁。溺水后心肺复苏1小时余，胸部X线片示两肺纹理增多、模糊，两肺广泛分布条片状、斑片状高密度病灶；B. 患儿，女性，1天。胎粪吸入12小时，胸部X线片示双肺多发斑片状、结节状致密影

2. CT 阻塞于气道内的吸入物及阻塞性肺气肿、肺不张改变可在早期被发现，并能显示吸入物的成分及密度（图24-1-2）。病变范围不限，表现为斑片状、大片状或结节状影，常见表现为右肺上叶后段、下叶背段或双肺门区实变影，内可见"支气管充气"征（图24-1-3），肺脓肿形成可见含气-液平面的空洞。吸入性肺炎的特征性CT表现为以下肺背侧肺部分布为主的磨玻璃影、肺实变、支气管血管束增厚、胸腔积液及肺不张等（图24-1-4），发现气道内异物则为直接确诊征象[7]。

脂质性肺炎主要表现为实变、磨玻璃影、"铺路石"征，少数表现为团块影和胸腔积液。肺部CT表现特征性较强：由脂肪衰减引起的"低密度"不均匀实变（CT值在 −30 ～ −150Hu）。脂质物吸入的量和速度直接影响影像学表现：急性大量吸入脂

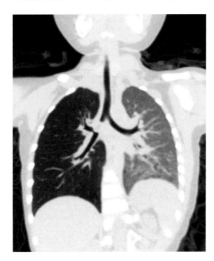

图 24-1-2 吸入性肺炎（2）
患儿，女性，2岁。吸入西瓜籽。CT冠状位示右侧主支气管不规则致密影，右肺透亮度增高，左肺纹理增多、模糊

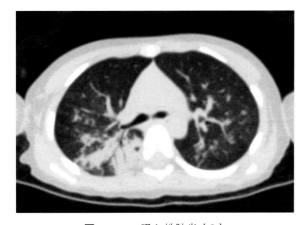

图 24-1-3 吸入性肺炎（3）
患儿，男性，2岁。溺水4小时。CT肺窗两肺多发斑片状、条片状高密度病灶，部分病灶实变，内可见"支气管充气"征

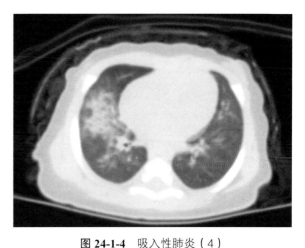

图 24-1-4 吸入性肺炎（4）
患儿，男性，1个月。奶汁呛入1小时。CT肺窗示两肺多发斑片状高密度病灶，以右肺及两肺中内带为著

质物的患者影像学多形成大面积磨玻璃影和实变影（图24-1-5）；而慢性少量多次吸入则易形成肿块或结节影（图24-1-6）。少部分脂质可进入小叶间隔，甚至经淋巴管进入引流区淋巴结，导致胸膜下间质改变和淋巴结肿大[8]。影像学表现为肿块或结节影时，也会有"分叶"征、"毛刺"征，肿块密度不均匀，可同时伴有纵隔、肺门淋巴结肿大。

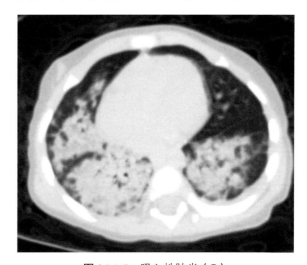

图 24-1-5 吸入性肺炎（5）
患儿，男性，8个月。石蜡油吸入。CT肺窗示两肺内大面积片状实变影

【诊断要点】

异物吸入史结合CT后处理技术可对吸入性肺炎做出较为明确的诊断。

【鉴别诊断】

1. 肺栓塞 X线可表现为相应区域肺纹理减少消失，肺体积的缩小，心影增大，CTPA可见肺动脉内充盈缺损。

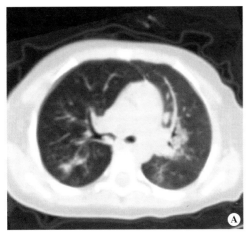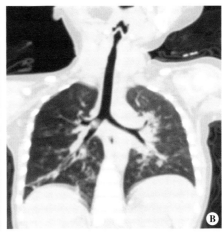

图 24-1-6　吸入性肺炎（6）

患儿，女性，16个月。吸入花生米10天。A.CT平扫横断位；B.冠状面；右主支气管内结节状高密度影，远端支气管壁增厚，管腔变窄，右肺透亮度增高，两肺多发条片状高密度病灶，支气管镜可见肉芽组织增生

2. 心源性肺水肿　具有心脏基础病变相应的临床表现，影像学表现可见心影增大。

3. 新生儿肺部疾病　肺透明膜病变常见于早产儿，可有进行性呼吸困难，典型影像学表现为两肺野透亮度减低，多发的颗粒状及网状阴影。

4. 肺癌　中央型肺癌影像学表现为支气管管壁增厚，可合并支气管管腔内结节及腔外肿块，肺门肿块是诊断的重要依据。周围型肺癌影像学特点为"毛刺"征、"分叶"征、"空泡"征、周围血管集中和胸膜凹陷等。

【研究现状与进展】

1. 胃蛋白酶　是一种消化性蛋白酶，由胃黏膜主细胞分泌胃蛋白酶原，在酸性环境中形成有活性的胃蛋白酶。肺部不存在胃蛋白酶，故胃蛋白酶可以作为标志物诊断吸入性肺炎。

2. α-淀粉酶　分为唾液型和胰型，分别存在于唾液腺及胰腺及其他器官和分泌物中。淀粉酶无法穿过肺泡毛细血管屏障，在下呼吸道发现淀粉酶则是由于口咽和（或）胃内容物的误吸。

3. 呼出气冷凝液中白细胞三烯　白细胞三烯B4（lcukotriene B4，LTB4）可增加炎性细胞的浸润，从而扩大炎症反应的范围。白三烯在误吸的酸性物质导致肺损伤中起着重要作用。

矿物油、动物油和植物油均可抑制咳嗽反射及声门关闭，且影响黏膜纤毛的正常输送功能。矿物油还可改变气道黏膜分泌物的物理性质，损害气道黏膜的运动[9]。口服脂类物质且同时具备误吸危险因素时，容易导致脂质性肺炎。含油脂的滴鼻液是另一种导致脂质性肺炎的常见原因[10]。实验表明：鼻腔置管至咽部后仰卧入睡，经导管滴入5ml碘标记的油脂，次日胸部X线片即可发现右肺部碘标记的油脂，故含油脂的滴鼻液亦需慎用。

参　考　文　献

[1] 吴晓玲，王桦，汪琦，等. 老年吸入性肺炎与非吸入性肺炎患者的临床特点及预后比较. 中华临床医师杂志（电子版），2016，40（14）：2106-2110.

[2] van der Steen JT，Ooms ME，Mehr DR. et al. Severe dementia and adverse outcomes of nursing home - acquired pneumonia：evidence for mediation by functional and pathophysiological decline. J Am Geriatr Soc，2002，50（3）：439-448.

[3] 张志岷，滕忠强，陈瑀，等. 老年吸入性肺炎临床诊治特点及分析. 医药前沿，2012，2（13）：38-39.

[4] 范鲁华，胡春霞，查红群. 头孢美唑对吸入性肺炎的治疗效果和药理分析. 当代医学，2016，22（15）：12-130.

[5] 翟翠娟，李向阳. 老年吸入性肺炎的相关危险因素及防治进展. 当代医学，2017，23（17）：195-197.

[6] 范志强，瞿介明，朱惠莉. 吸入性肺炎的研究进展. 中国呼吸与危重监护杂志，2010，9（2）：209-212.

[7] 柳向朋，张兆奉. 急性中毒患者吸入性肺炎的临床CT表现. 现代实用医学，2015，27（5）：575.

[8] 刘芳，唐婷玉，杜坚宗，等. COPD合并吸入性肺炎的临床特征分析. 浙江医学，2017，39（17）：1472-1473.

[9] 王玉霞，方芳，郭岩斐，等. 经病理确诊的外源性脂质性肺炎12例分析. 中华结核和呼吸杂志，2017，40（6）：445-449.

[10] 曹敏，蔡后荣，桂贤华. 经病理确诊的外源性脂质性肺炎2例分析. 医药前沿，2018，8（36）：82-84.

（尹传高　汪　松）

第二节 过敏性肺炎

【概述】

过敏性肺炎（hypersensitivity pneumonitis，HP）又称为外源性变应性肺泡炎，是由于易感人群吸入致敏原使机体产生免疫反应，继而引起的以侵犯肺实质及小气道为主要表现的复杂性肺部炎症，其病理特点包括肉芽肿、细胞性细支气管炎、间质性肺炎等，在临床表现、病理表现、发病机制、治疗方案、预后情况及影像学表现等方面都具有相似性，故又被称作症状群[1]。临床以刺激性咳嗽、气促、呼吸困难为主要表现，血常规检查通常有嗜酸性粒细胞增多，常被误诊为哮喘。过敏性肺炎分急性、亚急性及慢性3期[2]。早期及时脱离致敏原，大多数患儿可在短期内恢复正常；若不能脱离致敏原，多次少量长期接触，反复发作，最终会导致肺纤维化，进入肺终末期[3]。

【病理学表现】

1. 急性期 主要表现为肺间质淋巴细胞浸润及纤维化，在肺泡间可发现泡沫状的巨噬细胞；水肿、毛细支气管闭塞性脉管炎和非干酪化肉芽肿。

2. 亚急性期 主要表现为肉芽肿样炎症，有浆细胞、淋巴细胞、朗汉斯巨细胞及上皮样细胞浸润等，导致肺间质增宽。

3. 慢性期 广泛纤维化是其主要特征；肺实质破坏及间质纤维化，毛细支气管因肉芽组织阻塞及胶原沉着而闭锁；严重时可形成囊性蜂窝肺。

【影像学表现】

1. X线 急性期患者X线表现为双侧肺野存在弥漫性分布的边界不清的结节影；亚急性期患者表现为网状影，由小结节和细线条纤维束组成；慢性期患者两肺野可见网状影、纤维影及结节影[4]。

2. CT 急性期患者在胸部高分辨CT（HRCT）的表现类似于急性肺水肿。亚急性期患者主要表现为斑片状及双肺弥漫分布的磨玻璃影、吸气相"马赛克"征、边界不清结节状影及呼气相气道闭塞征（图24-2-1）。慢性期患者主要表现为细支气管扩张和纤维化形成的网格影[5]。慢性过敏性肺炎的网格影是随机或呈片状分布，或沿支气管血管束分布，全肺均可受累，少数会表现为胸膜下的蜂窝影。肺门、纵隔淋巴结肿大及胸腔积液不是过敏性肺炎的常见表现[6]。

【诊断要点】

X线表现为双侧肺弥漫性分布的边界不清的结节影或网状结节影。CT早期表现类似于肺水肿，晚期主要表现为肺纤维化。

临床主要表现为刺激性咳嗽、气促和呼吸困难，血嗜酸性粒细胞增高。

影像学表现诊断不明确，可行支气管镜肺活检术病理学检查。

【鉴别诊断】

1. 真菌感染 病灶具有游走性；以双肺下叶显著；散在分布的面团状高密度影；边缘模糊，可融合成大片；可出现指样的高密度影；严重者可转变为肺脓肿。

2. 硅肺 多直径<10mm，呈多发或弥漫性分布的小结节影；但小结节病灶的密度较高，有融合的趋势，但边缘清晰，小叶间隔增厚且伴有肺大疱，有粉尘吸入病史。

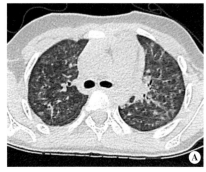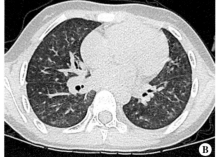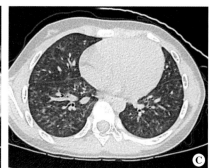

图 24-2-1 过敏性肺炎

患儿，女性，8岁1个月。心悸、乏力20余天，胸闷半月余。该患儿发病前与鹦鹉接触，之后出现活动耐力下降及呼吸困难，小块肺组织活检：细支气管周围见多量淋巴细胞，偶见浆细胞浸润，局灶淋巴细胞聚集，确诊为过敏性肺炎，抗过敏治疗后好转。A～C. CT肺窗示双肺透光度减低，弥漫的微小磨玻璃结节及磨玻璃影

3. 急性粟粒型肺结核　呈"三均匀"分布的粟粒状磨玻璃样高密度影，边缘模糊，患者有盗汗、午后低热、咯血等急性结核中毒的典型症状，可以鉴别。

4. 肺蛋白质沉着症　好发于 30～50 岁。临床表现与影像学表现相矛盾，即影像学表现严重，而临床症状却较轻。典型影像学表现为磨玻璃样改变。

5. 细支气管肺泡癌　表现为两肺弥散分布的粟粒状病灶，边缘清晰，以中、下肺野显著，纵隔淋巴结肿大。

【研究现状与进展】

呼出气一氧化氮（FeNO）是评估肺部炎症的敏感指标，测定方法便捷无创，FeNO 浓度与间质性肺病病变部位和病变程度有关，可以用于不同病因间质疾病的鉴别诊断，慢性过敏性肺炎患儿的 FeNO 浓度明显较其他病因的间质性肺病高，在慢性过敏性肺炎临床诊断方面具有非常重要价值。

参 考 文 献

[1] 杨心蕊，卫华，郝新忠，等 . 过敏性肺炎伴左肺动脉栓塞 [18]FFDG PET/CT 误诊肺癌一例 . 国际放射医学核医学杂志，2014，38（2）：135-139.

[2] Selman M，Pardo A，King TE Jr. Hypersensitivity pneumonitis：insights in diagnosis and pathobiology. Am J Respir Crit Care Med，2012，186（4）：314-324.

[3] 王艳，王展，高燕，等 . 职业性过敏性肺炎临床分析 . 中华劳动卫生职业病杂志，2017，（7）：531-532.

[4] Ohshimo S，Bonella F，Guzman J，et al. Hypersensitivity pneumonitis. Immunol Allergy Clin North Am，2012，32（4）：537-556.

[5] Girard M，Lacasse Y，Cormier Y. Hypersensitivity pneumonitis. Allergy，2009，64（3）：322-334.

[6] 林明江，汤秀珍，张海旺 . 过敏性肺炎不同诊断方式的差异性分析 . 西部医学，2017，（2）：265-268.

（尹传高　潘　登）

第三节　嗜酸细胞性肺炎

【概述】

嗜酸细胞性肺炎（eosinophilic pneumonia）又称肺部浸润伴嗜酸细胞增多综合征（pulmonary infiltration with eosinophilia syndrome），是一种变态反应性综合征，其特征为嗜酸性粒细胞肺部浸润同时伴周围血中嗜酸性粒细胞水平增高 [1]。其临床主要特点是肺部症状，伴随胸部异常影像学表现，实验室检查嗜酸细胞增高 [2]。

这组疾病病因复杂，包括一些原发性及继发性原因 [3]。2012 年 Bhatt 和 Allen 曾将其分为原发性嗜酸细胞性肺炎及继发性嗜酸细胞性肺炎 [4]，而国外学者又根据不同病情，临床上主要分为以下几型 [5]：①单纯型嗜酸细胞性肺炎（Loffler 综合征）：此病主要与寄生虫幼虫移行有关，但也有学者认为此病与药物或化学物质有关。寄生虫感染致病的患者多有寄生虫流行疫区生活史，临床最突出症状为阵发性咳嗽并常呈哮喘样发作 [6]。②迁延型嗜酸细胞性肺炎（chronic eosinophilic pneumonia）：本病与 Loffler 综合征非常相似，但临床病情严重，迁延数月，以女性多见。③哮喘型肺嗜酸细胞增多症（asthmatic pulmonary eosinophilia）：本病以反复的哮喘发作为主要特征。多数患者对肺曲霉菌、粉尘、花粉、白念珠菌及某些药物过敏。其发病过程与变态反应 I 型和 III 型密切相关，血清 IgE 增高为其特点。④热带型嗜酸细胞增多症（tropical eosinophilia）：主要发生于热带地区。患者症状多样，一般肺部听诊有哮鸣音。⑤结节性多动脉炎：常在腹腔脏器中发现多发性动脉瘤。任何年龄都可患病，男性多发，可暴发起病，亦可呈缓慢发生。

【病理学表现】

嗜酸细胞性肺炎的病理改变主要是嗜酸细胞浸润肺间质、肺泡和细支气管 [7]。肺内过敏性渗出性反应导致在肺血管周围、肺间质和肺泡内出现嗜酸细胞浸润和水肿及肉芽肿形成，由于嗜酸性粒细胞对血管内皮细胞有毒性作用，并可影响正常凝血，可导致少数患儿出现肺血管或其他部位的梗死。患儿血中和支气管灌洗液中的嗜酸性粒细胞及 IL-5 水平显著增高。

【影像学表现】

1. X 线　常表现为游走性不规则的散在斑片状影，不呈肺段或叶性分布，常双侧分布。单纯型嗜酸细胞性肺炎常无意中发现胸部云絮样影，可单发亦可双肺散发，很少呈大叶状，常短期内游走性出现。迁延型嗜酸细胞性肺炎胸部斑片状影持续时间长，其典型表现为"肺水肿反转影"，主要发生于中上肺野外带，常表现为双肺非节段性，广泛分别且相互融合的实变影，磨玻璃影等改变[8]。哮喘型肺嗜酸细胞增多症主要为游走性的支气管肺炎样表现，此起彼伏。热带型嗜酸细胞增多症一般可见游走性斑片样浸润灶。

2. CT 单纯型主要表现多为非节段性边界模糊斑片影，多见肺野外部，沿支气管血管束分布，呈尖端指向肺门的楔形病变，并可见小叶间隔增厚及胸腔积液，病变分布无规律，呈游走性，偶见双肺弥漫分布颗粒样影。病灶吸收时由内向外，可出现假性空洞阴影[9]。迁延型嗜酸细胞性肺炎影像学表现不典型[10]，多表现为一侧或双侧肺外围分布多个融合实变影及斑片状影，附近可见磨玻璃影及小叶间隔增厚及线状或网状影[11]，一般较少出现胸腔积液。哮喘型肺嗜酸细胞增多症主要是游走性分布、以双上肺为主的圆形或类圆形浸润灶。热带型嗜酸细胞增多症主要是游走性浸润灶或结节样影。结节性多动脉炎 CT 表现多变，腹部血管造影中常可发现多发性动脉瘤。

【诊断要点】

1. 持续性咳嗽、喘息或胸部听诊有爆裂音或哮鸣音。

2. 肺部片状浸润灶呈游走性迁移，部分患儿可有肺血管阻塞的表现，即肺周边楔形片影。

3. 外周血嗜酸性粒细胞异常增高（>$1.5×10^9$/L），或肺活检标本内大量嗜酸性粒细胞浸润。

【鉴别诊断】

嗜酸细胞性肺炎需与过敏性肺炎、闭塞性细支气管炎伴机化性肺炎（BOOP）及肺结核等疾病相鉴别。一般根据其临床特征、影像学表现及实验室检查嗜酸细胞来进行鉴别。

1. 过敏性肺炎 肺部病变亦可呈游走性分布，但血嗜酸细胞一般轻度增高，并有过敏原接触史。

2. BOOP 以下肺分布为主，结节影、非间隔性增厚，网状影及支气管扩张更多见，嗜酸细胞无明显增高。

3. 肺结核 单纯型嗜酸细胞性肺炎偶见双肺弥漫结节影，需与肺结核相鉴别，但肺结核一般嗜酸细胞增高不明显。

【研究现状与进展】

目前，国内外文献报道及病例数均不多，对该病的认识及诊断上主要依靠临床病症、胸部影像学异常改变及实验室检查血清或肺组织中嗜酸性

粒细胞的升高。嗜酸细胞性肺炎病因尚不明确[12]。部分患者有寄生虫疫区生活史；部分有曲菌、真菌孢子及药物过敏史；部分与丝虫、犬及猫蛔虫及钩虫感染有关。临床症状以咳嗽、呼吸困难为主，而胸痛、咯血、鼻窦炎等为少数症状，亦可伴发一些全身症状，如疲劳、不适、发热、盗汗、厌食等[13]。胸部影像学主要靠胸部 X 线片及 HRCT 来进行诊断分析。实验室检查上主要依靠血嗜酸细胞检查及支气管肺泡灌洗。肺功能测试及一氧化碳转移因子亦可辅助诊断。组织病理学活检可以确诊，但一般在上述有效的检查及诊断下是不需要的。

参 考 文 献

[1] 胡亚美，江载芳.实用儿科学.第7版.北京：人民卫生出版，2002.

[2] Crowe M，Robinson D，Sagar M，et al. Chronic eosinophilic pneumonia：clinical perspectives. Ther Clin Risk Manag，2019，15：397-403.

[3] Rose DM，Hrncir DE. Primary eosinophilic lung diseases. Allergy Asthma Proc，2013，34（1）：19-25.

[4] Bhatt NY，Allen JN. Update on eosinophilic lung diseases. Semin Respir Crit Care Med，2012，33（5）：555-571.

[5] 鲁继荣，周亮.嗜酸细胞性肺炎引起的慢性咳嗽.中国实用儿科杂志，2004，19（12）：714-716.

[6] 高冰，卢家泉，门雪萍，等.蛔虫性嗜酸性肺炎二例.中国呼吸与危重监护杂志，2004，3（4）：255.

[7] Cottin V，Cordier JF. Eosinophilic lung diseases. Immunol Allergy Clin North Am，2012，32（4）：557-586.

[8] 桑节峰，万琪善，谷佃宝.慢性嗜酸性细胞肺炎的影像学表现（附16例分析）.医学影像学杂志，2010，20（1）：30-32.

[9] 刘世英.嗜酸细胞性肺炎.中国实用儿科杂志，2001，16（9）：520-521.

[10] 刘雪健，武免免，焦光宇.慢性嗜酸细胞性肺炎1例.疑难病杂志，2017，16（10）：1056-1057.

[11] Cherian SV，Thampy E. Photographic negative of pulmonary oedema：a classical radiographic pattern of chronic pneumonia. Postgrad Med J，2015，91（1077）：411-412.

[12] 阳苑，李宝兰.特发性慢性嗜酸粒细胞肺炎研究进展.中华临床医师杂志（电子版），2015，1：117-120.

[13] Cottin V. Eosinophilic lung diseases. Clin Chest Med，2016，37（3）：535-556.

（尹传高 范 京）

第四节 隐源性机化性肺炎

【概述】

隐源性机化性肺炎（cryptogenic organizing

pneumomia，COP）是原因不明的机化性肺炎，肺泡及肺泡管中存在由成纤维细胞及肌成纤维细胞和结缔组织等混合组成的肉芽组织栓的一组疾病。美国胸科学会/欧洲呼吸学会在 2002 年将 COP 划分为特发性闭塞性支气管炎的 7 个亚型之一[1]。其发病机制目前还不明确，多数学者认为是肺泡上皮损伤后机化过程的启动，与表皮的修复过程类似。

【病理学表现】

COP 病理改变为机化性肺炎的病理改变，是以小气道为中心，向远端延伸，病灶多呈片状分布，保留正常的肺组织，病变区内的细支气管、肺泡管和肺泡腔内有息肉样肉芽组织形成，且肺泡腔内出现成纤维细胞、肌成纤维细胞和疏松结缔组织，形成大量的纤维素样物质，并伴有淋巴细胞、浆细胞、泡沫样组织细胞及中性粒细胞浸润，Ⅱ型肺泡上皮细胞增生；当累及肺泡间隔，使肺泡间隔增宽，导致肺间质慢性炎性病变[2]。由于肺泡内纤维素样物质形成，则导致肺功能限制性通气功能障碍和弥散功能障碍。

【影像学表现】

COP 的影像学表现复杂多变，无明显特异性，X 线诊断 COP 的价值不大，主要依靠 CT 诊断。有学者根据胸部 X 线片上病灶分布特点将 COP 分为多发性斑片状肺炎、孤立性肺炎和弥漫间质性肺炎 3 型。但大部分病灶形态、分布多变，可表现为片状、索条状、团块状及结节状多种形态。由于密度分辨率高，CT 对病变的范围和分布显示较 X 线更清晰，尤其是 HRCT 对病变细节显示更具优势。CT 特点：①实变影，约占 90%，多位于胸膜下或沿支气管走行分布，实变内可见支气管充气征，且管腔略扩张。②磨玻璃影，约占 60%，分布无特异性，多为单肺或双肺多发。边界不清，形态不规则，常靠近实变病灶，二者共存。③结节及肿块影，多发性结节多见，孤立结节少见，边缘可有不规则毛刺，结节内部可有支气管充气征。④不规则线状影，第一种沿支气管与胸膜相连，长为 2～4cm，宽为 1～2mm，较宽的条带影内可有支气管充气征；第二种为平行于胸膜的线状影，长为 3～4cm，宽为 1～2mm[3]。当出现网格影时，常提示合并纤维化。

【诊断要点】

1. 临床表现为干咳，少或无痰，以及胸闷、呼

吸困难，肺功能为弥散性及限制性通气功能障碍。

2. 胸膜下沿支气管血管分布肺磨玻璃影、斑片影、网格影及索条不张影。

3. 病理活检是确诊 COP 的主要手段和最有价值的方法。

【鉴别诊断】

1. 嗜酸性粒细胞性肺炎　肺内病变可以游走，肺周边可见楔形病灶，临床上外周血嗜酸细胞增多。

2. 过敏性肺泡炎　弥漫性肺内微结节影或网状影，肺内实变较少，有过敏原接触史不难鉴别。

3. 大叶性肺炎　临床较重，影像学表现以肺内大叶或小叶实变为主，COP 以肺间质病变较多，下肺病灶较多，临床症状较轻；大叶性肺炎抗生素治疗有效可以鉴别。

【研究现状与进展】

COP 发病机制仍未能完全明确，大多数专家认为 COP 是肺组织对不同损伤因素所产生的共同反应，肺泡腔内纤维化的第一步是肺泡上皮细胞的损伤和坏死，肺泡基底层剥脱，血管内皮细胞也受损，炎症细胞浸润肺间质，血浆蛋白渗漏至肺泡腔，形成纤维蛋白样炎症细胞簇。由此，在机化性肺炎形成过程中，肺泡上皮损伤导致血浆蛋白渗漏至肺泡腔，促进纤维蛋白原形成不溶性的纤维蛋白凝块，这是导致纤维化的关键一步。而 D- 二聚体是继发性纤溶的产物，当机体有血栓形成后，纤溶系统便会被激活。D- 二聚体在血浆中稳定性较好，敏感性较强，可作为证实体内发生高凝状态和纤溶亢进的分子标志物。在本研究中，纤维蛋白原和 D- 二聚体随着 COP 病情变化而波动。目前 COP 病情评估主要靠影像学检查，由于影像学表现具有滞后性，病程中纤维蛋白原和 D- 二聚体的变化会先于影像学表现，动态监测该两项指标，对 COP 复发的预测价值值得关注[4]。

参 考 文 献

[1] 谭云，胡成平，李园园 . 隐源性机化性肺炎 16 例临床分析并文献复习 . 中国医师杂志，2018，20（10）：1535-1537.

[2] 李红敏，张倩倩，钱伟军 . 隐源性机化性肺炎 20 例的高分辨率 CT 影像学表现 . 实用医学影像杂志，2018，19（1）：73-75.

[3] 沈蕾蕾，于红，刘靖 . 隐源性机化性肺炎的影像学研究进展 . 实用放射学杂志，2018，34（1）：133-135，154.

[4] 陈智鸿，谭于飞，张连鹏，等 . 纤维蛋白原和 D- 二聚体对隐源性

机化性肺炎复发的预测价值.中华结核和呼吸杂志,2019,42(4):297-299.

(尹传高 胡 俊)

第五节 闭塞性毛细支气管炎

【概述】

闭塞性毛细支气管炎(bronchiolitis obliterans,BO)是多种原因导致的小气道炎症病变,而造成慢性气流阻塞的临床综合征[1]。常合并大气道不规则扩张和炎性狭窄,肉芽增生和(或)纤维化。儿童BO并不常见,常伴严重的慢性阻塞性不可逆或部分可逆性下呼吸道的肺部疾病[2],过去常会被误诊为儿童哮喘伴感染性病变[3]。

1. 病因 ①由细菌、病毒或支原体感染后所致,或PCP、HIV感染后的后遗改变;②有害气体等吸入性BO;③中年女性特发性BO;④类风湿关节炎和多发性肌炎等结缔组织疾病相关性BO;⑤青霉素和金霉素等药物治疗相关性BO;⑥肺和骨髓移植并发症的BO。其他病因,包括血管性衰竭,神经内分泌肿物,尤其是腺癌肿瘤,以及支气管肺发育不良的儿童患者。感染是儿童BO最常见的病因,多为腺病毒、麻疹病毒、流感病毒及肺炎支原体等呼吸道感染所致,尤其是腺病毒感染[4]。Stevens-Johnson综合征也是儿童BO的常见病因。

2. 临床表现 进行性呼吸困难,顽固性慢性咳嗽、咳痰喘息和反复肺部感染。任何细支气管炎经治疗3周后没有好转的患者都必须怀疑BO[5]。肺功能检查提示阻塞性气流受限。患儿运动不耐受,肺部听诊可闻及喘鸣音及湿啰音,常表现为在急性感染或肺损伤后出现以上症状,持续时间可达数月或数年。可因呼吸道感染而加重,重者可因呼吸衰竭而在一两年内死于呼吸衰竭。

3. 实验室检查 红细胞沉降率升高,白细胞计数升高、分类正常;肺功能呈典型的以小气道阻塞为主的阻塞性通气功能障碍[6]。

核素扫描灌注成像显示灌注片状缺损区。

【病理学表现】

组织病理学特征提示大呼吸道支气管扩张,小呼吸道炎性细胞、肉芽组织和(或)纤维组织阻塞和闭塞,肺不张,细支气管旁炎症及纤维化,血管容积和(或)数量减少等,小气道上皮细胞和上皮下结构的炎症与损失,导致纤维组织过度异常增殖,引起组织异常修复。

【影像学表现】

1. X线 早期可表现为正常。少数患者可见肺透亮度轻微不均匀增高,外带肺纹理减少和中央性气道扩张,也可表现为正常或体积较小的单侧透亮肺。后期可表现为支气管壁增厚、肺实变或肺不张(图24-5-1)。

2. CT HRCT空间分辨率高,能清晰显示细微解剖结构,并可以显示病变肺组织及小气道狭窄的准确位置及分布情况[7]。典型表现:①肺密度下降的斑片影呈"马赛克灌注"征,提示支气管或细支气管空气潴留,在呼气末期相扫描会更清晰地显示出来[8];②各级支气管扩张和(或)支气管壁不均匀增厚;③气体滞留征(呼气末期明显);④肺实变或肺不张;⑤支气管黏液栓(感染后BO);⑥网结影及"树芽"征(罕见)(图24-5-2)。

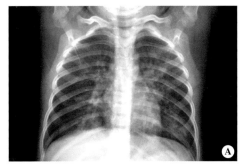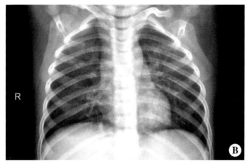

图 24-5-1 闭塞性毛细支气管炎(1)

患儿,男性,19个月。发热、咳嗽4天。A.胸部X线片示两肺透亮度增高,两肺纹理模糊,可见絮状模糊影;B.7个月后复查,两肺纹理模糊

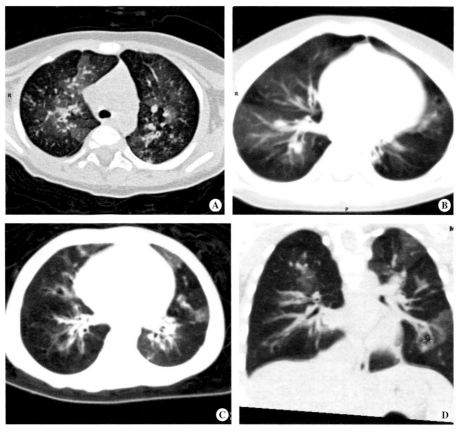

图 24-5-2 闭塞性毛细支气管炎（2）

患儿，男性，20个月。咳嗽半个月伴发热，肺功能示小气道阻塞性通气功能障碍或混合型通气功能障碍。A～C. CT肺窗，D冠状面，肺支气管血管束增多，肺透光度不均匀，呈"马赛克灌注"征，双肺可见斑片状致密影，壁增厚，支气管末端扩张

【诊断要点】

（1）急性感染或急性肺损伤后6周以上的反复或持续气促，喘息、咳嗽、喘鸣，对支气管扩张药无反应。

（2）胸部X线片表现为两肺过度通气、局限性肺气肿或单侧透明肺。

（3）CT可见肺不张及"马赛克灌注"征，HRCT提示支气管壁增厚、管腔扩张。

（4）肺功能提示阻塞性通气功能障碍。

（5）排除其他阻塞性疾病，如支气管肺发育不良、支气管哮喘、免疫功能缺陷、先天性纤毛不良症、胰腺纤维囊性病变等。

【鉴别诊断】

1. 哮喘 哮喘和BO都有喘息临床表现，哮喘患儿胸部HRCT可以表现为"马赛克"征或轻微的磨玻璃样影，容易误诊为BO，BO患者胸部X线片大多无明显异常，容易误诊为哮喘。可根据支气管扩张剂和激素治疗对喘息是否有效，有无家族史或过敏性疾病史，以及HRCT的表现等进行鉴别。

2. 弥漫性泛毛细支气管炎 临床常伴发鼻窦炎，胸部HRCT表现为两肺弥漫性分布小叶中心性结节状影和不同程度支气管扩张，无"马赛克灌注"征和"气体闭陷"征征象。

3. 特发性肺纤维化 起病隐匿，病程长，临床多表现为进行性呼吸困难、发绀、干咳等，常伴杵状指（趾）。胸部X线片常表现为网点状阴影或多发的颗状影，肺功能检查提示限制性通气障碍伴肺容量减少。

【研究现状与进展】

1. 气道测量 肺段支气管由放射科医生在容积显影或横断面上做标记。断层图像测量并计算亚段支气管：管壁厚度（WT）、管壁面积（WA）、管腔平均直径。计算管腔面积（LA）、WA/LA比值、气道平均直径和气道面积，并计算每个参数的平均值。

2. 空气潴留的测量 两个小的感兴趣区域（ROIS）从每个胸部CT的横断位图像上识别出最能代表正常和空气吸收实质的区域。避免肺的

依赖面积，因为检测中的肺衰减值可能会被不适当地增加。测量各感兴趣区的 CT 平均衰减值，并用这两个衰减值的平均值作为阈值，以区分肺实质中的空气陷积区和正常肺实质，并对肺叶进行测量。

参考文献

[1] Colour AJ，Teper AM. Postinfeetious bronchiolitis obliterans. Areh Argent Pediatr，2009，107（2）：160-167.

[2] 李林，董春华，易明岗，等 . 高分辨率 CT 诊断儿童闭塞性毛细支气管炎的价值 . 分子影像学杂志，2018，41（2）：169-171.

[3] Yu RK，Seok JH，Yoon GP. Lung transplantation for bronchiolitis obliterans after allogeneic hematopoietic stem cell transplantation. Yonsei Med，2012，53（5）：1054-1057.

[4] Colom AJ，Teper AM. Post-infectious bronchiolitis obliterans. Pediatr Pulmonol，2019，54（2）：212-219.

[5] Kim J，Kim MJ，Sol IS，et al. Quantitative CT and pulmonary function in children with post-infectious bronchiolitis obliterans. PloS One，2019，14（4）：e0214647.

[6] 饶小春，焦安夏，马渝燕，等 . 婴幼儿闭塞性细支气管炎的肺功能改变 . 山西医科大学学报，2010，41（12）：1080-1081.

[7] Barbosa J，Song G，Tustison NA，et al. Computational analysis of thoracic multidetector row HRCT for segmentation and quantification of small airway air trapping emphysema in obstructive pulmonary disease. Acad Radiol，2011，18（10）：1258-1269.

[8] 戎冬冬，李坤成，杜祥颖，等 . 慢性阻塞性肺疾病气道病变的 64 层 MSCT 与肺功能的相关性研究 . 医学影像学杂志，2009，19（10）：1241-1245.

（尹传高　费维敏）

第六节　闭塞性支气管炎

【概述】

闭塞性支气管炎（bronchitis obliterans）是指病变累及含软骨的中小支气管，多发生于病毒性肺炎或支原体肺炎之后，因单侧肺不张而有气促、呼吸困难等症状，查体见气管移向患侧，患侧胸廓塌陷，可闻及管状呼吸音，健侧胸廓饱满[1]，可闻及过清音。目前国内外文献报道病例数均较少，对该病认识不足。目前该病病因不明确，多继发于重型肺炎。本病可与闭塞性细支气管炎（bronchiolitis obliterans）同时并发，国外部分文献因对闭塞性支气管炎报道时间较早，而误将其归入闭塞性细支气管炎[2]。

【病理学表现】

病理学以含软骨的中小支气管管腔闭塞为特征，伴有大片状、节段性肺不张，肺叶萎陷及总支气管扩张扭曲的大体病理改变。

【影像学表现】

影像学检查对闭塞性支气管炎的诊断具有一定的特异性，且影像学表现与大体病理改变一致，表现为以患侧肺不张及肺叶萎陷及患侧总支气管扩张为主要表现，肺不张是由含软骨的中小支气管闭塞导致的[3]。

1. X 线　患肺透光度减低，体积缩小，其内可见少量"支气管充气"征，胸廓塌陷，气管移向患侧，健侧胸廓饱满，透光度可代偿性增高。

2. CT　患肺呈节段性、大叶性或单侧肺不张或萎陷，其内大支气管可见扩张扭曲呈典型的"支气管充气"征（图 24-6-1）。患侧胸廓塌陷，气管移向患侧，支气管镜示部分亚段支气管的闭塞及通气不畅，对本病诊断具有辅助意义。

【诊断要点】

（1）多发生于患病毒性肺炎或支原体肺炎之后，特别是重症肺炎的患儿。

（2）因单侧肺不张而多有呼吸困难、气促等症状。

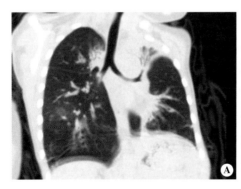
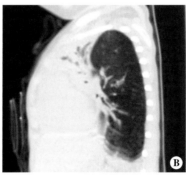
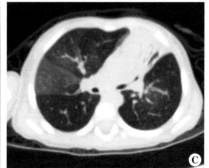

图 24-6-1　闭塞性支气管炎

A. CT 冠状位示左肺上叶大片实变影，肺不张伴其内"支气管充气"征；右肺部分病灶呈"马赛克"征；B. 矢状位示左肺上叶大片实变影，病变内"支气管充气"征清晰；C. 横断位示左肺上叶病变，左肺上叶不张，呈萎缩状，左肺上叶支气管扩张，"支气管充气"征明显

（3）体格检查见气管移向患侧，患侧胸廓塌陷，可闻及管状呼吸音，健侧胸廓饱满，叩诊为过清音。

（4）影像学特点为大气道通畅，患侧主支气管扩张扭曲，呈"支气管充气"征。

【鉴别诊断】

1. 闭塞性毛细支气管炎　多为在急性感染或肺损伤后持续出现慢性咳嗽、喘息和运动不耐受等症状，胸部高分辨 CT 显示两肺透光度不均匀的黑白相间状改变为"马赛克灌注"征，可与闭塞性支气管炎并发[4]。

2. 隐源性机化性肺炎　以闭塞性细支气管炎伴有程度不同的机化性肺炎为病理表现的一种临床病理综合征，属特发性间质性肺炎的一个亚型。

3. 过敏性肺炎（HP）　HP 患者有过敏原接触史。

4. 韦格纳肉芽肿　症状及胸部影像学表现相似，但此病多存在胸腔外损伤，可资鉴别。

【研究现状与进展】

目前国内外文献报道病例数均较少；病因不明，多继发于重型肺炎，内科保守治疗是闭塞性支气管炎的首选治疗方法，只有当内科治疗无效，患处反复感染，以及患儿一般健康状况恶化时，需考虑全肺或肺叶切除术[5]。另外，也有文献报道抗感染、支气管扩张剂、纤维支气管镜灌洗、肺部理疗等也可改善或缓解肺部症状[6]。

参考文献

[1] 王静、杨燕、赵顺英. 闭塞性支气管炎二例及文献复习. 中华儿科杂志, 2010, 48: 764.

[2] Govaere E, Raemdonck DV, Devlieger H, et al. Massive lung collapse with partial resolution after several years: a case report. BMC Pediatr, 2005, 5 (1): 39.

[3] 袁艺、曹玲、黄荣妍, 等. 儿童闭塞性细支气管炎临床分析. 中国医刊, 2005, 40 (6): 44.

[4] 彭芸、马大庆、孙国强, 等. 儿童闭塞性毛细支气管炎影像学表现. 中华放射学杂志, 2006, 40 (7): 752.

[5] 赵悦彤. 肺炎支原体肺炎常见远期并发症的研究进展. 国际儿科学杂志, 2019, 46 (1): 36-39.

[6] 赵顺英、马云、张桂芳, 等. 儿童重症肺炎支原体肺炎 11 例临床分析. 中国实用儿科杂志, 2003, 18 (7): 415.

（段晓岷　尹传高　史自峰）

第七节　闭塞性毛细支气管炎合并机化性肺炎

【概述】

闭塞性细支气管炎合并机化性肺炎（bronchiolitis obliterans organizing pneumonia，BOOP），是由 Epler 等[1] 于 1985 年提出的以闭塞性细支气管炎伴有程度不同的机化性肺炎为病理表现的一种临床病理综合征，为一种少见疾病。本疾病属特发性间质性肺炎的一个亚型[2]，临床少见，特别是在儿童期少见[3]。绝大多数 BOOP 患者病因不明；少数与感染、移植、结缔组织疾病及某些药物的使用相关，称为继发性 BOOP[4]。临床上患儿表现为发热、咽痛、干咳、周身不适、体重下降、短暂的呼吸困难等非特异性表现。体检可无阳性发现或肺部有啰音，一般无发绀及杵状指。肺功能改变为限制性通气障碍或正常。

【病理学表现】

目前认为 BOOP 与隐源性机化性肺炎为同一概念，即病理改变为细支气管、肺泡管及肺泡内肉芽组织形成，并细支气管腔、肺泡管、肺泡腔内可见黏液样纤维母细胞性结节即 Masson 小体及肺泡间隔炎[5]。其病变包括闭塞性细支气管炎、机化性肺炎和间质性肺炎与纤维化，以间质改变（机化性肺炎）所占比重较大，而小气道病变（细支气管病变）不像典型的闭塞性细支气管炎明显。

【影像学表现】

1. X 线　斑片实变影及磨玻璃影为 BOOP 典型的 X 线表现，可呈游走性；局灶性炎症改变，多位于上肺；也可呈弥漫性网状或间质性病变影，但胸部 X 线片对 BOOP 诊断帮助有限。

2. CT　双多发的片状磨玻璃影及实变影，多位于肺脏周边胸膜下，且在实变周围有支气管的牵拉性扩张；有沿支气管血管束周围分布的大，小不等的结节影，以胸膜下显著，部分患儿可出现似肿块样的病灶，病灶内有"支气管充气"征[6]，或与胸膜粘连。另外少见的表现为粗细不等的网格影或不规则索条影。激素治疗对本病有效。

【诊断要点】

（1）病程1～3个月，症状无特异性，似下呼吸道感染的症状，以干咳为主，活动后气急、发热等。

（2）肺内多发的斑片影、磨玻璃影和（或）大小不等的结节影，以及粗网格及索条状影，实变内支气管管腔呈牵拉性扩张，管壁增厚，走行扭曲。

（3）肺功能表现为弥散性限制性通气功能障碍。

（4）肺活检进行病理检查是本病确认的金标准。

【鉴别诊断】

1. 感染性肺炎 用抗生素治疗有效（除了病毒性肺炎），而对BOOP则无效。

2. 慢性嗜酸细胞性肺炎 实验室检查红细胞沉降率增快、外周血嗜酸性粒细胞增多。

3 韦格纳肉芽肿 症状及胸部影像学表现与BOOP相似，但此病存在的胸腔外损伤能与BOOP相鉴别。

4. 特发性肺纤维化 根据临床症状和胸部影像学表现鉴别BOOP和IPF虽有困难，但胸部CT所见肺的蜂窝状改变及支气管肺泡灌洗液中淋巴细胞的百分比并不增加，可支持特发性肺纤维化的诊断。

5. 过敏性肺炎 患者有过敏原接触史。

【研究现状与进展】

目前该病的影像学检查方法主要为CT平扫，肺部高分辨CT对细微病变如细小结节和支气管壁增厚的显示较好，但也要密切结合临床表现和实验室检查。

参 考 文 献

[1] Epler GR，Colby TV，Mclond TC，et al. Bronchiolitis obliterans organizing pneumonia. N Engl J Med，1985，312：152-158.

[2] American Thoracic Society，European Respiratory Society. International multidisciplinary consensus classification of the idiopathic interstitial pneumonias. Am J Respir Crit Care Med，2002，165（2）：277-304.

[3] 郑跃杰，邓继岿，干芸根，等. 儿童闭塞性细支气管炎及闭塞性细支气管炎伴机化性肺炎2例报告. 中国实用儿科杂志，2006，21（4）：306-306.

[4] Rojas CML，Borella E，Palma L，et al. Bronchiolitis obliterans organizing pneumonia in patients with autoimmune rheumatic diseases. Immunol Res，2015，61（1/2）：97-103.

[5] Cordier JF. Update on cryptogenic organising pneumonia（idiopathic bronchiolitis obliterans organising pneumona）. Swiss Med Wkly，2002，132（41/42）：588-591.

[6] Kute VB，Patel MP，Patil SB，et al. Bronchiolitis obliterans organizing pneumonia（BOOP）after renal transplantation. Int Urol Nephrol，2013，45（5）：1517-1521.

（尹传高 赵 振）

第八节 结缔组织病相关间质性肺疾病

【概述】

结缔组织病（connective tissue disease，CTD）是一组自身免疫性疾病，以全身血管和结缔组织的慢性非感染性炎症为特点，肺脏是最常受累的器官之一，常表现为间质性肺疾病（interstitial lung disease，ILD），因此称为结缔组织病相关间质性肺疾病（connective tissue disease associated interstitial lung disease，CTD-ILD）[1]，属于继发性的肺间质病变，可以累及肺内所有结构，包括肺间质、肺实质、气道、血管、胸膜、肌肉等均可受累，表现为肺间质病变、胸膜病变、弥漫性肺泡出血、细支气管炎、肺血管病变、肺实质结节等[2]。原发病不同，受累的肺部结构不尽相同，如系统性红斑狼疮（SLE）以肺血管炎、弥漫性肺泡出血，胸腔积液为表现，也可出现肺静脉闭塞、肺动脉高压等。幼年类特发性关节炎（JIA）以肺间质炎、气道病变为主，血管病变轻，肺动脉高压不明显。幼年多发性肌炎/幼年皮肌炎（JPM/JDM）以肺间质炎为主，由于累及食管，导致蠕动减弱，患儿常发生吸入性肺炎。干燥综合征（SS）以肺间质炎、小气道受累和淋巴细胞异常增殖为主。系统性硬化常表现为肺间质炎，也可累及血管表现为肺动脉高压，胸膜和气道受累较少[3]。

【病理学表现】

CTD-ILD的病理特点是肺部炎症和肺纤维化，早期是炎性细胞浸润导致肺泡上皮损伤，并通过多种途径刺激肺间质成纤维细胞的增殖与活化，促进胶原和胞外基质的产生和沉积，晚期出现肺间质的纤维化，导致肺通气单位减少及呼吸功能衰竭[4]。

【影像学表现】

CT是用于评估CTD-ILD的主要方法，尤其是高分辨CT观察肺间质、小血管及小气道的敏感度和特异度高，且无创，是诊断CTD-ILD的首选检查方法[5]。

（1）早期以肺泡损害（图24-8-1）为主，表现为两肺透光度减低，可见斑片状、大片状或弥漫性磨玻璃影，部分病例可有胸膜下小的楔形病灶及小叶中心性结节，可伴有小叶内间隔增厚，以肺周边显著。

（2）晚期以肺间质纤维化为主，表现为两肺透光度不均匀减低，支气管血管束增粗，肺体积减小，闭塞性细支气管炎改变，广泛的或局限性的网格状、条索状影，肺隔扭曲变形，胸膜增厚、心包增厚或少量胸腔积液、心包积液，肺组织被牵拉，以及出现支气管牵拉性扩张，部分患儿可见肺动脉增宽等。当两肺周围或叶间裂胸膜下可见多发的成串的大小不等的囊泡影，此征象提示病变已进展至肺纤维化阶段且病变不可逆（图24-8-2）。

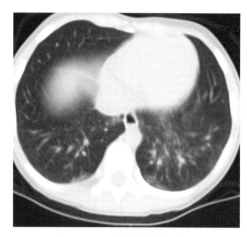

图 24-8-1　CTD肺损伤（1）

患儿，女性，6岁。CT肺窗，两肺支气管血管束增多、模糊，肺透光度不均匀，两下肺可见少许条片状高密度病灶，边界模糊，呈磨玻璃样

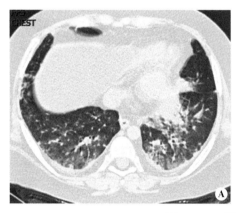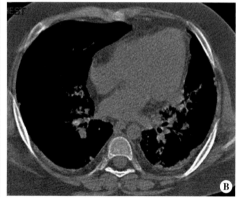

图 24-8-2　CTD肺损伤（2）

患儿，男性，12岁。A.CT肺窗；B.纵隔窗；两肺支气管血管束增多、模糊毛糙，两肺可见条片状高密度影，边缘模糊，部分胸膜受累，两侧胸腔可见弧形胸腔积液

【诊断要点】

（1）患儿结缔组织病诊断明确。

（2）临床有进行性呼吸困难、干咳等呼吸系统症状。

（3）影像学检查表现为肺间质病变的征象。

（4）临床症状及影像学检查不典型时可行支气管镜检查获取肺泡灌洗液及肺组织活检以明确诊断。

【鉴别诊断】

1.特发性肺含铁血黄素沉积症　急性期以肺泡内弥漫性出血为特征，影像学表现为两肺弥漫的透光度减低，呈片状磨玻璃影，临床上患儿贫血明显，可有咯血病史，此点可资鉴别。

2.朗汉斯细胞组织细胞增生症　肺内可多发的大小不等的薄壁囊泡影，可弥漫、可散发，以肺野内多见，胸膜下少见。

3.隐源性机化性肺炎　肺内也可表现广泛的间质改变，但无具体病因。

4.药源性间质性肺疾病　明确的药物使用史，如抗风湿药物（如甲氨蝶呤、来氟米特）和生物制剂[如肿瘤坏死因子（TNF-α）抑制剂]，且停药后症状减轻，经一定时间后可以痊愈。

【研究现状与进展】

儿童CTD相关性肺损害发病率较高，肺损害可以与CTD同时出现，也可在CTD明确诊断前出现，通常发生在CTD之后，对于不明原因的

ILD，需全面排查特异性抗体，除外 CTD 的可能[6]。另外，临床上还有一部分具有间质性肺炎的表现，有结缔组织病的某些特征，但未达到诊断某一具体 CTD 的标准，这类患儿有可能在今后随诊过程中被确诊为某一明确的 CTD，称为伴自身免疫特征的间质性肺炎（interstitial pneumonia with autoimmune features，IPAF）。欧洲呼吸病学会 / 美国胸科学会为了更好地对这类疾病进行前瞻性研究，专门成立了工作组，进行多学科探讨后达成了 IPAF 共识[7]。

参考文献

[1] Doyle TJ，Dellaripa PF. Lung manifestations in the rheumatic diseases. Chest，2017，152：1283-1295.

[2] 杨晓晖，蔡绍曦. 结缔组织疾病相关性肺疾病的分类与进展. 临床内科杂志，2016，33（7）：437-440.

[3] 陈志磊，张奉春. 结缔组织病相关间质性肺病：必须重视的疾病. 协和医学杂志，2018，9（3）：193-196.

[4] 黄慧，胡立星，徐作军. 具有自身免疫特征的间质性肺炎的命名及诊断标准（摘译）——欧洲呼吸病学会和美国胸科学会官方共识. 中华结核和呼吸杂志，2016，39（6）：433-437.

[5] 唐晓蕾，李彩凤，赵顺英. 儿童结缔组织病相关肺损害. 中国循证儿科杂志，2016，11（2）：148-156.

[6] 王迁，李梦涛，曾小峰. 结缔组织病相关间质性肺病：多科协作，规范诊治，探索更合理的治疗策略. 中华内科杂志，2018，57（8）：552-553.

[7] Fischer A，Antoniou KM，Brown KK，et al. An official European Respiratory Society/American Thoracic Society research statement：interstitial pneumonia with autoimmune features. Eur Respir J，2015，46（4）：976-987.

（段晓岷　尹传高　李　旭）

第九节　慢性肺疾病

【概述】

慢性肺疾病（chronic lung disease，CLD）常见于极不成熟早产儿。患儿出生时无肺部疾病或仅有轻度肺部疾病，未经过氧疗，逐渐出现氧依赖[1]；吸氧时间超过矫正胎龄 36 周。CLD 主要包括支气管肺发育不良（broncho-pulmonary dysplasia，BPD）、慢性肺功能不全及 Wlison-Mikity 综合征（肺发育不成熟）。BPD 是 CLD 的最常见形式，多见于早产儿，通常是出生后第一周内应用 3 天以上的高浓度氧或者机械通气后，造成肺组织损伤，

并逐渐发展为慢性呼吸窘迫综合征[2]。由于治疗技术的提高，继发于 ARDS 的经典型 BPD 逐渐减少。目前 BPD 治疗措施主要为对症治疗，包括机械通气、补充肺表面活性物质（PS）、促红细胞生成素（EPO）、咖啡因、L- 瓜氨酸、维生素 A 等。补充 PS、采用肺保护策略的通气模式、控制感染、限制液体、营养支持、氧疗等是临床采用的主要预防措施[3, 4]。对于新生儿持续低氧性呼吸衰竭和持续肺动脉高压采用吸入一氧化氮，以选择性扩张肺血管。补充维生素 A 可明显减少极低出生体重儿 BPD 病死率和出生后 1 个月左右（或矫正胎龄 36 周）患儿的氧需求。BPD 临床转归与其病情严重程度存在着密切的关联性。重度支气管发育不良患儿病死率超过 25% 以上，其中第 1 年病死率占 10%，存活的患儿再住院率依然超过 50%。大部分存活病例于 2 ～ 5 岁胸部 X 线表现逐渐恢复正常，60% 的患儿肺功能异常持续存在，直至成年。Wlison-Mikity 综合征患儿多于 1 ～ 4 周后出现呼吸困难症状，病死率较高，2 岁左右可恢复正常。

【病理学表现】

CLD 的病理、生理学变化是早产儿肺组织发育不成熟，在发育过程中易受各种不良因素影响，而导致的非成熟性慢性肺部病变。经典型 BPD 急性期纤维化的瘢痕组织区间以囊状扩张的腺泡代偿肺气肿。镜下见细支气管黏膜坏死及鳞状上皮化生伴细支气管壁增厚，肺泡壁和毛细血管炎症坏死和纤维化[3]，肺泡生长发育不良，伴肺气肿和肺不张，为持续肺损伤、坏死和修复阶段。1 ～ 2 个月左右，毛细支气管闭塞，肺间质纤维化范围增加，发育不良的肺泡受纤维病变压迫，肺泡气肿显著，形成较大的囊腔，以下肺显著，表现为慢性肺损害改变。轻型 BPD 病理变化较经典型有较大不同，其主要表现为肺泡数目减少，微血管网发育不良导致换气功能异常[5, 6]。Wlison-Mikity 综合征通常无基础疾病，早期病理表现为肺泡发育不成熟[6]。

【影像学表现】

1. X 线　Northway 等[1]根据病程将经典型 BPD 分为 4 期。Ⅰ期：< 3 天，肺透亮度减低，类似肺透明膜病改变。Ⅱ期：4 ～ 10 天，肺内病变持续存在，肺组织实变，间质增厚明显。Ⅲ期：10 ～ 20 天，

双肺不规则片状致密影（肺不张），并多发过度充气区。Ⅳ期：>1个月，肺过度膨胀，充气不均匀，伴斑片及条索状高密度影[5]。Hyde等根据肺部有无间质气肿改变分为1型：双肺野透亮度减低，以肺门周围改变为主，无间质性肺气肿；2型：全肺呈粗大网格状改变，特征为间质有气肿并有条索状致密影。轻型BPD胸部X线片早期无明显典型表现，急性期表现为弥漫性毛玻璃改变，亦仅表现为两肺气肿，或伴发吸入性肺炎，治疗后连续随访，无明显改善，应考虑BPD（图24-9-1）。

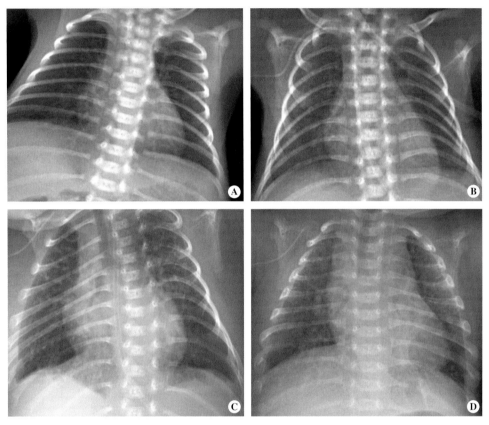

图 24-9-1 慢性肺疾病（1）

患儿，男性，胎龄28[+6]周。A. 出生44小时胸部X线片，双肺纹理增粗；B. 出生后4天，两肺纹理模糊，可见条片状致密影；C. 出生后54天，两肺纹理模糊，可见条片状模糊影，双肺外带沿胸壁处可见条状稍高密度影；D. 出生后71天，可见条片状模糊影，散在磨玻璃样影及网格状模糊影，双肺外带沿胸壁处可见条状稍高密度影

2. CT 依病变发展不同时期：早期为双肺透亮度降低、多发片状实变、肺不张影及纤维条索影，后期逐渐发展为小叶间隔增厚，支气管管壁增厚、双肺大小不一的囊状透亮区范围逐渐增加，以两肺下叶常见[3, 5, 7]。呼吸双气相高分辨率CT或电影CT检查可清晰明确地显示异常空气潴留（图24-9-2）。囊状透亮区显示了肺泡发育不良和肺组织纤维化的范围，可根据其范围大小评估BPD病情严重程度。重度患儿早期易出现纤维条索状影，后期相对更容易发展为肺纤维化。

【诊断要点】

本疾病诊断主要依靠病史及病程变化。临床上有氧气依赖表现，包括出生后28天仍需用氧，或早产儿纠正胎龄至36周时仍不能离氧。病理改变包括肺泡结构简单化、体积增大、数目减少及微血管形态异常[6]。影像学表现为进行性加重的两肺间质改变伴广泛气肿，治疗随访短期无改善。

【鉴别诊断】

1. 肺水肿、出血 肺内网状间质增厚及粗密的条索影，无多发囊泡影，且在短期（2～3d）内大部分被吸收。

2. 肺囊性纤维性变 以两肺广泛的支气管扩张为主要改变，而不是肺泡腔的破坏扩大，可资鉴别[6]。

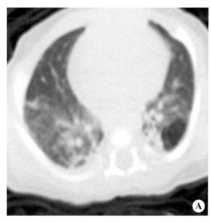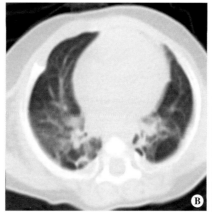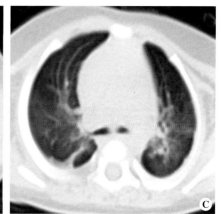

图 24-9-2　慢性肺疾病（2）

患儿，男性，胎龄 28⁺⁶ 周，出生体重 980g。A. 出生 2 个月，可见散在分布的斑片状及索条状致密影；B. 出生 3 个月，CT 示肺充气欠均匀，局部透亮度增高，两肺可见散在分布的斑片状及索条状致密影；C. 出生后 8 个月，两肺支气管血管束增多、模糊毛糙，两肺充气欠均匀，可见斑片状致密影

【研究现状与进展】

目前 BPD 病因及发病机制仍不明确，主要考虑与以下因素有关，如遗传易感性、极不成熟早产儿其出生后肺发育受阻或停滞、感染及炎症因子表达、生长因子缺乏致肺表面活性物质不足、其他产前暴露致宫内发育迟缓，以及出生后暴露如肺液过剩、营养不良、维生素 A 和维生素 E 缺乏、贫血等。

TGF-β 相关信号通路与早产儿 BPD 的研究进展：新生儿 CLD 与新生儿肾上腺皮质功能不全、肺发育过程中血管内皮生长因子信号受损，以及一氧化氮生成减少相关，其机制尚不明确[2]。在 BPD 的发生过程中，存在肺组织的异常修复和纤维化过程，其中 TGF-β₁ 为肺纤维化形成过程中的重要细胞因子，可促进成纤维细胞的增殖、分化与生长，抑制上皮细胞和内皮细胞的增殖，上调胶原 mRNA 表达水平，导致胶原蛋白合成增加、降解减少[8-10]。

低剂量 CT 对先天性支气管肺发育不良患儿的诊断价值：新生儿身体各器官功能尚处于发育之中，对辐射更加敏感，既往临床使用的 CT 辐射剂量大，应用于新生儿检查，电离辐射风险较大。目前广泛采用的低剂量技术，特别是新的超高端 CT 低剂量扫描技术能明显降低辐射剂量，由检查本身所致的辐射及剂量蓄积问题得到了有效的解决，使得 CT 更好地应用于新生儿肺部疾病的检查及复查[11]。

参 考 文 献

[1] Northway WJ, Rosan RC, Porter DY. Pulmonary disease following respirator therapy of hyaline-membrane disease. Bronchopulmonary dysplasia. N Engl J Med, 1967, 276（7）：357-368.

[2] Biernacka A, Dobaczewski M, Frangogiannis NG. TGF-β signaling in fibrosis. Growth Factors, 2011, 29（5）：196-202.

[3] 李雪花, 沈月华, 周静. 支气管肺发育不良早产儿 44 例临床分析. 中国新生儿科杂志, 2015, 30（6）：433-437.

[4] Darlow BA, Graham PJ. Vitamin A supplementation to prevent mortality and short and long-term morbidity in very low birth weight infants. Cochrane Database Syst Rev, 2011, 5（10）：CD000501.

[5] 肖刚. 新生儿肺透明膜病并发支气管肺发育不良影像学表现及其意义分析. 包头医学, 2018, 42（2）：10-12.

[6] 江载芳, 申昆玲, 沈颖. 诸福棠实用儿科学. 第 8 版. 北京：人民卫生出版社, 2015.

[7] 智月丽. 93 例支气管肺发育不良的影像学诊断分析. 中国 CT 和 MRI 杂志, 2019, 179（4）：32-34.

[8] 郑雪媚, 王少华. TGF-β 相关信号通路与早产儿支气管肺发育不良的研究进展. 辽宁医学杂志, 2019, 33（1）：87-90.

[9] Akhmetshina A, Palumbo K, Dees C, et al. Activation of canonical Wnt signalling is required for TGF-β-mediated fibrosis. Nature, 2012, 3（13）：735.

[10] Li ZY, Li CZ, Wu YT, et al. The expression of TGF-β, Smad3, phospho-Smad3 and Smad7 is correlated with the development and invasion of nonfunctioning pituitary adenomas. J Transl Med, 2014, 12（1）：71.

[11] 何强. CT 多种重建技术在儿童气管 X 线阴性异物诊断中的价值. 中国医学影像学杂志, 2014, 22（8）：610-612.

（尹传高　王昶）

第二十五章　胸　膜　炎

【概述】

儿童胸膜炎在临床工作中虽不常见，但其发病率正呈现上升趋势。肿瘤、创伤和感染等累及胸膜腔，产生炎性反应，出现相应的临床症状，称为胸膜炎。大约有20%的胸膜炎需要手术治疗，大多预后良好。

虽然病原体进入胸膜腔的途径很多，但儿童胸膜炎最常继发于急性细菌性肺炎，少数也可发生于慢性感染，如肺结核。因此，儿童胸膜炎通常表现出肺炎的典型症状：咳嗽、发热、食欲缺乏等，同时还会伴有胸痛、呼吸困难等胸膜刺激症状，如炎症累及膈胸膜还可能表现为上腹部疼痛。

胸膜炎临床上分为3类：干性胸膜炎、浆液性胸膜炎和化脓性胸膜炎[1]。

1. 干性胸膜炎　常由肺部感染累及胸膜所致，感染产生纤维蛋白沉积于胸膜面，导致胸膜粗糙、粘连，出现胸痛症状。该类胸膜炎缺乏阳性的影像学表现。需结合临床症状、听诊胸膜摩擦音等做出排他性诊断。

2. 浆液性胸膜炎　由支原体和结核分枝杆菌感染所致，也可继发于病毒性肺炎。该类胸膜炎在胸腔内会出现渗出液聚积。病初可出现咳嗽、胸痛等临床表现，当胸腔积液逐渐增多时将出现呼吸困难甚至发绀，此时儿童咳嗽和胸痛症状反而会相对减轻。影像学检查可以了解胸腔积液量、肺组织及纵隔受压的情况，评估病情及治疗效果。

3. 化脓性胸膜炎　又称为脓胸，指感染后脓液聚集于胸膜腔。该类胸膜炎常见于婴幼儿。儿童期大多数脓胸继发于急性细菌性肺炎，也可来源于其他感染部位的扩散，如膈下脓肿、纵隔脓肿、肋骨骨髓炎及异物吸入等。脓胸多发生于肺炎早期，表现为呼吸困难和高热不退。大量脓液聚集于胸腔可导致肺组织膨胀不全，壁胸膜增厚形成胸膜脓肿。化脓性胸膜炎的及时治疗非常重要。如果感染控制及时，炎症消退，肺部复张；如果病程迁延将形成慢性脓胸，胸膜渗出物机化可使脓肿闭合或瘢痕愈合，造成胸廓畸形甚至影响呼吸功能。

【病理学表现】

胸腔是一个密闭的潜在空间，胸膜的表面覆盖有单层间皮细胞。胸膜炎是指病原体进入胸腔，与胸膜间皮细胞产生局部炎性反应或者全身炎性反应。胸膜炎的严重程度，以及病程的进展取决于胸膜的免疫反应与病原体的毒力。

病原体可以通过肺泡间隙直接进入胸膜腔，常伴有肺炎性的胸腔积液，这是最常见的胸腔感染方式。结核分枝杆菌则可以通过破坏胸膜组织而直接进入胸腔导致胸腔感染。其他的胸腔感染途径还包括血源性感染及开放性创伤。腹腔内的感染也可以通过横膈裂孔进入到胸腔内[2]。

正常的胸腔仅有少量的浆液，用以润滑胸腔，减少呼吸时的摩擦。这些浆液由淋巴管吸收，产生和吸收保持着一个平衡状态。当胸腔感染时淋巴管对胸腔内液体的吸收能力将明显减低。这是由于炎性产物可以抑制淋巴管的收缩、降低淋巴管的搏动功能；另外，感染性的渗出液中纤维蛋白、细胞碎片可阻塞淋巴管，并且炎性组织的压迫也会减少淋巴管的吸收；结核性胸膜炎产生的肉芽组织也影响淋巴管的吸收功能。因此，胸腔积液是胸腔感染最常见的影像学表现。

造成儿童胸腔感染的病原体与成人不同，有其特征性。文献报道国内儿童胸膜炎以支原体感染最为常见，其次为细菌（包括肺炎链球菌、葡萄球菌、铜绿假单胞菌等）、病毒（主要包括腺病毒、流感病毒、柯萨奇病毒、麻疹病毒和埃可病毒等）感染，以及寄生虫感染。婴幼儿由于免疫力低下，其胸腔感染的病原体以细菌为主[3]。

【影像学表现】

1. 浆液性胸膜炎 主要表现为胸腔积液，影像学检查的目的是对胸腔内情况及邻近脏器进行整体评估，查找胸膜炎病因。浆液性胸膜炎常伴随肺部炎症，胸腔积液内的细胞计数较低，很少发展成脓胸。

（1）X线：是发现浆液性胸膜炎的主要方法，即使大多数胸部X线片的检查初衷是为了了解肺部感染情况。浆液性胸膜炎引起的胸腔积液多为单侧。少量的胸腔积液仅表现为肋膈角的变钝、消失，中等量胸腔积液表现为胸腔外高内低弧形高密度影。大量胸腔积液可表现为单侧"白肺"，单侧肺野透亮度明显减低，并伴有纵隔健侧移位，此时与单侧肺部实变难以鉴别（图25-0-1A）。值得注意的是，小龄患儿胸部X线片多为仰卧前后位，此时胸腔积液将不会在肋膈角区聚集，少量的胸腔积液将难以发现，中等以上胸腔积液可表现为单侧肺野的透亮度减低，或在胸腔外侧或肺尖部聚集，表现为胸壁条状或肺尖部弧形高密度影（图25-0-1B）。除了胸腔积液，胸部X线片常可以发现胸部感染。另外，胸腔积液患儿由于患侧胸膜刺激引起胸痛。为了减轻疼痛，患儿脊柱常向患侧弯曲来减少患侧胸廓的扩张，该征象可以提醒诊断者重视对胸腔的观察。

（2）CT：考虑到辐射的危害，CT并不是浆液性胸膜炎的推荐检查手段，但在CT评估胸部感染时可同时对胸腔积液进行观察。浆液性胸腔积液细胞含量少，液体较清澈。CT表现为单侧胸腔内弧形液体密度影，液体密度均匀。液体自胸廓底部开始聚集。中等以上胸腔积液可伴有肺叶的膨胀不全。大量胸腔积液时一侧肺可完全不张，纵隔向健侧移位。增强扫描检查可见强化的胸膜，胸膜厚度多正常或轻度增厚。

（3）超声：是评估胸腔积液的主要方法，可以发现少量胸腔积液，估算胸腔积液量；对渗出液和漏出液的鉴别有一定帮助，并且可以鉴别胸腔积液和肺不张。胸腔穿刺引流前需先行超声检查，并可在超声引导下进行。

2. 化脓性胸膜炎 常继发于肺部感染或脓毒血症。由于胸腔积液中出现白细胞及纤维蛋白，因此胸腔积液密度相对较高。脓液中的纤维蛋白沉积，在胸膜表面形成纤维膜，造成胸膜增厚、粘连，形成包裹性胸腔积液。

（1）X线：很难分辨胸腔积液的性质，但一些征象可以提示化脓性胸膜炎的发生。化脓性胸膜炎常引起包裹性胸腔积液，表现为胸壁下"双凸镜"影。若胸膜粘连较严重，则可见多个包裹灶。当包裹性积液发生于叶间胸膜时，则需要与肺内病灶相鉴别。另外，由于纤维蛋白沉积造成胸膜增厚，限制胸廓的舒张。胸部X线片可见患侧胸廓不同程度萎陷，肋间隙较健侧变窄，纵隔可轻度向患侧移位，壁胸膜呈带状增厚（图25-0-2）。若伴发胸膜支气管瘘则可见气-液平面征象，此征象多见于金黄色葡萄球菌感染。

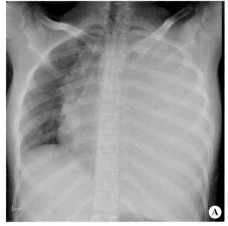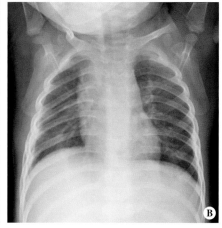

图25-0-1 浆液性胸膜炎

A.胸部X线片示左侧大量胸腔积液，左侧呈"白肺"改变，纵隔向右侧偏移；B.右侧中等量胸腔积液，由于仰卧位摄片，液体聚集于胸腔外周，表现为右下肺野中外带透亮度稍减低，右下胸壁见条状高密度影

（2）CT：不是儿童胸膜炎的常规检查方法，但可得到更多的诊断信息。由于纤维蛋白沉积及胸膜充血，可见胸膜的增厚，尤以壁胸膜更为明显，因为脏胸膜通常贴近于膨胀不全的肺组织而显示不清。若做增强扫描检查，可见胸膜的异常强化（图 25-0-3A）。由于胸膜充血和周围组织液渗出，CT 上可见胸膜下脂肪增厚、密度增高（图 25-0-3B）。胸膜粘连和胸腔积液的包裹也是化脓性胸膜炎的主要征象。若胸腔积液中的细胞成分较多、胸腔积液稠厚，胸腔积液可呈等密度，这时通常与不张的肺组织难以区分。CT 增强扫描检查可以显示不张肺组织内的强化血管，提供鉴别诊断信息。

（3）超声：在化脓性胸膜炎的诊断中，超声检查较 X 线检查更有优势，不仅是因为其没有辐射风险，还有以下优势。首先，超声可以通过胸腔积液回声的浑浊程度，对胸腔积液的性质进行判断，对渗出液和漏出液的鉴别有一定帮助。其次，超声对胸膜细节显示更为清晰，不但可以显示胸膜的增厚，而且可以显示胸腔积液中的胸膜粘连条索，有利于化脓性胸膜炎诊断。最后，超声多普勒血流信号，对肺不张和等密度胸腔积液的鉴别也很有帮助。

【诊断要点】

（1）浆液性胸膜炎仅表现为单纯的胸腔积液，需要结合临床信息与其他疾病相鉴别。

（2）胸膜增厚、包裹性胸腔积液、胸腔内气 – 液平面，以及肺内伴发感染是化脓性胸膜炎的主要诊断指标。

（3）超声检查在胸膜炎的诊断和随访中更有优势。

【鉴别诊断】

1. 肺脓肿　区分肺脓肿及化脓性胸膜炎对临床治疗非常重要。肺脓肿常表现为厚壁类圆形病灶，常伴有气 – 液平面，病灶与胸壁呈锐角相连；化脓性胸膜炎可见脏胸膜和壁胸膜分离，胸膜增厚更为明显，并且病灶与胸壁呈钝角相连。值得注意的是肺脓肿和化脓性胸膜炎可同时发生。

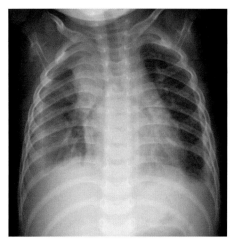

图 25-0-2　右侧化脓性胸膜炎（1）

右肺野透亮度减低，胸壁条状增厚，右侧胸廓较对侧稍有萎陷，纵隔轻度右偏

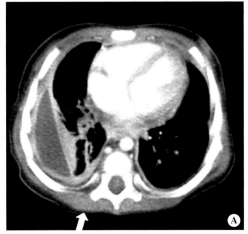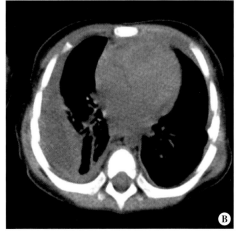

图 25-0-3　右侧化脓性胸膜炎（2）

A. CT 增强，右侧胸膜强化，以壁胸膜强化更为明显，壁胸膜显示欠清晰，壁胸膜外脂肪增厚、模糊（白箭）；B. CT 平扫示右侧胸腔积液，胸膜增厚，邻近肺组织实变

2. 肺不张 等密度胸腔积液与肺不张相鉴别，应首选多普勒超声检查，肺组织中的血流信号可以与胸腔积液信号进行区分。

【研究现状与进展】

儿童胸膜炎并不少见，影像学检查在儿童胸膜炎的临床管理中起着重要作用，但却少有关于儿童胸膜炎的影像学研究。这是由于影像学检查通常仅用来确定胸膜炎的病因、伴随疾病，以及邻近脏器的受累情况。影像学检查对胸腔积液性质的判断虽有帮助，但特异度并不高。胸腔积液的性质主要由实验室检查、细菌培养或治疗效果来决定。

研究表明，CT能谱成像有利于胸腔渗出液与漏出液的鉴别，渗出液与漏出液的能谱曲线及能谱特征参数之间存在区别[4]。但考虑到辐射损伤，该方法并不适合在儿童检查中开展。

关于儿童胸膜炎的MRI研究未见报道。但有学者提出胸腔积液DWI有利于胸腔漏出液和渗出液的鉴别，两种液体的ADC值存在明显差异，胸腔积液DWI可以成为胸腔穿刺术的替代方案[5]。但该方法还未经大规模临床应用证实，更未应用于儿童胸膜炎的诊断。

参 考 文 献

[1] 江载芳，申昆玲，沈颖. 诸福棠实用儿科学. 第8版. 北京：人民卫生出版社，2015.

[2] Hage CA, Mohammed KA, Antony VB. Pathogenesis of pleural infection. Respirology, 2010, 9 (1): 12-15.

[3] 刘红霞，赵德育，秦铭，等. 儿童胸膜炎190例临床特点与病因分析. 临床儿科杂志，2009, 27 (10): 945-948.

[4] 辛小燕，朱斌，陈君坤，等. CT能谱成像在胸腔渗出液与漏出液定性鉴别中的作用. 中华放射学杂志，2011, 45 (8): 723-726.

[5] Baysal T, Bulut T, GoKirmak M, et al. Diffusion-weighted MR imaging of pleural fluid: differentiation of transudative vs exudative pleural effusions. Eur Radiol, 2004, 14 (5): 890-896.

（张　勤　印洪刚）

第二十六章　纵　隔　炎

【概述】

纵隔炎（mediastinitis）可由多种病因引起，按病程分为急性和慢性纵隔炎。急性纵隔炎可由食管或气管穿孔、异物嵌插、腐蚀、手术切口泄漏、下行性坏死性纵隔炎、心脏手术后感染等原因引起。有报道称胰腺炎的上行感染、椎骨骨髓炎蔓延亦可引起纵隔炎，影像学对纵隔疾病的诊断具有重要作用。

1. 食管或气管穿孔　是儿童最常见导致局部纵隔感染的病因，异物（如纽扣电池）对食管壁及纵隔组织的腐蚀，硬物（碎骨片、果核、鱼刺等）刺伤或刺穿食管壁，以及酸碱物质烧伤等导致食管穿孔[1]。医源性操作如先天性食管闭锁伴食管气管瘘手术治疗后食管吻合口瘘、气管插管不当或扩张气管切开术等[2]。

2. 下行性坏死性纵隔炎（descending necrotizing mediastinitis，DNM）　是牙源性、咽部、颈部和其他头颈部感染通过皮下组织和颈部筋膜迅速扩散到胸腔，从而导致组织坏死、脓毒血症和器官衰竭的疾病。若不及时快速妥善处理，病死率很高，儿童预后好于成人。在儿童中，咽后脓肿常继发于鼻咽和中耳的感染，可能是儿科 DNM 最常见的来源[3]。

3. 心脏手术后感染　鼻腔耐甲氧西林金黄色葡萄球菌（methicillin-resistant Staphylococcus aureus，MRSA）和术前住院时间是影响心脏术后纵隔炎的重要因素[4]。此外，手术复杂、手术时长、最低直肠温度、体外循环回流量和输血量也是纵隔炎的危险因素[5]。

慢性纵隔炎最常见的症状是呼吸困难、咳嗽、胸痛、反复肺部感染、咯血和吞咽困难，以及喉返神经受压引起的声音嘶哑，可以是急性纵隔炎或肉芽肿性纵隔炎发展而来，非特异性全身症状包括发热和体重减轻，如有上腔静脉压迫则可导致上腔静脉淤血[6]。

【病理学表现】

1. 急性纵隔炎　由于解剖结构上颈部与纵隔经颈深筋膜中层沿气管前间隙相连续，故感染侵破局部软组织甚至食管等实体器官、胸膜后，气体可迅速经破溃口进入负压的纵隔内，并形成纵隔气肿、脓气胸及皮下气肿。此外，急性纵隔炎致病菌多为混合性，并可有产气菌，因而在局部未见明显破溃时亦可出现纵隔气肿。

2. 慢性纵隔炎　为肉芽肿性和硬化性炎症，多发生于前中纵隔中上部，其病理学特征为纵隔进行性纤维化和钙化，病因不明，有研究认为与结核分枝杆菌或组织胞浆菌感染后的异常免疫反应有关[6]。但它也可作为一种特发性疾病或自身免疫性疾病、放疗或二甲麦角新碱和美托洛尔等药物的后遗症而出现。

【影像学表现】

1. 急性纵隔炎

（1）X 线：表现无特异性，表现为纵隔增宽、正常纵隔轮廓消失、纵隔积气、气管移位或变形。DNM 的 X 线平片典型表现是颈后间隙异常密度伴积液、气管向前移位、纵隔气肿，以及颈椎生理曲度变直，也可发生胸膜和心包积液或脓胸。

（2）CT：纵隔增宽，边界模糊不清，纵隔内呈斑片状稍低或低密度影，伴食管和气管损伤者可表现为扩张的食管、纵隔气肿甚至颈胸部皮下气肿，胸腔积液和头臂动脉周围淋巴结增大可以是常见表现；有感染时，纵隔可有含气的纵隔脓肿形成或胸膜脓肿形成，增强扫描检查表现为纵隔内呈分隔状、环形、斑片状强化，强化灶间呈低密度的未强化或弱强化灶（图 26-0-1）。

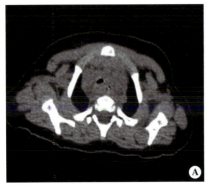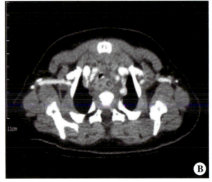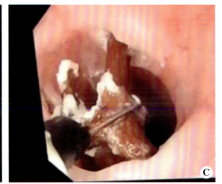

图 26-0-1 急性纵隔炎

A. CT 平扫显示食管周围软组织肿胀，界线不清；B. CT 增强扫描显示食管周围不规则环形强化影；C. 胃镜证实食管内异物（葡萄梗）

2. 慢性纵隔炎

（1）X 线：典型表现是纵隔增宽伴隆突下或气管旁肿块、上腔静脉钙化和受压，其次可有肺叶萎陷、肺实变或气道狭窄，胸腔积液较少见。

（2）CT：分为局灶性和弥漫性，局部形成纤维性纵隔炎，多位于气管右侧和腔静脉周围[6]，其典型表现为右侧气管旁、隆突下或肺门区软组织肿块，常伴有钙化。弥漫性慢性纵隔炎的表现为弥漫性浸润性肿块，无钙化，常累及整个纵隔，可自发消退，也可进展为肺源性心脏病或继发性肺动脉高压。

【诊断要点】

1. 急性纵隔炎

（1）患儿有异物史，或牙源性、咽部、颈部和其他头颈部感染史，或纵隔区手术史。

（2）影像学表现：上纵隔增宽，纵隔内呈斑片状稍低或低密度影，边界模糊不清，伴或不伴纵隔气肿，有感染时 CT 增强可以表现为纵隔脓肿形成。

2. 慢性纵隔炎

（1）患儿反复肺部感染、胸痛、咯血和吞咽困难，以及有喉返神经受压引起声音嘶哑等症状。

（2）影像学表现为纵隔增宽，右侧气管旁、隆突下或肺门区软组织肿块，常伴有钙化。

【鉴别诊断】

本病需与纵隔肿瘤相鉴别。纵隔肿瘤急性感染症状不重，纵隔内可见占位性病变，且增强扫描后占位性病变通常有均匀或不均匀的强化，很少有纵隔积气的表现，故不难鉴别。

【研究现状与进展】

食管异物好发于 1～5 岁儿童，如延误治疗或治疗不当，可出现严重并发症，如食管穿孔、纵隔炎和食管主动脉瘘等，甚至危及生命。值得注意的是，纽扣电池是近些年一种比较特殊的异物，纽扣电池对食管壁的损伤来自电池内化学物质对食管的直接腐蚀、电压的烧灼及对黏膜的压迫，可在短时间内损伤黏膜或造成食管穿孔，即使异物取出后残留的电池漏出液对黏膜仍有破坏作用，极易造成急性纵隔炎且不易痊愈[7]，需引起家长、临床医师、放射科医师的高度重视，通过询问病史、及时进行 X 线正侧位摄片观察，以区分电池与硬币；影像学对纵隔疾病的诊断具有重要的作用，CT 是评估纵隔炎的首选诊断成像技术，用于评估纵隔受累的区域、程度，以及血管、气管支气管和食管受累情况。

DNM 的儿童患者病死率低于成人，可以通过迅速手术引流，安全地进行治疗。覆盖 MRSA 的广谱抗生素和及时有效的外科手术干预是成功治疗的重要部分[3]。慢性纵隔炎的一些少见病因包括 IgG4 相关性疾病[8]、腹膜后纤维化、硬化性胆管炎、侵袭性纤维性甲状腺炎及特发性纤维化纵隔炎等。

参 考 文 献

[1] Lindenmann J，Matzi V，Neuboeck N，et al. Management of esophageal perforation in 120 consecutive patients：clinical impact of a structured treatment algorithm. J Gastrointest Sury，2013，17（6）：1036-1043.

[2] Wilson CD，Kennedy K，Wood JW，et al. Retrospective review

of management and outcomes of pediatric descending mediastinitis. Otolaryngol Head Neck Surg，2016，155（1）：155-159.

[3] Kluge J. Acute and chronic mediastinitis. Chirurg，2016，87（6）：469-477.

[4] 巫金龙，管欣，王峰，等 . 不同类型下行性坏死性纵隔炎的治疗 . 实用医学杂志，2016，32（24）：4083-4085.

[5] Gerald GB，Ricardo R，Edward Y. Caffey's pediatric diagnostic imaging. Clin Radiol，60（3）：411-412.

[6] 周晓明，冯学威，李世煜，等 . 急性纵隔炎临床与影像学特征分析 .

医学临床研究，2012，29（1）：33-35.

[7] 高关清，娄卫华 . 儿童食管异物并发症的临床分析 . 中国耳鼻咽喉头颈外科，2012，9（6）：327-329.

[8] Gorospe L，Ayala C，Ana M，et al. Idiopathic fibrosing mediastinitis spectrum of imaging finding with emphasis on its association with IgG4-related disease. Clin Imag，2015，39（6）：993-999.

（段晓岷　王　强　陈添峰）

第八篇

肝胆胰脾感染与炎症疾病

第二十七章　肝脏感染与炎症疾病

第一节　病毒感染

一、嗜肝病毒性肝炎

【概述】

病毒性肝炎（viral hepatitis）是由多种病原体引起的全身性传染病，主要累及肝脏。最初认为本病是胆道的卡他炎症，引起黄疸，称为黄疸肝炎；而后逐步认识本病是全身性疾病，且具有传染性，又称为传染性肝炎[1]。病原体包括嗜肝病毒和非嗜肝病毒，嗜肝病毒感染是病毒性肝炎的主要原因，包括甲型、乙型、丙型、丁型、戊型肝炎，多发生于新生儿期以后，其中乙型、丙型肝炎易演变成慢性。临床表现多样，病变程度不一，可无症状或仅引起一过性肝损害，出现发热、腹部不适、黄疸，其他不常见的表现包括急性暴发性肝衰竭、亚临床感染所致的慢性肝硬化，以及快速进展性感染所致的肝硬化。由于各类型肝炎病毒之间无交叉免疫，同一个体可感染两种或两种以上的肝炎病毒，造成重叠感染，临床症状更重[2]。

甲型病毒性肝炎是由甲型肝炎病毒（hepatitis A virus，HAV）引起的，经粪-口传播，常呈地区性流行或散发，秋冬多发，儿童易感，3～6岁为发病高峰[3]。甲型肝炎患者和亚临床感染者是本病的传染源，当潜伏期后期及黄疸出现前后一周传染性最强，无慢性携带状态。临床多为急性黄疸型肝炎，有明显的消化道症状，常伴有发热。甲型肝炎常可自限恢复，多不发展为慢性。实验室检查示血清丙氨酸转氨酶（ALT）和天冬氨酸转氨酶（AST）升高，本病确诊指标是血清甲型肝炎病毒特异性 IgM 抗体阳性[4]。

乙型病毒性肝炎是由乙型肝炎病毒（hepatitis B virus，HBV）引起的以肝脏损害为主的全身性传染性疾病，主要经输血、血液制品、未严格消毒的注射器具、母婴传播和生活上的密切接触传染，急性、慢性患者和无症状慢性乙肝病毒携带者是主要的传染源[5]。我国属于高感染区，目前基于本病的防治做了大量工作，使儿童中的感染率已显著下降。本病具有普遍易感性，年龄分布与 HBV 传播途径及当地的流行程度有关，儿童通过母婴传播，于出生后 6 个月发病率升高，4～6岁为高峰年龄，男性多于女性。乙肝病毒感染后经 4 周至 6 个月的潜伏期可发生急性肝炎，其中 70%～80% 的急性肝炎经 2～4 个月的病程完全恢复，少数病程迁延超过 6 个月以上者为慢性肝炎，仅 1%～2% 可并发重症肝炎。临床表现分为 4 型[6]：①急性乙型肝炎，急性期症状同甲型肝炎，但黄疸较甲型肝炎少，儿童中急性乙型肝炎较多见；②慢性乙型肝炎，症状较轻，无黄疸或轻微黄疸；③重症乙型肝炎，儿童以亚急性重症乙型肝炎多见，急性重型即暴发性肝炎较少见，可出现深度黄疸、严重胃肠道反应；④淤胆型肝炎，常起病于急性黄疸型乙肝，但症状较轻，黄疸明显。肝功能检测提示乙型肝炎急性期的 ALT、AST 增高，增高值低于甲型肝炎；当 ALT、AST 持续增高或反复增高时，转入慢性期，常 AST/ALT 比值＞1。病原学检测血清 HBsAg 阳性，HBV DNA 阳性。

丙型病毒性肝炎是由丙型肝炎病毒（hepatitis C virus，HCV）引起的。慢性 HCV 携带者是重要的传染源，主要通过输注血液或血液制品传播。儿童感染率不高，无明显季节性。其临床表现通常较轻，常呈亚临床型，多数患儿无黄疸。实验室检查肝功能指标可有不同程度升高，确诊需检测 HCV 特异性抗体、HCV 抗原。

【病理学表现】

病毒性肝炎的基本病理改变包括弥漫性肝细胞肿胀、变性、坏死，炎性细胞浸润，肝细胞再生，库普弗（Kupffer）细胞增生，小胆管和纤维组织增生[7]。急性肝炎以肝细胞浊肿、气球样变为主，最后发生灶性坏死与再生；慢性肝炎通常以炎症活动度和纤维化程度作为病理分期的标准；重型肝炎特征为大量肝细胞坏死，可呈大块状或亚大块状坏死，临床进展迅速。亚急性坏死伴肝细胞结节性增生及结缔组织增生易演变为坏死后肝硬化。

【影像学表现】

1. 超声 主要表现为肝大，肝实质回声粗糙且不均匀减低，导致汇管区回声相对增高，可呈肝段分布，表现为"星空"征。

2. CT

（1）肝脏形态改变：急性肝炎肝脏可不同程度肿大，肝实质密度不均（图 27-1-1）；亚急性期及慢性肝炎急性发作可显示肝脏变形、萎缩，轮廓不光滑。

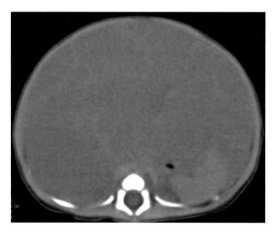

图 27-1-1　嗜肝病毒性肝炎

CT 示肝脏弥漫性增大，实质密度减低并可见多发稍高密度索带影

（2）肝内血管周围"袖口"征：增强扫描后肝实质强化不均匀，显示出门静脉左、右支及肝内分支周围的低密度环状影，这是肝细胞肿胀、变性、坏死及纤维化，对肝脏微循环产生影响，血管周围淋巴组织水肿、淋巴回流受阻，肝内淋巴管扩张所致。

（3）肝外继发表现：胆囊壁增厚及胆囊窝积液、肝门区及腹腔淋巴结肿大、脾大、多浆膜腔积液（图 27-1-2）。部分患儿可合并暴发性肝衰竭，CT 上可在受累区出现钙化斑。

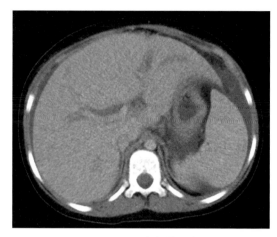

图 27-1-2　病毒性肝炎

CT 增强，门脉期示肝脾大，门静脉周围可见线样无强化影，提示周围水肿，同时可见肝周、脾周积液

3. MRI

（1）活动期肝损伤：MRI 对于活动期肝细胞损伤的组织学改变较 CT 更为敏感。急性期肝炎有弥漫性肝实质肿胀时，肝脏信号可发生变化，T_1WI 信号减低、T_2WI 信号升高，汇管区的间隙变窄。广泛的灶性坏死可表现为小片影，边界模糊，在 T_2WI 上呈高信号。若合并暴发性肝衰竭，MRI 可出现肝组织纤维化或瘢痕形成。

（2）慢性肝炎：以肝段不均匀的损伤为主要表现，可合并纤维化、脂肪沉积及再生结节。肝脏形态学发生改变，实质信号不均。

【诊断要点】

依据各型肝炎流行病学资料、临床特点、常规实验室检查及特异性血清学检测，通常可明确诊断。病毒性肝炎的影像学表现无特异性，可无明显异常，或表现为肝大，实质密度 / 信号不均，门脉周围淋巴水肿及一些肝外表现。影像学对于排除其他临床表现类似的病理情况，如胆道梗阻、弥漫性肝转移和肝硬化等起重要作用。

【鉴别诊断】

肝实质内无异常，仅表现为胆囊壁明显增厚时需与急性胆囊炎相鉴别，急性胆囊炎表现为胆囊腔增大，而急性肝炎患者的胆囊腔相对塌陷。

【研究现状与进展】

螺旋 CT 灌注成像技术可以很好地反映肝纤维化的血管分布情况，对早期诊断、鉴别诊断及肝纤维化的定量分级有重要价值。主要的灌注参数包括肝动脉灌注量（HAP）、门静脉灌注量（PVP）、总肝灌注量（TLP）、平均通过时间（MTT）和肝左右叶分布容积，其中平均通过时间是肝纤维化分级最为敏感的指标[8]。

利用磁共振 ADC 值可以定量评估慢性病毒性肝炎的活动性及肝脏纤维化程度[9]。ADC 值同样可用来评估慢性肝炎的分级和对治疗的反应，随着纤维化评分的增加，平均 ADC 值下降。肝脏磁共振弹性成像研究认为，纤维化的肝脏其黏度和弹性模量明显高于正常肝脏，与超声弹性成像相比，磁共振弹性成像的成功率和诊断准确性要高得多。

二、非嗜肝病毒性肝炎

【概述】

引起肝损伤的人类非嗜肝病毒种类很多，主要包括巨细胞病毒、EB 病毒、单纯疱疹病毒、风疹病毒、腺病毒、柯萨奇病毒、轮状病毒等，既有单一表现为肝炎，也有其他器官病变同时伴肝损伤。

儿童巨细胞病毒感染多为原发性感染，感染后发病与否取决于感染者机体的免疫力。新生儿巨细胞病毒感染主要通过宫内感染引起母婴垂直传播、分娩时通过产道、哺乳期通过乳汁传播，由于免疫功能发育不全，可出现多系统多器官的损害，肝脏为其常见的感染部位。儿童巨细胞病毒性肝炎（cytomegalovirus hepatitis）是儿科常见的肝脏疾病，据统计在我国有 80% 的患儿为 3 岁以前感染，患儿出现不同程度黄疸、肝脾增大或大小便颜色变化。实验室检查显示巨细胞病毒 IgM 抗体、巨细胞病毒 PP65 抗原、巨细胞病毒 DNA 三项中有 1 项及以上阳性。

EB 病毒感染后常引起传染性单核细胞增多症，同时伴肝功能指标异常，ALT、AST 和胆红素升高，以急性病程为主，大多病情较轻、预后良好。EB 病毒性肝炎的发病机制可能与免疫性肝损伤有关，部分患者可表现为 EB 病毒诱导的自身免疫性肝炎。

单纯疱疹病毒性肝炎（herpes simplex virus hepatitis）主要感染 1～4 岁儿童，出生后 2 年内为感染高峰，好发于免疫力低下者，尤其器官移植患者[10]。病毒在宿主体内终身潜伏，感染后多表现出皮肤黏膜疱疹，严重者出现中枢神经系统感染和全身播散性感染。HSV 肝炎可以是全身症状表现的一部分，也可以主要表现为肝炎。实验室检查 ALT、AST 和乳酸脱氢酶（LDH）显著升高，部分患者胆红素显著升高，一般病情较重，可迅速出现肝性脑病。

【病理学表现】

基本病理改变与嗜肝病毒性肝炎相似，包括肝细胞肿胀、变性、坏死，多种炎性细胞浸润，肝细胞再生，库普弗细胞增生，小胆管和纤维组织增生。

【影像学表现】

影像学表现与嗜肝病毒性肝炎相似，无特异性，多表现出肝大，肝实质密度均匀或不均匀，临床症状严重者可同时出现门静脉高压、脾大、腹水等，需注意有无其他脏器受累。

【诊断要点】

非嗜肝病毒性肝炎的诊断一般为排他性诊断，应在排除常见的嗜肝病毒性肝炎的基础上，检测相应的非嗜肝病毒血清 IgM 抗体或病毒特异性抗原，或者分离病毒及 PCR 扩增病毒核酸，如获得阳性结果则支持诊断。影像学检查无特异性表现。

【研究现状与进展】

同嗜肝病毒性肝炎一致，可利用 ADC 值定量评估慢性病毒性肝炎的活动性及肝脏纤维化的程度。ADC 值同样可用来评估慢性肝炎的分级和对治疗的反应，随着纤维化评分的增加，平均 ADC 值下降。

参考文献

[1] Burdelski M，Wirth S，Laufs R. Viral hepatitis in children and adolescence. Z Gastroenterol，2004，42：731-733.

[2] Ding L，Xiao L，Lin X，et al. Intravoxel incoherent motion（IVIM）diffusion-weighted imaging（DWI）in patients with liver dysfunction of chronic viral hepatitis：segmental heterogeneity and relationship with child-turcotte-pugh class at 3 tesla. Gastroenterol Res Pract，2018，2018：1-12.

[3] Zhou YH. Prevention of mother-to-child transmission of hepatitis B virus by treating mothers with high viral loads. Hepatology，2016，64（5）：1823-1824.

[4] Takamura T，Motosugi U，Ichikawa S，et al. Usefulness of MR elastography for detecting clinical progression of cirrhosis from child-pugh class A to B in patients with type C viral hepatitis. J Magn Reson Imaging，2016，44（3）：715-722.

[5] Huang H，Che-Nordin N，Wang LF，et al. High performance of intravoxel incoherent motion diffusion MRI in detecting viral hepatitis-b

induced liver fibrosis. Ann Transl Med, 2019, 7（3）: 39.

[6] Paparo F, Cenderello G, Revelli M, et al. Diagnostic value of MRI proton density fat fraction for assessing liver steatosis in chronic viral C hepatitis. Biomed Res Int, 2015, 2015: 758164.

[7] Onur MR, Poyraz AK, Bozdag PG, et al. Diffusion weighted MRI in chronic viral hepatitis: correlation between ADC values and histopathological scores. Insights Imaging, 2013, 4（3）: 339-345.

[8] Yu JS, Shim JH, Chung JJ, et al. Double contrast-enhanced MRI of viral hepatitis-induced cirrhosis: correlation of gross morphological signs with hepatic fibrosis. Br J Radiol, 2010, 83（987）: 212-217.

[9] Tripuraneni V, Patel K, Brennan TV, et al. Fulminant herpes simplex viral hepatitis: ultrasound and CT imaging appearance and a review of the imaging literature. Clin Imag, 2014, 38（2）: 191-194.

[10] Luo XH, Song B, Chen WX. Relationship of CT manifestations of chronic viral hepatitis with severity of illness. Zhonghua Gan Zang Bing Za Zhi, 2005, 13（3）: 190-193.

第二节 细菌感染

一、细菌性肝脓肿

【概述】

细菌性肝脓肿（bacterial liver abscess）是肝实质细菌感染后发生炎性反应，病变内可出现液化坏死和组织溶解聚集形成脓腔，脓腔内面被肉芽组织覆盖。该病是临床常见的肝脏感染性疾病，也是最常见的内脏脓肿。细菌性肝脓肿具有多方面的致病因素和感染途径：①肝脏具有肝动脉和门静脉双重供血的特点，肝动脉和门静脉将来自消化道的感染或播散性脓毒血症播散入肝；②经胆道上行感染；③外伤或侵入性治疗（如经皮肝穿刺、胆道支架放置等）直接种植。半数以上的细菌性肝脓肿为多重性感染，常见的致病菌包括大肠埃希菌、克雷伯菌、链球菌及厌氧菌。

细菌性肝脓肿多见于 5 岁以下儿童，80% 病例发生在肝右叶，肠系膜上静脉播散的致病菌为主要来源。常有右上腹疼痛、不适、食欲降低、乏力、出汗、贫血等感染中毒表现。发热为主要表现，从低热到明显寒战、高热。查体见肝大、有触痛。实验室检查示白细胞计数明显升高，总胆红素和转氨酶水平轻度升高、低蛋白血症，部分患者还出现碱性磷酸酶升高[1-4]。

【病理学表现】

细菌性肝脓肿可单发或多发，几毫米至数厘米大小不等，脓腔可呈单房或多房，腔内充满脓液。病理学表现包括肝组织局部的炎性充血、水肿、坏死、液化及脓腔形成。脓液主要由坏死的肝细胞碎屑、脓细胞、少量浆液及细菌组成。脓肿外周为巨噬细胞、淋巴细胞、中性粒细胞等构成的慢性炎性浸润。脓肿壁由较厚的肉芽组织及炎性水肿带坏绕脓肿。多个小脓肿可相互融合呈多房脓肿，房内分隔由纤维肉芽组织和尚未坏死的肝组织构成。来源于胆道的脓肿常与胆管分布一致，呈节段性，多与胆管相通。经肝动脉播散入肝的菌栓通常在肝内产生细小脓肿，数目多、发布广、病情重。经门静脉播散入肝的菌栓通常伴有化脓性血栓性门静脉炎，门脉分支管壁增厚[2-7]。

【影像学表现】

1. X 线 胸腹部 X 线平片可显示右侧膈肌抬高、反应性胸腔积液等异常表现。若为产气菌感染，可显示肝内及门静脉气体密度影。

2. 超声 脓肿较小时表现为低回声小结节或肝内边界模糊的不规则等回声区。脓肿较大时，其内部回声取决于脓腔内的成分，脓液稠厚时内部回声杂乱，可见散在或密集的点状回声漂移及不规则分隔，病灶后方回声增强。脓肿壁不光滑，边界模糊。脓肿愈合期显示脓肿暗区逐渐缩小，局部由低回声变为正常肝组织的等回声。约有 20% 的肝脓肿内含有气体，超声示病变内明显强回声，后方伴有回声衰减。肝脓肿的彩色多普勒表现具有一定特征，早期未出现液化时，仅在病灶周边探及少许血流，炎性反应高峰期时血流明显增加，且为高速低阻，病灶内部及周围血流呈延伸状而非环绕样。随病程进展，炎性反应减轻，血流又逐渐减少，流速降低。因此动态观察对正确诊断肝脓肿是有意义的。

3. CT 细菌性肝脓肿的 CT 表现因病变不同阶段而变异较大。CT 平扫多呈类圆形低密度影，中央为脓腔，其密度介于水与正常肝实质之间。病变边界模糊，周围可见环形低密度带包绕，含气脓肿内可见气-液平面。增强扫描后呈环形强化，表现为 3 种形式：①单环，代表脓肿壁，周围水肿带不明显（图 27-2-1）；②双环，由脓肿壁的纤维肉芽组织和周围低密度水肿带组成；③三环，即在脓肿壁内侧出现的一个较低密度环，由坏死组织或强化不明显的肉芽组织组成，通常无明显强化，但其密度高于脓液。多房性脓肿的壁及内部分隔呈明显强化（图 27-2-2）。肿块周围肝组织于增强早期出现一过性明显强化，反映了脓肿周围肝组织的炎症充血反应，称为"周围充血"征；增强扫描后肿块较平扫明显缩小，反映了化脓性

炎症期或脓肿未完全液化，残存肝组织的炎症反应，称为"肿块缩小"征；同一肝段内出现多个脓肿灶或其合并为较大脓腔时，多提示为胆源性肝脓肿，称为"集簇"征。

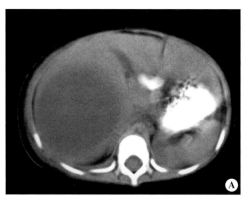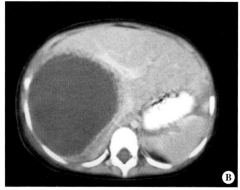

图 27-2-1　细菌性肝脓肿（1）

A. CT 平扫示肝右叶内一个巨大低密度包块影，周围有环形厚壁，边缘模糊，其内密度均匀，无钙化及间隔；B. CT 增强扫描示囊壁呈环形强化，囊内容物不强化

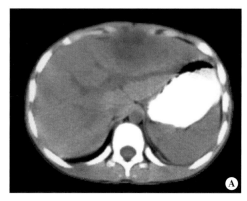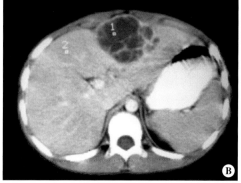

图 27-2-2　细菌性肝脓肿（2）

A. CT 平扫示肝左叶内见一个囊状低密度影，边缘模糊，其内见多个间隔，将囊腔分成多房状，呈"集簇"征，无钙化灶；B. CT 增强扫描示囊壁强化，各间隔明显强化，内容物不强化

4. MRI　典型细菌性肝脓肿于 MRI 表现为 T_1WI 低信号，T_2WI 高信号（图 27-2-3A，图 27-2-3B）。脓肿内信号强度可因脓液内蛋白质含量较高或坏死不彻底，于 T_1WI 呈等 – 高信号。对于细小脓腔，T_2WI 较 CT 更为敏感。脓肿壁呈等 T_1 等 T_2 信号，周围水肿带呈长 T_2 信号。脓肿内气体在 MRI 上表现为极低信号，于 T_1WI 序列更为明显。MRI 增强扫描与 CT 表现一致，内环早期及延迟期均强化，而外环延迟强化。脓肿壁的纤维肉芽组织明显强化（图 27-2-3C，图 27-2-3D），尤其新鲜的纤维肉芽组织于动脉期即明显强化，且持

续程度超过周围肝组织；成熟的纤维肉芽组织构成的脓肿壁及多房分隔，呈渐进性强化。DWI 和 ADC 图上脓肿分别呈高信号及低信号。肺炎克雷伯杆菌所致肝脓肿呈实性包块表现，并伴有多发分隔，这样的细枝样分隔带类似绿松石矿物，称"绿松石"征，于 T_2WI 显示更明显[2, 6, 8]。

【诊断要点】

细菌性肝脓肿典型感染的临床表现及实验室检查有高热、腹痛、白细胞计数升高等。超声及 CT 平扫显示肝内单发或多发、多房性或蜂窝状低回声 / 密度区，中央为脓腔，边缘模糊。MRI 表现

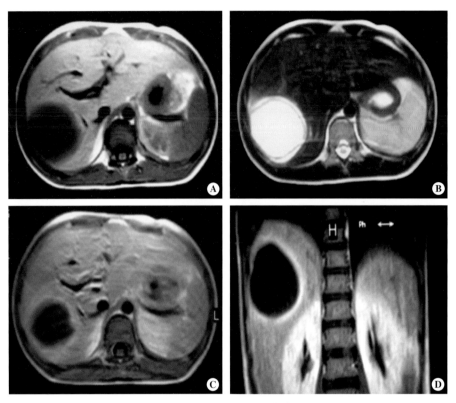

图 27-2-3 细菌性肝脓肿

A. MRI T$_1$WI 示肝右叶后段一个圆形囊状 T$_1$WI 低信号影，边缘清晰，壁呈等信号，内缘光滑；B. MRI T$_2$WI 示病变呈长 T$_2$ 信号，可见"双环征"；
C ~ D. MRI 增强检查示脓肿壁呈均匀环形强化，其内无强化

为不均匀长 T$_1$、长 T$_2$ 信号，周围水肿带 T$_2$WI 呈高信号。增强扫描呈环形强化，若增强扫描后肿块较平扫时缩小，周围肝组织一过性明显强化或病变持续强化有一定的提示意义。

【鉴别诊断】

1. 肝血管瘤 超声示血管瘤边界清晰，小结节多呈强回声，筛孔状，大结节可呈混合性回声，其内见少许低速血流信号。CT 平扫，瘤体多呈低密度，有时可见瘤壁环形钙化，增强扫描瘤周呈独特的结节状、波浪状环形强化，延时后可见对比剂自肿瘤外周逐渐向中心推进、填充。MRI 平扫，典型血管瘤于 T$_2$WI 上呈"亮灯"征，延时强化亦可见对比剂逐渐填充瘤体中心。

2. 肝转移瘤 超声、CT、MRI 表现为多个"靶"征或"牛眼"征，靶心常为肿瘤的坏死区。由于大多数转移瘤为乏血供肿瘤，MRI 增强后，病变在门脉期成像最佳，肝实质于此期强化达高峰期，而病灶为低信号，两者信号反差较大。瘤周常有环形强化，易于检出。肿块于增强扫描后无缩小征，可与肝脓肿区别。

3. 肝囊肿 于 T$_2$WI 病灶周围可见水肿带、边缘轻度强化、DWI 扩散受限，而典型肝囊肿并不具有这些特点。

【研究现状与进展】

超声学检查是该病首选的影像学检查方法，不仅能观察脓肿的部位、范围大小、液化程度，而且能直接观察脓肿的恢复情况及脓液的多少，更重要的是通过超声定位引导穿刺抽液排脓。CT 检查是最为有效的检查方法，对于显示脓肿壁及周围水肿带具有特征性。肝脓肿的 MRI 表现亦具有一定特征性，可显示脓液、脓肿壁的不同信号，大多数脓肿壁均为等 T$_1$、等 T$_2$ 信号，尤其在 T$_2$WI 序列显示较好。对于细小的脓腔，T$_2$WI 较 CT 敏感。DWI 序列可明确显示脓腔，呈明显高信号[5,9]。

参 考 文 献

[1] Bachler P, Baladron MJ, Menias C, et al. Multimodality imaging of liver infections: differential diagnosis and potential pitfalls. Radiographics, 2016, 36（4）: 1001-1023.

[2] Mortele KJ, Segatto E, Ros PR. The infected liver: radiologic-pathologic correlation. Radiographics, 2004, 24（4）: 937-955.

[3] Lardiere-Deguelte S, Ragot E, Amroun K, et al. Hepatic abscess:

diagnosis and management. J Visc Surg，2015，152（4）：231-243.

[4] Luo M，Yang XX，Tan B，et al. Distribution of common pathogens in patients with pyogenic liver abscess in China：a meta-analysis. Eur J Clin Microbiol Infect Dis，2016，35（10）：1557-1565.

[5] Rahimian J，Wilson T，Oram V，et al. Pyogenic liver abscess：recent trends in etiology and mortality. Clin Infect Dis，2004，39（11）：1654-1659.

[6] Venkatesh SK，Chandan V，Roberts LR. Liver masses：a clinical，radiologic，and pathologic perspective. Clin Gastroenterol Hepatol，2014，12（9）：1414-1429.

[7] Talati K，Lee KS. Magnetic resonance imaging of hepatic abscesses. Semin Roentgenol，2017，52（2）：73-82.

[8] 易亚辉，周建胜 . CT 增强扫描诊断早期细菌性肝脓肿 . 中国医学影像学杂志，2006，14（2）：112-115.

[9] Santos Rosa OM，Lunardelli HS，Ribeiro-Junior MA. Pyogenic liver abscess：diagnostic and therapeutic management. Arq Bras Cir Dig，2016，29（3）：194-197.

二、肝脏结核

【概述】

结核感染最常累及肺脏，肺外感染亦不少见，其中肝脏是最常见的肺外结核病发病部位之一。原发性肝脏结核少见，肝结核多为全身性结核的一部分，即继发性结核，占全部肺外结核病的50%～80%。其主要为肺结核或粟粒型结核病经肝动脉血行播散或消化道结核经门静脉播散而致。免疫缺陷人群患病概率更高。肝脏结核临床表现较多变且无特异性，常见临床症状包括腹痛、体重减轻、乏力、盗汗、发热及腹泻等。白细胞计数及C反应蛋白水平可升高，红细胞沉降率增加，血清转氨酶和碱性磷酸酶可升高。累及胆道系统时，胆红素水平可有改变[1, 2]。

【病理学表现】

肝脏结核属肉芽肿性肝炎。肝结核镜下形态表现多样，基本病理改变为肉芽肿，处于不同病理时期的结核性肉芽肿可表现为干酪样坏死、液化坏死、纤维组织增生及钙化，同时可见局部肝细胞坏死及库普弗细胞增生等。粟粒型结核结节多位于肝叶内，而较大的结核结节则多靠近门脉区，这被认为与门脉区氧分压较高有利于结节融合，以及干酪样物质形成有关[3]。肝结核病分型多样，多将其分为微小结节性和大结节性两类。微小结节性肝脏结核为直径0.5～2mm的粟粒样肉芽肿，也称为粟粒型结核，是肝脏结核最常见的形式，是由肺结核或肺外来源的结核分枝杆菌

血行播散引起的，这种情况下多数合并脾脏受累。大结节性肝脏结核灶直径为1～3cm，甚至大至肿瘤样包块，也称为结核瘤、假肿瘤样肝结核或结核性肝脓肿。它被认为是粟粒型小结节相互融合形成的结构，病灶可单发或多发，但与微结节相比，数量较少。病变内出现钙化提示病变炎症开始消散。

【影像学表现】

1. 超声 微小结节通常不易显示，因病灶太小很难发现，超声可仅表现为肝脏回声不均匀或呈弥漫性回声增强。若超声可探及病变，则表现为肝实质内弥漫分布的低回声微小结节。大结节性肝结核的典型超声表现为肝实质内低回声或混杂回声包块。

2. X线 腹部平片表现可正常，或仅显示肝影增大，或显示肝区钙化。胸部X线片可显示肺结核病变。

3. CT 表现缺乏特异性。微小结节性病变最为常见，CT平扫可仅表现为肝脏增大。结节较大时，表现为散在分布于肝实质内的多发低密度的微小结节，增强扫描后病变无明显强化。逐渐愈合的结核于CT上可见病变中心的钙化灶，呈散在分布，钙化首先出现在病变坏死中心部，典型者为"中心粉末状钙化"[4]。大结节性肝结核于CT平扫呈等密度，中心可见低密度坏死区，形成所谓的结核性肝脓肿，有时可见液－液平面形成，也可仅表现为低密度结节影。增强扫描后结节周围出现轻度环形强化。随着疾病愈合，肝结核结节常出现钙化灶。病变中心强化伴其周围相对低密度区或呈环形强化，构成"靶"征，这一表现可提示本病[5-9]。

4. MRI 微结节常于T_1WI上呈低信号，于T_2WI上呈高信号。MRI可反映结核瘤的病理改变，这与疾病的进展过程相关。干酪性肉芽肿自由水含量少，于T_2WI呈低信号。当周围出现炎性肉芽肿时因含炎性细胞及丰富的增生小血管，于T_2WI呈中心低信号，周围环呈高信号。也有学者认为病变于T_2WI呈低信号是与巨噬细胞在吞噬活动时产生自由基有关。结核瘤中心液化坏死后，病变中心于T_2WI呈高信号。当病变内含多种成分时，T_2WI信号混杂。增强扫描后结核灶多呈环形强化。

【诊断要点】

临床表现为腹痛、反复低热、盗汗、体重减

轻等，影像学检查上肝脏出现弥漫性结节性病变，尤其伴有中心钙化者，应考虑到本病可能。同时，结核病累及多个系统，肝脏结核等肺外结核通常伴有肺结核，当胸部影像学检查出现可疑病变时，高度提示结核病可能。最终诊断依靠组织病理学检查。

【鉴别诊断】

结核结节的鉴别诊断包括播散型真菌感染、巴尔通体病、结节病、转移瘤。肝脏结核常见于播散感染，并伴有脾脏受累及腹腔淋巴结坏死，此外，结核病可累及多系统，常伴有肺部感染，如粟粒性浸润或空洞性肺部病变，应首先考虑到结核病。仅靠影像学检查有时不能鉴别，确诊需要培养和检测出组织样本中的干酪性肉芽肿或PCR检测出抗酸杆菌。

【研究现状与进展】

肝脏结核因其临床表现无特异性，诊断存在一定困难。CT对于肝内结核灶的显示更为敏感，特别是干酪性坏死后出现的环形强化。CT是诊断肝脏结核首选的影像学方法。影像学不仅对于发现肝脏结核病变具有重要的意义，还可采用超声或CT引导进行病变的组织取样。最终确诊需要组织病理学检查、细菌学检查及痰液核酸检测。

参考文献

[1] Ch'ng LS, Amzar H, Ghazali KC, et al. Imaging appearances of hepatic tuberculosis: experience with 12 patients. Clin Radiol, 2018, 73（3）: 311-321.

[2] Evans RP, Mourad MM, Dvorkin L, et al. Hepatic and intra-abdominal tuberculosis: 2016 update. Curr Infect Dis Rep, 2016, 18（12）: 45.

[3] Kritsaneepaiboon S, Andres MM, Tatco VR, et al. Extrapulmonary involvement in pediatric tuberculosis. Pediatr Radiol, 2017, 47（10）: 1249-1259.

[4] Raut AA, Naphade PS, Ramakantan R. Imaging spectrum of extrathoracic tuberculosis. Radiol Clin North Am, 2016, 54（3）: 475-501.

[5] Talwani R, Gilliam BL, Howell C. Infectious diseases and the liver. Clin Liver Dis, 2011, 15（1）: 111-130.

[6] Pereira JM, Madureira AJ, Vieira A, et al. Abdominal tuberculosis: imaging features. Eur J Radiol, 2005, 55（2）: 173-180.

[7] Mortele KJ, Segatto E, Ros PR. The infected liver: radiologic-pathologic correlation. Radiographics, 2004, 24（4）: 937-955.

[8] World Health Organization. The Global Tuberculosis Report, Geneva. 2018.

[9] 范立新，贺亚琼，刘建滨，等. 3岁以内婴幼儿肺结核CT诊断. 放射学实践，2012，27（9）: 1001-1005.

三、肝脏沙门菌感染

【概述】

沙门菌为革兰氏阴性杆菌，常见感染部位为消化道淋巴组织，病原体经血源播散或内毒素作用可累及全身多个器官，如肝、脾、骨髓等网状内皮细胞。肝脏是肠外受累的常见部位之一，占全部感染的1%～26%。沙门菌感染可引起肝功能异常，导致急性肝炎。尽管及时诊断及有效应用抗生素，该病预后良好，但在免疫力较低的人群中总体死亡率仍可高达20%。沙门菌感染导致严重肝损伤的致病机制尚不明确，可能是多因素的结果，包括内毒素直接致肝损伤、局部炎性反应过程和宿主的免疫能力。

沙门菌感染后发热2周内可出现黄疸，肝脾大是最常见的临床表现，几乎见于所有患者。实验室检查血清转氨酶升高，血清和粪便沙门菌阳性对诊断本病及与其他急性肝炎相鉴别具有重要意义[1-3]。

【病理学表现】

肝大是最主要的病理表现，肿大范围可达2～10cm，感染后可产生肉芽肿样病变及弥漫性炎性反应，反应程度轻重不一。从轻度炎性反应至显著的网状内皮细胞增生，伴有肝窦内大量淋巴细胞及库普弗细胞增生，形成非干酪性肉芽肿结节，称为"伤寒结节"。伤寒结节是沙门菌感染的特征性改变，以肝实质外部1/3多见，其内含有巨噬细胞、单核细胞浸润，结节中心可伴有坏死。血清转氨酶明显升高患者的肝内组织病理学改变更明显，包括局灶性肝细胞坏死、肝细胞肿胀及微小脂肪粒聚集。胆管一般不受累及，少数情况下可有胆管炎性反应[4]。

【影像学表现】

肝脏沙门菌感染因网状内皮系统活性增加，多数情况下表现为非特异性肝炎，肉芽肿形成相对少见。影像学上表现为肝大，少数情况下可形成肝脓肿。

1. X线 肝大，含气脓肿可见肝区气体密度影。膈面抬高，继发肠穿孔时可发现膈下游离气体，可同时发现胸腔积液。

2. CT 肝实质内多发大小不等的低密度结节

影，其内可有分隔，增强扫描后病变边缘及分隔可见强化（图 27-2-4）。部分脓肿内可含有气体，有研究认为，含气脓肿较非含气脓肿的破坏性更强，预后更为严重。同时可显示回肠末端管壁增厚、肠系膜水肿、肠系膜淋巴结肿大。若合并肠管穿孔，CT 可显示气腹、腹腔内含气脓肿、大网膜增厚、腹盆腔积液等表现[5-8]。

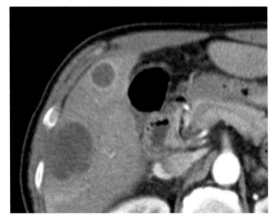

图 27-2-4　肝脏沙门菌感染
CT 增强扫描示肝实质内多发大小不等的低密度结节影，病灶边缘环形强化

【诊断要点】

本病的影像学表现无特异性，CT 在显示肝脏异常的同时，可早期显示以回肠末端为著的肠壁增厚、肠系膜淋巴结肿大、肠穿孔、腹腔脓肿等并发症，结合临床病史、传染病疫区生活史、血清转氨酶升高等应考虑本病[9]。

【鉴别诊断】

当肝脏沙门菌感染形成肝脓肿时，其表现与细菌性肝脓肿表现无异，需与肝血管瘤、肝转移瘤相鉴别，但该病在引起肝脏改变的同时累及消化道，影像学可显示肠管的异常及肠系膜淋巴结肿大，以资鉴别。

【研究现状与进展】

肝脏沙门菌感染的影像学表现无特异性，需结合患者病史、临床表现及实验室检查进行诊断。但影像学在辅助诊断及引导穿刺活检等方面具有重要意义。CT 有助于对临床表现严重的患者进行评估，尤其是早期发现沙门菌感染的腹部并发症，如肠穿孔或脓肿形成等。另外，MRI 水成像和 DWI 检查也可显示出肠道病变[1, 2, 7, 10]。

参 考 文 献

[1] 李俊，霍娜，王艳，等 . 伤寒杆菌致脊柱骨髓炎并椎旁脓肿一例 .

[2] 汪敏 . 伤寒性肝脓肿一例 . 中华放射学杂志，2007，41（4）：362.

[3] Azmatullah A，Qamar FN，Thaver D，et al. Systematic review of the global epidemiology，clinical and laboratory profile of enteric fever. J Glob Health，2015，5（2）：020407.

[4] Huang DB，DuPont HL. Problem pathogens：extra-intestinal complications of Salmonella enterica serotype Typhi infection. Lancet Infect Dis，2005，5（6）：341-348.

[5] Hennedige T，Bindl DS，Bhasin A，et al. Computed tomography features in enteric fever. Ann Acad Med Singapore，2012，41（7）：281-286.

[6] Jorge JF，Costa AB，Rodrigues JL，et al. Salmonella typhi liver abscess overlying a metastatic melanoma. Am J Trop Med Hyg，2014，90（4）：716-718.

[7] Kamatani T，Okada T，Iguchi H，et al. Liver abscess caused by Salmonella choleraesuis. Int J Gen Med，2015（8）：155-161.

[8] Mert A，Tabak F，Ozaras R，et al. Typhoid fever as a rare cause of hepatic，splenic，and bone marrow granulomas. Intern Med，2004，43（5）：436-439.

[9] Pramoolsinsap C，Viranuvatti V. Salmonella hepatitis. J Gastroenterol Hepatol，1998，13（7）：745-750.

[10] Soni PN，Hoosen AA，Pillay DG. Hepatic abscess caused by Salmonella typhi. A case report and review of the literature. Dig Dis Sci，1994，39（8）：1694-1696.

四、肝脏布鲁氏菌感染

【概述】

布鲁氏菌病（brucellosis）简称布病，也称"波状热"，是由布鲁氏菌属感染引起的世界范围内最为常见的人畜共患疾病之一，属自然疫源性疾病。布鲁氏菌是一种革兰氏阴性细胞内寄生菌，接触羊、猪、骆驼等感染牲畜，未经高温消毒的奶制品及实验室减毒菌株可直接或间接感染布鲁氏菌，经淋巴或血液播散而致病。布鲁氏菌可致全身多系统多器官感染，可累及肝、脾、骨髓、淋巴结、神经系统、运动系统、循环系统、消化系统和泌尿生殖系统等，并可于淋巴结内长期存活。肝脏作为人体最大的网状内皮系统，是布鲁氏菌属感染常见的受累器官。

布病分为急性感染、亚急性感染和慢性感染，临床表现多变且无特异性，急性期多数以不规则发热、多汗乏力、体重减轻、肝脾及淋巴结肿大、关节痛为主要表现，而肝脏病变多见于亚急性期或慢性期。实验室检查血细胞减少、血清转氨酶升高，血清布氏杆菌凝集试验阳性[1, 2]。

【病理学表现】

肝脏布鲁氏菌感染的病理学改变为肉芽肿。肉芽肿的形成是免疫系统对巨噬细胞内布鲁氏菌的炎性反应，大体表现分为 2 类：一类为含有淋巴细胞单核细胞的非特异肉芽肿性肝炎，另一类为假肿瘤性坏死性肉芽肿病，即布鲁氏菌性肝脓肿。肝内多个布鲁氏菌肉芽肿病变可融合，干酪性坏死进展，形成真性脓肿。镜下可见局灶性干酪样坏死区周围上皮样肉芽肿、淋巴细胞包绕并库普弗细胞增生浸润，同时可见肝实质纤维化[3-5]。

【影像学表现】

1. X 线　右侧膈肌抬高，右上腹部可见钙化。

2. 超声　表现为肝脏弥漫性增大。布鲁氏菌性肝脓肿表现为肝内不均匀低回声包块，包块内含液性暗区及 1 个以上大小不等的强回声钙化。

3. CT　CT 平扫表现为肝脏增大，肝实质内单房或多房不均质肿瘤样包块，边界不规则，伴有中心钙化灶。多房性病变由大小不等的囊腔构成。增强扫描后病变囊壁和囊内分隔可出现强化，囊内容物无明显强化。

4. MRI　可见肝实质内多房囊性病变，囊腔大小不等，T_1WI 呈低信号，T_2WI 呈高信号，病变中心钙化呈长 T_1 短 T_2 信号。病变内部囊性成分于 DWI 弥散明显受限，有助于与实性肿瘤相鉴别。增强扫描后，囊壁及囊内分隔呈明显强化。病变周围肝实质于动脉期呈明显强化，与病变周围肝实质炎性反应有关[6-8]。

【诊断要点】

布鲁氏菌引起的肝脾大在影像学上无特异性表现，需要结合患者临床表现及实验室检查做出明确诊断。布鲁氏菌肝脓肿表现为肝实质内多房囊性包块，病变由多个囊腔构成，可呈"蜂窝"状改变，病变中心可见钙化灶，钙化灶与慢性期形成肉芽肿有关。增强扫描后病变囊壁及分隔可有强化。

【鉴别诊断】

布鲁氏菌病仅引起肝脾大时，影像学上无特异性表现。当形成脓肿时，需要与肝结核、组织胞质菌病、棘球蚴病及其他细菌性肝脓肿相鉴别。虽然后三者也可形成肝内囊性包块，但一般缺乏中心钙化灶，肝脏布鲁氏菌病的中心钙化为本病较为特异性的影像学表现。肝结核也可出现病灶中心钙化，但可见病灶内坏死区且无明显分隔，典型者增强扫描后呈环形强化。同时结合临床病史及实验室检查可有助于鉴别诊断。

【研究现状与进展】

影像学检查在发现肝脏布鲁氏菌病中具有重要作用，尤其是亚急性及慢性期肝脏受累。腹部 CT 检查是该病最有效的检查方法，对钙化敏感，能够明确肝内病灶的同时，显示是否存在其他组织或器官感染。MRI 能够进一步显示病变内部的结构及相应成分。

参 考 文 献

[1] 何晶晶，张雁，郑遵荣，等 . 儿童布鲁氏菌病患者的临床特征及实验室检查结果特点分析 . 中华地方病学杂志，2017，36（5）：370-373.

[2] 张文宏 . 复杂性布氏菌病临床诊治亟待重视 . 中华内科杂志，2017，56（10）：721-722.

[3] Le Moigne F，Vitry T，Gerome P，et al. Necrotizing pseudotumoral hepatic brucelloma：Imaging-pathologic correlation. Diagn Interv Imaging，2016，97（2）：243-246.

[4] Zeng H，Wang Y，Sun X，et al. Status and influencing factors of farmers' private investment in the prevention and control of sheep brucellosis in China：a cross-sectional study. PLoS Negl Trop Dis，2019，13（3）：e0007285.

[5] Barutta L，Ferrigno D，Melchio R，et al. Hepatic brucelloma. Lancet Infect Dis，2013，13（11）：987-993.

[6] Bartalesi F，Brunetti E，Arena U，et al. Hepatic brucellar abscess. Dig Liver Dis，2013，45（12）：e15.

[7] Heller T，Belard S，Wallrauch C，et al. Patterns of hepatosplenic brucella abscesses on cross-sectional imaging：a review of clinical and imaging features. Am J Trop Med Hyg，2015，93（4）：761-766.

[8] Avijgan M，Rostamnezhad M，Jahanbani-Ardakani H. Clinical and serological approach to patients with brucellosis：a common diagnostic dilemma and a worldwide perspective. Microb Pathog，2019，129：125-130.

第三节　真 菌 感 染

真菌感染（fungal infection）多因长期嗜中性粒细胞减少引起，常见于血液系统恶性肿瘤、造血干细胞或实质器官移植受者及其他免疫抑制患者[1, 2]。主要病原体包括念珠菌属、曲霉菌属和新型隐球菌，占所有真菌感染的 80%，其他可能的机会性真菌还包括组织胞质菌、毛霉菌和一些新出现的病原体，如毛孢子菌、芽裂殖菌、镰刀菌等[2]。

一、肝念珠菌病

【概述】

肝念珠菌病（hepatic candidiasis）是免疫功能

低下者发生弥漫性念珠菌病的一种表现。念珠菌属是肝脏和脾脏最常见的真菌感染类型[1-4]。临床表现多为发热，对常用的抗生素无效。肝念珠菌的血培养仅有 50% 病例呈阳性[5]，需要一些补充手段才能确诊，如 β-D-葡聚糖试验（检测念珠菌属和其他真菌的细胞壁成分）、PCR 检测及组织学抽样检测等[5]。即使积极进行抗真菌治疗，感染侵袭性念珠菌后仍会有 30% 的病死率，因此早期检测及确诊至关重要。

【病理学表现】

肉眼观察，受累肝大，肝表面有多发白色和黄色结节，直径 < 1cm 或 > 3cm。组织切片早期可见多发性微脓肿，镜检可见周围有中性粒细胞浸润，中间为念珠菌形成的核心。随着抗真菌治疗，病灶周围可出现大量淋巴细胞、单核细胞及巨噬细胞浸润，中心为肉芽肿性坏死灶，伴有纤维血管组织生成，最后形成纤维和瘢痕组织。组织病理学最具有诊断价值的是镜检发现大量卵圆形的芽孢菌和菌丝，PAS 染色其菌丝和芽孢呈红色，乌洛托品-硝酸银染色呈黑色。

【影像学表现】

1. 超声　肝脾念珠菌病的超声学特征常有 4 种类型：①"环中环"，由代表坏死真菌碎片的低回声灶、炎性细胞组成的内部高回声环和代表纤维化的外周低回声环组成；②"牛眼"征，与"环中环"类似，缺少里面的低回声灶，只包含炎症细胞的高回声及纤维化的低回声灶；③高回声结节，由慢性炎症纤维化而形成，是肝念珠菌病最常见而非特异性的表现；④瘢痕或钙化，呈强回声光点后伴声影，多见于感染早期，常提示早期治愈。

2. CT　表现为肝实质内多发低密度小结节影[6]。有时，在炎症结节的中心可见高密度的微小灶，可能代表假菌丝[7]。CT 增强动脉期显示出的肝脏病变可明显多于其他期相，并可显示出多种增强形式，多达 1/3 的病灶在动脉期呈高密度，也有部分病灶呈边缘强化（图 27-3-1）[7]。

3. MRI　T_1WI 表现为略低信号，T_2WI 表现为明显高信号。注射 Gd-DTPA 后，增强扫描早期可见病灶呈环形强化，DWI 表现为扩散受限。

【诊断要点】

影像学表现无特异性，肝内多发细小结节伴结节内稍高密度灶，可提示假菌丝存在，具有一定的诊断价值，并且多合并脾脏受累。结合临床表现及实验室检查有助于明确诊断。

【鉴别诊断】

1. 肝囊肿　肝内单发或多发低密度结节或包块，内部密度/信号较均匀，增强扫描后无强化。

2. 肝转移瘤　CT 平扫表现为多发大小不等低密度结节灶，以肝脏外围分布为主。在 MRI 上瘤体 T_1WI 呈低信号，T_2WI 呈高信号，可见肝内血管受压、移位或侵犯。瘤体中心常见坏死，在 T_2WI 上病灶中心信号更高，呈"靶"征或"牛眼"征。增强扫描病变周边环状强化，动态观察肝转移瘤在动脉期或门脉期呈乏血管肿瘤的特点，强化程度不高。肿块于增强扫描后无缩小征，可与肝脓肿相区别，且其临床有原发肿瘤病史。

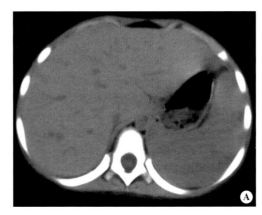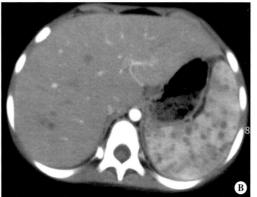

图 27-3-1　肝念珠菌病

A. CT 平扫示肝脾实质内多发低密度小结节影；B. CT 增强扫描示肝脾实质内多发低密度结节边缘呈轻度强化（本病例由宁波市妇女儿童医院　梅海炳提供，特此感谢）

【研究现状与进展】

超声检查为首选方法。CT 对假菌丝有一定的提示意义。对于持续发热或对抗真菌治疗无效者，MR 对肝内真菌病灶的检出率高于其他影像学检查方法。

参考文献

[1] Benedetti NJ, Desser TS, Jeffrey RB. Imaging of hepatic infections. Ultrasound Q, 2008, 24（4）: 267-278.

[2] Alexander BD, Pfaller MA. Contemporary tools for the diagnosis and management of invasive mycoses. Clin Infect Dis, 2006, 43（suppl 1）: S15-S27.

[3] Andes DR, Safdar N, Baddley JW, et al. Impact of treatment strategy on outcomes in patients with candidemia and other forms of invasive candidiasis: a patient-level quantitative review of randomized trials. Clin Infect Dis, 2012, 54（8）: 1110-1122.

[4] Doyle DJ, Hambidge AE, O'Malley ME. Imaging of hepatic infections. Clin Radiol, 2006, 61（9）: 737-748.

[5] Clancy CJ, Nguyen MH. Finding the "missing 50%" of invasive candidiasis: how nonculture diagnostics will improve understanding of disease spectrum and transform patient care. Clin Infect Dis, 2013, 56（9）: 1284-1292.

[6] Mortelé KJ, Segatto E, Ros PR. The infected liver: radiologic-pathologic correlation. RadioGraphics, 2004, 24（4）: 937-955.

[7] Metser U, Haider MA, Dill-Macky M, et al. Fungal liver infection in immunocompromised patients: depiction with multiphasic contrast-enhanced helical CT. Radiology, 2005, 235（1）: 97-105.

二、肝隐球菌病

【概述】

肝隐球菌病（hepatic cryptococcus）主要由新型隐球菌引起，是一种具有侵袭性的真菌感染性疾病，易发生于免疫功能低下者，如自身免疫性疾病、器官移植后、肿瘤等消耗性疾病者[1]。隐球菌病最常累及中枢神经系统和肺脏，发生于肝脏的隐球菌病较少见，多为个案报道，常作为全身系统性隐球菌感染的一部分[2, 3]。隐球菌病近年来发病率有上升趋势，且有相当一部分病例发生在免疫功能正常的人群中，可能与广谱抗生素的滥用有关。隐球菌病多数患者症状不典型，因受累部位不同而有不同的临床表现，肝脏受累者主要表现为腹痛、发热、梗阻性黄疸及一些非特异性的消化道症状，约 1/3 的患者无任何临床症状[4]。

【病理学表现】

在免疫功能正常的个体，病理组织学早期可形成胶样病灶，即胶样黏液性水肿，中晚期为肉芽肿性病变。镜下有大量的组织细胞、多核巨细胞、上皮样组织细胞聚集，以慢性炎性纤维化为背景，形成肉芽肿，并可见菌体结构[5, 6]。

【影像学表现】

1. 超声 肝内结节内部呈不均质低回声，外围为弧形强光带，似"蛋壳"样改变。

2. CT 肝脏体积增大。肝内病灶常多发，也可单发，一般为散在分布的小圆形或不规则低密度影，与周围组织分界清晰，可伴有钙化。增强扫描后病灶呈厚壁环形强化或几乎无强化。

3. MRI T_1WI 表现为稍低信号，T_2WI 表现为明显高信号，增强扫描检查囊内容物无明显强化。MRI 对囊壁钙化不敏感。

【诊断要点】

肝内单发或多发病灶，多呈囊性表现，增强扫描后无强化或环形强化。若能显示囊壁"蛋壳"样钙化则多提示本病。本病需结合实验室检查及临床表现来明确诊断。

【鉴别诊断】

1. 肝囊肿 肝内单发或多发低密度结节或包块，内部密度 / 信号较均匀，增强扫描后无强化。

2. 肝血管瘤 由各种大小不等的血管间隙构成，多为单发，也可多发。CT 呈等密度或稍低密度，合并坏死或囊变时，病变内见低密度区。MRI T_1WI 多呈稍低信号，伴出血时可见高信号，T_2WI 呈显著高信号，即特征性"灯泡"征。增强扫描瘤体呈"慢进慢出"的特征性强化，门静脉期对比剂自边缘向中心逐渐充填，病灶中央梗死区、血栓机化或纤维分隔无强化。瘤体供血的肝动脉、腹腔干及引流的肝静脉均较粗。

3. 肝转移瘤 CT 平扫表现为多发大小不等低密度结节灶，以肝脏外围分布为主。MRI 上，瘤体在 T_1WI 呈低信号，T_2WI 呈高信号，可见肝内血管受压、移位或侵犯。瘤体中心常见坏死，在 T_2WI 上病灶中心信号更高，呈"靶"征或"牛眼"征。增强扫描病变周边环状强化，动态观察肝转移瘤在动脉期或门脉期呈乏血管肿瘤的特点，强化程度不高。肿块于增强扫描后无缩小征，可与肝脓肿相区别，但其临床有原发肿瘤病史。

【研究现状与进展】

超声检查为首选方法。MRI 对病灶的检出率优于 CT 和超声，但 CT 易于显示肝内病灶囊壁的钙化。若发现囊壁"蛋壳"样钙化可提示诊断，影像学检查用于初步诊断及鉴别诊断，无明显特异性表现，需结合实验室检查来明确诊断，包括真菌涂片、培养及隐球菌特异性抗原检测。

参考文献

[1] 汤其强，任明山，李淮玉，等. 14例新型隐球菌性脑膜炎临床分析. 安徽医学，2010，31（9）：1021-1023.

[2] 王志远，曹丹鸣，刘明辉，等. 超声诊断肝隐球菌囊肿1例. 临床超声医学杂志，2006，1（8）：37-38.

[3] Oeaka MK, Mehta S, Yachha SK, et al. Hepatic involvement culminating in cirrhosis in a child with disseminated cryptococcosis. J Clin Gastroenterol，1995，20（1）：57-60.

[4] Chen CY, Chen YC, Tang JL, et al. Hepatosplenic fungal infection in patien ts with acute leukemia in Tai wan：incidence，treatment and prognosis. Ann Hemato l, 2003，82（2）：93-97.

[5] Silverman FN, Kuhn JP, Berdon W E, et al. Infections of Liver，Caffey's Pediatric X-Ray Diagnosis, an Intergrated Imaging Approach. 9th ed. St Louis：Mosby，1993：933-935.

[6] Doyle DJ, Hanbidge AE, O'Malley ME. Imaging of hepatic infections. Clin Radiol，2006，61（9）：737-748.

三、肝组织胞浆菌病

【概述】

组织胞浆菌病（histoplasmosis，HP）是一种具有传染性的深部真菌病，病原体为组织胞浆菌。首例组织胞浆菌病是于1905年在巴拿马发现的[1]。其发病的危险因素主要包括接触鸟类及蝙蝠粪便、居住在山区及河流附近、洞穴探险、清理或拆毁陈旧建筑物、疫区逗留及接触HIV感染者。

本病按临床表现可分为4型：隐性感染、原发性急性肺HP、原发性慢性肺HP、播散型组织胞浆菌病。组织胞浆菌病主要经呼吸道感染，其分生孢子及菌丝体片段被吸入后，多数被机体非特异性防御机制消灭。免疫力较弱或感染剂量过大者可通过肺门淋巴结进入血液循环，播散致全身多个脏器，导致进行性播散型组织胞浆菌病，主要累及单核巨噬细胞系统，如肝、脾、骨髓、淋巴结等[2]。

【病理学表现】

本病病理特征是慢性肉芽肿，病灶内有干酪样坏死，以组织细胞、淋巴细胞浸润为主，有上皮样细胞、巨细胞、成纤维细胞形成，中性粒细胞很少[3]。镜下可见大单核细胞内大小一致的圆形或卵圆形酵母样细胞，直径 $1 \sim 5\mu m$，孢子内胞质多呈半月形，并集中于孢子一端，孢子边缘有未染色区域似荚膜，孢子一端稍尖，另一端稍圆，

大多位于大单核细胞内，聚集成群，充满整个细胞质，也有的孢子位于细胞外。血液和组织涂片的敏感性显著低于培养和抗原测定[4]。

【影像学表现】

大多数病例表现为肝大，CT上肝实质密度弥漫性减低，少数病灶呈多发囊性低密度改变。可伴有脾脏及淋巴结肿大，大部分病例同时具有肺内改变，表现形式比较多样，包括实变、间质改变、肺门及纵隔淋巴结肿大、胸腔积液等。

【诊断要点】

本病早期诊断非常困难，临床表现和影像学表现均无特异性，确诊主要依靠实验室检查，主要有组织胞浆菌培养鉴定、涂片染色、血清学试验、抗原测定，各种检查方法各有优缺点，在怀疑组织胞浆菌感染时，应联合应用多种检测技术，以达到尽早诊断的目的。

【鉴别诊断】

当CT表现为肝实质密度弥漫性减低时，需与脂肪肝相鉴别，后者多伴有肥胖症、肝炎、糖尿病、高脂血症等。

【研究现状与进展】

播散型组织胞浆菌病的影像学表现包括肺、肝、脾均无明显特异性改变，一般应用CT检查可同时发现肺内病灶，提示临床结合实验室检查来明确诊断。MRI检查很少应用于本病。

参考文献

[1] Deepe，GS. Histoplasma capsulatum//Mandell GL, Bennett JE, Mandell DR，et al. Principles and Practice of Infectious Diseases. 7th ed. Philadelphia：Churchill Livingstone Elsevier，2010：3305-3318.

[2] Wheat LJ. Histoplasmosis//Sarosi GA，Davies SF. Fungal Diseases of the Lung. 3rd. Philadelphia：Lippincott Williams and Wilkins，2000：31-46.

[3] 张树荣，张彦. 播散型组织胞浆菌病的误诊分析. 内科急危重症杂志，2004，（1）：26-29.

[4] Gomez BL, Figueroa JI, Hamilton AJ, et al. Development of a novel antigen detection test for histoplasmosis. J Clin Microbiol，1997，35（10）：2618-2622.

四、真菌性肝脓肿

【概述】

肝脓肿是指病原体侵入肝脏内引起肝组织损害，发生液化坏死，使脓液在肝内聚集形成脓腔。真菌性肝脓肿相较于细菌性肝脓肿发生率较低，

急性期患者若得不到及时有效的治疗，病死率可高达 10% ～ 30%。

【病理学表现】

真菌入侵后引起局部炎症改变或形成单个或多个小脓肿。经治疗后小脓肿多能吸收机化。若治疗无效，多个小脓肿可融合成一个或数个较大的脓肿。当脓肿进入慢性期，脓腔周围肉芽组织增生、纤维化，临床上脓毒症症状减轻或消失。肝脓肿可穿破膈肌向腹腔或胸腔蔓延而引起严重并发症[1, 2]。

【影像学表现】

1. 超声 肝大，实质回声不均匀，其内可见弥漫分布的大小不等的结节，边界清晰，其中大部分结节中心回声增强，周边为低回声，部分结节为弱回声[3, 4]。

2. CT 真菌性的肝脓肿通常很小，CT 重点观察脓肿的腔内结构和边缘情况[4]。①脓肿腔内结构：早期小的肝脓肿多呈蜂窝状或分房状的特征性表现，随着脓腔的进一步扩大，可形成多房性或单房性大脓腔，此时较容易诊断。当脓肿腔内容物为黏稠液体时，CT 平扫表现为内容物密度比水高；当脓腔内含有气体时，CT 可显示出小气泡或气 – 液平面。②脓肿的边缘情况：因病灶伴有不同程度的水肿、肉芽组织增生、纤维化和血管炎等，CT 平扫显示病灶周围境界不清的低密度区。动态增强 CT 扫描的早期具有特异性，约 30% 的病例可见脓腔内部呈边缘环状强化，为脓肿的内膜；有时脓肿周围可见楔形和斑片状强化。

3. MRI 真菌性肝脓肿在 T_2WI 上表现为病灶中心呈明显低信号，周边呈高信号，最外边缘层为低信号，形成典型的 3 层分界的特征。当脓肿腔内容物为黏稠液体时，T_1WI、T_2WI 上分别表现为低信号和不均匀高信号。当脓肿腔内含有气体时，MRI 各序列均呈极低信号。MRI 可显示出脓肿周围实质水肿，表现为 T_1WI 低信号和 T_2WI 高信号。增强 MRI 可清晰显示脓肿内膜的强化[5, 6]。同时病灶在 DWI 上表现为明显高信号，也有助于诊断[7]。

【诊断要点】

患儿本身通常处于免疫抑制状态，影像学表现缺乏特异性，肝内病灶常为多发，结节直径较小，其脓肿腔有多房性倾向，增强扫描后无强化或环

形强化。多伴有脾脏同时受累，脾内结节强化方式与肝内病灶一致，诊断尚需结合临床病史。

【鉴别诊断】

主要与细菌性肝脓肿相鉴别，细菌性肝脓肿可单发或多发，在 CT 上表现为典型"环靶"征：中心为坏死区，肉芽组织增生形成脓肿壁，脓肿壁外围组织形成水肿。增强扫描脓肿壁明显强化，增强扫描后肿块较平扫时缩小，周围肝组织一过性明显强化，多房性病变构成"簇状"征和"花瓣"征及病变持续强化的特点，对不典型细菌性肝脓肿有提示意义。真菌性肝脓肿常为多发病灶，直径多较小，大部分患儿具有免疫抑制，可伴有肺部真菌感染。近年来由于抗生素早期使用，使得一些肝脓肿表现不典型，形成蜂窝状或簇状，中间分隔是由于没有完全液化的残留组织，如果脓肿进一步发展，分隔可发生液化。

影像学上还需要与白血病肝脾浸润、肝转移瘤等相鉴别。白血病肝脾浸润时，常伴全身其他多脏器侵犯和腹膜后淋巴结肿大，肝内病灶常有明显强化，一般无全身感染症状；肝转移瘤 CT 平扫表现为多发大小不等的低密度结节灶，以肝脏外围分布为主。MRI 上，瘤体在 T_1WI 呈低信号，T_2WI 呈高信号，可见肝内血管受压、移位或侵犯。瘤体中心常见坏死，在 T_2WI 上病灶中心信号更高，呈"靶"征或"牛眼"征。增强扫描病变周边常有环状强化，动态观察肝转移瘤在动脉期或门脉期呈乏血管肿瘤的特点，强化程度不高。肿块于增强扫描后无缩小征，可与肝脓肿区别，且其临床有原发肿瘤病史。

【研究现状与进展】

超声检查为首选方法。超声诊断典型的肝脓肿敏感度较高，结合病史及声像图特征多能明确诊断，但因脓肿各期的超声表现各异，并无特异性，有时单凭声像图表现难以鉴别，必要时可行超声引导下穿刺活检才能明确诊断。MRI 成像检出真菌病灶优于 CT 和超声，DWI 图像可充分显示出脓腔，有助于鉴别诊断。

参 考 文 献

[1] Anttila VJ，Bondestam S. Ruutu P，et al. Hepatosplenic yeast infection in patients with acute leukemia：a diagnostic problem. Clin Infect Dis，1994，18（6）：979-981.

[2] Alexander BD，Pfaller MA. Contemporary tools for the diagnosis and

management of invasive mycoses. Clin Infect Dis, 2006, 43(suppl 1): S15-S27.

[3] Heinzmann A, Müller T, Leitlein J, et al. Endocavitary contrast enhanced ultrasound（CEUS）work in progress. Ultraschall Med, 2012, 33（1）：84.

[4] Kishina M, Koda M, Tokunaga S, et al. Usefulness of contrast-enhanced ultrasound with Sonazoid for evaluating liver abscess in comparison with conventional B-mode ultrasound. Hepatol Res, 2015, 45（3）：337-342.

[5] Gabata T, kadoya M, Matsui O, et al. Dynamic CT of hepatic abscesses significance of transient segmental enhancement. AJR, 2001, 176（3）：675-679.

[6] Gouya H, Vignaux O, Legmann P, et al. Peliosis hepatis: triphasic helical CT and dynamic MRI finding. Abdom Imag, 2001, 26（51）：507-509.

[7] Ferrozzi F, Tognini G, Zuccoli G, et al. Pelionsis hepatis withpseudotumoral and hemorrhagic erolution: CT and MR findings. Abdom Imag, 2001, 26（2）：197-199.

第四节　寄生虫感染

一、肝棘球蚴病

【概述】

肝棘球蚴病（hydatid disease of liver）是棘球绦虫的幼虫寄生于肝脏而发生的寄生虫病，也称肝包虫病，属于世界性的人畜共患病[1]，主要在农牧地区流行，我国以新疆、青海、宁夏、甘肃、内蒙古和西藏等地多见。犬类为终宿主，是主要的传染源；人类为中间宿主，通过误食受棘球绦虫卵污染的食物或水而感染。棘球绦虫卵经消化道感染至人体后，在十二指肠内孵化为六钩蚴，吸附并穿透小肠黏膜，经肠系膜静脉进入门静脉系统，循环至肝脏、肺脏或骨骼，其中肝脏是最易受累的器官，且右叶比左叶更多见[2]。该病多于儿童期感染，青少年期至成年期发病。棘球蚴病分为细粒棘球蚴病和泡型棘球蚴病，前者多见，两者之比为 100 :（1～3）。细粒棘球蚴病也称囊型棘球蚴病，根据包囊分型：①单囊型；②多子囊型；③内囊塌陷型；④实变型；⑤钙化型。根据大小分型：①小包虫（最大径＜5cm）；②中等大小包虫（最大径为 5～10cm）；③大包虫（最大径＞10cm）。根据生物学特征分型：①有活性（单囊型、多子囊型）；②过渡型（内囊塌陷型）；③无活性（钙化型、实变型）。肝泡型棘球蚴病较少见，由多房棘球绦虫引起，其组织学特点类似于肿瘤，呈缓慢浸润生长，无

包膜，易侵犯血管及胆管结构。临床病程进展缓慢，早期可无明显症状，尤其在囊肿体积小时。随着病灶增大，可出现腹痛、腹胀、恶心、呕吐等，可触及右上腹部肿块。细粒棘球蚴破入胆道及泡型棘球蚴侵犯胆管可引起阻塞性黄疸[3, 4]。若囊肿破裂可导致过敏反应，并种植到身体的其他部位，对患儿可构成极大风险。实验室检查血嗜酸性粒细胞可增多，补体结合试验、囊液抗原皮内试验可为阳性，酶联免疫吸附试验检测血清 IgA、IgE、IgG 被认为是较敏感的指标，对诊断肝包虫病有一定的参考价值，但所有检查的特异性受限于交叉反应[4]。

【病理学表现】

细粒棘球蚴病灶为圆形或近圆形的囊状体，直径不足 1cm 至数十厘米。成熟细粒棘球蚴包含[1, 5]：①内囊（内层或生发层），围绕中心液性囊腔的活性组织；②外囊（中层），由生发膜分泌的无细胞性薄膜；③包囊（外层），棘球蚴囊在生长过程中宿主周围的炎症反应形成的较厚的纤维性包膜，常发生钙化。囊肿内可见子囊，由内囊内陷形成[5]。如果子囊破裂，头节释放进入囊液，则可形成称为棘球蚴砂的白色沉积物[6]。

泡型棘球蚴病灶在肝脏呈实性肿块，由无数小囊泡聚集而成。小囊泡的角皮层发育不完整，生发层以外殖芽生方式向周围浸润，病灶与正常肝组织界限不清。病灶实质内因小囊泡囊液的外漏继发炎症反应、纤维化和钙盐的沉积，病灶中心因营养障碍引起组织变性或液化坏死，形成含胶冻状液体的空腔。位于肝门部或累及肝门的较大病灶可推压、包绕、侵蚀胆管和血管，从而引起相应的胆系和血管并发症。当病灶侵犯血管后可继发远隔部位脏器的血行播散转移灶。

【影像学表现】

1. 超声　可表现为纯囊性，也可表现为实性。WHO 依据超声表现对肝包虫病进行了分型，用来评估分期、指导临床治疗[4]，可分为 6 型。①囊性病变（CL）：活跃的单房囊肿，内部均匀无回声，囊壁显示不清晰。②CE1 型：活跃的单房囊肿，内部均匀无回声，囊壁清晰。当患者体位改变时，可见棘球蚴砂所致的细小回声飘落（即"暴风雪"征）。③CE2 型：活跃的分隔多囊型，壁清晰可见。由包虫基质分隔的子囊可部分或全部填充至单房母囊内，呈"辐轮"征。④CE3 型：活跃的单房

囊肿内有漂浮、分离的膜（即"睡莲"征），"睡莲"征的形成是由于包虫死亡，囊内压力减低所致。⑤CE4型：高低混合回声的囊肿（似炎性假瘤表现），腔内未见子囊结构，表现为"羊毛球"征，提示基膜退化。这种类型的大多数囊肿是没有活性的。⑥CE5型：此分期的囊肿表现为囊壁部分或全部钙化，部分钙化的囊肿并不总是提示囊体死亡，但囊壁及中心内容物全部钙化常提示囊体死亡[4, 6]。

2. X线　腹平片可见细粒棘球蚴病导致的肝影增大，膈顶上移；有时可以显示呈环状或壳状钙化的包虫囊肿壁及病灶内的结节状或不规则钙化。泡型棘球蚴病的钙化呈点状、结节状。腹平片对肝包虫病的诊断比较有限，对没有钙化的病灶很难做出正确诊断。

3. CT　细粒棘球蚴病灶大小不一，单发或多发，圆形或类圆形，有时为浅分叶状，呈水样密度的囊性病灶，边缘光整、清晰。囊壁较薄，平扫时密度略高于肝组织，若合并感染则囊壁可增厚，囊壁钙化常见，呈弧线状或壳状。母囊内出现子囊是该病的特征性表现，子囊密度比母囊密度低，囊内母囊碎片、头节及子囊钙化常呈条片状，呈"轮辐"状、"蜂窝"状等多房状的外观；内外囊剥离表现为"飘带"征（图27-4-1）、"水蛇"征、"双环"征，亦具有特征性。增强扫描病灶无明显强化。

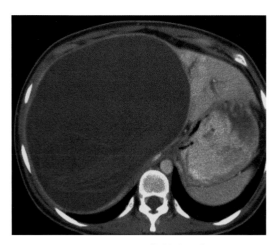

图 27-4-1　肝细粒棘球蚴病

CT平扫示肝右叶巨大囊性低密度包块，囊内可见漂浮的内膜（"飘带"征）

泡状棘球蚴病表现为密度不均匀的实质性肿块，呈低或混杂密度，形态不规则，边缘模糊不清；

病灶内部可见小囊泡和广泛的颗粒状或不定型钙化构成"地图"样外观；较大的病变中央常发生液化坏死，呈"熔岩洞"样表现（图27-4-2）。增强扫描后病灶周围肝脏实质明显强化而病灶强化不显著，从而使病灶境界显示更清晰。儿童肝包虫病以单囊型及内囊塌陷型多见，钙化型及多子囊型较少见。

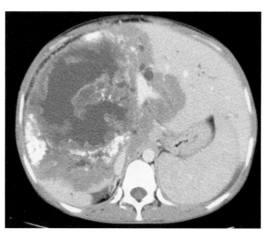

图 27-4-2　肝泡状棘球蚴病

CT增强扫描示肝实质内囊实性混杂密度肿块，形态不规则，且与正常肝实质分界不清，病灶中央可见液化坏死，呈"熔岩洞"样外观；病灶边缘可见小囊泡及多发不定型钙化，呈"地图"样外观

4. MRI　细粒棘球蚴病于T_1WI上呈低信号，于T_2WI上呈高信号，信号多不均匀。包囊即囊壁于T_1WI和T_2WI上均表现为低信号环，主要是由纤维组织构成或晚期病灶内部或边缘出现钙化所致。母囊内含子囊时表现为"玫瑰花瓣"征象，为肝囊性包虫病的特征性表现，在水成像序列上显示更清晰。增强扫描后囊内容物不强化，可见分隔，纤维包囊呈轻度延迟强化。

泡状棘球蚴病表现为不规则实性病灶，浸润性生长，边界欠清，于T_1WI和T_2WI上均以低信号为主，尤其是在T_2WI上的低信号为其特征性表现。水成像技术可清晰显示众多的小泡，还可显示病灶与胆道的关系。此外，DWI可显示泡型肝包虫病边缘带的浸润范围，在一定程度上可评估病灶的增殖活性[7]。

【诊断要点】

患儿常有牧区生活史。肝实质内单房或多房性囊性肿块，可见"囊内囊"，其囊壁及内容物常见钙化；内囊破裂分离时可见"睡莲"征或"飘带"征；增强扫描后无明显强化。上述影像学征象结合患儿病史、相应实验室检查不难做出诊断。

【鉴别诊断】

本疾病需要与单纯性肝囊肿、复杂性或出血性肝囊肿或巨大胆管错构瘤及胆管囊腺瘤和囊腺癌相鉴别。虽然单房性包虫囊肿罕见，但与肝囊肿表现基本相同，鉴别较困难，囊壁较厚且有钙化、内外囊剥离等表现多提示为肝细粒棘球病灶[8]。T_1WI 高信号有助于诊断复杂性或出血性肝囊肿、巨大胆管错构瘤，巨大的胆管错构瘤有出血倾向，而包虫囊肿出血非常罕见[9]。肝泡型棘球蚴病有时不易与肝癌区别，增强扫描后无明显强化、小囊泡的显示、特征性的细颗粒状或小圈状钙化是其鉴别要点。

【研究现状与进展】

超声作为肝包虫病诊断的首选检查方法，不仅能观察病灶的部位、范围大小及病灶内部子囊的情况，而且当患者体位改变时，可见到棘球蚴砂所致的细小回声飘落，即"暴风雪"征。CT不仅可检测囊肿大小、数量、位置及钙化，还可评价并发症，是诊断儿童肝包虫病可靠和有价值的影像学方法[10]。MRI是显示包囊、基质、棘球蚴砂和子囊适宜的影像学检查方法[5]，常规序列可明确显示出上述结构，水成像可将"囊内囊"显示得更加清晰，并明确其与胆道之间的关系。

参 考 文 献

[1] Pedrosa I，Saíz A，Arrazola J，et al. Hydatid disease: radiologic and pathologic features and complications. Radio Graphics，2000，20（3）：795-817.

[2] Beggs I. The radiological appearances of hydatid disease of the liver. Clin Radiol，1983，34（5）：555-563.

[3] Benedetti NJ，Desser TS，Jeffrey RB. Imaging of hepatic infections. Ultrasound Q，2008，24（4）：267-278.

[4] Eckert J，Gemmell MA，Meslin FX，et al. WHO/OIE manual on echinococcosis in humans and animals: a public health problem of global concern. Paris，France: World Organisation for Animal Health，2001.

[5] Mortelé KJ，Segatto E，Ros PR. The infected liver: radiologic-pathologic correlation. Radio Graphics，2004，24（4）：937-955.

[6] Doyle DJ，Hanbidge AE，O'Malley ME. Imaging of hepatic infections. Clin Radiol，2006，61（9）：737-748.

[7] 高会艳，鲍海华，李伟霞，等. DWI对儿童肝泡型包虫病生长活性的价值研究. 实用放射学杂志，2017，33（7）：1080-1083.

[8] Haddad MC，Birjawi GA，Khouzami RA，et al. Unilocular hepatic echinococcal cysts: sonography and computed tomography findings. Clin Radiol，2001，56（9）：746-750.

[9] Firmin A，Bernadette N，Catherine M，et al. Intracystic bleeding of a solitary hydatid cyst: a rare complication of a rare disease in central Africa-a case report. Case Rep Clin Med，2013，2（2）：163-166.

[10] 徐昕，袁新宇，杨小英，等. 儿童肝包虫病的CT特点. 中国医学影像技术，2017，33（9）：1305-1308.

二、肝血吸虫病

【概述】

肝血吸虫病（hepatic schistosomiasis）是一种由裂体属的血吸虫所引起的寄生虫病，人和动物均可受累。在我国，急性血吸虫病很少见，但慢性血吸虫肝病仍有发现。该病是一种多因素所致疾病，包括环境、行为、寄生、媒介和宿主因素，是仅次于疟疾的人类第二位常见寄生虫感染。主要见于非洲、亚洲、南美洲和加勒比海的热带和亚热带地区。血吸虫是造成人类感染的主要病原体之一，其中最常累及肝脏的是曼氏血吸虫与日本血吸虫[1]。血吸虫的成虫寄生在人、牛、猪或其他哺乳动物的肠系膜静脉和门静脉的血液中，因此人和这类动物成为成虫宿主或终宿主。其主要感染途径为血吸虫尾蚴穿透人的皮肤，迁移到宿主的肠系膜静脉和门静脉内，虫卵沿门静脉系统进入肝脏，沉积于汇管区的小静脉，形成虫卵结节性肉芽肿、纤维组织增生，进一步导致肝纤维化[1]，最终出现门静脉高压、脾大、食管静脉曲张等，具有较高的病死率[2]。

肝血吸虫病以门静脉高压和脾功能亢进为主要症状和体征，但缺乏肝细胞衰竭的相关表现。此外，当血吸虫尾蚴穿过皮肤时可引起皮炎，局部出现丘疹和瘙痒，是一种速发型和迟发性变态反应。当童虫在宿主体内移行时，所经过的器官（特别是肺）可出现血管炎，毛细血管栓塞、破裂，产生局部细胞浸润和点状出血的症状。当大量童虫在人体内移行时，患儿可出现发热、咳嗽、痰中带血、嗜酸性粒细胞增多，其可能与局部炎症及虫体代谢产物引起的变态反应有关。目前，根据流行病学资料、嗜酸性粒细胞增多、粪便中发现活虫卵或血吸虫血清学阳性可做出明确诊断。

【病理学表现】

急性期病理表现为轻度肝大，肝表面散在浅沟纹，切面呈灰白色或灰黄色的粟粒样或绿豆大小结节。镜下可见汇管区聚集着大量急性虫卵结节，肝细胞受压、萎缩或变性、坏死。慢性血吸虫病肝损害的组织病理学检查显示门脉周围纤维化，部分或完全破坏门静脉的主要分支，但动脉和导管结构仍保留。血吸虫性肝硬化见于血吸虫病的晚期，由于虫卵在肝内大量沉积，特别是沉积在门静脉干支系周围的小分支内而引起门脉周围广泛的纤维化即所谓的干线型纤维化，是晚期血吸虫病的特征性表现[3,4]。由于肝腺泡的血供来自门静脉，小支血供营养不良可致肝细胞萎缩、脂肪变性和非特异性变性，肝小叶有塌陷和纤维隔形成。

【影像学表现】

影像学检查主要包括超声、CT及MRI，可不同程度地反映门静脉周围组织纤维化、肝脏形态及密度的异常、门静脉高压等相关的影像学表现，直接反映了血吸虫病所造成的肝脏病理形态学异常，是诊断和分级的重要依据[5]。

1. 超声 早期表现为门静脉及其主要分支管壁稍增厚，肝脏包膜不光滑，肝实质回声尚正常。随着肉芽肿形成和肝小叶重构，肝实质回声逐渐增强，颗粒逐渐变粗、变大，出现中等或较大的高回声结节、团块；晚期可见门静脉周围广泛纤维化[6,7]，呈高回声纤维条索或网格样结构，将肝实质分隔成不同大小区域而呈现出地图样、龟壳纹样改变，其为肝血吸虫病的特征性表现。继发慢性胆管炎时，可见胆囊壁增厚，胆管变细、管壁僵硬等。其中，曼氏血吸虫相对较大的虫卵寄生在肝门区较大的门静脉内，超声可显示出沿门静脉及其分支增厚的高回声纤维带。由于无回声的门静脉被覆有回声的纤维组织，可形成"牛眼"征[7]。日本血吸虫的虫卵相对较小，会沿外围的肝小门静脉分布，超声表现为高回声的多边间隔，类似"鱼鳞"改变[7]。

2. CT 可显示肝内、外异常改变，常见征象如下。①肝硬化，肝左叶体积增大。②肝内钙化是最具有特异性的CT表现，以地图样、线状、蟹足状钙化为主。曼氏血吸虫感染的典型表现为垂直于肝包膜的间隔钙化，使肝脏呈现"龟甲"或"龟背"外貌。③门静脉系钙化，沿着脾静脉、门静脉、肠系膜上静脉的血管壁，呈线状、双轨状、环状钙化。④肠系膜及肠壁增厚、钙化。⑤脾大、腹水。⑥肝内汇管区低密度，增强扫描后可见中心血管影，为虫卵沉积引起的汇管区纤维组织增生和迂曲扩张的门静脉及其分支血管，其为慢性肝

血吸虫病的特征表现。肝实质强化不均并伴有间隔样强化影，且多见于肝外周部位，是虫卵引起的肝组织纤维化、大量纤维组织间隔样增生所致，此种征象可作为未形成钙化性肉芽肿肝血吸虫病的诊断依据[8]。此外，肝内胆管可见不同程度扩张，以轻度扩张为主，部分患者可有慢性胆囊炎表现。

3. MRI 肝血吸虫病的MRI表现与CT表现相似，但肝内钙化显示不佳。主要显示肝硬化，包括：①肝脏轮廓不规则，肝实质呈混杂信号影；②肝裂增宽和胆囊窝增大，主要是由该区域脂肪组织的特征性异常所致[9]；③肝内增生的纤维组织于T_1WI呈低信号、于T_2WI呈高信号，注入顺磁性对比剂后在延迟期可出现强化；④门静脉周围纤维增生，表现为T_1WI和T_2WI均呈低信号的晕环影围绕在高信号的门静脉周边，即"纤维袖口"征；⑤肝血吸虫病可伴肝脾实质内铁质沉着在所有序列上均呈低信号，增强扫描后无强化，具有特征性；⑥MRCP可直观显示胆道情况，肝内胆管轻度扩张，肝外胆管多不累及。

【诊断要点】

影像学上具有典型的表现，包括肝硬化、门静脉高压、肝实质内多发钙化伴地图样改变、门静脉系统钙化及门静脉周围的"纤维袖口"征，均对本病有一定的提示意义。上述影像学征象结合患儿病史、相应实验室检查不难做出诊断。

【鉴别诊断】

本疾病主要需与自身免疫性肝炎相鉴别。肝血吸虫病与自身免疫性肝炎仅依靠影像学检查鉴别较困难，两种疾病均可见类似的肝实质内纤维间隔。流行病学、临床表现和实验室检查（血清自身抗体）对确诊至关重要。

【研究现状与进展】

超声被广泛应用于肝血吸虫病的诊断、肝纤维化评估分级及疗效观察等，其为肝血吸虫病的主要影像学检查方法。超声弹性成像可通过对肝组织施加激励，通过测量肝硬度值来评估肝纤维化程度，肝纤维化越严重，其硬度值越大。因此，超声成像可无创性评估肝血吸虫病肝纤维化程度[8]，但目前尚缺乏量化标准。CT对钙化敏感，可显示慢性肝血吸虫病肝内外多种形态的钙化，也可发现肝硬化、门静脉高压，有助于明确诊断

和了解有无合并症。MRI 的多种功能成像技术均可评估肝纤维化，并可进行细致分级。DWI 可通过反映水分子扩散情况来评估肝纤维化程度，而 DTI 的部分各向异性指标在诊断评估轻度肝纤维化方面较 ADC 值更加敏感、准确。MR 弹性成像通过机械波定量测量组织弹性和硬度，较其他无创技术更能准确可靠地评估肝纤维化程度。

参 考 文 献

[1] Burke ML，Jones MK，Gobert GN，et al. Immunopathogenesis of human schistosomiasis. Parasite Immunol，2009，31（4）：163-176.

[2] Van der Kleij D，Latz E，Brouwers JF，et al. A novel host parasite lipid cross-talk. Schistosomal lyso-phosphatidylserine activates toll-like receptor and affects immune polarization. J Biol Chem，2002，277（48）：122-129.

[3] 赵英华. 肝脏血吸虫病的影像诊断新进展 // 第四届全国艾滋病临床影像学术会议暨第二届全国感染及传染影像学最新进展学术会议论文集，2011：240-242.

[4] Passos MC，Silva LC，Ferrari TC，et al. Ultrasound and CT findings in hepatic and pancreatic parenchyma in acute schistosomiasis. Br J Radiol，2009，82（979）：e145-e147.

[5] Manzella A，Ohtomo K，Monzawa S，et al. Schistosomiasis of the liver. Abdom Imag，2008，33（2）：144-150.

[6] 罗昭阳. 血吸虫性肝硬化的 CT 表现. 中国医学影像技术，2004，20（1）：24-25.

[7] Silva LC，Andrade LM，de Paula IB，et al. Ultrasound and magnetic resonance imaging findings in Schistosomiasis mansoni：expanded gallbladder fossa and fatty hilum sign. Rev Soc Bras Med Trop，2012，45（4）：500-504.

[8] 张洪，孟令平. 血吸虫肝病 MRI 研究进展. 国际医学放射学杂志，2015，（5）：438-441.

[9] Lee Y，Kim H. Assessment of diffusion tensor MR imaging（DTI）in liver fibrosis with minimal confounding effect of hepatic steatosis. Magn Reson Med，2015，73（4）：1602-1608.

三、阿米巴肝脓肿

【概述】

阿米巴肝脓肿（amebic liver abscess）是溶组织内阿米巴感染最常见的肠外并发症，多继发于肠阿米巴病，并非真性脓肿。溶组织内阿米巴原虫经结肠溃疡，穿入门静脉系统进入肝脏产生溶组织酶，直接破坏、溶解肝组织和血管。多为单发脓肿，位于肝右叶后上部，左叶者较少，主要与以下因素有关[1]：①肝左叶占整个肝脏体积的 1/5 左右，血液流经左叶明显少于右叶，故受侵犯机会较少；②肠阿米巴病多发生于盲肠与升结肠，该处血流大部分经肠系膜上静脉回流至门静脉，肠系膜上静脉的血液在门静脉内未与肠系膜

下静脉充分混合，多流入肝右叶；③盲肠及升结肠阿米巴病变较少发生痢疾症状，易被忽视；而降结肠和乙状结肠的阿米巴病变可引起直肠刺激，症状明显，较早发现和诊治后肠外并发症减少；④门静脉右支较左支粗而直，带有阿米巴滋养体的血液不易经左支流入肝左叶。这种原虫感染多发生于非洲、东南亚、中美洲和南美洲[2,3]。

阿米巴肝脓肿多见于成年男性，儿童较少见。临床上主要表现为右上腹痛、发热、咳嗽和肝大，且常伴有腹泻和痢疾病史。最终确诊依靠溶组织内阿米巴特异性抗原检测、粪便标本 DNA 和血清抗阿米巴抗体检测[3]。

【病理学表现】

病程早期，阿米巴滋养体位于坏死组织的周边部，进展期病灶坏死、液化，形成小脓肿并相互融合，最后形成单一的大脓腔，内为果酱样液化坏死物。近脓肿壁区存有未彻底坏死的血管、胆管及门脉汇管区的纤维组织，内壁呈败絮状是本病的特点。

【影像学表现】

1. 超声　不同的病理阶段呈现不同的超声特征。①脓肿早期：表现为不规则低回声或较强回声，内部回声不均匀，无明显的壁回声，其后回声增强[4,5]，病灶周围可见数毫米宽的环形低回声带，代表炎性反应区。②脓肿形成期：肝实质内单发或多发圆形或不规则无回声区，边界清晰但不规整，壁厚而毛糙。脓液稠厚时内部回声杂乱，可见散在或密集点状回声漂移，内部见不规则分隔，病灶后方回声增强。③脓肿愈合期：脓肿暗区逐渐缩小，局部低回声变为正常肝组织的等回声。此外，还可伴有不典型的声像图表现[6]：多发性肝脓肿仅表现为肝脏弥漫性增大；局限性肝脓肿早期肝组织坏死、液化不完全，病变部位常不出现无回声区，与肝实质占位性病变鉴别困难。

2. X 线　胸腹部 X 线平片可显示右膈肌抬高、膈面局限性隆起、肝影增大等，有时伴有反应性胸腔积液、右下肺炎及盘状肺不张。X 线透视可显示膈肌运动受限。

3. CT　CT 平扫多呈类圆形低密度影，密度均匀或不均匀，中央脓腔的 CT 值常高于水而低于正常肝组织，边缘模糊，病灶周围出现不同密度的环形带（环征或靶征）。增强扫描检查呈不同

程度的环形强化，但环壁的层数变化较大，可表现为3种：①单环，代表脓肿壁，周围水肿带不明显；②双环，由脓肿壁的纤维肉芽组织和周围低密度水肿带组成；③三环，即在脓肿壁内侧出现的一个较低密度环，由坏死组织或强化不明显的肉芽组织组成，但密度高于脓液。增强扫描后脓肿内壁呈破布样改变提示该病可能性大。此外，部分病例可出现分隔。

4. MRI　大多数表现为T_1WI低信号、T_2WI高信号，且常伴有病变周围水肿。因脓液内蛋白水平较高或坏死不彻底，在T_1WI呈等或高信号。脓液脱水、凝固性坏死或细胞碎屑比例较高，夹杂残存肝组织，则在T_2WI呈等或相对高信号。对于小脓腔，T_2WI序列显示较CT敏感。85%脓肿壁呈等T_1、等T_2信号，周围水肿带呈长T_2信号。注射Gd-DTPA后，脓肿壁的纤维肉芽组织明显强化，尤其新鲜的纤维肉芽组织于动脉期即明显强化，且持续程度超过周围肝组织；而成熟纤维肉芽组织构成的脓肿壁及多房性分隔呈渐进性强化。

【诊断要点】

70%～80%的阿米巴肝脓肿为单发病灶且多发生于肝右叶，典型者位于肝包膜附近，CT上显示肝实质内的低密度区，MRI表现为不均匀长T_1、长T_2信号，周围水肿带于T_2WI上呈高信号。增强扫描呈环形强化，若增强扫描后肿块较平扫时缩小，周围肝组织一过性明显强化或脓肿内壁呈破布样改变会有一定的提示意义。上述影像学征象结合患儿病史、相应实验室检查不难做出诊断。与细菌性肝脓肿比较，阿米巴肝脓肿病灶内很少出现气泡，水肿带程度轻一些且不完整，多合并胸腔积液。肝脏局灶性病灶合并膈肌破裂时需高度怀疑阿米巴肝脓肿。

【鉴别诊断】

1. 肝血管瘤　由各种大小不等的血管间隙构成，多为单发，也可多发。肿瘤大小不等，形态不规则，CT呈等或稍低密度，合并坏死或囊变时，病变内见低密度区。MRI T_1WI多呈稍低信号，伴出血时呈高信号，T_2WI呈显著高信号，即特征性的"灯泡"征。增强扫描瘤体呈"慢进慢出"的特征性强化，门静脉期对比剂自边缘向中心逐渐充填，病灶中央梗死区、血栓机化或纤维分隔无强化。瘤体供血的肝动脉、腹腔干及引流的肝静脉均较粗。

2. 肝转移瘤　CT平扫表现为多发大小不等低密度结节灶，以肝脏外围分布为主。MRI上瘤体T_1WI呈低信号，T_2WI呈高信号，可见肝内血管受压、移位或侵犯。瘤体中心常见坏死，在T_2WI上病灶中心信号更高，呈"靶"征或"牛眼"征。增强扫描病变周边常有环状强化，动态观察肝转移瘤在动脉期或门脉期呈乏血管肿瘤的特点，强化程度不高。肿块于增强扫描后无缩小征，可与肝脓肿区别，且有原发肿瘤病史。

【研究现状与进展】

超声作为阿米巴肝脓肿诊断的首选检查方法，不仅能观察脓肿的部位、范围大小、液化程度，而且能直接观察脓肿的恢复情况及脓液的多少，更重要的是能定位及指导穿刺抽液排脓。CT增强扫描对于显示脓肿壁及周围水肿带具有特征性，可呈单环、双环或三环。MRI同样可显示脓液、脓肿壁的不同信号，大多数脓肿壁（纤维肉芽组织）均为等T_1、等T_2信号，尤其在T_2WI显示较好。对于细小的脓腔，T_2WI较CT更为敏感。

参 考 文 献

[1] 高晓琳，刘春明，楼俊丽，等．小儿阿米巴肝脓肿2例．疑难病杂志，2008，7（8）：498-499.

[2] Doyle DJ, Hanbidge AE, O'Malley ME. Imaging of hepatic infections. Clin Radiol, 2006, 61（9）: 737-748.

[3] Stanley SL Jr. Amoebiasis. Lancet, 2003, 361（9362）: 1025-1034.

[4] Benedetti NJ, Desser TS, Jeffrey RB. Imaging of hepatic infections. Ultrasound Q, 2008, 24（4）: 267-278.

[5] Landay MJ, Setiawan H, Hirsch G, et al. Hepatic and thoracic amebiasis. AJR Am J Roentgenol, 1980, 135（3）: 449-454.

[6] 牛中元．阿米巴肝脓肿诊断．中外健康文摘，2012，9（3）：447-448.

四、肝片吸虫病

【概述】

肝片吸虫病是一种食源性、人畜共患的寄生虫病。肝片吸虫属于片形科，主要寄生于牛、羊等数十种食草动物胆道内，中间宿主为椎实螺类。终宿主的感染分为肝实质期及胆道期两个阶段，片吸虫成虫寄生于终宿主肝内胆管并产卵，经胆道入肠，随粪便排出体外，虫卵在适宜温度的水中孵化出毛蚴，进入中间宿主淡水螺内，发育后形成尾蚴逸出，附在水生植物或其他物体表面结囊。牛、羊或人生食含有囊蚴的水生植物或喝被囊蚴污染的水后致病。囊蚴在小肠内经消化液和胆汁的作用脱囊，逸出后尾蚴穿过肠壁进入腹腔，而后侵入肝实质，即为肝实质期；数周后直接侵入肝内胆管或经淋巴、血液循环进入胆管定居，发育为成虫，即为胆道期。童虫移行和成虫寄生都可对人体产生机械损伤和化学毒害作用，引起肝胆系统的病变[1,2]。肝片吸虫病主要见于南美洲、古巴、埃及、伊朗、土耳其和部分西欧地区[3]，我国较少见。

根据临床表现可将肝片吸虫病分为急性期、潜隐期和慢性期3个阶段。急性期（侵袭期）为童虫在体内移行阶段，通常发生在感染后2～12周，主要表现为突发高热、腹痛，常伴有腹胀、呕吐、腹泻或便秘等消化道症状，出现肝脾大、腹水、贫血症状等。急性期持续2～4个月后进入潜隐期（童虫胆管寄生期），此时童虫进入胆管寄生，但尚未发育成熟。慢性期（成虫阻塞期）为成虫长期寄生于肝内胆管，出现以胆囊炎、胆管炎和胆管上皮增生等为病变基础的一系列临床表现，主要包括右上腹疼痛或胆绞痛、恶心、厌食脂肪食物、乏力、贫血、黄疸、肝大并有轻微触痛等[2]。持续和严重的感染会引起肝纤维化和肝硬化，可导致肝胆管型肝癌[4]。血清学检查、经内镜或经皮穿刺肝组织活检、粪便见虫卵可以明确诊断[3,5]。

【病理学表现】

肝片吸虫病的病理学变化与感染虫体的数量及病程长短有关。急性期主要表现为肝大，肝包膜有纤维沉积，并可见2～5mm长的暗红色虫道，虫道内有凝固的血液和少量幼虫。慢性期主要呈现慢性增生性肝炎的表现，在肝组织被破坏的部位出现淡白色索条状瘢痕，肝实质萎缩、褪色、变硬，边缘钝圆，小叶间结缔组织增生，胆管增厚、扩张呈绳索样突出于肝表面，胆管内有磷酸钙和磷酸镁等沉积而使内膜粗糙。

【影像学表现】

1. 超声　超声表现与患儿感染阶段相关。肝实质期主要表现为肝大，肝实质回声不均，肝包膜下可见相互融合、边界不清的低回声结节，门静脉周围可见肿大淋巴结、脾大。胆道期则可见胆管炎引起的胆囊壁或胆总管增厚、胆总管及肝内胆管扩张。若寄生虫为活虫，超声可见胆总管或胆囊内5～25mm可移动的叶状或曲线状的蜗牛样回声[5]。

2. CT　肝实质期表现为肝大，肝实质内可见多发密集的类圆形、结节状、分支状的低密度影，以肝脏周边较为集中[6]。虫体在肝实质内移行过程中，其自身代谢产物及崩解产物会对肝组织造成破坏，并吸引大量嗜酸性粒细胞及炎性细胞浸润，从而形成损伤性肝炎[7]。①条索状隧道样改变，病变不沿肝内胆管走行，且边缘不光整，无胆管样由粗逐渐变细的特征。这可能与童虫穿行于肝实质过程中噬食肝组织及血液造成肝实质的直接损伤有关。②嗜酸性肝胀肿，当童虫长时间停留或匿伏于某处，就会造成局部肝组织的坏死、液化及炎性浸润，最终形成肝胀肿。肝片吸虫对肝脏的侵害是一种直接性的入侵，实质上是机械性损伤与其分泌物的化学性刺激两种作用所致。此外还可见门静脉周围淋巴结肿大、脾大等征象。胆道期主要表现为胆囊炎及胆管炎，胆囊壁增厚、胆总管及肝内胆管扩张。增强扫描后病灶主体强化不明显，仅呈边缘轻中度强化。

3. MRI　肝片吸虫病的 MRI 表现与 CT 表现相似。主要的 MRI 特征：①肝周炎或包膜炎；②包膜下门静脉周围边界不清的线状带；③肝脏节段性炎症伴有地图样边缘；④边缘强化的胀肿；⑤局灶性炎症后纤维化。肝内病变及胀肿于 T_1WI 呈低信号、T_2WI 呈高信号，同时 DWI 显示扩散受限。晚期纤维化在 T_1WI 和 T_2WI 上均表现为低信号。MRCP 可显示位于远端胆管或胆囊内的寄生虫，呈模糊、细长的低信号充盈缺损。

【诊断要点】

肝片吸虫病影像学表现多样且无特异性，主要表现为肝大并伴有肝实质内散在结节，多呈不均匀低密度改变，部分可呈液性，部分可呈软组织样，以肝脏周边分布较密集。增强扫描后病灶主体强化不明显，仅边缘轻中度强化。流行病学、生食水生植物史有助于诊断，经粪便或十二指肠引流液沉淀检查发现片形吸虫虫卵、外科手术探查在胆管或胆汁中发现成虫或虫卵均可确诊。

【鉴别诊断】

本病需要与卡罗利（Caroli）病、硬化性胆管炎及相关肿瘤相鉴别。肝片吸虫病与卡罗利病增强扫描后均可见门静脉周围无强化低密度结节的"中心点"征，而肝片吸虫病肝门静脉周围的线状影与硬化性胆管炎的表现相似，仅靠影像学检查鉴别较困难。流行病学、临床表现和实验室检查对确诊至关重要，尤其是嗜酸性粒细胞增多，应考虑肝片吸虫病的可能。

【研究现状与进展】

超声作为肝片吸虫病诊断的首选检查方法，不仅能观察病灶的部位、范围大小、液化坏死程度，而且能直接观察肝片吸虫病所致脓肿的恢复情况及脓液的多少。CT 可直观地发现肝脏受累程度及有无合并症，有助于提示病情的严重程度。MRI 对于显示肝片吸虫病所致的脓肿效果较好，尤其 T_2WI 对于细小的脓腔，较 CT 更为敏感。此外 MRCP 可显示位于远端胆管或胆囊内的寄生虫及胆总管，以及肝内胆管的扩张程度。

参考文献

[1] 李雍龙. 人体寄生虫学. 第 7 版. 北京：人民卫生出版社，2008.

[2] 杨维平. 人体片形吸虫病的流行与防治. 医学综述，2005，11（11）：1007-1009.

[3] Mas-Coma S，Bargues MD，Valero MA. Fascioliasis and other plant-borne trematode zoonoses. Int J Parasitol，2005，35（11/12）：1255-1278.

[4] El-Shazly AM，Soliman M，Gabr A，et al. Clinico-epidemiological study of human fascioliasis in an endemic focus in dakahlia governorate. J Egypt Soc Parasitol，2001，31（3）：725-736.

[5] Kabaalioglu A，Ceken K，Alimoglu E，et al. Hepatobiliary fascioliasis：sonographic and CT findings in 87 patients during the initial phase and long-term follow-up. AJR Am J Roentgenol，2007，189（4）：824-828.

[6] ZaliM R，Ghaziani T，Shahraz S，et al. Liver，spleen，pancreas and kidney involvement by human fascioliasis：imaging findings. BMC Gastroenterol，2004，4（1）：15.

[7] 陈兴保，吴观陵，孙新. 现代寄生虫病学. 北京：人民军医出版社，2002.

第五节　自身免疫性肝炎

【概述】

自身免疫性肝炎（autoimmune hepatitis，AIH）是一种病因不明的以肝脏炎症性改变为特点的自身免疫性肝脏疾病，患者血清转氨酶升高、血清 IgG 升高及自身免疫抗体阳性，最终可进展为肝硬化，甚至肝衰竭[1]。AIH 多于青少年期发病，10 ～ 20 岁为发病高峰期，女孩相对多见。目前，关于本病的发病机制尚不明确，可能是遗传因素与环境因素等多种因素共同作用的结果。根据自身抗体的不同，AIH 可分为两型。1 型 AIH 主要表现为抗核抗体（antinuclear antibody，ANA）和（或）抗平滑肌抗体（anti-smooth muscle antibody，SMA）阳性。在儿童患者中，1 型 AIH 相对比较多见，约占 2/3，更倾向于慢性病程，肝脏合成功能受损更明显，表现为凝血酶原时间延长、低白蛋白血症，部分患儿在初诊时即存在肝硬化。2 型 AIH 表现为抗肝肾微粒体抗体（liver/kidney microsomal type 1 antibody，anti-LKM-1）和（或）肝细胞浆 1 型抗体（liver cytosol type 1 anti-body）阳性。2 型 AIH 相对于 1 型 AIH 发病年龄更小，甚至有婴儿期发病的报道，血清胆红素及转氨酶水平更高，暴发性肝衰竭发生率更高，同时 2 型 AIH 患儿常合并选择性 IgA 缺陷。

儿童 AIH 的临床表现形式多样，一般可大致分为 3 型。①肝炎型：40% 的患儿临床症状与急性病毒性肝炎相似，表现为不适、恶心、呕吐、厌食、腹痛等，可伴有黄疸、尿色加深、陶土样大便。②隐匿型：25% ～ 40% 的患儿起病隐匿，主要表现为进行性乏力、反复黄疸、头痛、恶心、闭经、体重下降，这些患儿常因症状不典型而导致诊断困难，可持续数月甚至数年直至明确诊断。③肝硬化型：10% 的患儿以脾大、食管静脉曲张出血、便血等门静脉高压相关并发症首次就诊，做出诊断时即已存在肝硬化[2]。儿童及年轻人中，AIH 通常表现严重，且较中老年患者的病程更具侵袭性。此外，同其他自身免疫性疾病相似，20% 的 AIH 患儿可伴随其他自身免疫性疾病，如甲状腺炎、白癜风、1 型糖尿病、炎症性肠病、肾病综合征。其中，40% 的患儿可有自身免疫性疾病的家族史[3]。

AIH 诊断主要依赖于某些血清学标志物的检测和肝脏组织学检查，并排除其他原因引起的慢性肝病。国际自身免疫性肝病小组提出的儿童诊断标准与成年人有所不同，确诊儿童 AIH 应符合以下 6 条[4]。①无遗传性肝病：α_1- 抗胰蛋白酶表型正常，血清铜蓝蛋白、铁和铁蛋白正常。②无活动性病毒性肝炎：无甲型、乙型及丙型病毒性肝炎感染指标。③无毒物或酒精损伤：酒精摄入少于 25g/d，且近期无肝毒性药物应用史。④实验室检查：以转氨酶异常为主，血清球蛋白、γ- 球蛋白或 IgG 水平≥正常值上限 1.5 倍。⑤自身抗体 ANA、SMA 或 anti-LKM-1 滴度在儿童为≥

1：20，抗线粒体抗体阴性。⑥组织学检查：界面性肝炎，无胆管损害、肉芽肿或提示其他疾病的主要变化。自身免疫性肝炎对免疫抑制治疗有反应，应在确诊后立即实施免疫抑制治疗。

【病理学表现】

儿童 AIH 与成年人 AIH 的病理表现类似，典型特征为界面性肝炎和门脉周围肝细胞玫瑰花样改变[5, 6]。随病情进展不同，病理表现不同：①界面性肝炎或小叶性肝炎；②肝细胞坏死，如汇管区周围肝细胞碎屑样坏死、片状坏死、桥接坏死、全小叶或多小叶坏死；③肝脏纤维化，纤维化范围扩大时最终会导致肝硬化。儿童 AIH 一般无胆管损害、肉芽肿或提示其他疾病的病理改变。免疫组化显示肝组织浸润的细胞以 $CD4^+T$ 淋巴细胞为主，也有较多的 $CD8^+T$ 淋巴细胞和少数 B 淋巴细胞 / 浆细胞、巨噬细胞和 NK/K 细胞。对于无症状、急性起病或诊断困难的患者，病理检查是重要的辅助诊断方法[7]。

【影像学表现】

1. 超声 主要表现为肝大，肝实质回声不均匀增强，部分可见斑片状改变；肝内血管、胆囊壁回声增强，部分患者可见胆囊壁水肿、增厚，胆囊腔缩小或呈实体样改变；肝内外胆管扩张不明显；腹腔内可见肿大淋巴结。

2. CT 表现缺乏特异性[8, 9]。①肝脏形态异常或增大、肝实质密度不均匀性减低；②肝内门静脉周围"晕环"征，是肝内淋巴回流受阻导致淋巴淤滞的表现；③脾大；④胆囊窝积液、胆囊壁增厚、胆囊腔缩小；⑤门静脉高压；⑥腹腔淋巴结肿大；⑦胸腔积液，腹水；⑧肝硬化。

3. MRI 与 CT 表现类似，肝实质于 T_1WI 序列信号不均匀减低，于 T_2WI 序列信号不均匀增高。

【诊断要点】

AIH 的影像学检查缺乏特异性，主要表现为肝大伴实质密度不均、门静脉高压、腹腔淋巴结肿大及肝硬化等表现。因此其临床确诊主要依赖于血清学标志物的检测和肝脏组织学检查。

【鉴别诊断】

本病需要与肝血吸虫病进行鉴别。AIH 与肝血吸虫病仅依靠影像学检查鉴别较困难，两种疾病均可见类似的肝实质内纤维间隔。流行病学、临床和实验室检查（血清自身抗体）对确诊至关重要。

【研究现状与进展】

超声可对 AIH 所致的肝纤维化程度进行评估和分级。CT 可发现肝硬化、门静脉高压等征象，有助于提示病情的严重程度和了解有无合并症。MRI 对肝实质内纤维组织的显示较好，MR 血管成像显示清晰，有助于评价门静脉高压性静脉曲张的严重程度。MRI 的多种功能成像技术均可评估肝纤维化并可进行细致分级。DWI 可通过反映水分子扩散情况来评估肝纤维化程度，而 DTI 的部分各向异性指标在诊断、评估轻度肝纤维化方面较 ADC 值更加敏感、准确[10]。MR 单性成像通过机械波定量测量组织弹性和硬度，较其他无创技术更能准确可靠地评估肝纤维化程度。

参 考 文 献

[1] Vergani D，Mieli-Vergani G. Autoimmune hepatitis//Rodés J，Benhamou JP，Blei AT，et al. Textbook of Hepatology：From Basic Science to Clinical Practice. 3rd ed. Oxford，UK：Blackwell Publishing，2007.

[2] Floreani A，Liberal R，Vergani D，et al. Autoimmune hepatitis：contrasts and comparisons in children and adults-a comprehensive review. J Autoimmun，2013，10（46）：7-16.

[3] Mieli-Vergani G，Vergani D. Paediatric autoimmune liver disease. Arch Dis Child，2013，98：1012-1017.

[4] 胡秀芬，黄志华 . 儿童自身免疫性肝炎的诊断和治疗 . 中华肝脏病杂志，2005，13（1）：53.

[5] Ferreim AR，Roquete ML，Toppa NH，et al. Effect of treatment of hepatic histopathology in children and adolescents with autoimmune hepatitis. J Pediatr Gastroenterol Null，2008，46（1）：65-70.

[6] Oo YH，Hubscher SG，Adams DH. Autoimmune hepatitis：new paradigms in the pathogenesis，diagnosis，and management. Hepatol Int，2010，4（2）：475-493.

[7] Fujiwara K，Fukuda Y，Yokosuka O. Precise histological evaluation of liver biopsy specimen is indispensable for diagnosis and treatment of acute-onset autoimmune hepatitis. J Gastroenterol，2008，43（12）：951-958.

[8] Sahni VA，Raghunathan G，Mearadji B，et al. Autoimmune hepatitis：CT and MR imaging features with histopathological correlation. Abdom Imaging，2010，35（1）：75-84.

[9] 黄子星，马云吉，宋彬，等 . 自身免疫性肝炎的影像学研究 . 四川大学学报（医学版），2010，41（5）：890-892.

[10] Lee Y，Kim H. Assessment of diffusion tensor MR imaging（DTI）in liver fibrosis with minimal confounding effect of hepatic steatosis. Magn Reson Med，2015，73（4）：1602-1608.

（王春祥 闫 喆）

第二十八章 胆系感染与炎症疾病

第一节 细菌感染

一、胆囊炎

【概述】

胆囊炎（cholecystitis）分为急性和慢性胆囊炎。胆道系的胆汁淤滞、胆结石、胆道蛔虫症等为诱发因素。细菌经血、淋巴路径到达胆囊，或随蛔虫逆行胆道进入胆囊，在机体抵抗力降低的情况下，细菌在胆囊内停留、繁殖，发生急性胆囊炎[1]。急性胆囊炎治疗不彻底，反复发作，可导致慢性胆囊炎。常见致病菌为大肠埃希菌、副大肠埃希菌和金黄色葡萄球菌。产气性细菌则引起气肿性急性胆囊炎，病情危急而凶险，病死率高。

儿童胆囊炎较少见，在儿童胆道系统疾病中，胆囊炎约占 1/3，好发于 8～15 岁。急性胆囊炎临床表现为急性发作性右上腹痛，右肩胛部放射痛，为持续性疼痛并阵发性绞痛，伴有畏寒、高热、呕吐。查体右上腹压痛、墨菲征阳性，可扪及肿大的胆囊，严重者可出现黄疸。实验室检查示白细胞计数升高，血清胆红素或碱性磷酸酶增高。慢性胆囊炎多无临床急性发病，其发病过程常与胆结石并存和互为因果。

【病理学表现】

急性胆囊炎病理表现可分为 3 型[2]：①单纯性急性胆囊炎，胆囊黏膜充血，水肿，胆囊轻度肿胀；②化脓性急性胆囊炎，胆囊壁增厚伴弥漫性白细胞浸润，形成广泛蜂窝织炎，胆囊肿大，浆膜纤维素性脓性渗出，胆囊周围粘连或脓肿；③坏疽性急性胆囊炎，胆囊肿大，胆囊壁缺血、坏死，出血甚至穿孔，引起胆汁性腹膜炎。若为产气细菌感染，则胆囊坏疽的同时，胆囊内和胆囊壁积气，为气肿性急性胆囊炎[3, 4]。由于炎症长期反复发作可致慢性

胆囊炎，胆囊黏膜萎缩，粗糙不平；胆囊壁纤维组织增生而增厚、钙化；胆囊缩小，或因积水而肿大。胆囊功能不良，常有结石并存[5, 6]。

【影像学表现】

1. 超声 急性胆囊炎可表现为胆囊增大，胆囊壁增厚，界线不清。慢性胆囊炎表现为胆囊萎缩，可见胆囊窝液性暗区。结石在声像图上回声增强，后方有不同程度的声影。

2. X 线 急性胆囊炎 X 线平片可表现为阴性，有时显示胆囊增大呈软组织包块影，并与肝影相连。若显示阳性结石，间接提示胆囊炎的可能。另外，X 线平片可协助排除胃肠道穿孔、肠梗阻等急腹症。

3. CT 急性胆囊炎 CT 主要表现（图 28-1-1）：①胆囊增大，直径＞5cm，可有高密度胆石影；②胆囊壁弥漫性向心性增厚，超过 3mm；增厚的胆囊壁常呈分层状强化，其中内层强化明显且强化时间较长，外层为无强化的组织水肿层；③炎性渗出，胆囊周围脂肪密度增高并胆囊窝区液体潴留；④胆囊坏死穿孔，可见胆囊壁连续性中断，胆囊窝可见含有液平面的脓肿。CT 发现胆囊壁内或胆囊内有气体，则为气肿性胆囊炎。

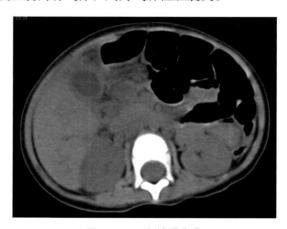

图 28-1-1 急性胆囊炎

CT 平扫示胆囊饱满，胆囊壁均匀增厚，周围脂肪密度增高伴絮状软组织密度影

慢性胆囊炎在 CT 上多表现为胆囊缩小，也可增大，后者由胆囊积水引起。胆囊腔内常可见结石影像，胆囊壁均匀或不均匀性增厚，可有钙化。增强扫描检查显示增厚的胆囊壁呈均匀强化。

4. MRI　一般不用于急性胆囊炎的检查，其表现如 CT 所见。胆囊增大，胆囊壁增厚，胆囊周围水肿带表现为 T_1WI 低信号，T_2WI 高信号，胆汁因成分不同可信号多变。

【诊断要点】

胆囊炎的诊断主要依靠临床表现及超声检查来确诊。急性胆囊炎表现为胆囊增大、胆囊壁增厚，伴有或不伴有结石；慢性胆囊炎既往多具有反复发作病史，表现为胆囊壁增厚及胆石症，有时还可见胆囊壁钙化。

【鉴别诊断】

慢性胆囊炎的胆囊壁增厚需与胆囊癌相鉴别，后者胆囊壁的增厚更显著，一般超过 5mm 以上，且不规则，胆囊变形，胆囊壁僵硬等。同时还需要排除胆囊周围炎、肝硬化低蛋白血症所致的胆囊壁增厚。

【研究现状与进展】

超声为急性胆囊炎最常用的检查手段。CT 对显示胆囊窝液体潴留、胆囊穿孔或合并肝脓肿、气肿性胆囊炎的检出有较高价值。MRI 显示的诊断信息不优于 CT，在临床较少应用。

二、化脓性胆管炎

【概述】

化脓性胆管炎（purulent cholangitis）常因胆管梗阻和胆道感染而引起。其中胆道感染的细菌种类主要为革兰氏阴性杆菌，最常见的是大肠埃希菌，其他有变形杆菌、铜绿假单胞菌等。

临床上多数患儿有反复发作病史，急性发作者表现为右上腹剧烈疼痛、高热，多数有黄疸，甚至出现昏迷及死亡。慢性发作者可仅表现为中上腹部不适和胀痛，很少有发热和黄疸。急性发作时表现为腹痛、寒战和黄疸三联症，称查科三联征（Charcot triad）。

【病理学表现】

病理上梗阻多发生在胆总管下端，从而引起胆总管明显扩张、管壁增厚、管腔内充满脓性胆汁、管内压增高，同时肝内可见多发脓肿。

【影像学表现】

1. 超声　肝外胆管明显增宽、壁增厚，回声增强或模糊，也可因黏膜肿胀而致内腔狭窄或显示不清。胆管腔内可见密集的细点状回声或弱回声沉积物。同时可探及胆囊肿大、壁厚，呈"双边"征。胆囊腔内除可见结石光团外，还可见点、片状强回声或絮状强回声，常沉积在胆囊后壁，后方声影不明显，随体位改变可缓慢移动或变形。肝大，回声增强，化脓性胆管炎及胆管周围炎累及周围肝组织可形成胆源性肝脓肿，声像图表现为肝脓肿不同时期的改变。

2. CT　肝外胆管扩张明显，但程度不一。管内脓性胆汁淤积，其 CT 值高于一般胆汁，低于正常肝实质。多数化脓性胆管炎患儿可有肝内胆管结石，肝左叶特别是左叶外段好发，结石多为泥沙状或卵石状。胆管壁增厚，可呈弥漫性、偏心性，增强扫描明显强化，提示急性发作期。由于胆管的感染，其周围有炎性细胞浸润，在肝窦内有多量中性多核细胞，可形成小肝脓肿，单发或多发。增强扫描后脓肿壁及其分隔均可强化。胆管内积气弥漫性或局限性分布（图 28-1-2）。

3. MRI　①肝内外胆管扩张和管壁增厚，管壁厚度一般小于 4mm，增强扫描后胆管壁可明显强化。②胆管结石，表现为 T_1WI 低信号、T_2WI 低信号，多为泥沙状或卵石状。③ MRCP 可详细了解胆管狭窄与梗阻的部位[7]。④肝单发或多发小脓肿形成。⑤慢性胆管炎者，肝内外胆管扩张似枯树枝改变。

【诊断要点】

根据肝内外胆管扩张伴管壁增厚、胆管结石、胆管积气和（或）积脓，以及肝脏受累等征象，结合明确的临床表现不难诊断。

【鉴别诊断】

本病需要与先天性胆总管囊肿相鉴别，两者的主要区别在于肝内外胆管扩张的程度与临床表现不一致，临床一般无发热、腹痛和黄疸等症状，影像学上肝内外胆管壁无增厚，增强扫描无强化且无肝脓肿形成。

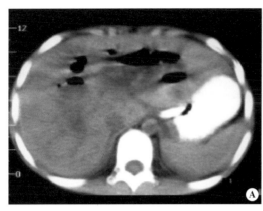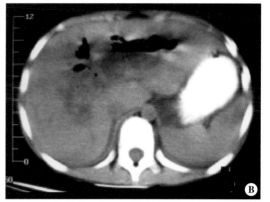

图 28-1-2　化脓性胆管炎
CT 平扫示肝内胆管弥漫性扩张、积气，肝门区脂肪层模糊不清，周围肝组织水肿

【研究现状与进展】

超声检查为首选方法，可明确显示肝外胆道的结构。CT 和 MRI 是重要补充手段。其中 CT 对胆总管内结石显示优于超声和 MRI。CT 和 MRI 增强扫描检查见胆管壁强化是诊断化脓性胆管炎的重要征象。MRCP 成像无须对比剂，能够很好地显示胆道系的解剖结构，显示扩张的肝内外胆管发生阻塞的部位。

参 考 文 献

[1] Gruber H，Loizides A. Ultrasound versus CT for the diagnosis of acute cholecystitis. AJR Am J Roentgenol，2019，212（2）：W43.

[2] Choi SY，Lee HK，Yi BH，et al. Pope's hat sign：another valuable CT finding of early acute cholecystitis. Abdom Radiol（NY），2018，43（7）：1693-1702.

[3] Sureka B，Singh VP，Rajesh SR，et al. Computed tomography（CT）and magnetic resonance（MR）findings in xanthogranulomatous cholecystitis：retrospective analysis of pathologically proven 30 cases-tertiary care experience. Pol J Radiol，2017，82：327-332.

[4] Maehira H，Itoh A，Kawasaki M，et al. Use of dynamic CT attenuation value for diagnosis of acute gangrenous cholecystitis. Am J Emerg Med，2016，34（12）：2306-2309.

[5] Wang A，Shanbhogue AK，Dunst D，et al. Utility of diffusion-weighted MRI for differentiating acute from chronic cholecystitis. J Magn Reson Imaging，2016，44（1）：89-97.

[6] Kaura SH，Haghighi M，Matza BW，et al. Comparison of CT and MRI findings in the differentiation of acute from chronic cholecystitis. Clin Imaging，2013，37（4）：687-691.

[7] Tonolini M，Ravelli A，Villa C，et al. Urgent MRI with MR cholangiopancreatography（MRCP）of acute cholecystitis and related complications：diagnostic role and spectrum of imaging findings. Emerg Radiol，2012，19（4）：341-348.

第二节　硬化性胆管炎

【概述】

硬化性胆管炎（sclerosing cholangitis）包括一系列以肝内外胆管炎症、纤维化和狭窄为特征的慢性进展性胆汁淤积性肝病，在儿童少见。硬化性胆管炎可以分为原发性硬化性胆管炎（primary sclerosing cholangitis，PSC）和继发性硬化性胆管炎（secondary sclerosing cholangitis，SSC）。原发性硬化性胆管炎的病因尚不清楚，一般认为与细菌或病毒感染、免疫及先天性遗传因素有关；继发性硬化性胆管炎可继发于胆道慢性感染、结石、手术及朗格汉斯细胞组织细胞增生症（LCH）[1-3]。

硬化性胆管炎患者临床常表现为乏力、皮肤瘙痒、间歇性或进行性梗阻性黄疸，可伴有右上腹痛、恶心、呕吐、肝脾大，晚期出现胆汁性肝硬化、门静脉高压和肝衰竭。实验室检查示淋巴细胞和嗜酸性粒细胞增多，血清胆红素、碱性磷酸酶、谷丙转氨酶水平升高，IgM 高于正常水平。部分患者的抗核抗体和抗平滑肌抗体阳性，肝和尿含铜量增高。

【病理学表现】

80% 的硬化性胆管炎累及包括胆囊在内的整个胆道系统，20% 的硬化性胆管炎仅局限于肝外胆道系统，一般以肝管汇合部受累最为严重。受累的肝外胆管外径变化不明显，但由于胆管壁增厚，管腔明显狭窄，其内径可小于 2mm，肝内胆管亦可产生类似变化。

【影像学表现】

1. X 线 确诊依赖经皮经肝胆管造影术或 ERCP，典型表现为肝内外胆管收缩与扩张交替出现或呈串珠状改变。胆管通常较长，甚至末段可闭塞。

2. CT 平扫对胆管病变显示不显著，增强扫描后可见扩张和狭窄的胆管，胆管壁可出现环形强化。

3. MRI PSC 典型表现为肝内外胆管多节段性狭窄和扩张，与正常胆管交替出现，有时呈串珠样外观。随着纤维化进展，周围胆管闭塞，以致 MRCP 显示困难，表现为"修剪树"样外观（图 28-2-1）。胆管显著扩张呈憩室样外突是 PSC 的特征性表现，胆管壁增厚，并可伴有胆管壁强化。PSC 通常同时累及肝内、外胆管，可合并胆管结石。SSC 以肝外胆管狭窄为主，呈局灶性或弥漫性分布。部分患儿可能有不同程度的肝硬化。

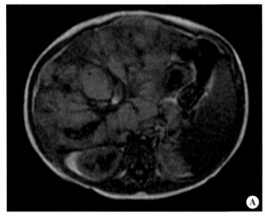
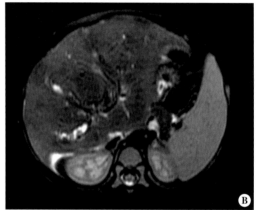

图 28-2-1 硬化性胆管炎

MRI T_1WI 及 T_2WI 示肝大，肝外缘不规则，肝裂增宽，肝实质信号不均匀，可见散在条片状长 T_1、长 T_2 信号，肝内胆管可见不均匀扩张

【诊断要点】

主要根据临床表现、血生化检查、肝脏组织学及胆管造影综合诊断，肝内外胆管多节段性狭窄和扩张合并胆管壁增厚是较为特异性的影像学征象。值得注意的是，LCH 可能以硬化性胆管炎为首发表现，但多合并多系统受累，如伴有骨骼破坏、典型皮疹、突眼及尿崩症等，因此在硬化性胆管炎的患者中，应警惕有无其他器官或系统的损害。

【鉴别诊断】

主要需排除胆管癌造成的恶性胆管狭窄，特别是表现为单节段的胆管壁增厚和（或）狭窄。以下影像学特征支持恶性胆管狭窄而非硬化性胆管炎：①门静脉期相对肝实质明显强化的狭窄节段；②狭窄长度较长（＞12mm）；③胆管壁明显增厚（＞3mm），边缘不清晰；④管腔不规则及不对称性狭窄。排除恶性胆管狭窄后再区分是 PSC 和 SSC。此外，化脓性胆管炎常表现为肝内外胆管扩张伴管壁增厚、胆管结石、胆管积气或积脓，以资鉴别。

【研究现状与进展】

尽管超声可以发现胆管扩张及胆管壁的增厚，通常不能诊断 PSC。增强 CT 可显示交替出现的胆管狭窄和扩张。CT 和 MRI 还可显示 PSC 的伴随肝实质改变及胆管改变。

参 考 文 献

[1] Nilsson H，Blomqvist L，Douglas L，et al. Dynamic gadoxetate-enhanced MRI for the assessment of total and segmental liver function and volume in primary sclerosing cholangitis. J Magn Reson Imaging，2014，39（4）：879-886.

[2] Arrivé L，Ruiz A，El Mouhadi S，et al. MRI of cholangitis：traps and tips. Diagn Interv Imaging，2013，94（7/8）：757-770.

[3] 廖伟伟，钟雪梅，马昕，等 . 以硬化性胆管炎为首发表现的儿童朗格汉斯细胞组织细胞增生症 1 例并文献复习 . 北京医学，2015，37（6）：551-554.

（王春祥 闫 喆）

第二十九章　胰腺感染与炎症疾病

第一节　急性胰腺炎

【概述】

急性胰腺炎（acute pancreatitis，AP）是由多种病因参与导致胰酶激活自身消化的一种急性炎症反应，表现为胰腺局部炎性反应，伴或不伴其他器官衰竭。临床上大部分患者病程呈自限性，轻症患者在住院治疗 1 周后病情有明显缓解。临床上 20% ～ 30% 的急性胰腺炎患者病程经过凶险，总体病死率为 5% ～ 10%[1]。急性胰腺炎在儿童较少见，与成人多以胆源性、酒精性病因不同，儿童的病因广泛，可因先天性胆胰管变异、药物、创伤、免疫性疾病，或全身性病变等而导致[2, 3]。

腹痛是急性胰腺炎的主要症状，应进行实验室检查，包括血清淀粉酶和脂肪酶水平，以诊断胰腺炎。CT 是最广泛使用的成像方式，是急性胰腺炎的评估标准。对于首次发病于 40 岁以上且无明确胰腺炎病因的患者，应使用 CT 排除肿瘤的可能。磁共振成像、超声也可用于特殊情况。磁共振成像被保留用于检测未在计算机断层扫描上显示的胆结石，用于进一步收集特征，或用于禁止使用 CT 的患者。超声有助于检测胆结石的存在。

急性胰腺炎的诊断需要至少满足以下 3 个特征中的 2 个特征：①与急性胰腺炎一致的腹痛（持续、严重、上腹痛的急性发作，通常向背部辐射）；②血清脂肪酶活性（或淀粉酶活性）至少比正常上限高 3 倍；③影像学上急性胰腺炎的特征性发现。

【病理学表现】

目前关于急性胰腺炎的促发因素科学界尚存在争议，导管闭塞普遍认为是一个重要因素，且胰腺组织缺乏被膜，胰液可随时进入周围组织，胰酶消化筋膜层，将炎症扩展至其他区域。

正常时胰腺分泌的消化酶在到达十二指肠后被激活，少量在胰腺活化的蛋白酶可被胰腺自身分泌性抑制物、抗胰蛋白及自溶等方式清除。但当存在分泌受阻时，胰蛋白酶大量活化，继而导致其他胰酶激活，如弹性蛋白酶、磷脂酶和糜蛋白酶，形成酶级联反应，导致胰腺自身消化。继发局部和全身的炎症反应，从局部病变迅速发展为全身炎症反应综合征（systemic inflammatory response syndrome，SIRS），甚至多器官衰竭（multiple organ failure，MOF）。根据短暂或持续的器官衰竭及局部或全身并发症的存在，根据严重程度将急性胰腺炎分为 3 级：轻度急性胰腺炎、中度急性胰腺炎和重度急性胰腺炎。急性胰腺炎的动态过程可分为早期和晚期。在第一周的早期阶段，严重程度主要取决于器官衰竭的存在和持续时间，而不是局部并发症的存在。因此，早期重症或中度重症胰腺炎由器官衰竭或全身炎症反应综合征决定。晚期的特点是持续的全身炎症迹象或局部并发症的存在。

评估急性胰腺炎的并发症对其严重程度进行分级很重要。急性胰腺炎的并发症分为以下几类：①器官衰竭；②全身性并发症；③局部并发症。使用改进的马歇尔评分系统将呼吸系统、心血管系统和肾脏系统中的一个定义为 2 分或 2 分以上的器官衰竭。系统性并发症被定义为急性胰腺炎先前共病的加重。局部并发症包括胰腺和胰周集合及胃出口功能障碍、脾和门静脉血栓形成、结肠坏死、脾或胃十二指肠动脉假性动脉瘤。在目前亚特兰大的分类中，区分由液体形成的积聚和由液体参与形成的积聚是很重要的。

液体积聚由含有固体成分坏死而引起。根据位置（胰腺、胰腺周围）、内容物的性质（液体、固体、气体）和壁的存在，胰腺和胰腺周围的液体积聚可分为急性胰周液体积聚（APFC）、胰腺假性囊肿、急性坏死物积聚（ANC）和胰腺包裹性坏死（WON）。亚特兰大分类提供了增强CT描述的胰腺和胰周液体积聚的客观和详细的定义。胰腺和胰周坏死可以保持无菌或被感染。根据患者的临床病程或增强CT采集标本中是否存在气体，可以怀疑是ANC还是WON。当怀疑感染坏死时，可进行单针抽吸培养。在影像学检查中区分局部并发症的不同形态特征具有临床意义，因为局部并发症决定了患者的处理方法。

【影像学表现】

1. 超声 可作为急腹症首选检查方法，排除胆石症、血栓等病变。

超声可发现水肿所致的胰腺体积增大且回声明显降低，胰腺表面不光整，周围大量液体渗出及聚集，胰腺体积增大推挤致横结肠或胃的移位。

2. X线 腹部X线平片检查多无特异性表现，但可用于筛查、排除肠梗阻等病变，伴发胸腔积液时可有发现。

3. CT 是急性胰腺炎首选检查方法，典型表现：胰腺局部或弥漫性肿大，密度降低，边界模糊，周围大量渗出，脂肪层密度增高、模糊（图29-1-1）。增强扫描坏死液化区无强化。若存在出血，则会出现腹膜后或胰腺周围高密度影。同时CT可确定有无胆结石等致病因素（图29-1-2）。

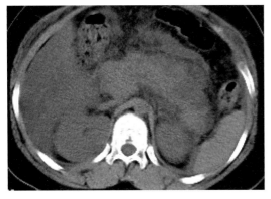

图 29-1-1 急性胰腺炎
CT示胰腺弥漫性增加的体积，胰周炎性变化与脂肪组织密度增高，肾前筋膜增厚

CT在急性胰腺炎中的主要作用是寻找并发症，因此在发病48～72小时建议成像。建议进行多期扫描以更好地发现坏死，以及其他潜在的并发症，如胰周积液、脓肿和假性囊肿等。

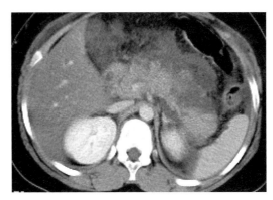

图 29-1-2 急性胰腺炎（重度）
CT增强、胰腺肿胀、胰体和胰尾部局部未增强、表明胰腺局部坏死

4. MRI MRI增强检查与CT表现相似，胰腺体积增大、界线不清、边缘不光整、周围积液伴肾前筋膜增厚，炎症水肿积液在T_1WI呈低信号，强度与脾脏相当，T_2WI呈高信号。

【诊断要点】

临床表现为持续、严重、上腹痛的急性发作，通常向背部辐射；实验室检查表现为血清脂肪酶活性（或淀粉酶活性）至少比正常上限高3倍；影像学表现为胰腺体积弥漫性增大，部分可见胰头或胰尾局限性增大；胰周积液是可靠的间接征象，多分布于小网膜囊、肾旁前间隙及肾周间隙；肾前筋膜增厚；腹水；胰管部分可见扩张。

【鉴别诊断】

急性胰腺炎通常结合临床症状、体征及血尿淀粉酶等检查多可明确诊断，部分不典型病例行CT、MR等影像学检查可鉴别诊断并判断部分病因。急性阑尾炎表现为阑尾肿胀、粪石及周围渗出性改变。急性胆囊炎胆石症是急性胰腺炎常见诱因，CT可见高密度结石影、胆囊壁增厚及边缘渗出性改变。

【研究现状与进展】

急性胰腺炎的病因多样，具体的病因目前尚无定论。随着对急性胰腺炎发病机制的深入研究，发现除了传统的胰酶自身消化学说外，还有炎性介质学说、微循环障碍、细菌感染等在急性胰腺炎的发生发展中也起着重要作用。急性胰腺炎是一种胰腺局部病变诱发全身性炎性介质和细胞因子释放的瀑布式级联反应的全身性疾病，疾病早期常伴有急性生理紊乱和器官功能损害。近年来，对该病的研究主要集中在胰酶自身消化、白细胞过度激活、微循环障碍、高脂血症、细菌感染等方面。

参考文献

[1] 王兴鹏, 李兆申, 袁耀宗, 等. 中国急性胰腺炎诊治指南（2013年, 上海）. 临床肝胆病杂志, 2013, 33（9）: 656-660.

[2] 张春燕, 杨云生, 孙刚, 等. 急性胰腺炎病因回顾分析. 胃肠病学和肝病学杂志, 2009, 18（5）: 441-443.

[3] Lacasa TV, Duarte Borges MA, García Marín A, et al. Acute pancreatitis caused by Mycoplasma pneumonia: an unusual etiology. Clin J Gastroenterol, 2017, 10（3）: 279-282.

第二节 慢性胰腺炎

【概述】

慢性胰腺炎被定义为一种进行性炎症疾病，其中胰腺实质被纤维组织破坏和替代，最终导致内分泌和外分泌功能的永久性损伤[1]。传统上，慢性胰腺炎被认为是与急性胰腺炎不同的疾病，急性胰腺炎通常以临床症状和体征恢复后胰腺功能恢复正常为特征。然而，目前急性、复发性急性和慢性胰腺炎被认为是一种疾病连续体，主要因为复发性急性胰腺炎可发展为慢性胰腺炎；致病因素有重叠；胰腺炎发作表现相似，即腹痛和血液中胰酶增加。

儿童中慢性胰腺炎少见。腹痛是慢性胰腺炎患者最主要的临床表现。患者还可能出现明显的急性或复发性急性胰腺炎；疾病局部并发症的症状和体征（如假性囊肿、邻近器官阻塞或血管血栓形成）；以及胰腺外分泌或内分泌功能障碍。

在慢性胰腺炎的诊断和评估中，影像学检查有助于提示慢性胰腺炎的形态学变化、诱发结构异常，以及并发症。但是，内分泌和外分泌功能障碍与胰腺形态学的相关性差，形态学改变主要发生在胰管和胰腺实质。慢性胰腺炎早期胰腺导管改变涉及胰管的侧支，表现为扩张和不规则。慢性胰腺炎晚期，主胰管显示扩张、不规则、狭窄或阻塞，导管内钙化和假性囊肿。主胰管狭窄和扩张的区域由狭窄和狭窄后扩张引起，使胰管呈现典型的串珠状外观。

【病理学表现】

尽管慢性胰腺炎的病因因种族和地区而异，但90%～95%的患者被认为患有酒精性或特发性疾病。其他原因包括吸烟、高钙血症、高脂血症、主胰管阻塞和基因突变，如CFTR突变。自身免疫性胰腺炎也是慢性胰腺炎的一种形式（这将在本章后面讨论）。基于主胰管的直径，慢性胰腺炎被分为大胰管型和小胰管型。大胰管型胰腺炎的主胰管直径大于7mm，是引流手术的经典区域。

【影像学表现】

1. 超声 对于慢性胰腺炎诊断价值有限，且对于操作者有较大的依赖性。慢性胰腺炎中胰腺可出现萎缩、钙化或纤维化（晚期），因此超声可以显示胰腺实质纤维化所致的高回声，同时可以显示导管扩张、实质或导管内钙化、假性囊肿及腹腔积液，但经腹部超声探查到的实质大小和回声变化欠可靠。

2. X线 腹部X线片检查多没有特异性表现，部分可观察到胰腺区域钙化灶。

3. CT 因其广泛的实用性和高分辨率，被普遍认为是诊断慢性胰腺炎的首选成像方式，可清晰地观察胰腺的大小、形态变化。慢性胰腺炎的CT特征表现为弥散性粗实质钙化、导管内钙化、导管扩张和胰腺大小的改变（图29-2-1）。CT还具有可检测并发症的优点，包括假性囊肿、合并急性胰腺炎和血管并发症，以及假性动脉瘤或静脉血栓形成。早期慢性胰腺炎还没有明显的形态学改变时，显示效果欠佳。

4. MRI 越来越多地用于慢性胰腺炎的诊断和评估中，因为它提供了磁共振胰胆管成像对胰腺和胆管的无创性显示，以及胰腺实质的变化和良好的软组织分辨率[2]。慢性胰腺炎在早期和晚期有所不同。早期慢性胰腺炎无形态学改变，主要表现为早期胰腺实质的信号强度和增强模式的改变。在T_1WI上，原胰腺正常高信号减低，反映了由慢性炎症和纤维化引起的实质内蛋白质液体含量的丧失。与此同时，慢性胰腺炎患者的胰腺实质在动脉期强化程度减低、不均一，而在延迟期明显增强。这归因于慢性胰腺炎中存在纤维组织，纤维组织损害毛细血管血流并导致晚期强化。晚期慢性胰腺炎主要表现为形态学改变，包括体积萎缩或肿大，假性囊肿形成，胰管扩张呈串珠样改变伴导管内钙化。DWI可用于评估慢性胰腺

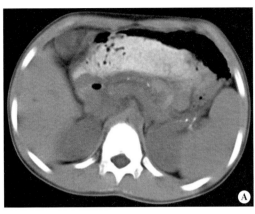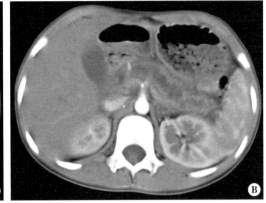

图 29-2-1　慢性胰腺炎

A. CT 示胰腺萎缩、散在钙化、导管扩张及局部假性囊肿形成；B. CT 示胰管显著扩张

炎的实质改变，外分泌功能降低的胰腺实质组织纤维化和液体减少可能导致慢性胰腺炎表观扩散系数降低。

磁共振胰胆管成像不仅显示疾病晚期主胰管的改变，也显示早期分支导管的改变。磁共振胰胆管成像可以显示梗阻情况下的主胰管的上游位置，该位置不能在内镜逆行胰胆管造影上显示。尽管磁共振胰胆管成像所显示的导管大小与逆行胰胆管造影术相比更具有生理性优势，但由于信号丢失、分辨率低和模糊，导管大小可能被低估。肠促胰液素 MRCP 可以提高 MRCP 的敏感性，并间接测量胰腺的外分泌功能[3]。静脉注射肠促胰液素后，可见胰腺导管扩张不充分、到达胰管直径峰值的时间延迟、侧支扩张的数量增加及十二指肠血流减少等，这些有助于慢性胰腺炎早期诊断。

【诊断要点】

慢性胰腺炎临床多表现为程度不同的中腹部持续性疼痛；血液检查对慢性胰腺炎的诊断不如对急性胰腺炎有用，但也可显示淀粉酶和脂肪酶水平升高。影像学表现为胰腺体积萎缩、边缘不光整、胰管串珠样扩张伴钙化、假性囊肿形成。MRI 有助于早期慢性胰腺炎的诊断。

【鉴别诊断】

慢性胰腺炎患者约有 5% 会在 20 年内进展为胰腺癌[4]。鉴别诊断主要涉及肿块型慢性胰腺炎与胰腺癌。肿块型慢性胰腺炎多在胰头部出现肿块样的炎性改变，因此其边界多模糊、信号不均、主胰管呈串珠样改变、可见胰管穿通征，可伴假性囊肿。胰腺癌多呈边界清晰、信号较均匀的包块，多见"双管"征，胰管扩张较为连续、光整，

增强扫描强化程度低，可见转移征象。

【研究现状与进展】

目前对慢性胰腺炎的研究多聚焦于功能 MRI 及定量研究，动态增强 MRI 可用于评价病变组织血流灌注情况，自旋标记 MRI 可非侵入性成像，可直观显示和定量测量胰液流量等。促胰液素 MRI 可定量或半定量测量分析胰腺外分泌和内分泌情况。

参 考 文 献

[1] Miller FH, Keppke AL, Wadhwa A, et al. MRI of pancreatitis and its complications：part 2, chronic pancreatitis. AJR Am J Roentgenol, 2004, 183（6）：1645-1652.

[2] Bian Y, Wang L, Chen C, et al. Quantification of pancreatic exocrine function of chronic pancreatitis with secretin-enhanced MRCP. World J. Gastroenterol, 2013, 19（41）：7177-7182.

[3] Hansen TM, Nilsson M, Gram M, et al. Morphological and functional evaluation of chronic pancreatitis with magnetic resonance imaging. World J Gastroenterol, 2013, 19（42）：7241-7246.

[4] Raimondi S, Lowenfels AB, Morselli-Labate AM, et al. Pancreatic cancer in chronic pancreatitis：aetiology, incidence, and early detection. Best Pract Res Clin Gastroenterol, 2010, 24（3）：349-358.

第三节　蛔虫性急性胰腺炎

【概述】

寄生虫性胰腺炎少见，主要见于疫区，尤以印度多见蛔虫性急性胰腺炎[1]。蛔虫是较为常见的寄生于人体肠道的寄生虫，多由于生活习惯或卫生习惯欠佳，食用含有虫卵的食物而导致感染。蛔虫可沿着消化道蠕动，经十二指肠乳头入侵，阻塞远端胆管树或罕见地阻塞胰管，导致胰酶流

出，引起蛔虫性急性胰腺炎[2]。

临床表现与急性胰腺炎相似，也可能存在蛔虫症的其他独特症状。临床主要表现为突然发作的腹痛、呕吐、发热，部分患者由于蛔虫阻塞胆管可导致黄疸。蛔虫性急性胰腺炎需同时符合胰腺炎和蛔虫症的诊断条件。在蛔虫疫区，出现背部放射性上腹痛、呕吐等临床症状，血尿淀粉酶升高，超声或 ERCP 发现胆管、胰腺及十二指肠蛔虫或粪便检出虫卵者，可确诊为蛔虫性急性胰腺炎[3]。

【病理学表现】

蛔虫性急性胰腺炎多由于蛔虫入侵阻塞胆胰，导致胰液不能排出，胰酶流出引发胰腺炎，也可能由于胆汁或十二指肠液进入胰管，激活胰蛋白酶，引起炎症反应或损伤胰腺血管壁，导致胰腺自身消化[4]。

【影像学表现】

1. 超声 对于发现和寻找胆管树中的蛔虫具有较大价值，为蛔虫性急性胰腺炎首选检查方法[3]。特征表现为胰腺或胆管内发现一条或多条中央低回声的无声影线状回声带。若有蠕动则为活蛔虫，若回声模糊或断续则为死蛔虫。

2. X 线 腹部 X 线片检查无特异性表现。

3. CT 对于急性胰腺炎及其并发症显示具有优势，但对于胰腺内虫体显示欠佳[4]。

4. ERCP 可直接观察到十二指肠或嵌顿于壶腹部的蛔虫，且同时可钳出虫体，及时解除梗阻；对于壶腹部未见蛔虫者，可显示胆胰管扩张及其内光滑线样充盈缺损影，透视下可见蠕动[5]。

5. MRI 于 T_2WI 可见胆胰管扩张伴线样充盈缺损影。

【诊断要点】

蛔虫性急性胰腺炎需同时符合胰腺炎和蛔虫症的诊断条件。疫区病史很重要，粪便检出虫卵为蛔虫症确诊方法。

【鉴别诊断】

与其他形成胰腺炎的因素相互鉴别，密切结合有无疫区生活史，超声、ERCP 发现虫体或粪便检出虫卵可予以鉴别。

【研究现状与进展】

急性治疗中推荐静脉输液、镇痛和禁食，然后进行抗虫治疗，也可以使用内镜取出蛔虫或手术。死亡或碎片化的虫体可能形成结石，或可能导致复发性胰腺炎，因此移除虫体很重要[6]。

参 考 文 献

[1] Parenti DM, Steinberg W, Kang P. Infectious causes of acute pancreatitis. Pancreas, 1996, 13（4）：356-371.

[2] Khuroo MS, Zargar SA, Yattoo GN, et al. Ascaris-induced acute pancreatitis. Br J Surg, 1992, 79（12）：1335-1338.

[3] Ferreyra NP, Cerri GG. Ascariasis of the alimentary tract, liver, pancreas and biliary system：its diagnosis by ultrasonography. Hepato gastroenterology, 1998, 45（22）：932-937.

[4] Khuroo MS. Ascariasis. Gastroenterol Clin North Am, 1996, 25（3）：553-577.

[5] Kenamond CA, Warshauer DM, Grimm IS. Best cases from the AFIP：ascaris pancreatitis. Radiographics, 2006, 26（5）：1567-1570.

[6] 黄耀星，贾林. 寄生虫相关性胰腺疾病. 胰腺病学，2006, 6（2）：116-118.

第四节　自身免疫性胰腺炎

【概述】

自身免疫性胰腺炎（AIP）是慢性胰腺炎的一种独特形式，与临床、组织学和实验室的自身免疫表现相关[1]。随着对本病认识的不断提高，曾有多种命名被用来描述本病，如淋巴浆细胞性淋巴瘤、硬化性胰腺炎、假性肿瘤性胰腺炎和非酒精性导管破坏性慢性胰腺炎等。不同的命名方式反映了自身免疫性胰腺炎在病理学、影像学和临床上的不同特点[2]。

根据临床表现可分为急性期和慢性期。最常见的急性期表现是梗阻性黄疸和（或）胰腺肿块，类似胰腺癌。在慢性期，急性胰腺炎可表现为胰腺萎缩，伴有或不伴有钙化和外分泌或内分泌功能障碍，类似于普通慢性胰腺炎[3]。

区分本病与其他形式的慢性胰腺炎（如酒精诱导）非常重要，类固醇治疗在逆转形态学改变方面既有效又能使胰腺功能恢复正常。

【病理学表现】

自身免疫性胰腺炎是一种慢性胰腺炎，其特征在于异质性自身免疫炎症过程，其中显著的淋巴细胞浸润和相关的胰腺纤维化导致器官功能障碍。本病原因尚不清楚，一些患者表现出局灶性肿块。显微镜下有淋巴细胞和浆细胞组成的衣领样导管浸润，淋巴细胞为 $CD8^+$ 和 $CD4^+$ T 淋巴细胞。在小静脉和神经的壁，以及中型和大型血管中也可见炎性细胞簇。小叶间隔通过肌成纤维细胞的增殖而增厚，并被淋巴细胞和浆细胞浸润。其他组织和器官也可能与淋巴细胞浸润有关，更常见的是胆囊、胆管树、肾、肺和唾液腺。

【影像学表现】

1. CT　可见胰腺弥漫性或局灶性扩大，胰腺裂隙消失；胰周脂肪渗出少，炎性增厚局限于胰周区域，未延伸至肠系膜、前肾旁筋膜或后筋膜；胰周边缘呈"晕"状低密度区；当局灶性受累时，通常是头部和钩突受累，相对胰腺组织呈等、低密度，易被忽略，误认为正常胰腺；可见胰腺扩张和（或）胆管扩张；增强扫描有助于诊断，因为自身免疫性胰腺炎在胰腺期强化不明显，但在门静脉期接近正常强化[4]。

2. 经内镜逆行性胰胆管造影术（ERCP）　可呈正常表现。胆管异常常见于胆总管的狭窄和代表原发性硬化性胆管炎（PSC）的肝内管狭窄。自身免疫性胰腺炎多表现为主胰管弥漫性不规则伴狭窄（与胰腺癌不同）。

3. MRI　显示弥漫性胰腺增大，T_1WI 呈低信号，T_2WI 呈等低信号，增强扫描可见延迟强化，DWI/ADC 显示弥散障碍、呈 DWI 高信号和 ADC 低信号，ADC 值的降低可能低于胰腺癌，DWI 信号可用做确定类固醇治疗指征的标志物。

磁共振胰胆管成像术（MRCP）可显示多发性肝内胆管狭窄和胆总管、弥漫性狭窄的主胰管。

【诊断要点】

胰腺弥漫性或局灶性扩大，胰腺裂隙消失，

胰周脂肪渗出少，增强扫描后门静脉期接近正常强化。IgG4 相关疾病的胰腺外器官受累是诊断自身免疫性胰腺炎的一个支持指征。

【鉴别诊断】

本病需与肿瘤进行鉴别，肿瘤情况下，胰腺多呈不均匀的增强并见不规则的胰腺轮廓，尤其是胰腺导管腺癌。腺癌通常强化程度较小，而自身免疫性胰腺炎在门静脉期呈接近正常的强化程度。

【研究现状与进展】

使用类固醇治疗通常可以解决形态学改变和恢复正常胰腺功能的问题，大多数病例可见缓解，部分也经常呈自限性。但复发率很高，尤其未经治疗的患者高于类固醇治疗后患者[5]。少数自身免疫性胰腺炎患者因为怀疑患有胰腺癌而行胰腺切除术。

参 考 文 献

[1] Otsuki M，Chang J B，Okazaki K，et al. Asian diagnostic criteria for autoimmune pancreatitis：consensus of the Japan-Korea symposium on autoimmune pancreatitis. J Gastroenterol，2008，43（6）：403-408.

[2] Chari ST. Diagnosis of autoimmune pancreatitis using its five cardinal features：introducing the Mayo Clinic's HISORt criteria. J Gastroenterol，2007，42（Suppl 18）：39-41.

[3] Shimosegawa T，Chari ST，Frulloni L，et al. International consensus diagnostic criteria for autoimmune pancreatitis：guidelines of the International Association of Pancreatology. Pancreas，2011，40（3）：352-358.

[4] Sahani DV，Kalva SP，Farrell J，et al. Autoimmune pancreatitis：imaging features. Radiology，2004，233（2）：345-352.

[5] Finkelberg DL，Sahani D，Deshpande V，et al. Autoimmune pancreatitis. N Engl J Med，2006，355（25）：2670-2676.

（张晓军　王圆圆）

第三十章 脾感染与炎症疾病

第一节 布鲁氏菌感染

【概述】

布鲁氏菌病是一种常见的人畜共患病，会引起多系统疾病，可以出现广泛的临床表现和并发症。布鲁氏菌病在世界范围内均有发生，但在地中海地区、中东、南亚和中南美洲尤为普遍[1]。临床表现轻重不一，患者通常出现发热，可起伏并持续 2～3 周，关节痛、肌痛和背痛也很常见，同时伴肝脾大。

【病理学表现】

布鲁氏菌属革兰氏阴性球杆菌，主要通过未经巴氏杀菌的乳制品传播给动物。有许多物种作为主要宿主感染人类，人类作为次生宿主。猪、狗、牛及羊等可作为宿主感染人类。布鲁氏菌病可冲破淋巴屏障进入血流形成菌血症，且可多次入血而引起临床症状的反复加重，形成波浪式热型。当病灶部位的 T 淋巴细胞被布氏杆菌致敏并再次接触抗原后，可释放细胞因子，激活和趋化巨噬细胞聚集于周围，不断吞噬和杀灭该菌，形成感染性肉芽肿，尤其见于肝脏和脾脏[2]。

【影像学表现】

1. 超声 可见脾大，部分形成脓肿后可见厚壁脓腔。

2. X线 腹部 X 线片多无法观察到确切病变，部分可见脾大。

3. CT 脾布鲁氏菌病可表现为脓肿或脾钙化病变。有文献报道脾中慢性布鲁氏菌病的钙化有一定特征性，当存在这些钙化时，应该考虑本病。

4. MRI 对钙化病变不敏感，可显示脾大，T_2WI 信号略高；若形成脓肿可显示长 T_1、长 T_2 信号，增强扫描后可见边缘模糊、多层强化的脓肿壁。

【诊断要点】

胰腺体积弥漫性增大，部分可见胰头或胰尾局限性增大；胰周积液是可靠的间接征象，多分布于小网膜囊、肾旁前间隙及肾周间隙；肾前筋膜增厚；腹水；胰管部分可见扩张。

【鉴别诊断】

发热、盗汗、疲劳、厌食、肌痛和关节痛是布鲁氏菌病的常见症状。肝脾大、脓肿形成、包膜下血肿形成和脾破裂是布鲁氏菌病脾受累的表现。呼吸道受累有助于诊断。从患者血液、骨髓、其他体液及排泄物中分离到布鲁氏菌可确诊。

【研究现状与进展】

脾大原因较多，涉及充血、增生、炎症、肿瘤等多种疾病，为非特异性影像学表现，尽管有些疾病可能有不同的表现。脾外的临床表现和继发性表现也为鉴别诊断提供了重要线索。

参 考 文 献

[1] Sayilir K，Iskender G，Oğan MC，et al. Splenic abscess due to brucellosis. J Infect Dev Ctries，2008，2（5）：394-396.

[2] Arcomano JP，Pizzolato NF，Singer RI，et al. A unique type of calcification in chronic brucellosis. Am J Roentgenol，1977，128（1）：135-137.

第二节 结核分枝杆菌感染

【概述】

脾结核是指结核病影响脾，通常是由于感染的主要部位（多来自肺结核）的血源性扩散所致。由于结核分枝杆菌的血源性扩散，粟粒型结核病是该疾病的一种普遍形式。粟粒型肺结核，通常在胸部 X 线片和 CT 扫描中表现为粟粒型肺结节和胸腔积液。由于该疾病的这种血源性扩散，可能存在相关或孤立的肺外结核，经常出现受影响的器官/组织的广泛结核性肉芽肿。然而，某些形式的疾病表现出特定的症状，如结核性脑膜炎、结核性脑膜脑炎和结核性脊柱炎[1]。

结核性肉芽肿可以影响包括大脑在内的许多器官，表现为环形强化病变，必须与其他也表现为环形强化病变区分开来，然而脑膜受累的存在有助于缩小鉴别诊断范围[2]，如结核肉芽肿可以影响腹部器官，如肝、脾和肾脏，并且可以根据疾病的严重程度导致不同程度的器官功能障碍。

【病理学表现】

脾结核病理可分为 2 型：粟粒型、结节型。粟粒型病灶为多发的 0.5～2.0mm 的低密度结节，常伴有脾大，而结节型病灶多为不规则、边界不清。钙化肉芽肿常被偶然发现，可以是陈旧性结核的后遗症。组织学上，脾结核的中心由包裹性坏死组成，周围壁由朗格汉斯巨细胞、上皮样组织细胞和淋巴细胞的肉芽肿组成。

【影像学表现】

1. 超声　通常可见非特异性特征，包括肝脾大和脓肿。可能存在小的低回声结节（粟粒型）或较大的低回声区域。

2. X 线　腹部 X 线片多无法观察到确切病变，部分可观察到脾大。

3. CT

（1）粟粒型表现为多发，具有中心强化的小低密度区（急性期），慢性期则可见多发钙化。

（2）结节型表现为单个、较大瘤样包块，伴弥漫性肝脾大。

4. MRI　T_1WI 与背景实质相比，病变通常是等信号；T_2WI 呈含有高信号的混杂信号；增强扫描多呈不均匀强化，且随疾病进展有一定变化[3]。

【诊断要点】

脾结核多有原发灶表现，以及其他器官结核受累表现，积极寻找原发灶有助于诊断。实验室检查可确定诊断。

【鉴别诊断】

结节型脾结核需与脾脓肿或脾肿瘤相鉴别，寻找原发灶并结合实验室检查以资鉴别。

【研究现状与进展】

目前对于脾感染性病变的影像学检查主要采用 B 超和 CT，超声检查虽然能比较容易地发现脾

占位性病灶，但对定性诊断尚处于探讨阶段。

参 考 文 献

[1] Harisinghani MG，McLoud TC，Shepard JA，et al. Tuberculosis from head to toe. Radiographics，2000，20（2）：449-470.

[2] Hickey AJ，Gounder L，Moosa MY，et al. A systematic review of hepatic tuberculosis with considerations in human immunodeficiency virus co-infection. BMC Infect Dis，2015，15（1）：1-11.

[3] Lee HJ，Kim JW，Hong JH，et al. Cross-sectional imaging of splenic lesions：radiographics fundamentals online presentation. Radiographics，2018，38（2）：435-436.

第三节　EB 病毒感染

【概述】

传染性单核细胞增多症（IM）是一种由原发性 EB 病毒（Epstein-Barr virus，EBV）感染引起的，以单核–巨噬细胞系统急性增生为病理特点的感染性疾病。典型的感染发生在青少年和年轻人身上[1]。它通常通过血清检测在临床上得到诊断，但影像学表现也可能具有一定的提示性作用。

EBV 原发感染后，大多数无临床症状，尤其是 6 岁以下幼儿大多表现为隐性感染或轻微的上呼吸道炎症，但是在儿童期、青春期和青年期，约 50% 的原发感染均表现为传染性单核细胞增多症。在儿童，非肿瘤性 EBV 感染疾病主要包括传染性单核细胞增多症、慢性活动性 EBV 感染和 EBV 相关嗜血淋巴组织细胞增多症，其中后两种疾病是较为严重的 EBV 感染相关疾病，预后不良。EBV 也是一种重要致癌因子，与伯基特淋巴瘤、霍奇金淋巴瘤、非霍奇金淋巴瘤、鼻咽癌、胃癌、乳腺癌等有关联[2]。传染性单核细胞增多症的临床症状表现多样，但多数均出现 3 个较典型的临床特征：发热、咽峡炎和淋巴结肿大，其他还有肝脾大、皮疹、肌痛、疲劳等症状。实验室检查包括外周血异常淋巴细胞大于 10%、EBV 的 VCA-IgM 阳性、大多数嗜异性抗体阳性和 EBV DNA 含量升高等。

IM 虽然是一种自限性疾病，但其可以影响几乎所有系统，与肝炎、肺炎、心肌炎、肠系膜淋巴结炎、脑膜炎、肌炎、脾破裂、生殖器溃疡和肾衰竭等并发症有关。在这些多系统、多脏器损

害中，以肝脏损害最为多见[3]。

【病理学表现】

EBV 在正常人群中普遍易感，约90%的成人感染过EBV。EBV主要感染口咽、扁桃体的上皮细胞和B淋巴细胞。原发感染时，EBV先是在口咽部上皮细胞内增殖，然后感染附近的B淋巴细胞，受感染的B淋巴细胞进入血液循环后可以造成全身性感染。人体初次感染后，EBV可长期潜伏在被感染的B淋巴细胞内即形成持续的潜伏感染，受感染者将成为终身带毒者。在机体免疫功能下降和某些因素触发下，潜伏的EBV可以被再激活，引起病毒复制及临床疾病[4]。

EBV属于疱疹病毒，大部分通过唾液的直接接触传播，偶可经垂直传播或使用血液制品引起传播。

【影像学表现】

1. 超声 通常可见非特异性特征，包括肝脾大和脾破裂。

2. X线 腹部X线片无法观察到确切病变，部分可见脾大。

3. CT 肝脾大，部分见脾破裂，已报道可发生脾梗死；可显示全身性淋巴结病变，包括颈淋巴结肿大；可见扁桃体肿大。

4. MRI 可显示脾大、脾破裂、脾梗死及淋巴结增大等。

【诊断要点】

通常通过血清实验室检查来确诊，可显示淋巴细胞增多症和嗜异性抗体阳性。

【鉴别诊断】

影像学检查多无特异性，部分可有一定提示性作用。

【研究现状与进展】

本病通常采用对症治疗。急性期（＜3周）建议减少运动，以降低脾破裂的风险；可出现部分罕见的心肌炎和中枢神经系统感染等并发症。

参 考 文 献

[1] Evans AS, Niederman JC, Cenabre LC, et al. A prospective evaluation of heterophile and Epstein-Barr virus-specific IgM antibody tests in clinical and subclinical infectious mononucleosis: specificity and sensitivity of the tests and persistence of antibody. J Infect Dis, 1976, 132（5）：546-554.

[2] Kinderknecht JJ. Infectious mononucleosis and the spleen. Curr Sports Med Rep, 2003, 1（2）：116-120.

[3] Trevenzoli M, Sattin A, Sgarabotto D, et al. Splenic infarct during infectious mononucleosis. Scand J Infect Dis, 2002, 33（7）：550-551.

[4] Luzuriaga K, Sullivan JL. Infectious mononucleosis. N Engl J Med, 2010, 362（21）：1993-2000.

第四节 脾棘球蚴病

【概述】

包虫囊肿是由棘球绦虫感染引起的，可导致体内任何部位形成囊肿，属于世界性的人畜共患病[1]。脾包虫感染是一种罕见的包虫病，而孤立的脾脏受累则更为罕见。据报道，脾包虫病占腹部包虫病病例的4%。主要在农牧地区流行，我国以新疆、青海、宁夏、甘肃、内蒙古和西藏等地多见。其病因可能由于全身性传播，或从破裂的肝包虫囊肿向腹膜内扩散，或因门静脉高压症导致沿着肝门静脉和脾静脉从肝脏向脾脏的逆行扩散。

脾包虫囊肿通常无症状。当囊肿较大时，患者在左侧肋部出现疼痛的肿块。临床症状无特异性，包括腹痛、脾大、发热。脾包虫囊肿通常是孤立的。随着囊肿的大小增加，它可能导致脾门血管受压，导致周围性脾萎缩。最终囊肿可能完全取代脾实质。慢性周围炎症可能导致与邻近器官粘连甚至囊肿与附近器官如胃、胰腺、左结肠、左肾之间形成瘘道[2]。

【病理学表现】

棘球蚴病分为细粒棘球蚴病和泡型棘球蚴病，前者多见，两者之比为100：（1～3）。细粒棘球蚴病也称囊性包虫病，根据包囊分型：①单囊型；②多子囊型；③内囊塌陷型；④实变型；⑤钙化型。根据大小分类：①小包虫（最大径＜5cm）；②中等大小包虫（最大径为5～10cm）；③大包虫（最大径＞10cm）。根据生物学特征分型：①有活性型（单囊型、多子囊型）；②过渡型（内囊塌陷型）；③无活性型（钙化型、实变型）。

细粒棘球蚴为圆形或近圆形的囊状体，直径可不足1cm至数十厘米。成熟的细粒棘球蚴包含：①内囊（内层或生发层），围绕中心液性囊腔的活性组织；②外囊（中层），由生发膜分泌的无细胞性薄膜；③包囊（外层），在生长过程中棘球蚴囊宿主周围的炎症反应形成的较厚的纤维性包膜，较厚，常发生钙化。囊肿内可见子囊，由内囊内陷形成。如果子囊破裂，头节释放进入囊液，则可形成棘球蚴砂白色沉积物。

【影像学表现】

1. 超声　与肝棘球蚴病相似，表现可从纯囊性至纯实性。

2. X线　腹部X线片价值有限，部分可见脾大。

3. CT　细粒棘球蚴病病灶可大小不一，单发或多发，圆形或类圆形，有时为浅分叶状，呈水样密度的囊性病灶，边缘光整、清晰。囊壁较薄，平扫时密度略高于肝组织，若合并感染则囊壁可增厚，囊壁钙化常见，呈弧线状或壳状。母囊内出现子囊是该病的特征性表现，子囊密度比母囊密度低，囊内母囊碎片、头节及子囊钙化常呈条片状，呈"轮辐"状、"蜂窝"状等多房状的外观；内外囊剥离表现为"飘带"征、"水蛇"征、"双环"征，亦具有特征性。增强扫描病灶无明显强化[3]。

泡型棘球蚴病表现为密度不均匀的实质性肿块，呈低或混杂密度，形态不规则，边缘模糊不清；病灶内部可见小囊泡和广泛的颗粒状或不定型钙化构成"地图"样外观；较大的病变中央常发生液化坏死，呈"熔岩洞"样表现。增强扫描后病灶周围肝脏实质明显强化而病灶强化不显著，从而使病灶境界显示更清晰。儿童肝包虫病以单囊型及内囊塌陷型多见，钙化型及多子囊型较少见。

4. MRI　细粒棘球蚴病在 T_1WI 呈低信号，T_2WI 呈高信号，信号多不均匀。包囊即囊壁在 T_1WI 和 T_2WI 上均表现为低信号环，主要是由纤维组织构成或晚期病灶内部或边缘出现钙化所致。母囊内含子囊时表现为"玫瑰花瓣"征，为肝囊性包虫病的特征性表现，在水成像序列上显示更清晰。增强扫描后囊内容物不强化，可见分隔、纤维包囊呈轻度延迟强化。

泡型棘球蚴病表现为不规则实性病灶，浸润性生长，边界欠清，在 T_1WI 和 T_2WI 上均以低信号为主，尤其是在 T_2WI 上呈低信号为其特征性表现。水成像技术可清晰显示众多的小泡，还可显示病灶与胆管的关系。此外，DWI 图可显示泡状肝包虫病边缘带的浸润范围，在一定程度上可评估病灶的增殖活性。

【诊断要点】

患儿常有牧区生活史。脾内单房或多房性囊性肿块，可见"囊内囊"，其囊壁及内容物常见钙化；内囊破裂分离时可见"浮莲"征或"飘带"征；增强扫描后无明显强化。上述影像学征象结合患儿病史、相应实验室检查不难做出诊断。

【鉴别诊断】

本病需要与脾囊肿、假性囊肿、脓肿等相鉴别。脾囊肿壁薄，与周围实质多无明显界线，而包虫囊肿多囊壁较厚且有钙化。假性囊肿为脾血肿的终末期，导致液化性坏死和囊性变，结合病史不难鉴别。脓肿多有明确感染症状及相应实验室检查指标。

【研究现状与进展】

超声和CT是诊断和评估局灶性脾疾病最有价值的成像技术。由于存在自发性或创伤性破裂的风险，脾包虫囊肿通常通过全部或部分脾切除手术治疗[4]。

参 考 文 献

[1] Xu Y，Ding J，Wu LY，et al. iSNO-PseAAC：predict cysteine S-nitrosylation sites in proteins by incorporating position specific amino acid propensity into pseudo amino acid composition. PLoS One，2017，8（2）：e55844.

[2] Rahmani SH，Mohammadi TA. Spleen-preserving surgery versus splenectomy for splenic hydatid cyst：ten years experience. Shiraz E-Med J，2008，2（9）：82-87.

[3] Franquet T，Montes M，Lecumberri FJ，et al. Hydatid disease of the spleen：imaging findings in nine patients. AJR Am J Roentgenol，1990，154（3）：525-528.

[4] Karabicak I，Yurtseven I，Yuruker SS，et al. Splenic hydatid cyst. Can J Surg，2009，52（5）：e209-e210.

（张晓军　王圆圆）

第九篇

胃肠道感染与炎症疾病

第三十一章 胃肠道感染性疾病

第一节 幽门螺杆菌相关性胃炎

【概述】

幽门螺杆菌（*Helicobacter pylori*，*Hp*）是一种微需氧的革兰氏阴性菌，呈螺旋形，长约3.5μm，宽约0.5μm。幽门螺杆菌在体外生长缓慢，可通过革兰氏染色及其典型螺旋形或杆状外观鉴定该菌。高倍显微镜下该菌有2～7条带鞘单极鞭毛，可增强其在黏性溶液中的运动能力。当生长条件欠佳时，在培养中偶可见球形的幽门螺杆菌，球形的幽门螺杆菌具有更强的抵抗力，可使该菌在人类宿主体外的粪便或饮用水中得以生存。

过氧化氢酶、氧化酶和尿素酶阳性等生化特性亦可鉴定该菌。尿素酶对该菌的定植和生存可能有至关重要的作用，其生成量多，占菌体总蛋白重量的5%以上。幽门螺杆菌具有尿素酶活性、运动性及黏附于胃上皮的能力，因而可在胃中生存、繁殖[1]。通过破坏尿素酶活性、细菌运动性或黏附性可防止幽门螺杆菌定植。已有学者在积极研究和揭晓幽门螺杆菌中活性蛋白质的相互作用基础[2, 3]。胃中的尿素能被细菌尿素酶水解，生成有助于中和胃酸的氨，并在幽门螺杆菌的周围形成保护层，从而使该菌能穿透胃黏液层。幽门螺杆菌尿素酶基因中有一个特殊基因，该基因负责编码pH依赖性尿素通道[4]。当幽门螺杆菌周围的pH降低时，尿素通道会允许尿素内移从而维持细胞内pH，使细菌能够在酸性环境中生存。

幽门螺杆菌的螺旋形态、鞭毛及其所生成的黏液溶解酶可帮助其穿过胃黏液层，到达胃表层上皮。另外，胃黏蛋白可保护宿主免受幽门螺杆菌感染[5]。幽门螺杆菌可通过特异性受体介导的黏附作用黏附于胃上皮细胞，而这种黏附作用有赖于细菌表面黏附素与特异性上皮细胞受体的结合，故而宿主因素可调节这一过程，某些个体可表达特异性表面受体或表达受体的数量较多，使其更容易被幽门螺杆菌定植和黏附。

目前幽门螺杆菌感染的遗传易感性尚未得到证实。幽门螺杆菌最可能的感染传播途径为粪－口、口－口传播及医源性感染。

【病理学表现】

幽门螺杆菌高度适应胃内环境，通过破坏胃黏液层、释放酶和毒素，以及黏附至胃上皮细胞使其下方的黏膜易受胃酸的消化性损伤而致病。另外，宿主针对幽门螺杆菌的免疫应答所引起的炎症反应进一步加重组织损伤。

幽门螺杆菌诱导的慢性炎症在不同程度上扰乱了胃酸分泌生理功能，并导致慢性胃炎，在大多数人群中既无症状也不进展。胃酸分泌改变加之组织损伤致使部分患者发生消化性溃疡。一些患者的胃炎发展成为胃萎缩、肠上皮化生，最终发展为胃癌。在极少数情况下，因胃淋巴组织受到持续免疫刺激而进展成胃淋巴瘤。幽门螺杆菌感染的病理生理和最终的临床结局是宿主和细菌之间的复杂相互作用，这种相互作用又受到环境的影响及许多因素的调节，其中大部分因素都尚未得到认识[6, 7]。

多数幽门螺杆菌感染患者同时存在急性和慢性胃炎。急性幽门螺杆菌胃炎早期主要累及胃窦。在急性幽门螺杆菌胃炎颈黏液细胞区和固有层内见大量中性粒细胞浸润。严重时可形成胃小凹脓肿，伴有黏蛋白丢失、靠近胃腔处的胞质受侵蚀和表层胃小凹细胞的剥脱。细菌和中性粒细胞都是引起上皮细胞破坏的原因。若患者未得到恰当的抗生素治疗，急性胃炎几乎均会发展为慢性活动性胃炎。慢性幽门螺杆菌胃炎累及世界上 2/3 的人群，是人类最常见的慢性炎症性疾病之一[8]。与慢性幽门螺杆菌胃炎相关的临床疾病主要有消化性溃疡，在较少数情况下还有胃癌及黏膜相关淋巴组织（mucosa-associated lymphoid tissue，MALT）淋巴瘤。

幽门螺杆菌生活于胃黏液层或其下，主要寄居于胃黏液的非搅动层，邻近黏膜表面的上皮细胞，且主要位于胃小凹处，幽门螺杆菌一般不侵入胃十二指肠组织，不黏附于小肠细胞。该菌很少在固有层中见到，在多数感染者的胃窦及胃体中可检出该菌，这反映了该菌与胃黏液分泌细胞的亲合力。幽门螺杆菌在胃内分布的大致比例如下：累及胃窦和胃体 80%、仅累及胃窦 8%、累及胃体 10%[9]。

淋巴滤泡由淋巴细胞和其他淋巴样细胞聚集而成，代表着机体对该菌的免疫应答，其中央生发中心由较大、较苍白的单个核细胞组成。在急性幽门螺杆菌感染发作后的 1 周内出现淋巴滤泡，在非幽门螺杆菌感染的胃黏膜中常不出现淋巴滤泡。血清抗幽门螺杆菌 IgG 抗体的滴度与淋巴滤泡的数量有关。

【影像学表现】

影像学表现无特异性，需密切结合临床及其他检查才能确诊。随病程及幽门螺杆菌感染严重程度不同可表现为急性胃炎、慢性胃炎、胃溃疡、胃癌及胃淋巴瘤等。轻者影像学无明显表现。胃炎钡餐检查可出现空腹胃内潴留液增多，胃蠕动增强或减弱，激惹征象，胃黏膜粗大、不规则，以胃窦部及胃体部明显（图 31-1-1）。胃溃疡可见龛影、环堤，周围黏膜水肿、纠集。胃癌可见较大充盈缺损，黏膜破坏、粗乱，表面龛影，转移等。胃淋巴瘤呈大块不规则充盈缺损，胃壁广泛浸润，蠕动消失，确诊需病理证据。

【诊断要点】

临床以幽门螺杆菌感染病史加上急性或慢性胃炎影像学表现进行确诊，当并发胃溃疡、胃癌、胃淋巴瘤等表现时诊断需谨慎。

【鉴别诊断】

本病与其他原因引起的胃炎、胃溃疡、胃癌、胃淋巴瘤等影像学表现不易鉴别，需密切结合临床上有无幽门螺杆菌感染史，且排除其他病因才能诊断。

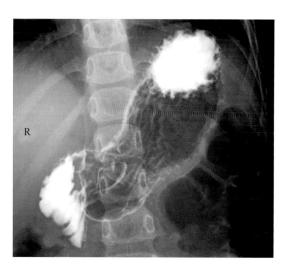

图 31-1-1　幽门螺杆菌相关性胃炎
胃窦、胃体黏膜粗大，不规则

【研究现状与进展】

幽门螺杆菌相关胃炎影像学表现无特异性，目前主要靠临床表现诊断，大多数研究集中在幽门螺杆菌检测和治疗方面。目前临床检查方法主要如下：①内镜检查，常用下列 3 种方法之一诊断幽门螺杆菌感染，即活检尿素酶检测、组织学检测、细菌培养（现已少用）；②非侵入性检查，包括尿素呼气试验（urea breath test，UBT）、粪便抗原试验和血清学检查，UBT 和粪便抗原试验用于检测活动性感染，有活动性或既往感染的患者幽门螺杆菌血清学检查可呈阳性；③其他较少使用的检查，包括 ^{13}C- 尿素试验、PCR 检查（对胃活检标本进行定量检查）。

参 考 文 献

[1] Amieva MR，El-Omar EM. Host-bacterial interactions in Helicobacter pylori infection. Gastroenterology，2008，134（1）：306-323.

[2] Rain JC，Selig L，De Reuse H，et al. The protein-protein interaction map of Helicobacter pylori. Nature，2001，409（6817）：211-215.

[3] Ernst PB，Peura DA，Crowe SE. The translation of Helicobacter pylori basic research to patient care. Gastroenterology，2006，130（1）：188-206.

[4] Weeks DL，Eskandari S，Scott DR，et al. A H+-gated urea channel：the link between Helicobacter pylori urease and gastric colonization. Science，2000，287（5452）：482-485.

[5] Kawakubo M，Ito Y，Okimura Y，et al. Natural antibiotic function of a human gastric mucin against Helicobacter pylori infection. Science，2004，305（5686）：1003-1006.

[6] Delaney B，Moayyedi P，Forman D Helicobacter pylori infection. Clin Evid，2005，7（13）：518-534.

[7] Ernst PB，Peura DA，Crowe SE. The translation of Helicobacter pylori basic research to patient care. Gastroenterology，2006，130（1）：

188-206.

[8] Odze RD，Goldblum JR. Inflammatory disorders of the stomach\\Lash RH，Lauwers GY. Surgical Pathology of the GI Tract，Liver，Biliary Tract，and Pancreas. Philadelphia：Saunders，2009.

[9] Paull G，Yardley JH. Pathology of C pylori-associated gastric and esophageal lesions\\Blaser MJ. Campylobacter Pylori in Gastritis and Peptic Ulcer Disease. New York：Igaku-Shoin，1989.

第二节　细菌性腹泻

【概述】

腹泻疾病一直以来都是人类主要的健康问题。重度腹泻在现代医学出现之前通常是致命的，疾病迅速暴发蔓延，人群大量受累。虽然现在口服和静脉补液治疗等干预措施已取得成功，但是腹泻疾病仍是全球发病和死亡的重要原因之一，尤其是在儿童和老年人中。2015 年，全世界大约有577 000 例 5 岁以下儿童和 502 000 例 70 岁以上成人死于腹泻疾病[1]。儿童腹泻的基础病因很多，又因地理位置、年龄等因素而不同。

腹泻的定义方法多种多样，有的采用粪便的量和（或）性状来定义，有的采用排便频率来定义。在临床实践中，腹泻通常采用排便频率和粪便性状来定义。常用的定义为每日排稀便或水样便至少 3 次，或者排泄频率高于个体正常状态[2]。而在婴儿和儿童中，根据排便频率或粪便性状可能难以判定是否存在腹泻，因为年龄和饮食的不同，这些正常参数范围会有很大差异，如一些母乳喂养的健康婴儿每日可能会排稀便 8 次及以上。因此，根据测得的粪便重量或容量来定义腹泻会更客观，婴儿和幼儿（体重＜ 10kg）的腹泻定义为每日排便量＞ 20g/kg，年龄较大儿童或青少年的腹泻定义为每日排便量＞ 200g[3]。急性腹泻一般指腹泻持续时间小于 2 周，而慢性腹泻指持续时间大于 2 周。目前对于使用基于症状和（或）持续时间的腹泻定义，仍缺乏明确的共识[4]。

世界上引起儿童出现细菌性腹泻（bacterial diarrhea）的病原菌是比较复杂的，每个地区病原菌的检测范围也存在着一定的差异性，在不同的季节和不同的地区，各个地方的病原菌分布差异比较大。导致儿童出现急性细菌性腹泻的主要病原微生物有诸如病毒、轮状病毒、细菌、真菌及寄生虫等。引发细菌性腹泻的原因是多样化的，感染是最为主要的因素，在病菌当中志贺菌属的比例是最高的，除此之外弧菌属和气单胞菌属比例也较高。儿童侵袭性或血性腹泻最常见的病因是志贺菌感染，其他病因包括肠炎沙门菌、弯曲杆菌、肠出血性大肠埃希菌、肠侵袭性大肠埃希菌和原生动物寄生虫溶组织内阿米巴感染等。

【病理学表现】

肠道内水的交换是由黏膜上皮细胞构成的半渗透屏障在渗透作用下实现的，过量的液体滞留在肠腔内就会发生腹泻，原因可能为肠腔内液体分泌增多，或肠腔对液体吸收减少。在这两种情况下，肠腔内渗透活性粒子 [营养素和（或）电解质] 的浓度均升高，导致肠内容物的水含量净增加。肠腔内渗透活性粒子浓度升高的机制主要包括 3 种：①肠腔内营养素吸收减少或存在不可吸收的溶质，这种机制是膳食诱导性（以往归为渗透性）腹泻的基础，禁食可改善这类腹泻。②上皮组织电解质分泌增加或吸收减少（Na^+、Cl^-、K^+、HCO_3^-），这种机制是电解质转运相关性（以往归为分泌性）腹泻的基础，禁食不能改善这类腹泻。③通过肠道的速度加快，导致液体吸收时间缩短。儿童腹泻的许多病因是通过这些主要机制的共同作用导致的。

肠腔与机体之间液体转运的变化是许多腹泻疾病的病因基础，常见机制为营养素驱动的电解质转运丧失；某些产肠毒素的病原体刺激液体分泌；细菌通过炎症机制引起腹泻；肠致病性和侵袭性细菌也可引起通道蛋白表达的改变，继而损伤 Na^+ 和 Cl^- 吸收来引起腹泻。

每天在小肠中吸收大部分液体，任何显著影响小肠的疾病都可能导致明显的腹泻。而结肠中的液体吸收通常可以代偿小肠吸收功能的中度丧失。虽然结肠吸收的液体量比小肠少得多，但其对粪便的干燥、成形至关重要[5]。所以，任何改变结肠液体转运或增加结肠动力的疾病常会产生异常的水样便，从而引起腹泻。在驱动结肠液体吸收中结肠微生物群落也发挥着重要作用，结肠细菌参与发酵未被小肠吸收的碳水化合物膳食，产生诸如醋酸盐、丙酸盐和丁酸盐等短链脂肪酸。在结肠中这些脂肪酸可被快速吸收，加强 Na^+ 和水的吸收，以及 HCO_3^- 的分泌。因此，短链脂肪酸的合成被破坏在抗生素相关性腹泻中可能会起一定作用。相反，给予益生菌稳定结肠微生物群落可以减少抗生素使用引发的腹泻。使用抗生素会改变结肠中的共生菌，导致机会致病菌取代正常菌群，引发毒素介导的炎症和腹泻。

回肠切除或有回肠疾病，过量的胆汁酸出现在结肠内，从而激活结肠 Cl 分泌，引起胆汁酸腹泻。部分腹泻型肠易激综合征患者会出现胆汁酸富集，从而诱导液体分泌并减少通过结肠运输的时间，导致粪便脱水不完全和腹泻。

儿童侵袭性或血性腹泻，肠壁可见出血，有时可见肠壁积气。

【影像学表现】

细菌性腹泻影像学表现无特异性，主要是肠动力性表现，肠道不均匀积气，可见多个小气 – 液平面，肠道扩张不明显，部分肠道扩张受限，部分肠壁、肠间隔增厚，无明确梗阻点，肠道激惹（图 31-2-1）。儿童侵袭性或血性腹泻，肠壁可见出血，有时可见肠壁积气。

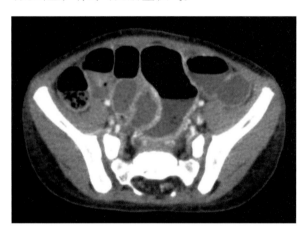

图 31-2-1 细菌性腹泻

CT 示肠道不均匀积气，可见多个小气 – 液平面，肠道扩张不明显，部分肠壁、肠间隔增厚

【诊断要点】

临床上有腹泻病史、粪便中查到或培养出引起腹泻的相关细菌，加上肠道动力性影像学表现，基本可以确诊。儿童侵袭性或血性腹泻，肠壁可见出血，有时可见肠壁积气。粪便中检出相关细菌是诊断的关键。

【鉴别诊断】

细菌性腹泻影像学表现主要与肠梗阻相鉴别，前者临床上有明确腹泻病史，无明显扩张积气的肠袢及梗阻点。侵袭性或血性细菌性腹泻需与新生儿坏死性小肠结肠炎相鉴别，后者主要见于早产儿、低体重儿，肠壁增厚、僵直、门静脉积气、气腹等。

【研究现状与进展】

细菌性腹泻影像学表现无特异性，目前研究主要集中在腹泻的病理生理机制、病原学的快速准确检出和针对性药物治疗方面。

参 考 文 献

[1] World Health Organization. Global Health Observatory Data. Geneva：WHO，2016.

[2] World Health Organization. Diarrheal disease. Geneva：WHO，2019.

[3] Vanderhoof JA. Chronic diarrhea. Pediatr Rev，1998，19：418.

[4] Johnston BC，Shamseer L，da Costa BR，et al. Measurement issues in trials of pediatric acute diarrheal diseases：a systematic review. Pediatrics，2010，126（1）：e222-e231.

[5] Naftalin RJ. The dehydrating function of the descending colon in relationship to crypt function. Physiol Res，1994，43（2）：65-73.

第三节　细菌性痢疾

【概述】

细菌性痢疾（bacillary dysentery）简称菌痢，是由志贺菌属引起的急性肠道传染病，每年导致全球 1.65 亿人次患病，其中有 110 万人死亡，是全球所面临的重要公共卫生问题[1,2]。细菌性痢疾为《中华人民共和国传染病防治法》[3] 规定的乙类传染病，它在国内外的食源性疾病报道中非常常见。细菌性痢疾是由志贺菌引起的急性肠道传染病，常见的志贺菌分为 4 个血清型，福氏志贺菌、宋内志贺菌、痢疾志贺菌和鲍氏志贺菌，其中痢疾志贺菌 1 型产志贺毒素是强力的细胞毒素，最终可导致溶血性尿毒症综合征[4]。水和食物通常是细菌性痢疾的传播介质，因此流行范围广，传播速度快，极易在人群中传播，严重影响了人类健康[5,6]。

全国细菌性痢疾暴发的高峰期集中在 6 ～ 9 月份，且细菌性痢疾和阿米巴性痢疾居全国传染性疾病的报告发病数的前 5 位。细菌性痢疾发病有明显的地区差异，高发地区主要集中在甘肃、宁夏、新疆等西部地区，低发地区为江苏、浙江、上海、广东和福建等东南部地区，经济状况较好地区发病率较低，这与国际上细菌性痢疾的发病特点基本一致[7,8]。细菌性菌痢患者以青中年，尤以青少年居多。在发达国家，大多数感染者是通

过粪 – 口途径传播的。在发展中国家，粪 – 口传播，以及公共食物和水源被污染都是重要的传播途径。临床上患者有腹痛、腹泻、里急后重、血白细胞计数升高、高热、脓血便等表现。根据《细菌性痢疾、阿米巴痢疾诊断标准及处理原则》（GB 16002—1995）大便培养出志贺菌属是确诊细菌性痢疾的金标准。由于粪便培养的费用高、周期长、阳性率低，故实际工作中对于菌痢的诊断一直沿用临床诊断，即同时满足流行病学史、临床表现及大便常规结果（白细胞或脓细胞≥1个/HP，可见红细胞和吞噬细胞）即可临床诊断为细菌性痢疾。

【病理学表现】

志贺菌感染的发病机制包括细菌侵袭结肠黏膜细胞和诱导强烈的炎症反应，从而导致上皮细胞和免疫细胞死亡，并形成结肠黏膜溃疡和脓肿。志贺菌感染的主要过程：细菌通过诱导巨胞饮而入侵，从巨胞饮泡逃逸，在细胞质内增殖和扩散，并通过细胞膜的指状突起而直接进入相邻细胞。志贺菌是少数几种能够入侵哺乳动物细胞、裂解吞噬泡，并在细胞质中生存的病原体之一。志贺菌感染一般仅限于肠黏膜，菌血症罕见。在结肠黏膜，志贺菌能侵入结肠肠上皮细胞（enterocyte）和覆盖在黏膜淋巴滤泡上的特化上皮细胞（M细胞）。经M细胞入侵是临床感染的一个重要入侵途径，对志贺菌感染的人群直肠活检发现其病灶通常位于淋巴滤泡上。志贺菌诱导巨胞饮的发生机制主要是宿主细胞骨架广泛重排导致宿主细胞膜大幅扩展，细菌由此被吞入。志贺菌将细菌蛋白注入宿主细胞，激活宿主细胞骨架信号通路，从而诱导了上述过程。细菌通过诱导吞噬作用而被摄取，不久后会裂解吞噬泡，并将自身释放到宿主细胞的细胞溶质中。之后，宿主细胞的肌动蛋白短丝会组成一个紧密的束状结构，在菌体后形成一个数微米长的尾，细菌借此尾运动通过细胞溶质并进入细胞膜的突起。志贺菌从宿主细胞表面通过细菌诱导的膜结合突起而扩散至相邻细胞。含细菌的突起被相邻细胞吞入和摄取，从而将细菌转移至相邻细胞。之后，细菌会裂解环绕细菌的膜，将自身释放到新细胞的细胞质中。志贺菌菌株会产生3种不同的肠毒素：毒力质粒编码的 $ShET_2$（4种志贺菌均可产生）、染色体编码的 $ShET_1$（由福氏志贺菌2a型产生）和志贺毒素（shiga toxin，Stx；由痢疾志贺菌1型产生）。这些肠毒素均可诱导肠道分泌溶质和水，从而引起一系列临床症状。

【影像学表现】

细菌性痢疾影像学表现无特异性，主要是肠动力性表现，肠道不均匀积气，见多个小气 – 液平面，肠道扩张不明显，部分肠道扩张受限，部分肠壁、肠间隔增厚（图31-3-1），无明确梗阻点，肠道激惹，有时肠壁可见溃疡、小脓肿形成。

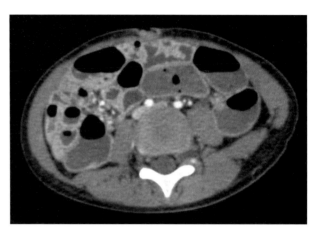

图 31-3-1 细菌性痢疾
肠道不均匀积气、积液，见多个小气 – 液平面，肠道扩张不明显，部分肠道扩张受限，部分肠壁增厚，增强扫描明显强化

【诊断要点】

（1）同时满足流行病学史、临床表现（患者有腹痛、腹泻、里急后重、血白细胞计数升高、高热、脓血便等表现），以及粪便常规结果（白细胞或脓细胞≥15个/HP，可见红细胞和吞噬细胞）即可临床诊断为细菌性痢疾，粪便培养出志贺菌属是确诊细菌性痢疾的金标准。

（2）肠道动力性影像学表现，有时肠壁可见溃疡、小脓肿形成。

【鉴别诊断】

1. 肠梗阻 细菌性痢疾有流行病学史、临床表现、粪便常规结果及粪便培养等指标，加上无明显扩张积气的肠袢及梗阻点基本可排除肠梗阻。

2. 阿米巴性痢疾 影像学表现基本相同，主要靠流行病学、临床表现、粪便常规及粪便培养等鉴别。

【研究现状与进展】

志贺菌是细菌性痢疾最主要的致病菌，其检

测方法目前较为成熟，除了经典的《食品安全国家标准食品微生物学检验志贺氏菌检验》（GB/T 4789.5—2012）外，近年来新兴的分子生物学方法和免疫学方法能灵敏、高效地检测志贺菌，有利于推广应用于志贺菌的检测，为检测细菌性痢疾提供了新的方向和思路。

参 考 文 献

[1] Jakhetia R，Verma NK，Shunch R. Identification and molecular characterization of a novel mu-like bacteriophage，SfMu，of shigella flexneri. PLoS One，2015，10（4）：e0124053.

[2] Kotloff KL，Winickoff JP，Ivanoff B，et al. Global burden of Shigella infections：implications for vaccine development and implementation of control strategies. Bull World Health Organ，1999，77（8）：651-666.

[3] 国务院法制办公室. 中华人民共和国传染病防治法. 北京：中国法制出版社，2013.

[4] 中华人民共和国卫生部. 细菌性和阿米巴性痢疾诊断标准：WS287—2008. 北京：中国标准出版社.

[5] 卫生部疾病预防控制局，中国疾病预防控制中心. 痢疾防治手册. 北京：人民卫生出版社，2006.

[6] Sharma A，Singh SL. Molecular epidemiological characteristics of Shigella spp. isolated from river Narmada during 2005-2006. J Environ Health，2009，71（6）：61-66.

[7] 常昭瑞，孙强正，裴迎新，等. 2012 年中国大陆地区细菌性痢疾疫情特点与监测结果分析. 疾病监测，2014，29（7）：528-532.

[8] Seidlein L，Kim DR，Ali M，et al. A multicentre study of Shigella diarrhea in six Asian countries：disease burden，clinical manifestations，and microbiology. PLoS Med，2006，3（9）：e353.

（赖　华　林　云）

第四节　肠　结　核

【概述】

儿童肠结核是肺外结核的常见类型，由结核分枝杆菌经过某些感染途径侵犯肠道引起的慢性特异性炎症。其感染途径主要有 3 种[1]：①开放性肺结核患者因吞咽含有结核分枝杆菌的痰液引起肠道感染；② 结核分枝杆菌血行播散，这种类型在儿童多见，肠外结核经血行播散，引起儿童肠道结核感染；③结核分枝杆菌直接侵犯，通过女性的生殖器感染结核，结核分枝杆菌直接侵犯引起周围肠道感染结核。儿童肠结核感染途径主要是血行播散，少部分经口感染。

肠结核患者常伴有肺结核，起病缓慢，早期缺乏特异性症状[2-6]，儿童患者症状隐匿，随着疾病的进展出现下列症状。①右下腹或脐周部位隐痛，可伴有腹胀。②下腹部包块，以回盲部居多。③可引起儿童腹泻与便秘：一般为单纯性腹泻，也可便秘与腹泻交替存在，极少数患儿可引起便血。④可引起全身中毒症状，如低热、盗汗、乏力、纳差、体重下降等。部分患儿可因肠梗阻、肠穿孔、腹膜炎，引起肠鸣音亢进、肠型、腹部压痛及反跳痛，患儿继发结核性腹膜炎时可引起腹水，严重患儿出现蛙腹。

【病理学表现】

肠结核多好发于回盲部[7]，肠道其他部位也可见，偶有位于直肠者。结核分枝杆菌经过各种途径侵入肠道，引起肠道病理变化，患者肠道变化由人体免疫力与过敏反应严重程度决定。当结核分枝杆菌量多，毒性反应大，人体机体过敏反应较强时，肠道病变以渗出为主伴干酪样坏死，严重时形成溃疡，称为溃疡型肠结核；若感染不严重，而人体细胞免疫较强时，肠道病变主要为肉芽组织增生，形成结核结节，进一步发展成纤维化，称为增生型肠结核。临床上肠结核患者一般兼有溃疡与增生两种病变，称为混合型肠结核或溃疡－增生型肠结核。

1. 溃疡型肠结核　结核分枝杆菌通过各种途径入侵肠管壁后，造成受侵犯的肠壁的集合淋巴组织充血、水肿，引起渗出性病变，病变发生干酪样坏死形成溃疡，溃疡向肠壁周围进展，导致溃疡边缘深浅不一且不规则，严重时可达深肌层及肠壁浆膜层，甚至穿透浆膜层引起周围腹膜或邻近肠系膜淋巴结炎。

2. 增生型肠结核　这种类型多见于盲肠及升结肠。早期肠壁局部水肿及肠壁淋巴管扩张。后期引起肠壁黏膜下层大量结核性肉芽组织和纤维组织增生，形成大小不等结节，严重时呈瘤样包块突入肠腔引起肠梗阻。

镜检见大片凝固性坏死物，周围见小淋巴细胞、类上皮细胞及多核巨细胞。

【影像学表现】

1. X 线　肠结核患者胸部 X 线检查（图 31-4-1）可见肺部结核病灶，儿童主要以原发性肺结核及粟粒型肺结核为主。对患者行肠道钡餐造影或结肠双对比造影有利于发现病变，不同病理变化类型，造影表现不同。

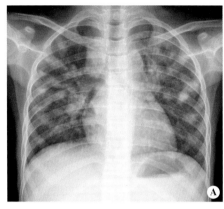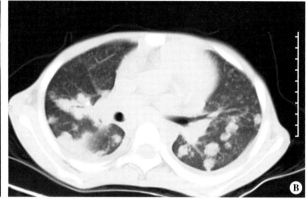

图 31-4-1 肠结核（1）

A. 胸部 X 线片示两肺弥漫分布结节状高密度影，伴均匀分布粟粒状高密度影；B. CT 示两下肺大小不等结节状高密度影伴两肺均匀分布弥漫性粟粒状高密度影

（1）溃疡型肠结核：早期受累肠管因为炎症刺激，引起受累肠管痉挛、激惹征象，表现为钡剂涂布不均匀、充盈欠佳及造影剂排空加快，而受累肠管两端正常的肠段造影剂充盈良好，表现为"跳跃"征。肠道结核感染进展，受累肠黏膜明显增粗、紊乱，溃疡形成后造成肠壁出现斑点状及锯齿状龛影。肠结核后期，病变周围纤维组织增生及瘢痕形成，引起回肠末端、盲肠变形或短缩，而出现具有特征性的"一"字征。

（2）增殖型肠结核：单纯性增殖型肠结核通常痉挛及激惹征象不明显，主要表现为多发息肉样或包块状充盈缺损引起受累肠管狭窄及短缩。由于浆膜下及黏膜下纤维组织增生及炎性肿胀，造成受累肠管明显增厚、狭窄，出现严重的肠梗阻症状。回盲瓣受侵时，表现为回盲瓣增生、肥厚，影像学可见回肠排空。累及盲肠和升结肠时，因肠道黏膜皱襞紊乱增粗，呈息肉样充盈缺损，临床上需要与肠癌鉴别，当病变侵犯到回盲瓣或回肠时，一般考虑肠结核。在儿童，较容易出现腹水，表现为肠间距增宽，肠管漂浮。

2. CT 和 MRI CT 检查受患者肠道环境影响，不易发现较小的肠结核病变。平扫见结核受累肠管肠壁增厚，增强扫描见增厚的肠壁出现分层样明显强化（图 31-4-2A，图 31-4-2B）。平扫见受累肠管周围脂肪层呈网格状密度增高影，当伴有干酪样坏死时表现为密度不均匀，强化欠佳，病

变周围明显强化（图 31-4-2C）。CT 及 MRI 亦可发现淋巴结结核，表现为淋巴结肿大，部分淋巴结可见钙化，钙化有助于肠结核的诊断。肠管周围组织的异常强化及肠系膜淋巴结肿大、钙化为腹腔结核的特征性表现。

CT 或 MR 肠道显像（CT/MR enterography，CTE/MRE）对患者结肠病灶显示较回肠末端病灶显示更清晰，特别容易发现患者回盲部结核病灶，但有时因盲升结肠变形缩短及排列成一直线的回肠末端而容易将回肠末端病变误认为盲升结肠的病变。CTE/MRE 有取代小肠钡剂造影趋势，是目前评估小肠炎性病变的标准影像学检查。

【诊断要点】

（1）多有明确肠外结核病史。

（2）儿童患者症状隐匿，注意不要被表象掩盖。

（3）受累肠管，特别是回盲瓣和回肠末端管腔变形、狭窄、多发龛影、黏膜破坏及"跳跃"征是对溃疡型肠结核具有诊断价值的征象。

（4）受累肠管，特别是回盲瓣和回肠末端及盲升结肠变形缩短、回盲瓣增厚及回肠末端狭窄、肠黏膜破坏且与盲肠排列呈直线是对增殖型肠结核有诊断价值的征象。

（5）CT 见肠管周围组织的异常强化及肠系膜淋巴结肿大、钙化为腹腔结核的特征性表现，对腹腔结核的诊断有特征性意义。

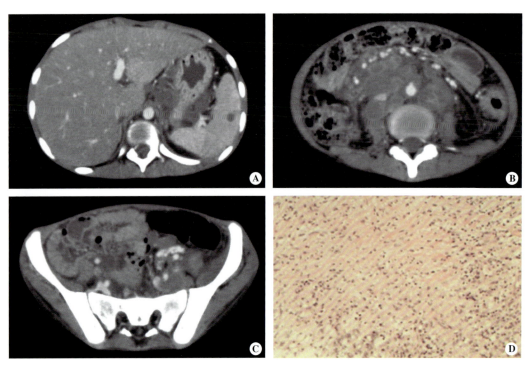

图 31-4-2 肠结核（2）

A. CT 示受累肠管壁明显增厚；B. 受累肠管壁增厚，肠壁明显增强且有分层现象，腹膜后淋巴结增大，互相融合；C. 干酪样坏死周边明显强化；
D. 肠系膜肿块病理显示大片凝固性坏死物，周围见小淋巴细胞、类上皮细胞及个别多核巨细胞（HE 染色，×10）（图片由宁波妇女儿童医院提供）

（6）CT 和 MR 不易判断患者十二指肠水平段及空回肠较小的肠结核病灶。虽然 CTE/MRE 有取代小肠钡剂造影的趋势，但对于肠结核患者，医生不应低估肠道 X 线气钡双重造影的诊断价值。

【鉴别诊断】

1.克罗恩病 肠结核和克罗恩病相互误诊率很高，两者都是慢性肉芽肿性炎性疾病，且好发部位一致，导致两者在影像学上鉴别困难，但两者有各自的特征。①克罗恩病的溃疡病变以纵行溃疡为主，呈纵横交错的线形溃疡，而肠结核溃疡病变则以全周性、横行和带状溃疡，以及星状溃疡为特征。②克罗恩病黏膜皱襞呈鹅卵石样改变，而肠结核黏膜皱襞呈细小的颗粒及网格改变，肠壁见大小不等的结节和肿块。③克罗恩病见系膜一侧肠壁缩短，对侧肠壁则呈假憩室样突出改变，呈以系膜侧为重的非对称性肠壁增厚；CT 上显示肠结核见肠管呈环形对称狭窄。④克罗恩病容易形成肠瘘及因病变穿透浆膜层引起肠管外炎性肿块和脓肿，而肠结核少见。

2.淋巴瘤 增殖型肠结核需与淋巴瘤相鉴别，肠道病变都表现为肠壁增厚，肠道淋巴瘤消化道造影表现为肠壁多个较大指压痕样充盈缺损，病变段肠管狭窄及肠管明显扩张，肠结核受累肠管肠壁增厚，增强扫描见增厚的肠壁出现分层样明显强化，肠结核及淋巴瘤都会引起肠系膜淋巴结肿大，肠结核引起的肿大淋巴结多数伴大小不等、高密度影钙化灶，而淋巴瘤引起的肿大淋巴结几乎不会钙化。

3.溃疡性结肠炎 溃疡型肠结核多要与溃疡性结肠炎相鉴别，溃疡性结肠炎病灶多由逆行发展，左侧结肠多见，严重病例可侵犯结肠全段及回肠末段，影像学上表现为直肠痉挛收缩，结肠袋变浅、消失，肠壁边缘毛糙及浅锯齿状龛影，大溃疡形成"纽扣"征改变，可见多个假性息肉形成，以及肠壁纤维化，表现为向心性肠管狭窄、僵直。

【研究现状与进展】

CTE/MRE 在明确肠道炎性病变的部位、范围和性质方面，与临床内镜检查具有一定互补关系，当患者存在肠腔狭窄、粘连时应用 CTE/MRE 更显优势。CT 可评价患者受累肠壁增厚、受累肠管周围改变，以及肠系膜淋巴结及腹膜后淋巴结肿大及肠瘘瘘管形成等，而 MRI 对软组织的对比度高，CTE/MRE 作为一种非侵入性检查有取代小肠钡剂造影的趋势，是目前评估小肠炎性病变的标准影像学检查方法。随着 CT 低辐射剂量检查技术的发展，CTE 将来在消化系统中一定会有更广阔的临床应用[8, 9]。

参 考 文 献

[1] Horvath KD, Whelan RL. Intestinal tuberculosis: return of an old disease. Am J Gastroentero, 1998, 93 (5): 692-696.

[2] 刘景亮, 金锋, 张强. 肠结核的诊断与治疗体会. 中华实用诊断与治疗杂志, 2009, 23 (2): 205-206.

[3] 许小江, 周丹, 余庆祥. 86 例肠结核临床分析. 河北医学, 2010, 16 (5): 552-554.

[4] 文采. 肠结核临床诊治分析. 中外医学研究, 2011, 9 (1): 27-28.

[5] 程洁, 张晓微, 周瑛, 等. 94 例肠结核诊断和治疗的临床分析. 临床肺科杂志, 2012, 17 (3): 463-464.

[6] 李鹏飞, 陈岩, 所剑. 肠结核诊断及其外科手术方法探讨. 中国防痨杂志, 2013, 35 (10): 827-830.

[7] Rasheed S, Zinicola R, Watson D, et al. Intra-abdominal and gastrointestinal tuberculosis. Colorectal Dis, 2007, 9 (9): 773-783.

[8] Chiorean MV, Sandrasegaran K, Saxena R, et al. Correlation of CT enteroclysis with surgical pathology in Crohn's disease. Am J Gastroentero, 2007, 102 (11): 2541-2550.

[9] Minordi LM, Vecchioli A, Poloni G, et al. Enteroclysis CT and PEG-CT in patients with previous small-bowel surgical resection for Crohn's disease: CT findings and correlation with endoscopy. Eur Radio, 2009, 19 (10): 2432-2440.

第五节　急性阑尾炎

【概述】

急性阑尾炎是儿童最常见的急腹症之一[1-3]。5 岁以下少见，5 岁以上发病率随年龄增长逐渐上升，6 ～ 12 岁达到峰值。儿童阑尾具有壁薄，管腔狭窄的特点，儿童阑尾腔堵塞从炎症至发生坏疽穿孔进程较快，易出现阑尾穿孔引起腹膜炎、盆腔脓肿等严重不良后果，临床上主张儿童阑尾炎应早期诊断，早期手术治疗[4, 5]。

儿童阑尾炎常以腹部疼痛为首要表现，同时伴有发热、恶心、呕吐及腹泻等症状，儿童阑尾炎转移性右下腹痛病史通常不典型。临床上诊断儿童阑尾炎重要标准以右下腹麦氏点有固定压痛和反跳痛为主[6]。

实验室检查：白细胞计数增多，以中性粒细胞增高为主，C 反应蛋白水平增高常提示炎症的严重程度，仍有部分患儿不具有典型临床表现及实验室检查结果，由于患儿年龄小，不会准确向医生述说腹痛病史，且查体不配合，造成漏诊、误

诊率较高，儿童急性阑尾炎的临床诊断常要依据病史、患儿腹部体征、实验室指标及影像学检查（超声及腹部 CT）综合评估，最终确诊需要根据术中所见和术后病理诊断。

【病理学表现】

急性阑尾炎的发生存在多种因素，其阑尾的解剖结构、生理特点是急性炎症发病的重要基础。正常阑尾是从盲肠末端后内侧向四周延伸蚯蚓状肠管，延伸位置不固定，阑尾一般长 5 ～ 7cm，因人而异，阑尾长度越长，阑尾炎发生率越高，儿童阑尾长 5 ～ 10cm，内径一般不超过 0.5cm。2 岁以下儿童阑尾腔前宽后窄，容易引流，所以 2 岁以下儿童较少患阑尾炎。阑尾尖端游离，延伸位置不固定，根据阑尾尖端指向位置将其分为盆位阑尾、盲肠后位阑尾、盲肠下位阑尾、回肠前位阑尾、回肠后位阑尾、盲肠外侧位阑尾。阑尾神经在第 10、11 胸段的脊髓节段传入，故牵涉痛常位于第 10、11 脊神经所分布的脐部周围。阑尾有单独的系膜。阑尾动脉属于没有侧支的终末动脉，其来源于回结肠动脉，发生血运障碍时，容易发生血栓，引起阑尾坏疽。儿童阑尾壁内有丰富的淋巴滤泡及淋巴网，化脓性感染容易造成穿孔。儿童大网膜发育不良，限制感染的能力差，容易出现弥漫性腹腔感染等严重并发症。阑尾与右侧输卵管毗邻，女童阑尾炎有造成不孕的可能。

依据急性阑尾炎病程及病理变化，将急性阑尾炎分为急性单纯性阑尾炎、急性化脓性阑尾炎、坏疽性及穿孔性阑尾炎、阑尾周围急性脓肿，儿童急性阑尾炎容易形成坏疽性及穿孔性阑尾炎。

【影像学表现】

急性阑尾炎发生、发展的生理病理过程是影像学表现的基础。影像学诊断阑尾炎主要依据是显示异常的阑尾和阑尾周围的炎性改变，不同的病理阶段有不同的影像学表现。阑尾炎造成阑尾肿大和阑尾壁增厚，检测阑尾外径的大小是目前诊断阑尾炎的方法之一，阑尾外径与年龄无相关性，以 6mm 为标准鉴别正常与肿大阑尾，同时适用于儿童和成人。急性阑尾炎术前影像学诊断也逐步被临床认可[7]。

CT 对阑尾炎诊断符合率高，但因 CT 辐射影响，在儿童急腹症诊断检查中一般不作为首选检查方法。CT 直接征象表现为儿童阑尾增粗、阑尾

肠壁增厚，肿大的阑尾CT扫描MPR重建如同超声长轴切面呈"蚯蚓"状、横断面呈"靶环"征[8,9]（图31-5-1）。多数儿童急性阑尾炎会在阑尾近端见大小不等粪石高密度影及远段阑尾肠管增粗（图31-5-2），单纯性阑尾炎只表现为阑尾增粗或阑尾壁增厚，其阑尾外径多小于急性化脓性阑尾炎、急性坏疽性阑尾炎管腔外径，可能因急性化脓性阑尾炎、急性坏疽性阑尾炎阑尾管腔内脓液等渗出物较单纯性阑尾炎多，同时急性化脓性阑尾炎及坏疽性阑尾炎多伴粪石且嵌顿于阑尾近端，阑尾远端管腔内渗出物常不能顺利排出，造成管腔阻塞性扩张而阑尾肠壁变薄。

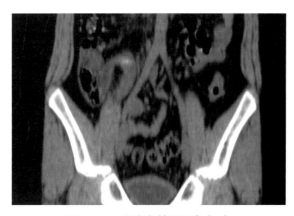

图 31-5-1 儿童急性阑尾炎（1）
CT冠状面示增粗的阑尾呈"蚯蚓"状，阑尾周围脂肪间隙模糊

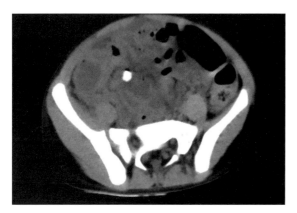

图 31-5-2 儿童急性阑尾炎（2）
CT示阑尾穿孔伴阑尾粪石，盆腔肠间隙模糊

CT间接征象表现：①附近肠系膜和系膜脂肪内条、絮状高密度影；②右下腹不规则软组织增厚或伴局部脓肿及盆腔脓肿；③右结肠侧筋膜增厚，右腰大肌影模糊；④局限性淋巴结肿大；⑤末端回肠及盲肠顶端增厚，局限性增厚"箭头"征；⑥盆腔积液。

超声与CT影像有共同的病理基础，直接征象同CT表现，表现为阑尾增粗、阑尾肠壁增厚。间接征象表现：①阑尾腔内强回声后伴声影；②阑尾腔内可见无回声暗区；③阑尾周围软组织回声不均匀；④肠系膜上可见淋巴结低回声；⑤肠间隙可见游离性液性暗区。

CT扫描及增强扫描、容积数据采集并行MPR及CPR重建等后处理技术，其优势在于可以多角度、多方位观察阑尾，为临床提供全面、准确、客观的阑尾炎信息。因超声检查安全、简单、无创、可重复性因素，临床上可作为常规辅助检查项目。超声与CT实际操作中都有可能出现假阴性或假阳性结果，临床诊断时需结合症状、阳性体征和实验室检查，以提高诊断准确率。

【诊断要点】

（1）白细胞计数增多，以中性粒细胞增高为主，C反应蛋白水平增高提示炎症严重程度。

（2）儿童查体示右下腹麦氏点固定压痛及反跳痛，可作为儿童阑尾炎重要诊断标准。

（3）儿童阑尾增粗、阑尾肠壁增厚，多数儿童急性阑尾炎会在阑尾近端见大小不等粪石高密度影及远段阑尾肠管增粗，单纯性阑尾炎只表现为阑尾增粗或阑尾壁增厚。

【鉴别诊断】

儿童急性阑尾炎应与以下疾病相鉴别。①急性胃肠炎、便秘。常见均可有胃肠道胀气、局部积液，结肠内粪团较多，阑尾受推挤，显示欠佳。此时应采用MPR图像多角度显示正常阑尾，排除阑尾病变以鉴别。②儿童急性肠系膜淋巴结炎。MSCT冠状面图像可显示肠系膜周围增大淋巴结，增强扫描明显强化，阑尾正常。③肠套叠。MSCT示套叠肠管呈"同心圆"征，阑尾正常。④盲肠憩室炎。MSCT示盲肠局部囊袋状突起，伴炎症时憩室及邻近盲肠管壁增厚，周围脂肪间隙密度增高，可伴憩室结石，需仔细鉴别憩室与阑尾形态，排除阑尾病变。

【研究现状与进展】

儿童急性阑尾炎无确诊方法及金标准，为了帮助小儿外科医生快速诊断儿童急性阑尾炎，降低漏诊率及阴性阑尾切除率，多个医学机构提出儿童急性阑尾炎评分系统，评分系统可减少小儿外科医生主观因素的干扰，有助于评估儿童阑尾炎的风险程度。目前儿童阑尾炎诊断多用 PAS 评分系统。

随着影像学设备和技术不断提升与改进，急性阑尾炎影像学检查将会得到广泛应用，对急性阑尾炎影像学表现将会有更为深入的研究，诊断符合率进一步提高。多种影像学检查方法的融合与比较能有效减少误诊或漏诊。超声检查简便易行，成为腹痛常规检查，但在急性阑尾炎诊断和鉴别诊断中有诸多不足，易受诸多影响，导致漏诊或误诊，多排螺旋 CT 使图像密度分辨率、空间分辨率显著提高，能获得优质的 MPR、CPR 图像，从不同角度显示阑尾及其周围组织的情况，直观显示阑尾的全貌，明显提高诊断准确性，降低阴性阑尾切除率，对儿童急性阑尾炎的早期诊断有重要临床价值，可作为临床拟诊急性阑尾炎患者的术前常规检查，尤其是急性阑尾炎早期、单纯性阑尾炎、急性阑尾炎分型及慢性阑尾炎，以多排螺旋 CT 检查融合超声检查，比较影像学特点，更能发挥急性阑尾炎影像学检查诊断与鉴别诊断的作用。

有学者发现，评分系统应用，结合腹部 B 超检查及腹部 CT 检查可以显著提高儿童急性阑尾炎的诊断率。

参 考 文 献

[1] 余世耀，施诚仁，潘伟华，等．儿童急性阑尾炎若干临床问题 20 年回顾分析．中华小儿外科杂志，2004，25（2）：112-115.

[2] Piper HG，Derinkuyu B，Koral K，et al. Is it necessary to drain all postoperative fluid collections after appendectomy for perforated appendicitis. J Pediatr Surg，2011，46（6）：1126-1130.

[3] Koslosle AM，Love CL，Rohrer JE，et al. The diagnosis of appendicitis in children：outcomes of a strategy based on pediatric surgical evaluation. Pediatrics，2004，113（1）：29-34.

[4] Blakely ML，Williams R，Dassinger MS，et al. Early vs interval appendectomy for children with perforated appendicitis. Arch Surg，2011，146（6）：660-665.

[5] Myers AL，Williams RF，Giles K，et al. Hospital cost analysis of a prospective，randomized trial of early vs interval appendectomy for perforated appendicitis in children. J Am Coll Surg，2012，214（4）：427-434.

[6] 赵艳民，梁振，李仲荣，等．小儿阑尾脓肿 95 例治疗分析．浙江医学，2008，30（4）：371.

[7] 陈洁，蒋莹．阑尾炎的影像学诊断进展．诊断学理论与实践，2011，10（6）：584-587.

[8] 孙焱，尹娟，程东风，等．超声诊断急性阑尾炎的应用价值．中国中西医结合影像学杂志，2015，13（4）：406-408.

[9] 韩玉平，杨蓓．阑尾炎的超声诊断价值．中国实用医药，2017，12（26）：31-32.

第六节　坏死性小肠结肠炎

【概述】

新生儿坏死性小肠结肠炎（necrotizing enterocolitis of newborn，NEC）是一种严重威胁新生儿生命的急性肠道炎性坏死性疾病，NEC 在早产儿中发病率较高，可达 8%～16%[1]，主要发生在 2%～5% 的极低出生体重儿中，这与早产儿出生时体重低、胃肠道功能发育不成熟、肠道功能紊乱及出生后喂养不合理等因素有关[2]。足月儿也可发生 NEC，NEC 病例中有 12% 为足月新生儿。临床症状主要表现为腹胀、呕吐、血便，部分仅表现为大便血丝，严重者可进展为感染性休克、DIC 等，伴有肠壁积气和门静脉积气为严重症状，提示预后不良，病死率高达 86%。NEC 致病因素复杂多样，发病机制不明确。研究认为，本病与早产、喂养不当、细菌异常定植、感染、遗传易感性及不当医疗行为等有关。感染在 NEC 的发展中起一定作用，感染导致发病机制尚不明确。多项研究证实，NEC 的发生与大肠埃希菌、肠球菌、表皮葡萄球菌、克雷伯菌和梭状芽孢杆菌等致病菌感染流行有关[3-5]，感染细菌的种类与 NEC 发病日龄和地区也相关，此外，星状病毒、巨细胞病毒、冠状病毒、埃可病毒等感染与 NEC 的发生也有关。

NEC 的临床表现各不相同，从没有特异性体征的隐匿性病变、昏睡、体温不稳定、发作性呼吸暂停，到快速进展甚至休克、腹膜炎和死亡。NEC 新生儿一般情况类似败血症，出现苍白、黄疸及皮肤斑纹，以及 DIC 导致出血，刚开始出现牛奶喂养不耐受后出现腹胀、血性黏液大便、胆汁性呕吐或吸出物，继续进展出现肠道坏死穿孔。在 NEC 中，细胞因子在调节肠道炎症和损伤中起重要作用。白细胞介素 1、白细胞介素 3、白细胞介素 6、肿瘤坏死因子和血小板激活因子水平的增加预示 NEC 的严重程度，在进行肠道喂养后，患儿血小板激活因子水平升高常提示 NEC 的发生。CRP 的异常升高表示并发症的发生[6]。

【病理学表现】

NEC 可累及新生儿胃肠道所有部位，发生在回肠末端、盲肠及右半结肠（升结肠）最常见。

NEC 为穿透性炎性肠道疾病，累及的肠管呈现紫黑色，常是肠管扩张伴浆膜层损伤造成的。气肿、黏膜下积气、浆膜下积气是腹腔镜探查、组织学和影像学检查时肠道最特征性改变，这些气体主要是产气细菌产生的氢气和氮气。组织学上最早的征象是黏膜凝固性坏死，伴微血栓形成，导致斑片状的黏膜溃疡、水肿和出血。

【影像学表现】

1. X 线　新生儿一旦出现不明原因的持续腹胀、腹泻、呕吐、便血，应按照 NEC 疑似病例摄腹部 X 线片，临床上因患儿外在条件只能拍摄卧位腹部平片。NEC 早期平片显示患儿肠道呈管状扩张、僵硬，肠壁增厚超过 3mm，水平侧卧位片见新生儿肠腔出现动力性肠梗阻 X 线征象，表现为气 – 液平面等。若 X 线平片显示肠壁积气，呈现串珠样或环状或条带状透亮影，结肠壁或胃壁可见积气、门静脉积气等征象，则可确诊为NEC。X 线片表现为小肠出现明显的肠壁增厚，肠壁黏膜下可见小泡状透亮阴影，腹部局部区域出现网格状气泡影，肠壁浆膜下线状、条状透亮影及环状或半环状阴影；自肝门走向肝内的树枝状透亮影。肠壁囊样积气与门静脉积气、肠穿孔已提示本病出现预后不良征象，需立刻进行手术治疗[7]。特别是显示浆膜下线状积气、扩张肠管局部固定通常提示患儿肠管坏死穿孔结局。

早期穿孔常为局灶性坏死穿孔，普通 X 线片不易发现，患儿因环境因素局限无法拍摄立位腹部平片，早期发现 NEC 局灶性坏死穿孔征象较困难，偶见远离肠腔走行的小圆形透亮影，实际工作中采取水平侧卧位摄片。

2. CT 和 MRI　CT 通常在外科医生把握手术指征不明确的情况下应用，表现为肠壁增厚、黏膜下积气、浆膜下积气、肠间隙积液及腹腔积液，CT 的优势在于发现局灶性穿孔征象，这也是虽然 CT 检查有一定辐射，但临床医生仍愿使用 CT 检查以明确手术指征的原因。

虽然新生儿肠道 MRI 报道极少，但 MRI 肠道检查具有无可比拟的软组织对比度及三维成像能力[8]，可应用于观察肠道黏膜，同时能够显示病变肠管周围的改变，MRI 对软组织病变显示敏感且无射线辐射的优势，为新生儿肠管疾病诊断提供了一种有效的检查方法。

MRI 检查发现 NEC 患儿肠壁增厚、肠周渗出明显增高，还可直观显示病变累及范围及腹腔积液，在 NEC 的临床诊断中有积极的应用价值[9]。笔者认为运用 MRI 诊断新生儿 NEC 明显存在价格高的缺陷，特别是麻醉及低温风险给 NEC 患儿带来了不可预测的危害，实际工作中并不值得提倡。

【诊断要点】

（1）多见于低体重早产儿，体重少于 2500g 者占 80%。

（2）临床表现：拒奶、腹胀、呕吐、便血。

（3）早期表现：肠壁增厚、肠壁走行僵硬，肠腔内固定絮状高密度影征象尤其要重视。

（4）肠壁积气、浆膜下积气。

（5）肝脏门静脉积气及气腹。

【鉴别诊断】

在大多数病例中，识别 NEC 并不困难，应该考虑其他导致肠道缺血因素，包括肠旋转不良、中肠扭转及小肠内疝和胎粪性腹膜炎，通常通过临床体征就能识别。肠旋转不良常伴有呕吐，X线片可见腹部肠气分布异常，伴索带压迫患儿可见上中消化道梗阻征象，上中消化道造影能明确诊断。中肠扭转临床症状严重，伴有呕吐、呕血，上中消化道显示典型的"鼠尾"征，可明确诊断。小肠内疝在新生儿期罕见，多发生于婴儿期及幼儿期。94% 的胎粪性腹膜炎有胎粪钙化。

【研究现状与进展】

目前，NEC 研究现状主要集中在病因学研究及早期诊断两个方面。NEC 确切的病因复杂多样，发病机制不明确，实验室研究发现，早产、高渗性喂养、新生儿缺氧及新生儿肠道菌群紊乱是 NEC 发生的重要因素。实验室建立稳固、高效、可重复性的动物模型对深入研究 NEC 的发生发展及早期干预尤为重要。理想的 NEC 动物模型应具有与临床 NEC 发病近似匹配的病因、病理、生化及临床表现，较强的可重复性及良好的操作性与简便易行的实验方法是建模成功的关键，仍需大量的动物实验和临床研究来完善建模方法，并利用好基因工程小鼠及人源化小鼠等工具，最终建立较为稳固、高效、可重复性的动物模型，更好地认识 NEC 发生的病因及 NEC 发病机制，达到NEC 早期预防及改善 NEC 患儿的预后。

影像学上，目前主要集中在 NEC 患儿早期诊断及比较影像研究，腹部 X 线片始终是临床上最简单、最有效的检查方法。应用人工智能卷积神经网络学习，以早期诊断 NEC 及评估 NEC 患儿预后是后续主要的研究方向。

参 考 文 献

[1] 王瑞娟，孔祥永，蔡娜，等 . 早产儿坏死性小肠结肠炎围产高危因素的病例对照研究 . 中国当代儿科杂志，2014，16（4）：414-417.

[2] Hansen ML，Juhl SM，Fonnest G，et al. Surgical findings during exploratory laparotomy are closely related to mortality in premature infants with necrotising enterocolitis. Acta Paediatr，2017，106（3）：399-404.

[3] 王雪秋，陈师，郭露，等 . 新生儿坏死性小肠结肠炎与自发性肠穿孔临床对比分析 . 临床儿科杂志，2018，36（11）：871-874.

[4] 程舒鹏，芦起，周敏，等 . 胎龄小于 34 周早产儿坏死性小肠结肠炎危险因素的病例对照研究 . 中国循证儿科杂志，2016，11（2）：122-125.

[5] 黄娟娟，李华，张利平，等 . 母体风险因素和胎盘炎症性病变与早产儿坏死性小肠结肠炎的关系分析 . 中国医师杂志，2017，19（6）：848-851.

[6] 陈锦金 . 酚妥拉明泵维持治疗新生儿坏死性小肠结肠炎的临床分析 . 当代医学，2013，19（7）：84-85.

[7] 王忠，洪晓纯，林雁捷，等 . 新生儿坏死性小肠结肠炎的早期 X 线表现及临床分析 . 医学影像学杂志，2012，22（9）：1507-1508.

[8] 秦乐，王志琴 . 145 例新生儿坏死性小肠结肠炎的护理 . 当代护士，2013，11（2）：67.

[9] 钟柳城，汤文善，汪欣，等 MRI 对新生儿坏死性小肠结肠炎诊断价值研究 . 中国病案，2019，20（1）：106-108.

（唐文伟　田忠甫）

第七节　病毒性肠炎

【概述】

病毒性肠炎（viral enteritis）是儿童时期常见病、多发病，也是导致儿童营养不良的主要原因，轮状病毒感染是主要病因。患儿不仅出现大便性状改变、次数增多、发热、腹痛症状，严重者还可发生电解质紊乱，甚至死亡。儿童病毒性肠炎多发于秋冬季节，每年的 11 月至次年 2 月是儿童病毒性肠炎的高发期[1]。病毒首先侵入到十二指肠等部位的上皮细胞，随后在绒毛顶端的上皮细胞处进行复制，导致微绒毛变短、不规则，肠黏膜上皮细胞逐渐脱落，出现裸露病变，最终致肠内水、电解质失衡，产生大量的水样腹泻[2]。多数患儿伴有轻度上呼吸道感染，体温可达 39～40℃。病初常先呕吐再腹泻，腹泻为水样便，

如蛋花汤样，无脓血，每天 3～10 次，可引起脱水及电解质紊乱。粪 - 口途径是病毒性肠炎的主要传播途径，在某些情况下可能存在呼吸道接种。儿童病毒性肠炎的诊断主要依据流行病学及临床症状，儿童病毒性肠炎的确诊需依据实验室检查结果。本节主要介绍如下 3 类肠道病毒：轮状病毒性；诺如病毒性；柯萨奇病毒及肠道病毒 71 型。

1. 轮状病毒（rotavirus）　是一种双链 RNA 病毒，属于呼肠孤病毒科家族[3]。外衣壳包含两种决定轮状病毒血清型的蛋白：G 蛋白（VP7）和 P 蛋白（VP4）。粪 - 口途径是轮状病毒的主要传播途径。轮状病毒性肠炎易感染 6 个月至 2 岁婴幼儿，秋冬季高发。粪便镜检偶见少量白细胞，感染后 1～3 天通过粪便即有病毒排出，可长达 6 天，血清抗体一般在感染后 3 周上升，最重要的诊断依据是粪便轮状病毒抗原检测。轮状病毒性肠炎可伴有其他临床表现，主要是坏死性小肠结肠炎、肠套叠、中枢神经系统受累、胆道闭锁、迁延性胃肠道症状等，目前尚不确定轮状病毒是否为引起这些临床表现的病因。

2. 诺如病毒（norovirus）　属人类杯状病毒科，至少分成 7 个基因群，人类诺如病毒感染最常见的基因型是 GⅡ（主要是 GⅡ 4），其次是 GⅠ 和 GⅣ。该病毒是全球流行性胃肠炎及社区流行性腹泻的最常见病毒性病因。儿童诺如病毒的血清抗体阳性率会随着年龄增长而逐渐升高，90% 以上的年轻人为血清阳性[4]。本病缺乏持久免疫力，易再发感染，多种诺如病毒毒株可引起重复感染。诺如病毒感染可发生于一年中的任何时间，在温带开展的一些研究发现，发病率高峰多出现在冬季[5]。诺如病毒潜伏期为 24～48 小时，主要通过粪 - 口途径传播。其他传播途径主要有飞沫空气传播、污染物污染、摄入受到污染的食物和水等。发病后，通过粪便排出诺如病毒的持续时间平均为 4 周，且最初的 24～48 小时排出量最大。如果患者的免疫功能受损，感染后粪便中的病毒排出时间就会迁延数月[6, 7]。诺如病毒在环境中十分稳定，能耐受冷冻、60℃加热以及氯或乙醇消毒。临床症状主要包括恶心和呕吐（非血性、非胆汁性），水样泻（非血性），腹痛，全身性肌痛、不适和头痛亦较明显，约 50% 的患者伴有发热，罕有中枢神经系统表现。

3. **柯萨奇病毒**（coxsackievirus，CV）**A 组 16 型**（CoxA16）**及肠道病毒**（enterovirus，EV）**71 型**（EV-A71） 均属于小 RNA 病毒科、肠道病毒属的 A 亚种，无包膜，为单股正链 RNA，长约 7400 bp，是目前引起手足口病的两种主要病毒性病原。两种病原体在临床表现和遗传学方面有着很高的同源性，但 EV71 感染后常会引起严重的神经和呼吸系统疾病，而 CoxA16 感染后多为自限性[8]。EV71 是导致手足口病发生的主要肠道病毒，其中 VP1 基因研究意义最大，病毒的抗原性和遗传多样性由该基因决定，根据 VP1 核苷酸序列的差异性，可将 EV71 分为 A～C 3 个基因型。目前对 CoxA16 流行病学的研究主要集中在 VP1 和 VP4，并据此将 CoxA16 分为 A～C 3 个基因型。密切接触是手足口病重要的传播方式，通过接触被病毒污染的手、物品（玩具、食具、奶具等）、水、食物、衣物，以及呼吸道飞沫等方式感染。5 岁以下儿童、婴幼儿普遍易感。手足口病潜伏期多为 2～10 天，平均 3～5 天，临床主要表现为口腔或咽喉痛、拒食，口腔病损（可单独发生）常发生在舌和颊黏膜；皮疹初期为斑疹、斑丘疹，后进展为水疱，水疱破裂后形成表浅溃疡，通常累及双手、双足、臀部（特别是婴儿及幼儿），多为非瘙痒性非触痛性；可伴发热，常为低热。

【病理学表现】

1. **轮状病毒性肠炎** 轮状病毒所致腹泻的发病机制目前至少包括 3 种因素：刷状缘酶的丢失，轮状病毒肠毒素 NSP4 的直接作用和肠道神经系统的激活。通常急性轮状病毒感染伴有肠道刷状缘酶（如麦芽糖酶、蔗糖酶和乳糖酶）水平的降低，导致急性感染时 D- 木糖和乳糖吸收不良。绒毛样上皮细胞受损导致刷状缘酶缺失和糖类吸收障碍，很可能是渗透性腹泻发生的原因，该情况下口服补液有效，说明肠道黏膜损伤可能为零散、不连续性损伤。轮状病毒蛋白 NSP4 对胃肠道黏膜有直接的毒性作用，而该蛋白的特异性抗体又可预防轮状病毒所致腹泻。而 NSP4 基因序列的变异不总是与病毒株毒力差异及临床感染的严重程度相关[9]。轮状病毒可激活肠道神经系统而导致肠道净分泌液体和电解质。发病后 1～5 天小肠活检显示十二指肠和空肠黏膜存在斑片状不规则病变、绒毛变短、变钝，固有层有单核细胞浸润。电子

显微镜下示上皮细胞存在大量轮状病毒颗粒，而发病 4～8 周后的活检示肠道组织学表现正常。另外，通过免疫荧光可在十二指肠和空肠黏膜的末端绒毛上皮细胞胞质中见到轮状病毒抗原。

2. **诺如病毒性肠炎** 诺如病毒引起的腹泻不仅与 D- 木糖和脂肪的暂时性吸收不良有关，还与刷状缘酶（包括碱性磷酸酶和海藻糖酶）的活性降低有关。在受诺如病毒攻击的正常人中，胃排空显著延迟，但延迟的程度与呕吐的严重程度并无关系，且并未发现可检测到的肠毒素。急性诺如病毒感染可致空肠出现可逆性的组织病理学改变，而胃和直肠未被累及。患者的肠绒毛变钝，而黏膜却未见异常。固有层中可见单核细胞和多形核白细胞浸润。在电子显微镜下，上皮细胞完好无损，微绒毛缩短，细胞间隙扩大。该病病理学改变在病毒攻击后 24 小时内出现，并存留一段时间，一般在发病后 2 周内消退，某些空肠改变可持续至病毒攻击后 6 周仍存在。

3. **CoxA16 及 EV-A71 感染** 病毒感染患者后，主要与咽部和肠道上皮细胞表面相应的病毒受体结合，其中 EV71 和 CoxA16 的主要病毒受体为人类清道夫受体 B2（human scavenger receptor class B2，SCARB2）和 P 选择素糖蛋白配体 -1（P-selectin glycoprotein ligand-1，PSGL-1）等。病毒和受体结合后经细胞内吞作用进入细胞，在细胞质内病毒基因组脱衣壳、转录、组装成病毒颗粒。病毒主要在咽部、扁桃体、肠道的淋巴结大量复制后释放入血液，可进一步播散至黏膜及皮肤、神经系统、呼吸系统、心脏、肝脏、胰脏、肾上腺等，引起相应组织和器官发生一系列炎症反应，导致相应的临床表现。少数病例因神经系统受累导致血管舒缩功能紊乱，加之 IL-10、IL-13、IFN-γ 等炎性介质大量释放，从而引起心肺衰竭。神经源性肺水肿及循环衰竭是重症手足口病患儿的主要死因，主要是中枢神经系统受损后神经、体液、生物活性因子等诸多因素综合作用的结果。尸检和组织病理学检查发现，神经组织病理变化主要表现为脑干和脊髓上段有不同程度的炎性反应、嗜神经现象、神经细胞凋亡坏死、单核细胞及小胶质细胞结节状增生、血管套形成、脑水肿、小脑扁桃体疝；肺部主要表现为肺水肿、肺淤血、肺出血伴少量的炎性细胞浸润；淋巴细胞变性坏

死，以胃肠道和肠系膜淋巴结病变为主；还可出现心肌断裂和水肿，坏死性肠炎，肝、脾、肾脏、肾上腺严重的变性坏死等[10]。

【影像学表现】

病毒性肠炎影像学表现总体上无特异性，主要是肠动力性表现，肠道不均匀积气，见多个小气-液平面，肠道扩张不明显，部分肠道扩张受限，部分肠壁、肠间隔增厚（图 31-7-1），无明确梗阻点，肠道激惹等。

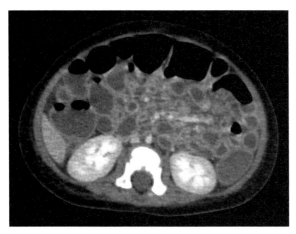

图 31-7-1 轮状病毒性肠炎
CT 示肠道不均匀积气，可见多个小气-液平面，肠道扩张不明显，部分肠道扩张受限

本节讲述的轮状病毒性感染、CoxA16 及 EV-A71 感染可伴有其他临床伴随表现，分述如下。

1. 轮状病毒性感染 伴有的其他少见临床伴随表现主要是坏死性小肠结肠炎、肠套叠、胆道闭锁、中枢神经系统受累等。这里仅介绍与肠道相关的前 3 种。①坏死性小肠结肠炎：主要表现为肠道充气减少或不均匀，部分肠道胀气，肠道僵直，肠间隔增厚，肠壁积气，门静脉积气，腹腔积气，气腹等。②肠套叠：主要表现为发病数小时内肠道生理积气减少，之后肠道积气逐渐加重形成完全性肠梗阻表现，可出现腹腔积液、腹部软组织包块。空气灌肠见套头沿结肠向回盲部退缩、变小、消失，大量气体进入小肠内呈开花状改变。③胆道闭锁：主要表现为 MRCP 胆总管不显影，胆囊不显示或很小，肝内胆管影纤细、稀少，肝脾大，肝硬化，肝周包膜下可见少量积液，MRI 肝门区可见高信号，可向肝内胆管周围延伸等。

2. CoxA16 及 EV-A71 感染 引起的手足口病的主要影像学表现：①呼吸系统轻症患儿肺部可

无明显异常。重症及危重症患儿并发神经源性肺水肿时，两肺野透光度减低，呈磨玻璃样改变，局限或广泛分布的斑片状、大片状阴影，典型者呈蝶翼状分布，进展迅速。②神经系统合并脑干脑炎者 MRI 可表现为脑桥、延髓及中脑的斑点状或斑片状 T_1WI 稍低 / 低、T_2WI 稍高 / 高信号。并发急性弛缓性麻痹者可显示受累节段脊髓前角区的斑点状对称或不对称的 T_1WI 稍低 / 低、T_2WI 稍高 / 高信号[10]。DWI 可见扩散受限，增强扫描可见强化。颅脑 CT 检查可用于鉴别颅内出血、占位、脑疝等病变。影像学表现可起提示作用，缺乏特异性，确诊需病原学检查。

【诊断要点】

（1）儿童病毒性肠炎的诊断主要依据流行病学及临床症状，确诊需依据实验室检查结果。儿童病毒性肠炎影像学表现主要是肠道动力性改变。病毒性肠炎伴有其他临床表现时可出现相应影像学表现。

（2）CoxA16 及 EV-A71 感染主要引起手足口病，需结合流行病学史、临床表现、病原学检查及影像学表现做出诊断。在临床诊断病例基础上，具有下列之一者即可确诊：肠道病毒（CoxA16、EV-A71 等）特异性核酸检测阳性；分离出肠道病毒，并鉴定为 CV-A16、EV-A71 或其他可引起手足口病的肠道病毒；急性期血清相关病毒 IgM 抗体阳性；恢复期血清相关肠道病毒的中和抗体比急性期有 ≥ 4 倍的升高[10]。

【鉴别诊断】

（1）肠梗阻：病毒性肠炎有相应流行病学史、临床表现、粪便常规结果及粪便培养、血清学检查等指标，加上无明显扩张积气的肠袢及梗阻点基本可排除肠梗阻。

（2）轮状病毒感染的鉴别诊断包括引起腹泻的细菌性和非感染性病因。如果粪便中白细胞计数较高，则提示存在侵袭性病原体感染可能，如沙门菌属、弯曲菌属或志贺菌属等。

（3）轮状病毒感染通常较难与诺如病毒感染相区分；两种病毒感染都常引起中重度胃肠炎，但诺如病毒感染时呕吐常更为明显。

（4）其他儿童出疹性疾病可依据病原学和血清学检查进行鉴别。

1）其他病毒（如单纯疱疹病毒、巨细胞病毒、

EB 病毒等）所致脑炎或脑膜炎临床表现与手足口病合并中枢神经系统损害的重症病例表现相似。对皮疹不典型者，应当尽快留取标本，进行肠道病毒尤其是 EV-A71 的病毒学检查，结合流行病学史、病原学或血清学检查结果做出诊断。

2）脊髓灰质炎重症病例合并急性弛缓性瘫痪，影像学表现不易鉴别，在临床上主要表现为双峰热，病程第 2 周退热前或退热过程中出现弛缓性瘫痪，病情多在热退后到达顶点，无皮疹。

3）肺炎重症病例可发生神经源性肺水肿，应与肺炎相鉴别。肺炎患儿一般无皮疹，胸部 X 线片可见肺实变、肺不张及胸腔积液等，病情加重或减轻呈现逐渐演变的过程[10]。

【研究现状与进展】

病毒性肠炎影像学表现多无特异性，目前研究主要在病毒性肠炎的病因、病理生理机制、病原学的快速准确检出、针对性药物治疗和预防接种方面。手足口病由肠道病毒引起，而引起该病的病原体具有多样性和复杂性，主要是以 EV71 和 CoxA16 为主，对二者的研究目前多集中在致病机制、选择适当的实验室检测方法，为临床诊治提供切实、有效的实验室数据方面。

参 考 文 献

[1] 袁燕，赵应宏. 葡萄糖酸锌结合山莨菪碱治疗小儿轮状病毒性肠炎的临床效果观察. 中国医学创新，2016，13（26）：51-54.

[2] 顾健，李斌. 葡萄糖酸锌联合布拉氏酵母菌治疗小儿病毒性肠炎的临床研究. 包头医学院学报，2016，32（12）：32-33.

[3] Listed N. Rotavirus vaccines WHO position paper：January 2013-recommendations. Vaccine，2013，31（52）：6170-6171.

[4] Rockx B，De Wit M，Vennema H，et al. Natural history of human calicivirus infection：a prospective cohort study. Clin Infect Dis，2002，35（3）：246-253.

[5] Fankhauser RL，Monroe SS，Noel JS，et al. Epidemiologic and molecular trends of "Norwalk-like viruses" associated with outbreaks of gastroenteritis in the United States. J Infect Dis，2002，186（1）：1-7.

[6] Siebenga JJ，Beersma MF，Vennema H，et al. High prevalence of prolonged norovirus shedding and illness among hospitalized patients：a model for *in vivo* molecular evolution. J Infect Dis，2008，198（10）：1575.

[7] Koo HL，DuPont HL. Noroviruses as a potential cause of protracted and lethal disease in immunocompromised patients. Clin Infect Dis，2009，49（7）：1069-1071.

[8] Tan EL，Chow VT，Quak SH，et al. Development of multiplex real-time hybridization probe reverse transcriptase polymerase chain reaction for specific detection and differentiation of Enterovirus 71 and Coxsackievirus A16. Diagn Microbiol Infect Dis，2008，61（3）：294-301.

[9] González-Ochoa G，Menchaca GE，Hernández CE，et al. Mutation distribution in the NSP4 protein in rotaviruses isolated from Mexican children with moderate to severe gastroenteritis. Viruses，2013，5（3）：792-805.

[10] 中华人民共和国国家卫生和计划生育委员会. 手足口病诊疗指南（2018 年版）. 中国实用乡村医生杂志，2018，25（6）：8-13.

（赖 华 林 云）

第八节　寄生虫感染

【概述】

肠道寄生虫主要寄生于人体消化系统，消耗或摄取宿主的营养，给宿主带来不同程度化学性和机械性损伤，或抑制营养吸收，在人体内寄生过程较为复杂，危害性很大，严重危害宿主的身体健康，尤其是少年儿童[1, 2]。儿童肠道寄生虫感染中，以蛔虫和钩虫感染率较高。

肠道寄生虫感染一般为慢性感染，通常无明显症状，容易被忽视[3]。临床上主要表现为儿童腹部脐周或稍向上部位无规律性隐痛，疼痛强度一般不重，偶发剧烈腹痛，持续时间无规律，患儿疼痛时喜按腹部，临床体检时多无压痛和肌紧张[4]。少数患儿可见异食癖表现。蛔虫主要寄生在患儿空肠内，寄生虫夺取患儿宿主营养同时又自身分泌对宿主消化酶有抑制的分泌物，从而影响患儿对蛋白质的消化和吸收，形成患儿营养不良、贫血，甚至生长发育迟缓，寄生虫感染较长病程患儿智力发育较差；蛔虫如果侵入胆管可导致胆道堵塞引起胆道痉挛性疼痛和黄疸，如果侵入阑尾可导致阑尾痉挛及阑尾炎症。如果在肠道内蛔虫扭曲成团，造成儿童肠道阻塞，易引起儿童肠扭转或肠套叠。此外，蛔虫幼虫还可移行至肺部，引起患儿发热、咳嗽等类似感冒症状。

青少年蛲虫感染，引起患儿磨牙、夜间多梦、肛门瘙痒等，女童还可异位寄生于子宫内膜，从而导致女童阴道不规则出血；蛲虫还可寄生在患儿鼻腔，引起鼻中隔黏膜充血水肿、糜烂渗血等。

本节主要阐述儿童蛔虫消化道感染及其影像学表现。

【病理学表现】

蛔虫夺取宿主患儿营养同时又自身分泌对宿主消化酶有抑制的分泌物，其自身及代谢产物刺激、损伤宿主肠黏膜，引起肠道痉挛性及肠壁平滑肌局部缺血，从而导致患儿腹部不适和不规则性脐周痛。

【影像学表现】

蛔虫幼虫在小肠内发育为成虫[5]，粪便内发现虫卵或虫体可确诊小肠蛔虫，影像学检查虽然不是首选检查方法，但有重要的辅助诊断作用，特别是合并小肠梗阻时，影像学检查除可明确梗阻原因外，还可确定梗阻部位，以及提供给临床是否需要手术治疗的影像学依据。

X 线片无特异的小肠蛔虫征象，不用于诊断本病。

小肠造影是诊断小肠蛔虫病的首选和主要影像学检查手段。小肠造影检查能明确有无蛔虫，其典型表现为肠管内蚯蚓状充盈缺损，虫体内有时可见其吞入的对比剂或气体[6]，在虫体中央可见线条状钡影。当虫量多时，可表现为不规则、边缘不清的充盈缺损影。小肠蛔虫的 CT 表现与胃肠造影表现相似。在阳性造影剂的衬托下，当虫体与扫描层面平行时表现为相对低密度的细长条影，虫体吸收造影剂后，在虫体中央有细线样高密度影，为虫体的消化道显影，这种表现较有特征性，当虫体与扫描层面垂直时，则表现为肠腔内圆形影，虫体吸收造影剂后，其内见小点状高密度影，似"靶"征。如果怀疑小肠蛔虫性梗阻时应行 CT 增强扫描，因为偶有小肠蛔虫引起小肠扭转[7]。

【诊断要点】

（1）粪便内发现虫卵或虫体可确诊小肠蛔虫。

（2）肠管内蚯蚓状充盈缺损。

（3）虫体中央可见线条状钡影。

（4）虫体吸收造影剂后，在虫体中央有细线样高密度影。

【鉴别诊断】

蛔虫影像学表现较特异，通常不需要与其他疾病相鉴别。但我们注意到有一些伪影表现类似蛔虫，仔细观察会发现，这些伪影有部分位于肠腔外，或走行方向与肠管不一致。

【研究现状与进展】

Sandouk 等[8]发现 80% 的胆道蛔虫病患者发病之前近期或远期曾接受过胆囊切除术和（或）括约肌切开术，认为括约肌切开术可导致胆道蛔虫感染的发展。目前影像学上主要的研究方向在于 ERCP 与外科手术方式的切合，ERCP 能清晰显示蛔虫的数目与位置，是诊治胆道寄生虫病的金标准，并可在造影确诊胆道蛔虫后行乳头切开，提高了取虫的成功率。

参 考 文 献

[1] Choi B，Kim B. Prevalence and risk factors of intestinal parasite infection among schoolchildren in the peripheral highland regions of Huanuco，Peru. Osong Public Health Res Perspect，2017，8（5）：302-307.

[2] Kaimoto T，Hirazawa T，Masubuchi T，et al. Host characteristics and infection level by an intestinal parasite Corynosoma strumosum （Acanthocephala）in the Kuril harbor seals of Erimo Cape，Hokkaido，Japan. Parasitol Int，2017，67（2）：237-244.

[3] 杨成运、鲁德领、张雅兰、等. 河南省燕山 - 太行山生态区 2015 年人体肠道寄生虫感染现状调查. 中国热带医学，2018，18（1）：84-88

[4] 郑孝清. 儿童常见寄生虫病的临床表现. 中国临床医生，2017，29（11）：14.

[5] Khuroo MS. Ascariasis. Gastroenterol Clin North Am，1996，25（3）：553.

[6] 李雪丹、孙应实、苏洪英、等. 小肠蛔虫病的 CT 表现. 中国医学影像技术，2003，19（4）：435-436.

[7] Rodriguez EJ，Gama MA，Ornstein SM，et al. Ascariasis causing small bowel volvulus. RadioGraphics，2003，23（5）：1291-1293.

[8] Sandouk F，Haffar S，Zada MM，et al. Pancreatic-biliary ascariasis：experience of 300 cases. Am J Gastroenterol，1997，92（12）：2264-2267.

第九节 肠阿米巴病

【概述】

阿米巴病属寄生虫病，是由溶组织内阿米巴感染人体引起的慢性炎症性疾病，病变好发部位在直肠、结肠，引起阿米巴痢疾。阿米巴原虫也可以通过血液传播至肝、肺、脑等脏器引起相应部位继发性脓肿。阿米巴病流行于热带及亚热带地区，呈全球分布，每年有 5 万～ 10 万人因阿米巴病感染而死亡。我国多分布在南方农村地区，多见于男性，儿童多于成人，以秋季好发。

溶组织内阿米巴为一种单细胞真核生物，具有致病性[1]，活组织中的滋养体，以及新鲜粪便和其他标本中发现的内吞红细胞的滋养体与侵袭性溶组织内阿米巴感染高度相关[2]。

儿童典型的阿米巴痢疾常易诊断，其表现呈多样化，表现为腹痛、右下腹压痛、里急后重、稀黄便及黏液脓血便，粪便呈腥臭味。有些病例表现不典型，如病初仅腹泻水样稀薄便，略带黏液。有些病例由于肠壁损害不太广泛，表现为腹泻、便秘、腹痛、腹部胀气，即所谓非痢疾性结肠炎。有些病例并发了阑尾炎、肝脓肿、肝内门静脉阿米巴血栓伴广泛性肝坏死和阿米巴腹膜炎。少数病例呈暴发过程，出现肠穿孔，如果临床上不予以详细检查或全面分析，易延误手术时机，而造成死亡。

粪便中找到滋养体及包囊，即可确诊阿米巴感染，但找到阿米巴包囊及小滋养体并不一定就是引起症状的原因。

临床上对儿童阿米巴痢疾主要行抗阿米巴药物治疗，抗阿米巴药物总共分两大类，一种药物作用于肠腔内原虫；另一种药物作用于组织内原虫。治疗儿童急性阿米巴痢疾这两种药应同时使用，或者使用两种作用都具备的药物。治疗慢性肠阿米巴病则仅使用杀灭肠腔内原虫的药物。

【病理学表现】

肠阿米巴病最初表现为肠道黏液增加性病变，随着病情进展，演变成黏液减少性病变，并在黏液减少性病变基础上形成由浅入深的溃疡性病变。整个病理过程分为四期[3]。

1. 黏液增加性病变期 可见黏膜失去正常时的平滑表面而呈波浪状，黏膜表面黏液生成增加。固有膜出现充血、水肿及小灶性出血。肠道黏膜内见浆细胞、淋巴细胞、嗜酸性粒细胞及少量至中量的中性粒细胞，黏膜靠近表面上皮下部位显著。

2. 黏液减少性病变期 可见黏膜表面上皮和由浅入深的腺体上皮细胞内黏液生成减少，以致细胞质失掉正常时的空亮特点，并由高柱状变为立方状，杯状细胞的数量减少，腺体变短，黏膜的厚度亦变薄，在此种病变黏膜的表面常见含有阿米巴滋养体的渗出物附着。

3. 浅溃疡形成期 可见组织坏死和溃疡形成发生于黏液生成减少的黏膜浅表部分。坏死先发生在腺间表面上皮和固有膜，之后互相融合。在坏死组织及溃疡表面的渗出物内可见较多的阿米巴滋养体，而且该处组织充血、水肿、出血、纤维素渗出和中性粒细胞浸润十分明显。

4. 深溃疡形成期 见组织坏死及溃疡形成累及黏膜全层甚至达黏膜下层。由于活检取材的限制，未见典型烧瓶状溃疡，仅见溃疡表面被覆厚层坏死渗出物，其中可见大量阿米巴滋养体，偶见革兰氏阳性杆菌菌团。

【影像学表现】

1. 急性期 多无典型症状，粪便中可查出病原体，一般不需X线检查。慢性期可行钡剂造影进行诊断，并了解病变的范围、程度，以提供治疗指征。不少肠阿米巴病X线检查并无阳性征象，有学者估计只有30%～40%的患者出现阳性征象。在急性期，因盲肠、升结肠炎性刺激而见肠管痉挛，钡剂不易充盈，或多发性溃疡的形成，可见肠管黏膜皱襞杂乱无章，边缘突出腔外呈锯齿状龛影。

2. 慢性期 肠壁因瘢痕收缩，肠腔变狭窄、缩短，结肠袋缩小甚至消失，肠壁黏膜可有息肉样增生改变，病变分布呈跳跃式，病变肠段与正常肠段分界不清。若有阿米巴肉芽肿形成，则见肠腔内有较大的偏心性充盈缺损和肠管狭窄，局部黏膜皱襞破坏，X线征象与肿瘤类似，但累及肠管范围较长，病变部位与正常肠管常呈逐渐移行。

【诊断要点】

（1）粪便中找到阿米巴滋养体及包囊[4]。

（2）盲肠、升结肠炎性刺激而见肠管痉挛，钡剂不易充盈，分布不均，或多发性溃疡性龛影。

（3）病变分布呈跳跃式，病变肠段与正常肠段分界不清。

（4）肠腔内有较大的偏心性充盈缺损和肠管狭窄，局部黏膜皱襞破坏。

【鉴别诊断】

肠阿米巴病主要与溃疡性结肠炎及肠结核相鉴别。

肠阿米巴病与溃疡性结肠炎X线表现鉴别困难，其好发部位有区别，前者好发于盲肠及升结肠；而后者好发于直肠及乙状结肠。溃疡性结肠炎见多个斑点状溃疡龛影，溃疡病变向黏膜下延伸表现为"纽扣"状。

肠阿米巴病与回盲区结核的X线表现有时难以鉴别，但前者多表现为结肠病变，很少累及回肠末端；而后者则常显示回盲瓣及其近、远两端肠管同时侵犯，常需行临床检验协助诊断。肠结核溃疡周围呈细小网格状的颗粒，亦可见大小不等的结节和肿块，通常呈连续性分布，且增厚肠壁与正常肠壁分界不清。

克罗恩病同属于炎症性肠病，溃疡性结肠炎

是一种主要侵犯结肠黏膜和黏膜下层的慢性结肠炎症，多见于男性，无肉眼血便。其病变为透壁性炎症，常引起瘘管、蜂窝织炎、肛周病变等，表现为小肠节段性肠壁增厚，且增厚肠壁先以系膜侧显著。

【研究现状与进展】

小肠炎性疾病的影像学检查方法主要有 X 线钡剂造影、CT、磁共振、消化内镜等。肠阿米巴病发病率低，临床上不易遇到，可以利用 CTE 及 MRE 技术，CTE 及 MRE 为非侵入性检查，CTE 能清晰显示小肠肠管增厚及其周围异常改变，其操作简单，性价比高，随着 CT 低辐射剂量检查技术的发展，CTE 在肠道疾病诊断中会有更广阔的应用。

参 考 文 献

[1] 张孝秩 . 中枢神经系统的病毒感染 . 国际流行病学传染病学杂志，1975，2：52.

[2] WHO. Amoebiasis. Wkly Epidemiol Record，1997，72：97-100.

[3] Prathap K，Gilman R. The histopathology of acute intestinal amebiasis. A rectal biopsy study. Am J Pathol，1970，60（2）：229-246.

[4] 杨绍基，任红 . 传染病学 . 第 7 版 . 北京：人民卫生出版社，2008.

（唐文伟　杜桂枝　田忠甫）

第三十二章　炎症相关性肠病

第一节　克罗恩病

【概述】

克罗恩病是慢性胃肠道穿透性炎症性疾病，为非特异性肉芽肿性疾病，临床上也称为非特异性局限性肠炎或节段性肠炎。克罗恩病与胃肠道感染、肠道微血管、免疫、基因有关，也与患者所处的生活环境及生活方式有关，其病因复杂。克罗恩病发病率全球呈上升趋势，特别是在发达国家发病率较高，达到（100～200）/10万人，我国少见，但其发病率与全球同步呈上升趋势。克罗恩病为反复感染与缓解交替进行，早期准确治疗可提高患者的生存质量及改善预后[1]。

患者临床症状与病灶部位、范围、严重程度、病程有关，累及回盲部表现为右下腹部疼痛；累及末段回肠表现为反复腹泻及血便；单纯小肠局部受累，表现为患者食欲不振、易饱、餐后绞痛，腹泻及体重减轻；单纯结肠受累则表现为腹泻、痉挛、里急后重及便血和黏液血便等症状。克罗恩病患者无特异性症状及体征，病程时间长，且病变严重程度与病程时间相关，早期诊断及早期治疗对于患者至关重要。

【病理学表现】

克罗恩病组织学特征：黏膜层至黏膜下层分布不均匀的重度炎症，且淋巴组织高度增生，黏膜面见裂隙样溃疡，黏膜上皮局灶脱失，可见坏死性肉芽肿组织，溃疡内壁为炎性渗出物及肉芽组织，黏膜下层淋巴管扩张及神经纤维增生。内镜可见多灶性溃疡，呈跳跃式分布，水肿，息肉，狭窄，典型的鹅卵石样改变目前很少能见到。

克罗恩病标本光学显微镜下显示：①肠壁全层炎；②局灶深裂隙样溃疡；③黏膜层及黏膜下层淋巴组织明显增生，以及可见淋巴滤泡；④黏膜下层淋巴管扩张及神经纤维增生；⑤患者受累肠管发生浆膜炎；⑥部分病例可见肉芽肿及淋巴小结形成。然而这种全切标本并不常见，对于早期的患者常会因不适而就医，常只做活检。因此，在日常诊断工作中，接触到的绝大多数是活检标本，因取材较局限，一般只能取到黏膜层及黏膜下层，缺乏肠壁肌层及外膜，或未能取到特征性病变或只取到溃疡处没有黏膜组织，所以给诊断带来了一定的困难。炎症分布不均匀，炎症以基底部及黏膜下层炎症为重，中性粒细胞主要浸润固有膜，隐窝累及不明显，可见裂隙样溃疡，黏膜下层淋巴组织增生明显，伴较多淋巴滤泡；黏膜下层的淋巴管扩张及神经组织增生，间质高度水肿，黏膜下层局灶纤维化，可见血管炎；其中非干酪样坏死性肉芽肿（结节病样）具有重要诊断价值。而非干酪样坏死性肉芽肿一定是在不太可能发生异物肉芽肿的、远离溃疡的组织中被发现，才具有诊断意义。

【影像学表现】

克罗恩病是累及胃肠道，呈节段性、跳跃式分布的，慢性可穿透性炎症性疾病，多见于末段回肠和邻近结肠，盲肠多受累。

1. X线　X线造影检查表现受累肠管黏膜皱襞增粗、紊乱、变平及消失，病变区肉芽组织增生时出现鹅卵石及息肉样充盈缺损影；肠管管壁边缘常不规则；肠管狭窄呈节段性及跳跃性分布；受累肠管轮廓不对称性僵硬。典型的X线征象：①受累肠管呈跳跃性、节段性狭窄，肠壁走行僵硬；②肠道黏膜皱襞增粗、紊乱、变平及消失；③出现裂隙状溃疡；④穿透性肠炎，可见瘘管及瘘道形成；⑤肠道黏膜因增生性肉芽肿，造影时黏膜表面呈"鹅卵石"征及息肉样改变；⑥穿透性炎症造成周围受累，肠粘连形成。

2. CT 和 MRI MSCT 作为一种简单而无创性的检查，有助于显示克罗恩病的病变肠腔内外结构影像学表现及病变范围、进程及对并发症的评判[2, 3]。研究表明，克罗恩病可累及全消化道，但小肠病变较多见，以回肠末段最常见。CT 及 MRI 均可见小肠局限性节段性、跳跃性分布的肠壁增厚，多以肠系膜侧显著[2-6]，肠壁增厚发现率可高达 82%，患病肠管管壁一般可增厚达 5 ～ 10mm。克罗恩病主要特点：①受累肠壁局限性节段性、跳跃性分布增厚，CT 增强扫描见强化方式多变，即可多层强化、双层强化和均一强化。在克罗恩病早期时，肠壁增厚主要发生在肠系膜侧，后期非肠系膜侧肠壁也增厚，最终表现为受累肠管呈环形、均匀增厚。②病变肠管黏膜下层纵行分布裂隙状溃疡。③周围肠系膜侵及，引起肠系膜水肿。④患儿 CT 增强扫描检查见"梳齿"征样改变。在MRI 检查中，部分病变肠壁可表现为典型的"鹅卵石"样、结节样肉芽肿形成，病变处增厚肠壁多发，呈 T_1WI/T_2WI 等信号小结节。

克罗恩病溃疡可穿透肠壁引起肠管周围蜂窝织炎和纤维脂肪组织增生[7, 8]。克罗恩病可引起肠管周围蜂窝织炎，CT 表现为肠管周围脂肪密度增高，呈边界不清的网格状高密度影，呈不均匀无完整边界强化影。蜂窝织炎伴纤维组织增生，可形成炎性肿块，CT 和 MRI 检查见肿块呈炎性影像特征。此外，部分克罗恩病患者肠系膜区可出现聚集、肿大的淋巴结[9]。炎症可穿透邻近肠管、膀胱、腹壁，形成瘘管。MRI 因软组织分辨率高，能清晰显示瘘管及瘘管周围结构。

【诊断要点】

（1）克罗恩病常无特异性症状，早期肠壁肠系膜侧非对称性增厚，后期受累肠管呈环形、均匀增厚。

（2）常合并一些肠外病变。

（3）病变呈节段性分布，表现为多个肠段肠壁增厚和强化增加，称为跳跃性病变。CT 及 MRI 均可见小肠局限性肠壁增厚。

（4）除克罗恩病肠道直接征象外，重视周围血管改变，病变肠管所属的肠系膜血管增多、增粗、扭曲，称为"梳样"征，MSCT 冠状面重建图像可以直观地观察到肠系膜血管改变。

（5）影像学检查不应低估肠道 X 线造影对克罗恩病的诊断价值。

【鉴别诊断】

1. 肠结核 与克罗恩病相互误诊率很高，两者都是慢性肉芽肿性炎性疾病，且好发部位一致，导致两者在影像学上鉴别困难，但二者有各自的特征。①克罗恩病的溃疡病变以纵行溃疡为主，呈纵横交错的线形溃疡，而肠结核溃疡病变则以全周性、横行及带状溃疡、星状溃疡为特征。②克罗恩病黏膜皱襞呈"鹅卵石"样改变，而肠结核黏膜皱襞呈细小的颗粒及网格改变，肠壁见大小不等的结节和肿块。③克罗恩病见系膜一侧肠壁缩短，对侧肠壁则呈假憩室样突出改变，呈以系膜侧为著的非对称性肠壁增厚；CT 上显示肠结核见肠管呈环形对称狭窄。④克罗恩病容易形成肠瘘及因病变穿透浆膜层引起肠管外炎性肿块和脓肿，而肠结核少见。

2. 淋巴瘤和淋巴结转移瘤 临床一般症状及体征进行性加重，肠道淋巴瘤消化道造影表现为肠壁多个较大指压痕样充盈缺损，病变段肠管狭窄及肠管明显扩张，同时肠系膜及腹膜后淋巴结肿大，部分增大淋巴结融合成团，受累肠管周围炎性表现不明显。淋巴结转移瘤的肿大淋巴结主要集中在小网膜、腹主动脉上区、肾旁前间隙，MRI、CT 在诊断其病变性质上存在一定困难。但该病一般不会引起肠管病变，其临床表现亦与克罗恩病不同。

3. 溃疡性结肠炎 与克罗恩病同属于炎症性肠病，多见于男性，发病高峰年龄在 30 ～ 39 岁。其与克罗恩病的鉴别主要如下：溃疡性结肠炎病灶多由逆行发展，左侧结肠多见，严重病例可侵犯结肠全段及回肠末段，影像学上表现为直肠痉挛收缩，结肠袋变浅、消失，肠壁边缘毛糙及浅锯齿状龛影，大溃疡形成"纽扣"征改变，可见多个假性息肉形成，以及肠壁纤维化，表现为向心性肠管狭窄、僵直。克罗恩病是透壁性炎症，常引起瘘管、蜂窝织炎、肛周病变等。克罗恩病多表现为小肠节段性肠壁增厚，且增厚肠壁先以系膜侧显著。

4. 腹型过敏性紫癜 常有过敏病史，患者双踝关节处皮肤上出现散在出血斑点，CT 上见受累肠壁均匀性对称性水肿增厚，其好发部位在十二指肠段，且其周围及盆腔可见少许积液，应进一步详细询问病史，完善相关检查。

【研究现状与进展】

CTE 及 MRE 在明确肠道炎性病变的部位、范围和性质方面，与临床内镜检查具有一定互补关系，当患者存在肠腔狭窄、粘连时 CTE 及 MR 更具优势。CT 在评价患者受累肠壁增厚、受累肠管周围改变，以及肠系膜淋巴结及腹膜后淋巴结肿大及肠瘘瘘管形成等方面临床意义较大。随着 CT 低辐射剂量检查技术的发展，CTE 将在消化系统临床应用广泛 [10, 11]。

参考文献

[1] Minordi LM, Scaldaferri F, Larosal L, et al. Comparison between clinical and radiological evaluation before and after medical therapy in patients with Crohn's disease: new prospective roles of CT enterography. Radiol Med, 2015, 120 (5): 449-457.

[2] Carbo AI, Reddy T, Gates T, et al. The most characteristic lesions and radiologic signs of Crohn disease of the small bowel: air enteroclysis, MDCT, endoscopy and pathology. Abdom Imaging, 2014, 39 (1): 215-234.

[3] Re GL, Mantia FL, Picone D, et al. Small bowel perforations: what the radiologist needs to know. Semin Ultrasound CT MRI, 2016, 37 (1): 23-30.

[4] Saibeni S, Rondonotti E, Iozzelli A, et al. Imaging of the small bowel in Crohn's disease: a review of old and new techniques. World J Gastroenterol, 2007, 13 (24): 3279-3287.

[5] 刘静, 焦俊, 张英俊, 等. 小肠肠壁增厚的多层螺旋 CT 小肠造影征象分析和诊断价值. 临床放射学杂志, 2015, 34 (12): 1919-1920.

[6] 成科, 邓生德. Crohn 病的多层螺旋 CT 小肠造影征象分析. 医学影像学杂志, 2015, 25 (3): 449-466.

[7] Lore G, Cappello M, Tudisca C, et al. CT enterography as a powerful tool for the evaluation of inflammatory activity in Crohn's disease: relationship of CT findings with CDAI and acute-phase reactants. Radiol Med, 2014, 119 (9): 658-666.

[8] Minordi LM, Vecchioli A, Guidi L, et al. CT findings and clinical activity in Crohn's disease. ClinImaging, 2009, 33 (2): 123-129.

[9] 李玉萍, 郑贤应, 曹代荣, 等. 回盲部 Crohn 病与结核的 CT 与 MRI 鉴别诊断. 临床放射学杂志, 2015, 34 (12): 1913-1917.

[10] Chiorean MV, Sandrasegaran K, Saxena R, et al. Correlation of CT enteroclysis with surgical pathology in Crohn's disease. Am J Gastroenterol, 2007, 102 (11): 2541-2550.

[11] Minordi LM, Vecchioli A, Poloni G, et al. Enteroclysis CT and PEG-CT in patients with previous small-bowel surgical resection for Crohn's disease: CT findings and correlation with endoscopy. Eur Radio, 2009, 19 (10): 2432-2440.

第二节 溃疡性结肠炎

【概述】

溃疡性结肠炎（ulcerative colitis, UC）是结肠非特异性炎性疾病。近年来，我国 UC 发病率在逐年增高，据统计，我国溃疡性结肠炎的发病率为 11.6/10 万。炎症反应部位主要自远端向近端发展，严重时累及全结肠，而其分布多呈连续性 [1]。

UC 发病机制尚不明确，但 UC 发病主要以遗传易感者在环境因素作用下及肠腔内菌群或食物等抗原参与下，启动肠道免疫系统，引起肠道免疫反应过度亢进，最终导致肠道黏膜屏障受损 [2, 3]。黏膜受损必然导致肠道中的致病菌及毒素突破黏膜屏障；进入门静脉系统和淋巴系统诱发免疫反应，进展成为 UC 及其他疾病 [4]。已经明确引起 UC 发生、发作和转归的直接因素是肠道黏膜免疫反应异常激活。目前研究发现，肠道微生态系统紊乱在溃疡性结肠炎发病中占有重要地位，另外 UC 也与精神因素密切相关。

UC 的临床表现缺乏特异性，以腹泻、里急后重、黏液脓血便、腹痛等为主要临床表现 [5]。早期诊断困难，UC 的诊断尚无金标准，主要是综合考虑病史、症状、内镜检查、影像学检查、病理和实验室检查等资料，在排除感染性和非感染性肠炎的前提下做出诊断。结肠镜检查结合病理检查是目前临床依靠的诊断标准，但结肠镜不能评价肠壁及肠外情况，且为有创检查，患者依从性差。影像学检查在 UC 的诊断、病情评估、治疗决策、效果评价及随访中发挥了重要的作用，具体检查包括 US、X 线、CT、MRI 和核医学显像。

溃疡性结肠炎治疗首先要掌握好分级、分期和分段治疗原则。目前对于其治疗手段已经多样化，同时对于其治疗方法选择强调个体化、规范化治疗方案。

【病理学表现】

UC 病变多从直肠开始向上扩展，呈连续性、弥漫性和浅表性分布。直肠炎型病变易向邻近结肠扩展，故直肠炎和直肠乙状结肠炎统称为远端型结肠炎。内镜见受累肠管黏膜不同程度的炎性改变，严重病例见活动性炎、假性息肉、肠管呈"铅管"样改变。组织病理学检查见受累肠管固有膜内弥漫性炎性细胞浸润及中性粒细胞、嗜酸性粒细胞浸润。

【影像学表现】

结肠气钡双对比造影检查是目前适宜的 X 线检查方法，可直观地、全面地显示 UC 的黏膜变化、病变范围，对 UC 进行诊断及病情评估[6]。

气钡双对比结肠造影是本病主要的影像学检查方法，其 X 线表现依据病理发展变化而不同。早期主要表现为肠道功能性改变，可见肠管痉挛狭窄，结肠袋变浅或消失，肠蠕动增加，钡剂通过病变肠段及排空加快，有时钡剂呈分节散在，肠道黏膜皱襞粗细不均，紊乱或消失。

当发生浅小溃疡时，充盈相显示结肠轮廓呈锯齿状改变，排空相见许多大小不等钡斑影或小尖刺形成。溃疡较大时则肠轮廓外呈"纽扣"样或"T"形龛影。

慢性期可见炎性息肉形成，可见多发大小不等的小圆形充盈缺损，黏膜皱襞粗乱。晚期由于受累肠壁纤维化、结肠袋消失导致肠管失功能而呈铅管改变。此时回盲部上提，结肠变短[7]。

CT 诊断 UC 报道少见，MSCT 具有扫描速度快，空间和密度分辨率高，能评估 UC 的肠壁、黏膜及肠管周围改变，做出较准确的定位、定性诊断，并评估病情严重程度，从而指导治疗[8]。

MRI 显示肠系膜淋巴结增大、肠壁水肿靶样分层改变及"梳齿"征出现，DWI 高信号、黏膜强化明显是 UC 的最基本 MRI 表现，黏膜炎性充血水肿导致局部血管增多、血管通透性增加，故 MRI 增强表现为黏膜异常强化，黏膜动脉期快速强化为 UC 活动期比较特征的表现[9]。MRI 能显示腹部淋巴结增大，轻度患者较少出现淋巴结增大，淋巴结的大小、多少与病变严重程度密切相关，病变越严重，肠管周围淋巴结就越大、越多，并且范围越广，而在中度和重度患者之间却存在一定交叉重叠。

【诊断要点】

（1）早期主要表现为肠道功能性改变。

（2）浅小溃疡时结肠轮廓呈锯齿状改变；溃疡较大时则结肠轮廓外呈"纽扣"样或"T"形龛影。

（3）影像学检查示肠壁连续性增厚是 UC 区别于克罗恩病或其他结肠病变的重要征象。

（4）MRI 显示腹部淋巴结增大的范围可以判别 UC 病情。

（5）影像科医生不应低估肠道 X 线造影对 UC 的诊断价值。

【鉴别诊断】

1. 克罗恩病 好发于盲肠及升结肠，病变呈节段性、不连续性，分布不对称，溃疡多为纵行溃疡，黏膜增生呈"鹅卵石"样改变；溃疡性结肠炎好发于直肠及乙状结肠，病变呈连续性，常呈对称分布。

2. 肠结核 溃疡性结肠炎多需与溃疡性肠结核相鉴别，溃疡性结肠炎病灶多由逆行发展，左侧结肠多见，严重病例可侵犯结肠全段及回肠末段。影像学上表现为直肠痉挛收缩，结肠袋变浅、消失，肠壁边缘毛糙及浅锯齿状龛影，大溃疡形成"纽扣"征改变，可见多个假性息肉形成，以及肠壁纤维化，表现为向心性肠管狭窄、僵直。

【研究现状与进展】

通过超声灰阶最容易观察肠壁增厚的程度，能量多普勒图像可观察到肠壁内微小低速血流，两者联合是判断 UC 活动性的可靠方法，诊断率达 100%，国外学者通过 Limberg 分级评估 UC 活动性，分级越高，疾病越活跃[10]。

核素炎症定位显像有助于早期 UC 的诊断、判断疾病活动度及评价疗效。核素标记白细胞显像是目前公认的金标准。

参 考 文 献

[1] 中华中医药学会脾胃病分会. 溃疡性结肠炎中医诊疗共识（2009）. 中华中西医结合杂志，2010，30（5）：527-532.

[2] Kaser A，Zeissig S，BLumberg RS. inflammatory bowel disease. Annu Rev Immunol，2010，28（1）：573-621.

[3] 中国中西医结合学会消化系统疾病专业委员会. 溃疡性结肠炎中西医结合诊疗共识意见（2017 年）. 中国中西医结合消化杂志，2018，26（2）：105-111.

[4] 张俊，王朋川，李贵轲，等. 溃疡性结肠炎肠黏膜屏障损伤机制的研究进展. 广州化工，2017，45（7）：28-30.

[5] 夏冰. 重视对溃疡性结肠炎规范化的临床诊断与治疗. 临床消化病杂志，2007，19（1）：3.

[6] 刘茂林，苗林. 气钡双对比造影诊断溃疡性结肠炎 38 例分析. 陕西医学杂志，2012，41（7）：865-866.

[7] 张宗欣，杨金永，田军，等. 溃疡性结肠炎气钡双对比造影与结肠镜对照研究. 医学影像学杂志，2014，24（9）：1528-1530.

[8] Bruining DH. Can radiology replace endoscopy in IBD? Curr Drug Targets，2012，13（10）：1245-1247.

[9] Rimola J，Rodriguez S，Garcia-Bosch O，et al. Role of 3.0-T MR colonography in the evaluation of inflammatory bowel disease. Radiographics，2009，29（3）：701-719.

[10] Drews BH，Barth TF，Hanle MM，et al. Comparison of sonographically measured bowel wall vascularity，histology，and dis ease activity in Crohn's disease. Eur Radiol，2009，19（6）：1379-1386.

（唐文伟 田忠甫）

第三十三章　先天性畸形合并感染性疾病

第一节　先天性巨结肠性结肠炎

【概述】

先天性巨结肠为婴幼儿最常见的直肠－结肠先天性畸形，因直肠－结肠的肠壁肌间及黏膜下神经丛内缺乏神经节细胞而引起的疾病，又称肠无神经节细胞症，由丹麦儿科医生 Hirschs Prung 在 1886 年首先描述。肠无神经节细胞症顾名思义是因肠管的肌间及黏膜下神经丛内缺乏神经节细胞造成肠管痉挛，导致缺乏神经节细胞分布肠段括约肌狭窄，近端肠管继发性扩张[1]。先天性巨结肠症发病率较高，约为 1 ∶ 5000，男婴较常见，是新生儿及婴儿常见的下消化道发育畸形[2]。

先天性巨结肠相关性小肠结肠炎（Hirschsprung-associated enterocolitis，HAEC）是新生儿先天性巨结肠最常见并发症，也是导致先天性巨结肠婴幼儿死亡的主要原因[3]。临床表现主要包括婴幼儿腹胀、呕吐、发热，患儿粪便恶臭。HAEC 目前没有明确其发病机制，主要病因是先天性巨结肠引起机械性梗阻、感染、黏蛋白异常，以及婴幼儿本身肠道黏膜免疫缺陷及防御屏障受损、患儿肠道基因表达异常等。

研究表明，病毒、细菌及真菌等微生物感染在 HAEC 的发生中有重要作用，HAEC 常见的致病因子没有特定的明确微生物，但轮状病毒、大肠埃希菌及艰难梭菌仍被认为在 HAEC 发生中起到明确作用。Funari 等通过操纵 *Dectin-1* 基因敲除小鼠中的结肠真菌群体，可以改变结肠炎的严重程度。Frykman 发现白色酵母菌异常存在于 HAEC 患儿结肠菌群中，猜测白色酵母菌等真菌在 HAEC 致病过程中发挥一定作用。

【病理学表现】

先天性巨结肠特征性的诊断标准是直肠、结肠肌层和黏膜下神经丛中完全缺乏及部分缺乏神经节细胞。部分病例呈节段性的神经节细胞缺乏，其并不累及直肠末段。

【影像学表现】

婴幼儿钡剂及碘剂灌肠造影显示典型先天性巨结肠表现。移行段位于狭窄段与扩张段之间，呈移行改变，钡剂或碘剂灌肠表现为狭窄段以上肠管逐渐移行成漏斗状，扩张段突然扩张，这是 X 线诊断的可靠征象[4]。在新生儿灌肠造影检查时，推荐使用碘剂灌肠造影，可降低新生儿肠道负担，减少梗阻程度。患儿扩张段扩张程度与病程有关，X 线表现肠腔明显扩张、肠壁增厚、结肠袋减少等征象，肠收缩功能减弱甚至消失[5]。实际在临床工作中，我们经常发现有些新生儿先天性巨结肠表现为肛门处狭窄及以上肠管明显扩张，而无明显移行段，此类患者被归入超短功能段型，而 HAEC 表现为扩张肠管段呈细锯齿状改变（图 33-1-1A），这种征象多见于新生、低月龄的先天性巨结肠患儿，患儿移行段以上肠管扩张（图 33-1-1B）。

【诊断要点】

（1）发生在新生、低月龄的先天性巨结肠患儿。

（2）先天性巨结肠表现，显示肠管的狭窄段、移行段、扩张段。

（3）扩张肠管段呈细锯齿状改变。

【鉴别诊断】

先天性巨结肠性结肠炎主要与胎粪黏稠、类巨结肠及一般性肠炎相鉴别。胎粪黏稠见直肠、乙状结肠内大量胎粪，钡剂灌肠显示患儿结肠无痉挛段及扩张段。与类巨结肠影像学鉴别困难，主要靠病理诊断。一般性肠炎患儿造影检查显示直肠及结肠无狭窄段、移行段及扩张段。

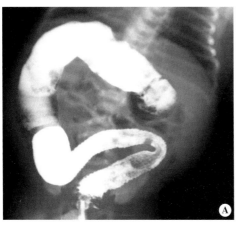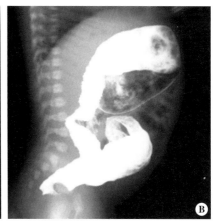

图 33-1-1　先天性巨结肠性结肠炎
钡剂灌肠示直肠及乙状结肠肠壁呈细锯齿状改变，显示先天性巨结肠征象

【研究现状与进展】

对于 HAEC，主要进行病因、病理及遗传学等研究。HAEC 病因复杂多变，其发病机制未明确阐明，HAEC 肠道黏膜免疫缺陷理论、HAEC 肠道防御屏障受损理论及肠道微生物菌群失调理论能部分解释 HAEC 发病机制，但各种理论相互关联却是研究的重点。近年 HAEC 遗传学的进展及 HAEC 小鼠模型的建立为研究 HAEC 致病机制开辟了新的思路。禁食、胃肠减压、清洁灌肠缓解肠道压力、减轻粪便淤滞及细菌滋生，促进黏膜修复可对 HAEC 有明确治疗效果。抗生素应用针对肠道感染细菌；益生菌应用可预防或治疗菌群失调。从基因及分子生物学方面进一步明确 HAEC 的发病机制对于寻找新的治疗措施非常重要。

参 考 文 献

[1] 沈全力，李国平，帕米尔. 新生儿先天性巨结肠不典型 X 线征群的探讨. 中华放射学杂志，2003，37（10）：939.

[2] 张金哲，潘少川，黄澄如. 实用小儿外科学. 杭州：浙江科学技术出版社，2003.

[3] Granstr MAL, Wester T. Mortality in Swedish patients with Hirschsprung disease. Pediatr Surg Int, 2017, 33（11）: 1-5.

[4] 张明杰，刘立炜. 先天性巨结肠的病理 X 线特征. 现代临床医学生物工程学杂志，2003，9（1）：18-25.

[5] 王吉甫. 胃肠外科学. 北京：人民卫生出版社，2000.

第二节　梅克尔憩室

【概述】

梅克尔憩室（Meckel's diverticulum）是儿童较为常见的回肠远段发育异常，为卵黄管退化不全形成的回肠远端憩室[1]。憩室位于儿童回盲瓣以远末段回肠肠壁上。大多数人终身无症状，外科医生及解剖学家于腹部手术或尸检中偶然发现。部分患者因出现憩室感染、出血、穿孔等并发症而发现，已发现的梅克尔憩室患者中 2/3 左右为 2 岁以下婴幼儿。梅克尔憩室并发症患者中男性较多，两者之比为（2～4）：1[2-5]。梅克尔憩室主要并发症有感染、出血、穿孔、憩室疝、肠梗阻等，临床上因并发症类型不同表现不一，主要表现为腹痛、肠梗阻、下消化道出血等症状[2]。

梅克尔憩室患者中 2 岁以下婴幼儿因憩室含有异位胃黏膜组织导致易发生憩室溃疡出血。其发病机制为梅克尔憩室壁具有分泌胃酸及胃消化酶功能的异位胃黏膜，分泌胃酸及消化酶而形成溃疡，溃疡病变进一步进展并侵袭憩室内血管导致出血。^{99m}Tc 能被胃黏膜壁细胞摄取、利用和分泌后呈现放射性浓集区，故 ^{99m}Tc 核素显像在梅克尔憩室炎发生部位出现异常放射性浓聚。

出现感染、出血、穿孔、憩室疝、肠梗阻等并发症的梅克尔憩室患儿内科治疗通常无效，常需采取单纯憩室切除术或憩室及所在肠管切除及肠吻合术。

【病理学表现】

1. 大体标本　梅克尔憩室与肠腔相通，憩室内有内容物潴留，临床上可见部分憩室坏死，部分憩室穿孔。

2. 镜下组织形态　梅克尔憩室壁可分为憩室黏膜层、憩室黏膜下层、憩室肌层和憩室浆膜层。大部分病例见异位组织，包括异位胃黏膜、异位肠黏膜、异位胰腺，也有少数能见到结肠黏膜异位。无异位组织的梅克尔憩室完全坏死，看不到黏膜。

【影像学表现】

梅克尔憩室临床上主要依靠超声辅助诊断，脐周或右下腹可探及一侧呈盲端囊袋样结构，另一侧与肠壁延续，周围肠间隙见无回声环绕。检查过程中和多次复查见梅克尔憩室随肠管的蠕动位移而发生位置改变，憩室本身形态特点未见明显改变。梅克尔憩室水肿壁呈内、外侧高回声，中间呈低回声改变，表现为五花肉样纹理。

CT诊断梅克尔憩室较困难，多数情况下很难直接见到憩室影像，而表现为特定部位（位于距回盲瓣10～40cm的末段回肠）周围炎性表现，有时能直接显示梅克尔憩室囊状密度影（图33-2-1）。CT偶发现梅克尔憩室呈囊性密度，憩室壁增厚呈"双晕"征水肿样表现，含有异位胰腺组织的梅克尔憩室CT增强扫描检查偶见憩室壁结节状或小斑片状明显强化影。

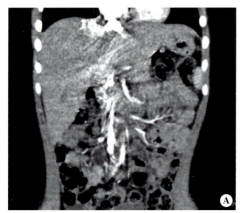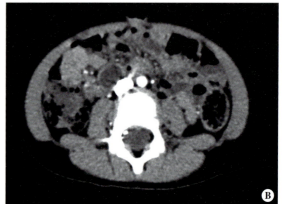

图 33-2-1　梅克尔憩室
CT示右下腹部囊性密度影，囊壁增厚，梅克尔憩室壁增厚

3. 放射性核素　^{99m}Tc能被胃黏膜的黏液细胞选择性摄取，当梅克尔憩室内存在异位胃黏膜时，可出现异常放射性浓聚灶[6]。因消化道出血的梅克尔憩室患儿多含有异位胃黏膜组织，行^{99m}Tc放射性核素检查发现^{99m}Tc在回肠末段浓聚灶。

MRE因无可比拟的软组织分辨率及快速成像技术的完善，已经成为儿科炎性肠病诊断及评估的重要检查方法。因梅克尔憩室内容物及憩室壁的高度水肿，MRI表现为长T_1、长T_2信号盲袋样结构及实性肿块。T_2WI见梅克尔憩室壁增厚，憩室内可见肠道对比剂充盈。梅克尔憩室在DWI序列呈弥散障碍，DWI发现梅克尔憩室敏感度较高，其与增强扫描憩室壁强化有较好的一致性。同时MRE能清晰显示憩室周围炎性改变及肠系膜炎性改变，以及腹水及淋巴结增大改变。

【诊断要点】

（1）梅克尔憩室发生为特定部位（位于距回盲瓣10～100cm的末段回肠）周围炎性表现。

（2）含有异位胃黏膜的梅克尔憩室^{99m}Tc放射性核素显像见脐部周围及右下腹异常放射性浓聚灶。

（3）梅克尔憩室常合并一些肠外病变。

（4）DWI见弥散障碍与增强扫描憩室壁强化有一致性。

【鉴别诊断】

儿童梅克尔憩室主要与肠重复畸形、急性阑尾炎、腹型过敏性紫癜等相鉴别。

儿童肠重复畸形表现为囊壁较厚囊性灶，体积较梅克尔憩室大，其长轴与相应肠管长轴平行。

儿童梅克尔憩室及急性阑尾炎均可表现为脐周或右下腹压痛、反跳痛，临床触诊及临床病史常无法明确诊断，通过影像学检查较容易鉴别，急性阑尾炎可显示增粗阑尾及周围炎性改变，CT可显示阑尾粪石影。

腹型过敏性紫癜也表现为肠壁增厚，超声及CT横断面同样可见肠管"双晕"征，但腹型过敏性紫癜并没有憩室形态影，且腹型过敏性紫癜引起肠壁增厚多见于十二指肠及近端空肠，且在盆腔多见均匀一致液体密度或回声。临床上多在患儿足踝皮肤见紫癜样出血点。

【研究现状与进展】

小儿外科医生术前很难正确诊断儿童梅克尔憩室与其他急腹症，目前儿童急性阑尾炎采用评分系统可减少小儿外科医生主观因素的干扰，有助于评估儿童阑尾炎的风险程度。儿童梅克尔憩室可借鉴儿童急性阑尾炎评分系统经验建立儿童梅克尔憩室评分系统，有助于术前正确诊断。

目前 MR 快速扫描技术及无可比拟的软组织分辨率可很好地应用于肠道炎性病变检查。梅克尔憩室 DWI 序列呈弥散障碍，其敏感度高于其他序列，且与增强扫描憩室壁强化有一致性，设想 DWI 有望取代增强扫描，从而降低检查成本、减少扫描时间和血管对比剂的副作用[7]。

参 考 文 献

[1] Dumper J，Mackensize S，Mitchell P，et al. Complications of Meckel's diverticula in adults. Can J Surg，2006，49（5）：353-357.

[2] Yahchouchy EK，Marano AF，Etienne JCF，et al. Meckels's diverticulum. Am Coll Surg，2001，192（5）：658-662.

[3] Martin JP，Connor PD，Charles K. Meckel's diverticulum. Am Fam Physician，2000，61（4）：1037-1042.

[4] Amold JF，Pellicane JV. Meckel's diverticulum：a ten-year experience. Am Surg，1997，63（4）：354-355.

[5] Cullen JJ，Kelly KA，Moir CR，et al. Surgical management of Meckel's diverticulum. An epidemiologic，population-based study. Ann Surg，1994，200（4）：564-569.

[6] 黄际远、陈则曦、宋文忠. SPECT 核素显像诊断小儿梅克尔憩室. 实用医院临床杂志，2004，1（4）：43-44.

[7] 胡俊，胡克非，尹传高，等. MR 小肠造影在儿童梅克尔憩室合并症诊断中的价值. 中华放射学杂志，2016，50（8）：620-624.

第三节　脐尿管炎

【概述】

脐尿管瘘、脐尿管窦道、脐尿管囊肿、脐尿管憩室等脐尿管病变是造成脐尿管炎的解剖基础，脐尿管囊肿感染引起的脐尿管炎较常见。

脐尿管病变是胚胎尿囊残留引起的罕见疾病[1]，发病隐匿，且发病率较低，通常患者就诊不及时，成年后脐尿管病变可恶变，影响治疗方案及预后。

该病罕见，国内放射科医生通常缺乏对脐尿管病变的发生及发展的认识而造成误诊。

膀胱是在胎儿发育中由尿囊不断发育而成的。胚胎发育第 16～20 周时，胎儿脐尿管逐渐纤维化而退化，形成封闭纤维条索，形成脐中韧带结构，脐中韧带连接膀胱顶至脐中心。

脐尿管退化不全患者，出生后退化不全的脐尿管重新开放是造成脐尿管病变的病理基础。其表现形式主要有脐尿管瘘、脐尿管窦道、脐尿管囊肿、脐尿管憩室及脐尿管结石等。

【病理学表现】

胚胎发育第 16～20 周时，胎儿脐尿管逐渐纤维化而退化，形成封闭纤维条索，形成脐中韧带结构，其长度 2～15cm。脐尿管位于 Retzius 间隙内，一般在妊娠晚期时闭合，病理学家尸检时发现仍有超过 1/3 的成人在内镜下可见脐尿管[2]。组织胚胎学上，脐尿管是由移行上皮或柱状上皮、结缔组织、肌层三层结构组成，有 2/3 病例最内层为移行上皮，1/3 病例最内层为柱状上皮。在出生时，脐尿管仍未退化完全，可造成脐尿管重新开放。

【影像学表现】

脐尿管先天性病变包括脐尿管瘘、脐尿管窦道、脐尿管囊肿、脐尿管憩室等感染后引起脐尿管炎，脐尿管炎多见于脐尿管囊肿伴感染，成人少见[3]，本节主要讨论儿童脐尿管囊肿伴感染的影像学表现。

儿童脐尿管囊肿伴感染在 CT 上表现为脐尿管走行区可见腹部中线或稍偏一侧椭圆形或条状囊性肿物（图 33-3-1A）[4]，偶见多房性包块，大小一般不超过 10cm，腔内密度均匀，囊内容物密度稍高于水样密度，囊内壁多光滑；囊壁明显增厚，周围脂肪间隙模糊，病变与周围组织分界不清，常与前腹壁粘连（图 33-3-1B），耻骨后间隙内可见病灶周围絮状、索条状高密度影，此征象对病变定性有很大帮助[5]。若脐尿管囊肿伴感染区域累及膀胱，其与膀胱底壁分界不清，相应膀胱壁增厚，轮廓模糊，增强扫描后囊壁及周围炎性病变呈中等或明显不均匀强化。

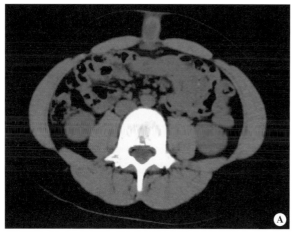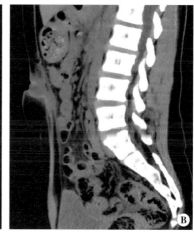

图 33-3-1 脐尿管炎

A.脐尿管区域见椭圆形、囊状密度影，囊壁稍厚；B.脐尿管区域见葫芦形囊状密度影，囊壁稍厚，与周围软组织界线模糊

MRI 显示为脐尿管囊肿紧贴于前腹壁后方，位于腹中线或向一侧偏移。囊肿较大时可向两侧延伸，上端一般位于脐水平以下，下端与膀胱颈部相连，囊肿周围的组织器官（如膀胱）受压移位。未感染的脐尿管囊肿 MRI 表现为类圆形或长条状囊壁光滑的囊性病变，囊肿与周围组织结构界线清晰。囊内容物信号均匀，T_1WI 呈低信号，T_2WI 呈高信号，脂肪抑制序列像呈高信号，脐尿管囊肿壁呈较薄，等 T_1、等 T_2 信号，增强扫描见脐尿管囊肿壁强化；当脐尿管囊肿伴感染时，囊肿信号不均匀，囊内 T_1WI 呈等、低信号，T_2WI 呈等、高信号；囊壁不均匀增厚，周围脂肪间隙模糊。

【诊断要点】

儿童脐尿管囊肿伴感染因主要与其他脐尿管畸形相鉴别，所以观察脐尿管走行区与周围组织关系非常重要，特别是其与膀胱的关系。脐尿管瘘患儿，在脐瘘口注入造影剂，显示造影剂自脐部向下进入膀胱，瘘管显影，呈管状或不规则状。脐尿管膀胱憩室则于膀胱造影时，膀胱顶部可见指状、尖角状突起。

【鉴别诊断】

儿童脐尿管囊肿首先需与脐尿管其他畸形相鉴别，如脐尿管瘘、脐尿管窦道、脐尿管憩室等，据其临床表现及影像学特点不难鉴别。脐尿管瘘、脐尿管窦道影像学检查可以显示未闭合的近端；脐尿管未闭影像学检查则显示其两端未闭锁，并与膀胱相通；脐尿管憩室影像学检查则显示脐尿

管近膀胱处未闭合。较大的脐尿管囊肿还需与膀胱肿瘤、盆腔炎性包块、淋巴管囊肿相鉴别，女性患者还应与卵巢囊肿相鉴别；儿童脐尿管肿瘤虽然极其少见，但儿童脐尿管囊肿合并感染时，也应该与脐尿管肿瘤相鉴别。

【研究现状与进展】

MRI 拥有良好的软组织分辨率，并能多角度、多参数成像，MRI 能清晰显示儿童脐尿管囊肿的部位、大小、形态、囊壁特征、囊内信号特点及囊肿毗邻结构关系。观察脐尿管走行区与周围组织关系非常重要，利用 MRI 水成像，能更好地显示脐尿管囊肿形态、范围与毗邻关系，更有利于准确诊断[6]。

参 考 文 献

[1] 舒荣宝. CT 诊断脐尿管囊肿伴感染一例. 放射学实践，2007，22（12）：1284.

[2] Yu JS, Kim KW, Lee HJ, et al. Urachal remnant diseases：spectrum of CT and US findings. Radiographics，2001，21（2）：451-461.

[3] Avni EF, Matos C, Diard F, et al. Midline omphalovesical anomalies in children：contribution of ultrasound imaging. Urologic Radiology，1988，10（1）：189-194.

[4] 张华伟，张玉梅，郝洪涛，等. 脐尿管病变的 CT 诊断. 医学影像学杂志，2010，20（5）：700-702.

[5] 殷薇薇，丛振杰，吴恩福，等. 脐尿管病变的 CT 诊断. 中华放射学杂志，2005，39（12）：1305.

[6] 相世峰，邱乾德. 脐尿管囊肿的 CT 及 MRI 表现. 放射学实践，2008，23（10）：1117-1119.

（唐文伟　田忠甫）

第十篇

腹膜后间隙感染与炎症疾病

第三十四章　腹膜后间隙感染与炎症疾病

腹膜后间隙（retroperitoneal space，RS）是壁腹膜和腹横筋膜之间的解剖间隙及其解剖结构的总称，是充满脂肪、结缔组织和筋膜的潜在间隙，其前界为壁腹膜，后界为腰大肌和腰方肌筋膜，上界为横膈，下达盆底筋膜，两侧为侧锥筋膜。

解剖划分以肾前筋膜（Gemta 筋膜）和肾后筋膜（Zuekerkandle 筋膜）为分界线，将腹膜后间隙分为肾旁前间隙、肾周间隙和肾旁后间隙。尽管 3 个间隙解剖上是完整的，但之间存在潜在的交通，一个间隙的病变可波及另外的间隙。同侧的 3 个腹膜后间隙、两侧的肾旁前间隙及肾周间隙潜在相通；两侧的肾旁后间隙中线不相通，但通过腹前壁的腹膜外脂肪层使两侧在前方潜在相通；盆腔的病变可直接蔓延至腹膜后 3 个间隙；任何一个间隙的病变，可因为脓液、胰腺消化酶的作用，或肿瘤的侵蚀、破坏筋膜的屏障作用而直接侵犯其他间隙。

第一节　腹膜后间隙结核

【概述】

腹膜后间隙结核（retroperitoneal space tuberculosis，RST）是指发生于腹膜后间隙的结核分枝杆菌感染。儿童腹膜后间隙结核并非少见，多数继发于其他部位结核，如肺结核、肾脏结核等，具有午后低热、疲乏无力、食欲减退、痰中带血、胸痛等表现，少数儿童腹膜后间隙结核也可单独发生，临床表现不典型，在缺乏其他部位结核感染的情况下对诊断存在一定困难。

【病理学表现】

儿童免疫力及变态反应性、结核菌入侵的数量及其毒力，与结核病变的性质、范围，从一种病理类型转变为另一病理类型的可能性等均有密切关系。因此病变过程相当复杂，基本病理变化亦不一定全部出现。基本表现为渗出性、增生性及坏死性病变。

儿童腹膜后结核一般表现为腹膜后淋巴结肿大，其病理改变与起病快慢及轻重程度有关。起病缓慢时，单侧或双侧有数个淋巴结肿大，表现为结核性肉芽肿结节，此时无坏死或出现微量坏死。随病变发展，受累淋巴结内出现干酪样坏死；淋巴结结构消失，与周围组织粘连，表现为淋巴结周围炎。淋巴结内干酪样坏死后出现液化、钙化，病变淋巴结融合呈团块状，周围脂肪间隙消失，成为冷脓肿，椎旁冷脓肿可出现干酪样坏死及液化，累及椎体内有时可伴死骨形成。

【影像学表现】

1. X 线　普通 X 线对于腹膜后间隙病变诊断效力有限。发生椎旁冷脓肿时可见椎旁一侧或两侧梭形稍低密度影。

2. CT

（1）淋巴结结核性肿大：CT 平扫见腹膜后多个软组织密度结节影，形态规则，边界清晰，部分可见融合，后期可有钙化形成。淋巴结发生钙化对诊断具有重要意义，钙化可为斑点状钙化或弥漫性钙化，部分合并淋巴结周围炎，边界不清。淋巴结结核常发生在腹膜后间隙腰 2 椎体以上区域，而累及腰 2 椎体以下的中线大血管周围相对较少，这与空回肠、十二指肠及右半结肠的淋巴流向在腹膜后间隙主要位于腰 2 椎体平面以上区域的生理解剖密切相关。CT 增强扫描呈中心低密度影的环状增强，强化环通常较薄且厚度均匀，此为淋巴结结核较为典型的强化特征。其形成机制为结核性肿大淋巴结中心为干酪样坏死物质，缺乏血供，增强扫描不强化，而周边肠胃结核性肉芽肿富含细小血管，增强扫描明显强化，淋巴结融合时增强扫描呈多房样强化。

（2）椎旁冷脓肿：CT平扫可见椎旁一侧或两侧梭形、长条形或不规则形的等密度或稍低密度影，边界较清晰，密度较为均匀，部分脓肿内可见斑点及砂砾样钙化；增强扫描可见脓肿壁环形强化，脓肿壁较厚且厚薄不均。

3. MRI

（1）淋巴结结核性肿大：MRI平扫见腹膜后软组织肿块影，T_1WI 呈稍低信号，T_2WI 呈稍高信号，DWI 呈高信号，病灶边界较清，增强扫描呈周边环形强化或多房样强化。

（2）椎旁冷脓肿：平扫可见椎旁软组织间隙内梭形、长条形或不规则形异常信号影，T_1WI 常呈等或稍低信号，T_2WI 呈高信号，由于脓腔内包含较多复杂的成分，如蛋白质、大量炎性细胞、坏死组织等，因而黏滞性较强，水分子扩散受限，DWI 呈高信号；增强扫描可见脓肿壁呈环形强化，病灶内有肉芽组织增生可见附壁结节样强化。

【诊断要点】

（1）继发或伴发于其他部位结核感染，单独发生少见。

（2）CT：腹膜后多发淋巴结肿大，可有钙化形成，CT 增强扫描呈中心低密度影的环状增强；椎旁冷脓肿为一侧或两侧梭形、长条形或不规则形的等密度或稍低密度影，增强扫描可见脓肿壁环形强化。

（3）MRI：腹膜后多发淋巴结肿大，T_1WI 呈稍低信号，T_2WI 呈稍高信号，DWI 呈高信号，增强扫描呈周边环形强化或多房样强化[1]；椎旁冷脓肿为椎旁软组织间隙内梭形、长条形或不规则形 T_1WI 等或稍低信号，T_2WI 高信号影，DWI 呈高信号，增强扫描脓肿壁呈环形强化，可有附壁结节。

【鉴别诊断】

1. 转移性淋巴结 多有原发恶性肿瘤病史，形态为椭圆形或分叶状，部分可融合，病灶较大时出现坏死，密度不均匀，无钙化，增强扫描呈环形强化，但强化环较厚且厚薄极不均匀，其内无强化的液化坏死区多呈不规则斑片状。

2. 淋巴瘤病变 分布较为广泛，常累及腰2～腰3椎体以下平面腹膜后淋巴结，一般病灶密度均匀，边界较清，无钙化，增强扫描通常呈轻度均匀强化，在放疗后病灶中心出现坏死时可表现为环状增强[2]。恶性淋巴瘤可包埋肠系膜血管、腹主动脉及下腔静脉等，形成"血管包埋"征。

3. 腹膜后巨大淋巴结增生 通常为密度较均匀的肿块，钙化少见，增强扫描多数较均匀，表现为动脉期强化，门脉期和平衡期持续强化。

4. 囊性淋巴管瘤 通常为水样低密度影，边界清晰，增强扫描不强化，部分可见纤细分隔。

【研究现状与进展】

近年来，结核发病率又开始回升，查阅资料，有关腹膜后间隙结核的国内影像学研究报道仍较少[3,4]。我们应该加强对腹膜后结核的重视，值得深入研究，丰富腹膜后结核的影像学数据，以提高腹膜后间隙结核的诊断水平。

参 考 文 献

[1] Kim SY，Kim MJ，Chung JJ，et al. Abdominal tuberculous lymphadenopathy：MR imaging findings. Abdo Imaging，2000，25（6）：627-632.

[2] Yoneda S，Yoshiji H，Kuriyama S，et al. Stage 1 mantle-cell lymphoma that was difficult to differentiate from abdominal tuberculous lymphadenitis and metastatic pancreatic cancer. J Gastroenterol，2002，37（10）：859-862.

[3] Jadaver H，Mindelzun RE，Olcott EW，et al. Still the great mimicker：abdominal tuberculosis. AJR，1997，168（6）：1455-1460.

[4] 杨志刚，闵鹏秋，何之彦，等. 腹腔和腹膜后间隙结核的CT表现及其病理基础. 中华放射学杂志，1996，（3）：155-158.

（王　辉　冯　丽）

第二节　手术继发腹膜后间隙感染

【概述】

手术继发腹膜后间隙感染是指在手术操作中导致腹膜后间隙内组织广泛炎症侵袭，甚至形成脓肿，多伴有全身中毒症状，病情险恶。由于腹膜后间隙组织疏松，一旦感染，可迅速扩散，甚至危及患者生命，应予以高度重视。

本病多见于胆道系统、十二指肠、胰腺、肾脏等进行手术治疗后，其中胆道系统手术相关报道最多[1-4]。临床表现一般为发热（39℃以上），常伴腹痛或腰背部痛、腹胀，甚至可能继发腹膜炎，若刺激膈肌，可引起呼吸困难[5]。其全身中毒症状通常较重，与腹部体征不相符。实验室检查血白细胞计数持续升高，中性粒细胞比率增高。

【病理学表现】

腹膜后间隙的感染早期表现为组织充血、水肿、坏死，形成蜂窝织炎。随着炎症继续扩散，坏死软化区逐步扩大汇合，形成较大脓腔，周围新生血管及大量结缔组织增生逐渐形成肉芽组织包绕，最终形成脓肿。显微镜下可见化脓性渗出物、肉芽组织和中性粒细胞浸润。

【影像学表现】

1. X 线　可示肾轮廓和腰大肌阴影消失。

2. CT　对腹膜后炎症特别是脓肿形成后的定位诊断有不可替代的价值，尤其是对多发性脓肿的诊断及手术入路的选择和手术范围的确定有重要意义。肾旁前间隙感染为间隙内脂肪肿胀、肾筋膜前层增厚、间隙内局限或广泛蜂窝织炎样积液及脓肿形成。肾周间隙感染表现为肾筋膜前、后层及肾周间隙内桥隔增厚，肾周脂肪液化坏死，甚至脓肿形成，且肾周病变与肾脏病变具有解剖连续性。肾后间隙感染表现为肾筋膜后层增厚，间隙内脂肪液化坏死和脓肿形成等[6]。

3. MRI　若形成脓肿，脓液 T_1WI 呈低信号，T_2WI 呈高信号，脓肿壁 T_2WI 呈等或稍低信号，DWI 序列为高信号，增强扫描脓肿壁可呈环形强化。

【诊断要点】

（1）有明确腹部手术史。

（2）CT：平扫腹膜后间隙内见局限或广泛密度增高，肾周筋膜增厚。脓肿形成，脓腔呈低密度，脓肿壁呈等或稍高密度，增强扫描脓肿壁呈环形强化。

（3）MRI：平扫若脓肿形成，脓液 T_1WI 呈低信号，T_2WI 呈高信号，脓肿壁 T_2WI 呈等或稍低信号，增强扫描脓肿壁呈环形强化。

（4）DWI 序列：脓液呈明显高信号。

（5）实验室检查：白细胞计数明显升高。

【鉴别诊断】

腹膜后脓肿需与腹膜后肿瘤进行鉴别。

1. 淋巴瘤　CT 表现为腹膜后软组织肿块，密度均匀，边界较清，增强扫描通常呈轻中度强化。

2. 神经源肿瘤　肿块边缘清晰，常伴有囊变坏死，通常 DWI 无扩散受限。

【研究现状与进展】

DWI 能为腹膜后间隙脓肿的诊断和鉴别诊断提供重要信息。细菌性脑脓肿的脓液中包含多发炎性细胞、细菌和高蛋白液体，黏滞性增高，水分子扩散明显受限，ADC 值降低。

参 考 文 献

[1] 谢平. 10 例腹膜后间隙严重感染诊治分析. 浙江临床医学杂志，2005，16（5）：963.

[2] 赵玉元. 胆道术后腹膜外间隙感染 16 例分析. 兰州大学学报，2005，9（3）：37-38.

[3] Pacalin M，Forestier D，Valero S，et al. Retroperitoneal abscess after sphincte rotomy-related perforation. J Am GeriatrSoc，52（10）：1786-1787.

[4] Goet ER，Kleil FG，Haanstra WP. A retroperitoneal abscess causing hydronephrosis: an unusual sequela of ERCP. Eur J Intern Med，2005，16（3）：219.

[5] 李军彦. 源性腹膜后间隙感染的诊治体会. 临床医药文献杂志，2014，1（7）：1153-1154.

[6] 印隆林，宋彬，雷志华，等. 腹膜后间隙感染性病变的多排螺旋 CT 征象分析. 中国普外基础与临床杂，2005，12（1）：87-91.

（王　辉　陈　超）

第三节　腹膜后纤维化

【概述】

腹膜后纤维化（retroperitoneal fibrosis，RPF）以腹膜后脂肪组织亚急性和慢性炎症伴大量纤维组织增生为特点，引起腹膜后广泛纤维化，常包裹腹膜后结构，如输尿管和大血管，而出现肾盂积水、肾功能不全、下肢水肿等病理生理变化。任何年龄甚至新生儿都能发病，但多见于 40～60 岁，发病率仅为 1/20 万，男女比例为（2～3）：1[1]。

目前 RPF 按病因分为特发性腹膜后纤维化（idiopathic retroperitoneal fibrosis，IRPF）和继发性腹膜后纤维化（secondary retroperitoneal fibrosis，SRPF）[2]，IRPF 占 75%，无明显临床诱因，多数学者认为该病是一种自身免疫性疾病，并与动脉炎及动脉瘤发病密切相关。继发性 RPF 有相对明显的诱因，包括手术、恶性肿瘤、感染、外照射及多种药物，包括麦角新碱、β 受体阻滞剂、甲基多巴和氢丙嗪。RPF 可以发生在 IgG4 相关疾病的多灶性纤维炎性疾病中[3]。

RPF 的所有形式（即特发性、继发性、IgG4 相关）临床表现相似，与腹膜后组织或脏器受压的程度相关，多表现为下背部和（或）腰部疼痛。当输尿管被包裹时，这些疼痛会变成绞痛，输尿管梗阻会引起肾衰竭，肾动脉受累引起高血压。较少见并发症包括下腔静脉或髂静脉受累引起的下肢水肿和深静脉血栓，性腺血管受累引起的阴囊肿胀、精索静脉曲张或便秘。当涉及胸主动脉或主动脉周围动脉时，患者可能会出现声音嘶哑、继发喉返神经麻痹、干咳或跛行。在大多数患者中，存在全身症状，包括疲劳、低热、恶心、厌食、体重减轻和肌痛。实验室检查常发现红细胞沉降率（ESR）和 C- 反应蛋白（CRP）等炎症标志物升高，另外也可发现与梗阻性尿路病相关的尿素氮和血肌酐水平升高。

【病理学表现】

RPF 表现为硬的灰白色肿块，浸润腹膜后脂肪组织，没有纤维包膜。早期可见纤维母细胞及胶原束构成的框架中有大量淋巴细胞、浆细胞、单核细胞、异物性巨噬细胞；中期可见炎症细胞减少，有较多的纤维母细胞，毛细血管增生和胶原纤维形成；后期发展为纤维瘢痕，炎性细胞、成纤维细胞新生血管消失，肉芽肿形成、机化，形成大量致密纤维硬化组织，内有玻璃样变和钙化。IgG4 相关 RPF 的显微表现与特发性 RPF 非常相似，但诊断 IgG4 相关 RPF 的关键是 IgG4- 载体浆细胞占 IgG- 载体浆细胞总数的比例高于 30% ～ 50%[4]。

【影像学表现】

1. X 线　传统 X 线影像只能通过输尿管受压产生的外压性改变做出诊断。典型的静脉尿路造影（intravenous urography，IVU）表现：①不同程度的肾盂、肾盏积水并输尿管上段扩张。②单侧或双侧输尿管受压，管腔狭窄，一般位于第 3 ～ 5 腰椎水平。③输尿管向内侧移位；虽然有长段的输尿管狭窄，但逆行肾盂造影多能顺利通过并有大量尿液流出。

2. CT　单个或多个均匀密度、大小不一的软组织肿块影，密度近似于肌肉或实质脏器，边缘可清晰或模糊，呈对称或非对称性分布，包绕下腹主动脉、髂动脉、累及输尿管、下腔静脉、腰

大肌。输尿管、肾盂受侵犯可引起肾盂积水。少数病例甚至包绕整个肾脏，也可累及腹膜腔、盆腔的其他器官部位[5]。

3. MRI　对儿童 RPF 的诊断和随访 MRI 是最适宜的影像学方法。T_1WI 表现为低信号，在组织水肿和细胞增生丰富的活跃期 T_2WI 信号较高，在疾病的静止期信号较低。MRI 动态增强扫描活跃期病变强化明显，静止期强化程度很弱。患者最初可能出现肾损害，因此非对比 MRI 是一种理想的成像方式，一旦肾功能正常化后，对比可用于进一步随访。此外磁共振尿路成像（MRU）检查，无须对比剂，可明确输尿管梗阻的部位和肾积水的程度，尤其适用于肾功能不全和对碘对比剂过敏的患者。特发性与继发性患者在影像学上并无本质的区别，但良性者对周围脏器均表现为包裹，而恶性者可侵及周围组织且进展迅速[6]。

另外，有研究表明，RPF 在 CT 或 MRI 上的形态学特征可以帮助区分特发性和继发性。特发性 RFP 形态以斑块状密度为主伴周围浸润，继发性 RFP 形态以结节状和分叶状增生为主[7]。

【诊断要点】

（1）不明原因的中下腹痛、腰背痛伴尿路梗阻，肾功能受损。

（2）下腹部或盆腔触及肿块。

（3）静脉尿路造影：一侧或两侧输尿管受压变窄、僵直，并向内侧移位，受累输尿管以上有不同程度的肾盂肾盏输尿管扩张积水。

（4）CT：显示均匀密度的软组织肿块影，包绕主动脉、下腔静脉及输尿管。

（5）MRI：T_1WI、T_2WI 均表现为低信号，或 T_2WI 呈不均匀高信号，边缘清晰或模糊。

（6）实验室检查：红细胞沉降率、C- 反应蛋白、尿素氮和血肌酐水平升高。

【鉴别诊断】

1. 淋巴瘤　发生在腹膜后的淋巴瘤范围较广泛且符合淋巴引流途径，常呈结节样融合，一般不累及大血管的前方，对主动脉、下腔静脉和输尿管主要是推移。而 RPF 呈非结节融合或分叶状，一般包绕大血管，而不引起大血管向前推移，输尿管常可因受侵变狭窄，可引起输尿管向内侧移位。

2. 间质性肿瘤及副节瘤　腹膜后的间质肿瘤和副节瘤边界较为光整，副节瘤可见明显强化。

而 RPF 形态可以不规则，强化较明显时表示病变处于活跃期。

3. 动脉瘤　所致主动脉不规则扩张，其内部可有附壁血栓形成，并可造成下腔静脉、输尿管的移位。CT 增强扫描见动脉瘤内高度强化，有时可见附壁血栓的局部充盈缺损，MRI 可见动脉瘤内的流空效应[7]。

【研究现状与进展】

1. DWI　可作为鉴别急 / 慢性 RPF 和恶性肿瘤的一种手段，慢性 RPF 的 ADC 值明显高于急性RPF 及腹膜后恶性肿瘤的 ADC 值。如果在主动脉旁斑块样肿块中检测到限制性扩散，可鉴别诊断恶性肿瘤和急性 RPF；如果没有限制性扩散，可鉴别诊断慢性 RPF。

2. PET　氟脱氧葡萄糖正电子发射断层扫描（FDG-PET）是一种评估疾病活动性的技术，在诊断和监测中具有重要的应用价值[6]。PET 在活动性疾病中可以显示腹膜后肿块对 FDG 的摄取异常，而在晚期通常为阴性。因此该项检查可预测患者对激素的反应，较 CT、MRI 能更好地反映RFP 病变的严重性和活动性。

参 考 文 献

[1] 朱翔，章士正，赵峰. 腹膜后纤维化的影像诊断. 放射学实践，2010，6（25）：669-672.

[2] Vaglio A，Salvarani C，Buzio C. Retroperitoneal fibrosis. Lancet，2006，367（9506）：241-251.

[3] Cronin CG，Lohan DO，Blake MA，et al. Retroperitoneal fibrosis：a review of clinical features and imaging findings. AJR，2008，191（2）：423-431.

[4] Corradi D，Maestri R，Palmisano A，et al. Idiopathic retroperitoneal fibrosis：clinicopathologic features and differential diagnosis. Kidney Int，2007，72（6）：742-753.

[5] Subramani AV，Lockwood GM，Jetton J G，et al. Pediatric idiopathic retroperitoneal fibrosis. Radiol Case Rep，2019，14（4）：459-462.

[6] Vaqlio A，Maritati F. Idiopathic retroperitoneal fibrosis. J Am Soc Nephrol，2016，27（7）：1880-1889.

[7] Urbana ML，Palmisanoa A，Nicastroa. M，et al. Idiopathic and secondary forms of retroperitoneal fibrosis：a diagnostic approach. Rev Med Interne，2015，36（1）：15-21.

（王　辉　孔晓静）

第十一篇

腹盆腔感染与炎症疾病

第三十五章　腹盆腔感染基础理论

第一节　概　　述

广义腹盆腔是指躯干腹盆部的体腔，由体壁、横膈膜和盆底围成，包括腹腔（abdomen cavity）和盆腔（pelvic cavity），其内容纳胃、肝、胆囊、脾、胰腺、肾、肠、阑尾、膀胱、输尿管、女性子宫及附件。腹腔、盆腔内衬有腹膜，两者相互连通形成腹膜腔。本篇讨论腹部盆腔感染和炎症性疾病，特指发生于腹膜腔内的，包括原发性腹膜炎（primary peritonitis）、继发性腹膜炎（secondary peritonitis）、第三型腹膜炎（tertiary peritonitis）、腹腔盆腔脓肿（intra-abdominal sepsis）；腹盆腔结核（pelvic-peritoneal tuberculosis）和胎粪性腹膜炎（meconium peritonitis）；以及偶见于透析患儿的真菌性腹膜炎（fungal peritonitis），牧区儿童发生的腹盆腔包虫病（peritoneal and pelvic cavity echinococcosis）。此外，对非感染性疾病、系统性红斑狼疮相关性腹膜炎（lupus peritonitis）也进行了讨论。

儿童腹盆腔感染与炎症是外科常见疾病，也是腹盆部创伤与手术的常见并发症。广义的腹盆腔感染是指病原微生物通过腹盆部脏器或腹壁缺损进入腹盆腔内引起腹内炎症，最后可导致腹膜炎或腹腔、盆腔脓肿形成[1]。原发疾病包括阑尾炎、肠梗阻、肠坏死或消化道穿孔引起的腹盆腔的细菌性炎症. 也包括肝脾脓肿等实质性脏器的病变蔓延，还包括胰腺炎引起的腹膜后感染。腹盆腔感染与炎症是重症监护室（ICU）发生重症脓毒血症的第二大常见原因。新近的研究表明，严重腹盆腔感染与ICU死亡率呈正相关[2]。腹盆腔感染常见的病原体包括大肠埃希菌、肠球菌、铜绿假单胞菌等。腹盆腔感染和炎症多为混合性病原体感染[3]。此外，真菌、寄生虫和免疫性因素也是腹盆腔感染与炎症不可忽视的因素。

第二节　基　础　理　论

一、腹盆腔感染与免疫

腹膜腔由壁腹膜（parietal peritoneum）及脏腹膜（visceral peritoneum）互相延续、移行，共同围成。壁腹膜内衬于腹壁、盆壁和横膈下，脏腹膜覆盖于腹内脏器表面。腹膜是一层主要由间皮细胞构成，借结缔组织支持所形成的浆膜，腹膜面积大约 $1m^2$，血管丰富，有体液吸收和分泌功能。正常腹膜液约 100ml，内含大量巨噬细胞与淋巴细胞，腹膜液因膈肌运动产生负压向上流动，进入膈窗（diaphragmatic fenestrae）。发生感染时，微生物和抗原可经此系统快速流出，由胸导管进入静脉系统消除和稀释。腹膜腔受躯体神经支配，亦有学者认为腹膜是一个独立器官。

由腹膜皱褶而形成的结构包括网膜（大网膜、小网膜）、肠系膜和韧带等，并具有连接和固定腹内器官的功能。腹膜腔的解剖与变异和腹盆腔感染发生、发展密切相关，如女性腹膜腔可经输卵管开口与外界相通，故女性泌尿道上行感染可能造成盆腔炎或腹膜炎。儿童网膜相对较短，一旦出现下腹部脏器病变（如阑尾炎穿孔、梅克尔憩室穿孔）时，由于网膜不能完全包裹炎性渗出物，可能会导致弥漫性的腹膜炎。同时，我们发现在先天性肠道旋转不良的患儿中，由于腹膜结构异常、粘连束带疝形成，肠梗阻、肠坏死和腹膜炎常发生在婴儿期。

二、腹盆腔感染病原学

腹盆腔感染病原体与腹盆腔感染的临床分型及患者的免疫功能相关。有研究表明，大肠埃希菌是最为多见的病原体，克雷伯菌和棒状杆菌也是较为常见的致病菌[4]。原发性腹膜炎通常被认为是由肠内的细菌迁移引起的，并且复合病原体感染少见。例如，健康的年轻女性原发性腹膜炎最常见于链球菌感染；革兰氏阴性细菌和肠球菌感染相关的腹膜炎在肝硬化患者中常见，腹膜透析患者容易感染金黄色葡萄球菌进而发生腹膜炎。继发性腹膜炎是由消化道穿孔、裂伤或坏死区域的微生物污染引起的。常见的病原体包括大肠埃希菌、链球菌、克雷伯菌和乳酸杆菌。张健康等[5]发现，革兰氏阴性菌仍是二十年来继发性腹膜炎的主要病原体（66.4%）。然而，革兰氏阴性菌感染有明显的下降趋势，肺炎克雷伯菌感染显著减少。与此同时，近年来肠球菌的构成比大幅度上升，成为主要的革兰氏阳性致病菌，链球菌的构成比亦明显增高；金黄色葡萄球菌则感染较前有所减少。真菌的检出率也呈上升态势。第三型腹膜炎在危重患者或免疫功能低下的患者中更常见，通常与毒力较小的病原体相关，如肠球菌、念珠菌、表皮葡萄球菌和肠杆菌。同时，近年来儿童腹盆腔结核发生率也随全球结肠发病率上升相应增多。发生在腹膜透析患儿中的真菌感染也是一个不容忽视的问题。

参 考 文 献

[1] Mazuski JE，Tessier JM，May AK，et al. The surgical infection society revised guidelines on the management of intra-abdominal infection. Surg Infect，2017，18（1）：71-76.

[2] Thompson AE，Marshall JC，Opal SM. Intraabdominal infections in infants and children：descriptions and definitions. Pediatr Crit Care Med，2005，6（3）：30-35.

[3] Adámková V. Intraabdominal infections. Klin Mikrobiol Infekc Lek，2017，23（2）：64-75.

[4] 周颖杰、李光辉. 成人及儿童复杂性腹腔内感染的诊断与处理：美国外科感染学会及美国感染病学会指南. 中国感染与化疗杂志，2010，10（4）：241-247.

[5] 张健康，伏冉，马泰，等. 继发性腹膜炎致病菌和耐药性危险因素分析. 安徽医科大学学报，2010，45（6）：785-788.

（梅海炳　覃钊凡　彭丽娜）

第三十六章 腹盆腔感染与炎症各论

第一节 原发性腹膜炎

【概述】

原发性腹膜炎（primary peritonitis），也称为自发性细菌性腹膜炎，是指无腹腔内原发病变的急性化脓性弥漫性腹膜炎症。本病发生率在急腹症就诊患者中大约占2%。一般认为由细菌移位、血行播散或医源性感染引起，本病可发生于任何年龄，但在4～9岁间更常见，女性较男性好发[1]。患有肾病综合征、肝硬化和免疫缺陷等基础疾病的儿童更容易感染，健康儿童极少发病。随着抗生素的应用，我国原发性腹膜炎的发病率极低，仅偶尔在文献中有所报道。

病原体可来源于腹内或腹外，90%的患者腹水培养可见单一病原体生长，常见的病原体是肺炎链球菌、大肠埃希菌和肺炎克雷伯菌，金黄色葡萄球菌较少见，发病率为2%～4%，还有偶见报道的厌氧细菌、淋球菌、沙眼衣原体和结核分枝杆菌等[2]。原发性腹膜炎病原体可经血管、淋巴管、消化道感染，或经女性生殖系统逆行感染，同时尿路感染及腹腔内异物也是可能的感染途径。

原发性腹膜炎患者通常没有前驱症状，腹痛、发热等症候突然发作，常伴有腹痛、呕吐、腹胀或腹泻。体格检查常见体位受限、腹部肌肉紧张，全腹压痛，反跳痛。白细胞总数或中性粒细胞分类计数显著升高。

【病理学表现】

腹腔脏器变性坏死、损伤、穿孔、形成脓肿，大量消化液及细菌进入腹腔，早期为化学性炎症（胆汁、胰液或胃液所致），6～8小时后形成细菌性炎症或直接形成化脓性炎症。

【影像学表现】

1.超声 肠系膜增厚、回声增强，血管丰富；82.6%的病例腹腔内可探及游离液体；60.9%的病例可见肠系膜淋巴结肿大；56.5%的病例可见腹腔内肠管肠壁增厚、肠腔积液[3]。无阑尾增粗和（或）穿孔、胃肠穿孔、肠套叠等绞窄性肠梗阻、急性出血坏死性肠炎等继发性腹膜炎的超声表现。

2. X线 有时可见腹腔积液，表现为肠间隙增宽、肠管漂浮征、肠管与腹壁距离增宽；麻痹性肠梗阻表现为全腹肠管迂张，无明显液平面。同时，无膈下游离气体，这种阴性症状也是本病的重要诊断点之一。

3. CT 平扫可见腹腔积液，腹腔积液密度稍高，部分病例可见肠壁增厚、肠腔积液，部分病例可见大、小肠广泛迂张。增强CT检查可见腹膜增厚，以右肝区及双侧中下腹侧壁腹膜改变多见，增厚腹膜形态多为光滑、规则增厚，亦有少数患者为结节状、板状增厚。大网膜、小肠系膜增厚，血管影明显增多呈"梳状"征[4]。肠系膜淋巴结增多，中线大血管区及小肠系膜根部淋巴结增大明显，短径约为1cm。壁增厚、水肿，同时可以发现腹腔内无原发病灶。

4. MRI 因检查时间较长，一般在急腹症患者中应用较少，MRI影像学表现包括腹腔积液（一般表现为T_1WI低信号、T_2WI高信号、DWI高信号），肠系膜增厚、充血，肠壁增厚、肠梗阻，腹壁增厚、水肿。

【诊断要点】

（1）患者急性起病，有急腹症及中毒性休克等临床表现。

（2）白细胞计数明显升高、CRP升高。

（3）超声发现腹腔积液、肠管蠕动异常或肠麻痹。

（4）CT发现腹膜、网膜及肠系膜增厚，血管影增多，少量至中等量的腹水，淋巴结肿大，腹壁改变。

（5）排除胃肠道穿孔及化脓性感染。

（6）病原学诊断依靠血培养和腹水培养。

【鉴别诊断】

1. 继发性腹膜炎　本病继发于内脏感染、穿孔、创伤等，影像学检查所见除了腹膜炎的一般表现外，还可以发现阑尾炎和穿孔等原发病灶或者急性坏死性小肠结肠炎、肠套叠等原发疾病。本病将在本章第二节中进一步讨论。

2. 结核性膜腹炎　为结核分枝杆菌感染引起，表现为腹膜及网膜散在粟粒样结节、干酪样变及钙化，腹腔内渗出液较为黏稠，密度较高。

3. 大网膜淋巴管瘤　表现为腹内巨大水样密度影包裹肠管及系膜，平扫时容易误诊为腹膜炎腹腔积液，本病病灶受包膜限制，范围相对局限，无肠管漂浮征。

4. 腹型过敏性紫癜　以肠系膜充血和淋巴结肿大为主，渗出较少，无明显肠麻痹或蠕动异常。

【研究现状与进展】

目前的研究表明，原发性腹膜炎是与化脓性链球菌（*S. pyogenes*）相关的罕见病症。化脓性链球菌感染导致原发性腹膜炎病例主要为健康的年轻女性。本病具有一定的侵袭性，日本曾有报道过亲属间传染的病例。本病诊断通常是回顾性的，要积极排除其他病因，腹部 CT 可能有帮助，通常 CT 检查的唯一发现是可变的腹水，缺乏特异性。

韩娜等[4]认为，[18]F-FDG PET/CT 检查对不明原因腹水成因具有一定的鉴别诊断价值：良性腹水的放射性浓聚较低；一些炎性腹水和部分的恶性腹水放射性浓聚升高，等于或略高于正常肌肉组织；大多数恶性腹水和少量良性腹水具有明显增高的放射性浓聚，与正常肝脏的放射性浓聚水平相近。高虹等学者提出，超声可以发现腹盆腔游离液体，并测量其范围、大小，亦可动态观察肠蠕动及肠麻痹情况，超声有着 CT、MRI 无法企及的观察监测效果，对于原发性腹膜炎诊断也可提供重要的参考价值。

参考文献

[1] Solomkin JS，Mazuski JE，Bradley JS，et al. Diagnosis and management of complicated intra-abdominal infection in adults and children：guidelines by the Surgical Infection Society and the Infectious Diseases Society of America. Clin Infect Dis，2010，50（2）：133-164.

[2] 周忠勇，霍峻峰. 原发性腹膜炎 38 例. 实用儿科临床杂志，2005，7：707-708.

[3] 高虹，刘乔建，刘岱，等. 小儿原发性腹膜炎的超声诊断. 昆明医科大学学报，2015，36（11）：136-139.

[4] 韩娜、兰晓莉. ^{18}F-FDG PET/CT 及其他影像学技术在不明原因腹水中的应用价值. 华中科技大学学报（医学版），2017，46（4）：489-493.

第二节　继发性腹膜炎

【概述】

继发性腹膜炎（secondary peritonitis）是由腹内脏器穿孔、化脓性感染、脏器缺血性坏死或腹部穿通伤引起的腹膜腔病原微生物感染。这种疾病在急诊患者中的发病率约为 1%，本病是重症监护病房患者败血症的第二位原因，总体病死率约为 6%，严重脓毒症患者病死率约为 35%[1]。在儿童中最常见的病因是阑尾炎，此外还包括外伤、肠套叠、肠扭转、肠梗阻、医源性损伤或梅克尔憩室穿孔等原发疾病。新生儿期，继发性腹膜炎通常是坏死性小肠结肠炎的并发症，同时可能与胃肠道梗阻或胃肠道自发破裂相关。继发性腹膜炎一般是多种病原微生物混合感染，包括厌氧菌和需氧菌。病原微生物的种类与原发疾病和患者情况相关，如上消化道穿孔与革兰氏阳性菌相关，而远端小肠和结肠穿孔常见混合性感染。最近的研究表明，继发性腹膜炎的耐药菌落的发生率增加[2]。

1. 病因　空腔脏器感染，包括胃肠道感染，如阑尾炎、胃肠道憩室炎、急性胆囊炎、坏死性肠炎。实质脏器炎症，如急性胰腺炎、肝脓肿、盆腔附件炎症，以及消化道穿孔。腹部创伤，如穿刺伤或者枪击伤，以及腹内置管（如透析管、造瘘管）等[3]。此外，血管性疾病，如肠系膜血管血栓形成，以及肠梗死，也可能导致肠壁渗出物刺激腹膜，导致腹膜炎。

发生继发性腹膜炎时泄漏到腹膜中的病原体由免疫受体识别，初始阶段免疫应答依赖于巨噬细胞流入并产生肿瘤坏死因子、IL-1 和 IL-6 等炎性因子，中性粒细胞在 2～4 小时内到达并且成为腹膜炎的主要免疫细胞[4]。细菌破坏释放的黏多糖和其他细胞物质进一步刺激人体的免疫反应。实验证明，局部的炎症反应对于限制腹膜炎的扩散是有利的[5]。另外，如果局部炎症扩散到循环系统时，会引发脓毒血症，并增加病死率。

2. 临床表现　继发性腹膜炎的临床症状因病

因而异，可能急性起病或逐渐发生。继发于消化道穿孔或外伤者，起病急；继发于阑尾炎坏疽穿孔或胆道疾病者有各自原发病的症状，如右下腹部或右上腹部疼痛，随后逐渐出现全腹症状。压痛、反跳痛和腹部肌肉紧张等，这些是继发性腹膜炎的典型体征，特别是在原发病灶的位置。重症继发性腹膜炎患者可表现为休克。

因为壁腹膜支配神经与脏腹膜不同，所以患者发病的症状与累及的腹膜面相关。上腹部壁腹膜受膈神经、胸腹神经、肋下神经和腰骶神经支配，盆部腹膜受闭孔神经支配。脏腹膜支配神经比较复杂，可能通过内脏神经与腹腔神经丛及肠系膜上神经丛相连。由此可见，壁腹膜对于压力、温度和裂伤敏感，脏腹膜仅对化学刺激和扩张敏感。壁腹膜炎表现为锐痛，位置恒定、定位准确。如果受累腹膜毗邻浅表肌群，患者通常会表现为腹肌紧张，"木板状"强直和强迫仰卧位。脏腹膜炎患者通常表现为特征性的腹部绞痛和辗转体位。查体腹水较多时可出现移动性浊音。听诊时肠鸣音减弱，肠麻痹时肠道普遍胀气，肠鸣音可完全消失。

3. 实验室检查 在继发性腹膜炎患者中，白细胞计数和中性粒细胞比例增加。有时只有中性粒细胞比例增加，白细胞计数甚至会减少。

【病理学表现】

肉眼观，腹膜受消化液和细菌毒素刺激，可见充血水肿，浆液性渗出。镜下观，可见巨噬细胞、中性粒细胞、浆液性渗出，细胞坏死、纤维蛋白凝固，形成脓性液体。

【影像学表现】

继发性胸膜炎患者在条件允许时应及时进行影像学检查，包括超声、腹部立位/卧位平片和CT扫描。磁共振不作为常规检查手段。

1. 超声 对腹水和肠积液的检测很敏感，常见系膜肿胀、充血、增厚，腹腔游离液体及肠系膜淋巴结肿大，部分患者能发现原发病灶，如阑尾肿胀、积液、坏疽，肠坏死、肠壁内散在点片状积气，肠套叠、"同心圆"征或"套筒"征，内脏破裂者，器官包膜中断伴包膜下积液，胃肠道穿孔，黏膜层/肌层连续性中断，周围网膜系膜包裹等。然而，大量的腹膜积液和重度肠麻痹、肠迂张会干扰成像。

2. X线 腹部X线片仍然是急性腹痛的一线检查手段，X线片可发现原发病变邻近处的肠管麻痹、充气扩张形成的"哨兵肠祥"征（sentinel loop sign），如胰腺炎继发性腹膜炎可见上腹部"哨兵肠祥"征，继发于阑尾炎的腹膜右下腹可见"哨兵肠祥"征。发生消化道穿孔者可见腹腔内游离气体，立位腹部X线片表现为膈下线条状、新月状透亮影，左侧卧位水平投照表现为肝脏与肠管外侧缘游离气体，仰卧位水平投照表现为前腹壁下游离气体。仰卧前后位投照可见圆形透亮的"足球"征，肝镰状韧带可显影。合并大量腹水时可见"肠管漂浮"征、肠间隙增宽、肠管与双侧腹壁距离增宽。

3. CT 目前腹部CT检查已经成为检测继发性腹膜炎的一线手段，继发性腹膜炎的主要CT表现如下[6]。

（1）腹膜增厚：增厚的腹膜主要位于右肝区和两侧中下腹壁，形态光滑呈线状，增强扫描时病变的腹膜增强明显（图36-2-1）。

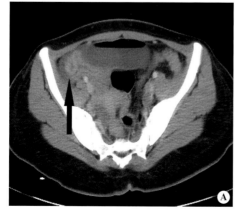
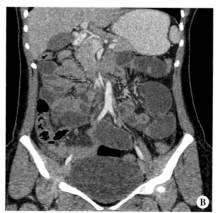

图 36-2-1 继发性腹膜炎（1）

患儿，男性，15岁。梅克尔憩室合并腹膜炎。A. CT示憩室（黑箭）周围腹膜渗出、增强明显；B. CT冠状面示肠麻痹、右下腹渗出

（2）大网膜及肠系膜水肿、增厚，密度增高，多为絮状、条索状或网状伴肠系膜血管增粗，少数病例可见污垢样系膜增厚（图 36-2-2）。

（3）腹水：范围从少量至大量，腹水主要分布在右肝肾隐窝和右侧结肠旁沟。

（4）腹腔积气：继发于胃肠道穿孔者可见腹腔内游离气体，少量气体可以以气泡形状附着在肠壁的外壁上，大量积气分布在肝周、腹壁下（图 36-2-3）。

（5）肠道改变：肠壁水肿、增厚，增强扫描显示"靶环"征，即受累肠管黏膜层和浆膜层强化明显，中间无强化。肠梗阻，原有病灶附近的肠袢局限性梗阻，呈"哨兵肠袢"征，肠管聚集，主要表现为小腹和盆腔肠袢粘连（图 36-2-4）。

（6）淋巴结改变：大部分病例可见中线、大血管旁间隙及肠系膜根部的淋巴结肿大，或腹膜后淋巴结增多。

（7）腹壁改变：病变累及腹壁，表现为腹壁软组织肿胀不清。

（8）原发病灶：超过一半的病例可见原发病灶，如阑尾炎穿孔、憩室炎、肝脓肿、腹壁穿透性损伤等。

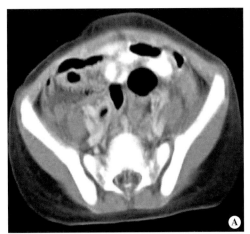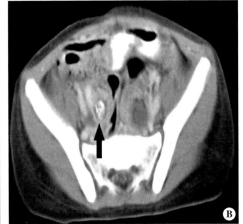

图 36-2-2　继发性腹膜炎（2）

患儿，女性，10 岁。阑尾炎、阑尾穿孔合并腹膜炎。A. CT 示腹腔、盆腔积液，网膜增厚、异常强化；B. 阑尾粪石影（黑箭）可见，病变周围网膜包裹明显

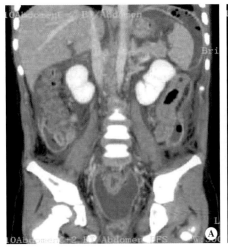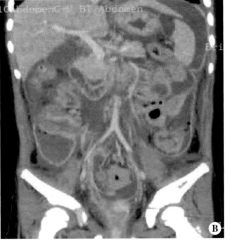

图 36-2-3　继发性腹膜炎（3）

患儿，男性，3 岁。CT 冠状面示吻合口漏导致腹膜炎、气腹

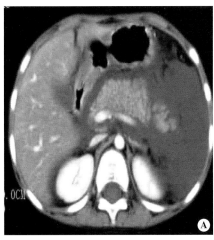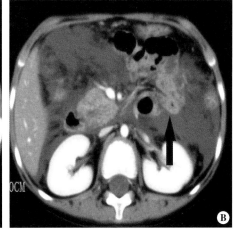

图 36-2-4 继发性腹膜炎（4）

患儿，男性，6 岁。继发于血坏死性胰腺炎的腹膜炎、腹腔积液。A. CT 增强示胰腺肿胀坏死，胰周大量腹腔积液；B. 腹膜增厚、强化明显（黑箭）

【诊断要点】

（1）发病史，腹痛、发热、肠鸣音消失。

（2）白细胞计数明显升高、CRP 升高。

（3）腹膜增厚、异常强化。

（4）大网膜及小肠系膜增厚、水肿。

（5）腹水。

（6）肠道水肿及粘连。

（7）腹部及肠系膜淋巴结增多、肿大。

（8）积极寻找原发疾病及辨认其特征。

【鉴别诊断】

1. 腹膜肿瘤性疾病 腹膜的肿瘤原发灶多来源于消化道肿瘤、胰腺癌及卵巢癌等原发肿瘤的转移。CT 可识别原发肿瘤，或发现腹内肿块，病变腹膜呈结节状增厚，形态不规则。网膜脂肪密度均匀，可见结节状、条片状软组织影或"网膜饼"征，部分病变呈囊状影及异常网膜可在脏器表面形成扇贝状压痕，腹膜后方的血管旁、肝胃韧带、门腔间隙内淋巴结增大和融合。

2. 腹膜假性黏液瘤 原发肿瘤以阑尾和卵巢黏液性肿瘤多见，特征是大量胶冻样腹水在腹腔内堆积。网膜及肠系膜污垢样改变或增厚，小肠移位（"斗篷"征），肝、脾边缘扇贝样压迹。本病鉴别点是无明确感染病史，多囊性改变，包裹并侵蚀实质性脏器，产生扇贝样压迹。

3. 腹部盆腔结核 多见于中青年，有结核病的临床表现，如低热、盗汗和腹部揉面感。CT 显示低至中等高密度腹水，分布不均匀，多有纤维粘连和包裹。肠系膜淋巴结坏死、钙化和环增强是特征性表现。

4. 肠系膜囊性淋巴瘤 本病儿童多见，多为继发性损伤可有外伤史，病变沿腹腔间隙生长，病变较大时广泛包绕网膜、腹膜后、肠系膜，瘤体有"钻缝"和爬行式生长的特点。本病 CT 平扫时与腹水有时不容易鉴别，增强扫描检查可发现病变囊壁，正常腹膜无增厚。

5. 肠系膜钝挫伤 肠及肠系膜钝挫伤有明确外伤史，空肠近段及回肠末段好发，系膜根部凝血块影可作为诊断标志，有学者称为"哨兵血块"征。

【研究现状与进展】

继发性腹膜炎仍然是一个严重的临床问题，并且该疾病的病死率仍然很高。患者的病情因腹腔内感染情况和全身炎症反应而不同，临床管理决策也因人而异。尽管实验室和影像学检查技术被广泛应用于评估急腹症，继发性腹膜炎的诊断仍然要综合考虑而做出。单一的实验室检查如血清乳酸水平、代谢性酸中毒或白细胞计数均不能提供充分的诊断依据。最近的研究发现，血清降钙素水平大于 5mg/ml 应考虑外科治疗。

影像学检查，特别是 CT 有着重要的临床价值，在急性腹痛的诊断中至关重要，急诊 CT 可以及时发现胃肠道穿孔、肠缺血及腹内感染灶，进而制订针对性的干预措施。

对于病因不明的患者，腹腔镜手术被认为是一种很好的诊治手段。然而，开展急诊腹腔镜手术需要专业的技术团队。同时，患者休克状态、严重腹胀、腹内粪便污染和肿瘤性穿孔是腹腔镜手术的相对禁忌证。近年来，关于急性阑尾炎、急性胆囊炎和穿孔性消化性溃疡治疗的随机对照试验表明，腹腔镜手术与开腹手术一样安全有效，并发症更少，恢复更快。

参 考 文 献

[1] Ross JT, Matthay MA, Harris HW. Secondary peritonitis: principles of diagnosis and intervention. BMJ, 2018, 361: k1407.

[2] Solomkin JS, Mazuski JE, Bradley JS, et al. Diagnosis and management of complicatedintra-abdominal infection in adults and children: guidelines by the Surgical Infection Society and the Infectious Diseases Society of America. Clin Infect Dis, 2010, 50 (2): 133-164.

[3] Lopez N, Kobayashi L, Coimbra R. A Comprehensive review of abdominal infections. World J Emerg Surg, 2011, 6 (1): 7.

[4] Thompson AE, Marshall JC, Opal SM. Intraabdominal infections in infants and children: descriptions and definitions. Pediatr Cri Care Med, 2005, 6 (3): 30-35.

[5] 张健康, 伏冉, 马泰, 等. 继发性腹膜炎致病菌和耐药性危险因素分析. 安徽医科大学学报, 2010, 45 (6): 785-788.

[6] 卢春燕, 闵鹏秋. 继发性腹膜炎常见病因的 CT 表现. 中国医学影像学杂志, 2004, 12 (1): 60-62.

第三节　第三型腹膜炎

【概述】

原发性腹膜炎和继发性腹膜炎经手术和必要的抗生素治疗后，大多数患者的感染可以迅速控制，少数患者可形成腹盆腔内脓肿。然而，极少数患者会出现持续的腹腔内感染、菌群改变和免疫应答异常，仍表现为弥漫性腹膜炎和进行性的多脏器衰竭，剖腹探查仅见散在的血性或稀薄积液而无局限性脓肿形成。为了区别于前两种类型的腹膜炎[1]，Rotstein 于 1990 年首次提出了第三型腹膜炎（tertiary peritonitis）的概念[2]，具体是指经过 72 小时以上的适当治疗后，原发性和继发性腹膜炎感染的症状持续存在或反复发作的腹膜炎。一些学者认为第三型腹膜炎的特征是复杂的院内感染，也称为复发性腹膜炎（recurrent peritonitis）。第三型腹膜炎与多器官衰竭有着直接关联，预后极不良。患者的病死率在 23%～64%[3]。

病原学与发病机制：第三型腹膜炎的病因与其他类型的腹膜炎有很大不同。本病腹水培养阳性率极低，甚至未见病原体生长。病原体主要是表皮葡萄球菌、肠球菌、假单胞菌和念珠菌等条件致病菌，还有对各种抗生素有抗性的革兰氏阴性菌。第三型腹膜炎菌群与 ICU 的院内感染的细菌谱极为相似。大多数学者认为，第三型腹膜炎的病原体主要来源于其自身菌群的易位[4]。在重症患者中，早期可见小肠中念珠菌、凝固酶阴性葡萄球菌和假单胞菌的过度繁殖。大多数经验性用药不能有效抑制上述病原体，这是第三型腹膜炎的重要形成机制。

第三型腹膜炎严重损害腹膜防御功能的具体机制尚不完全清楚，但有证据表明，原先存在的腹内感染或全身性感染可能会引起腹膜清除功能异常。有学者指出，复发性感染损伤腹膜，腹膜清除细菌的能力降低，这进一步增加了感染复发的危险[4]。在 ICU 的重症患者中，由于腹内置管和院内感染，腹膜的防御功能受损，易并发第三型腹膜炎[5]。

【病理学表现】

剖腹探查多见稀薄的血性腹盆腔积液、腹膜表面纤维蛋白样物质附着和弥漫性腹膜炎，弥漫性腹膜增厚、腹部血性积液，腹壁水肿。镜下观，巨噬细胞、中性粒细胞、浆液性渗出，细胞坏死、纤维蛋白凝固，形成脓性液体。

【影像学表现】

第三型腹膜炎的影像学研究还比较少，本病与继发性腹膜炎通常存在连续性，因此鉴别有一定困难。一般认为，第三型腹膜炎影像学检查有以下特征。

1. 超声　腹腔积液，肠系膜肿胀，粘连。

2. X 线　腹腔积液。

3. CT　弥漫分层的腹腔积液，CT 值随积液成分有所变化，如血性积液 CT 值稍高，腹膜增厚，腹壁肿胀。此外还可见腹壁水肿。无明显瘘口及穿孔，无明显腹盆腔脓肿形成。

【诊断要点】

第三型腹膜炎诊断主要依靠临床病史及腹水培养，影像学检查可以作为一项辅助及监测手段。

（1）原发性和继发性腹膜炎经过 72 小时以上适当治疗，腹腔感染症状仍然持续存在或反复发作腹膜炎。

（2）实验室检查，白细胞计数增多、负氮平衡状态。

（3）弥漫性腹膜增厚、腹部血性积液，腹壁水肿。

【鉴别诊断】

主要与继发型腹膜炎相鉴别，两者之间影像学表现有较多重叠，鉴别诊断主要依靠病史及血生化检查，一般第三型腹膜炎全身情况较差，容易伴发低蛋白血症、心力衰竭等，体循环淤血、全身水肿是鉴别点之一。

【研究现状与进展】

关于第三型腹膜炎的各种定义强调了手术控制感染失败或继发性腹膜炎的抗生素治疗不充分，甚至是宿主对腹膜感染的免疫异常。第三型腹膜炎发生于全身免疫力低下、肠源性感染的基础上，手术引流效果不佳，反而会增加外源性感染的风险，治疗亦非常棘手，因此临床上把重点放在预防和早期诊断上。

目前，尚无充分证据表明特定临床或实验室数据或评分系统对第三型腹膜炎的有效性，但在ICU 共识会议中，有 3 个参数可用于帮助诊断第三型腹膜炎。临床参数包括曼海姆腹膜炎指数和简化急性生理评分 Ⅱ（SAPS Ⅱ），实验室参数包括 C 反应蛋白。这些参数可以帮助识别那些潜在的第三型腹膜炎的患者。

影像学早期诊断在此领域虽然尚无太多研究，但多模态影像将在早期诊断第三型腹膜炎中有一定帮助。

参 考 文 献

[1] 胡震，代文杰，姜洪池，等 . 第三型腹膜炎的研究进展 . 中国实用外科杂志，2006，26（1）：78-80.

[2] Rotstein OD，Meakins JL. Diagnostic and therapeutic challenges of intraabdominal infections. World J Surg，1990，14（2）：159-166.

[3] 骆雪萍，施善阳，黄巍，等 . 继发及第三型腹膜炎严重腹腔感染病原菌流行特征分析 . 中国全科医学，2010，13（15）：1667-1670.

[4] 李矿，韩国新，王庆宝，等 . 第三型腹膜炎诊治的研究进展 . 泰山医学院学报，2008，29（11）：934-937.

[5] Ballus J，Lopez-Delgado JC，Sabater-Riera J，et al. Factors associated with the development of tertiary peritonitis in critically ill patients. Surg Infect（Larchmt），2017，8（5）：588-595.

第四节　腹盆腔脓肿

【概述】

腹盆腔脓肿（intra-abdominal sepsis）可以是急性发作或慢性发作，就其病因而言可分为原发性或继发性，原发性相对少见。脓肿由细胞残骸、各种酶和坏死液化物质组成。脓肿可以在腹盆腔任何部位发生、发展，但通常受网膜、肠系膜及腹内脏器的限制而局限于腹内脏器与肠袢之间。若无及时确诊和治疗，腹盆腔脓肿的病死率和致残率都很高。

病原学与发病机制：腹盆腔脓肿最常见病原体包括来源于胃肠道的需氧菌和厌氧菌，如大肠埃希菌、脆弱拟杆菌、奈瑟氏菌、衣原体和念珠菌等 [1]，最常见的需氧菌是大肠埃希菌，最常见的厌氧菌是脆弱拟杆菌，这些病原体之间有协同关系，在长期使用抗生素治疗的患者中，脓液中可见念珠菌等真菌。腹盆腔脓肿经常继发于胃肠道穿孔、阑尾炎穿孔、憩室炎、缺血性肠病、坏死性胰腺炎或坏疽性胆囊炎。其他常见原因包括腹部穿通伤、手术创伤，吻合口瘘和肠扭转。腹盆腔脓肿更常见于右侧结肠旁沟，膈下和盆腔 [2]。

临床表现：大部分腹盆腔脓肿患儿会出现脱水、少尿、心动过速和呼吸性碱中毒表现。腹腔脓肿患儿可出现腹痛、发热、厌食，心动过速或肠梗阻，部分患儿腹部可触及肿块，病情迁延可出现感染性休克。膈下脓肿患儿可见肩部疼痛、呃逆或肺不张。如果脓肿位于腹膜后或盆腔内，可能无明显临床症状，仅表现为发热、轻度肝损伤或慢性肠梗阻。术后患儿由于使用了镇痛药物和抗生素，感染症状被掩盖，腹腔脓肿难以诊断 [3]。

实验室检查经常可提示感染，如白细胞计数增多、贫血、血小板计数异常和肝功能异常。血培养持续阳性发现是腹盆腔脓肿存在的重要征象。90% 的腹盆腔脓肿含有厌氧菌 [4]。

【影像学表现】

1. X 线　腹部 X 线片仍然是一线检查手段，尤其是对于搬运不便的患者，床边腹部 X 线片是有效的检查手段，腹部 X 线片无法直接诊断腹盆腔脓肿，但可以发现异常征象并提示进一步检查。腹部 X 线片上可见异常，包括局限性肠梗阻、腹腔气瘘，肠管气 – 液平面，软组织密度不均匀，腰大肌轮廓显示欠清及内脏移位。

2. 超声　床边超声设备非常便携，对于无法移动的 ICU 患者特别有用。资深的超声医生对于腹腔内脓肿的诊断准确率可超过 90%。但是超声检查视野容易受到皮下脂肪、肠充气干扰，同时外科敷料、开放性伤口也会对检查造成一定的限制。

腹盆腔脓肿早期可见高回声。病变回声随病程及治疗而改变，坏死组织、脓细胞和血细胞显示出不同的回声。超声可以显示低回声的瘘管并显示其形态、位置和方向。彩色多普勒血流显示环状血流有助于识别脓肿和肿瘤。

3. CT 对于腹盆腔脓肿的诊断准确率超过95%，是腹盆腔脓肿的推荐检查方法。肠梗阻、敷料、引流管都不会影响检查的可靠性。CT检查可以识别从膈下到盆腔的所有隐匿性脓肿，大体征象有包裹性积液、腹腔内积气和相邻脂肪水肿，以及相邻肠系膜上的增大淋巴结。增强扫描可见环形强化的脓肿壁，CT检查前口服阳性造影剂可显示梗阻肠管及瘘口。腹盆腔脓肿形态不

规则、边界不清晰，内部密度混杂，增强扫描脓肿壁和间隙增强最为明显。CT所见可因其病灶而不同。

（1）多个小脓肿，呈"蜂窝"状，大小均匀，脓肿壁相对均匀，包裹肠道或附着于腹腔内器官周围。多平面成像评估病灶更为有利[5]，这类病变的范围局限，无侵犯邻近器官组织。

（2）大的单房脓肿伴边缘小脓肿子灶（图36-4-1）。这一类病变范围亦较局限，少有侵袭性。

（3）多发不均匀大囊型多房脓肿，脓肿壁厚薄不均匀。病灶广泛，多脏器受累，可累及腰肌、髂腰肌和腹部的后壁。多平面重建（MPR）技术有助于观察脓肿的整体范围（图36-4-2）。

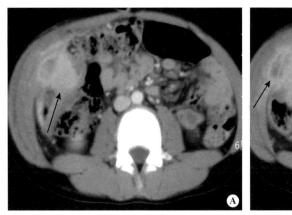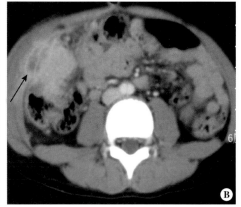

图 36-4-1 腹盆腔脓肿（1）

患儿，男性，6岁。右中上腹脓肿。A. CT增强扫描可见肝脏下方不均质包块影，其内可见液化坏死区及分隔，病灶环形强化（黑箭）；B. 病变与邻近腹壁及肠管粘连（黑箭）

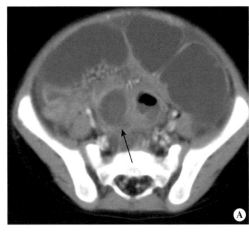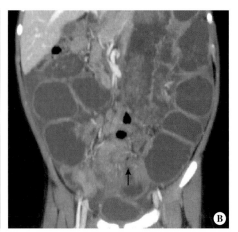

图 36-4-2 腹盆腔脓肿（2）

患儿，男性，2岁。阑尾炎穿孔合并脓肿形成（黑箭）；A. CT示右下腹不均质脓块，内见积液、积气，边缘环形强化；B. CT冠状面重建示脓肿周围的腹膜炎、腹膜粘连（黑箭）

4. MRI　腹腔脓肿的 MRI 信号特征与脓肿的病理改变相关（图 36-4-3A）。早期（1～7 天）MRI 表现为片状模糊 T_1WI 低信号，T_2WI 高信号，主要由于组织水肿、坏死引起；在形成脓肿（7～10天）后，脓肿壁显示 T_1WI 的高信号和 T_2WI 的低信号。信号形成的机制仍不清楚。脓肿内容物的信号随时间而变化，T_2WI 脓肿内容物常是高信号，在 7～10 天达到最高，然后逐渐下降，与脓肿病理演变进程基本一致。T_1WI 脓肿内容物一般是低信号，随时间信号强度升高，但 T_1WI 信号的变化是非线性的。在脓肿形成的早期阶段，观察到明显的周围渗出，T_1WI 信号低，T_2WI 信号高，边界不清晰。在某些情况下，可见腹腔内和盆腔内的少量积液，主要是在早期急性病例中。在某些情况下，病变中可见少量气体，这是脓肿的特征性变化，但 MRI 对气体辨识度较低。典型的脓肿形成和脓肿形成的晚期可能有网膜和小肠聚集。在 DWI 中，脓肿形成期表现为典型的明显高信号，ADC 呈低值。脓肿后期表现为 DWI 高信号（图 36-4-3B），并 ADC 呈高值。脓肿内脓细胞的坏死、吸收和纤维化演变与影像学改变基本同步。

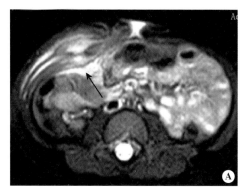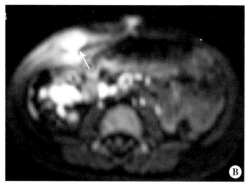

图 36-4-3　腹盆腔脓肿（3）
患儿，男性，6 岁。阑尾炎合并右下腹脓肿形成。A. MRI T_2WI 脂肪抑制序列可见右下腹不均质肿块（黑箭），邻近腹膜增厚，腹水；B. DWI 示病变内部弥散受限，提示脓肿液化（白箭）

【诊断要点】

（1）病史，大部分腹盆腔脓肿患儿有手术、外伤病史，临床表现为慢性肠梗阻、代谢紊乱等症状。

（2）血生化检查异常，白细胞计数增多、贫血、肝功能异常，血培养阳性。

（3）X 线片可见局限性肠梗阻，腰大肌影显示欠清，肠管移位。

（4）超声显示脏器间或膈下、右结肠旁沟、盆腔内异常回声团块，早期为高回声，脓肿形成后可见内部低回声及混合性回声区，部分患儿可见瘘管形成。多普勒血流成像可见血管影增多。

（5）腹部 CT 显示腹腔不均质低密度肿块附着、包绕腹内脏器，脓肿内容物可见液化坏死及液平面；增强扫描可见脓肿壁环形强化。

（6）MRI 检查显示脓肿壁 T_2WI 早期高信号，脓肿形成后呈低信号，DWI 示脓肿内容物为明显高信号。

【鉴别诊断】

1. 胰腺假性囊肿　通常继发于急性或慢性胰腺炎，或胰腺损伤。囊肿壁由增生的肉芽组织和纤维结缔组织组成；囊内为坏死组织、胰酶、出血和炎性渗出物。假囊肿多见于胰腺旁，如肾前间隙、肾后间隙和小网膜囊；可以是单个或多个囊腔，囊肿的壁不均质。假性囊肿的 CT 表现和 MRI 信号特征与腹盆腔脓肿相似，尤其是假性囊肿合并感染后，鉴别更为困难；然而，假性囊肿 T_1WI 经常高于腹盆腔脓肿的 T_1WI 信号，这是由于假性囊肿内部常有出血和高蛋白质物质。结合病史，准确定位，可予以鉴别。

2. 腹盆腔包裹性积液　亦称盆腔炎性包裹性囊肿或盆腔腹膜囊肿，多继发于腹盆部手术或盆腔炎症。相对于腹盆腔脓肿，炎症反应较轻，囊壁多发纤维包裹，内容物以渗出液为主。CT 检查显示囊壁薄，周围炎症反应较轻，MRI 检查示内容物为水样信号，可进行鉴别。

3. 腹盆腔结核 是因结核分枝杆菌感染而引发的腹盆部的慢性广泛性炎症，本病来源于腹腔内脏器结核直接蔓延或来源于血行播散。腹腔内脏器结核直接蔓延较为常见，可继发于消化道结核、淋巴结结核或女性生殖系统结核等。CT 和 MRI 可显示腹膜、网膜和肠系膜增厚或粘连，病变肠系膜、网膜条片状、细条状或污垢状改变。大网膜可呈饼状或团块状。干酪型腹膜结核在 CT 上显示多囊性肿块，增强扫描呈环形增强，与盆腔脓肿相似，但本病患儿多数有结核病史或家族史，病变周围腹膜增厚或粘连较细菌性脓肿更为严重，部分可见腹膜及淋巴结钙化，可进行鉴别。

4. 腹盆腔囊性肿瘤 如畸胎瘤、皮样囊肿等，一般含有脂肪、钙化组织，边界比较清晰，增强扫描无明显强化，在 CT 或 MRI 上鉴别不难。卵巢囊肿、囊腺瘤内容物与腹盆腔脓肿内容物 MRI 信号及 DWI 表现有明显区别，可进行鉴别。

【研究现状与进展】

腹盆腔脓肿的诊断有赖于临床评估。通常，患者因急性腹痛和全身炎症反应就诊。然而，由于各种临床限制（如意识障碍、严重的潜在疾病等），单一征象的临床评估在危重患者中并不可靠。低血压、少尿和精神障碍是患者脓毒症恶化的迹象。

腹部 X 线片通常是急腹症患者的首选影像学手段。直立位腹部 X 线片发现膈下游离气体（通常在右侧），提示内脏穿孔。腹部 X 线片对本病的诊断敏感度和特异度不高，并且在大多数情况下已被腹部 CT 取代。然而，对于急腹症患者而言，腹部 X 线片仍然是一项合理的首选检查。

超声检查和腹部 CT 扫描已成为腹盆腔脓肿的重要诊断工具。选择超声还是腹部 CT 检查很大程度上取决于患者的血流动力学稳定性。血流动力学不稳定或已发展为需要机械通气支持的严重急性呼吸窘迫综合征（ARDS）患者存在转运困难。超声为推荐成像模式。床边超声容易开展并且可重复进行，主要缺点是肠梗阻和肥胖患者可能会严重掩盖超声所见。在疑似胆道系统病变中，超声检查始终是急性胆囊炎和气肿性胆囊炎的首选检查手段。

对于非重症监护患者，尤其是在临床诊断困难时，腹部 CT 是首选的成像方法。然而，对于重症并且诊断已基本明确的患者，不建议进行额外的 CT 扫描，以免延误手术时机。诊断患有腹盆腔脓肿的另一个选择是床旁腹腔镜检查，因为它可以减少患者转运。腹腔镜检查提供了一种诊断腹盆腔脓肿的"微创"方式。它可以快速提供必要的信息来解决进一步的问题。然而，在 ICU 中接受诊断性腹腔镜检查的患者的总体死亡率很高。诊断性腹腔镜检查的使用应限于强烈怀疑腹盆腔脓肿并急需治疗干预的患者。

参 考 文 献

[1] Ross JT, Matthay MA, Harris HW. Secondary peritonitis: principles of diagnosis and intervention. BMJ, 2018, 361: k1407.
[2] Pieracci FM, Barie PS. Management of severe sepsis of abdominal origin. Scand J Surg, 2007, 96（3）: 184-196.
[3] Montravers P, Dupont H, Leone M, et al. Guidelines for management of intra-abdominal infections. Anaesth Crit Care Pain Med, 2015, 34（2）: 117-130.
[4] 周颖杰, 李光辉. 成人及儿童复杂性腹腔内感染的诊断与处理: 美国外科感染学会及美国感染病学会指南. 中国感染与化疗杂志, 2010, 10（4）: 241-247.
[5] 杨蕾, 邓昆, 杨瑞山, 等. MSCT 在诊断非特异性肾周围脓肿中的临床价值. 实用放射学杂志, 2015,（3）: 424-426.

第五节　腹盆腔结核

【概述】

结核病的全球发病率和患病率逐年增加，严重危害人类健康，同时耐药、特别是耐多药结核病菌株，逐年增加[1]。中国是世界上结核病高发国家之一。2000 年全国结核病流行病学调查结果显示，全国结核感染带菌者约 5.5 亿，感染率为 44.5%，痰涂阳患者人数约为 150 万，活动性肺结核患病率为 367/100 000[2]。同时，免疫抑制剂的广泛使用和艾滋病病毒感染的增加使得结核病的发病率升高，包括肺外结核病。

近年来，耐药结核病研究是结核病研究的热点之一，随着分子生物学的迅速发展，结核菌株基因分型研究也常见报道。据报道，"北京家族"菌株是一种高度流动的结核分枝杆菌菌株，是亚洲、北美和东欧（特别是俄罗斯）的主要流行株。

腹盆腔结核（pelvic-peritoneal tuberculosis）是最常见的肺外结核。结核性腹膜炎是腹腔和盆腔结核最常见的临床表现，占所有腹盆腔结核的

1/3。腹膜结核的发病率目前已经下降，但在疫区及免疫功能低下人群中本病仍是一个需要长期重视的问题。腹盆腔结核常见的类型是慢性炎症型，该型由结核分枝杆菌血行播散或结核灶在腹腔内直接播散引起。其中，肠系膜淋巴结结核、输卵管结核和肠结核是常见的原发病灶。腹盆腔结核起病多缓慢而隐匿，临床症状及体征多不典型，不具有特异性，诊断方法有限，临床上容易误诊或漏诊。

腹盆腔结核的主要特征是慢性广泛性粘连的腹膜炎症。临床表现包括腹胀、钝痛、疲劳、发热、食欲缺乏和体重减轻。主要体征包括移动性浊音、腹部压痛、腹部柔韧感、腹部包块；青春期女性月经不调或闭经。

【病理学表现】

腹盆腔结核的病理学表现主要包括渗出性病变、增殖性病变、变质性病变、坏死及钙化。淋巴结核各期表现：淋巴组织增生，淋巴结内形成结核结节或肉芽肿；淋巴结内灶状干酪样坏死液化；淋巴结包膜破坏，互相融合，合并淋巴结周围炎；干酪物质穿破至周围软组织形成冷脓肿或窦道。

【影像学表现】

1. 超声　显示腹水，回声不等，网膜"大脑沟回"征，不均匀增厚，腹部肠管聚集、腹腔及系膜根部淋巴结增大，并可见肝脾大、胸腔积液等。

2. CT

（1）网膜、腹膜改变：可见网膜和腹膜的增厚同时出现，多发生于肝肾隐窝、结肠旁沟、盆腹膜，尤其在结核活动期网膜、腹膜的粘连更加明显，常与周围的肠管粘连（图36-5-1），腹膜或网膜的增厚也更加严重或有较多明显的结节[3]。在恢复期CT复查时腹膜呈线状增厚，网膜仅为污垢样改变。增强扫描示腹膜异常强化。

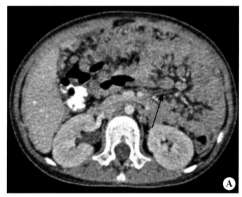
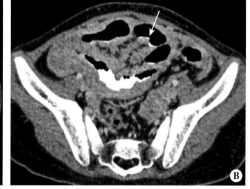

图 36-5-1　腹盆腔结核

患儿，女性，12岁。干酪型结核性腹膜炎。A.CT示广泛网膜增厚、多个肿大肠系膜淋巴结影（黑箭）；B.肠管粘连，排列紊乱（白箭）

（2）腹水：发生率高，分布广泛，以肝脾周、结肠旁沟、肠间、网膜囊、盆腔为主，当腹膜、网膜及肠管粘连较重时腹水较为局限，呈包裹性。腹水的密度也较高，腹水的出现可伴随或不伴随网膜、腹膜改变[4]。

（3）淋巴结增大或钙化：主要位于肝门、腹主动脉旁、肠系膜根部，CT表现为淋巴结增大、环状强化、中心坏死或伴随钙化。淋巴结增大与引流肠道淋巴有关。

（4）结核瘤、结核性脓肿形成：CT表现为环形强化肿块，内部为干酪样坏死或液化，病灶周围明显纤维增生、粘连[5]。

（5）结核累及肠管：肠壁增厚，浆膜表现为布满大小不一的结节，肠管周围脂肪密度均匀增高。结核累及泌尿系统表现为输尿管梗阻、肾积水、膀胱改变。

【诊断要点】

（1）病史，患儿怀疑腹盆腔结核时应仔细询问病史包括免疫接种史及接触史。

（2）生化检查，包括血液指标、腹水生化、结核感染T细胞斑点试验（T-SPOT.TB）、分枝杆菌培养。

（3）超声检查示大网膜增厚、网膜"大脑沟回"征、混杂回声的腹水。

（4）CT检查示腹膜结节或对称性增厚；高密度腹水；淋巴结肿大或坏死、钙化；结核瘤、结核性脓肿形成。

【鉴别诊断】

该疾病主要需与导致腹膜增厚、腹水或淋巴结增大的腹盆腔疾病相区别。在儿童疾病谱中，感染性腹膜炎、卵巢恶性肿瘤腹膜转移容易引起腹膜增厚和腹水，淋巴瘤和肠系膜淋巴结炎可表现为淋巴结增大。

细菌性腹膜炎病程短，症状重，腹膜和网膜增厚较结核性腹膜炎不明显，粘连少；腹水一般为低密度改变，无包裹；淋巴结可增大，但无坏死和钙化；很少出现肠管的粘连、聚集。

儿童卵巢上皮来源恶性肿瘤的腹膜转移较为少见，本病可见附件肿块，腹膜表现为不规则结节状增厚，"网膜饼"征更明显。

腹膜后淋巴瘤表现为多个类圆形软组织密度影，边界清晰，淋巴结可融合呈团块状，包绕邻近血管呈"漂浮"征，少见出血、钙化、坏死。

【研究现状与进展】

腹膜结核的CT表现是不同程度的网膜和肠系膜受累，腹水和腹膜增厚都是非特异性的。如果在CT上仅观察到腹膜、网膜或肠系膜的弥漫性浸润，鉴别腹膜结核和腹膜肿瘤性病变非常困难。

有许多关于腹盆腔结核病临床表现高度类似腹膜肿瘤或晚期卵巢癌的报道。临床表现包括腹水和CA-125升高，在恶性卵巢癌患者中有82%的病例发现CA-125升高。然而CA-125也可能在几种良性盆腔病变中升高，如盆腔炎、子宫肌瘤、子宫内膜异位症和结核性腹膜炎[6]。当腹水患者合并CA-125升高时需注意与腹盆腔结核相鉴别。

女性结核性腹膜炎和腹膜肿瘤的CT表现相似，使得鉴别诊断变得困难。通过临床特征、血液学及影像学检查，不可能准确地区分这两种疾病。大多数腹膜结核病例可以通过腹腔镜探查进行病理诊断。肠系膜中大结节性病变在腹膜癌中并不常见。结核性腹膜炎中肠系膜微结节或大结节的可能的常见发生原因：结核性腹膜炎是由肠系膜淋巴结破裂导致结核分枝杆菌播散引起的，

或是胃肠道结核通过与邻近腺体从浆膜播散而发生的。在Shim等的研究中，50%的卵巢癌腹膜转移患者可见肠系膜中的大结节病变，并且与结核组之间的大结节患病率没有统计学上的显著性差异。

参 考 文 献

[1] Baghaie N，Khalilzade S，Boloursaz MR，et al. Extra pulmonary tuberculosis in children：two years study. Acta Med Iran，2010，48（4）：239-243.

[2] 张健康，伏冉，马泰，等. 继发性腹膜炎致病菌和耐药性危险因素分析. 安徽医科大学学报，2010，45（6）：785-788.

[3] 周泉生，胡庆栓，胡志，等. 结核性腹膜炎CT影像鉴别诊断. 放射学实践，2011，26（5）：501-503.

[4] 曲海波，宁刚，李学胜，等. 小儿结核性腹膜炎的多层螺旋CT表现. 放射学实践，2011，26（8）：879-882.

[5] Shim SW，Shin SH，Kwon WJ，CT Differentiation of female peritoneal tuberculosis and peritoneal carcinomatosis from normal-sized ovarian cancer. J Comput Assist Tomogr，2017，41（1）：32-38.

[6] Bilgin T，Karabay A，Dolar E，et al. Peritoneal tuberculosis with pelvic abdominal mass，ascites and elevated CA 125 mimicking advanced ovarian carcinoma：A series of 10 cases. Int J Gynecol Cancer，2001，11（4）：290-294.

第六节　胎粪性腹膜炎

【概述】

胎粪性腹膜炎（meconium peritonitis，MP）是指由于胎儿产前发生肠穿孔、胎粪溢入胎儿腹膜腔引起的无菌化学性腹膜炎[1]。MP容易引起腹膜钙化。原发疾病包括肠扭转、肠闭锁或肠发育不良。本病的病死率为43.7%～59.6%，发病率较低[2]。一般认为本病发病机制是由宫内肠穿孔引发的化学性炎症，无细菌感染。MP多为小肠受累，胎儿肠道由于梗阻、缺血、扭转、套叠或肛门闭锁、B19病毒或巨细胞病毒感染等原因而穿孔，继发炎症反应引起顽固性腹水，腹膜纤维化、钙化和粘连囊肿形成[3]。多数患儿穿孔会自发闭合。腹膜内胎粪一般会在24小时内钙化。

MP患者的临床表现取决于穿孔时机和穿孔闭合情况。新生儿可表现为无明显症状，偶然发现腹膜钙化，严重者表现为肠粘连、机械性肠梗阻，如腹胀、呕吐、黄疸等。少数患儿可因胎粪沿腹股沟管进入阴囊而出现阴囊肿物并钙化。

【病理学表现】

胎儿肠管血运障碍，导致在肠穿孔初期，进

入腹腔的胎粪刺激腹膜产生炎性腹水，腹水周围产生纤维素性粘连，形成假性囊肿。纤维素性粘连和钙质沉积可能会封闭肠穿孔，腹水消失，逐渐使肠管扩张、局部粘连成块或形成钙化灶，肠梗阻形成。

【影像学表现】

MP 影像学检查分为产前及产后 2 个阶段，产前 MP 诊断以超声为主，产后怀疑 MP 的患儿首选腹部 X 线片检查及腹部 CT 检查[4]。

1. X 线 产后腹部 X 线片检查尤其是床旁腹部 X 线片检查是早期诊断 MP 的重要手段，根据 X 线检查、临床表现及病理表现主要分为下述几型。

（1）纤维粘连型：本型粘连严重，新生儿期肠梗阻症状明显，可见 X 线表现为粘连性肠梗阻征象，并可见钙化斑，出现绞窄性肠梗阻时可见"咖啡豆"征、假肿瘤征等特殊形态肠管，部分患儿可见腹水。

（2）囊肿型：出生后穿孔继续渗漏，开始喂养后通常会引起气腹和继发性腹膜炎及细菌感染，影像学检查可见气腹、腹膜钙化斑、腹膜及纤维组织包裹的积气和腹水形成的假性囊肿；部分患儿出现肠管粘连、腹腔大量积液。

（3）一般型：症状较轻，本型腹部 X 线片检查可见腹内线状、弧形或絮状钙化斑、轻度肠梗阻、肠粘连及少量至中等量腹水。

（4）愈合型：极少数，多因其他疾病或轻度腹胀和呕吐来诊意外发现腹内条状钙化或点状钙化斑。

2. CT 在新生儿及早产儿检查中，CT 密度分辨率较 X 线高，能更好地发现 X 线片未能发现的钙化斑。

（1）假性肠管造影征：梗阻近端肠管内的胎粪干结、钙化，在 CT 上显示为肠管的高密度影，与钡剂灌肠造影表现相似。

（2）假性囊肿征：由腹水受纤维及网膜粘连分隔形成，多形态巨大，部分病例可见气-液平面，假性囊肿周围多可见钙化斑。

（3）肠梗阻：中腹部多见，近端肠管扩张积液，肠间隙渗出。CT 有助于鉴别扩张的肠管和假性囊肿，以及评估粘连组织成分。

【诊断要点】

（1）新生儿 X 线片：其主要表现是腹膜钙化、

粘连性肠梗阻、气腹，其中腹膜钙化是重要的诊断依据。

（2）新生儿腹部 CT：可清晰显示气腹、纤维粘连、假性囊肿、钙化及肠管内胎粪滞留等情况。

【鉴别诊断】

新生儿 MP 需要与畸胎瘤、卵巢囊肿、肠管畸形、神经母细胞瘤、淋巴管囊肿等相区分。

1. 腹部囊性占位性病变 如淋巴管囊肿、肠管畸形、肠重复畸形等与腹腔囊性肿瘤区分，在 CT 检查中鉴别有一定困难，但在 MRI 检查中，前者囊性病变内容物多呈 T_1WI 低信号、T_2WI 高信号，与 MP 不难鉴别。

2. 畸胎瘤 多为囊实性，不均质，含有钙化及脂肪成分，边界光整、无粘连，鉴别不难。

3. 卵巢囊肿 多位于下腹及盆腔，形态光滑，合并扭转时轮廓欠规则，一般无临床症状，伴发扭转时则出现腹痛等临床症状。

4. 神经母细胞瘤 多为不均质肿块，内部常见点状、斑片状钙化。瘤体外形不规则，边界模糊，病变多见于肾上腺区或脊柱旁，瘤体可围绕血管、侵入肾脏，常有多个淋巴结肿大，本病发生较 MP 晚，一般见于 5 岁以下儿童。

5. 淋巴管瘤 多呈多囊、多房性，与周围肠管分界清，具有"见缝就钻"的特点。

6. 肠重复畸形 位于系膜侧，与所在肠管走行方向一致，与肠管相通或不相通，可见肌层和黏膜层结构。

【研究现状与进展】

MP 预后不良，研究重点在于产前诊断。产后影像学研究着力点在于降低患儿死亡率和手术方式的改良。有学者研究发现，出生后患儿循环情况和血清 CRP 值是预测患者发病率和病死率的因素。Shyu 等[6] 表明新生儿持续性腹水和出生后持续性肺动脉高压与新生儿死亡率呈显著相关。具有严重全身炎症状态的胎儿需要重症监护。在出生后减少全身和腹部炎症的适当外科手术可以改善严重 MP 病例的结局。

Arul 等[7] 提出，对于病情不稳定的患儿，可以先进行损伤控制手术，即初步的手术以控制出血和控制污染为目的，尽可能简化术式，减少创伤，暂时性关腹，然后返回重症病房进一步治疗，待患儿病情稳定后再次手术。

参 考 文 献

[1] Mcnamara A, Levine D. Intraabdominal fetal echogenic masses: a practical guide to diagnosis and management. Radiographics, 2005, 25（3）: 633-645.

[2] Reynolds E, Douglass B, Bleacher J. Meconium peritonitis. J Perinatol, 2000, 20: 193-195.

[3] Uchida K, Koike Y, Matsushita K, et al. Meconium peritonitis: prenatal diagnosis of a rare entity and postnatal management. Intractable Rare Dis Res, 2015, 4（2）: 93-97.

[4] Caro-Domínguez P, Zani A, Chitayat D, et al. Meconium peritonitis: the role of postnatal radiographic and sonographic findings in predicting the need for surgery. Pediatr Radiol, 2018, 48（12）: 1755-1762.

[5] Sato M, Hamada Y, Kohno M, et al. Neonatal gastrointestinal perforation in Japan: a nationwide survey. Pediatr Surg Int, 2017, 33（1）: 33-41.

[6] Shyu MK, Shih JC, Lee CN, et al. Correlation of prenatal ultrasound and postnatal outcome in meconium peritonitis. Fetal Diagn Ther, 2003, 18（4）: 255-261.

[7] Arul GS, Singh M, Ali AM, et al. Damage control surgery in neonates: lessons learned from the battlefield. J Pediatr Surg, 2019, 54（10）: 2069-2074.

第七节　真菌性腹膜炎

【概述】

真菌性腹膜炎（fungal peritonitis）是腹膜透析中罕见却致命的并发症。在自动腹膜透析和持续性非卧床腹膜透析的患者中发病率相似，尽管采用自动化技术可以减少本病发作，但一旦发生真菌感染，后果严重[1]。真菌可从肠内透过肠壁抵达腹膜腔，或经血液途径进入腹腔。真菌性腹膜炎在儿童腹膜透析相关性腹膜炎中比例为2%～16%，却有较高的病死率（15%～50%），同时在发病患者中有40%发生腹膜功能不可逆性损伤[2]。真菌性腹膜炎常导致透析设备拔出或透析效果不良或残肾功能进一步丧失，以及其他并发症，如真菌性败血症。与常见的细菌性腹膜炎相比，真菌性腹膜炎具有更多的并发症和更高的病死率。

大多数真菌性腹膜炎的病原体是念珠菌属，念珠菌属在成人真菌性腹膜炎中的比例为70%～90%[3]。在儿童患者中，比例更是高达80%～100%，尤其是白念珠菌和近平滑念珠菌。近年来，偶尔也报道了由曲霉菌、镰刀菌、红酵母、毛霉菌和暗色真菌引起的真菌性腹膜炎。念珠菌属的不同生物学特性、致病特征、遗传特征和抗药性给临床诊断与治疗和预防带来了一定的困难。腹膜真菌感染的原因有腹膜透析操作不规范、置管处感染、肠穿孔、憩室炎、腹膜鞘瘘和肠内真菌进入腹腔等。同时，过度使用抗生素也是腹膜透析患者患真菌性腹膜炎的原因之一。

真菌性腹膜炎患者的临床症状通常无明显特异性，通常是弥漫性全腹痛，可能伴随恶心、呕吐、便秘等症状。多数患者有发热，部分患者症状轻微，仅可见腹部轻度疼痛和低热。就临床表现而言，真菌性腹膜炎与细菌性腹膜炎难以鉴别。真菌性腹膜炎与细菌性腹膜炎诊断标准相同，满足下列3项中任意2项即可诊断为腹膜透析相关性腹膜炎：①腹腔感染症状；②腹膜透析液浑浊并且透出液中白细胞计数 $\geqslant 100 \times 10^6$/L，多核细胞 > 50%；③革兰氏染色找到致病菌或腹膜透析液培养阳性。真菌性腹膜炎的诊断需要在透析液中分离或培养出真菌至少一次才能确诊。念珠菌在培养基中生长迅速，可很快形成菌落，而其他真菌培养可能需要数周时间。因此，即使真菌培养报告为阴性的腹膜炎患者，也不能轻易排除真菌性腹膜炎可能。新的分子诊断技术（如聚合酶链反应）有望提高真菌性腹膜炎的诊出率，并促进感染患者的早期治疗。

【病理学表现】

近期使用过抗生素和有细菌性腹膜炎患者，正常肠道菌群被破坏，促进肠道酵母菌繁殖，并迁移至腹腔，导致真菌性腹膜炎的发生。

【影像学表现】

真菌性腹膜炎与其他腹膜炎影像学表现相似，大多表现为腹盆腔积液、网膜增厚、腹内脂肪间隙模糊、肠梗阻、腹壁水肿。有学者研究发现，真菌性肠梗阻相对更容易发生粘连，形成包裹性腹膜硬化或腹盆腔假性囊肿[4]。

腹部超声可显示腹腔内游离/包裹性积液、肠系膜和大网膜增厚、粘连及肠梗阻。

CT检查是诊断真菌性腹膜炎最有价值的手段，能良好地显示腹腔内假囊肿形成及评估病灶范围及受累脏器，同时腹部CT能明确显示肠系膜和大网膜病变及腹腔积液、肠梗阻等征象（图36-7-1）。

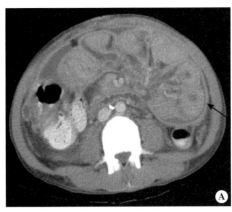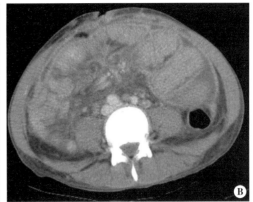

图 36-7-1　真菌性腹膜炎

患儿，女性，16 岁。免疫功能低下。A、B. CT 示腹腔积液，腹膜及网膜粘连、包裹严重，形成"腹膜茧"征（黑箭）

【诊断要点】

（1）病史，真菌性腹膜炎多见于腹膜透析患儿，发病相关危险因素包括抗生素和免疫抵制剂使用、多发性骨髓瘤、使用高浓度透析液和较长透析时间等。

（2）腹腔感染症状，腹膜透析液白细胞计数增多，腹膜透析液培养阳性，极少数可见丝状菌定植。

（3）影像学检查特别是 CT 扫描，发现腹盆腔积液，大网膜、肠系膜异常增厚。腹腔内粘连严重、假性囊肿形成，发现腹膜硬化、"腹膜茧"征高度提示真菌性腹膜炎可能。

【鉴别诊断】

真菌性腹膜炎与细菌性腹膜炎鉴别有一定困难，主要依靠腹膜透析液检查和培养。但在影像学上发现腹腔内积液包裹形成假性囊肿时应考虑真菌性腹膜炎可能。

【研究现状与进展】

真菌性腹膜炎影像学诊断研究较少，当前研究发现，真菌性腹膜炎与细菌性腹膜炎鉴别非常困难。真菌性腹膜炎的诊断主要依赖于实验室检查，在高度怀疑真菌性腹膜炎的病例中，可以加入培养基 CHROMagar Candida，有利于检出和分离念珠菌属。直接显微镜观察和革兰氏染色对真菌感染的敏感度在 10% ～ 70%，尽管它们的结果可疑，这些方法在早期检测真菌方面是有效的，这些结果高度提示临床应考虑去除腹膜透析导管并建立特定的治疗方案。目前，我们可以使用血清学诊断技术，如检测曲霉菌半乳甘露聚糖抗原，以及用于鉴定酵母和丝状真菌的分子 DNA 测序技术。

参 考 文 献

[1] Verdugo FJ, Briones E, Porte L, et al. Fungal peritonitis due to Rhodotorula mucilaginosa in a patient with automated peritoneal dialysis: literature review. Rev Chilena Infectol, 2016, 33（2）：222-225.

[2] Matuszkiewicz-Rowinska J. Update on fungal peritonitis and its treatment. Perit Dial Int, 2009, 29（2）：S161-165.

[3] 田秀娟，周美兰，赵丽娟，等. 真菌性腹膜炎诊治进展. 临床军医杂志，2017，45（8）：875-877.

[4] Sahpazova E, Ruso B, Kuzmanovska D. Intraperitoneal pseudocyst formation: complication of fungal peritonitis in continuous ambulatory peritoneal dialysis. Hippokratia, 2007, 11（4）：219-220.

第八节　腹盆腔包虫病

【概述】

包虫病（hydatidosis）多见于农牧区，是由棘球绦虫的幼虫寄生于人和动物的肝脏、肺脏等组织器官而引起的人畜共患寄生虫病。感染人类致病的主要寄生虫是细粒棘球绦虫（*Echinococcosis granulosus*）和多房棘球绦虫（*E. multilocularis*），对人类健康和经济影响巨大，被 WHO 认为是重要的公共卫生问题之一。继发性腹盆腔包虫病常来自肝或腹腔包虫囊破裂及术中种植，约占全身包虫病的 2%。2016 年，西藏自治区卫生健康委员对全区 5 万人包虫病流行病学调查结果显示，全区包虫病流行范围广、程度重，人群平均患病率为 1.66%，囊型和泡型包虫病均有流行。其中泡型包虫病患者若不经治疗，10 年病死率达 94%，故又称为"虫癌"[1]。

儿童处于成长和发育阶段，其机体功能并不

完备，与成人相比，儿童的抵抗力较差。儿童的循环血量较成年人大，儿童体内组织器官含水量更高，这些条件有利于包虫生长和虫囊形成。大多数儿童包虫囊肿是原发性的，肝脏和肺部常见，并且通常是多发性的[2]。儿童包虫病虫体小，包囊不容易破坏，因此很少有包虫继发感染的发生。儿童更容易受伤，这可使囊肿破裂，并导致腹腔盆腔的包虫病。

腹部盆腔包囊虫病患儿有临床可触及的腹部包块，厌食，体重减轻等症状[3]。

体格检查时，腹部有单个或多个不同大小的肿块。无触痛，可推动，病变位于盆内和腹膜后时相对固定。

【病理学表现】

不断生长的棘球蚴囊压迫周围器官和组织，引起组织细胞萎缩或坏死，影响器官功能。若寄生于不受器官组织限制的部位，可形成囊肿。棘球蚴囊一旦破裂，囊液溢出，可引起患者变态反应，甚至诱发过敏性休克。

【影像学表现】

1. 超声　显示腹壁、肠间隙之间有不规则的囊，内含软组织成分及气体，部分病例可见"囊内囊"征。囊肿壁多光滑，破溃坍塌时具有不规则的实质回声。囊肿间可以有混杂中等回声，或可见砂粒状或串珠状钙化影。儿童体部的包囊虫病以单纯囊肿为主，钙化少见。

2. CT　可见包虫囊，其形状多为圆形、椭圆形，少数为不规则的水样密度[4]，囊内密度均匀。边缘光整，界清，伴随感染时囊的边界模糊。厚度增加可达 2～5mm。大小囊型病例中小囊包裹在大囊中，可以填满大囊或者沿大囊周边形态串珠状排列。儿童包虫囊肿囊壁钙化很少见，增强扫描时环形强化。

3. MRI

（1）单纯性包虫囊：圆形或类圆形，单发或多发，内容物水样信号，信号均匀。

（2）多房性包虫囊：T_1WI 显示病变大多数显示球状、皂泡状外观，边界清晰，T_1WI 呈低信号，无囊壁。当大囊包含多个子囊时，子囊 T_1WI 信号更低，在 T_2WI 上，大囊信号高于子囊。大囊与子

囊间隔为低信号，而在重 T_2WI 上，大囊和子囊信号相同[5]。增强扫描囊肿壁强化明显。继发感染或包囊破裂时，包虫囊肿边缘欠规则，壁厚不均匀，MRI 信号复杂。

【诊断要点】

（1）患者流行病学史，腹部包块。

（2）腹盆腔内单发或多发圆形、类圆形囊肿，边界清晰，壁稍厚，增强扫描时环形强化。

（3）腹盆腔病变可见分隔或呈"子母囊"样病变，增强扫描囊壁明显强化，合并其他腹内脏器特别是肝脏的包囊虫改变。

【鉴别诊断】

儿童体部包虫病的影像学表现以单纯性囊肿为主，缺少钙化、囊内子囊等征象，除囊肿发生破裂易于确诊外，需与肠系膜囊肿、淋巴管囊肿、局限性包裹性积液等相鉴别。后者一般囊壁薄，需要结合居住地、生活史、临床表现及相关临床检验结果综合考虑，避免误诊。影像学对腹腔包虫病定位、定性有较高的诊断价值。

【研究现状与进展】

近年以来，包虫病血行转移的研究越来越多，Wen 等[6]认为，包虫病可经血行播散而累及几乎全身部位，常见部位包括肺、肾脏、脾脏、骨骼和脑；不常见的部位包括心脏、心包、气道、胃壁、膈脚后间隙、纵隔、皮下、肌肉和肾上腺。当生活在疾病流行地区或来自疾病流行地区的患者发现囊性病变时，包虫病应纳入鉴别诊断，特别是发现如多发囊肿、囊内钙化、双层内膜等影像学特征。

参 考 文 献

[1] Daali M，Hssaida R，Zoubir M，et al. Peritoneal hydatidosis：a study of 25 cases in Morocco. Sante（Montrouge，France），2000，10（4）：255-260.

[2] Pedrosa，I，Saíz A，Arrazola J，et al. Hydatid disease：radiologic and pathologic features and complications1. RadioGraphics，2000，20（3）：795-817.

[3] 韩秀敏，张学勇，蔡其刚，等. 青海省南部高原藏族儿童泡型包虫病流行现状分析. 中国血吸虫病防治杂志，2017，29（1）：53-58.

[4] 李俊华. 人体少见部位包虫病的CT表现. 医学影像学杂志，2011（1）：69-71.

[5] 张林，李文峰，王成伟. 腹腔包虫的CT、MRI表现. 农垦医学，2010（5）：31-34.

[6] Wen H，Vuitton L，Tuxun T，et al. Echinococcosis：advances in the

21st century. Clin Microbiol Rev, 2019, 32（2）：e00075-18.

第九节　狼疮性腹膜炎

【概述】

系统性红斑狼疮（systemic lupus erythematosus, SLE）是一种常见的自身免疫介导的弥漫性结缔组织疾病。浆膜炎常见于 SLE。大约 16% 的 SLE 患者有胸膜或心包受累。然而，腹膜受累极为罕见，狼疮性腹膜炎（lupus peritonitis，LP）患者多为青年女性，在大龄儿童中也时有发现。SLE 合并原发性腹膜炎表现复杂多样，其特征是明显的腹胀和疼痛、虚弱、呕吐和腹水迹象。临床表现与一般急腹症难以鉴别，很容易误诊和误治[1]。

SLE 可影响免疫系统的多种成分，包括补体系统，抑制性 T 淋巴细胞和细胞因子产生。新的证据表明，在 SLE 中产生自身抗原的一个关键因素是细胞周期改变和吞噬作用减少导致细胞凋亡增多，但凋亡细胞物质清除减少，从而产生自身抗体。这种情况可以在临床 SLE 发展之前循环多年，通常有复发和缓解的过程[2]。SLE 可以累及全消化道任何部位。狼疮肠系膜血管炎可发展为严重的并发症，如肠坏死和肠穿孔，因此早期诊断非常重要。

大约一半的 SLE 患者出现非特异性腹部症状，其中 30% 的患者临床表现与急性肠缺血或急性腹膜炎相似[3]。多数患者临床表现为腹胀、腹痛，可有压痛及反跳痛、发热、恶心呕吐，表现为典型的急腹症而无明显 SLE 表现。一些患有狼疮性肠系膜血管炎的患者可能有假性肠梗阻，这是一种有动力性或血动性异常。症状是亚急性腹痛，腹胀，伴有呕吐和便秘；体格检查显示弥漫性腹部柔软，肠鸣音减弱或消失，无反跳痛。

【病理学表现】

组织节段性坏死，细胞增生，膜内沉淀物，伴有透明血栓形成，核碎片。

【影像学表现】

1. 超声　可见肠系膜均匀肿胀、肠间隙及腹腔积液，腹部多普勒超声可见肠系膜及腹膜血流增多。腹部超声检查能发现有无合并输尿管肾盂积水。

2. X 线　腹部 X 线检查可用于了解肠梗阻和肠穿孔的存在与否。SLE 合并假性肠梗阻是一种比较少见的临床表现，常伴有输尿管扩张或间质性膀胱炎。文献报道，狼疮性肠系膜血管炎易与假性肠梗阻和输尿管肾积水共存。

3. CT　增强扫描可见肠系膜水肿显示小肠系脂肪密度斑驳样增高，其中一些呈条状阴影，肠系膜血管轮廓模糊。肠系膜中血管增多增粗，平等排列。因扫描层面不同而呈多发圆点状、结节状、梳状或栅栏状改变。部分患者可见肠缺血，强化延迟或强化不均匀[4]（图 36-9-1）。CTA 可见腹主动脉、髂内、髂外动脉硬化，其下段局部管壁斑块或微血栓形成，腹腔干及肠系膜上动脉起始段或其属支变细、显示不清[5]。

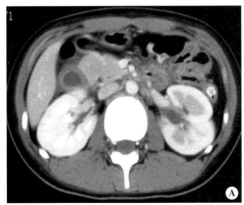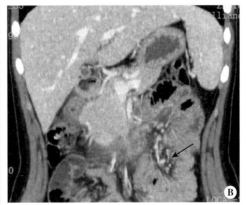

图 36-9-1　狼疮性腹膜炎

患儿，女性，13 岁。A. CT 增强示肠系膜肿胀、异常增厚，肠系膜脂肪混浊；B. MRP 重建示肠系膜血管影增多，呈圆点状、结节状改变（黑箭）

【诊断要点】

（1）SLE 病史、症状和（或）体征，排除继发性感染。

（2）假性肠梗阻，肠系膜、腹膜均匀水肿、脂肪间隙模糊。

（3）肠系膜血管炎，"梳状"或"栅栏"征。

（4）CTA 示腹部血管狭窄、管壁斑块形成。

（5）腹水。

（6）其他腹内脏器受累如肠壁肿胀、输尿管扩张、膀胱缩小等。

【鉴别诊断】

1. 急性胰腺炎　也是 SLE 伴发症状之一，表现为胰腺肿胀、出血坏死合并腹水，血、尿蛋白酶升高，相对狼疮相关性腹膜炎有不同的影像学表现和血生化检验结果，完善检查后不难鉴别。

2. 结核性腹膜炎　也是一个多系统受累的疾病，LP 伴发假性肠梗阻时与结核性腹膜炎临床上表现相似。结核性腹膜炎多表现为肠系膜均匀增厚，网膜增厚、粘连。LP 多为血管炎性改变，通常合并输尿管扩张和膀胱缩小，可作鉴别。此外，实验室检查可发现抗核抗体阳性、抗 DNA 抗体阳性等征象。

【研究现状与进展】

传统观点认为，很少见 LP 作为最初的 SLE 表现，但这很可能是由于临床上的低估。对于临床确认系统性红斑狼疮患儿，LP 不可轻易排除，对于发现腹水的患儿，要进行全面的临床评估寻找腹水的成因。CT 检查是诊断 LP 的重要工具。出现胃肠道症状的任何 SLE 患者都必须始终考虑 LP 或胃肠炎可能。腹部超声可以成为本病的可靠一线诊断工具。LP 通常预后良好，对非甾体抗炎药和皮质类固醇治疗反应良好。对于难治性病例，则需采取个性化的替代措施或多靶点治疗。

参 考 文 献

[1] 黄鹤，田昭涛，崔云亮，等. 系统性红斑狼疮伴肠系膜血管炎、假性肠梗阻. 临床误诊误治，2015，28（12）：20-22.

[2] Pott JH, Amate NA, Teixeira MA, et al. Ascites due to lupus peritonitis: a rare form of onset of systemic lupus erythematosus. Rev Bras Reumato, 2015, 2（1）: 116-119.

[3] Fawzy M, Edrees A, Okasha H, et al. Gastrointestinal manifestations in systemic lupus erythematosus. Lupus, 2016, 25（13）: 1456-1462.

[4] 张荣飞，吕云罡，李君胜，等. 系统性红斑狼疮腹部并发症的螺旋 CT 表现. 现代医用影像学，2012，21（6）：371-374.

[5] 陆翠，胡喜梅，张娟，等. 狼疮肠系膜血管炎的临床特征及治疗. 中国全科医学，2014，17（17）：2020-2023.

（梅海炳　覃钊凡　彭丽娜）

第十二篇

泌尿生殖系统感染与炎症疾病

第三十七章　泌尿系统感染与炎症疾病

第一节　概　　述

一、流行病学

在出生后的第一年，男性患泌尿系统感染的概率大于女性，未行包皮环切术儿童的感染概率是已行包皮环切术者的 10 倍。患儿至 1 岁时，约 2.7% 的男婴和 0.7% 的女婴患病。在学龄期，男性儿童的患病率降至不足 1%，而女性儿童则升至 1%～3%。

儿童的泌尿系统感染与成人比较有以下不同处：①新生儿、婴幼儿泌尿系统症状不显著，全身症状较重；②常合并泌尿系统异常，如各种先天性畸形和膀胱－输尿管反流；③婴幼儿的感染可为血源性途径。

二、泌尿系统解剖学特点

1. 肾脏　新生儿肾脏重量为体重的 1/130～1/100，其比例是成人的一倍。婴儿期肾脏位置较低，下极可达髂嵴以下第 4 腰椎水平，2 岁以后才至髂嵴以上。新生儿肾脏表面呈分叶状，至 2～4 岁时消失，若此后继续存在，才可视为分叶畸形。

2. 输尿管　婴幼儿期输尿管长且弯曲，管壁弹力纤维和肌肉发育不良，易受压扭曲而致梗阻和尿滞留，易继发感染。

3. 膀胱　婴儿期膀胱位置相对较高，尿液充盈后其顶部常达耻骨联合以上，易在腹腔触及，随年龄增长逐渐下降入盆腔内。

4. 尿道　女婴的尿道较短，新生儿仅 1cm（性成熟期 3～5cm），会阴亦短，外口接近肛门，易受粪便沾染而感染。男婴尿道虽较长，但常有包皮过长或包茎易生垢而致上行性细菌感染。

三、病因与发病机制

1. 致病原　多数为细菌、真菌和支原体，病毒也可致病但较少见。除血源性感染外，细菌多数为肠道革兰氏阴性菌，以大肠埃希菌最为常见。真菌感染常继发于长期应用广谱抗生素和皮质激素的患儿，可为深部真菌病的一部分。病毒如腺病毒与非小儿麻痹肠道病毒可引起急性出血性膀胱炎。

2. 易致病因素　包括致病原的毒力、泌尿道防御功能的缺陷和解剖结构的异常。细菌毒力取决于其对泌尿道上皮的黏附性、其产生的毒素、包膜或 K 抗原，对机体杀菌作用的抵抗力和细菌摄取铁的能力等。泌尿道抵抗感染功能缺陷可使细菌易于入侵，人工喂养儿较母乳喂养儿易致泌尿系统感染。泌尿系解剖异常在儿童较多见，包括男孩包茎、后尿道瓣膜、肾盂－输尿管连接部狭窄等，常造成尿潴留有利于细菌生长；女性尿道较短是婴幼儿期之后女性发病率高于男性的原因之一。便秘和排尿功能障碍如神经性膀胱、不稳定膀胱和非神经性膀胱也易导致泌尿道感染。膀胱－输尿管反流使细菌易于进入肾实质。这些因素除易致感染外，也是使感染迁延不愈和导致反复感染的原因。除上述因素外，儿童未能控制排便、不及时更换尿布和蛲虫由肛周移行外阴等也是易致感染的原因。

感染途径多为上行性，但在婴幼儿可为全身败血症的一部分，即血源性感染。

四、临床表现

1. 新生儿期 呕吐、腹泻、发热、烦躁或嗜睡、体重不增、发绀，严重者可出现惊厥或黄疸。50% 患儿合并菌血症，部分患儿有血尿素氮升高。

2. 婴幼儿期 呕吐、腹泻、腹痛、腹胀、发热、生长发育迟缓、尿臭、嗜睡、惊厥等。部分可有排尿中断，排尿啼哭或夜间遗尿。

3. 儿童期 尿频、尿急、尿痛、腹痛、腰痛。患儿可有发热、尿臭和夜间遗尿。慢性或反复发作者常有消瘦、生长迟缓、贫血、高血压和肾功能不全。

五、实验室检查

①尿常规检查；②尿白细胞排泄率；③ Addis 计数；④尿细菌培养；⑤尿细菌涂片；⑥血常规；⑦其他，如亚硝酸盐试纸条试验、尿沉渣中闪光细胞的观察、新生儿上尿路感染血培养等，以及尿白细胞脂酶、亚硝酸盐和其他化学检测。

【影像学检查】

主要包括超声检查（US）、静脉尿路造影（IVU）、排泄性膀胱尿道造影（VCUG）、肾核素造影、肾血管造影、CT、MRI 检查。

核素闪烁显像：放射性核素检查可以提供其他放射性影像技术不能显示的泌尿系统生理和解剖细节。目前使用 ^{99m}Tc 作为示踪剂来评估泌尿系统。

肾显像应用的主要示踪剂包括二乙三胺五乙酸（DTPA）、巯乙基三甘肽（MAG3）和二巯基丁二酸（DMSA）。用 ^{99m}Tc–DMSA 进行肾皮质显像可以用来评估肾皮质瘢痕或肾盂肾炎。

第二节 泌尿系统感染性疾病

一、细菌性肾盂肾炎

【概述】

细菌性肾盂肾炎（bacterial pyelonephritis）的定义包括肾实质和肾盂肾盏的感染。肾脏感染可以是急性或慢性，单侧或双侧，局限性，多灶性，弥漫性。潜在并发症包括肾脏及肾周脓肿。可发生于包括新生儿在内的所有年龄儿童，但在新生儿较少见，而在学龄儿童常见[1]。通常是由大肠埃希菌等革兰氏阴性菌经尿道、通过反流进入肾脏，少数由金黄色葡萄球菌或其他革兰氏阳性菌通过血源性感染致病。重复畸形等先天性变异、结石及梗阻性疾病常易导致上部泌尿道感染。

在秋冬季呼吸道感染是主要的前驱病，夏秋季则为皮肤感染。呼吸道感染至肾炎发病为 1～2 周，而皮肤感染至肾炎发病为 2～3 周。临床表现多见于年长儿，表现为发病急骤、恶寒、发热、胁腹痛、腹痛、脓尿、恶心呕吐、尿频、排尿困难等。慢性肾盂肾炎还可有高血压，肾功能不全等。新生儿及小婴儿的临床表现经常是非特异性的，如易激惹、喂养困难，有时无发热、无脓尿[2]。血液化验显示白细胞明显增多。尿化验及尿培养是临床确诊的重要手段；尿化验示镜下血尿，轻度蛋白尿，有管型；尿培养通常为明显细菌尿[3]。

【病理学表现】

急性肾盂肾炎病理学改变包括肾脏的炎性水肿、炎性浸润和肾皮质的多发性小脓肿。慢性肾盂肾炎主要病理改变包括肾实质破坏、瘢痕形成与收集系统扩张。

【影像学表现】

1. 排泄性膀胱尿道造影检查（VCUG） 目的是诊断或除外是否存在膀胱输尿管反流。

2. IVU 肾盂肾盏形态可正常（早期）。肾盂肾盏显影浅淡。肾盂肾盏输尿管扩张呈低张状态。输尿管全程充盈，缺少蠕动。肾盂肾盏充盈不良，肾盏狭小，肾盂细长，造影剂排空加速。

慢性肾盂肾炎时，肾盂肾盏显影延迟、严重时不显影。部分肾盏扩大、变形、边缘不规则。输尿管可不规则变窄、迂曲、变形。

3. CT CT 诊断急性细菌性肾盂肾炎较敏感，注射对比剂后肾实质被感染部分强化减弱。肾实质被感染部分的表现有条纹状、不规则形或圆形密度减低区，从肾盏向肾脏边缘呈扇形分布的多发楔形低密度区（图 37-2-1）。肾脏扩大。肾脏密度较对侧正常肾脏减低。延迟期显示感染的肾脏仍呈低密度。实质脓肿表现为低密度区，边缘可显著环形强化。肾周脓肿也呈低密度。慢性肾盂肾炎时表现为患肾变小，肾实质普遍或不均匀变薄，集合系统可有变形或轻度积水改变。

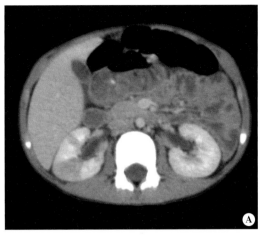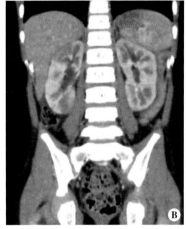

图 37-2-1　右侧急性细菌性肾盂肾炎（1）
A. CT 增强示右肾多发楔形低密度区；B. CT 冠状面示右肾多发楔形低密度区

4. MRI　感染造成的肾实质水肿表现为 T_1WI 信号减低，T_2WI 信号增高。可有肾肥大或局限性实质扩大，皮髓质界线模糊。实质可表现为条纹状改变。肾周间隙水肿是常见的 MRI 表现。与 CT 一样，受感染的肾实质表现为低度强化区；急性局灶性细菌性肾炎表现为尖端指向肾盂的楔形低度强化区。另可见泌尿道上皮增厚。

5. 核素扫描　^{99m}Tc-DMSA 肾皮质闪烁显像在检测急性细菌性肾盂肾炎方面具有很高的敏感度（至少 90%），表现为放射性示踪元素的集聚普遍减少。用 DMSA 扫描时瘢痕区吸收示踪元素少，与 CT 显示的楔形区一致。

6. US　据报道超声检测急性细菌性肾盂肾炎的敏感度为 25% ~ 50%，可表现为肾肥大、异常的实质回声，皮髓质分界不清，肾窦回声增多，泌尿道上皮增厚。彩色多普勒超声或加压多普勒显像显示被感染区域灌注减少，可呈楔形。

【诊断要点】

（1）患儿常有前驱感染和相应的临床表现、实验室检查结果阳性，但在婴儿可无脓尿、发热表现。

（2）肾脏核素扫描、增强 CT 和 MRI 对检出肾实质感染有很高的敏感度。CT 及 MRI 注射对比剂后肾实质被感染部分强化减弱，表现为密度或信号减低区。核素扫描表现为病变区放射性示踪元素的集聚减少。

（3）CT 显示急性局灶性细菌性肾炎病灶的典型表现为尖端指向肾盂的楔形强化低密度病灶[4]。经抗感染治疗楔形病灶可完全消失。

【鉴别诊断】

1. 肾癌　急性局灶性细菌性肾炎的 CT 表现不典型者病灶呈肿块状，不强化或轻度强化，与肾癌极为相似，鉴别诊断困难。但肾癌在儿童人群中发病率极低，可从抗感染治疗前后的临床表现、炎性指标的变化，尿常规恢复情况及影像学的变化进行鉴别，诊断困难时可进行肾穿刺活检。

2. 肾外伤　也可表现为楔形或片状低密度不强化影，但其受累肾脏边缘有低密度裂隙，且肾周或肾包膜下可见血肿或大量积液，同时结合外伤史可鉴别。

3. 肾梗死　可由肾蒂损伤或肾动脉痉挛、血栓引起，其肾实质内也可出现楔形低密度不强化区，但此类疾病增强扫描肾动脉常狭窄或不显影，与肾炎不同。

【研究现状与进展】

DWI 用于检测儿童急性局灶性细菌性肾炎时，表现为片状或尖端指向肾盂、底部朝向肾外的楔形高信号影（图 37-2-2）；与增强 MRI 中的楔形病灶具有很好的一致性，DWI 诊断的敏感度为 100%，特异度为 92%[5]。DWI 在低龄患儿、肾功能不全、不宜使用对比剂者中具有很大的应用优势，可为临床诊断及治疗后随访观察提供准确的信息。

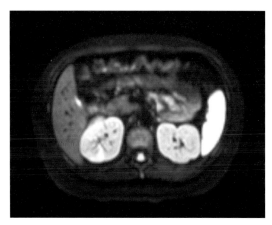

图 37-2-2　右侧急性细菌性肾盂肾炎（2）

DWI 示右肾见楔形高信号区

参 考 文 献

[1] Bitsori M, Raissaki M, Maraki S, et al. Acute focal bacterial nephritis, pyonephrosis and renal abscess in children. Pediatr Nephrol, 2015, 30（11）: 1-7.

[2] Kasuga Y, Fuchigami T, Fukuda A, et al. Acute focal bacterial nephritis associated with central nervous system manifestations: a report of 2 cases and review of the literature. Pediatr Emery Care, 2017, 33（6）: 418-421.

[3] Chen WL, Huang IF, Wang JL, et al. Comparison of acute lobar nephronia and acute pyelonephritis in children: a single-center clinical analysis in southern taiwan. Pediatr Neonatol, 2015, 56（3）: 176-182.

[4] 刘竹枫, 张碧丽, 王文红, 等. 以急性肾功能衰竭为首发症状的儿童急性局灶性细菌性肾炎一例. 中华肾脏病杂志, 2018, 34（11）: 858-859.

[5] 闫喆, 王春祥, 赵滨, 等. 儿童急性局灶性细菌性肾炎的DWI诊断价值. 国际放射医学核医学杂志, 2018, 42（4）: 332-336.

二、黄色肉芽肿性肾盂肾炎

【概述】

黄色肉芽肿性肾盂肾炎（xanthogranulomatous pyelonephritis，XGP）是一种少见的严重慢性肾实质感染。炎症始于肾盂，进而延伸破坏周围髓质和皮质，形成多个脓腔，脓腔周围有黄色肉芽组织围绕而得名。最常见致病菌是大肠埃希菌、金黄色葡萄球菌、奇异变形杆菌等[1]。

XGP 几乎总是单侧发病[2]，分为 2 型：弥漫型和局限型。弥漫型最常见于成人，但也可发生在儿童，甚至婴儿。在儿童中，局限型较弥漫型常见，且好发于女性[3]。此病通常具有亚急性或慢性病程，表现为间歇性复发的泌尿道感染症状，包括慢性发热、贫血、胁腹痛、触痛、肿块、脓尿和血尿等；也可有发育迟缓，体重减轻等全身性一般症状；化验可见白细胞增高；膀胱刺激症

状和膀胱输尿管反流也常见[4]。晨尿离心，沉渣涂片找泡沫细胞阳性率达 80%。

【病理学表现】

XGP 典型的发病机制为梗阻肾的慢性感染。病理上肾实质进行性破坏，脓肿形成，可见大片或弥漫散在、充满类脂质的巨噬细胞，称为泡沫细胞，常伴有出血、大片坏死、小动脉增厚及黏液变、含铁血黄素沉着，即形成黄色肉芽肿。在肾皮质附近可见纤维组织代替肾实质。弥漫分布于全肾是最常见的，节段或局灶性分布也常见，有时与重复肾梗阻或集合系统梗阻相关。

【影像学表现】

1. X线　弥漫型肾脏普遍增大,常伴有肾结石。局限型可显示边缘不清的肾脏包块，并发肾结石少。

2. IVU　弥漫型可见肾盂肾盏显影不良或不显影。局限型可见病变累及部位肾实质密度减低，其余部分可以显影；邻近占位病变的肾盂、肾盏或输尿管近端被压迫变形。

3. US　患肾显示增大，轮廓较模糊、不规则，肾实质可探及大小不等、境界欠清的低回声实质性团块或坏死腔，并可见大小不等的光团及暗区。

4. 肾动脉造影　弥漫型可见肾动脉主干变细，分支展开，肿块内无血管或血管稀少，而周围血管细长或不充盈。局限型显示病变缺血或多血。

5. CT

（1）弥漫型：患肾普遍扩大，内见多发低密度灶，代表病变坏死腔或扩张的肾盏，收缩的肾盂内常见鹿角样结石；增强扫描后病灶边缘因炎症环或被压缩的正常肾实质而显示强化，坏死区无强化；常可见肾周脂肪的炎性强化。集合系统扩张积液、积脓。尿液轻度强化或无强化。区域性的腹膜后淋巴结常见。还可见"熊掌"征，即无强化的低密度扩张肾盏和有强化的高密度肾实质内脓肿[5]。

（2）局限型：类圆形不均匀低密度占位，增强扫描后脓肿壁强化，坏死区无强化，病变常毗邻有结石狭窄的肾盏，可引起肾筋膜及腰大肌的炎症性粘连增厚。

6. MRI　患肾增大，轮廓不规则，肾实质可见形态不一的囊状占位，T_1WI 呈不均匀混杂中低信号，T_2WI 呈不均匀高信号。增强扫描后仅见腔

壁不规则强化。常伴有肾周组织的炎症、肾结石和肾盂积液。

【诊断要点】

（1）当临床上出现腰痛、发热、腹部肿块、反复尿路感染及慢性尿路梗阻症状者，应警惕本病的可能，尽快做晨尿离心，沉渣涂片找泡沫细胞，此法简便有效。

（2）影像学检查：CT 较为有效。弥漫型除典型的"熊掌"征，还可有患肾增大，肾实质被多个低密度病变替代，囊壁环形强化，肾周筋膜增厚。局限型的 CT 典型表现为一个膨胀性的肾肿块；周围肉芽组织或被压缩的肾实质可形成周边环形强化。在 MRI 上受累肾实质的典型表现为 T_1WI 呈低或中等信号，T_2WI 呈高信号。

（3）疑难病例的最后确诊有时取决于病区细针穿刺活检，有时甚至在手术时才能定性。

【鉴别诊断】

1. 肾结核　肾结核脓肿常有点状或壳状钙化，肾小盏破坏常有空洞形成或相连。晚期肾结核肾影缩小，肾周组织炎症浸润少见，肾盂和输尿管壁增厚较有特征性。

2. 肾肿瘤　XGP 的影像学表现可酷似肾肿瘤，尤其是少血供低密度的肾肿瘤，但通常肾肿瘤的密度较高，增强动脉期明显强化，静脉期或排泄期肿瘤密度迅速下降，无边缘强化，偶尔出现假包膜征[6]，使肿瘤边界清晰，肿块可有钙化，少见并发肾结石。血供造影可见血管增粗增多、不规则、动静脉短路和血湖出现。

3. 肾脓肿　两者临床表现相似，均可侵犯肾周和肾旁组织，但肾脓肿呈圆形较均匀低密度占位，增强扫描有环形强化带。

【研究现状与进展】

XGP 是一种少见的肾脏慢性破坏性肉芽肿性炎症。在肾周或腰大肌脓肿、肾脏肿块或肾功能不全、尿路结石等疾病的鉴别诊断中，XGP 应被包括在内。临床的重视和警惕对于实现术前正确诊断和合理治疗有重要意义。

参 考 文 献

[1] Addison B，Zargar H，Lilic N，et al. Analysis of 35 cages of xanthogr-anulomatous pyelonephritis. ANZ J Surg，2015，85（3）：150-153.

[2] Bansal K，Sureka B，Jain V，et al. Bilateral xanthogranulomatous pyelonephritis：morphologically rotund，functionally lame. Indian J Nephrol，2015，25（4）：255-256.

[3] Stoica I，O'Kelly F，McDermott MB，et al. Xanthogranulomatous pyelonephritis in a paediatric cohort（1963-2016）：outcomes from a large single-center series. J Pediatr Uml，2017，10（17）：45-48.

[4] Iumanne S，Shoo A，Akoko L，et al. Case report：Xanthogranulomutous pyelonephritis presenting as "Wilms' tumor". BMC Urol，2016，16（1）：36-41.

[5] Segovis CM，Dyer RB. The "bear paw" sign. Abdom Imaging，2015，40（6）：2049-2050.

[6] 黄晶晶，袁阳光，韩丽莹，等. 黄色肉芽肿性肾盂肾炎与囊实性肾盂鳞状细胞癌的 CT 鉴别诊断. 临床放射学杂志，2018，37（11）：1883-1887.

三、肾及肾周脓肿

【概述】

肾脓肿（renal abscess）是肾实质的局限性化脓性感染。在儿童不常见。感染通常以大肠埃希菌为主的细菌经上行性感染到达肾脏，少数由金黄色葡萄球菌从远隔部位经血行播散所致。镰状细胞贫血、慢性肉芽肿病、白血病、糖尿病等易并发肾脓肿。新生儿肾脓肿多源于真菌感染。

炎症扩展至肾周间隙时产生肾周脓肿，炎症并可穿破肾筋膜或通过髂窝区蔓延至前、后肾旁间隙。膀胱输尿管反流，肾结石，肾发育不良，肾脏外伤等易促使患儿产生肾周脓肿。

肾及肾周脓肿临床表现似急性肾盂肾炎。病前常有发热史，有时泌尿系感染症状不明显，而脊肋角区饱满，触痛，或以局部"包块"就诊。可有同侧胸腔积液或膈肌升高。尿常规及培养阴性并不能排除本病。

【病理学表现】

多以局灶性急性细菌性肾盂肾炎起病，由多发小脓肿融合成较大脓腔，多为单侧发病。脓性物质充满了一个扩大的集合系统。常有慢性阻塞史，如先天性输尿管肾盂连接处梗阻[1]。结石造成的急性阻塞是偶然因素。

【影像学表现】

1. X 线　见肾影增大，常为局限性。肾周脓肿时，肾轮廓及腰大肌边缘模糊至消失。

2. IVU　肾脓肿时，IVU 显示局部肾功能低下，密度减低，肾盏充盈不全，大的脓肿可使肾盏移位，拉长类似肾内肿物。有时肾盂肾盏和输尿管内可见由坏死组织和脓性成分构成的充盈缺损。输尿管近端不显影则提示有肾盂输尿管交界处梗阻。

3cm 以下早期小脓肿，可无阳性发现。肾周脓肿：肾不随呼吸上下移动。肾区密度增加，脊柱弯向患侧。患侧可有胸腔积液，膈肌位置上升。肾影周围的炎症肿块使肾移位，且常伴肾盂积水。

3. US 肾脏增大，肾实质回声不均等。脓肿表现为不规则包块，内含液性暗区，腔内可有碎屑所致的点条状回声，以及气泡所致强回声。邻近肾实质水肿。肾周脓肿显示为肾周脂肪炎，肾周间隙炎性肿块及类圆形脓肿。超声不能辨别早期肾脓肿与局限性肾盂肾炎。

4. CT 是确诊此病和测定范围的首选。肾脓肿早期难与局限性肾盂肾炎区分，稍后其中心部分表现为边界模糊不清的较低密度影，脓肿成熟期为中央大片坏死的囊性占位性病变，增强扫描中央不强化，脓肿壁可强化；最终显示较具特征性的厚壁，脓肿中心密度低，内部可有分隔或含气，周围厚壁密度增强，厚壁外侧邻近肾实质密度更高，三者密度形成鲜明对比，是确诊肾脓肿的典型征象[2]。肾周脓肿时，肾轮廓与周围软组织及增强的局部筋膜影之间可分辨不清。肾脏可有移位，肾筋膜增厚，腰大肌周围可有水肿[3]。

5. MRI 早期肾周间隙见水样信号的液体积聚，可见气体。脓肿期 T_1WI 呈低信号，T_2WI 高信号内混杂小片状低信号，脓肿壁厚薄不均。DWI 信号显著增高。MRI 增强示肾功能减退。肾包膜下脓肿可对肾脏形成压迫，肾周脓肿常局限于肾筋膜囊，有时可突破肾筋膜侵及邻近器官和组织。

【诊断要点】

典型的临床表现加上典型的影像学表现，诊断肾及肾周脓肿较容易。大部分脓肿都含有液性区域，可在危险性较小的肾周集合管区行诊断性穿刺。CT 可显示脓肿的范围、肾周液体或气体、肾扭曲及是否累及腹膜后腔。CT 还能发现是否存在其他的潜在疾病。

对于临床症状不典型，尤其对于原因不明、体征不明显的腹痛伴发热患儿，认真仔细及全面的查体，及时进行影像学检查对于明确诊断至关重要。CT 平扫及增强扫描，目前被认为是最敏感和特异的检查方法。

CT 平扫可以发现病变，增强扫描可以清晰地显示病变的边缘强化情况，与周围组织的关系。

MPR 图像多平面、多角度清晰显示病变的大小、形态、内部分隔，可以明确观察病变整体的形态，确定病变的范围，更好地显示各器官的解剖关系，对于定性、定位诊断具有较高的诊断价值，为临床提供诊断依据及穿刺定位依据[4]。

【鉴别诊断】

1. 重复肾及上半肾积水感染 超声显示上半肾盂扩张的形态和输尿管即可明确诊断。

2. 肾脏囊性病变 包括肾囊肿、囊性肾癌。肾囊肿边缘清晰，增强扫描无强化；囊性肾癌部分可见壁结节。

3. 结核脓肿 有结核病史，肾结核通常有肾实质内的钙化，腰大肌脓肿沿腰大肌呈梭形改变。

4. 腹膜后肿瘤 病变范围局限，增强扫描少有环状强化，少有急性起病的病史。

5. 肾母细胞瘤 肾脓肿多与肾实质分界不清，可形成多发厚壁肿块，正常肾实质与病变无明确分界。而肾母细胞瘤一般较大，可跨越中线；肿瘤易发生出血、坏死、囊变，约15%瘤内有钙化；肿瘤呈轻中度强化，残余的肾实质多见于瘤体周围且呈明显强化，瘤体与正常肾实质形成鲜明对比。

【研究现状与进展】

有研究对肾脏肿块型病变在 MRI 扩散加权成像中的表现进行了探讨，脓肿的表观弥散系数值介于肾血管平滑肌脂肪瘤和恶性囊性病变之间，但因例数太少，未做详细分析[5]。扩散加权成像序列能从水分子弥散角度对肾脏病变良恶性进行评估，能较好地反映病变的病理生理特点；不需对比剂，对肾功能不良患者可作为首选。

参 考 文 献

[1] Dudek-Warchoł T，Warchoł S，Bombiński P，et al. Pyonephrosis as the first symptom of congenital hydronephrosis in a 6-year old girl. Pol Merkur Lekarski，2018，44（262）：196-200.

[2] Bitsori M，Raissaki M，Maraki S，et al. Acute focal bacterial nephritis, pyonephrosis and renal abscess in children. Pediatr Nephrol，2015，30（11）：1987-1993.

[3] 闫荣耀，杨蕾，相爱华，等 . 大肠埃希菌致肾周围脓肿的 MSCT 表现及临床价值 . 医学影像学杂志，2017，27（8）：1522-1525.

[4] Chaudhry S，Bolt R. Bilateral renal abscess in a previously healthy 11-year-old-girl. Eur J Pediatr，2010，169（11）：1423-1425.

[5] 吕琦，郑少强，王培军，等 . 3.0T MR 扩散加权成像在肾脏肿块型病变中的诊断价值 . 同济大学学报（医学版），2016，37（1）：51-55.

四、肾脏真菌感染

【概述】

肾脏真菌感染（renal fungal infection）既可以是原发的，也可以由其他病灶播散而来。真菌广泛分布于自然界，某些真菌也寄生于健康人体内，当人体免疫功能降低时致病。肾脏真菌感染十分少见，诊断常被忽略而延误治疗。真菌性败血症时，肾脏及全身多器官受累，常导致死亡。儿童的易感因素包括抗生素治疗、静脉或脐动脉置管、胃肠外营养和免疫抑制状态、ICU 入住史、早产等。引起肾脏感染最常见的真菌为念珠菌，其中最主要的是白念珠菌。由白念珠菌引起的念珠菌感染，占肾脏真菌感染的 80%。

早产儿、新生儿尤其易感。新生儿的临床表现常是非特异性的，如高血压、尿少、无尿。年长儿的肾脏念珠菌感染常因免疫力低下。真菌感染临床表现不能与细菌感染相鉴别，如发热、恶寒、排尿困难、胁腹痛[1]。

【病理学表现】

肾脏真菌感染通过两种途径：一种是直接接触传染，如接触真菌污染的物品，通过尿道上行引起肾的感染，临床表现与细菌性肾盂肾炎相似；另一种是真菌败血症，通过血行播散累及肾脏，可引起多发性肾皮质梗死和肾脓肿。乳头坏死可以引起肾绞痛和尿道梗阻。

真菌感染时，肾盂中可形成真菌性结石，常累及双侧，引起尿路梗阻和无尿。

【影像学表现】

1. X 线 一侧或两侧肾脏的外形在短期内逐渐增大。

2. IVU 注射对比剂后，可见肾皮质栓塞，以及肾脓肿形成的低密度灶，肾小盏及肾盂受压变窄。若一侧肾静脉栓塞可不显影。肾分泌功能降低，表现形态与急慢性肾盂肾炎、肾脓肿、肾积水类似，即肾无功能、弥漫性肾肿大、局限性肾肿块，有或无梗阻。特征性表现为在肾盂或膀胱内可见真菌球引起的软组织充盈缺损。真菌球内气体能产生放射性透亮影。

3. US 真菌球形成时在集合系统内可见有回声但无声影肿块。

4. CT 可以显示肾短期内逐渐增大，不均匀（像盐和胡椒粉）强化。平扫肾实质密度不均匀，弥漫或多灶性水肿；如其内见 CT 值超过 70Hu 的小片状高密度影，提示为出血灶。部分肾盏肾盂受压变窄甚至消失。增强扫描显示肾不均匀强化，若肾静脉血管栓塞，肾脏整体不强化。真菌性脓肿表现为类圆形低密度灶，脓肿壁较厚而不规则，增强扫描时脓肿壁可强化而脓腔不强化，可合并肾周筋膜增厚及肾周脓肿。

【诊断要点】

肾脏真菌感染常为继发性感染，多继发于血液病、恶性肿瘤、糖尿病、严重感染、大面积烧伤，以及长期应用抗生素、皮质类固醇激素、免疫抑制剂等使机体内菌群失调，或抑制了机体的免疫反应而引发真菌感染。

肾的真菌感染临床表现无特殊性，血常规化验表现为血红蛋白水平减低，白细胞总数及中性粒细胞增高。尿常规检查可发现蛋白质、红细胞、白细胞及管型，尿素氮水平有时升高。由于其发病率低，易被忽略而误诊，甚至导致死亡。凡在上述疾病基础上出现并发感染经积极治疗无效甚至恶化时，应警惕真菌感染的可能[2]。影像学检查虽有异常征象的出现，但缺乏特异性，需及时进行真菌培养、免疫学检查、组织切片病理学检查等尽快做出诊断，及时治疗。

【鉴别诊断】

1. 肾结核 IVU 表现为一侧肾不显影或显影不良，CT 见患肾实质内不规则空洞，肾皮质菲薄，肾变形，体积缩小，常有钙化。肾真菌感染时肾体积短期内逐渐增大，一般无钙化。主要还应结合临床表现、化验结果综合考虑来鉴别。

2. 黄色肉芽肿性肾盂肾炎 肾影增大、肾功能较差，与真菌感染相似，但其肾盂肾盏多有大片钙化，与真菌感染不同。

3. 淋巴肉瘤、肾癌和肾母细胞瘤 影像学表现与真菌感染有相似之处，但病史及临床表现完全不同，通过实验室检查、病理结果可鉴别。

【研究现状与进展】

儿童的泌尿系统真菌感染近年来呈增多趋势，低出生体重早产儿易发，尤其是曾入住重症监护室、合并泌尿系畸形的婴儿，病死率不容忽视[3]；较高的病死率与未及时进行治疗有关，针对高危患儿，临床和影像学表现提示真菌感染时，应立即开始经验性抗真菌治疗。临床医师在工作中需要及时发现识别高危患儿，尽早诊断、尽早治疗以改善患儿预后。

参考文献

[1] 樊剑锋，段晓岷，刘小荣，等. 肾脏科患儿合并侵袭性真菌感染临床分析. 中华实用儿科临床杂志，2015，30（5）：359-361.

[2] Mesini A，Bandettini R，Caviglia I，et al. Candida infections in paediatrics：results from a prospective single-centre study in a tertiary care children's hospital. Mycoses，2017，60（2）：118-123.

[3] King J，Pana ZD，Lehrnbecher T，et al. Recognition and clinical presentation of invasive fungal disease in neonates and children. J pediatric Infect Dis Soc，2017，6（1）：S12-S21.

五、泌尿系统结核

【概述】

儿童泌尿系统结核（urinaty tuberculosis）较罕见，常为继发性感染，原发灶在肺或骨关节，主要见于较大儿童[1]。泌尿系统结核病中，肾脏是初发器官，同时是最为常见的器官。肺结核是最主要的原发病灶。

结核分枝杆菌到达肾脏有四种路径，即经血液、经尿路、经淋巴管和直接蔓延，经血液到达肾脏是最重要的途径。

泌尿系统结核典型症状表现为尿频、尿急、尿痛、血尿、脓尿，绞痛发生于输尿管被血块或干酪样物质阻塞时。脓肾及肾周脓肿可有发热及中毒症状。最终诊断依靠尿涂片和培养找到结核菌。

【病理学表现】

结核分枝杆菌侵入肾脏，感染肾小球毛细血管丛，形成结核结节。这种感染大多是双侧的，主要位于肾皮质，不引起临床症状，但在尿中可查到结核分枝杆菌，称为病理性肾结核，这种病理性肾结核自愈概率较大。

若病变进展，结核结节逐渐扩大，互相融合，在中心发生坏死，病变侵入肾髓质或病灶破入肾小管，结核分枝杆菌经肾小管到达肾乳头，在肾髓质形成病灶，进行性发展引起临床征象，即临床肾结核。肾皮质的病灶常在肾乳头处破溃蔓延到肾盏、肾盂，并经淋巴管、肾盏肾盂黏膜下层或肾盂尿液，蔓延至其他部分或全肾。病灶常呈干酪样变，当干酪样物排入肾盂形成空洞，

全肾的干酪化最终形成结核性脓肾。若机体免疫力强，肾病灶可有大量结缔组织增生、瘢痕化，使肾盏肾盂或输尿管狭窄、变形或扩张，发生尿流障碍。此外，干酪空洞周围通常有大量钙盐沉着，可局限于肾一处或全肾[2]。

肾结核可经尿路和黏膜下层引起输尿管和膀胱结核，并蔓延至尿道和对侧肾。输尿管结核病变是溃疡和纤维化，使输尿管增粗变硬成为僵硬的索条，管腔有不同程度的狭窄。膀胱结核灶开始在病侧输尿管口周围，进而蔓延至三角区，然后累及整个膀胱。结核结节融合、干酪化，使膀胱壁失去伸张能力，容量减少，临床称为膀胱挛缩。膀胱结核可累及健侧肾的输尿管口，使健侧发生尿流障碍，形成对侧肾和输尿管积水。

尿道结核少见，主要在男性，表现为尿道结核性溃疡、干酪样变和纤维化，导致尿道狭窄和梗阻。泌尿系统各器官结核常同时存在。

【影像学表现】

早期结核病灶在较局限和（或）未影响到肾盂肾盏时，各种影像学检查多难以发现异常。

1. X 线 肾影呈分叶状增大，晚期纤维瘢痕广泛形成时肾缩小。肾脓肿钙化边缘不清晰，呈云絮状。空洞钙化呈多边形、絮状或斑点状。"肾自截"常见于一侧肾弥漫性钙化。

输尿管结核钙化：与输尿管走行一致，呈线状钙化，形态不规则，边缘不光滑，偶可类似结石，复查时位置不变。常与肾结核一起存在。

膀胱结核钙化：偶可见膀胱壁线状钙化。

2. IVU 肾结核早期肾小盏扩张，肾盏边缘呈虫蚀状。肾结核灶结缔组织增生和瘢痕化时，肾盂肾盏狭窄、变形、扩张；形成干酪空洞时，表现为肾影内有多数与肾盂相连的密度不均、形态不规则的囊腔。当肾实质有大量破坏以致功能消失，可使肾盂肾盏不显影，或功能低下使肾盂肾盏显影时间延长，密度减低。肾结核晚期，膀胱结核可引起对侧肾输尿管积水。肾结核瘤时，表现为肾盂或肾盏的压迫变形。

输尿管早期管腔粗细不均，边缘不整，晚期管壁纤维化，输尿管短缩、僵硬，形态固定不变，远端狭窄、梗阻，近端输尿管和肾盂扩张、积脓。

3. 造影

（1）膀胱造影：早期表现正常，当病变侵及

肌层引起纤维化、瘢痕收缩时，则膀胱缩小，膀胱壁失去弹性，边缘不规则，假憩室形成，常伴有膀胱输尿管反流。可蔓延至对侧引起健侧输尿管肾盂积水。

（2）尿道造影：尿道结核时，可见结核性破坏空洞、溃疡形成，使尿道狭窄、粗细不均，边缘呈串珠样改变。

4. US 早期肾结核无明显异常。重型肾结核时肾皮质破坏，有积水、脓肿、空洞钙化，形成脓肾时，超声可明确诊断，表现为肾增大，可见不规则液性暗区，皮质回声增强或欠均匀。晚期肾可缩小，边缘凹凸不平，内可见多个透声差的液性暗区，内散布强光点或斑状强回声。

5. CT 肾体积可增大或缩小（呈桑葚样），肾皮质菲薄；有结核干酪性病灶时，可见边缘模糊的低密度灶，干酪坏死物排出后，可见不规则多房腔，腔内 CT 值接近水密度，与之相连的肾盏变形；干酪坏死腔壁可见不规则钙斑；有肾积水时肾盂扩张；肾周围软组织增厚，腰大肌变形。膀胱壁增厚，形态不规则[3]。

6. MRI 早期肾影增大，晚期缩小，形态不规则，肾内可见空洞，肾脏壁形态不规则，空洞内呈长 T_1 长 T_2 信号；"肾自截"时钙化可呈花瓣状，T_1WI 呈低或等信号，T_2WI 呈混杂信号。

【诊断要点】

儿童泌尿系结核较为少见，发生隐匿，临床表现不典型，症状轻微或间断发作，伴典型症状如尿路刺激征、腰痛、血尿的病例并不多见，常被忽视。

临床诊治中遇到逐渐加重的膀胱刺激征，抗感染治疗迁延不愈者；膀胱刺激征同时伴有肺结核或肺外结核者；持续性脓尿、血尿或反复尿路感染者；单侧慢性腰痛伴不明原因发热及尿改变者；尿培养阳性，经抗感染治疗症状未完全消失者，应疑诊泌尿系结核，行相关化验及影像学检查，避免漏诊、误诊。

【鉴别诊断】

X 线片发现肾区钙化，需要与肿瘤或其他肾内外的钙化鉴别，也需与结石相鉴别。结石阴影密度较高且均匀，呈圆形、卵圆形或肾盂肾盏形，多发生于肾盂肾盏内。钙化还需与腹腔淋巴结钙化相鉴别。

输尿管结核性狭窄伴同侧结核性肾盂积水，与非结核性肾盂积水相似，应依靠临床表现、检验结果、细菌学培养结果来鉴别。

CT、超声发现肾结核干酪灶，需与细菌性肾炎、化脓性脓肿、肾囊肿、小肿瘤相鉴别。影像学上，结核都伴有其他结核性改变，如钙化或肾变形缩小。

【研究现状与进展】

经正规抗感染治疗后不愈的泌尿道感染病例，而既往无泌尿系病史，首先应了解有无泌尿道畸形，同时了解有无全身结核感染，询问病史及结核接触史，同时行肾脏形态和功能的进一步检查，求得正确的诊断[4]。患儿出现膀胱刺激征、胁腹痛、无菌尿、血尿时，鉴别诊断中应考虑到结核感染的可能[5]。

参 考 文 献

[1] Mapukata A，Andronikou S，Fasulakis S，et al. Modern imaging of renal tuberculosis in children. Australas Radiol，2007，51（6）：538-542.

[2] Wong A，Dhingra S，Surabhi VR. AIRP best cases in radiologicpathologic correlation：genitourinary tuberculosis. Radiographics，2012，32（3）：839-844.

[3] Kritsaneepaiboon S，Andres MM，Tatco VR，et al. Extrapulmonary involvement in pediatric tuberculosis. Pediatr Radiol，2017，47（10）：1249-1259.

[4] Arora N，Saha A，Kaur M. Tuberculous pyelonephritis in children：three case reports. Paediatr Int Child Health，2017，37（4）：292-297.

[5] Taşdemir M，Kaya H，Taşdemir ZA. Does pyuria always suggest urinary tract infection with common microorganisms? Answers. Pediatr Nephrol，2018，33（4）：615-617.

六、急性出血性膀胱炎（病毒性膀胱炎）

【概述】

急性出血性膀胱炎（acute hemorrhagic cystitis）可发生在整个儿童期，致病菌多为腺病毒，偶尔由大肠埃希菌引起。腺病毒是儿童急性出血性膀胱炎的最常见致病菌。急性出血性膀胱炎常与骨髓移植和其他免疫抑制状态相关[1]。临床上很少做病毒培养，而有急性出血性膀胱炎症状的儿童做常规尿培养经常无细菌生长。儿童肉眼血尿是最常见的临床表现，常突然出现尿频，可有排尿困难，但症状通常于数日或数周内消失而无后遗症。

【病理学表现】

各种因素直接或间接引起膀胱黏膜损伤，使其充血、水肿，形成溃疡，进而出血、坏死[2]。

【影像学表现】

1. IVU 与膀胱造影 膀胱圆、小、痉挛，边缘不规则，黏膜皱襞增厚或呈鹅卵石样图形，这些表现可广泛，也可局限于膀胱底部或膀胱三角区，可有输尿管扩张，有时可见膀胱输尿管反流[3]。

2. US 膀胱充盈不良，膀胱壁不规则，对称性增厚。

【诊断要点】

突发肉眼血尿，伴明显刺激症状，伴或不伴发热；下腹痛或耻骨上压痛；全程血尿，尿沉渣白细胞轻度增高；尿细菌培养阴性；排除出血性肾盂肾炎和引起血尿的其他疾病，有相应的影像学检查支持。

【鉴别诊断】

与出血性肾盂肾炎和引起血尿的其他疾病相鉴别，临床病史和影像学检查可资鉴别。

【研究现状与进展】

对于儿童急性无菌性血尿，应考虑做病毒学检查，以便明确病因，避免滥用抗生素，及时治疗可改善预后。对于有免疫损伤的患儿，早期识别出血性膀胱炎的危险因素，进行有效的预防以降低其发生率，改善疗效有待进一步研究和探索[4]。

参 考 文 献

[1] Botta LM，Botta GP. Hemorrhagic cystitis：treatment with hyperbaric oxygen therapy in patients with acute lymphoblastic leukemia. Clin J Oncol Nurs，2018，22（6）：E146-E151.

[2] 谢云霞，王昱，黄晓军，等. 儿童及青少年血液病患者单倍型造血干细胞移植后合并出血性膀胱炎临床分析. 中华血液学杂志，2018，39（10）：833-838.

[3] Gander R，Asensio M，Guillén G，et al. Hemorrhagic cystitis after hematopoietic stem cell transplantation：a challenge for the pediatric urologist. J Pediatr Urol，2018，14（5）：366-373.

[4] Wu Q，Zhou F，Song NX，et al. Clinical features and risk factors of hemorrhagic cystitis after allogeneic hematopoietic stem cell transplantation. Zhonghua Xue Ye Xue Za Zhi，2019，40（3）：187-190.

七、肾综合征出血热

【概述】

肾综合征出血热（hemorrhagic fever with renal syndrome，HFRS）是一种以鼠类为主要宿主和传染源的自然疫源性疾病，是由布尼亚病毒科的汉坦病毒感染引起。其表现为发热、出血和肾损害，病情重、发展快、病死率高，属法定报告的乙类传染病。我国受 HFRS 感染严重，疫区主要分布于陕西省、山东省、河北省及东北三省等地[1]。

既往研究显示本病以青壮年人群为主，多年来防控 HFRS 的疫苗接种人群不包括 16 岁以下的儿童、青少年人群；近年来，本病在低年龄组（年龄＜16 岁）患者中发病率呈上升趋势。发病高峰为秋冬季，以郊区、农村患儿居多，发病高峰年龄为 5～10 岁，多为轻症。

HFRS 病情轻重不一，临床表现复杂多样，典型病程分为 5 期，依次为发热期、低血压期、少尿期、多尿期和恢复期。儿童患者的临床特点如下。①临床经过不典型，患儿通常无明显低血压及少尿期，仅有发热期，热退后症状消失。发热期主要伴有头痛症状，成人典型的"三红"（即脸、颈和上胸部红）"三痛"（即头痛、眼眶痛、腰痛）表现发生率并不高。②多脏器受累，但以肝脏和心肌损伤为主，多为轻、中度，重度损伤少见；肾功能不全以轻度为主，部分患儿不出现肾损伤。消化道症状明显且持续较长时间，如恶心、呕吐、腹泻和腹痛等。③儿童的神经系统发育尚不完善，患儿出现神经系统症状的概率高于成人，患儿在发热期伴有明显的头痛症状，热退后头痛症状逐渐缓解。④成人感染后常出现的并发症，如高血压、糖尿病、重要脏器出血等，患儿较少出现。儿童最常见的并发症是心肌损伤，其次是肺部感染。

【病理学表现】

发病机制可能与受感染细胞的功能、结构损害有关，同时与病毒感染诱发机体免疫反应，导致免疫损伤有关[2]。

病理特点为全身小血管广泛损害，血管壁受损、通透性增高，组织器官水肿，全身皮肤黏膜充血、出血，如"三红"，皮肤出血点、瘀斑，同时累及肝、肾、脾、脑等毛细血管丰富的脏器，导致脏器损伤、衰竭；病毒侵袭神经系统时，会引起"三痛"。另外还有部分患者出现恶心、呕吐、腹痛、腹泻及全身关节痛等症状；若病情继续进展，会出现低血压、休克和少尿等多脏器衰竭表现。

【影像学表现】

影像学检查表现为肾、心、肝、脾、肺等渗

出性炎症。

1. X 线　肺部炎症阴影。

2. CT　肺水肿、肺渗出性改变，胸腔积液，双肾肿大，双肾周围渗出，肝脏密度减低，脾大，胰腺肿胀，胰腺周围渗出，胆囊壁水肿增厚，阑尾增粗并周围渗出[3]。

3. 超声　肾脏增大，回声增强，皮髓质界线不清；肾包膜积液、肾盂积水等，进入恢复期后肾脏形态学改变可恢复正常。脾大、腹水、胸腔积液、心包积液、胆囊炎、阑尾炎等。

【诊断要点】

依据《流行性出血热诊断标准》（WS278—2008）进行诊断。有下列任何一项指征的患者纳入重型组，无以下任何一项指征的患儿纳入轻症组：①体温≥40℃，全身中毒症状严重，伴或不伴中毒性精神症状；②出现休克表现；③有皮肤瘀斑和腔道出血者；④少尿持续≥5d 或无尿≥2d。

【鉴别诊断】

儿童肾综合征出血热发病特征不明显，典型"三红""三痛"症状较少，无酒醉貌、腰痛等症状，全身中毒症状轻，早期误诊率高，初诊易误诊为上呼吸道感染、胃肠炎、腹腔淋巴结炎、肾炎、急性胰腺炎等。本病需与发热性疾病、导致休克的疾病、肾脏损害疾病及出血性疾病等相鉴别[4]。本病的诊断要密切结合流行病史、临床表现、实验室检查结果进行综合判断。

【研究现状与进展】

肾综合征出血热患儿临床表现多样，但均无特异性，易误诊，故在肾综合征出血热发病高峰期，有明确或可疑鼠类接触史，初期表现为高热伴或不伴消化道症状的患儿，应考虑到本病的可能，对患儿进行血常规、尿常规及肝肾功能检查，可提示诊断[5]。

参 考 文 献

[1] 邓慧玲, 张玉凤, 刘宇阳, 等 . 60 例儿童肾综合征出血热患者的临床特点及重型高危影响因素 . 中华实验和临床感染病杂志（电子版）, 2018, 12（2）: 150-154.

[2] Yu Z, Zhou N, Li A, et al. Performance assessment of the SAPS Ⅱ and SOFA scoring systems in Hanta virus hemorrhagic fever with renal syndrome. Int J Infect Dis, 2017, 63（C）: 88-94.

[3] 李静, 郭庆乐, 元小冬, 等 . 以急性腹痛为首发症状的肾综合征出血热的腹部 CT 分析 . 实用放射学杂志, 2017, 33（4）: 634-636.

[4] Dzagurova TK, Tkachenko EA, Ishmukhametov AA, et al. Severe hantavirus disease in children. J Clin Virol, 2018, 1（18）: 66-68.

[5] Echterdiek F, Kitterer D, Alscher MD, et al. Clinical course of hantavirus-induced nephropathia epidemica in children compared to adults in Germany-analysis of 317 patients. Pediatr Nephrol, 2019, 34（7）: 1247-1252.

八、乙型肝炎病毒相关性肾炎

【概述】

乙型肝炎病毒相关性肾炎（hepatitis B virus associated glometulonephritis, HBV-GN）是指乙型肝炎病毒（HBV）通过免疫反应形成免疫复合物或直接侵袭肾组织引起的肾小球肾炎[1]。HBV-GN 的发病率与地区 HBV 感染率有关。我国为 HBV 感染高发区，本病发病率也高，好发于 2～12 岁儿童和 20～40 岁的青年人，多见于男性。

HBV-GN 是我国儿童常见的继发性肾小球疾病之一，也是儿童期膜性肾病的主要病因。

HBV-GN 多在 2～12 岁发病，平均年龄为 6 岁，男童明显多于女童。临床大多表现为肾病综合征，有一些表现为蛋白尿和镜下血尿；肉眼血尿、高血压和肾功能不全较少。大多无肝病症状，有近半数患儿丙氨酸氨基转移酶（ALT）升高。血清学检查有约 3/4 的患儿乙型肝炎表面抗原（HBsAg）、乙型肝炎 e 抗原（HBeAg）、乙型肝炎核心抗体（HBcAb）阳性（大三阳），其余为 HBsAg、乙型肝炎 e 抗体（HBeAb）和 HBcAb 阳性（小三阳），个别为 HBsAg 或 HBsAg 伴 HBeAg 阳性，但有个别血清 3 种抗原均阴性，而肾脏仍可发现 HBV 抗原沉积的病例。虽然随着乙肝疫苗接种的普及，HBV-GN 的发病率已有所下降，但其仍是我国儿童的一种常见的继发性肾病。HBV-GN 患儿的病程多呈自限性，发展为肾衰竭者较少见。

【病理学表现】

发病机制包括四方面：第一，乙肝病毒抗原抗体免疫复合物导致补体受到刺激，进而导致发病；第二，乙肝病毒直接对肾脏进行侵害；第三，与患者自身的免疫能力具有一定的相关性；第四，遗传因素及其他因素也产生一定的影响[2]。患儿 HBV-GN 的病理改变以膜性肾病为特征，膜增生性肾小球肾炎是次常见的病理改变，其他病理类型少见。

【影像学表现】

主要是肾小球肾炎的影像学表现。

【诊断要点】

确诊依赖肾活检，诊断依据：①血清乙肝病毒标志物阳性：大多数为 HBsAg、HBeAg 和 HBcAb 同时阳性（大三阳），少数为 HBsAg、HBeAb 和 HBcAb 同时阳性（小三阳），个别血清 HBsAg 阴性但 HBV-DNA 阳性。②患肾病或肾炎并除外其他肾小球疾病：大多数患儿表现为肾病综合征，少数表现为蛋白尿和血尿。③肾小球中有一种或多种 HBV 抗原沉积：大多有 HBsAg、HBcAg 或 HBeAg 在肾小球沉积。④肾脏病理改变：绝大多数为膜性肾炎，少数为膜增生性肾炎和系膜增生性肾炎。

确诊标准：①同时具备上述第 1、2 和 3 条依据；②同时具备上述第 1、2 条依据，且第 4 条依据中膜性肾病；③个别患者具备上述第 2 和 3 条依据，血清乙肝病毒标志物阴性也可确诊。

【鉴别诊断】

本病需要与其他肾小球疾病相鉴别。

【研究现状与进展】

HBV 感染对 HBV-GN 发病及预后有着重要的影响，故明确发病机制、提高诊疗水平、早期诊断、早期治疗有着极为重要的意义，不仅能有效阻止 HBV-GN 的进展，而且能显著降低死亡率。目前治疗以抗病毒为主。近年来关于基因及分子生物学方面的研究为 HBV-GN 的发病机制提供了新的方向和理论依据[3]，相信在未来更多机制研究会为临床 HBV-GN 治疗提供更多新靶点、新思路。

参 考 文 献

[1] 中华医学会儿科学分会肾脏病学组. 儿童常见肾脏疾病诊治循证指南（试行）（五）：儿童乙型肝炎病毒相关性肾炎诊断治疗指南. 中华儿科杂志, 2010, 48（8）：592-595.

[2] He P, Zhang D, Li H, et al. Hepatitis B virus X protein modulates apoptosis in human renal proximal tubular epithelial cells by activating the JAK2/STAT3 signaling pathway. Int J Mol Med, 2013, 31（5）：1017-1029.

[3] 徐茜茜, 杨悦, 李文歌. 乙型肝炎病毒相关性肾炎发病机制的研究进展. 中华肾病研究电子杂志, 2016, 5（2）：85-88.

（梅海炳　章　瑜　彭丽娜）

第三十八章 男性生殖系统感染与炎症疾病

第一节 概 述

儿童男性生殖系统感染与炎症是病原体侵入生殖系统繁殖而引起的炎症，是危害儿童男性健康和生育能力的关键问题。常见的病原体有细菌、病毒、支原体、衣原体等。诱发感染的因素有间接接触、血源性感染、淋巴源性感染、机体抵抗力弱和医源性感染。主要发病机制如下所述。①宿主：机体的防御机制；黏膜和黏膜保护屏障损伤；正常菌群抑制作用的破坏等。②入侵病菌：病菌的数量和毒力；病菌表达抗原、黏附性；细菌的生物膜等。

男性生殖系统大体解剖包括前列腺、精囊、睾丸、输精管、附睾及尿道海绵体（阴茎）。前列腺起源于尿生殖窦的间叶成分及部分午非管及米勒管组织，为一外分泌腺体，包括腺体部分及非腺体部分。精囊与输精管、附睾、射精管均起源于中肾管、午非管。精囊为一卷曲的管，管径3～4mm，长3～6cm，分出10～12个不规则的憩室，由一层致密的纤维筋膜包绕，其内缘缩窄形成内径约1.5mm的短管，为精囊的排出管与输精管相接形成射精管。精囊位于前列腺的头端，前方为膀胱，后方为直肠。儿童时期完全由腹膜覆盖，两侧精囊向外上方斜行，两侧尖端部相距7～8cm，汇聚点与水平面形成50°～60°角。睾丸起自中肾嵴腹侧的胚胎性腺，发育时下降至腹股沟内环，再降至阴囊内。成人睾丸长为4～5cm，宽径2～3cm，前后径2～3cm。前外侧由睾丸固有鞘膜包绕，后外缘为附睾。10～12条睾丸的附睾管形成附睾体。输精管为附睾管的延续部分，长约30cm。自附睾尾部与体的血管、淋巴管为结缔组织所包绕形成精索，自阴囊经皮下组织、腹股沟外环及内环进入盆腔。阴茎可分

为头、体、根三部分，后端为阴茎根，藏于阴囊及会阴部皮肤的深面，固定于耻骨下支和坐骨支；中部为阴茎体，呈圆柱状，定于耻骨联合的前下方；前端为阴茎头和尿道外口，阴茎主要由两个阴茎海绵体和一个尿道海绵体构成，外面包绕筋膜和皮肤。

检查技术主要包括超声、CT、MRI和核素显像。超声检查简单、经济、无辐射，是男性生殖系统疾病首选检查方法。超声检查的缺点是视野小，不能清晰显示大的病变全貌及其与周围器官结构的关系；显示的切面过于"灵活"，不利于对比；诊断的准确性在极大程度上取决于检查的技术。MRI对软组织的对比分辨率高，可以直接多断面扫描，无辐射，对生殖系统解剖及病变均可提供详细信息。CT扫描优点：空间分辨率高；扫描时间短；扫描范围广；检查费用低。缺点：患者受到辐射；软组织分辨率低；平扫提供的信息量少；部分容积效应分辨率。核素显像检查对患者损伤大，虽然对睾丸炎症和睾丸扭转可以提供有效诊断价值，但临床较少应用。

实验室检查主要有血常规、尿常规、分泌物培养等。

第二节 男性生殖系统感染与炎症疾病各论

一、细菌性睾丸炎

【概述】

细菌性睾丸炎（bacterial orchitis）是由病菌引起的一种急性炎症。细菌性睾丸炎通常不单独存在，根据累及部位的不同，可能同时伴有附睾炎，

有时称为睾丸附睾炎。本病在公元前即被希波克拉底所报道。附睾炎多继发于后尿路逆行感染，多由细菌或病毒引起，也可通过血液系统或淋巴系统感染，约 25% 为两侧感染。附睾炎多从附睾尾部开始，蔓延至体部和头部，约 20% 感染累及睾丸，引起睾丸附睾炎。睾丸炎好发于 18 ~ 50 岁男性。20% ~ 40% 的急性附睾炎患者可同时伴有睾丸炎。儿童患病少见。但是，如果儿童患有尿道畸形病变，如后尿道瓣膜、尿道直肠瘘等，则本病的患病率显著增加。

主要临床表现：患者发病较急，患侧阴囊坠胀和不适，局部疼痛，可向同侧腹股沟区和下腹部放射，并伴有全身不适及高热，白细胞计数增高。查体：患侧附睾和睾丸肿大，触痛明显，阴囊皮肤红肿。部分患者急性期未能治愈而转变为慢性。细菌性睾丸炎常发生在尿道炎、尿道狭窄及留置导尿的患者。细菌多由尿道、精囊、输精管、附睾逆行侵入睾丸，引起睾丸附睾炎。致病的病原体常有大肠埃希菌、葡萄球菌、变形杆菌、链球菌、淋球菌、肺炎球菌、铜绿假单胞菌等。也有的细菌可经血行播散到睾丸，但相对少见。细菌性睾丸炎发病相对急骤，睾丸肿大、疼痛，阴囊红肿，个别患者疼痛难忍，可单侧，也可双侧发病，可伴有鞘膜积液。有的患者可同时伴有尿频、尿急、尿痛，也可同时伴有全身症状，包括乏力、肌肉疼痛、头痛、恶心、发热、寒战等。性活动史对诊断也有一定的帮助。睾丸检查可以发现睾丸增大、变硬、张力大、触痛，阴囊水肿，附睾也可发现变大、变硬、触痛。肛门指诊发现前列腺触痛，提示前列腺炎。

血常规检查，白细胞计数增多，中性粒细胞增高；尿液分析可见镜下血尿和白细胞增多；在急性期尿内可查找到致病菌。

【病理学表现】

肉眼观察细菌性睾丸炎病理上主要表现为睾丸增大和充血。切开睾丸时，可见有小脓肿。组织学检查可见局灶性坏死，结缔组织水肿，分叶核粒细胞浸润，生精小管可有炎症、出血或坏死，严重者可形成睾丸脓肿，甚至是睾丸梗死[1]。附睾炎可以发生在一侧或两侧同时发病，以发生在一侧多见。急性附睾炎常从附睾尾部发生，附睾管上皮水肿、脱屑，管腔内可出现脓性分泌物，而后经间质浸润至附睾体部和头部，并可形成小脓肿。晚期可有瘢痕组织形成，至附睾管腔阻塞。

【影像学表现】

1. 超声 附睾和（或）睾丸增大，多为不均回声减低，大多呈结节状，境界不清，周边可见轻度强回声环绕[2]，若回声增强可能为既往附睾炎所致。合并脓肿时，内可见无回声或低回声区。累及睾丸时，睾丸内部可出现低回声区，严重时鞘膜内可见液性暗区。彩色多普勒超声检查，超声显示肿大附睾内血流紊乱、丰富，可见密集簇状、斑点状、树叶状等血流信号[3]。

2. CT 患侧附睾和（或）睾丸形态增大，精索增粗，相邻阴囊壁增厚，间隙模糊，鞘膜积液。增强扫描，增大的附睾和睾丸可见不均强化征（图 38-2-1），增粗的精索强化明显[4]，伴随脓肿形成时可见环状强化。

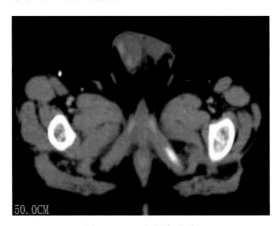

图 38-2-1　右侧睾丸炎

患儿，男性，6 个月。右侧附睾睾丸炎。CT 增强扫描，右侧睾丸增大，局部见小斑片状强化

3. MRI 患侧增大的睾丸 T_2WI 信号强度增高（图 38-2-2），T_1WI 信号强度减低，增强扫描患侧睾丸及附睾强化正常或强化程度略有增加。精索增粗，急性期增粗的精索内见血管增多、扩张，相邻阴囊壁水肿，患者常伴有鞘膜积液。

4. 核素显像锝 –99m（^{99m}Tc）　核素睾丸扫描，可显示出患侧阴囊内血流灌注增加和放射性核素聚集。

【诊断要点】

患侧阴囊形态增大、红肿、皮温高、触痛明显；白细胞计数增高；CT 或 MRI 检查可见附睾和睾丸形态增大，精索增粗，阴囊壁增厚，即可诊断。

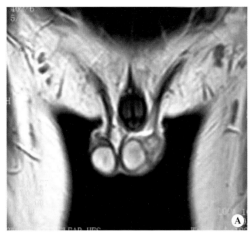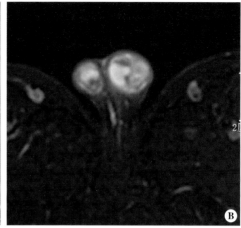

图 38-2-2　左侧睾丸炎

患儿，男性，12 岁。左侧附睾睾丸炎。A. MRI T$_2$WI 冠状面示左侧附睾增大，信号不均；B. T$_1$WI 横断位 SPAIR 序列示左侧睾丸呈不均匀强化

【鉴别诊断】

在临床和影像学表现相似的疾病有睾丸扭转、腹股沟斜疝嵌顿、睾丸肿瘤。因其病因不同，处理方式也不同，需仔细鉴别。

1. 睾丸扭转　多发生于青春发育期前的儿童，发病初期一般无发热，疼痛剧烈，且多发生在夜间。睾丸扭转患者由于精索扭曲，使得精索缩短、增粗，睾丸上抬，有时可呈横位，使得附睾和睾丸相对位置发生变化，抬高阴囊后疼痛加重。增强 CT 和 MRI 检查，睾丸未见强化或强化程度减低。

2. 腹股沟斜疝嵌顿　临床上表现为阴囊肿大、疼痛等，CT 和 MRI 检查阴囊内可见肠管影。

3. 睾丸肿瘤　成人以精原细胞瘤多见，儿童以卵黄囊瘤多见。临床上增大的睾丸疼痛不明显，皮温不高。CT 和 MRI 缺乏典型影像学特征，需结合临床、病史加以鉴别。

【研究现状与进展】

1. 超声　尤其彩色多普勒，是诊断睾丸附睾炎的首选检查方法，具有敏感度高，无创性，检查时间短等特点。CT 和 MRI 是有效的补充，MRI 具有较高的软组织分辨率，可见明确炎症范围。对于有幽闭恐惧症、体内有内置金属物等，CT 是适宜的替代检查方法。

2. DWI 和 ^{1}H-MRS　在睾丸炎症方面研究报道较少。特别是在睾丸炎伴脓肿形成阶段，水分子扩散受限，ADC 值降低，DWI 显示脓肿灶呈高信号。^{1}H-MRS 中的乳酸、醋酸和琥珀酸是致病菌糖酵解和发酵产物，可以提供有效的诊断指标。

二、附睾结核

【概述】

附睾结核（epididymal tuberculosis）是多见于青壮年的男性生殖系统结核，也称结核性附睾炎。附睾结核偶见于儿童患者，临床症状一般较轻，起病较隐匿。患病早期易忽视，致病程长，累及病变范围大，可影响生育。一般多认为附睾结核是泌尿系结核的一部分，附睾结核可伴有前列腺结核或精囊结核。附睾结核多发生在附睾尾部，因为附睾相对于其他部位血供较丰富，或者因为尿液中的结核菌沿输精管逆行，先到达附睾。附睾尾部病变较多，感染也可累及整个附睾。对附睾结核的结核分枝杆菌侵入途径有两种观点：一种观点认为泌尿系结核患者尿液中的结核分枝杆菌首先侵入前列腺、精囊，再经输精管逆行至附睾；另一种观点认为是由原发性结核菌感染经血行播散引起的。附睾结核的主要后遗症是附睾管和近端输精管不全性或完全性梗阻，表现为少精或无精，从而导致不育。

附睾结核一般发病缓慢，附睾肿大，可无明显疼痛，肿大的附睾可与阴囊粘连，易形成脓肿，局部会出现红、肿、热、痛。脓肿破溃流出黏液和干酪样坏死物后，可形成窦道。个别患者发病急、高热、疼痛、阴囊增大，类似于急性附睾炎，当炎症消退后，可留下硬结、皮肤粘连、阴囊窦道等症状。附睾结核压痛多不明显，严重者，会出现附睾和睾丸分界不清，输精管增粗，可呈串珠状，

偶见鞘膜少量积液。直肠指诊时，前列腺内有硬结。实验室检查，在患者的尿液、精液或前列腺液中找到抗酸杆菌，或结核菌培养，是临床诊断附睾结核的重要手段。

【病理学表现】

病理学表现主要特点是组织结构破坏，结核结节相互融合伴有坏死，进而形成干酪样病灶；另一特点是病灶纤维化，是细胞免疫干酪样变的一种反应。纤维化可使管道狭小、管腔闭塞、组织变硬；其次是病灶渗出，是浆膜的一种炎性反应，分泌大量液体稀释有害物质。结核灶内可见钙化灶，为干酪坏死后，钙质沉着于病变区域内的斑点钙化。

【影像学表现】

1. 超声　附睾肿大，回声均匀或不均匀，血流信号增多，特别是在病变周边，有点状或线条状血流信号；附睾内可见结节样回声，单发或多发。单发结节回声一般较均匀，少数也可呈混杂回声，边界模糊不清。当发生干酪样坏死时，病变区呈不规则透声较差的无回声区。钙化灶形成时，结节内可见斑点状强回声影；多发性结节多呈串珠样排列[5]。结核性睾丸炎特征性表现是睾丸实质内出现多粟粒样、小结节样低回声影。

2. CT　附睾体积增大，形态不规则，密度不均匀，实质内可有斑点状钙化灶，有干酪样坏死时呈低密度改变（图 38-2-3A），增强扫描可见环形（图 38-2-3B）或不规则强化。

3. MRI　附睾结核 MRI 表现取决于病变的程度及不同的病理成分，病变常由肉芽组织、纤维组织和干酪成分构成，附睾明显肿大，失去正常

的轮廓。早期睾丸的结构尚完整，晚期则可有脓肿形成，在 T_1WI 上呈低信号，在 T_2WI 上可表现为高、低不等的混杂信号，增强扫描附睾结核可见环形强化[6]；其内可有钙化灶和纤维灶，表现为明显的斑片状低信号区，可伴有少量鞘膜积液。

【诊断要点】

阴囊内肿块，缓慢逐渐增大，无疼痛及触痛，有结节、质硬；应用抗生素治疗无效；超声检查发现附睾弥漫性或局限性肿大，回声均匀或不均匀，伴附睾内结节样回声和点状钙化，窦道形成。当伴有其他系统结核感染时，特别是生殖泌尿系有结核性感染，可提示本病。

【鉴别诊断】

1. 睾丸肿瘤　多表现为单一肿块，或者整个睾丸被病变累及，影像学检查为不均质的低回声影。睾丸精原细胞瘤和睾丸淋巴瘤超声学检查回声多均匀，其他肿瘤性病变回声多不均质。附睾和睾丸炎性病变，多表现为二者同时累及。

2. 睾丸扭转　超声检查表现呈多样性，病变影像学表现取决于睾丸扭转时间的长短。在睾丸扭转急性期，睾丸弥漫性肿大，呈低回声，因病变区伴有出血或坏死，多呈混杂回声，可伴鞘膜积液和阴囊壁增厚。在这种情况下，CDFI 检查示睾丸内部血流减少或消失，而炎性病变，睾丸血流信号增多。

3. 细菌性睾丸炎　细菌性睾丸炎患者，抗生素治疗有效。超声显示附睾 CDFI 血流信号增加，而结核性病变多在病灶周边显示轻度增多的斑点状或小线条状血流信号。

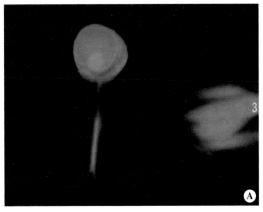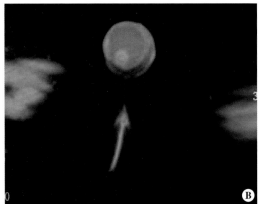

图 38-2-3　右侧睾丸结核

患儿，男性，2 个月。A. CT 平扫示睾丸增大，内见低密度液化坏死；B. CT 增强扫描示周缘呈环形强化，内呈局部斑团状强化

【研究现状与进展】

附睾结核高频彩色多普勒超声检查表现为附睾内低血供的附睾结节，病变区点状钙化有助于诊断附睾结核。超声造影是该领域较新的研究，通过微血管成像，实时、动态显示病灶内部血管的动态分布情况，显示肿瘤灶内血管的形态学变化特征。附睾结核性病变可表现与睾丸正常组织同步强化，也可略早于正常睾丸组织强化，达峰时回声呈不均质性高强化。当病变内有渗出液或脓肿形成时，表现为回声不规则的无增强区，呈"烂絮状"改变。当病灶累及睾丸时，声像图同附睾表现。

三、性传播性病原体相关的附睾炎

【概述】

淋球菌性附睾炎（gonococcal epididymitis）是由于淋球菌上行蔓延所致，是中青年急性附睾炎的常见病因[7]。儿童生殖道淋球菌感染国内偶有报道，多由母婴接触感染引起。研究表明，除淋球菌外，各种类型支原体、念珠菌、滴虫等也是性传播疾病的重要病原体。而病原体的确定是合理用药的关键，感染支原体和念珠菌患者，药物治疗有别于淋球菌感染，分泌物实验室检查确定病原体，是治疗儿童生殖道感染的关键。

淋病是由淋球菌（又称淋病奈瑟菌）引起的最常见的性病之一。近年来，淋病在性病发病中居首位。儿童淋病近几年发病率增高，女童明显高于男童。主要为间接接触感染，家庭内密切接触，公共浴场洗澡、游泳等均可导致感染。

衣原体和支原体是目前导致非淋球菌性附睾炎最常见的致病菌，其病原体主要为沙眼衣原体（约占50%）及 T- 菌株支原体，有70% ～ 80%的非淋球菌性尿道炎是由此两种病原体引起，易并发附睾炎。儿童感染主要是通过母婴接触感染。急性附睾炎约70%单侧发病，多见于附睾尾部。

淋球菌性附睾炎和非淋球菌性附睾炎临床表现相似，典型症状表现为急性起病，单侧阴囊肿胀、触痛，进行性加重，时伴畏寒发热；少数伴有尿道炎症状（如尿道刺痒、尿痛、有尿道分泌物等）；外阴瘙痒、腹部有不适等症状。外阴可见黄色或黄绿色分泌物。腹部有压痛，腹股沟淋巴结肿大。病变晚期可引起附睾结缔组织增生、纤维化和输精管闭锁，导致不育。人类是淋球菌唯一宿主，淋球菌也可进入血液，引起败血症和播散性淋病。

实验室检查淋球菌涂片革兰氏染色，镜检可见革兰氏阴性肾形双球菌，分泌物培养可见淋球菌生长。通常尿常规异常，镜检尿红细胞 0 ～ 10 个。患儿分泌物中，少数可有支原体或衣原体并存感染。淋球菌是一种革兰氏阴性双球菌，常位于多形核白细胞的胞质内，在慢性期则在细胞外。细胞膜和细胞壁在淋病发病中起着关键作用，淋球菌对柱状上皮细胞及移行上皮所形成的黏膜具有特殊的亲和力。

衣原体和支原体的确诊是依据尿道拭子荧光聚合酶链反应（PCR）检查。支原体一般缺乏细胞壁，而呈高度多形性，是能够通过滤菌器的最小原核微生物。支原体顶端的特殊结构黏附于细胞表面，引起泌尿生殖道非特异性炎症。

【影像学表现】

超声表现为附睾增大，尾部肿大较常见，其内见不均质中等回声区及散在点状强回声。累及睾丸时，睾丸体积增大，实质内见散在点状强回声，周围包膜毛糙，可伴随鞘膜积液。

【诊断要点】

单侧阴囊增大，触痛，进行性加重，少数伴有尿道炎症状；超声检查附睾增大，回声不均伴点状强化回声；尿道分泌物实验室检查是确诊主要依据。

【鉴别诊断】

性传播性病原体相关的附睾炎需与附睾结核相鉴别；前者临床发病率相对多见，且病程发展快，多伴有尿道分泌物，确诊依赖分泌物内查到致病病原体。超声学检查可见附睾肿大，累及睾丸时，增大的睾丸内回声不均，睾丸形态多正常。附睾结核病程缓慢，声像图上表现为附睾内部回声不均，见低回声结节或小钙化灶。病变累及睾丸时，可致寒性脓肿或窦道形成，睾丸形态多异常。

【研究现状与进展】

超声尤其是高频彩色多普勒超声是性传播性病原体相关的附睾炎的主要影像学检查方法，可见附睾增大，血流增加。

四、腮腺炎性睾丸炎

【概述】

腮腺炎性睾丸炎（mumps orchitis）是由流行性腮腺炎病毒（mumps virus，MuV）引起的睾丸感染，发病率为18%～30%。腮腺炎性病毒除常侵犯腮腺外，病毒也可侵犯男性生殖器官、神经组织和胰腺，而儿童睾丸也是一常见发病部位，引起病毒性睾丸炎。单侧腮腺炎性睾丸炎约占2/3，双侧发病占1/5～1/3[8]。患儿的睾丸组织可广泛破坏、萎缩，约占30%，不可逆性破坏患儿生精功能，导致不育。腮腺炎病毒侵入途径：先侵入患者上呼吸道或眼结膜，在黏膜上皮组织中增殖，而后进入血液循环，形成病毒血症，再经血流侵入一些组织，在组织中进行大量增殖后，再一次进入患者血液循环形成二次病毒血症，随血流侵入睾丸组织[9]。

腮腺炎性睾丸炎临床表现：多见于青春期后期男性，一般发病急，在腮腺炎发生后3～4天出现症状，临床表现为高热和阴囊肿痛。体检发现阴囊皮肤红肿，一侧或两侧睾丸增大，压痛。触诊时可区分睾丸和附睾。若伴有鞘膜积液，透光试验阳性。实验室检查白细胞计数增高，尿液分析多正常，可有蛋白尿或尿内查到红细胞。在急性期，尿液检查可发现致病病毒。

【病理学表现】

腮腺炎性睾丸炎炎症急性期，睾丸组织病理学表现：①间质水肿；②单核细胞与中性粒细胞炎性浸润；③生殖细胞退化、脱落。腮腺炎性睾丸炎慢性期，睾丸组织病理学表现：①生精细胞脱落或完全丧失；②生精小管透明样变性、硬化，间质细胞被保存；③睾丸生精小管退化，基膜增厚，间质细胞结构紊乱；④生精小管内无生精细胞。

腮腺炎的延长效应（prolongation effect）多在发病后5～20年，甚至更长时间以后，若仍造成睾丸损伤，有两种可能：①持续自身免疫反应造成睾丸慢性病理性的损伤；②腮腺炎病毒活性以包涵体形式持续存在，并且不断增殖、发育，形成循环感染，损伤睾丸。

【影像学表现】

1. 超声 睾丸不同程度增大，内部回声增粗，分布欠均匀，边界不规则的回声减低区或增强区。CDFI显示在肿大睾丸内丰富的血流信号，形成"火海"征，脉冲多普勒（PW）测得睾丸内动脉血流流速加快，阻力指数（RI）及搏动指数（PI）降低，PI＜0.5。随着病程进展，睾丸血流减少。治疗后，临床症状消失，睾丸体积、内部回声及血流均可恢复至正常，但临床症状消失要早于声像图改变的恢复。

2. CT 阴囊肿胀、壁增厚，睾丸肿大，密度稍不均匀，伴睾丸鞘膜积液（少数可同时伴有积血），患侧精索粗大。增强检查患侧睾丸及鞘膜强化不均匀，精索强化较健侧明显；若伴有脓肿形成，可见环形强化。

3. MRI 患侧增大的睾丸T_2WI信号强度增高（图38-2-4），T_1WI信号强度减少，增强扫描明显不均匀强化。睾丸相邻阴囊壁水肿，伴有鞘膜积液。

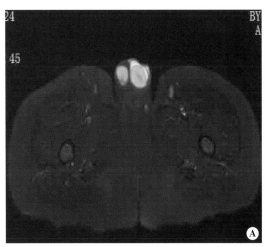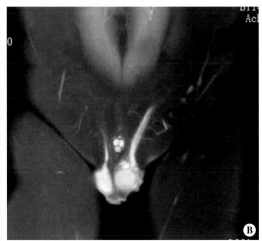

图38-2-4 左侧腮腺炎性睾丸炎

患儿，男性，9岁。A. MRI T_2WI SPAIR 横断位上，左侧睾丸增大伴少量鞘膜积液；B. T_2WI SPAIR 冠状面上示左侧睾丸强化不均

4. 核素显像 锝 -99m 核素睾丸扫描，显示放射性浓集，血流增加。

【诊断要点】

有腮腺炎病史，阴囊红肿，睾丸增大、疼痛，可伴发热、寒战、恶心。实验室检查白细胞计数可增高。影像学检查睾丸增大，血供增多，阴囊壁水肿伴鞘膜积液，可诊断。

【鉴别诊断】

1. 睾丸扭转 临床表现为突发性的阴囊肿大、疼痛和明显触痛，临床上无腮腺炎病史，托起阴囊疼痛加剧；无发热；彩色多普勒 B 超可见睾丸血流灌注减少甚至消失。

2. 急性睾丸炎 临床上有突发性阴囊肿大、疼痛和触痛。病变初期仅附睾肿大，睾丸可正常或质地略硬；当病变波及睾丸时，睾丸与附睾之间的边界模糊，二者均有触痛。

3. 嵌顿性斜疝 临床表现为突发性阴囊疼痛、肿大。既往有腹股沟斜疝病史，当嵌顿后，可出现腹胀、呕吐。体格检查可触及阴囊内肿块和正常的睾丸。

【研究现状与进展】

超声检查尤其是彩色多普勒检查，是诊断腮腺炎性睾丸炎的首选检查方法，具有敏感度高、无创性、检查时间短的特点。CT 和 MRI 是有效的补充，MRI 具有较高的软组织分辨率，可见明确炎症范围。磁共振扩散加权成像（DWI）和氢质子波谱（^{1}H-MRS）在睾丸炎症方面的研究报道较少，特别是在睾丸炎伴脓肿形成阶段，水分子扩散受限，ADC 值降低，DWI 显示脓肿灶呈高信号。

五、阴茎感染

【概论】

阴茎感染（penis infection）是指阴茎头、包皮及阴茎皮肤的感染，常见于阴茎头部包皮炎或嵌顿性包茎感染。阴茎头与包皮关系密切，感染常发生在龟头的边缘与冠状沟交界处，阴茎包皮垢易于细菌生长，当阴茎头发炎时，常伴有包皮炎，因此也可称阴茎头包皮炎。临床表现：在阴茎感染的初期，常感觉阴茎头不适或伴瘙痒，儿童常见不明原因的哭闹、搔抓阴茎，阴茎头和包皮红肿，包皮口与阴茎头之间有炎性分泌物溢出；皮内层冠状沟和阴茎头黏膜可发生糜烂或溃疡；严重的感染，可蔓延至整个阴茎。临床研究表明，长期的阴茎头包皮炎与阴茎癌的发生关系密切。

【病理学表现】

阴茎感染常见的病因是包皮过长，由于尿液长期潴留和冠状沟内的腺体分泌物积存，刺激包皮和阴茎头，而继发细菌性感染。常见致病菌为链球菌、葡萄球菌、大肠埃希菌等。某些药物导致机体发生迟发型变态反应时，也可引起阴茎感染，如感冒药、解热镇痛药、磺胺类等药物。多在服药后 1～3 天内发病，急性期病理学表现为包皮及阴茎头红肿和炎性渗出，严重时可出现糜烂发生。反复发作导致包皮增厚，阴茎头与包皮之间粘连，尿道口发生狭窄等症状。

【影像学表现】

超声检查表现为阴茎海绵体内不规则的条索状强回声斑块，部分可见钙化并伴有声影；X 线血管造影检查可见阴茎深动脉的狭窄或其他变异改变。

【诊断要点】

根据临床表现和超声检查阴茎海绵体内不规则条索样强回声斑块即可诊断。

【鉴别诊断】

本病主要与阴茎挫伤相鉴别，阴茎挫伤有明确外伤病史，临床症状明显。

【研究现状与进展】

阴茎感染诊断主要以临床和实验室检查为主，超声检查尤其是彩色多普勒检查，为诊断阴茎感染的有效补充，具有敏感度高、无创性等特点。

六、阴囊炎

【概述】

阴囊炎（scrotitis）是指阴囊皮层及皮下组织的感染，病因是阴囊潮湿、阴囊外伤、尿液外渗或糖尿病，致病菌以金黄色葡萄球菌、铜绿假单胞菌、厌氧链球菌等为主。临床上常见的类型如下。①阴囊丹毒，阴囊皮肤及皮内网状淋巴管感染 β 溶血性链球菌。②阴囊急性蜂窝织炎，指阴囊皮下化脓性感染，多由溶血性链球菌、金黄色葡萄球菌引起。③特发性阴囊坏疽，分为原发性和继发性，原发性即特发性，也有称 Fournier 坏疽，最早由 Fournier 在 1883 年首先发现并描述该病，该病曾经认为发病原因不明，但现代临床研究发现其与细菌感染有关，如厌氧的链球菌、溶血性链球菌、大肠埃希菌、葡萄球菌、变形杆菌等致病菌。继发性是指继发于尿外渗、尿道狭窄、阴囊损伤、糖尿病等。④过敏性紫癜，是儿童时期最常见的血管炎性病变，可合并紫癜性阴囊炎，部分患儿阴囊和（或）睾丸发病为其首发症状。

阴囊丹毒主要临床表现是阴囊皮肤红肿，病变易向周围蔓延，发病急，进展快，可伴有全身中毒症状。阴囊急性蜂窝织炎临床表现为阴囊红肿伴疼痛，并向病变四周蔓延，起病急，有全身中毒的症状。腹股沟淋巴结可肿大、疼痛。特发性阴囊坏疽临床特点是突发阴囊红肿，疼痛，继而出现潮湿，病变区发亮，偶有紫黑色（组织坏死）样变，起病较急，也称为暴发型坏疽。临床上可有畏寒、发热、食欲下降等症状，阴囊处散发难闻的异味。起病 24～48 小时内组织可发生坏死，累及皮肤全层，甚至深达鞘膜层。实验室检查主要是血尿常规和红细胞沉降等，在急慢性感染期有一定的辅助诊断意义。过敏性紫癜性阴囊炎主要病理变化为全身性小血管炎，除毛细血管外，也可累及微动脉或微静脉；临床表现为阴囊肿大、疼痛；实验室检查白细胞总数可正常或轻微增高。

【影像学表现】

多普勒超声检查表现为阴囊壁肿胀、增厚，伴阴囊积液，可累及鞘膜和睾丸，导致分界模糊。红外线阴囊温度记录法（scrotalthenngraphy）显示温度增高。

【诊断要点】

根据不同类型阴囊感染的临床特点和临床表现，结合超声影像和实验室检查可做出诊断。

【鉴别诊断】

阴囊炎需要与尿外渗相鉴别，尿外渗一般多有尿道和膀胱外伤史，或尿道瘘管史，尿液可漏入阴囊蜂窝组织内，而表现为阴囊肿大、皮肤白、皱纹消失，透亮度增加而有光泽，按压有明显凹陷；需要紧急处理，否则可继发感染。

【研究现状与进展】

超声是诊断阴囊炎首选检查方法，阴囊壁增厚、肿胀，阴囊内积液是其影像学特点，结合临床和实验室检查，可明确诊断。

七、尿道炎

【概述】

尿道炎（urethritis）是指病原体引起尿道黏膜的急性或慢性炎症，临床上分为非特异性和特异性尿道炎。非特异性尿道炎由细菌感染引起，常见的致病菌是大肠埃希菌、链球菌和葡萄球菌[10]。特异性尿道炎多由淋球菌、支原体、衣原体、滴虫和结核杆菌等一些特殊致病菌引起。儿童男性患者的尿道炎多数与性传播疾病相关，多由密切接触感染引起。临床症状有尿频、尿急、尿痛，排尿时症状加重，可同时伴邻近部位疼痛。

急性尿道炎急性发作时尿道红肿，有明显的浆液性或黏液性分泌物，尿道挤压痛明显。实验室尿常规检查可见白细胞、脓细胞和红细胞；尿道分泌物涂片染色，可明确诊断致病菌类型。

【病理学表现】

镜检表现：急性期可见炎性细胞浸润，以白细胞为主，黏膜内下层细胞水肿，毛细血管扩张。慢性尿道炎表现为尿道黏膜表面粗大，黏膜下结缔组织增生，多以淋巴细胞浸润为主，尿道外口缩小，致尿道狭窄。

【影像学表现】

单纯性尿道炎影像学检查一般无阳性发现，当尿道炎伴息肉形成时，超声检查尿道区内可见低回声影，边界局部欠清，内部回声不均匀。插入双腔导尿管，充盈尿道后，再行超声探查，其内部回声不均匀，并可见少许点状强回声。

【诊断要点】

尿道口红肿伴分泌物，尿道挤压痛；结合尿常规和分泌物检测及超声影像学检查，可确诊。

【鉴别诊断】

本病主要与膀胱炎相鉴别，膀胱炎表现为尿频、尿急、尿痛等膀胱刺激症状，超声、CT 和 MR 检查可见膀胱壁增厚，黏膜增厚，膀胱容积变小。

【研究现状与进展】

尿道炎以临床表现和实验室检查为主，影像学检查缺乏典型特征。

参 考 文 献

[1] Mikuz G，Damjanov I. Inflammation of the testis, epididymis, peritesticular membranes, and scrotum. Pathol Annu, 1982, 17（4）：

101-128.

[2] 林忠超，何立红，唐妍，等. 高频彩色多谱勒超声在急性附睾炎中的应用价值. 实用医学杂志，2010，26（16）：3067-3067.

[3] Herbener TE. Ultrasound in the assessment of the acute scrotum. J Clin Ultrasound，1996，24（8）：405-421.

[4] 方磊，邵剑波，郑楠楠. 小儿非外伤性睾丸急症 MSCT 表现（附 17 例分析）. 临床放射学杂志，2013，32（7）：1016-1020.

[5] Malai M，Wilfred CG. Case tuberculous epididymo-orchitis. Radiology，2006，238（2）：748-751.

[6] Tsili AC，Tsampoulas C，Giannakis D，et al. Case report. Tuberculous epididymo-orchitis：MRI findings. Br J Radiol，2008，81（966）：e166-e169.

[7] Trojian TH，Lishnak TS，Heiman D. Epididymitis and orchitis：an overview. Am Fam Physician，2009，79（7）：583-587.

[8] Davis NF，Mcguire BB，Mahon JA，et al. The increasing incidence of mumps orchitis：a comprehensive review. BJU Int，2010，105（8）：1060-1065.

[9] Rubin S，Eckhaus M，Rennick LJ，et al. Molecular biology，pathogenesis and pathology of mumps virus. J Pathol，2015，235（2）：242-252.

[10] Kumar V，Kirti S，Kalra K，et al. Genesis of urinary tract infection in male children. Indian J Pediatr，1977，44（5）：127-130.

（梅海炳　徐　健　彭丽娜）

第三十九章　女性生殖系统感染与炎症疾病

第一节　概　　述

女性生殖系统包括内、外生殖器官及相关组织。该系统的感染包括上述范围的感染，临床上是女性的常见病和多发病，具有发病率高、无症状比例高、不就诊比例高和得不到合理治疗比例高的特点，尤其是内生殖器感染，常导致严重的并发症和后遗症。盆腔炎是由阴道及宫颈的微生物上行感染引起的子宫内膜炎、输卵管炎、输卵管-卵巢脓肿或盆腔腹膜炎的统称[1]。感染途径常为上行感染，部分可通过淋巴系统及血行感染，多发生于性活跃期、有月经的女性。对于儿童、未婚者或绝经后女性，大部分继发于邻近器官炎性病变的扩散蔓延。感染主要包括子宫内膜炎、输卵管炎、输卵管积脓、卵巢炎、输卵管-卵巢脓肿、腹膜炎及肝周炎（Fitz-Hugh-Curtis 综合征）。国内未见关于儿童时期盆腔炎的发病率报道；但是在美国和欧洲，儿童期盆腔炎发病率并不低。美国 1/5 的盆腔炎症患者发生在 19 岁以下。

参考文献

[1] Abu Raya B，Bamberger E，Kreme NC，et al. Beyond "safe sex" — can we fight adolescent pelvic inflammatory disease. Ear J Pediatric，2013，172（5）：581-590.

第二节　女性生殖系统的胚胎发育及儿童期的变化特点

一、女性生殖系统的胚胎发育

女性生殖道从胚胎第 4 周开始发育，经过一系列的分化过程逐渐形成，包括生殖细胞从卵黄囊迁移到肠系膜背侧后形成性腺，副中肾管形成及融合产生子宫体和输卵管，阴道和子宫颈鳞状黏膜产生，阴道入口和外阴部位的一系列上皮-间叶交互作用形成阴蒂和阴唇。女性性腺和生殖管道在胚胎发育中起源于不同的始基，后者与泌尿生殖系统、直肠的发育密切相关。

其发生过程如下所述[1]。在胚胎发育第 4 周左右，卵黄囊内胚层内出现多个大于体细胞的生殖细胞，成为原始生殖细胞，是卵泡和精子的前体。胚胎第 4～5 周时，体腔背面基底部两侧各出现两个由体腔上皮增生形成的隆起，成为泌尿生殖嵴，位于中肾管的内侧，这是原始的性索；男女胎儿没有差别。直至第 7 周开始出现差异。在胚胎发育第 6 周，原始生殖细胞沿后肠的背侧系膜迁移至生殖嵴并被原始性索包围，形成原始生殖腺，这时的原始生殖腺并未发育好。在前 3 个月，胚胎具有双向性别分化的潜能，由于缺乏 Y 染色体，女性胎儿的原始生殖腺分化为卵巢，有皮质（包含卵泡前体）和髓质（由卵巢间质组成）。在两条 X 染色体影响下，女性胚胎未分化腺体皮质形成次级性索，维持和调节卵泡的发育，第 10 周左右出现原始的卵巢。在胚胎分化至 4～5 个月时，原始卵泡排列在卵巢皮质。在 5～6 个月时，有 600 万～700 万个原始卵泡（胎儿出生时有 200 万～400 万个卵泡），被一层上皮细胞包绕形成初级卵母细胞。随着胎儿生长，一方面上腹部比盆腔生长速度要快得多，另一方面，在卵巢窝引带（子宫卵巢韧带和子宫圆韧带的前体）的作用下，第 3 个月左右，成熟的卵巢下降至盆腔[2]。卵巢如果下降不良，可停留在椎旁腹壁至盆腔的任何位置。在儿童出生后至 18 岁，卵巢最常见的位置是盆腔一侧，位于髂嵴下方和耻骨联合上方，靠近髂前上棘。对于未生育过的成年女性，卵巢常位于子宫一侧，子宫阔韧带后方，输尿管及髂内动脉前方。

中肾有两对纵行管道，一对为中肾管（也称沃夫管，为男性生殖管道始基），生殖腺发育成卵巢后，中肾管退化；另一对为副中肾管（也称米勒管，为女性生殖管道始基）。在第 8 周左右，副中肾管位于中肾管的内侧。两侧副中肾管头端形成双侧输卵管，两侧副中肾管中段及尾段融合，构成子宫和阴道上 2/3，称为侧向融合；开始中间有分隔，分成两个腔，随后 12 周末此分隔消失，融合成单一腔。如果分隔不消失并持续存在，则形成多种类型的畸形。

二、女性生殖系统在儿童期的生理变化特点

在儿童期不同时期，女性生殖系统会有不同的生理变化。出生后 4 周以内称为新生儿期（neonatal period），受胎盘及母体卵巢产生的性激素的影响，血中的性激素水平较高，此时新生儿外阴较丰满，乳房略隆起或少量泌乳。出生后血中女性激素水平迅速下降，有时可导致少量阴道出血。新生儿期卵巢体积为 1～3.5cm³，卵泡与囊肿常见；子宫长径约为 3.5cm，宫体与宫颈比例约为 2：1。从出生 4 周后至 12 岁左右称儿童期（childhood），此期内，10 岁以前，生殖器为幼稚型，大约 10 岁起，受下丘脑 – 垂体 – 卵巢轴（HPOA）功能影响，有一定发育。因此儿童期卵巢体积可为 0.5～1.5cm³，卵泡数目小于 6 个，囊肿少见；子宫长径为 1～3cm，宫体与宫颈比例约为 1：1。从月经初潮至生殖器官逐渐发育成熟的时期称为青春期（adolescence or puberty）。青春期后，雌激素水平可达到一定水平，卵巢体积较前增大，为 2～6cm³，卵泡与囊肿常见；子宫长径为 5～8cm，宫体与宫颈比例为（1.5～2）：1。自 18 岁左右，女性进入性成熟期（sexual maturity），历时约 30 年，也称为生育期，此期卵巢体积达 4～16cm³，卵泡与囊肿常见；子宫长径为 8～9cm，宫体与宫颈比例约为 2：1[3]。

8 岁以前儿童，HPOA 的功能处于抑制状态，卵巢不能分泌雌激素。生殖器处于幼稚状态，阴道狭长，子宫小，宫颈较长，宫颈与宫体比例约

为 2：1，输卵管弯曲且比较纤细；卵巢长而窄，体积小，卵泡仅发育至窦前期即闭锁。子宫、输卵管及卵巢位于腹腔内，这也是儿童妇科病变位置通常比较高的原因。8 岁以后，抑制状态解除，垂体开始分泌促性腺激素，卵巢开始发育并分泌性激素，卵巢开始变大，成卵圆形。子宫、输卵管及卵巢逐渐向骨盆内下降。12 岁左右开始进入青春期，开始出现第二性征，生殖器官逐渐发育成熟。

儿童女性子宫及生殖道处于相对静止，不易引起感染，但生殖道是开放的，内有细菌，阴道内为复层扁平上皮，子宫内为黏膜组织，腹膜为单层扁平细胞，相对来说，腹膜抵抗力较低，所以，机体抵抗力降低时，腹膜易感染而出现症状，生殖道却无感染症状。

参 考 文 献

[1] 强金伟. 妇科影像学. 北京：人民卫生出版社，2016.
[2] Allen JW, Cardall S, Kittijarukhajorn M, et al. Incidence of ovarian maldescent in women with mullerian duct anomalies：evaluation by MRI. AJR Am J Roentgenol, 2012, 198（4）：381-385.
[3] Langer JE, Oliver ER, Lev-Toaff AS, et al. Imaging of the female pelvis through the life cycle. RadioGraphics, 2012, 32（6）：1575-1597.

第三节 女性生殖系统感染与炎症疾病各论

一、外阴及阴道炎

【概述】

外阴及阴道炎常见于 5 岁以下的幼女，通常两者并存。幼女外阴发育差，缺乏雌激素，阴道上皮菲薄，抵抗力低，易受感染。

常见病原体有大肠埃希菌、葡萄球菌、链球菌、淋球菌、滴虫、白念珠菌。传播途径主要通过接触患病母亲或其他看护人员的手、衣物、毛巾、浴盆等间接传播。此外，外阴卫生不良、大便污染或阴道异物等也可造成感染。滴虫感染是成年女性常见的阴道炎，由阴道毛滴虫引起。除经性交直接传播以外，也可经公共浴池、浴盆、浴巾、游泳池、坐便器、衣物等间接传播，因此可引起儿童女性外阴炎、阴道炎，局部积垢或阴道异物

可为发病诱因。

【临床表现】

主要症状为阴道分泌物增加，可呈脓性。由于大量分泌物刺激引起外阴痛痒，患儿哭闹、烦躁不安或用手搔抓外阴，部分患儿排尿时分道。查体可见外阴、阴蒂、尿道口、阴道口黏膜充血、水肿，有脓性分泌物自阴道口流出。病变严重者，外阴表面可见溃疡，小阴唇粘连。

【影像学表现】

B 超、CT 可无异常表现。MRI 检查可表现局部组织肿胀，局部长 T_1、长 T_2 信号影，缺乏特异性。

【诊断要点】

该病主要通过临床诊断，观察患儿症状及查体所见，详细询问患儿母亲及看护人员有无阴道炎病史，可做出初步诊断。从阴道分泌物找到滴虫和白念珠菌或做涂片染色查细菌、支原体或衣原体，以明确病原体，必要时可做细菌培养。若感染病原体未上行引起盆腔炎，CT 和 MRI 可无异常表现。

【研究现状与进展】

外阴炎及阴道炎以临床和实验室检查为主，影像学检查缺乏典型特征。

二、盆腔炎

【概述】

感染途径主要为上行性感染，淋巴系统及血行感染也可以引起。淋巴系统感染主要见于成年女性，细菌经外阴、阴道、宫颈及宫体创伤处的淋巴管侵入盆腔结缔组织及内生殖器导致感染，主要传播途径为产褥感染、流产后感染及放置宫内节育器后感染。血行感染主要见于结核分枝杆菌感染，先侵入人体的其他系统，再经血液循环感染生殖系统。

1. 细菌性感染 引起盆腔炎的细菌可以为单纯需氧菌、单纯厌氧菌或两者皆有的混合感染，通常 2/3 的病例为混合感染，可伴有或不伴有性传播疾病的病原体。需氧菌及兼性厌氧菌包括大肠埃希菌、棒状菌、链球菌、肠球菌、葡萄球菌等；厌氧菌包括消化球菌、消化链球菌、脆弱拟杆菌等。

2. 淋球菌感染 淋球菌为革兰氏阴性双球菌，是性传播疾病的主要病原体，其特点是侵袭生殖道、泌尿系统黏膜的柱状上皮与移行上皮，主要感染下生殖道，感染时起病急，多在 48 小时内出现高热，可引起输卵管积脓。国外有报道表明在 15 ～ 19 岁性活跃期儿童中，淋球菌是主要的致病菌[1]，其他如放线菌也可以致病。

3. 衣原体感染 常见为沙眼衣原体，其特点与淋球菌一样，只感染柱状上皮及移行上皮，不向深层侵犯。但其感染时症状不明显，可仅表现为轻微下腹痛，但可导致严重的输卵管黏膜结构及功能破坏，并可引起盆腔广泛粘连。

4. 支原体感染 支原体是一类无细胞壁的原核细胞微生物，是正常阴道菌群的一种。对于成年女性来说，在一定条件下可引起生殖道感染。约 30% 的支原体感染发生在 15 ～ 19 岁女性。

5. 结核分枝杆菌感染 盆腔结核好发于生育年龄女性，因盆腔内血供丰富，易血行传播致盆腔引起感染，严重者并发结核性腹膜炎，常与周围器官粘连而形成包块或包裹性积液，约有半数患者合并子宫内膜结核。据 WHO 估计，2000 ～ 2020 年，全世界将有近 10 亿人新感染结核，中国是结核的重灾区之一[2]。女性盆腔结核的发病率也呈明显上升趋势。一般认为常继发于肺结核、腹膜结核，其临床类型以输卵管结核最常见。

盆腔炎急性期表现为下腹部持续性胀痛，伴发热，若病情严重可有寒战、高热、头痛、食欲不振。若有脓肿形成，可有下腹部包块及局部压迫刺激症状，包块位于前方可出现膀胱刺激症状，如排尿困难、尿频，若引起膀胱肌炎还可有尿痛等；包块位于后方可有直肠刺激症状。患儿呈急性病容，高热，心率快；下腹部有肌紧张、压痛及反跳痛，肠鸣音减弱或消失。女性患儿一般不经生殖道做妇科检查，临床不易诊断生殖系统感染。实验室检查血常规可提示白细胞显著增高、红细胞沉降率加快、C 反应蛋白升高等。

【影像学表现】

1. 超声 炎症早期可仅表现为盆腔积液。

2. X 线 若炎症进展，引起反射性肠淤张甚至肠梗阻，腹部 X 线片表现为小肠扩张，发展至肠梗阻，可出现气 - 液平面，结肠气体减少或消失。

3. CT 引起肠淤张或肠梗阻时，CT 检查表现同 X 线检查。盆腔 CT 检查可提示盆腔积液，女童患者累及子宫内膜可表现为内膜增厚及异常强化，伴有宫腔积液或积气；累及输卵管可引起输卵管扩张，迂曲延长，并伴管腔积液、积脓或积血。

4. MRI　可更清晰地显示增厚的内膜和宫腔内积液，MRI 平扫示宫腔积液呈均匀的水样信号，增厚的内膜呈 T_1WI 稍高、T_2WI 稍高信号，增强扫描后有强化，而宫腔积液不强化，可形成对比。累及输卵管时，MRI 能更好地显示扩张积液的输卵管，并可鉴别内容物的成分。单纯的积液和积脓，呈 T_1WI 低信号、T_2WI 高信号，但积脓也可表现为 T_2WI 低信号或出现分层，DWI 呈高信号，ADC 图信号减低。若有输卵管积血，呈 T_1WI 高信号、T_2WI 高信号，可出现分层。在观察盆腔脂肪间隙炎性渗出方面，MRI 具有明显优势（图 39-3-1）。

【诊断要点】

因女性患儿一般不能经生殖道进行妇科检查，无法进行对于成年女性可行的宫颈管分泌物及后穹隆穿刺等检查，因此 B 超、CT 及 MRI 等

影像学检查显得尤为重要。根据病史、临床症状和体征，结合相应的实验室检查，如血常规可提示白细胞计数显著增高、红细胞沉降率加快、反应蛋白水平升高等，再结合相应的影像学表现进行诊断。

【鉴别诊断】

儿童女性生殖系统感染需与卵巢扭转、急性阑尾炎穿孔等急腹症相鉴别。

1. 卵巢扭转（ovarian torsion）　是一种少见的疾病，扭转的卵巢可没有病变，也可因输卵管或其系膜过长，呈螺旋状而发生，多发生于 10 岁左右的女性儿童。卵巢扭转可引起妇科急腹症，临床表现为突然出现的下腹痛，以右侧常见，可合并恶心和呕吐等消化道症状，短期内可自行缓解，症状可以反复出现；有少部分患儿症状不明显。扭转明显或时间较长时，静脉回流受阻，致输卵管及卵巢充血、水肿，甚至坏死，也可因血管破裂发生出血。在不同情况下影像学表现不同。扭转早期或扭转程度较轻时，可提示卵巢体积增大、间质水肿，CT 或 MRI 平扫可表现为一侧附件区肿块影（肿胀的卵巢），密度或信号欠均匀，卵巢位

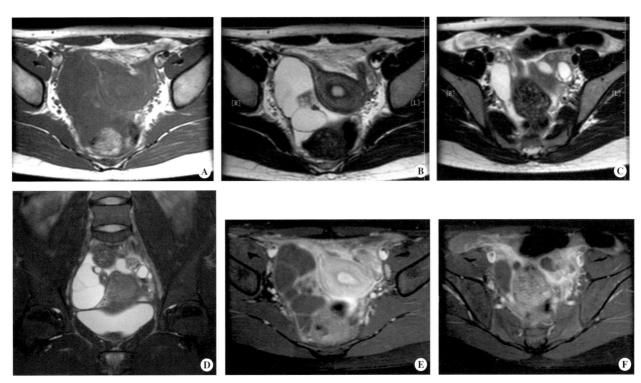

图 39-3-1　盆腔炎

患儿，女性，17 岁。双侧输卵管扩张、积液，盆腔脓肿形成，盆腔积液。A ～ C. MRI 示双侧附件区多发囊状影，部分呈管状走行，内呈 T_1WI 稍低信号、T_2WI 高信号，包绕卵巢；D. 冠状面 T_2-SPAIR，囊状影脂肪抑制后呈明显高信号；E、F. 增强 T_1-SPIR，增强扫描后仅囊壁明显强化

置异常，向内侧或外侧移位。MRI 显示更清晰，可以显示肿块外缘小囊样结构（卵泡），观察间质水肿也优于 CT。当扭转明显或时间较长时，卵巢血供受阻，导致出血性梗死，甚至卵巢坏死，此时 MRI 可提示一条带状影与肿块相连，围绕一流空血管影呈"螺旋状"或"涡轮状"改变，增强扫描后此条带状影明显强化，肿胀的卵巢无明显强化（图 39-3-2）。CT 或 MRI 均可显示盆腔积液或积血。

2. 阑尾炎（appendicitis） 是因为阑尾管腔堵塞、阑尾腔内细菌繁殖所致，引起炎症，进一步发展可导致阑尾穿孔，形成阑尾周围脓肿或盆腔脓肿、继发性腹膜炎，导致腹盆腔积液。由于儿童表述不准确、阑尾位置变化大等因素，儿童阑尾炎诊断较困难。对于青春期女性，尤其需要与妇科炎性疾病相鉴别。CT 或 MRI 可表现为阑尾增粗（大于 6mm），阑尾壁增厚，阑尾周围脂肪间隙模糊，穿孔后可形成阑尾周围脓肿，甚至盆腔脓肿，增强扫描后于 CT 或 MRI 呈明显环形强化（图 39-3-3）。

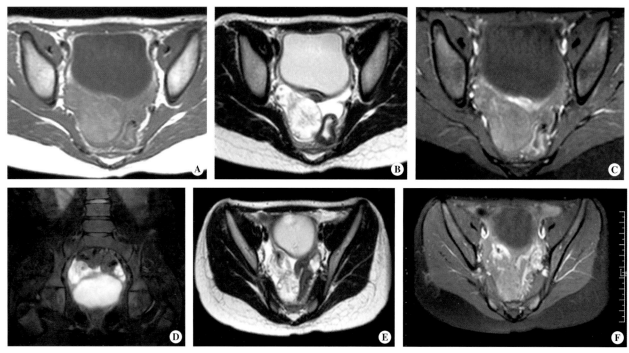

图 39-3-2 右侧卵巢扭转、坏死

A～C. 患儿，女性，8 岁。分别为横断位 T$_1$WI、T$_2$WI、增强 T$_1$W-SPIR：右侧卵巢肿胀，体积明显增大，外周见积液，增强扫描后无明显强化；D、E、F 分别为冠状面 T$_2$W-SPAIR、横断位 T$_2$WI、增强 T$_1$W-SPIR：可见条带状影与右侧卵巢相连，并围绕一流空血管呈"螺旋状"，增强扫描后明显强化

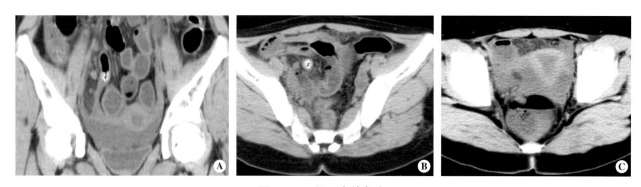

图 39-3-3 阑尾炎并穿孔

患儿，女性，11 岁。阑尾炎并穿孔，盆腔脓肿形成，宫腔积液、盆腔积液。A. CT 冠状面示阑尾体积增大，积气扩张，壁厚，可见粪石；B、C. 阑尾体积增大，可见粪石，子宫体积增大，宫腔扩张积液，盆腔积液

【研究现状与进展】

CT 能够显示盆腔炎所形成的脓肿，但对早期病变诊断价值有限。MRI 具有良好的组织对比，能发现盆腔炎的早期病变及范围；在明确病变范围和性质方面，MRI 比 X 线片和 CT 更有优势。对于盆腔炎所形成的脓肿 MRI 检查敏感度高，能够清晰显示脓肿范围与周围组织的关系。

参 考 文 献

[1] Workowski KA，Berman S，Center for Disease Control and Prevention（CDC）. Sexually transmitted diseases treatment guidelines. MMWR Recomm Rep，2010，59（RR-12）：1-110.

[2] 辛亚兰，游润芳，秦琦，等 . 两地区不孕症患者中盆腔结核发病情况研究 . 安徽医药，2014，18（11）：2094-2097.

（陈　宇）

第十三篇

骨关节感染与炎症疾病

第四十章　骨关节感染与炎症疾病

第一节　细菌性感染

一、化脓性感染（金黄色葡菌球菌等所致）

【概述】

化脓性骨感染从新生儿至学龄期儿童均可发病，是儿童常见的骨感染性疾病。化脓性感染还可以累及关节，形成化脓性关节炎（pyogenic arthritis），或累及软组织，形成软组织内脓肿。骨感染好发于股骨、胫骨、肱骨等长骨；关节感染易累及髋、膝和踝等承重较大的单关节。85%～90%致病菌为金黄色葡萄球菌；其他细菌为白色葡萄球菌、流感杆菌、链球菌。感染途径多为血源性感染，可为败血症的并发症，也可为软组织内的化脓性感染直接蔓延或开放性创伤所致[1]。

根据病情演变可分为急性和慢性化脓性骨髓炎两种。急性化脓性骨髓炎如果骨内病灶被清除，则病变治愈。如果治疗不及时或不彻底，感染灶会遗留在骨内，形成死骨或脓肿，迁延为慢性化脓性骨髓炎。慢性化脓性骨髓炎骨内病灶处于相对稳定状态时全身症状轻微；身体抵抗力下降，炎症可进一步发展，引起急性发作。急性、慢性化脓性骨髓炎两者可动态变化、相互转化，从而病变迁延、反复，局部形成窦道，长期不愈合。

急性感染的患儿病变局部皮肤红，皮温升高，有疼痛和功能障碍。新生儿和小婴儿的全身症状轻微，以拒奶、烦躁、哭闹伴患肢假瘫为主。年龄较大的患儿则症状明显，常有高热、寒战等全身症状。实验室检查白细胞计数明显升高。化脓性感染累及骨骺及骺板时，可引起骨干增长或变短等生长障碍，以及关节畸形。软组织内形成脓肿时，患处可有明显波动感。

【病理学表现】

化脓性骨感染早期致病菌栓子停留于管状骨的干骺端，局部发生炎性渗出、多核白细胞浸润。病变易向阻力小的骨干方向蔓延，迅速引起广泛的炎性浸润，形成多发性小脓肿，继而病变沿哈佛管蔓延至骨膜下，形成骨膜下脓肿，掀起骨膜，刺激骨膜增生。由于骨膜分离及营养血管内血栓形成，可以引起病变部骨坏死、局部分离、形成死骨。随着病情的进展逐渐出现死骨吸收和新生骨形成的修复性改变。骨骺与干骺端的滋养血管通常互不交通，而且骺板有屏蔽作用，2～10岁的儿童骨感染极少累及骨骺。如果患骨干骺端位于关节囊内或致病菌毒性较强而机体抵抗力较弱时，感染亦可累及骨骺和关节，引起化脓性关节炎。

化脓性感染累及关节时，首先引起滑膜充血水肿，关节腔内有浆液性渗出液；感染继续发展，则关节内渗液增多，含有大量脓细胞和纤维蛋白性渗出物；后期渗液脓性成分进一步增多，侵蚀关节软骨，软骨下骨质也可受到侵蚀，最终导致关节狭窄、变形。

化脓性感染的骨膜下脓肿可穿破骨膜形成软组织脓肿。此时局部软组织发生坏死溶解，形成充满脓液的脓腔，周边围以肉芽和纤维组织构成脓肿壁。软组织脓肿亦可穿破皮肤形成窦道。

【影像学表现】

1. X 线　急性化脓性骨髓炎发病10天以内，X 线片常为阴性；15天以后 X 线表现以溶骨性骨质破坏为主。病变多发生在干骺端，形成骨膜下脓肿和线状、层状骨膜新生骨（图40-1-1）。在骨破坏区内可见不规则高密度死骨，患骨骨质疏松。慢性化脓性骨髓炎则以骨质增生硬化为主，其骨破坏区较局限，常伴有硬化边和轻度骨膜反应，周围软组织肿胀不明显（图40-1-2）。

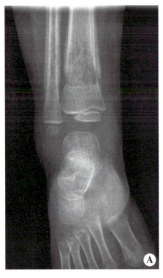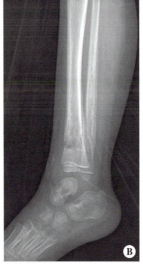

图 40-1-1 右侧胫腓骨下段急性化脓性骨髓炎

DR 示右侧胫腓骨下段髓腔虫蚀状骨质破坏，周围线条状骨膜新生骨；
邻近骨骨质疏松

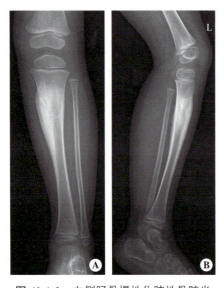

图 40-1-2 左侧胫骨慢性化脓性骨髓炎

DR 示左胫骨上段骨外观不规则变形；局部骨质增生硬化，骨皮质增厚，
髓腔狭窄，骨干增粗变形；骨破坏区较局限，其内可见小片状高密度
死骨。X 线片示周围软组织肿胀不明显

化脓性关节炎早期关节囊肿胀，关节间隙增宽或正常，很快关节间隙就会变窄，之后出现明显骨破坏（图 40-1-3）。治疗不当或不及时可出现骨性强直。软组织脓肿 X 线片可表现正常或无特异性，有时可见软组织肿胀，脂肪层模糊等，典型者可于肿胀的软组织内出现气泡或气 – 液平面。

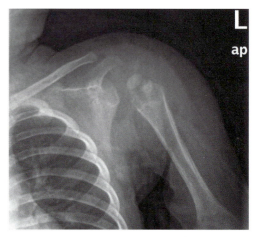

图 40-1-3 左肩关节化脓性关节炎

DR 示左肩关节囊肿胀，关节间隙增宽，左肱骨近侧干骺端骨质破坏

2. CT 其密度分辨率高于 X 线平片，更容易发现早期的病变，以及小的脓腔和死骨[2]。急性化脓性骨髓炎累及骨干者表现为骨髓腔密度不均匀增高，边界不清，骨皮质中断；干骺端的病变表现为小片状的低密度影，脓腔内可见高密度死骨块（图 40-1-4）。慢性化脓性骨髓炎骨质广泛的增生、硬化，密度增高。其内见较规整的脓腔，呈圆形或卵圆形，边缘光滑、清晰（图 40-1-5）。脓腔内有死骨存在。骨内膜增生可导致骨髓腔变窄，甚至闭塞消失，骨外膜增生则导致骨干增粗，轮廓不规整。

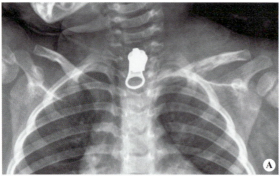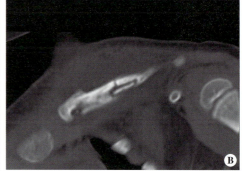

图 40-1-4 左锁骨慢性化脓性骨髓炎

A. DR 示左侧锁骨外观不规则变形；骨质增生硬化与骨质破坏间杂分布，锁骨下部可见长条状死骨。周围软组织明显肿胀；B. CT 示锁骨病变区骨皮质增厚、骨髓腔变窄和骨密度增高；骨外膜广泛增生形成骨包壳；在广泛的骨质增生硬化区内见境界清晰的圆形、卵圆形脓腔；脓腔内可见死骨块

化脓性关节炎表现为关节囊积液、积脓。关节面毛糙模糊。软骨下骨多呈囊状破坏，骨破坏区周围可见硬化缘，患肢骨质疏松。关节囊增厚，增强扫描明显强化。

软组织脓肿（图 40-1-6）病灶中心的脓腔 CT 平扫为低密度，周围由炎性肉芽组织及纤维组织构成的脓肿壁呈高密度环状影；增强扫描脓腔无

强化，脓肿壁因充血而呈环状强化。部分病变脓腔间可见散在分布的小气泡影。

3. MRI 急性化脓性骨髓炎病变骨髓腔与正常组织分界不清，其内见信号强度不均的 T_1WI 低信号、T_2WI 高信号的充血水肿区或脓腔，增强扫描后充血水肿区明显强化、脓腔不强化。脓腔内可见死骨，T_1WI、T_2WI 均为低信号，增强扫描无强化[3]。骨干周围见骨膜增生，T_1WI 低信号、T_2WI 明显高信号，增强扫描明显强化。周围软组织明显肿胀（图 40-1-7）。慢性化脓性骨髓炎病变区与正常骨髓界限清晰；骨硬化和死骨 T_1WI、T_2WI 均为低信号；脓腔为 T_1WI 低信号、T_2WI 高信号；骨皮质增厚、不规整[4]（图 40-1-8）。

化脓性关节炎关节囊内积液、积脓在 MRI 上呈 T_1WI 低信号影、T_2WI 高信号影。关节软骨信号强度减低，边界模糊，厚薄不均，T_2WI 上呈不均匀高信号影，同时可显示邻近骨髓水肿等征象（图 40-1-9）。

软组织内脓肿 MRI 脓腔为 T_1WI 低信号、T_2WI 高信号，增强扫描无强化。脓肿壁一般为 T_1WI 稍低信号、T_2WI 稍高信号，有时在 T_2WI 上可呈较低信号，提示脓肿壁的成分中含有较多的纤维组织。MRI 增强扫描脓肿壁可呈环形强化（图 40-1-7），延迟期更为明显。

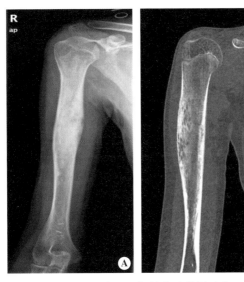

图 40-1-5 右肱骨慢性化脓性骨髓炎
A. DR 示右肱骨骨干外观不规则变形，局部可见较广泛的骨质增生硬化，髓腔变窄，局部间杂小斑片状骨质破坏区；B. CT 示右肱骨病变区骨皮质增厚、骨髓腔变窄和骨密度增高；在广泛的骨质增生硬化区内见多发边缘清晰的小圆形、卵圆形脓腔；脓腔内可见小死骨

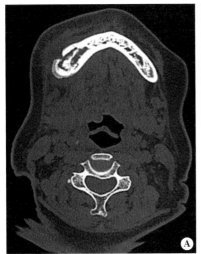
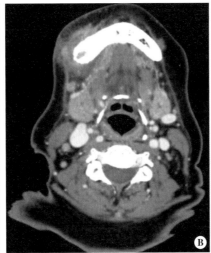
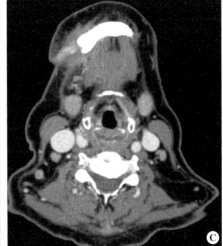

图 40-1-6 下颌骨右侧慢性化脓性骨髓炎并软组织脓肿、窦道形成
A. CT 骨窗可见下颌骨右侧骨质增生、硬化、密度增高，其内见卵圆形较规整的脓腔，边缘光滑清晰，脓腔内有死骨存在；B. CT 增强软组织窗，下颌骨右侧周围软组织内肿胀，见强化的炎性肉芽组织及其内无强化的微小脓腔；C. CT 扫描增强软组织窗，3 个月后复查，局部软组织内窦道形成，窦道壁呈管状强化

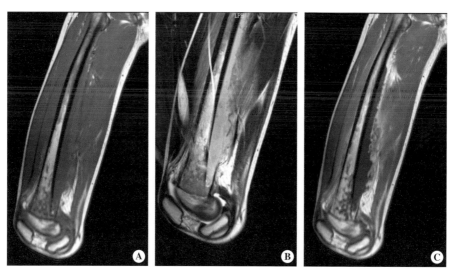

图 40-1-7 右股骨急性化脓性骨髓炎

A. MRI 矢状面 T_1WI；B.T_2WI 平扫矢状面；C.T_1WI 增强扫描矢状面。MR 示右股骨下段髓腔广泛的、与正常骨髓分界不清的虫蚀状骨质破坏区及骨膜下脓肿，在 T_1WI 呈低信号，T_2WI 呈高信号；增强扫描脓腔无强化，脓肿壁可增强。MRI 可见掀起的骨膜在 T_1WI 和 T_2WI 均呈低信号。周围软组织明显肿胀

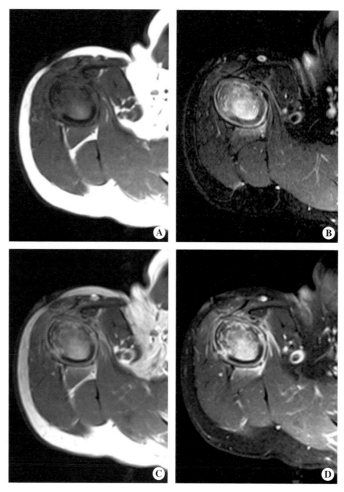

图 40-1-8 右肱骨慢性化脓性骨髓炎

A. MRI 平扫 T_1WI；B. MRI T_2WI 脂肪抑制序列；C. MRI 增强 T_1WI；D. MRI 增强 T_1WI 脂肪抑制序列。A～D. MRI 示病变区骨硬化和死骨均表现为 T_1WI、T_2WI 低信号影。脓腔 T_2WI 呈高信号，骨膜反应呈明显高信号；增强扫描脓腔、死骨无强化外，病灶多明显强化

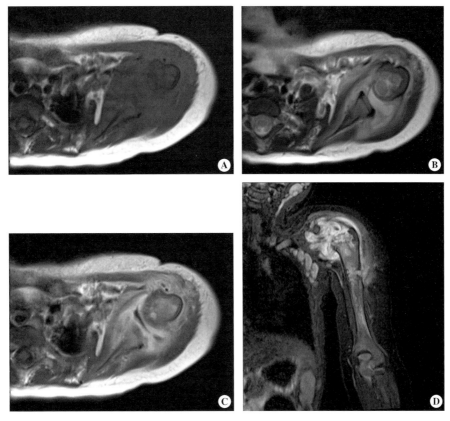

图 40-1-9　左肩关节化脓性关节炎

A. MRI 平扫 T_1WI；B. MRI 平扫 T_2WI；C. MRI 冠状面 T_2WI 脂肪抑制序列；D. MRI 增强 T_1WI。A ～ D. MRI 示左肩关节间隙增宽，关节腔内积脓，T_1WI 呈低信号、T_2WI 呈高信号，增强扫描无强化；滑膜增厚、水肿、增强扫描明显强化。邻近关节软骨破坏、干骺端骨髓炎、骨髓水肿。同侧颈根部、腋窝可见多发淋巴结反应性增生

【诊断要点】

（1）骨髓炎最重要的诊断特征是在增生硬化的内部有骨质破坏，在骨质破坏的周边有骨质增生。

（2）骨质增生、硬化和死骨 T_1WI、T_2WI 均为低信号，增强扫描无强化。

（3）脓液 CT 呈低密度，MRI 上 T_1WI 呈低信号，T_2WI 呈高信号，增强扫描无强化。

（4）脓肿壁 CT 呈等或稍高密度，MRI 上 T_2WI 呈等或稍低信号，增强扫描脓肿壁明显环形强化，内壁光滑完整。

（5）化脓性关节炎时的诊断要点是通常单关节受累，关节间隙先增宽，后变窄，邻近骨质破坏和骨髓炎，周围软组织肿胀。

（6）实验室检查白细胞计数明显增多，可以从脓液中检测或培养到相关病原体。

【鉴别诊断】

1. 急性化脓性骨髓炎　主要与尤因肉瘤相鉴别。尤因肉瘤常发生于骨干，不形成死骨，结合骨髓炎发病急、全身中毒症状等临床表现可以鉴别。

2. 慢性化脓性骨髓炎　需要与硬化型骨肉瘤、骨结核相鉴别。硬化型骨肉瘤表现为肿瘤骨及软组织肿块，而慢性骨髓炎主要表现为死骨和广泛的骨硬化。骨结核基本上为骨质破坏性病变，没有或仅有轻度骨质增生，常累及邻近的骨骺及关节。

3. 化脓性关节炎　主要与关节结核相鉴别。化脓性关节炎一般起病急骤，全身症状及局部症状明显，常伴高热、白细胞升高、急性关节肿胀、疼痛等。病变发展迅速，短期内出现软骨破坏，关节间隙早期变窄；软骨和骨破坏以关节承重部位最显著，骨破坏与增生常同时存在，附近骨骼、肌肉很少萎缩，如治疗不及时常出现关节骨性强直。而关节结核则起病慢，全身及局部症状不明显且较轻，常伴慢性进行性关节肿胀、低热、淋巴细胞相对升高，并常见窦道形成，不易愈合。病变发展缓慢，关节软骨破坏较慢，关节间隙一

般无改变；软骨与骨破坏常见于关节面的边缘，晚期承重部位开始出现破坏，骨质稀疏呈渐进性，且缓慢但较广泛，以骨破坏为主，少有增生，附近骨骼、肌肉常有萎缩，关节强直较少见，多为纤维性强直。

【研究现状与进展】

X线片和CT能够清晰地显示慢性骨髓炎所形成的死骨，但对早期病变诊断价值有限。MRI具有良好的组织对比，能发现骨质破坏前的早期病变；在明确病变范围和性质方面，MRI比X线片和CT更有优势。对于关节囊积液MRI敏感度高，能够清晰显示软骨破坏、关节面骨侵蚀、骨髓水肿和脓肿形成。

近年来，新的功能代谢显像技术 ^{18}F-FDG PET/CT 的应用逐渐广泛[5]。该检查方法融合了解剖结构显像与功能代谢显像技术，能反映人体内葡萄糖的代谢情况，因此有望在疑难类型骨感染诊断与疗效评价中发挥更大的作用。

二、结核分枝杆菌感染所致骨结核

【概述】

骨结核（bone tuberculosis）是由于结核分枝杆菌感染侵犯骨、骨膜引起的慢性感染性疾病，较脊柱和关节结核少见，占儿童骨关节结核疾病的11%左右[6]。骨结核分为长管状骨结核、短管状骨结核、扁骨结核和不规则骨结核，长骨骨骺、干骺端结核及短管状骨结核最为常见，好发部位包括股骨上段、尺骨近端或桡骨远端。短管状骨结核好发于5岁以下儿童，常见双侧多发[7, 8]。

【病理学表现】

骨结核是一类肺外结核感染疾病，结核分枝杆菌随血液播散到达骨组织，主要来源是原发结核感染，但是在儿童中通常无法找到原发感染位置，只有50%的病例可以发现同时伴有肺结核。周围软组织在早期因为骨内的渗出性病变而有肿胀，在结核分枝杆菌侵犯的位置，可以因为肉芽组织及干酪样坏死导致骨质破坏，骨小梁吸收。当病变穿破骨皮质，可以在骨旁形成脓肿。管状骨两端松质骨内血窦较多、血流速度缓慢，细菌

停留在此，如果量多、毒力强而机体的体质差、抵抗力低，即可引发管状骨结核[6]。

【影像学表现】

1. X线   对于早期的渗出病变不显示，或者仅表现为骨质疏松，因病变位置和轻重程度不同，表现不同。

（1）长管状骨结核：分为中心型和边缘型两种。好发于股骨上段、胫骨、尺骨近端或桡骨远端。中心型表现为骨骺或干骺端病灶区圆形、类圆形或者不规则形骨质破坏区，常跨越骺板；边缘多较清晰、锐利；可伴有部分骨质硬化；可见点状小死骨或钙化；可伴有轻度骨膜反应。边缘型多位于干骺端，肌腱、韧带附着的骨突处，早期表现为骨皮质局部的骨破坏，可伴有薄层的硬化缘，相邻软组织肿胀（图40-1-10）。

（2）短管状骨结核：多在5岁以下儿童发病，常见双侧多发；当累及手、足短骨，髓腔骨质破坏，表现为囊性透亮区，骨干膨大，骨皮质呈薄层壳样改变，伴有骨膜增生，称为"骨气臌"。骨质破坏区死骨少见。

（3）扁骨结核：见于髂骨、胸骨的骨结核多呈中心型，骨质破坏自松质骨中心区向周边进展，周边可见硬化缘，内部可见点状或斑块样死骨。耻骨、坐骨、肩胛骨病变多呈边缘型，骨质破坏自皮质边缘开始，呈"冰融样"改变[9]。

2. CT   相对于X线检查，CT在观察软组织病变具有优势，可见软组织内钙化。利用各种重建技术，可以从不同角度呈现骨质病变的全貌及髓腔内情况。

3. MRI   是骨结核成像的首选检查方法，组织分辨率强，特别是对关节软骨、骨骺、干骺端和骨髓等结构敏感，可以早期评价骨髓受侵犯及周围软组织受累范围，但是对于钙化显示不如X线和CT检查[10]。

【诊断要点】

（1）半数有明确结核感染的病史。

（2）骨结核好发于长骨骨骺、干骺端、骺板愈合后的骨端。

（3）短管状骨骨干结核多在5岁以下儿童中发病。

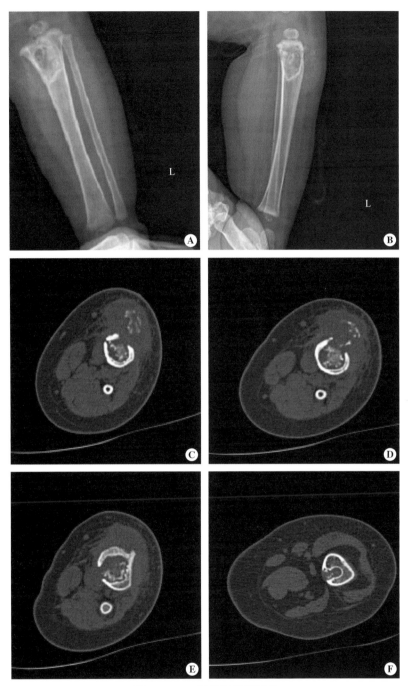

图 40-1-10 胫骨干骺端结核

患儿,女性,17 个月。A、B.胫腓骨正侧位片示胫骨近端干骺端不规则形骨质破坏区,边缘较清晰、锐利;伴骨质硬化;可见点状小死骨或钙化,相邻软组织肿胀。C ~ F.胫腓骨 CT 示骨质破坏区局部骨皮质缺损,见骨质硬化缘及多处死骨,周围软组织明显肿胀(本图片由长春市儿童医院苏晓艳提供)

(4)常发生骨质疏松、溶骨性骨质破坏、软组织脓肿、砂砾样死骨,骨膜反应及骨硬化较少见。

【鉴别诊断】

1.化脓性骨髓炎 起病急,全身中毒症状重。血培养及骨活检培养常为阳性。X 线显示骨质破坏,骨质增生硬化,骨膜反应及死骨。MRI 显示骨髓及周围广泛水肿,边缘不清。

2.软骨母细胞瘤 病灶位于骨端,偏心生长;溶骨性骨质破坏;骨壳菲薄,边界清晰,多无硬化边;病灶内无钙化或骨化。无骨质疏松、无软组织肿胀及脓肿。

3.骨囊肿 长骨干骺端和骨干类圆形骨质破

坏区，呈轻度膨胀，边缘清晰。CT、MRI 显示病灶呈水样密度或信号，无强化或仅边缘强化。

【研究现状与进展】

MRI 成像软组织分辨率高，可清晰显示骨骺、干骺端、软骨及关节周围韧带等结构，对识别骨、软骨、骨骺及骨髓腔的破坏敏感性较高，并能清晰地反映病变的病理学过程。

1. 磁共振脂肪抑制序列（PD-STIR） 对骨骼、肌肉组织分辨率较强，显示关节软骨、骨骺、干骺端和骨髓具有较高的敏感性，可较早期评价骨髓受侵犯和软组织受侵犯的范围。

2. 磁共振梯度回波序列（GRE） 可直接显示结核性关节炎早期关节软骨及骨骺改变，可显示关节软骨与骨骺分界不清、信号异常、软骨表面不规则缺损等改变。

三、关节结核

【概述】

儿童关节结核可发生在任何关节部位，常见于髋关节、膝关节、骶髂关节、踝关节、肩关节、肘关节等，以髋、膝等负重大关节及容易发生创伤的关节为主。近年来，外周小关节发病也有增长趋势。多发生在10岁以下儿童，男性多于女性[11]。结核性关节炎通常累及单一关节。临床进展缓慢，早期局部症状出现疼痛、肿胀及功能障碍，长期可导致发育障碍和关节畸形[12]。

【病理学表现】

关节结核根据部位可分为骨型关节结核和滑膜型关节结核两种类型。

1. 骨型关节结核 常见于髋关节、肘关节等，由骨端及干骺端的结核蔓延所致，进而侵犯滑膜及关节软骨。

2. 滑膜型关节结核 常见于膝关节、踝关节等部位。结核分枝杆菌经过血行播散首先侵及滑膜关节，致滑膜关节感染、肿胀、充血、液体渗出、纤维增生，进而肉芽肿性的滑膜组织侵蚀，破坏关节软骨及软骨下骨质，逐渐形成结核性肉芽肿，可出现干酪性坏死。滑膜型关节结核最为多见，且较早期的病理异常是滑膜炎和关节积液。

【影像学表现】

1. X 线 骨型关节结核可通过骨骺边缘直接破坏关节面及关节软骨，常见砂砾样钙化，关节间隙变窄、消失，邻近骨弥漫性骨质疏松，可出现骨破坏。

滑膜型关节结核早期 X 线表现常无特异性。关节滑膜表面最先受累引起炎症，滑膜炎症导致周围软组织肿胀、膨隆，关节内形成大量渗出性积液，关节间隙可正常或增宽，继而邻近骨弥漫性骨质疏松。晚期表现为关节软骨及关节面骨质破坏，可呈虫蚀样骨质缺损，关节间隙变窄。严重者可导致纤维性关节强直，影响预后。

2. CT 相对于 X 线检查，在观察软组织病变具有优势，可见软组织内钙化。对解剖遮挡部位、较小的骨质破坏区及微小的钙化敏感度明显优于 X 线。

3. MRI

（1）干骺端、骨骺改变：骨骺受累，呈边界清晰或不清的 T_1WI 稍高、T_2WI 稍高混杂信号。亦可累及骺板，表现为中断或局部边缘不规则缺损[13]。

（2）关节软骨改变：可表现为 T_2WI 序列上局灶性高信号，关节软骨与骨骺分界模糊。

（3）关节积液：早期稀薄，MRI 呈典型液体信号影。晚期形成米粒体、坏死组织碎片及干酪样物质，T_2WI 呈不均匀混杂信号。

（4）关节间隙改变：可正常或增宽，软骨破坏后关节间隙狭窄，可有不同程度骨膜反应，但程度较化脓性感染明显减轻[14]。

（5）关节囊、滑膜改变：常见脓肿，壁薄、光滑、边缘清晰，T_2WI 呈稍高信号，增强扫描囊壁明显强化。偶尔可见窦道形成，T_2WI 呈高信号影，增强扫描边缘呈轨道样强化[15]。

【诊断要点】

（1）与临床病史相结合，活检及关节液培养出抗酸杆菌为确诊依据。

（2）关节慢性肿胀、疼痛；非持重面骨质破坏，且无硬化；骨质疏松。

（3）滑膜增生；关节软骨破坏导致关节间隙变窄；关节囊、滑囊可显示寒性脓肿，脓肿壁可钙化。

【鉴别诊断】

1. 化脓性骨髓炎 急性起病，全身中毒症状重。关节周围软组织弥漫肿胀，边缘不清，脓肿壁厚且不规则。骨质破坏首先累及关节承重面，破坏较广泛，死骨多见。关节软骨破坏明显，短时间内可出现关节间隙狭窄。滑膜不规则增厚等。

2. 类风湿关节炎　类风湿因子检测为阳性。常为对称性四肢小关节炎。滑膜较厚且不均匀。早期关节间隙狭窄，骨质破坏较小。

3. 色素沉着性绒毛结节性关节炎　MRI 显示滑膜 T_1WI 呈等或低信号，T_2WI 呈低信号影。无骨质疏松；骨质破坏边缘硬化。

【研究现状与进展】

1. DWI　关节结核可通过 DWI 及 ADC 对病变良恶性进行鉴别诊断，但对于化脓性与结核性病变鉴别无明显优势。

2. MRI 动态增强（Gd-DTPA）　骨结核病变早期，MRI 动态增强扫描可见充血增厚的滑膜呈花边状强化，对关节积液和周围软组织的区分敏感性较高；对于良恶性诊断困难的病变，亦可通过 Gd-DTPA 鉴别[13]。

参 考 文 献

[1] 叶滨宾. 儿科影像诊断与临床——骨关节系统卷. 北京：人民军医出版社，2011.

[2] 符水，范森，陈丹，等. 儿童颌骨骨髓炎的多层 CT 表现. 中华口腔医学研究杂志（电子版），2016，10（4）：281-284.

[3] 彭芸. 实用儿童磁共振诊断学. 北京：人民卫生出版社，2019.

[4] Naald N，Smeeing DPJ，Houwert RM，et al. Brodie's abscess：systematic rview of reported cases. J Bone Jt Infect，2019，4（1）：33-39.

[5] Vaidyanathan S，Patel CN，Scarsbrook AF，et al. FDG PET/CT in infection and inflammation—current and emerging clinical applications. Clin Radiol，2015，70（7）：787-800.

[6] Teo HEL，Peh WCG. Skeletal tuberculosis in children. Pediatr Radiol，2004，34（11）：853-860.

[7] Capuani C，Accadbled F，Delisle MB，et al. Multifocal skeletal tuberculosis in 2 immunocompetent children. Rheumatol，2010，37（11）：2441-2442.

[8] Baghdadi T，Ramezan SM，Daneshjoo K. Multifocal tuberculosis of long bones in an immunocompetent child. J Pediatr Orthop B，2016，25（3）：248-252.

[9] 程晓光，崔建岭. 肌骨系统放射诊断学. 北京：人民卫生出版社，2018.

[10] 孙国强. 实用儿科放射诊断学. 第 2 版. 北京：人民军医出版社，2011.

[11] Lavina VD，Ira S. Skeletal tuberculosis leading to pathological fracture. Medical Journal of Dr. D Y. Patil Vidyapeeth，2019，12（2）：155-156.

[12] Johansen IS，Nielsen SL，Hove M，et al. Characteristics and clinical otcome of bne and jint tberculosis from 1994 to 2011：a retrospective register-based study in Denmark（Article）. Clin Inf Dis，2015，61（4）：554-562.

[13] 马跃，潘诗农，郭启勇，等. 儿童四肢关节结核 MR 影像特征分析. 中国医学影像技术，2010，26（2）：316-318.

[14] 宗平. MRI 对儿童四肢关节结核诊断价值的探讨. 乌鲁木齐：新疆医科大学，2014.

[15] 梁立锋. 膝关节滑膜疾病 MRI 表现分析. 医学影像学杂志，2017，27（4）：740-744.

（范　森　王静石）

第二节　骨　梅　毒

梅毒是一种由苍白密螺旋体（*Treponema pallidum*）（又称梅毒螺旋体）引起的感染。梅毒感染分为先天性梅毒和后天性梅毒。

一、先天性梅毒

【概述】

先天性梅毒（congenital syphilis）又称胎传梅毒（prenatal syphilis），梅毒螺旋体在母体内通过胎盘途径感染胎儿，可引起死产或早产。大多数病例发病原因是母亲没有接受产前检查或在妊娠前或妊娠期间没有进行充分治疗[1]。先天性梅毒又分为早期先天性梅毒和晚期先天性梅毒。早期先天性梅毒被定义为 2 岁以前出现临床表现的先天性梅毒，未接受治疗的婴儿通常在出生后 3 个月内出现临床症状，临床表现主要有肝大、脾大、黄疸、鼻炎、皮疹、全身淋巴结肿大，累及神经系统引起急性脑膜炎或慢性脑膜血管性梅毒；晚期先天性梅毒被定义为 2 岁以后出现临床表现的先天性梅毒，哈钦森三联征（哈钦森齿、角膜间质炎、感音神经性耳聋）、桑葚齿和 Clutton 关节具有相对特异性。早期先天性梅毒症状较重，容易累及颅脑，引起脑膜血管神经梅毒，出现抽搐、智力障碍，可发生偏瘫或完全性麻痹，发生视神经萎缩时可有视力受损，发生脑膜炎时可致命。晚期先天性梅毒症状较轻，骨骼、感官系统，如眼、鼻受累多见，心血管受累少见。

【病理学表现】

目前对梅毒的致病机制仍不十分清楚。先天性梅毒的主要传播途径是经胎盘传播。在妊娠 4 个月后由于绒毛膜细胞滋养层的萎缩，梅毒螺旋体可以通过胎盘使胎儿受染。近几年通过电子显微镜检查发现，梅毒螺旋体在妊娠早、中、晚期均能通过胎盘感染胎儿。梅毒螺旋体通过胎盘进入胎儿体内后，在胎儿的肝、脾、肾上腺等内脏组织中大量繁殖，释放入血，可引起皮肤、黏膜、骨骼、血液、内脏等病变，主要病理改变是血管内皮细胞肿胀、增生，致管腔闭塞，远端局部坏死或干酪样改变，或纤维组织增生形成瘢痕，使器官结构和功能受损，严重者可致流产、早产、死产。梅毒螺旋体侵入干骺端、骨干和骨膜等处，导致软骨骨化障碍，形成梅毒性肉芽肿，产生破坏和增生性改变，引起骨软骨炎、骨炎、骨膜炎等。骨骼受累的特点是多骨受累，好发于长骨干骺端，尤其是生长较快的股骨及胫骨干骺端，又称为干骺端炎。晚期先天性梅毒病理改变主要是骨炎、骨髓炎、骨膜炎，可在多种组织中形成梅毒性树胶肿。

【影像学表现】

长骨 X 线检查异常有助于诊断先天性梅毒，且可能是未接受治疗的梅毒母亲所生婴儿的唯一表现 [2]。对于临床无症状或症状不典型而父母有梅毒病史患儿做四肢长骨 X 线摄片是必要的，临床出现症状且梅毒血清学检查阳性的患儿需进一步证实亦需摄 X 线片，有利于临床早发现、早诊断、早治疗，减少病死率，因此目前可作为常规检查方法 [3]。X 线表现为干骺端炎、骨膜炎、骨髓炎，不侵犯骨骺化骨中心。

1. 干骺端炎 干骺端的骨软骨炎是先天性梅毒特征性表现。早期表现为先期钙化带增浓和增厚，形成骨干远端一致密白线；进展期干骺端松质骨破坏，表现为锯齿状透亮横带（Wegener 征）

（图 40-2-1A）；晚期可引起病理性骨骺分离，表现为骨骺板增宽或骨骺移位，若出现双侧胫骨近端内侧对称性骨缺损，为魏伯格（Wimberger）征，对先天性梅毒具有诊断意义（图 40-2-1B）。

2. 骨膜炎 长骨骨膜增生，呈层状，骨膜与骨干长轴平行，一般较为广泛，且对称性分布（图 40-2-2A，图 40-2-2B）。

3. 骨髓炎 梅毒性骨髓炎骨干部易受侵犯，病变呈散在不规则骨破坏区，广泛不规则骨质疏松和骨增生硬化（图 40-2-2C）。

4. 短骨及不规则骨改变 指骨、掌骨干骺端可出现横行透亮带，干骺端及骨干内产生增生和破坏性改变，破坏区软组织被肉芽肿取代。

晚期先天性梅毒，其特点为弥漫性或局限性骨膜下皮质增厚，骨干凸面骨膜下骨质增厚前凸，髓腔变小，常见于两侧胫骨，成刀鞘状改变，称为"军刀胫"，可出现锁骨胸骨端膨大（Higoumenakis 征）、无痛性膝关节炎（Clutton 关节），以及局限性骨质破坏的树胶肿，常遗留畸形。

【诊断要点】

（1）体格检查、实验室检查或放射性影像学检查显示儿童存在先天性梅毒的体征可确诊或高度拟诊为先天性梅毒。

（2）其母亲存在梅毒，且未接受治疗、治疗不充分或治疗欠佳（推定诊断为先天性梅毒）；如果母亲在分娩 90 日内与一期或二期梅毒患者接触过，且未接受治疗或治疗不充分，也推断为先天性梅毒 [4]。

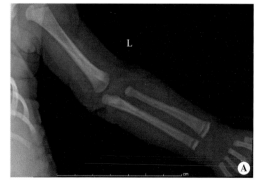
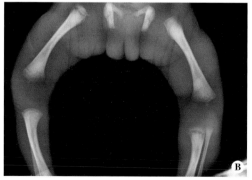

图 40-2-1 先天性梅毒

A. X 线示尺桡骨干骺端先期钙化带增厚致密，先期钙化带下见透亮带；B. 双侧经骨近端内侧对称性骨质缺损

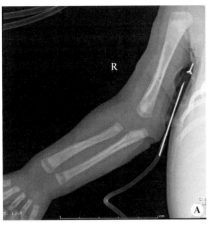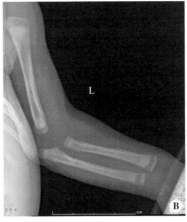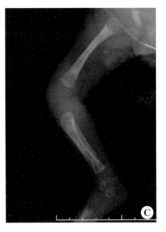

图 40-2-2　先天性梅毒

A、B.X 线示双侧肱骨、尺桡骨对称性骨膜增生，右手掌骨干骺端可见横行透亮带；C. 右侧胫腓骨骨质密度不均，可见骨质疏松密度减低及斑片状
骨质增生硬化

（3）广泛、多发、对称的干骺端炎、骨膜炎、骨髓炎等，其中长骨干骺端的骨软骨炎为最早及最具特征性的征象。

3 个月以下婴幼儿先天性梅毒的临床表现复杂多变，缺乏特异性，易被误诊，需要临床医师提高警惕[5]。

【鉴别诊断】

本病需与化脓性骨髓炎、维生素 C 缺乏症、佝偻病、婴儿骨皮质增生症相鉴别。典型的影像学表现及实验室检查容易诊断。

1. 化脓性骨髓炎　有明显的临床症状，高热寒战、脓毒血症等，病变区明显红肿热痛，白细胞、中性粒细胞增高，一般单骨发生，骨质增生明显。

2. 维生素 C 缺乏症　又称坏血病，可以出现先期钙化带增厚及透亮横带，但增厚钙化带一般不出现锯齿状改变，而是常向侧方突出形成刺状的特征性改变。骨骺还可出现环形致密带，加之骨骺中心骨质疏松使骨骼形成环改变，骨膜下可见血肿及钙化，而梅毒则不累及骨骺。

3. 佝偻病　恢复期干骺端开始出现不规则钙化线，先期钙化带逐渐增厚，需要与梅毒相鉴别，但佝偻病无透亮带出现，无软组织肿胀。

4. 婴幼儿骨皮质增生症　为自限性特发性疾病，多有软组织肿胀，长管状骨见多发对称性骨膜反应、骨皮质增厚，但干骺端一般不受累；红细胞沉降率增快及血清碱性磷酸酶增多可鉴别。

二、后天性梅毒

【概述】

后天性梅毒大多数病例通过性接触引起，分为一期、二期、三期及潜伏期梅毒。一期、二期梅毒早发现、早治疗，临床是完全可以治愈的[6]。先天性梅毒与后天性梅毒的鉴别较为困难，最终可能取决于母体病史和临床判断。在先天性梅毒和后天性梅毒中均可发生脑脊液和全血细胞计数异常，但是干骺端和骨骺的放射影像学改变则更多地提示为先天性梅毒。

【病理学表现】

梅毒螺旋体通过皮肤的细微擦伤进入皮下组织，局部可引发感染，随后通过淋巴或血液全身播散。

【影像学表现】

一期梅毒主要表现为局部皮下病变；二期梅毒可出现滑膜炎、骨炎和骨膜炎，通常在治疗后消退；三期梅毒表现同晚期先天性梅毒。

【研究现状与进展】

骨梅毒累及范围广，包括长骨、短骨及不规则骨，骨骺受累少，在 X 线片骨质改变具有特征性表现，结合临床病史，如母体为梅毒患者或感染者，以及实验室检查梅毒螺旋体抗原血清实验，如 TP 暗视野检查阳性，或 RPR（或 TRUST）阳性，抗体滴度等于或高于母体 4 倍，同时 TPPA（或 TPHA）阳性，诊断相对较容易。目前国内外尚无先天性梅毒的 CT 或 MRI 骨梅毒的报道。骨骺及骺软骨有无病理改变需要 MRI 进行鉴别，MRI 还能显示软组织炎症的范围，这方面的研究有待尝试。中枢神经系统梅毒可能没有症状，也可能有症状，未接受治疗的先天性梅毒患儿可能发生症状性中枢神经系统梅毒，具有两个重叠的表现，即急性梅毒性脑膜炎和慢性脑膜血管性梅毒[7]。

参 考 文 献

[1] Lago EG，Vaccari A，Fiori RM. Clinical features and follow-up of congenital syphilis. Sex Transm Dis，2013，40（2）：85-94.

[2] American Academy of Pediatrics. Red book：2015 report of the committee on infectious diseases. 30th ed. Elk Grove Village：American Academy of Pediatrics，2015：755.

[3] 徐慧，唐文伟，梁琼鹤，等. 先天性骨梅毒的临床及 X 线表现特点. 实用放射学杂志，2014（12）：2040-2042.

[4] Cherry JD，Harrison GJ，Kaplan SL，et al. Feigin and cherry's textbook of pediatric infectious diseases. 8th ed. Philadelphia：Elsevier Saunders，2019.

[5] 沈辉君，孙眉月，刘爱民，等. 3 个月以下婴幼儿先天梅毒 121 例临床分析. 中华儿科杂志，2009，（11）：871-873.

[6] 徐文立. 后天性一、二期梅毒 78 例误诊临床分析及总结. 中国实用医药，2012，7（1）：101-102.

[7] 魏琳，沈桂权，曹笑婉，等. 神经梅毒的临床表型与 MRI 表现. 实用放射学杂志，2016，32（5）：674-677.

第三节　病毒性关节炎

【概述】

病毒性关节炎并不多见，通常是在有明确病毒感染，临床表现有关节炎和关节痛，起病较急，可有鼻塞、流涕、头痛、肌肉酸痛等病毒感染症状，全身对称性大小关节，红肿热痛，功能障碍，常伴有皮疹，血常规示白细胞计数正常或减低。常见病毒包括细小病毒、乙肝病毒、丙肝病毒、风疹病毒、EB 病毒、甲病毒属病毒等，其他许多病毒感染（如腮腺炎病毒、肠道病毒）也可引起关节表现，肠道病毒感染可能引起非特异性自限性病毒性关节炎综合征。患者多为身体抵抗力较弱的儿童和老年人，感染病毒后，病毒入侵关节腔导致关节炎症。发病机制尚不清楚，可通过多种机制引发关节症状和其他风湿性疾病症状，具体机制取决于患者机体因素，包括年龄、性别、遗传、感染史和免疫应答[1,2]。作为病毒感染引起的非特异性关节炎，一般规律特点是发病急、病程相对

短暂，恢复较快且较少复发，所以大多预后较好、不会引起残疾，仅需对症治疗。并发于风疹和病毒性肝炎的关节炎相对较多，并会混淆诊断，故应重视。

【病理学表现】

患病关节淋巴细胞和巨噬细胞浸润，网状细胞增生，异嗜细胞聚集血管周围，致关节囊肿胀、肌腱水肿、周围软组织肿胀，关节腔内积聚大量渗出液，滑膜腔内充满巨噬细胞、脱落的滑膜细胞等。

【影像学表现】

病毒性关节炎影像学表现不典型，不具有特征性，作为感染性关节炎的一种，影像学上主要有以下表现：

（1）X 线片可发现关节周围软组织肿胀，关节间隙增宽。

（2）超声检查对关节积液及滑膜病变较为敏感。

（3）CT 可显示关节积液及周围软组织肿胀范围，但对于滑膜病变显示欠佳。

（4）MRI 检查对关节积液的早期发现高度敏感，还可以显示滑膜病变及周围骨、软组织的异常，以及有无软骨破坏及破坏范围。

【诊断要点】

（1）滑膜炎持续 2～6 周，或患者有多关节痛但无滑膜炎，应怀疑病毒感染。

（2）根据临床表现或流行病学特征，怀疑某种病毒感染时应立即进行血清学检测，并在 2～3 周后复查。

（3）病毒性关节炎表现不典型，具有非特异性症状及体征，如发热、关节痛、皮疹等。

【鉴别诊断】

（1）无明显病毒感染特征时，应与类风湿关节炎、SLE 和幼年特发性关节炎（JIA）等多关节痛疾病相鉴别；少关节型 JIA 很难在临床上与病毒性关节炎相区分，特别是病变早期，诊断需要加以考虑。若滑膜炎持续时间小于 6 周，或患者有多关节痛但无滑膜炎，则病毒感染概率更高。针对类风湿关节炎和 SLE 的常规实验室检查和血清学检测有助于区分非特异性病毒性关节炎与风湿性疾病。

（2）如果患者的白细胞计数持续减少，则应考虑支原体感染可能。

（3）本病需与细菌性关节炎相鉴别。细菌性

关节炎常因败血症、外伤、手术或关节附近的软组织感染引起，以单发多见；病毒性关节炎可能伴有其他特征性表现，如皮疹，且可能更多地呈现多关节性，同时其几乎可能会影响任何关节；病毒感染性滑膜炎常表现为多个小关节（多为手指关节）的疼痛和肿胀，但没有细菌性关节炎那样的皮温偏高或发红；细菌感染关节腔，穿刺液可培养出相应致病菌。

【研究现状与进展】

病毒性关节炎发病机制主要有直接侵袭、免疫复合物形成、潜伏病毒和免疫功能失调等。病毒性关节炎无典型表现，症状体征无特异性，通常难以获得病毒感染的证据，影像学表现也没有特异性，给诊断带来困难。诊断主要依据临床表现、流行病学特征、血清学检测、分子学检测、滑液和组织样本病毒分离。病毒分离阳性率不高，但一些特定病毒如甲肝、乙肝、丙肝病毒，细小病毒，风疹病毒，腮腺炎病毒，疱疹病毒及 HIV 等感染容易通过血清学检出，其他病毒可通过 PCR 技术直接检测血清中的病毒特异性核酸以提高病原检出率。目前针对抗多种病毒成分的 IgM 和 IgG 抗体的免疫测定法已取代经典血清学诊断方法。影像学检查主要手段以超声及 MRI 为主，特别是病变早期 MRI 可以清晰显示关节病变累计范围，关节腔积液多少及性质，滑膜及关节软骨受累情况。

参 考 文 献

[1] Naides SJ, Schnitzer TJ. Viral arthritis\\ Kelley WN, Harris ED, Budd RC, et al. Textbook of Rheumatology. Phildelphia：WB Saunders，2005.

[2] Ramos-Casals M. Viruses and lupus：the viral hypothesis. Lupus，2008，17（3）：163-165.

（赖　华）

第四节　幼年特发性关节炎

【概述】

幼年特发性关节炎（juvenile idiopathic arthritis，JIA）是儿童期间一种常见的结缔组织病，是一种累及关节的慢性特发性炎性疾病，可伴有全身多系统受损。病因不明，目前认为可能与遗传、免疫及环境之间的交互作用等因素有关。国际风湿病学联盟儿科常委专家组将 16 岁以下儿童不明原因、持续 6 周以上的关节肿胀或活动受限，伴有疼痛或压痛，排除最初外伤史及其他原因的关节炎，统一定为 JIA，取代以往欧洲的幼年型类风湿关节炎（juvenile rheumatoid arthritis，JRA）和北美的幼年慢性关节炎（juvenile chronic arthritis，JCA）名称。

JIA 发病高峰在 1～3 岁，且这个年龄段以女性为主，另一个次高峰在 8～10 岁，这一高峰包括更多有少关节型 JIA 的男孩，全身型疾病和多关节型疾病的平均发病年龄约为 6 岁，女孩和男孩的少关节型疾病发病年龄约为 4 岁和 10 岁。

临床表现分 3 型：①全身型发热，为弛张热，皮疹随着体温升降而出现或消散，可见于全身任何部位，以胸部及四肢近端多见，80% 以上可发生关节炎，累及任意数量的关节，常随体温的升降而加剧或缓解。以膝关节受累最常见，手指、腕、肘、肩、踝等关节也常受侵，表现为关节周围对称性肿胀、压痛和晨僵，反复发作数年后可致畸形，多数患儿可伴有全身淋巴结肿大、胸膜炎、心包炎及神经系统症状等，在 JIA 病例中占 10%～15%；②多关节型，是指在发病 6 个月后的受累关节数超过 4 个，通常从膝、踝、肘等大关节开始，逐渐累及小关节。起病可缓慢也可突然，表现为关节僵直、肿、痛，发红可不明显，可发热。晚期可出现髋关节受累、股骨头骨质破坏出现运动障碍。关节症状反复发作、持续数年者关节僵直变形，关节周围肌肉萎缩，全身症状较轻，在 JIA 病例中占 30%～40%；③少关节型，是指在发病 6 个月后的受累关节数小于 4 个，几乎任何关节均可受累，膝关节最常受累，其次是踝关节及手的小关节。约 20% 的少关节型 JIA 患儿可发生虹膜睫状体炎，其中 50% 抗核抗体阳性的患儿更容易发生。

【病理学表现】

JIA 病理基础为多发慢性非特异性纤维素性浆膜炎，早期滑膜充血、水肿，伴有淋巴细胞及浆细胞浸润，关节腔积液增多，随着病情进展，滑膜增生形成关节腔中绒毛状突起，持续进展至晚期，滑膜绒毛状增生侵入关节软骨形成血管翳，局部软骨被吸收破坏，并波及软骨下骨质，造成软骨下骨侵蚀，形成囊变，随着关节腔被纤维组织所替代，关节面相互粘连，造成关节强直、半脱位，甚至骨性融合及关节畸形。

【影像学表现】

X线和CT能够清晰显示骨破坏或骨侵蚀的范围和位置，特别是大关节。MRI能清晰显示滑膜增厚和血管翳、关节腔内积液，对本病的早期诊断有帮助。同时对于脊柱受累的显示MRI也比X线和CT敏感，MRI显示滑膜炎、关节软骨破坏优于X线及CT。

1. X线 早期意义不大，可能仅见骨质疏松，病变可累及一个或多个关节，以手掌指关节、腕关节、膝关节等多见。脊柱病变以颈椎多见。平片早期表现为四肢关节周围软组织肿胀，关节腔积液，干骺端边缘骨质吸收呈带状透光区。进展期关节积液减少，关节间隙变窄，其次是骨侵蚀和髋臼硬化，软骨下骨破坏，骨质疏松加重而广泛。晚期可导致关节脱位或半脱位，多发生纤维性或骨性强直。颈椎JIA表现为寰枢椎半脱位和颈椎关节突发生关节融合。髋关节病变时股骨头缺血坏死和生长障碍少见。

2. CT 表现为手足小关节多发对称性增粗肿胀，关节面边缘骨质破坏，广泛性骨质疏松。大关节受累还可显示关节腔积液，关节腔内可见软组织密度影且明显强化。

3. MRI 是早期诊断JIA最敏感的影像学检查，尤其在诊断尚未发育成熟的软骨成分方面。早期以滑膜炎表现为主，增生滑膜富含血管翳，呈T_1WI低信号、T_2WI高信号，增强扫描显示滑膜明显强化。进展期时关节滑膜、软骨、骨性关节面及骨破坏区的血管翳相互连贯且明显强化，常伴有邻近骨髓水肿。主要表现（图40-4-1）：①关节积液；②滑膜炎，即滑膜增厚，增强扫描后强化明显；③骨髓水肿，骨小梁区边界不清，T_1WI呈低信号，T_2WI呈高信号；④软骨受累，滑膜增生侵犯软骨致软骨变薄，边缘不规则或缺失；⑤骨质破坏，关节软骨下骨质内出现边界清晰的局限性T_2WI或PWI高信号；⑥腱鞘炎及附着点炎，T_2WI或PWI腱鞘及腱鞘附着点呈高信号，增强扫描可见强化，附着点炎常见于附着点炎相关型JIA。另MRI可显示颈椎受侵，包括颈椎区血管翳、寰枢椎或寰枕脱位、颈髓受压等情况。

【诊断要点】

（1）主要以临床表现为基础，结合临床症状、实验室检查和影像学表现诊断依据，而早期诊断主要依靠临床。每一类型的JIA都需要除外其他可能的疾病。

（2）JIA以多关节对称性受累多见，骨质破坏相对轻微，进展缓慢。

（3）MRI可以更早期全面评估骨关节病变，包括滑膜、关节积液、软骨、骨、韧带、肌腱、腱膜、骨髓水肿等病变。

【鉴别诊断】

全身型JIA需要除外以下疾病[1]，各种病原体感染、肿瘤性疾病、自身炎症性疾病及其他风湿性疾病等，通过临床症状、实验室检查、骨髓穿刺、淋巴结活检、同位素扫描及DWI等有助于诊断。

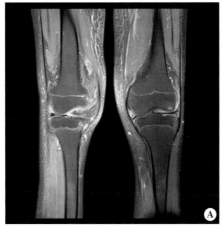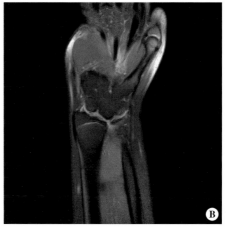

图40-4-1 幼年特发性关节炎

A、B. MRI示滑膜增厚强化，关节面边缘骨质破坏，骨髓水肿，关节腔积液，晚期关节融合

对于以外周关节受累为主者，需与化脓性关节炎、关节结核、创伤性关节炎相鉴别，这些疾病表现基本一致，诊断很困难，必须紧密结合临床表现。

1. 化脓性关节炎 起病急，影像学表现滑膜增厚、关节腔积液，关节周围软组织肿胀，增厚滑膜及血管翳明显强化，关节破坏、畸形、强直，晚期关节间隙变窄，关节面侵蚀破坏，骨髓信号强度的异常、软骨下骨髓水肿和增厚、不规则关节外脓肿多提示存在化脓性关节炎，钆剂增强可评估骨肌系统感染。

2. 结核性关节炎 影像学表现为滑膜增厚、骨质破坏，结核肉芽肿、纤维组织增厚和干酪样坏死，关节周围肿胀和肌炎、腱鞘炎、关节腔积液，软骨层次模糊、变薄、毛糙或缺损，一般无软骨下骨髓水肿和边缘光滑的关节外脓肿，关节液培养可协助诊断。

3. 创伤性关节炎 有明确的外伤史，影像学表现能发现骨折、骨髓水肿、软骨损伤、关节腔脂–液平面，关节囊、韧带及肌腱等损伤，晚期继发软骨增生、骨化等。

4. 血友病 因关节长期反复出血，刺激滑膜增生破坏关节软骨，软骨下骨质囊变，骨质破坏，可引起关节僵直、变形，影像学表现与 JIA 不易鉴别。但血友病患者常累及负重关节，患者有出血倾向，实验室检查凝血因子缺乏可予以诊断。

【研究现状与进展】

（1）JIA 受累关节局部组织血管化和毛细血管通透性作为炎性活动度的指标，MR 动态增强扫描可评估滑膜炎的情况，是反映其疗效非常敏感而且准确的方法[2]，可分析注射钆对比剂后随时间信号强度的变化规律。滑膜囊的早期强化率可反映其活动程度。全自动基于像素的信号强度分析方法可以有效地克服动态时间曲线中 ROI 方法的不足，同时呈现出真实客观的整体组织图[3]。在计算机辅助监测系统下，计算每个像素的动态参数以形成整体的彩色参数图，能直观评估受累关节严重及进展程度。

（2）评估 JIA 患儿关节软骨损伤，MRI 增强扫描比超声、X 线和 CT 更敏感[4]。驱动平衡傅立叶转换成像和稳态自由进动成像等超短 TE 序列，有望监测关节软骨表面轻微的不规则及缺陷[5]。三维图像数据能显示关节表面轮廓，可定量测量

软骨体积，有助于评估慢性关节炎患者的进展和疗效及患儿关节软骨体积随 JIA 病程进展的变化情况[6]。测定关节软骨中水的迁移率可通过利用 T_2 弛豫时间来反映细胞外间质中胶原蛋白的完整性。Reiter 等[7]的研究已经证实横向弛豫率和胶原基质中的胶原浓度之间的相关性。T_2-map 序列可评价细胞外软骨的生化和生理学变化，也可在形态改变前定量测量，较传统序列更能早期提示软骨损伤。

（3）软骨磁共振延迟增强扫描是评估静脉注射阴离子 MRI 对比剂（钆）后软骨黏多糖含量的技术[6]。软骨内造影剂的分布与带负电荷的黏多糖呈反比关系，即黏多糖含量低的区域，钆聚集较高；钆浓度通过 T_1WI 信号强度的变化间接反映黏多糖含量。由于钆能缩短 T_1 值，所以软骨内黏多糖含量少的区域 T_1 值较短。

（4）DWI 通过测定水迁移率的微观改变可间接评估组织的完整性。该技术通过反映胶原纤维降解程度来评估早期关节软骨异常[8]。

参 考 文 献

[1] Yokota S，Mori M，Imagawa T，et al. Proposal for juvenile idiopathic arthritis guidance on diagnosis and treatment for primary care pediatricians and nonpediatric rheumatologists. Mod Rheumatol，2007，17（5）：353-363.

[2] Malattia C，Damasio MB，Basso C，et al. Dynamic contrast-enhanced magnetic resonance imaging in the assessment of disease activity in patients with juvenile idiopathic arthritis. Rheumatology（Oxford），2010，49（1）：178-185.

[3] Kubassova O，Boesen M，Cimmino MA，et al. A computer-aided detection system for rheumatoid arthritis MRI data interpretation and quantification of synovial activity. Eur J Radiol，2010，74（3）：e67-72.

[4] Kim HK，Laor T，Graham TB，et al. T_2 relaxation time changes in distal femoral articular cartilage in children with juvenile idiopathic arthritis：a 3-year longitudinal study. AJR Am J Roentgenol，2010，195（4）：1021-1025.

[5] Mcmahon CJ，Madhuranthakam AJ，Wu JS，et al. High-resolution proton density weighted three-dimensional fast spin echo（3D-FSE）of the knee with IDEAL at 1.5 Tesla：comparison with 3D-FSE and 2D-FSE-initial experience. J Magn Reson Imaging，2012，35（2）：361-369.

[6] 刘明，袁新宇. 幼年特发性关节炎的影像学研究进展. 中国医学影像学杂志，2016，（6）：477-480.

[7] Reiter DA，lrrechukwu O，Lin PC，et al. Improved MR-based characterization of engineered cartilage using multiexponential T_2 relaxation and multivariate analysis. NMR Biomed，2012，25（3）：476-488.

[8] Singh A，Hafts M，Cai K，et al. High resolution T_1-mapping of in vivo human knee cartilage at 7T. PLoS One，2014，9（5）：397-486.

（王志刚）

第十四篇

淋巴结感染与炎症疾病

第四十一章 淋巴结感染与炎症疾病基础理论

第一节 淋巴系统概论

【概论】

淋巴系统是人体内重要免疫、防御系统。它遍布全身各处，由淋巴管（分为毛细淋巴管、淋巴管、淋巴干与淋巴导管）、淋巴组织（分为弥散淋巴组织与淋巴小结）、淋巴器官（如胸腺、骨髓、脾、扁桃体等）构成。

淋巴系统一方面引流淋巴液，清除机体内的异物、细菌等，另一方面淋巴系统是身体防御的前哨，分散于身体各部分淋巴结，似一个滤过装置，可有效阻止经淋巴管进入的微生物。

淋巴结位于淋巴管汇集部位，是淋巴细胞定居和适应性免疫应答产生的场所。

1.淋巴结的正常组织结构和生理功能

（1）组织结构：淋巴结外观呈大小不一的圆形或卵圆形灰粉色小体，一侧隆凸，另一侧凹陷，凹陷中央处为淋巴结门。淋巴结常呈簇状或串状分布于身体各部位。正常人浅表淋巴结很小，直径多在 0.5cm 以内，表面光滑、柔软，与周围组织无粘连，亦无压痛。

（2）生理功能：淋巴结的主要生理学功能是受抗原刺激后作为次级淋巴器官负责淋巴细胞增生分化，以及淋巴液过滤和抗原提呈。例如，当细菌从受伤处进入机体时，淋巴细胞会产生淋巴因子和抗体而有效地杀灭细菌，淋巴结内淋巴细胞和组织细胞反应性增生，使淋巴结肿大，称为淋巴结反应性增生。能引起淋巴结反应性增生的还有病毒、某些化学药物、代谢的毒性产物、变性的组织成分及异物等。因此，肿大的淋巴结是人体疾病的预警装置。淋巴结的主要功能是滤过淋巴液产生淋巴细胞和进行免疫应答。

2.淋巴结解剖分布特点及淋巴结扩散途径特点

（1）正常淋巴结解剖分布特点：淋巴结主要位于肢体近端（腋下、肘关节、膝关节腘窝）、颈部、纵隔、肠系膜、腹膜后、脾、肺、肾门部和涎腺周围的血管周边。其中以颈、腋下、盆腔分布较集中（图 41-1-1～图 41-1-3）。

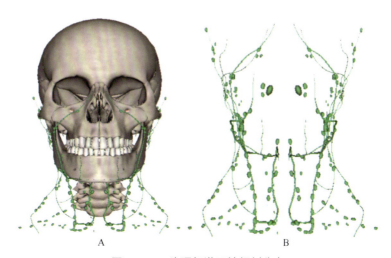

图 41-1-1　头颈部淋巴结解剖分布

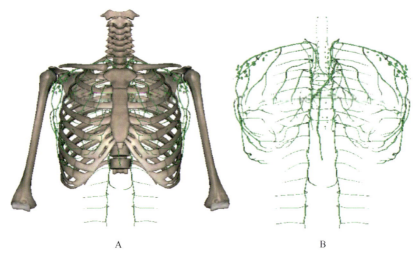

A   B

图 41-1-2　腋下淋巴结解剖分布

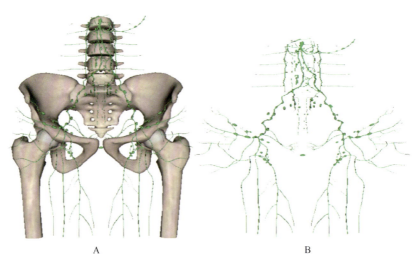

A   B

图 41-1-3　盆腔淋巴结解剖分布

（2）播散途径特点：由于淋巴结的解剖分布特点，使其播散途径也各有特点。

1）淋巴结较集中的地方容易最先感染，然后向邻近的淋巴结扩散。

2）如果淋巴管阻塞，可发生逆淋巴汇流方向扩散到离心侧的淋巴结。

3）有些感染的淋巴结，可循短路绕过途径中的淋巴结直接向较远一组淋巴结（第二站或第三站）转移。临床上称这种转移方式为跳跃式转移。

4）如果局部淋巴结不能阻止病变的扩散，病变可沿淋巴管道向远处蔓延。因此，局部淋巴结肿大常反映其引流范围存在病变。

了解淋巴结的位置、淋巴引流范围和淋巴引流途径，对于病变的诊断和治疗具有极其重要的意义。

3. 儿童期淋巴系统发育和淋巴系统的特点

（1）儿童淋巴系统发育：婴儿和儿童淋巴组织（包括胸腺）的总重量占体重的比例远大于成人。出生时淋巴组织已有活性，出生后随外界抗原的不断刺激，在 8～12 岁时达到高峰，青春期后，淋巴组织开始萎缩。儿童胸腺重量可达 40g，成人的胸腺逐渐被纤维和结缔组织所取代，只有 10g 左右。

如果以成人的标准来衡量，似乎所有儿童均有淋巴结肿大。儿童查体时通常可触及淋巴结，特别是颈、腋窝和腹股沟淋巴结在整个儿童期都可触及，包括新生儿期。青春期前，儿童腭扁桃体肿大较常见，而 1 岁以下婴儿和成人的腭扁桃体一般不易看到。

正常情况下儿童有淋巴结增生，所以他们对

各种刺激因子的反应比成人更迅速、也更显著，一般淋巴结在抗原刺激后 5～10 天内淋巴结增大 5 倍。肠系膜淋巴结和纵隔淋巴结肿大尤为明显[1]。

（2）儿童淋巴结的特点：正常儿童淋巴结长径为 1～15mm，一般情况下体表无法触及。通常情况下临床把淋巴结长径大于 10mm，认为淋巴结肿大，但儿童还有其自己的特点，即肱骨内上髁淋巴结长径大于 5mm，腹股沟淋巴结长径大于 15mm 时认为异常。

正常新生儿颈部、腋窝及腹股沟淋巴结直径为 3～12mm。许多正常儿童因触及淋巴结而来就诊。2 岁以下儿童，除触及肱骨内上髁、锁骨上及腘窝淋巴结属异常外，其他浅表淋巴结都有可能触及。2 岁以上儿童除上述三组淋巴结外，若触及耳后及枕骨下淋巴结也均为异常。

（3）儿童触诊时应注意淋巴结的特点：双侧、散在、质软、无触痛的小淋巴结（直径＜2cm），且无淋巴结周围炎或蜂窝织炎及脓肿者，考虑为病毒感染后继发淋巴结增生。

直径较大（直径＞2cm）、有红肿热痛、境界不清的单侧肿大淋巴结，或有脓肿形成，为化脓性细菌感染。

中度肿大的单侧淋巴结，如边界欠清晰、炎症较轻、表皮逐渐变红（皮温不高）、出现波动并与表皮粘连，提示慢性细菌感染。

淋巴瘤时大的淋巴结通常质硬、散在、活动度好、无触痛、弹性好，周围组织无炎性反应。随病情进展，肿大淋巴结与邻近淋巴结发生粘连，淋巴结一般无化脓。也不与表皮或深层组织粘连固定，这点与淋巴结炎性肿大不同。淋巴瘤在数周或数月后可增大或缩小。

4. 炎症状态下淋巴结的病理生理

（1）淋巴结正常病理学表现：淋巴结切面呈灰粉色，质地软。主要结构分为皮质、副皮质和髓质。

1）皮质：位于淋巴结被膜下，由淋巴滤泡及其生发中心组成，代表 B 淋巴细胞区，与体液免疫相关。

2）副皮质区：是滤泡间致密细胞区，代表胸腺依赖 T 淋巴细胞区，与细胞介导免疫反应有关。该区含不同大小、不同转化阶段的 T 淋巴细胞、

毛细血管后微静脉（被覆高内皮细胞，管壁内有淋巴细胞），以及具有抗原提呈作用的指状树突状细胞。

3）髓质：邻近淋巴结门部，富含淋巴窦和动静脉，以及由 B 淋巴细胞、成熟浆细胞和浆母细胞组成的细胞索。输入淋巴管穿过淋巴结被膜而开放于边缘窦，由此与淋巴结内错综复杂的淋巴窦网络相沟通，然后汇入淋巴管，在淋巴结门部出淋巴结[2]。

（2）炎症状态下淋巴结的病理生理：淋巴结内的淋巴窦是淋巴管道的一个组成部分，故淋巴结对于淋巴引流起着重要作用。引流某一器官或部位淋巴的第一级淋巴结称局部淋巴结，临床通常称哨位淋巴结。当某器官或部位发生病变时，细菌、毒素、寄生虫或肿瘤细胞可沿淋巴管进入相应的局部淋巴结，该淋巴结阻截和清除这些细菌、毒素、寄生虫或肿瘤细胞，从而阻止病变的扩散。此时，淋巴结发生细胞增殖等病理变化，致淋巴结肿大。

非特性增生肿大淋巴结是活检时常见的一种病理诊断。多数儿童的病因并不明确，多可自行消退，但其中 17%～25% 最终可发展为淋巴网状内皮系统疾病。

急性化脓性淋巴结炎时，可见淋巴结内充满了中性粒细胞、病原菌，并可见水肿和坏死组织碎片。

干酪样坏死伴肉芽肿形成是结核分枝杆菌、组织胞浆菌、微小隐球菌及一些非结核分枝杆菌感染的典型病理改变。

性病淋巴结肉芽肿典型镜下表现为栅式排列的类上皮细胞包绕的星状脓肿，且最终会形成弥漫性肉芽肿。

弓形虫病的组织学特点是皮质和副皮质区反应性滤泡增生伴上皮样组织细胞聚集，生发中心边缘模糊，被膜下和小梁窦扩张，其内充满了单核样细胞。

参 考 文 献

[1] Long SS, Pickering LK, Prober CG. 儿科感染性疾病. 黄德珉, 叶鸿瑁, 罗凤珍, 等, 译. 沈阳：辽宁教育出版社, 2000.

[2] 刘彤华. 诊断病理学. 第 3 版. 北京：人民卫生出版社, 2014.

（苏晓艳）

第二节 淋巴结影像评价的常用技术方法

一、概述

免疫系统通过先天防御机制和适应性免疫等多条途径激活细胞免疫和体液免疫，控制病原体的感染和播散。淋巴结是免疫细胞的汇聚点，免疫细胞在此启动和调节高度特异性的适应性免疫，清除并防止病原体发生系统性播散。可见，淋巴系统是疾病控制和扩散的主要渠道[1]。当病原体侵入机体后，局部吞噬细胞被激活，吞噬病原体或其抗原并归巢淋巴结，在淋巴结内将抗原提呈给T淋巴细胞，由此激活机体的细胞免疫和体液免疫，效应免疫细胞增殖向病灶聚集，杀伤清除病原体[2]。如果病灶内的病原体不能被有效清除，或者侵入免疫细胞内，则可借淋巴液的流动，侵犯淋巴系统，引起淋巴结的感染和炎症。及时发现引流区域淋巴结的变化，有助于准确地评价疾病的进展，调整治疗方案。

二、临床常用淋巴结影像学评价技术

超声、CT、MRI和PET/CT等无创性成像技术是临床上用于评价淋巴结病变的重要手段。超声成像具有实时、无辐射、低成本的优势，是评价儿童淋巴结最常用的影像技术。超声通过探测人体组织对超声波反射波形的影响，显示感兴趣淋巴结的形态、大小、回声和血流信号，从而判别淋巴结病变的性质[3]。超声引导下的淋巴结穿刺活检，操作简便，无辐射，可大幅提高穿刺活检的准确性，是临床上广泛开展的技术。CT成像速度快、密度分辨率高，也是临床常用的淋巴结评价技术。CT可显示淋巴结的形态、大小、密度变化及周围组织病变，判断淋巴结病变的性质。由于病变组织密度与淋巴组织本身的密度差别小，CT用于淋巴结病变诊断的敏感度尚有待提高[4]。MRI具有良好的组织分辨率，是临床评价淋巴结

病变的重要手段。感染性淋巴结炎由于炎症的影响，局部组织含水量不同程度增加，与正常组织之间有明显的信号差异，为MRI成像检测提供了条件，MRI可以清晰地评价淋巴结的形态、组织信号和周围病变。MRI多模态成像除了常规指标的检测外，还可从弥散、灌注、磁敏感效应等方面对淋巴结进行多维度评价，提高疾病显示率和诊断准确性。近年，间质MRI淋巴造影技术的研究和应用，为淋巴系统造影创造了机会，采用小分子显影剂（如Gd-DTPA）皮下注射，利用显影剂分子尺度小、容易透过多孔的毛细淋巴管壁的特性，显示淋巴结[5]。PET/CT利用病灶局部的代谢变化进行成像，临床常用的显影剂为氟代脱氧葡萄糖（FDG），FDG是葡萄糖的拟似物，核素成像敏感度高，能够揭示病变初期的代谢变化并做出诊断，临床主要用于肿瘤及转移灶的发现和评价。感染和炎症部位由于炎症细胞的糖代谢活动增强，FDG也会呈现浓聚，因此，近年PET/CT也被用于各种炎症性疾病，如结节病、椎间盘炎、血管炎、肺炎性结节等的诊断和随访，PET/CT在显示这些疾病高代谢的同时，应与肿瘤等引起淋巴结高代谢的疾病相鉴别[6]。

三、淋巴系统显影剂研究进展

临床影像检查技术用于显示淋巴系统有较大局限性，显影剂的研究和应用为清晰显示并评价淋巴系统的解剖和疾病创造了条件。早在20世纪90年代，一些传统生物染料如伊文思蓝等被注射到动物或人类的皮肤内，用于浅表淋巴系统的术中显示和评价。这些生物染料主要用于术中显影，而术前淋巴评价则需依赖组织穿透性更好的成像技术和淋巴显影剂[7]。淋巴闪烁显影剂是利用放射性核素标记的分子或胶体粒子显示淋巴系统，准确性较高。Endez等以右旋糖酐为载体，制备了一种特异性的淋巴系统核素显影剂，通过不断改进，研制出 ^{99m}Tc-DTPA-mannosyl-Dextran[8]。目前该显影剂已获得美国FDA批准，成为临床上用作术前淋巴绘图的唯一显影剂。淋巴显影剂的研制主要围绕3个方面：①注射位点快速清除；②淋巴内长驻留时间；③淋巴结内高浓度[9]。磁共振淋巴造影是研究较为集中的领域，超顺磁性

氧化铁（superparamagnetic iron oxide，SPIO）纳米颗粒的粒径较大，容易被吞噬细胞吞噬，吞噬细胞进入淋巴循环，聚集于淋巴结，是淋巴结显影的基础（图41-2-1）。各种SPIO纳米粒中以超小SPIO（ultrasmall superparamagnetic iron oxide，USPIO）更适合淋巴造影，对于肿瘤淋巴结转移有较高的诊断特异度和敏感度。SPIO用于淋巴系统成像（尤其梯度回波序列）时，虽有较高的敏感度，但也存在磁敏感伪影重、淋巴结浓聚时间长、局部清除慢、淋巴管显影差等不足[10]。小分子钆显影剂如Gd-DTPA、Gd-DOTA等粒径小，组织穿透性好，局部皮下注射后，容易透过内皮细胞间隙较宽的淋巴管管壁和毛细血管壁，进入淋巴和血液循环。将小分子显影剂与葡聚糖、白蛋白等大分子结构共价连接，使其只能透过淋巴管管壁而不能透过毛细血管壁，增加经淋巴液回流量，可改善淋巴结的强化显影效果。纳米和微米级的超声显影剂也被用于淋巴系统成像研究。采用临床常用的超声显影剂声诺维（Sono Vue）经静脉注射，观察感兴趣淋巴结的灌注情况，根据造影检查产生的不同声像图，可判别淋巴结是否有肿瘤或病原微生物的侵入[11]。超声造影的不足之处是特异

度较高、敏感度不足，这主要受造影剂种类、患者淋巴结深度、淋巴分布特征和数量的个体差异，以及转移灶在淋巴结内的分布、大小、与正常组织的声学特性差异等因素影响。采用超声靶向显影剂和超声多模态显影剂可望提高淋巴结超声造影的敏感度。国内有学者将聚乳酸羟基乙酸纳米级超声显影剂与吲哚菁绿结合，构建超声/近红外荧光显影剂ICG-PLGA，用于小鼠和大白兔的淋巴结造影。结果显示，活体近红外荧光显影能清晰显示小鼠淋巴结，而且能增强大白兔胭窝淋巴结的超声显像效果[12]。这些显影剂的出现，彼此功能特点不同，为个性化的淋巴结成像提供了多种备选方案，改善了淋巴结评价的针对性和准确性。

参 考 文 献

[1] 唐坚清，张声，陈林莺，等 . 原发于腹膜后的淋巴系统疾病25例临床病理分析 . 临床与实验病理学杂志，2016，32（4）：440-444.

[2] Liao S，von der Weid PY. Lymphatic system：an active pathway for immune protection. Semin Cell Dev Biol，2015，38：83-89.

[3] 郝欲洁，马英美，姚亚宁，等 . 超声技术在鉴别淋巴结病变中的应用 . 医学综述，2019，25（11）：2253-2257.

[4] 王博，谭红娜，王攀鸽，等 . 一站式CT能谱灌注成像预测兔腋窝淋巴结性质 . 中国医学影像技术，2019，35（2）：175-180.

[5] 孟珊，李传明，杨新华，等 . 磁共振间质淋巴造影诊断乳腺癌腋窝淋巴结转移 . 中国医学影像技术，2013，29（12）：1977-1980.

[6] Zhuang H，Codreanu I. Growing applications of FDG PET-CT imaging innon-oncologic conditions. J Biomed Res，2015，29（3）：189-202.

[7] Rodrigues EB，Costa EF，Penha FM，et al. The use of vital dyes in ocular surgery. Surv Ophthalmol，2009，54（5）：576-617.

[8] Endez J，Wallace AM，Hoh CK，et al. Detection of gastric and colonic sentinel nodes through endoscopic administration of 99mTc-DTPA-mannosyl-dextran in pigs. J Nucl Med，2003，44（10）：1677-1681.

[9] 王丽娜，李德良，张南，等 . 淋巴靶向造影剂的研究进展 . 中国海洋药物，2016，35（2）：95-102.

[10] 肖玲，吴昌强，余国荣，等 . 磁共振示踪小鼠树突状细胞归巢淋巴结的初步研究 . 重庆医科大学学报，2015，40（9）：1236-1239.

[11] 赵建广，陈彦平，杨蕾，等 . 应用声诺维超声造影诊断口腔癌颈淋巴结转移的临床探讨 . 北京口腔医学，2015，23（1）：36-39.

[12] 牛诚诚，郑元义，王志刚，等 . 载吲哚菁绿超声微泡造影剂活体近红外荧光显像兔淋巴结 . 中国介入影像与治疗学，2012，9（3）：206-208.

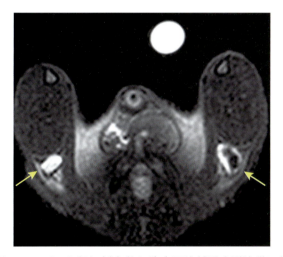

图41-2-1 SPIO标记树突状细胞皮下注射后在引流淋巴结内的浓聚

于小鼠左足注射标记SPIO纳米粒的树突状细胞，右足注射未标记的树突状细胞。72小时后，T_2WI示两侧胭窝淋巴结明显增大，左侧淋巴结内可见SPIO诱导产生的低信号区

（徐　晔　何　玲）

第四十二章　感染性淋巴结炎

第一节　细菌性淋巴结感染

【概述】

儿童期细菌性淋巴结感染的主要致病菌为结核分枝杆菌及化脓菌，其影像学表现相似。

1. 结核分枝杆菌引起的淋巴结结核（lymph node tuberculosis） 是儿童期肺外结核最常见的类型，可为儿童期结核的首发症状，婴幼儿及学龄前儿童最为多见。该病为少见疾病，通常病程隐匿[1]，除低热外，缺乏全身症状及体征。儿童期淋巴结结核常因淋巴结肿大就诊，发热、咳嗽等全身中毒症状发生率较低，受累部位以腋下及双侧颈部多见。可通过结核抗体检测、PPD 试验、红细胞沉降率及影像学检查方法诊断，应用抗结核药物治疗，并应长期随访，警惕其他部位结核发生的可能[2]。

2. 化脓性淋巴结炎（suppurative lymphadenitis）多由金黄色葡萄球菌和化脓性链球菌引起[3]。儿童时期口腔和咽部黏膜下淋巴组织丰富，淋巴结

发育未完善，防御功能差，因此口腔及鼻咽部细菌感染后，常出现引流部位的淋巴结肿大及炎症，尤其在婴幼儿期，感染可很快进入化脓期[4]。慢性扁桃体炎、龋齿等常引起颈前淋巴结肿大，而慢性咽炎、中耳炎、外耳道炎等可致颈后淋巴结肿大。此类细菌感染引起的淋巴结肿大多表现为白细胞及中性粒细胞增高，C 反应蛋白增加，血培养有典型革兰氏阳性菌生长等，针对药敏试验合理用药，多预后良好。

【病理学表现】

1. 淋巴结结核 病理检查中郎汉斯巨细胞及干酪样坏死阳性率高，另可见类上皮样细胞。根据病理演变过程，常分为 4 型[5,6]。

（1）Ⅰ型为结节型或肉芽肿型：多起病缓慢，一个或多个淋巴结肿大，触之可活动，质硬，边界清，无粘连，内为多发结核性肉芽肿性结节，多无坏死或仅微量坏死。

（2）Ⅱ型为干酪样坏死型：病灶内见干酪样坏死区，包膜未破坏，故无明显粘连，边界清，可见周围脂肪间隙（图 42-1-1）。

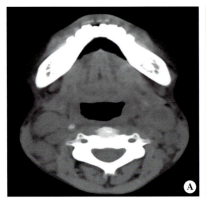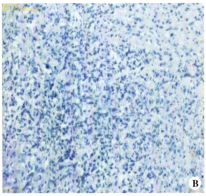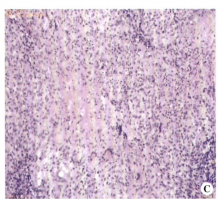

图 42-1-1　双侧颈部淋巴结结核

患儿，女性，13 岁。双侧颈部多发结节状病灶。A. CT 平扫示其内见片状低密度区；B. 镜检见大量抗酸杆菌；C. 病变淋巴结内见肉芽肿性结节、干酪样坏死及郎汉斯巨细胞

（3）Ⅲ型为浸润型：病变淋巴结结构破坏，其内大片干酪样坏死灶，周围见炎性反应及粘连，边界不清，活动受限。

（4）Ⅳ型为脓肿型：病变淋巴结液化坏死，相互融合，边界不清，呈团块状[7]。

2. 化脓性淋巴结炎 病变淋巴结肿大、充血，可移动，一般无粘连，其质变硬并浸润周边组织，可见邻近皮肤软组织充血。病变淋巴结穿刺多见淡黄色或无色透明的液体，镜下见增多的中性粒细胞及其退变细胞[8]。

【影像学表现】

1. CT

（1）颈部淋巴结结核按病理分型在 CT 的表现如下所述。

1）Ⅰ型：结节型或肉芽肿型，因淋巴结内尚无坏死或仅有微量坏死，CT 未见或不能显示其内低密度灶，故平扫呈均匀的软组织密度影，而结核性肉芽肿血供丰富，增强扫描一般呈较明显均匀强化。

2）Ⅱ型：干酪样坏死型，淋巴结内的干酪样坏死区，在 CT 平扫表现为病变中心的低密度区，增强扫描呈环状强化，病灶与周围组织尚无粘连，周围脂肪间隙可见。

3）Ⅲ型：浸润型，病变内大片融合的干酪样坏死区，在 CT 平扫表现为多发淋巴结中心低密度区，增强扫描边缘环状强化，边界模糊，周围脂肪间隙消失。

4）Ⅳ型：脓肿型，肿大淋巴结中心软化并融合成大片低密度区，边缘厚，增强扫描呈不规则

环状强化或间隔状强化，淋巴结结构破坏，周围脂肪间隙消失。脓肿自行破溃或切开引流后，创口经久不愈可形成窦道。

上述 4 型常混合存在，因此 CT 表现多样，环状强化和间隔状强化有助于淋巴结结核的诊断[9,10]。

（2）化脓性淋巴结炎：化脓性淋巴结炎与淋巴结结核影像学表现类似。常为单发的肿大淋巴结，环状均匀强化、壁厚，且无明显壁结节或钙化，周围可见渗出（图 42-1-2）。

2. MRI

（1）淋巴结内大量炎性细胞，产生反应性水肿，并有纤维组织、炎性肉芽组织增生，使病变淋巴结在 T_1WI 多呈等信号，在 T_2WI 多呈略高信号；若为慢性炎症所致淋巴结肿大，可因长期炎性刺激，使被膜与周围软组织粘连，边界模糊，周围脂肪间隙不清晰。

（2）另外，DWI 及 ADC 值对于儿童期细菌感染淋巴结炎也有诊断意义。结核坏死是凝固性坏死，坏死组织内含脂质成分多，细胞密度较高，水分子扩散运动明显受限；而化脓性淋巴结炎的脓腔中主要有炎性细胞、细菌、坏死组织及渗出蛋白质，也会使水分子扩散运动明显受限，ADC 值均会减低。故 DWI 结合 ADC 值，对于淋巴结细菌感染、化脓性淋巴结炎、淋巴结结核及转移性淋巴结、恶性淋巴结等可发挥重要的鉴别诊断作用。

【诊断要点】

（1）淋巴结结核与化脓性淋巴结炎影像学表现相似。

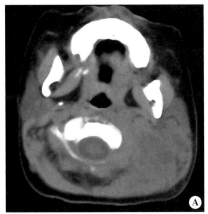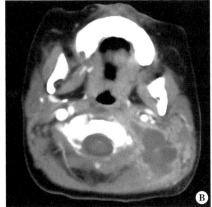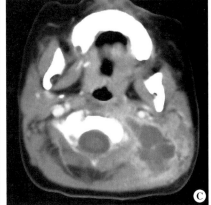

图 42-1-2　左侧颈部化脓性淋巴结炎

患儿，女性，3 岁。左侧颈部病灶。A. CT 平扫示左侧颈部不规则团片状低密度灶；B、C. CT 增强扫描病灶呈明显环形强化

（2）淋巴结结核因病理演变特点致使影像学表现多样，不规则的环状强化，失去正常淋巴结结构及伴有脓肿，为特征性表现[11]。

（3）化脓性淋巴结炎增强扫描呈环状均匀强化、壁厚，且无明显壁结节和钙化，周围可有渗出。

（4）DWI与ADC值对细菌感染淋巴结炎有一定鉴别意义。

（5）淋巴结结核病程隐匿，结核抗体检测、PPD试验、红细胞沉降率等检查有助于诊断。

（6）白细胞及中性粒细胞增高，C反应蛋白增加，血培养有典型的革兰氏阳性球菌及药敏试验有助于化脓性淋巴结炎的诊断。

【鉴别诊断】

1. 转移性淋巴结　患儿有原发肿瘤，转移性淋巴结常表现为散在或孤立肿大淋巴结，密度增高，其内密度不均匀，可有坏死、融合，大多呈壁薄的环形强化，边界一般较清晰，MR可见部分被膜呈低信号区，外周脂肪环状增生为高信号区。

2. 淋巴瘤　单个或多个圆形稍强化的均匀性肿块，并可融合成较大肿块，有时可因坏死而出现低密度区，淋巴结的中、重度增大及均匀强化是其影像学特征表现。

3. 神经源性肿瘤　具有沿神经走行分布的特点，平扫多为低密度，可有坏死、钙化或出血，增强扫描后可见不均匀强化或边缘强化，大多数为单发。

【研究现状与进展】

1. 双源CT　可根据物质在高低能量下的衰减特性实现对物质成分的分离，从而提取得到增强后的碘物质密度影像，即碘图[12]，其可有效抑制背景CT值并配以伪彩，直观反映病变淋巴结内碘浓度的差异，定量测量病灶内碘覆盖值，还能准确分析轻微强化的病灶，对儿童期感染性淋巴结炎的鉴别诊断具有一定意义。

2. CT能谱分析　可将组织化学成分进行定量分析，为疾病诊断提供新思路[13, 14]。感染性淋巴结炎的淋巴结实质成分不同，其对X线的衰减程度也不同，可通过能谱曲线的斜率差异得到反映[15]。

参 考 文 献

[1] Ligthelm LJ, Nicol MP, Hoek KGP, et al. Xpert MTB/RIF for the rapid diagnosis of tuberculous lymphadenitis from Fine Needle Aspiration biopsy specimens. J Clin Microbiol, 2011, 49（11）: 3967-3970.

[2] 石莉. 儿童感染引起的颈部淋巴结肿大25例临床分析. 当代医药论丛（下半月），2013，11（2）：731-732.

[3] Fraser IP Suppurative lymphadenitis. Curr Infect Dis Rep, 2009, 11（5）: 383-388.

[4] 乐群，张瑛，周瑞庆. 251例小儿面颈部化脓性淋巴结炎临床分析\\中华口腔医学会. FDI世界口腔医学大会论文摘要汇编，2006.

[5] 任宏宇，林上奇，朱敏，等. 颈部淋巴结结核CT及MRI诊断. 中华全科医学，2014，12（05）：786-788.

[6] 余卫东. 150例颈部淋巴结肿大患者行细针穿刺细胞学病理诊断分析. 检验医学与临床，2013，10（7）：833-834.

[7] 樊艳青，谭正，黄枫，等. 颈部淋巴结核的MRI和CT影像特征与病理学对照分析. 放射学实践，2013，28（6）：628-631.

[8] 尤四峰，叶云. 多排螺旋CT对颈部淋巴结结核的诊断价值. 浙江中西医结合杂志，2013，23（10）：834-836.

[9] 李青青，邓亚敏，马小锋，等. 双能量CT成像鉴别诊断颈部鳞癌转移淋巴结与淋巴结结核. 中国医学影像学杂志，2015，23（3）：161-164.

[10] 王辉，丁长青，郝苏荣，等. 颈部淋巴结结核的MRI表现（附26例分析）. 中国CT和MRI杂志，2015，13（5）：19-22.

[11] 贺伟，谢汝明，周新华. 颈部淋巴结结核的CT表现. 中国防痨杂志，2004，26（4）：23-25，66.

[12] 葛江梅，庞伟强，田培林. 颈部淋巴结结核的CT表现. 医学影像学杂志，2004，14（7）：536-538.

[13] Karçaaltıncaba M, Aktaş A. Dual-energy CT revisited with multidetector CT: review of principles and clinical applications. Diagn Interv Radiol, 2010, 17（3）: 181-194.

[14] Sommer WH, Graser A, Becker CR, et al. Image quality of virtual noncontrast images derived from dual-energy CT angiography after endovascular aneurysm repair. J Vasc Interv Radiol, 2010, 21（3）: 315-321.

[15] Remy-Jardin M, Faivre J B, Pontana F, et al. Thoracic applications of dual energy. Semin Resp Criti Care Med, 2014, 35（1）: 64-73.

（石　浩　王玉琴）

第二节　病毒性淋巴结感染

【概述】

淋巴结主要由淋巴组织和网状内皮细胞组成，分布全身，通过淋巴管联系，是产生免疫应答的重要器官之一。各种损伤和刺激常引起淋巴结内淋巴细胞和组织细胞反应性增生，即淋巴结肿大，又称为淋巴结反应性增生（lymph node reactive hyperplasia，LRH）。病毒感染是导致儿童LRH[1]及儿童淋巴结炎（lymphadenitis）的原因之一。淋巴结肿大可以按范围分为普遍性淋巴结肿大和局限性淋巴结肿大。普遍性淋巴结肿大的原因要根据年龄因素进行分析，在新生儿时期，普遍性淋巴结肿大常见于败血症、单纯疱疹病毒感染等；在婴幼儿时期，除了排除结核病，应多考虑病毒性疾病；较年长的患儿则应考虑伤寒、传染性单核细胞增多症（infectious mononucleosis，IM）、白血病等。局限性淋巴结肿大多由局部感染引起，病毒感染如风疹可以表现为耳后及枕部淋巴结肿大[2]。

传染性单核细胞增多症多由 EB 病毒（Epstein-Barr virus，EBV）感染导致，是一种急性单核 - 巨噬细胞系统的增生性疾病，以发热、咽峡炎、淋巴结肿大、肝脾大、外周血中异型淋巴细胞增多为主要临床表现，可累及全身多器官。EB 病毒感染时，急性期的原发部位常累及咽淋巴环和颈部淋巴结。EB 病毒也是第一种研究证实与恶性肿瘤相关的病毒，包括上皮细胞和淋巴细胞来源肿瘤[3]。此外巨细胞病毒、支原体、风疹病毒、腺病毒、肝炎病毒及人类免疫缺陷病毒等感染也可引起类似 IM 的临床表现[4]。病毒感染也常引起急性肠系膜淋巴结炎，多与上呼吸道感染相关，临床症状常表现为发热、腹痛、呕吐，容易被误诊为急性阑尾炎，但急性肠系膜淋巴结炎一般可自然痊愈。组织细胞性坏死性淋巴结炎（histiocytic necrotizing lymphadenitis，HNL）作为一种以淋巴结肿大为特征的炎性免疫反应性非肿瘤性疾病，与病毒感染相关，呈急性或亚急性，临床症状常为发热、颈部淋巴结肿大、白细胞减少。

【病理学表现】

淋巴结由内向外包括了髓质、副皮质和皮质 3 个区域。髓质邻近淋巴结的门部，只存在少量的淋巴细胞，但包含了大量的淋巴窦和动静脉，皮质位于淋巴结的被膜下，富含了大量的淋巴滤泡。皮质及髓质均为 B 淋巴细胞区，副皮质则是 T 淋巴细胞区，位于髓质和皮质之间的区带。病毒所致 LRH（如 IM）以副皮质区增生为主，表现为副皮质区增生变宽，局部小血管增多、血供丰富，并可见活化的核形不规则的细胞及 T 免疫母细胞[1]。组织细胞坏死性淋巴结炎的病理特征为副皮质区有淡染坏死灶[5]。

【影像学表现】

反应性淋巴结增生以颈外侧区孤立淋巴结肿大居多，横径≤ 1.5cm 居多，平扫呈等密度或稍低密度，增强扫描均匀强化[6]。

急性肠系膜淋巴结炎在超声下可见多发的淋巴结肿大，以右腹部为主，长径在 0.7 ～ 2.4cm，长短径之比＞ 2，淋巴结血流信号 II 级以上，髓质变宽，皮质回声减弱[7]（图 42-2-1A）。CT 检查可见肠系膜多发肿大淋巴结，肠系膜密度增高，肠系膜间隙模糊，呈"云雾状肠系膜（MM）"征象[8]（图 42-2-1B）。

组织细胞坏死性淋巴结炎影像学检查可见多个肿大淋巴结，孤立或融合，实质成分为主，少数可见坏死形成的液性成分[9]。

【诊断要点】

（1）临床及检查结果提示病毒感染。

（2）影像学检查提示淋巴结普遍性或局限性肿大。

（3）诊断性治疗有效或病理诊断结果确诊。

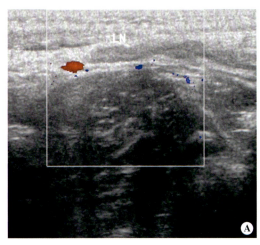
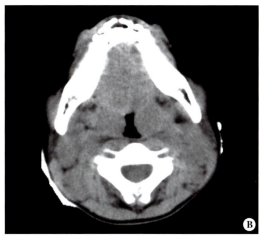

图 42-2-1 颈部淋巴结反应性增生

患儿，女性，8 岁。反复发热 10 天、发现颈部包块 3 天。A. 超声示实性肿大淋巴结，周围见少许血流信号；B. CT 平扫示双侧颈部颈动脉鞘走形区多发肿大淋巴结，最大者约 2.6cm×1.3cm，边界清

【鉴别诊断】

1. 淋巴结结核 常见于青壮年，临床提示低热症状，肿大淋巴结的密度及强化不均，因淋巴结内有坏死故常呈花环状强化。

2. 恶性淋巴瘤 临床表现为无痛性颈部肿块，抗感染治疗无效，影像学表现为双侧颈部对称或不对称淋巴结肿大，以实性为主，边界清晰，直径 > 1.5cm，增强扫描呈均匀轻中度强化。

3. 淋巴结转移癌 颈部不对称淋巴结肿大，大小不一，常见液化坏死，增强扫描不均匀强化或厚壁环形强化[10]。

【研究现状与进展】

病毒感染是导致儿童淋巴结反应性增生及淋巴结炎的重要原因，影像学表现为普遍性或局限性的淋巴结肿大，仅依靠影像学检查来进行鉴别诊断较为困难。但是随着病原学的研究及精准医疗的要求，病毒与多种疾病的关联慢慢被揭示，对淋巴结疾病影像学表现的研究将为临床评估病情及疗效提供有效帮助。

参 考 文 献

[1] 陈荣恒, 曾志超, 林中矫. 淋巴结反应性增生的临床诊断和病因研究. 实用预防医学, 2009, 16（1）: 187-188.

[2] 江载芳, 申昆玲, 沈颖. 诸福棠实用儿科学. 第 8 版. 北京: 人民卫生出版社, 2015.

[3] Aguilera N, Auerbach A. Epstein-Barr Virus（EBV）associated reactive and indeterminate lymphoid proliferations in the lymph node. Semin Diag Pathol, 2018, 35（1）: 54-60.

[4] 付华丽, 高世成, 沈满. 巨细胞病毒感染引起传染性单核细胞增多症伴肝损害 1 例并文献复习. 中国医刊, 2019, 54（1）: 107-109.

[5] 王群. Kikuchi 淋巴结炎 16 例临床病理分析及鉴别诊断 // 浙江省医学会病理学分会. 2008 年浙江省病理学学术年会论文汇编. 浙江省医学会病理学分会: 浙江省科学技术协会, 2008.

[6] 丁莹莹, 李鹍, 汪永平. 淋巴结反应性增生的 CT 诊断. 实用放射学杂志, 2006, 22（5）: 584-586.

[7] 王兆瑞, 王月荣, 徐瑞. 彩超诊断小儿肠系膜淋巴结炎的价值. 中国社区医师, 2015, 31（21）: 108-110.

[8] 林晓斌, 郑练, 陈伟玉. 多层螺旋 CT 诊断肠系膜淋巴结炎的价值. 汕头大学医学院学报, 2012, 25（4）: 216-217.

[9] 文光和, 黄晓斌, 李树春. 18 例面颈部病毒性坏死淋巴结炎临床报道. 口腔颌面外科杂志, 2003（1）: 76-77.

[10] 莊高明, 林波森. 颈部淋巴结肿大的 MRI、CT 诊断与鉴别分析. 中外妇儿健康, 2010, 18（12）: 73-74.

（石　浩　江　虹）

第三节　寄生虫感染

一、丝虫病

【概述】

丝虫病（filariasis）是指丝虫寄生于人体淋巴组织、皮下组织或浆膜腔所引起的寄生虫病。丝虫分布广泛，主要流行于亚洲、非洲、大洋洲等地区，我国的流行丝虫主要为班氏丝虫和马来丝虫。丝虫生活史为 2 个阶段，一个阶段在蚊虫（中间宿主）体内，另一阶段在人体（终宿主）内，传染源为血内含微丝蚴（丝虫幼虫）的人，经蚊虫叮咬后感染传播[1]。丝虫感染人体后，寄生于人体的浅表淋巴系统，早期表现为淋巴管炎与淋巴结炎，晚期表现为淋巴管阻塞引起的一系列并发症[1, 2]。

急性期：淋巴结炎和淋巴管炎。以下肢为主，周期性发作的腹股沟和腹部淋巴结肿大、疼痛，以及淋巴管肿胀，典型表现为沿着大腿内侧向下蔓延，形成离心性红线，即"逆行性淋巴管炎"。当炎症波及微细淋巴管时，局部皮肤出现弥漫性红肿、发亮，有灼热压痛，称为"丹毒样皮炎"，俗称"流火"。急性期的其他表现包括丝虫热、精囊炎、附睾炎及睾丸炎等。慢性期：以淋巴系统增生和阻塞引起的表现为主。淋巴结进行性肿大和淋巴管扩张，肿大淋巴结常见于腹股沟和股部，淋巴管扩张常见于精索、阴囊、大腿内侧等，颈部及腹腔淋巴管亦可见扩张。乳糜尿是班氏丝虫的晚期表现。其他如鞘膜腔积液、淋巴水肿和象皮肿均为晚期表现[1, 2]。实验室检查：血常规示白细胞计数轻度增高，嗜酸性粒细胞显著升高。微丝蚴检测：是确诊丝虫病的主要检查，一般在夜间 10 时至次日凌晨 2 时检出率较高。在体液（鞘膜积液、乳糜尿、淋巴液或乳糜腹水）中亦可检出微丝蚴。病理活检取肿大淋巴结、附睾结节等进行活组织检查，查找成虫并观察其相应的病理变化。此外，DNA 杂交试验及 PCR 等分子生物学技术亦可用于丝虫病诊断[1]。

【病理学表现】

丝虫病的发病和病变主要由成虫引起，丝虫幼虫与成虫的分泌和代谢产物引起局部淋巴系统的组织反应与全身过敏反应。急性期表现为淋巴结充血、淋巴管壁水肿，嗜酸性粒细胞浸润及纤维蛋白沉着。随着病程进展，淋巴系统内出现增生性肉芽肿，其中心为变性的成虫和嗜酸性粒细胞，周围绕以纤维组织、上皮样组织及淋巴细胞和浆细胞，形成类结核结节或嗜酸性肉芽肿。慢性期则表现为淋巴管内皮细胞增生，内膜增厚及纤维化，管腔变窄，形成闭塞性淋巴管内膜炎，可致远端淋巴管内压增高，引起淋巴管曲张破裂，淋巴液刺激周围组织，使大量纤维组织增生，皮下组织增生、增厚、增粗、变硬，最终可形成象皮肿[1]。

【影像学表现】

1. CT 可显示浅表及深部肿大淋巴结及扩张的淋巴管，肿大淋巴结密度常不均匀，中心可见低密度影，增强扫描低密度影无强化，可为变性虫体及死亡虫体产物堆积。扩张的淋巴管管壁常较厚，管腔内为淋巴液，增强扫描管壁可强化，扩张淋巴管与其邻近淋巴结相通连为典型表现。当管壁或淋巴结破裂时，淋巴液引起周围软组织炎症反应，CT上则可见周围软组织的肿胀[2]。

2. MRI 软组织分辨率较CT高，采用重T_2序列成像，能清晰显示淋巴结及淋巴管情况。浅表淋巴管扩张常表现为皮下条状及管状稍长T_2信号影，信号不均匀，其内可见点状、条状低信号影，低信号影无强化，可为活体成虫或其分泌物。伴有局部淋巴结增大且与扩张的淋巴管相连。其他征象包括淋巴囊肿，当淋巴管破裂时，纤维组织包裹形成淋巴囊肿，同时伴有周围组织炎性反应，形成肿块或团块影，可有包绕周围血管、神经等征象，常见于下肢和腋窝等浅表淋巴系统。当淋巴液刺激皮下软组织时，亦可见软组织肿胀，信号增高，类似于炎症改变[3-6]。

3. X线淋巴造影 常规X线淋巴造影技术为有创检查，经皮向淋巴管注入油性剂进行淋巴系统造影，其缺点较多，如油性剂对淋巴内皮的损伤，油性剂引起肺部栓塞，皮肤伤口感染等，现已经很少应用，但它可以显示扩张的淋巴管、淋巴结的实质缺损，并显示淋巴液的流动方向[7]。

【诊断要点】

（1）有蚊虫叮咬史，典型临床表现，周期性发热、离心性淋巴管炎、淋巴结肿痛、乳糜尿、精索炎、象皮肿等。

（2）实验室检查：外周血找到微丝蚴可确诊。

（3）影像学表现：CT及MRI清晰显示淋巴结及扩张淋巴管，以及周围软组织改变；淋巴管造影显示淋巴管的扩张及淋巴液流动方向。

【鉴别诊断】

1. 脓肿 当淋巴管及淋巴结破裂引起周围软组织变态反应时，淋巴囊肿形成，并伴有周围软组织肿胀，此时与脓肿较难区别。与脓肿不同，丝虫病引起的淋巴结炎常出现在下肢，并伴有鞘膜积液、精索炎、乳糜尿等改变。对脓肿的实验室检查见中性粒细胞显著增高，而丝虫病则以嗜酸性粒细胞增高为主，外周血找到微丝蚴有助于鉴别[3]。

2. 结核 结核引起的淋巴结肿大中晚期常有钙化，且多无淋巴管扩张，常因肺结核扩散引起淋巴结肿大。此外，结核的临床表现常为低热、盗汗、乏力等，这些表现与丝虫病淋巴结炎均不同，如实验室检查找到抗酸杆菌更有助于区别二者[6]。

3. 腹股沟疝 丝虫病引起的腹股沟淋巴结较大时，或腹股沟区淋巴囊肿形成时，需注意与腹股沟疝鉴别。腹股沟疝为肠管疝入，疝入部分与腹腔内肠管有解剖上的延续性，断层影像有助于确诊。

【研究现状与进展】

同位素淋巴造影（又称淋巴管闪烁扫描术）安全性较传统淋巴管造影高，用放射性锝（^{99m}Tc）标记的大分子作为示踪剂进入淋巴系统显影，可显示丝虫病引起的淋巴系统病变，同时能显示其淋巴回流方向，为淋巴系统的一种新型显影方法，且锝在体内数小时即可衰变完全，安全性较高。

参 考 文 献

[1] 李兰娟，任红.传染病学.第7版.北京：人民卫生出版社，2013.

[2] 李宏军.寄生虫病影像学.北京：科学出版社，2016.

[3] Schick C，Thalhammer A，Jörn O，et al. Cystic lymph node enlargement of the neck：filariasis as a rare differential diagnosis in MRI. Eur Radiol，2002，12（9）：2349-2351.

[4] Maldjian C，Khanna V，Tandon B，ct al. Lymphatic filariasis disseminating to the upper extremity. Case Rep Radiol，2014：1-4.

[5] Singh VK，Kashyap A，Sahu H，et al. Microfilarial involvement of

the neck region：a case report and review of literature. J Clin Orthop Trauma，2016，7（2）：127-129.

[6] McGuinness B，Soh MC，Kumar S，et al. Bag of worms. J Med Imag Radiat Oncol，2007，51（Suppl 4）：b242- b245.

[7] Witte CL，Witte MH，Unger EC，et al. Advances in imaging of lymph flow disorders. Radio Graphics，2000，20（6）：1697-1719.

（马　维　徐　晔）

二、弓形虫病

【概述】

弓形虫病（toxoplasmosis）是感染刚地弓形虫（*Toxoplasma gondii*）所致的人畜共患病[1]。猫科动物为重要的传染源。传播途径可分为先天性感染和获得性感染，先天性感染为胎儿在母体内经胎盘感染，获得性主要经口感染，也可经输血、器官移植或经损伤的皮肤和黏膜感染[1]。主要侵犯脑、眼、心脏、肝脏、淋巴结等，临床表现复杂，缺乏特异性。易感人群为胎儿、婴幼儿、肿瘤和艾滋病患者。孕妇宫内感染弓形虫时可导致胚胎畸形。

先天性弓形虫病累及多个系统，以神经系统病变多见；获得性弓形虫病主要表现为头颈部淋巴结肿大，重者可并发其他系统症状[1]。实验室检查：弓形虫病淋巴结炎的病原学检查可在体液或组织中发现虫体速殖子或包囊；特异性抗体的检测已广泛应用于弓形虫病的诊断和流行病学调查；弓形虫特异性抗原Cag检测可作为早期诊断或确诊手段；PCR技术对弓形虫DNA检测具有准确、快速、特异度高和敏感度高的特点[1]。

【病理学表现】

虫体侵入人体刺激淋巴细胞、巨噬细胞浸润，导致组织急性炎症和坏死。镜下表现：淋巴窦扩张；淋巴滤泡增生，生发中心扩大；网织细胞增生，小血管内皮细胞肿胀，炎性细胞增生浸润。

【影像学表现】

弓形虫病淋巴结炎主要的影像学表现为在CT或MRI上见到肿大的淋巴结，但淋巴结肿大并无特异性，故仅靠现有影像学技术诊断极为困难。弓形虫病淋巴结炎可表现为单纯淋巴结肿大，可单发或多发；也可作为弓形虫病全身型或其他类型局部表现之一；淋巴结肿大可在发病初就出现，也可在病程进展中出现[2]。

【诊断要点】

影像学检查作为辅助诊断手段可提示病变部位及累及范围。弓形虫病淋巴结炎的确诊主要依赖于实验室病原学检查和免疫学检查，如特异性抗原、抗体检测，PCR技术，病理检查中发现虫体速殖子或包囊均可确诊。

【鉴别诊断】

弓形虫病淋巴结炎表现无特异性，故影像学鉴别诊断较为困难。

参 考 文 献

[1] 李宏军. 寄生虫病影像学. 北京：科学出版社，2016.

[2] 冯堃，卢慎，陆天才. 弓形虫病淋巴结炎22例临床病理分析. 江苏临床医学杂志，2002，6（6）：608-623.

第四节　其他病原体感染

一、梅毒

【概述】

梅毒（syphilis）是感染梅毒螺旋体（*Treponema pallidum*）引起的慢性性传播疾病，具有复杂的慢性病程和较强传染性，可引起全身各组织和脏器的损害[1]。梅毒分为后天获得性梅毒和先天性梅毒（胎传梅毒），儿童梅毒感染主要为先天性梅毒。胎传梅毒又分为早期（出生后2年内发病）和晚期（出生2年后发病）。

梅毒性淋巴结炎常在早期梅毒出现后1～2周，表现为腹股沟淋巴肿大，也可表现为颈部淋巴结肿大及扁桃体肿大[2]。可为单侧或双侧，无痛，相互孤立而不粘连，质中，不化脓、不破溃，其表面皮肤也无红、肿、热现象。实验室检查：①暗视野显微镜检查或镀银染色，在早期先天性梅毒皮肤／黏膜损害及组织标本中查到梅毒螺旋体，或梅毒螺旋体核酸检测阳性；②婴儿血清梅毒螺旋体IgM抗体检测阳性；③婴儿出生时非梅毒螺旋体血清学试验滴度≥母亲滴度的4倍，且梅毒螺旋体血清学试验阳性；④婴儿出生时非梅毒螺旋体血清学试验阴性或滴度虽未达到母亲滴度的4倍，但在其后随访中发现由阴性转阳性，或滴度上升、有临床症状，且梅毒螺旋体血清学试验阳性；

⑤患梅毒母亲所生婴儿随访至 18 个月时梅毒螺旋体抗原血清学试验仍持续阳性[3]。

【病理学表现】

梅毒性淋巴结炎为非化脓性增生性反应，主要病理特征：①滤泡增生；②具有上皮样组织细胞和巨细胞的非干酪性肉芽肿；③淋巴结被膜增厚或纤维化，被膜周围区域有浆细胞浸润；④血管改变，如静脉炎和动脉内膜炎，血管周围炎性浸润[4]。

【影像学表现】

CT 增强扫描目前被认为是梅毒肿块首选的影像学检查方法。它可以显示肿大淋巴结的部位和范围，增强扫描可进一步显示血管或血供（图 42-4-1）。MRI 扫描提供的信息与 CT 相似，但具备更高的检测敏感度。CT 和 MRI 扫描梅毒性淋巴结炎可能是非特异性的，因此与其他引起淋巴结肿大的疾病不易鉴别[4]。

【诊断要点】

梅毒性淋巴结炎的诊断应根据临床表现，血清学检查和病理学检查进行。闭塞性血管炎、血管周围炎症、浆细胞浸润和纤维化增厚的被膜是梅毒淋巴结炎相对特征性的发现；而坏死、肉芽肿、滤泡增生和生发中心星空现象是辅助诊断指标。排除淋巴瘤或其他特异性或非特异性的淋巴结增生后，如果患者有相应病史，应当考虑梅毒性淋巴结炎，并且应进行特定的血清学测试，需要时可进一步检测梅毒 DNA[5]。

【鉴别诊断】

梅毒性淋巴结炎需与淋巴瘤、肿瘤淋巴结转移等相鉴别，影像学表现缺乏特异性，可结合特定病史、临床表现等结果诊断。

二、猫抓病

【概述】

猫抓病（cat-scrath disease，CSD）又称良性淋巴结网织细胞增多症，是一种由于猫抓、咬后引起的急性、亚急性自限性传染病，以皮肤原发病变和引流区的淋巴结炎为特征[6]。目前认为 CSD 病原体是汉赛巴尔通本（一种培养条件极苛刻的革兰氏阴性球杆菌）引起。猫是健康带菌者，人被携带该种菌属的猫抓伤、咬伤或与之密切接触后可被感染[6]。

临床患者常有猫抓、咬伤，或与猫的密切接触史，潜伏期为 1 ～ 2 周至数月，大部分病例仅表现为局部淋巴结肿大，肿大淋巴常出现于腋下、上肢、腹股沟，疼痛不明显或有压痛。少数患者还可出现脑、视网膜、肝、脾等部位的病变。由于猫爪病较少见，临床表现无特异性，临床上常有误诊或漏诊[6]。实验室检查包括抗原皮内实验、病原体检测（Warthin-Stary 银染色检出革兰氏阴性短小杆菌）和淋巴结活检。

【病理学表现】

CSD 主要病理特征为微脓肿性肉芽肿形成，微脓肿周围有栅栏状排列的巨噬细胞[1]。

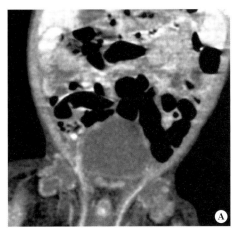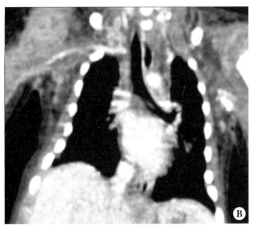

图 42-4-1　梅毒性淋巴结炎

患儿，男性，12 小时。出生后发现患儿皮肤缺损、皮疹来就诊，母亲在妊娠期发现患有梅毒，患儿入院后查梅毒螺旋体抗体 47.595 S/CO。A. 胸部 CT 示腹股沟淋巴结增大；B. 胸部 CT 示腋下淋巴结增大（病例图片由长春市儿童医院苏晓艳提供）

【影像学表现】

典型 CSD 影像学表现为淋巴结肿大，常伴中央坏死。

1. 超声 淋巴结呈椭圆形，皮质、髓质分界清晰伴皮质和髓质增宽，但增宽程度不成比例，血供丰富。脓肿增大融合后，在超声上表现为淋巴结内的液性暗区。CDFI 可见少量血流信号[6]。

2. CT 淋巴结肿大，中央可见低密度坏死区，增强扫描呈环形强化（图 42-4-2）。

3. MRI 淋巴结肿大呈 T_1WI 低信号、T_2WI 高信号，增强扫描后呈环形强化，伴周围软组织水肿。

【诊断要点】

CSD 符合以下诊断标准中的 3 点即可确诊：

①有被猫抓、咬伤或与猫密切接触史；②皮肤原抓咬处有原发灶；③单发引流部位的淋巴结炎；④皮肤试验阳性；⑤淋巴结活检符合 CSD 病理改变；⑥病原学检查阳性。

【鉴别诊断】

1. 淋巴结结核 临床上有其他部位的结核感染，淋巴结单发或多发，可融合，可伴斑片状或蛋壳样钙化，肉芽肿期均匀强化，坏死期环形强化。

2. Castleman 病 MR 表现为 T_1WI 等信号、T_2WI 高信号，信号均匀，部分可见流空血管影，多发者无融合倾向，增强扫描明显持续强化。

3. 淋巴瘤 首发症状为多发无痛性肿大淋巴结，淋巴结相互融合，CT 平扫密度均匀，增强扫描强化不明显或轻中度强化。

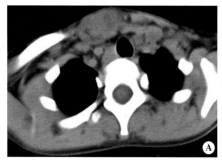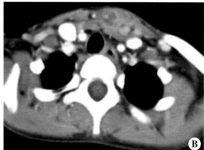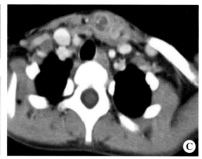

图 42-4-2 猫抓病

患儿，女性，10 岁。发现左侧腋窝包块半个月，左侧胸锁关节上方皮下包块 1 周，自觉稍疼痛，压痛，局部无红肿，无寒战、发热。患儿家养有猫且喜与猫接触。A. CT 平扫示左侧胸锁关节上方胸壁皮下多发淋巴结肿大，部分融合，呈团块状改变，病变边界大部分较清晰，部分区域边界模糊；B、C. CT 增强，动脉期和延迟期示病变淋巴结呈不均匀性强化，其内可见大小不等的坏死液化区域，呈环状强化（病例图片由川北医学院陈天武提供）

参考文献

[1] 刘志艳，周庚寅，张庆慧. 梅毒性淋巴结炎临床病理诊断. 临床与实验病理学杂志，2006，22（3）：277-280.

[2] 张力斌，许相范，陈刚. 梅毒性淋巴结炎 5 例病理诊断要点分析. 福建医药杂志，2015，37（2）：96-98.

[3] 王千秋. 中外梅毒诊疗指南介绍. 皮肤病与性病，2016，38（3）：165-169.

[4] Wang X，Li WQ，Liu HM. Isolated syphilitic cervical lymphadenopathy: report of two cases and review of the literature. J Int Med Res，2012，40（5）：1988-2000.

[5] Yuan Y，Zhang X，Xu N. Clinical and pathologic diagnosis and different diagnosis of syphilis cervical lymphadenitis. Int J Clin Exp Pathol，2015，8（10）：13635-13658.

[6] 杨益宏，王振汉，刘兴国. 猫爪病性淋巴结炎 10 例分析. 吉林医学，2010，31（28）：4978-4979.

（倪世家 徐晔 何玲）

第四十三章　非感染性淋巴结炎

原发性淋巴结感染（隐球菌病）

【概述】

真菌广泛分布于自然界，当儿童机体免疫功能下降或原发性细胞免疫功能缺陷或长期使用广谱抗菌药物、免疫抑制药时容易造成机会性感染。儿童真菌感染主要为假丝酵母菌属（念珠菌），其次为烟曲霉等丝状真菌和隐球菌。真菌侵入血液可引起播散性真菌病，累及心、肺、肝、脾、肾等多个脏器，而以淋巴结肿大为首发症状的情况较少见，国内外文献资料中仅见个案报道。临床诊断较为困难，影像学表现亦缺乏特异性，需根据病理组织学或病原学做出正确诊断。下面以儿童原发性淋巴结感染（隐球菌病）为例，回顾这类少见的以淋巴结肿大为首发表现的儿童真菌病。

隐球菌（cryptococcus）是一种有夹膜的酵母样真菌，病原体本身并不产生毒素，其致病性取决于多糖荚膜[1]。目前将新型隐球菌（*Cryptococcus neoformans*）分为2种：新生隐球菌（*C. neoformans*）和格特隐球菌（*C. gattii*），两者皆为儿童感染的致病菌[2]。其中，新生隐球菌分布广泛，主要与鸟粪的堆积有关，特别是干燥的鸽子粪，免疫力低下的人群更易感染；而格特隐球菌主要分布于热带或亚热带地区，通常在免疫力正常的人群中引起呼吸系统和播散性感染[3, 4]。

隐球菌病可引起亚急性和慢性深部真菌病，中枢神经系统和肺脏为主要侵犯部位，骨髓、皮肤、黏膜和其他脏器也可被侵犯。该病多发生于免疫功能低下的人群，少数患者可无基础疾病[5]。免疫健全的宿主吸入隐球菌后，可局限在肺内形成肉芽肿。当宿主免疫功能受到损害时，真菌向肺外播散，出现隐球菌血症，并迅速波及其他脏器。中枢神经系统、皮肤、骨骼、眼部等脏器最易受累及，较少累及肝、脾、淋巴结等部位。近年，国内外也有以腹腔、肺门淋巴结受累为首发表现的报道[6-9]。在少数情况下，播散型隐球菌病可引起淋巴结炎，其特点为广泛的淋巴结肿大，包括纵隔、腹部、皮下淋巴结，临床以发热、全身浅表或深部淋巴结肿大为突出表现[10]。诊断隐球菌病较困难，需要进行血清中荚膜抗原检测或感染部位的组织病理检查。在血清学诊断方面，隐球菌多糖抗原的胶乳凝集反应是一种特异性高、敏感性较好的检测技术，有利于快速诊断肺外播散型隐球菌病。值得注意的是，部分真菌感染患儿可出现嗜酸性粒细胞增高，应与其他以嗜酸性粒细胞增高为特点的疾病相鉴别。

【病理学表现】

病理活检可见淋巴结正常结构消失，可见大黏液病灶，内见上皮样及异物巨细胞构成的肉芽肿形成、少量坏死及纤维组织增生，且巨噬细胞的胞质内存在大量隐球菌。HE染色时，由于组织和多核细胞胞质中的隐球菌呈淡红色，形态不甚典型，在感染早期、中期，病变易与结核肉芽肿混淆，造成误诊，抗酸染色阴性可排除结核。PAS及六氨银染色法可将隐球菌有折光性的厚荚膜清晰地显示出来，有助于正确诊断。

【影像学表现】

腹部B超可显示腹膜后大血管周围淋巴结呈多个低回声结节，胸腹部CT、MRI也可显示纵隔、肺门、腹膜后和肠系膜周围淋巴结肿大，可伴少量腹腔积液和肺部病变，此为播散性隐球菌病的表现。真菌侵入淋巴结，破坏淋巴组织，除引起淋巴结肿大、粘连外，也可引起淋巴结的坏死（图43-1-1）。

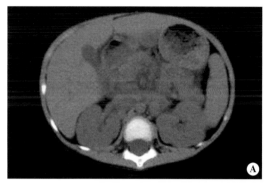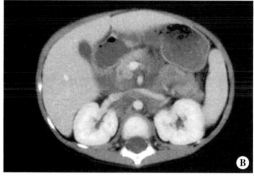

图 43-1-1 隐球菌性淋巴结感染

患儿，男性，4岁。发热13天、腹痛1周入院。住院期间脑脊液涂片找到隐球菌，血培养5天发现隐球菌生长。A.CT平扫示肝门、胰头后方、肠系膜上动脉旁、主动脉旁淋巴结肿大；B.CT增强，肿大淋巴结显示更清楚，强化密度低，边缘模糊，淋巴结彼此分界不清

【诊断要点】

以持续发热、嗜酸性粒细胞增高为主要表现，B超、CT等影像学检查发现深部淋巴结肿大而中毒症状不重，临床医生在考虑可能存在恶性淋巴瘤、结核菌感染的同时，需要高度警惕新型隐球菌感染的可能性，经验性给予抗真菌治疗，同时采用淋巴结活检并结合血清学检查结果可得到明确的诊断。

【鉴别诊断】

此病以发热并伴淋巴结肿大为首发症状时，需要与肠系膜淋巴结炎、幼年型类风湿关节炎、结核病和恶性淋巴瘤等疾病相鉴别。

【研究现状与进展】

隐球菌病是免疫功能低下患者的侵袭性真菌感染。近期研究发现，人T细胞白血病病毒1型即HTVL-1携带者的隐球菌性淋巴结炎可能与HIV感染和CD4$^+$细胞计数减少有关[11]。

参 考 文 献

[1] Rodrigues ML，Alviano CS，Travassos LR. Pathogenicity of Cryptococcus neoformans：virulence factors and immunological mechanisms. Microbes Infect，1999，1（4）：293-301.

[2] Pappalardo MC，Melhem MS. Cryptococcosis：a review of the Brazilian experience for the disease. Rev Inst Med Trop Sao Paulo，2003，45（6）：299-305.

[3] 吴媛，卢金星. 新型隐球菌分子分型进展. 中国人兽共患病学报，2010，26（9）：867-869.

[4] Speed B，Dunt D. Clinical and host differences between infections with the two varieties of Cryptococcus neoformans. Clin Infect Dis，1995，21（1）：28-34.

[5] Friedman EP，Miller RF，Severn A，et al. Cryptococcal pneumonia in patients with the acquired immunodeficiency syndrome. Clin Radiol，1995，50（11）：756-760.

[6] 李晓兵，王怀涛，乔西平，等. 儿童原发性淋巴结隐球菌病1例. 诊断病理学杂志，2004，11（3）：203-203.

[7] 张萍，马鸣，王培鑫，等. 儿童原发性淋巴结性隐球菌病二例. 中华儿科杂志，2007，45（6）：468-470.

[8] 张珏，陈菲燕，肖燕，等. 特殊部位新型隐球菌感染1例并文献复习. 中国小儿血液与肿瘤杂志，2012，17（2）：79-82.

[9] Haramati LB，Choi Y，Widrow CA，et al. Isolated lymphadenopathy on chest radiographs of HIV-infected patients. Clin Radiol，1996，51（5）：345.

[10] Karagüzel G，Kiliçarslan-Akkaya B，Melikoğlu M，et al. Cryptococcal mesenteric lymphadenitis：an unusual cause of acute abdomen. Pediatr Surg Int，2004，20（8）：633-635.

[11] Keisuke K，Hiroaki M，Takaharu S，et al. Clinicopathological features of cryptococcal lymphadenitis and a review of literature. J Clin Exp Hematopathol，2017，57（1）：26-30.

（高思婕　徐　晔　何　玲）

第十五篇

胎儿感染与炎症疾病

第四十四章　胎儿感染病因

胎儿宫内感染是妊娠期由于各种原因受到病原体感染后，通过胎盘垂直传播或在分娩破膜后由阴道、宫颈上行导致新生儿先天性感染。由于妊娠期母体免疫力降低，一些相对于健康人群仅引起轻、中度感染的病原微生物，在妊娠期可能会导致胎儿生长受限、出生缺陷、流产、早产、死胎或感染等并发症，严重影响孕妇及胎儿的生长发育[1, 2]。本章将从免疫学、病原学等角度对胎儿感染的病因进行阐述。

一、妊娠期母体的免疫学因素

为适应胚胎的定植及胎儿的生长发育，妊娠期母体除激素水平变化以外，免疫系统也随之发生生理变化。母体免疫力下降，一方面可抑制机体的炎症反应从而增加胎儿抗原容受性。另一方面，CD4⁺、CD8⁺ T 淋巴细胞和自然杀伤细胞数量及功能的下降可影响抗病毒、抗真菌或抗寄生虫反应，并延迟致病微生物的清除[3]。

二、胎盘因素

胎儿宫内感染与胎盘感染密切相关。有研究显示，乙肝表面抗原（HBsAg）阳性的孕妇胎盘 HBsAg 和（或）乙肝核心抗原（HBcAg）可通过蜕膜细胞、滋养层细胞、绒毛间质细胞和绒毛毛细血管内皮细胞由胎盘母体面向胎儿面逐层蔓延。巨细胞病毒宫内感染也可蔓延至胎盘。另外，胎盘组织的轻微裂伤也会通过脐带使母体血液进入胎儿，造成宫内感染。

三、胎儿宫内感染的病源学

1. 巨细胞病毒（cytomegalovirus，CMV）属

于疱疹病毒科，是一种普遍存在的双链 DNA 病毒，主要通过密切接触（包括性接触）、消化道传播和母胎垂直传播。不同国家 CMV 感染率差异较大。欧美发达国家孕妇 CMV IgG 阳性率为 40% ～ 83%，新生儿出生时感染率为 0.5% ～ 1.3%。我国以北京地区为例，正常孕妇 CMV IgG 阳性率为 89.1% ～ 94.9%，先天性感染率为 0.23%。胎儿感染后可表现为无症状、轻微或严重后遗症，甚至死亡。感染胎儿出生时 12% ～ 18% 有体征和症状，这部分患儿中 25% 有后遗症，30% 死亡，65% ～ 80% 幸存者有严重的神经系统疾病。继发感染时胎儿感染发生率低，垂直传播率为 0.15% ～ 2%，先天性听力丧失是最严重的后遗症[4]。

2. 弓形虫（toxoplasm，TOX）属于寄生虫，先天性弓形虫感染是一种人畜共患寄生虫病，猫是弓形虫的唯一最终宿主。传播途径包括食用未煮熟的受感染肉类、昆虫污染食品中的包囊；接触猫粪便中的卵囊；接触污染衣物或土壤中的昆虫。潜伏期为 5 ～ 18 天，通常无症状。孕妇感染弓形虫可经胎盘垂直传播，致胎儿异常。已感染且未经治疗的孕妇，先天性弓形虫病发生率为 20% ～ 50%，妊娠后期感染母婴传播机会更大。弓形虫病引起的胎儿异常表现为肝脾大、腹水、颅内钙化灶、脑室扩大及严重宫内发育迟缓、死胎、流产等。多数已感染胎儿出生时无临床表现，但 90% 发生后遗症，可致严重的神经系统疾病、眼部疾病及心脏和颅内异常。

3. 水痘 - 带状疱疹（varicella-zoter virus，VZV）是一种传染性极强的 DNA 疱疹病毒，主要通过飞沫或密切接触传播，易感人群暴露后感染率为 60% ～ 90%。原发性感染时称水痘。进而病毒潜伏在感觉神经节，可被重新激活，引起水疱、红斑、此时为带状疱疹。在儿童期是良性、自限性疾病。成人患病表现较严重，可发生脑炎、肺炎等，肺

炎发生率为 10% ～ 20%，病死率可高达 40%。妊娠期水痘感染较罕见，感染率为 0.4‰ ～ 0.7‰。在 VZV 疫苗常规接种应用后孕妇感染率进一步下降。妊娠期 VZV 感染对孕妇、胎儿和新生儿均可能造成不良影响。水痘通过胎盘传播导致先天性或新生儿水痘。先天性水痘综合征的发生率较低，为 0.4% ～ 2%，其特征是皮肤瘢痕、肢体发育不全、脉络膜视网膜炎和小头畸形。从产前 5 天到产后 2 天母体发病者，新生儿 VZV 感染率与病死率高。这是因为这一时期新生儿免疫系统相对不成熟，出生后又缺乏母体抗体的保护。带状疱疹因病毒含量较初次感染低，除直接接触带状疱疹患者的皮损外，孕妇暴露后极少会发生水痘。

4. 微小病毒 B19（parvovirus B19，PVB19）PVB19 是单链 DNA 病毒，是儿科常见的出疹性疾病——传染性红斑（又称五号病）的病原体。传播途径是呼吸道分泌物及手口接触传播。感染者一般在暴露 5 ～ 10 天、皮疹出现前有传染性，出疹后不再具有传染性。PVB19 血清阳性率随年龄增加，50% ～ 65% 育龄妇女阳性。妊娠期急性 PVB19 感染后，母胎传播率为 17% ～ 33%。虽然大多数情况下胎儿感染无不良结局，但仍与自然流产、胎儿水肿和死胎相关。血清学证实感染孕妇胎儿流产率在妊娠 20 周前为 8% ～ 17%，妊娠 20 周后为 2% ～ 6%。有 8% ～ 10%（甚至高达 18% ～ 27%）的非免疫性胎儿水肿与 PVB19 有关。病毒对红细胞前体具有细胞毒性，常导致再生障碍性贫血、心肌炎、胎儿慢性肝炎及水肿。妊娠 20 周前，PVB19 感染对胎儿影响严重，死胎多发生在母体感染后 1 ～ 11 周，如果感染后 8 周未出现水肿，以后也不会再发生[5]。

5. 乙型肝炎病毒（hepatitis B virus，HBV）乙型肝炎是由 HBV 引起的一种严重危害人类健康的疾病，全世界的感染人数超过了 24 000 万。宫内和围产期垂直传播是 HBV 传播的重要组成部分。孕妇血 HBV DNA 及 HBeAg 阳性是胎儿感染的高危因素[6]，对这部分孕妇及其胎儿、婴幼儿应密切监测及管理，给予相应的预防措施[7]。随着 HBV 疫苗的广泛应用，大部分围产期的 HBV 传播已得到阻断，而 HBV 宫内传播由于难以及时诊断及预防，已成为越来越重要的一个传播途径[8, 9]。

6. 单纯疱疹病毒（herpes simplex virus，HSV）

生殖器疱疹是由 1 型单纯疱疹病毒（HSV-1）或 2 型单纯疱疹病毒（HSV-2）引起的最常见的性传播疾病之一。母体在妊娠晚期首次感染时，新生儿感染率最高。有研究显示，妊娠早期 - 中期的初次感染可升高自然流产和（或）早产，以及胎儿生长受限的发生率。少数情况下可经胎盘传播导致宫内先天性感染，其典型症状通常较严重，胎儿可表现为小头畸形、肝脾大、胎儿生长受限和胎死宫内等。

7. 寨卡病毒（Zika virus，ZIKV） 是一种虫媒病毒，一种主要由蚊媒传播并可引发急性传染病的黄病毒，最初只在热带、亚热带地区出现，近年开始在全球快速蔓延，以拉丁美洲和加勒比地区疫情最严重[10]。临床无症状或表现轻微，妊娠期妇女受感染后可能导致胎儿小头畸形、认知困难和吉兰 - 巴雷综合征，最近有学者认为，其还会导致无脑、脑积水或身体其他组织积水等[11, 12]。

8. B 族链球菌（group b streptococcus，GBS）又称无乳链球菌（*Streptococcus agalactiae*），是一种需氧革兰阳性条件致病菌，常发生在泌尿生殖系统及消化道。对绒毛膜有较强的吞噬能力，是导致胎膜早破的重要因素之一。GBS 可导致胎儿畸形、死胎等，主要表现为早期暴发性败血症与晚期化脓性脑膜炎。

综上所述，胎儿宫内感染是一种急性炎性反应，可引起一系列不良后果，其危害程度与感染发生时间、病原体类型，以及母体、胎盘等因素相关。因此，应对宫内感染的孕妇进行早期诊断、治疗，降低胎儿及新生儿感染的发生率。

参 考 文 献

[1] 李冰, 尚丽新. 宫内感染的特点及诊治. 人民军医, 2018, 61（12）: 1171-1174.

[2] 韦慈. 宫内感染的结局与防治. 中国妇幼保健, 2008, 23（12）: 1747-1749.

[3] 沈松英, 魏雪灵, 何徽荣, 等. 妊娠期感染对胎婴儿生长发育的影响. 中华围产医学杂志, 2017, 20（8）: 596-599.

[4] 中华医学会围产医学分会, 中华医学会妇产科学分会产科学组, 《中华围产医学杂志》编辑委员会. 妊娠期巨细胞病毒感染筛查与处理专家共识. 中国综合临床, 2018,（1）: 1-4.

[5] American College of Obstetricians and Gynecologists. Practice bulletin No. 151: CytomegaloVirus, parvovirus B19, varicella zoster, and toxoplasmosis in pregnancy. Obstet Gynecol, 2015, 125（1）: 1510-1525.

[6] 孙杰莲. 联合免疫后乙型肝炎病毒感染母婴传播相关因素的临床研究. 重庆医学, 2018, 47（A01）: 197-199.

[7] 陈萍, 段灵, 李正峰. HBV 孕妇新生儿宫内感染的影响因素研究.

中华医院感染学杂志，2018，28（16）：2446-2449.

[8] Dionne-Odom J，Tita AT，Silverman NS. Society for maternal-fetal medicine（SMFM）consult series 38：hepatitis B in pregnancy-screening，treatment and prevention of vertical transmission. Am J Obstet Gynecol，2015，214（1）：6-14.

[9] Brown RS Jr，Verna EC，Pereira MR，et al. Hepatitis B virus and human immunodeficiency virus drugs in pregnancy：findings from the Antiretroviral Pregnancy Registry. J Hepatol，2012，57（5）：953-959.

[10] 王然，陈辉，安静. 寨卡疫苗研究进展. 微生物学报，2017，57（2）：188-196.

[11] Money DM，Steben M. No. 208-guidelines for the management of herpes simplex virus in pregnancy. J Obstet Gynaecol Can，2017，39（8）：e199-e205.

[12] Szaba FM，Tighe M，Kummer LW，et al. Zika virus infection in immunocompetent pregnant mice causes fetal damage and placental pathology in the absence of fetal infection. PloS Pathogens，2018，14（4）：e1006994.

（王静石　于　泓）

第四十五章 胎儿感染超声常见表现

【概述】

宫内感染（intrauterine infection，IAI）是指病原微生物进入羊膜腔引起羊水、胎盘（蜕膜、绒毛膜和羊膜）及胎儿的感染，也称羊膜腔感染综合征[1]。常见的宫内感染病原体有弓形虫（TOX）、风疹病毒（rubella virus，RV）、巨细胞病毒（CMV）、单纯疱疹病毒（HSV），以及其他病原体如梅毒螺旋体（TP）、带状疱疹病毒（VZV）、微小病毒B19（PVB19）等[2]。孕妇感染后多无症状或症状轻微，但可垂直传播给胎儿，引起IAI。母体感染一种或多种病原体后症状较轻微，但感染胎儿后常致死胎、流产、早产及先天缺陷，或导致新生儿出现严重症状[3, 4]。

胎儿IAI的传播途径主要为母儿传播。孕妇感染上述任何一种病原体均可致胎儿感染，具体传播途径如下所述。

1. 宫内感染 病原体血行性经胎盘感染胚胎或胎儿；上行性经生殖道进入羊膜腔或沿胎膜外再经胎盘感染胎儿。

2. 产道感染 胎儿在分娩过程中通过被病原体感染的软产道而感染。

3. 出生后感染 通过母亲的乳汁、唾液和血液等感染新生儿。

【病理学表现】

IAI的诊断金标准是胎盘病理检查提示绒毛膜羊膜炎和（或）脐带炎。绒毛膜羊膜炎的胎盘病理分为3期[1]，Ⅰ期：中性粒细胞少量浸润，局限于绒毛板下纤维蛋白沉积物内或蜕膜层；Ⅱ期：中性粒细胞浸润增加，逐渐浸润绒毛板、绒毛组织内，但还未进入羊膜；Ⅲ期：中性粒细胞广泛浸润蜕膜、绒毛膜、羊膜，发生坏死性绒毛膜羊膜炎。脐带炎的病理也分为3期，Ⅰ期：少量中性粒细胞浸润绒毛板血管或脐静脉；Ⅱ期：中性粒细胞浸润脐动脉和（或）脐静脉；Ⅲ期：中性粒细胞、细胞碎片和（或）钙化灶以脐血管为中心呈同心圆状排列，发生坏死性脐带炎。

【影像学表现】

IAI胎儿的超声检查异常大多缺乏特异性，敏感性较低，妊娠中晚期重复超声检查可发现迟发性胎儿异常表现。同时超声只能发现结构的改变或异常，而不能确诊是否为IAI，更不能确诊是哪一种病原体的感染[5, 6]。

常见的胎儿感染超声声像图改变有早孕期胎儿颈项透明层厚度（nuchal translucency，NT）增加，NT ≥ 2.5mm。中晚孕期胎儿侧脑室扩张（图45-0-1），侧脑室平面见侧脑室后角宽度＞15.0mm、颅内钙化灶主要为侧脑室周边散在增强回声、脑积水、小头畸形、心脏畸形、肝脾大、腹腔内钙化灶及肠管回声增强（回声强度等于或高于临近骨骼回声强度）[3]、肾脏集合系统分离前后径＞5.0mm、胎儿水肿、胎盘增厚，钙化异常、羊水量异常，可以羊水过多，也可以羊水过少、胎儿生长受限等。

【诊断要点】

1. 实验室诊断

（1）病原学检查：采集母血、尿、乳汁、羊水、脐血、胎盘，以及新生儿血、尿等进行病原学检查，方法有循环抗原检查（弓形虫）、细胞学检查（CMV包涵体）、病毒分离（RV、CMV）及核酸扩增试验。妊娠21周后且距孕妇首次感染6周以后，检测羊水中特异性DNA或RNA，是诊断宫内感染的首选方法。

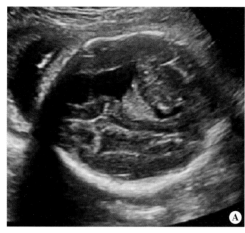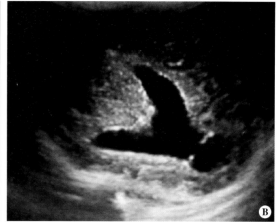

图 45-0-1　产前侧脑室增宽伴光带

A. 超声示产前侧脑室增宽伴光带；B. 产后侧脑室增宽伴光带

（2）血清学检查：检测血清中 TOX、RV 和 CMV 特异性抗体 IgM 和 IgG，结合 IgG 亲和力指数确定孕妇感染状况[7]：① IgG 出现血清学转换、IgM 阳性和 IgG 阳性，若 IgG 亲和力指数低，提示原发感染；若 IgG 亲和力指数高，提示复发感染。② IgG 抗体滴度持续升高，病毒分离和基因测序鉴定为新病毒株可诊断再次感染。③ IgG 阳性、IgM 阴性为既往感染。④ TOX IgA 和 IgE 可用于诊断急性感染。

2. 超声　产前超声可能发现妊娠期感染所致胎儿异常表现，是明确妊娠期感染的主要辅助检查。妊娠期感染病原体不同胎儿超声表现也有可能不同。

（1）胎儿巨细胞病毒感染：人巨细胞病毒（HCMV）是最常见的先天性感染病原体之一，呈全球性分布，在全球活产婴儿中 HCMV 先天性感染率约为 0.7%，是新生儿患先天性感音神经性耳聋、视力障碍、智力发育迟缓、病毒性肝炎、病毒性肺炎等疾病的常见原因，严重者可导致流产、死胎、早产和新生儿死亡[8]。可经胎盘致胎儿感染，导致新生儿出生后死亡或出现各种异常表现及后遗症。目前有文献将巨细胞病毒感染胎儿产前超声表现分为中枢神经系统异常及非中枢神经系统异常。中枢神经系统异常表现为小头畸形、脑积水、脑室扩张、脑室周围回声增强、颅内钙化、脑室周围假性囊肿、脑室内粘连带、皮质发育异常等。非中枢神经系统异常表现为胎儿宫内生长受限、胸腔积液、腹水（图 45-0-2）、心包积液、皮肤水肿、肠管回声增强、肝脾大、肝内钙化灶、

胎盘异常、羊水过多或过少等[3]。颅内钙化可能与感染过程中炎性因子通过血 – 脑脊液屏障致颅内损伤有关。

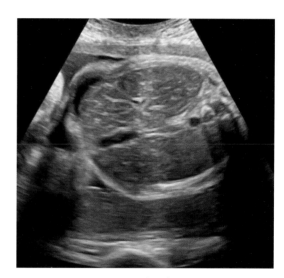

图 45-0-2　胎儿病毒感染

超声示胸腔积液、腹水

（2）胎儿弓形虫感染：弓形虫（TOX）属于寄生虫，弓形虫通过胎盘循环感染胎儿，导致胎儿异常，如智力低下、眼盲和癫痫等。弓形虫感染后产前超声可有以下改变：颅内钙化灶、脑室扩张、脑积水、小头畸形、腹水、肝脾大、宫内生长迟缓（IUGR）等，但大部分感染的胎儿可无异常声像表现。

（3）胎儿风疹病毒感染：风疹病毒（RV）是 RNA 病毒，孕妇妊娠期间感染风疹病毒，风疹病毒通过胎盘感染胎儿，造成胎儿耳聋、智力障碍、先天性白内障、心脏缺损及其他结构畸形。孕妇

妊娠 12 周前急性风疹病毒感染，胎儿感染风疹病毒的发生率达 90%，大多数情况会导致自然流产；如果孕妇感染发生在 13～17 周，胎儿感染发生率约为 60%；如果孕妇感染发生在 18～24 周，胎儿感染发生率约为 25%；如果孕妇感染发生在妊娠晚期，胎儿感染的发生率又会增高，但一般不会造成严重后果。超声在神经系统方面可表现为小头，颅内结构异常如小脑下蚓部缺失、室管膜下囊肿、豆纹血管病变等。心脏畸形主要表现为室间隔缺损。眼睛异常主要表现为白内障、小眼、视网膜病变等。其他方面表现，如腹围增大（巨肝、巨脾），IUGR 等。

（4）胎儿微小病毒 B19 感染：微小病毒 B19（PVB19）是单链 DNA 病毒，孕妇常于冬春季节发生感染。感染后临床表现无特异性，甚至无临床症状，较易被感染者忽略。一般情况下感染可能引起多种疾病，如传染性红斑、急性再生障碍性贫血危象、急性关节炎或关节痛、血小板减少性紫癜等。目前有部分文献资料显示，孕妇感染 PVB19 后，在可能引起上述疾病的同时，可能垂直感染胎儿，造成胎儿发生一系列病理改变，如贫血、低白蛋白血症、肝炎、心肌炎，甚至导致宫内死胎和非免疫性胎儿水肿，严重者出现畸形，引发异常流产 [9, 10]。早孕期胎儿感染 PVB19 可表现为 NT 增厚、IUGR（头臀长小于正常预测值）。中晚孕期胎儿感染 PVB19 可表现为水肿（胸腔积液、腹水、皮肤水肿等）、胎盘增厚、心脏增大（心胸比增大）、脑积水（头颅生物测值大于正常）、腹围

增大（肝脾大）、肠道回声增强（图 45-0-3）、羊水过少等。因 PVB19 常侵犯红细胞、干细胞，感染胎儿常出现贫血，表现为大脑中动脉峰值流速增高。因 PVB19 感染而导致的贫血多发生在 20 周前感染。

（5）胎儿梅毒：妊娠梅毒（pregnancy syphilis，PS）即妊娠期间发生的潜伏或活动性梅毒，除影响孕妇健康外，还可能引发胎儿畸形、死胎、先天性梅毒儿等不良结局 [11]。60% 的胎儿梅毒感染产前超声可无明显声像表现，感染梅毒胎儿早期超声表现可能出现胎囊不规则、胎盘水肿。晚期超声影像学表现中可出现宫内窘迫、肝大、全身水肿、腹水、脾大等。

（6）胎儿寨卡病毒感染：近来美洲、加勒比海及南太平洋地区出现了寨卡病毒（Zika virus，ZV）的暴发。该病毒的感染主要由伊蚊传播，亦有少数病例报道为性传播 [12]。ZV 能够通过胎盘，目前认为 ZV IAI 与小头畸形之间可能存在因果关系 [13, 14]。

【鉴别诊断】

IAI 超声诊断较有限，常需要综合诊断，对那些筛查高危、有临床感染症状的病例，超声可以提供信息以评价胎儿状况协助诊断。然而，临床医生、超声医生及孕妇都应该明白超声"阴性"并不能除外胎儿感染，不能预测结局。对筛查阴性或未筛查的人群，一旦超声发现与 IAI 有关的声像图，如多器官异常、FGR、胎盘增厚增大等，除考虑引起这些异常的常见原因外，也不能排除 IAI 的可能性 [5]。

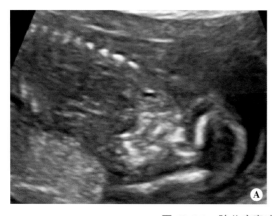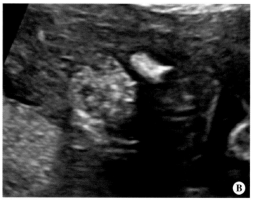

图 45-0-3 胎儿病毒感染，肠道回声增强

【研究现状与进展】

近年来，MRI 在胎儿神经系统结构异常诊断方面展示出优势，能对脑室扩张程度及周围脑实质发育情况做出更准确判断，因此可用于胎儿超声检查发现异常后妊娠晚期的进一步检查。磁共振成像检查具有多方位成像、对软组织分辨率高的优点，能对脑实质的发育情况做出更准确的判断[15, 16]。但因大脑皮层结构在 26 周之前很难发现异常病变，推荐检查的最佳孕周是 27～33 周。超声和 MRI 是互补的两项检查，可为胎儿 HCMV IAI 的诊断及预后评估提供帮助。

参 考 文 献

[1] 杨敏，鲁利群，屈艺．宫内感染研究现状综述．成都医学院学报，2017，12（5）：647-650.

[2] 严英榴．宫内感染的产前超声检查．中国产前诊断杂志（电子版），2015，7（1）：13-16.

[3] 张宁，李奇玉，李文，等．孕前 TORCH 筛查专家共识．发育医学电子杂志，2019，7(2):81-85.

[4] Benoist G，Leruez-Ville M，Magny JF，et al. Management of pregnancies with confirmed cytomegalovirus fetal infection. Fetal Diagn Ther，2013，33（4）：203-214.

[5] 孙玲玲，邓学东，梁泓，等．产前超声在妊娠期多病原体感染胎儿诊断中的应用．中华医学超声杂志（电子版），2014，11（7）：571-576.

[6] Crino JP. Ultrasound and fet al diagnosis of perinatal infection. Clin Obstet Gynecol，1999，42（1）：71-80.

[7] Mazzuchelli I，Decembrino L，Garofoli F，et al. Maternal and neonatal outcomes in pregnant women with autoimmune disease in Pavia，Italy. BMC Pediatr，2015，15（1）：217-225.

[8] 银益飞，齐莹．先天性巨细胞病毒感染筛查与临床干预指南．中国实用妇科与产科杂志，2019，35（4）：417-423.

[9] 陈友鹏，李桃源．孕妇细小病毒B19感染对母婴结局影响及其新进展．暨南大学学报（自然科学与医学版），2015，36（05）：363-367.

[10] 汪善华，潘昌会，黄陵川．妊娠期妇女人细小病毒B19感染与异常流产及胎儿畸形关系的研究．中国优生与遗传杂志，2019，27（04）：448-451，455.

[11] 陈晗，王传香，卢建梅，等．妊娠梅毒产妇胎儿宫内感染临床分析与超声特点．中华医院感染学杂志，2019，29（4）：610-613.

[12] Papageorghiou AT，Thilaganathan B，Bilardo，et al. ISUOG 塞卡病毒孕期感染超声检查暂行指南解读．中华医学超声杂志（电子版），2017，14（2）：85-87.

[13] Oster AM，Brooks JT，Stryker JE，et al. Interim guidelines for prevention of sexual transmission of Zika virus-united states. MMWR Morb Mortal Wkly Rep，2016，65（5）：120-121.

[14] Victora CG，Schuler-Faccini L，Matijasevich A，et al. Microcephaly in Brazil：how to interpret reported numbers? Lancet，2016，387（10019）：621-624.

[15] Pass RF，Arav-Boger R. Maternal and fetal cytomegalovirus infection：diagnosis，management，and prevention. F1000Res，2018，7：255.

[16] Rawlinson WD，Boppana SB，fowler KB，et al. Congenital cytomegalovirus infection in pregnancy and the neonate：consensus recommendations for prevention，diagnosis，and therapy. Lancet Infect Dis，2017，17（16）：177-188.

（王静石　刘　艳）

第四十六章 胎儿中枢神经系统巨细胞病毒感染

【概述】

巨细胞病毒（CMV）感染是最常见的先天性感染病因之一，在活产婴儿中发生率为0.5%～2.5%。大多数症状出现在母亲原发感染阶段。之后原发感染再激活或再感染在大多数情况下是无症状的。在受影响的婴儿中，死亡率可高达30%[1]。在幸存下来儿童中最严重的后遗症是神经系统的疾病。因此，这些神经系统并发症应该在产前影像学诊断中仔细寻找，但有些损伤如神经感觉性听力损失和脉络膜视网膜炎无法在产前检查中筛选出来[2]。因此，产前检查主要寻找是否有脑部受累的直接征兆，并确认是否存在其他系统异常，如腹水、心脏扩大、胸腔积液、皮下水肿、宫内生长受限、羊水过多或过少、胎盘增高等[3]。

【病理学表现】

CMV感染可导致胎儿特定的大脑正常发育受损、神经元增殖减少、神经元不完全迁移、异常皮质组织，以及星形胶质细胞的炎症[4]。

临床病理上可导致小头畸形、前脑无裂畸形、皮质发育不良、小脑发育不全、局灶性白质病变、脑室扩张和（或）不对称、脑室周围和（或）皮质钙化及室管膜下囊肿[4]。

【影像学表现】

1. 超声 脑室扩张为最常见表现，小头畸形和脑室周围白质软化也较常见[2]，超声检查中的其他特征性发现包括室管膜下囊肿、脑室内粘连、胼胝体发育不全、豆纹血管病变、脑回异常，以及小脑发育异常等。感染如果影响小脑，可导致发育不全和出血。然而，脑室扩张、脑室内分隔、管膜下囊肿、钙化及小头畸形都是非特异性表现。由于颅骨钙化对超声声窗的限制，超声很难检测到大脑皮质发育异常[5]。

2. MRI 胎儿MRI可以检测妊娠早期CMV感染相关的脑部发育异常，胎儿MRI在诊断症状感染方面的敏感性高于超声，最具特征的磁共振成像诊断结果包括皮质发育异常、脑白质病变、小脑发育不全和颞叶病变。多小脑回畸形是最常见的皮层发育畸形[3, 4]。MRI较超声可以显示更详细的胎儿脑皮质发育情况。在单次激发快速自选回波成像（SSTSE）序列上可以观察到增厚的低信号皮质带，通常与发育异常的脑回相关。胎儿MRI可以清晰识别巨脑回平滑或仅轻微的波纹皮质表面。

MRI发现颞叶皮质发育异常高度提示先天性CMV感染的存在。在MRI识别的颞极异常中，颞角扩张是最早发现的畸形，其次是颞叶白质T_2WI高信号和囊性病变，MRI可以确认或排除CMV相关的胎儿脑部病变的存在，尤其是妊娠早期胎儿大脑的严重病变、颞极病变、小头畸形和超声未检测到的皮质发育不良。

【诊断要点】

（1）母体CMV感染病史。

（2）胎儿超声提示脑室扩张、室管膜下囊肿、脑室内粘连、豆纹血管呈"蜡烛"征，以及脑室周围或基底核区脑实质钙化灶。

（3）胎儿MRI提示颞角扩张，颞叶白质病变，皮质发育不良或小囊肿。

【鉴别诊断】

当胎儿患有其他感染时，母体一般会有明确感染病史或接触史，可以通过实验室检查进行确诊，产前胎儿神经系统改变无特异性，无法进行明确鉴别，但结合母体感染病史，产前影像尤其是MRI能明确颅内病变[5]。

【研究现状与进展】

随着快速MRI成像技术和功能成像技术的发展，MRI已成为胎儿中枢神经系统CMV感染诊

断的主要手段，较超声能提供额外诊断信息，尤
其对于超声检查时常漏诊的皮质发育不良畸形。
因此，当母体具有明确 CMV 感染史时，胎儿行超
声检查后应行 MRI 检查。

参 考 文 献

[1] Kawai K，Itoh H. Congenital cytomegalovirus infection. N Engl J Med，2018，379（13）：e21.

[2] Kagan KO，Hamprecht K. Cytomegalovirus infection in pregnancy. Arch Gynecol Obstet，2017，296（1）：15-26.

[3] Birnbaum R，Ben-Sira L，Lerman-Sagie T，et al. The use of fetal neurosonography and brain MRI in cases of cytomegalovirus infection during pregnancy：a retrospective analysis with outcome correlation. Prenat Diagn，2017，37（13）：1335-1342.

[4] Doneda C，Parazzini C，Righini A，et al. Early cerebral lesions in cytomegalovirus infection：prenatal MR imaging. Radiology，2010，255（2）：613-621.

[5] Enders M，Daiminger A，Exler S，et al. Prenatal diagnosis of congenital cytomegalovirus infection in 115 cases：a 5 years' single center experience. Prenat Diagn，2017，37（4）：389-398.

（董素贞　纪　慧）

第四十七章 胎儿中枢神经系统寨卡病毒感染

【概述】

寨卡病毒(Zika virus, ZIKV)是一种虫媒病毒,于 1947 年首次在乌干达寨卡森林中分离出来。已报道 ZIKV 分别于 2007 年在加蓬的亚普岛(南太平洋)和 2013 年在法国波利尼西亚暴发流行,目前主要在巴西和其邻国发生大规模流行。寨卡病毒主要由蚊子传播,也有潜在的性传播,母-婴传播首先在波利尼西亚新生儿发现,巴西病例中也有母-婴垂直传播[1]。

妊娠早期 ZIKV 感染后胎儿神经系统发育异常的风险估计为 95/10 000,妊娠中期和妊娠晚期再次感染可能增加小头畸形发生[1]。

临床表现中,脑室扩张和脑实质钙化常见,小脑发育不良,枕部室管膜下假性囊肿,巨脑回畸形伴有层状坏死,完全性或部分性胼胝体缺如,脑干发育不良[2-4]。

【病理学表现】

胎儿 ZIKV 感染的神经病理学特征:ZIKV 首先通过诱导神经元细胞凋亡和自噬相关基因的异常表达,抑制正常神经元细胞的增长,使神经元细胞体积变小及形态不规则,最终神经元细胞走向死亡。

ZIKV 主要受累包括神经元细胞、胶质细胞和小胶质细胞,最容易侵犯神经干细胞(包括放射状胶质细胞和基底细胞群),从而发展成严重的小头畸形,以及皮质发育不良。受累皮质区域有丰富的凋亡神经元,未受影响的皮质比受累皮质厚。白质表现出一定程度的轴突稀疏和巨噬细胞的浸润,其中含有泡沫状细胞质和细胞碎片。电子显微镜下脑实质可检测出病毒颗粒。

【影像学表现】

1. 产前超声 常表现为脑室轻度扩张,白质-灰质交界带钙化灶,侧脑室后角内分隔。

2. 产前 MRI

(1)脑回畸形:可表现为侧脑室内隔膜,左侧脑皮质增厚,即多小脑回畸形改变。

(2)小头畸形改变。

(3)脑池扩大:外侧裂池增宽,颅后、窝池增大。

(4)小脑蚓部发育不全,胼胝体发育不全,下颌面发育不全。

【诊断要点】

(1)母亲有明确 ZIKV 感染史。

(2)超声提示头围小,脑室扩张,室管膜下囊肿,豆纹动脉硬化,皮质发育不良。

(3)MRI 提示小头畸形(颅颌面不对称,皮肤褶皱),皮质发育不良,小脑或脑干发育不良,胼胝体发育不良。

【鉴别诊断】

当胎儿患有其他感染时,母体一般会有明确感染病史或接触史,可以通过实验室检查进行确诊,产前胎儿神经系统改变无特异性,无法进行明确鉴别。但是,如果母亲有 ZIKV 感染史,胎儿有小头畸形合并皮质发育不良时,可诊断此病。

【研究现状与进展】

随着快速 MRI 成像技术和功能成像技术的发展,MRI 已成为胎儿中枢神经系统 ZIKV 感染诊断的主要手段,能提供超声明显的额外诊断信息。可以多切面量化胎儿脑尺寸,并能三维测量胎儿脑体积,进而明确小头畸形,尤其可以明确诊断超声时常漏诊的皮质发育不良畸形。因此,当母体具有明确 ZIKV 感染史时,胎儿行超声检查后应行 MRI 检查。

参 考 文 献

[1] Guillemette A P,Besnard M,Eyrolle-Guignot D,et al. Prenatal brain MRI of fetuses with Zika virus infection. Pediatr Radiol, 2016, 46(7): 1032-1039.

[2] Ribeiro BG，Werner H，Lopes FPPL，et al. Central nervous system effects of intrauterine Zika virus infection：a pictorial review. Radiographics，2017，37（6）：1840-1850.

[3] Soares de Oliveira-Szejnfeld P，Levine D，Melo AS，et al. Congenital brain abnormalities and Zika virus：what the radiologist can expect to see prenatally and postnatally. Radiology，2016，281（1）：203-218.

[4] Sanín-Blair JE，Gutiérrez-Márquez C，Herrera DA，et al. Fetal magnetic resonance imaging findings in penatal Zika virus infection. Fetal Diagn Ther，2017，42（2）：153-157.

（董素贞 纪 慧）

第四十八章 胎儿胎粪性腹膜炎

【概述】

胎儿胎粪性腹膜炎（fetal meconium peritonitis，FMP）是 1761 年由 Morgagni 首先描述的，FMP 是指各种原因导致胎儿宫内肠穿孔，胎粪经破孔处溢入腹腔而引起的异物反应或无菌性化学性腹膜炎，这是一种非常少见的临床病症，发病率极低，为 1/2000～1/1500，但病死率较高，故早期正确诊断及早期治疗对患儿预后有非常重要的作用，可有效降低其病死率。

FMP 的发病机制尚不明确，约 50% 为特发性的，最常见病因有小肠闭锁及其他消化道畸形，如肠扭转、肠套叠、肠壁病变、供血不足、胎粪性肠梗阻及梅克尔憩室等，也可能与母体吸毒、巨细胞病毒感染、染色体畸变等有关，其中最常见的是回肠闭锁，是由于妊娠 12 周后肠管缺血坏死，吸收后形成纤维瘢痕粘连所致。随着产前诊断及产后干预手段的快速发展，FMP 患儿病死率已明显降低。目前筛查 FMP 仍首选产前超声[1]，但超声受孕妇腹壁厚度、羊水量、胎数、胎位等各种因素的影响，常无法取得较好的声像图而影响诊断。近年来，随着国内胎儿 MRI 检查技术迅速发展，MRI 已成为 FMP 必要的检查手段[2]。由于 MRI 空间分辨率高，可较为直观显示胎儿腹部情况，并可根据肠管分布、大小及形态推断肠管闭锁和穿孔部位，FMP 的 MRI 表现较典型，为 FMP 早期诊断及治疗提供了可靠依据。

【病理学表现】

以往研究表明，FMP 的影像学表现与其病理发展过程较为一致，呈动态变化。肠梗阻穿孔引起的 FMP 早期大多表现为肠管扩张、肠蠕动活跃，穿孔后胎粪经破孔进入腹腔，刺激腹膜产生炎性腹水；进入腹腔胎粪中的钙盐与炎性渗出物产生化学反应而形成钙化斑，胎儿腹腔钙化最早可见

于肠穿孔后 48 小时；肠穿孔经愈合吸收后可形成纤维瘢痕粘连，致使穿孔部位封闭形成肠闭锁；由于肠穿孔愈合后引起肠管狭窄或肠管扩张及大量腹水压迫肠管而出现羊水循环障碍，导致羊水过多；由于胎儿期鞘突未闭，若胎粪流入外生殖器，则可见鞘膜积液或外阴水肿，有时阴囊内可见胎粪性钙化斑。因此，FMP 常见的影像学表现为游离腹水、肠管扩张、腹腔钙化灶、假性囊肿和羊水过多，还可表现为鞘膜积液、外阴水肿等。妊娠末期若发生肠穿孔，且出生时仍呈开放性穿孔状态，则含胎粪的腹水可感染细菌，形成化脓性腹膜炎或气腹。若发生腹腔粘连，可导致睾丸不下降而出现隐睾等。

FMP 的病因尚不明确，主要病因：①胎儿期先天性肠道发育畸形为常见病因，如肠闭锁、肠狭窄、肠扭转、胎粪性肠梗阻、梅克尔憩室、腹内疝等导致胎儿肠梗阻，其中回肠闭锁最为常见，引起相应肠管扩张、穿孔；②胎儿肠壁病变，如肠壁肌层缺损、肠壁肌发育不良等所致肠壁穿孔；③围产期一过性胎儿缺血缺氧，导致肠壁缺血性坏死而发生自发性穿孔；④宫内感染，如巨细胞病毒、风疹病毒和人类微小病毒 B19，也可能与母体吸毒有关；此外，染色体畸变、Job 综合征等也可能是 FMP 的病因。肠穿孔后胎粪溢入腹膜腔，因异物作用及化学性刺激腹膜产生无菌性炎性腹腔积液，以大量纤维素性渗出和纤维母细胞增生为主。

【影像学表现】

FMP 的 MRI 影像学表现主要以大量腹水、胎粪钙化、粘连性肠梗阻及胎粪性假性囊肿为主要特征。Kamata 等[3]将 FMP 分为 3 型：Ⅰ 型为腹水型（含多量胎粪），腹腔见大量游离腹水，Ⅱ 型为巨大假性囊肿，Ⅲ 型为钙化及小的假性囊肿，

腹腔内见散在钙化斑及小的胎粪性假性囊肿或少量腹水，FMP 常伴有羊水过多；也有学者简单地将胎粪性腹膜炎分为 2 型：单纯胎粪性腹膜炎和复杂胎粪性腹膜炎，前者不伴有肠道异常，后者伴有肠道发育异常，前者主要仅见腹腔内钙化斑，后者除腹腔内钙化之外，还伴有胎儿腹水、肠管扩张、胎粪性假性囊肿和羊水过多等一个或多个 MRI 征象[4, 5]。胎儿肠管穿孔后，胎粪经破口进入腹腔，刺激腹膜产生无菌性炎性腹腔积液，为 FMP 最显著的征象，在 MRI 图像上，腹腔积液表现为游离于腹腔内的液体信号，T_1WI 呈低信号，T_2WI 呈高信号，信号常较均匀，受大量腹腔积液浮力及推压作用，腹腔肠管漂浮于周围腹腔积液中，多聚集于腹部中央。若胎粪溢出较多，则可于腹腔积液中见胎粪信号影，呈半固体状，T_1WI 呈高信号、T_2WI 呈稍低信号[6]（图 48-0-1）。若胎儿肠穿孔部位胎粪性积液聚集，肠管和大网膜粘连包裹，则局部可见胎粪性假性囊肿形成[7]，表现为腹腔局限性囊状影，一般囊内部信号不均，囊壁不规则，部分可见少许分隔，囊内可或伴含气含液，也可伴钙化，假性囊肿内容物主要为胎粪及腹腔渗出液的混合物，因胎粪富含蛋白及顺磁性矿质成分，其 MRI 特征性表现为 T_1WI 呈高信号，T_2WI 呈高 / 低信号，其为胎粪性腹膜炎的特征性表现。MRI 尚可直观显示假性囊肿与肠管的关系[8]，可显示假性

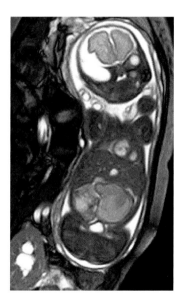

图 48-0-1 胎粪性腹膜炎

妊娠 25 周。MRI 冠状面 T_2WI 示腹腔等高信号包块，未显示正常肠管结构（图片由上海交通大学医学院附属上海儿童医学中心董素贞提供）

囊肿与肠管直接相通。MRI 对钙化不敏感，T_1WI 及 T_2WI 均呈低信号。肠梗阻常见近端肠管有不同程度的扩张，一般胎儿肠管宽径超过 7mm，长度超过 15mm，则可诊断为肠管扩张，常伴有多个阶梯状液平面，其远端肠管萎瘪、细小。由于肠梗阻、肠穿孔愈合后形成肠管狭窄或大量腹水压迫肠管，大多引起羊水循环障碍，则表现为胎儿母体羊水过多。若胎儿期鞘状突未闭锁前肠穿孔，胎粪性腹腔积液流入外生殖器，则表现为双侧阴囊大量积液、外阴水肿等。

【诊断要点】

（1）腹腔积液、肠管呈漂浮状或纠集、聚拢等。

（2）腹腔内散在钙化。

（3）穿孔性腹膜炎、粘连性肠梗阻表现，及扩张肠袢及结、直肠显示细小等。

（4）羊水过多。

（5）假囊肿形成。

【鉴别诊断】

FMP 的 MRI 表现有一定特征性，主要表现为腹水、腹腔内钙化、肠管扩张、胎粪性假囊肿形成、羊水过多及结、直肠显示细小等，前两者最多见，其中前 3 个影像学表现是诊断 FMP 的主要标准。一般情况下诊断不难，但需与以下几种胎儿病变鉴别。

1. 畸胎瘤 一般为囊实性，含有钙化或脂肪成分，边界光整，鉴别相对容易，而 FMP 边界不光整，囊内可见较特异性的 T_1WI 高信号影。

2. 胎儿水肿综合征 除胎儿腹水外，一般多合并皮肤水肿、胸腔积液、心包积液等征象。

3. 腹腔囊性占位性病变 如淋巴管畸形、肠重复畸形、肠系膜囊肿等需与胎粪性假性囊肿相鉴别，但前者囊性病变内容物多呈 T_1WI 低信号、T_2WI 高信号，而胎粪性假性囊肿在 MRI 呈 T_1WI 高信号、T_2WI 高 / 低信号，可与其他囊肿相鉴别。

【研究现状与进展】

目前 FMP 主要检查手段仍是产前超声，但随着胎儿 MRI 检查技术日趋成熟及迅速发展，MRI 已成为 FMP 必要的重要检查手段。磁共振不存在放射线和电离辐射，对胎儿是安全的，但为确保胎儿安全和诊断效果，美国 FDA 主张对妊娠 3 个月以内的胎儿不做磁共振检查。MRI 与产前超声

相比，胎儿磁共振空间分辨率高，其优势在于能更好地显示超声观察盲区，不受孕妇腹壁厚度、羊水量、胎数、胎位等因素的影响，并且可显示囊内容物的 MRI 信号特点，呈 T_1WI 高信号、T_2WI 高 / 低信号，可评估邻近肠管情况，判断是否与肠管相通，并可发现是否伴有肠道畸形，有助于产前干预及产后治疗措施的制订。但 MRI 对胎儿腹腔钙化灶显示欠佳，FMP 准确分析病因仍有一定的困难。总之，FMP 的 MRI 表现有一定特征性，未来 MRI 技术在胎儿疾病的诊断方面的应用将日益广泛，可能成为胎儿检查的主要措施。

参 考 文 献

[1] 郭河清，解左平，罗婷婷. 产前超声诊断胎粪性腹膜炎. 中华围产医学杂志，2017，20（3）：196-198.

[2] 朱铭. 胎儿磁共振 – 磁共振检查的新领域. 磁振成像，2011，2（1）：7-12.

[3] Kamata S，Nose K. Meconium peritonitis in utero. Pediatr Surg Int，2000，16（5/6）：377.

[4] Degnan AJ，Bulas DI，Sze RW. Ileal atresia with meconium peritonitis. fetal MRI evaluation. J Radiol Case Rep，2010，4（3）：15-18.

[5] 毕朝燕，荣嵘，郭杰丽. 新生儿胎粪性腹膜炎 X 线及病理分析. 贵州医药，2013，37（1）：35-36.

[6] Colombani M，Ferry M，Toga C，et al. Magnetic resonance imaging in the prenatal diagnosis of congenital diarrhea. Ultrasound Obste Gynecol，2010，35（5）：560-565.

[7] 邵肖梅，叶鸿瑁，丘小汕. 实用新生儿学. 北京：人民卫生出版社，2011.

[8] 江肖松，关键，林玲，等. 假囊肿型胎粪性腹膜炎的产前 MRI 和产后 CT 影像学表现. 中国医学影像技术，2016，32（1）：104-108.

（翁淑萍　李跃明）